Cirurgia Pediátrica

Teoria e Prática

NOTA

O conhecimento e a prática nesta área estão em constante mudança. Devem ser sempre adotadas medidas de segurança padronizadas e, à medida que novas pesquisas e experiências clínicas expandem nossos conhecimentos, pode haver necessidade de mudanças ou de adequação no protocolo terapêutico e no uso de medicamentos. Aconselha-se aos leitores pesquisar as mais recentes informações fornecidas pelo fabricante da droga a ser utilizada, a fim de verificar a dose recomendada, o método e a duração do tratamento e as contra-indicações. É responsabilidade do médico, com base em sua experiência e no conhecimento do paciente, determinar a posologia e o melhor tratamento para cada paciente, individualmente. O editor e o autor não assumem qualquer responsabilidade em relação a qualquer dano e/ou prejuízo às pessoas, decorrente desta publicação.

A Editora

Cirurgia Pediátrica

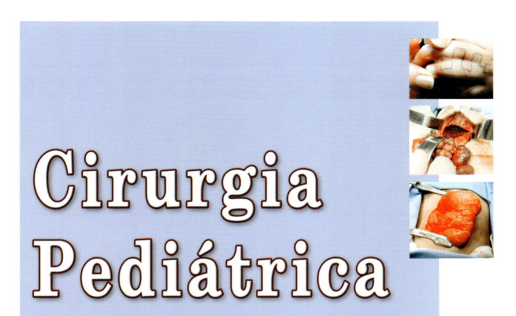

Teoria e Prática

Organizador
João Carlos Ketzer de Souza

*Chefe do Serviço de Cirurgia Pediátrica do Hospital da Criança Conceição (Porto Alegre-RS).
Mestre em Cirurgia pela Universidade Federal do Rio Grande do Sul.
Doutorando da Pós-graduação em Cirurgia pela Faculdade de Medicina da
Universidade Federal do Rio Grande do Sul*

Co-organizador
João Luiz Pippi Salle

*Professor Associado da Divisão de Urologia, Hospital for Sick Children,
Universidade de Toronto (Canadá).
Doutor em Cirurgia pela Universidade Federal do Rio Grande do Sul*

ROCA

Copyright © 2008 da 1ª Edição pela Editora Roca Ltda.
ISBN: 978-85-7241-675-7

Nenhuma parte desta publicação poderá ser reproduzida, guardada pelo sistema "retrieval" ou transmitida de qualquer modo ou por qualquer outro meio, seja este eletrônico, mecânico, de fotocópia, de gravação, ou outros, sem prévia autorização escrita da Editora.

CIP-BRASIL. CATALOGAÇÃO-NA-FONTE
SINDICATO NACIONAL DOS EDITORES DE LIVROS, RJ.

S715m

Souza, João Carlos Ketzer de
    Cirurgia pediátrica – teoria e prática
/ João Carlos Ketzer de Souza. – São Paulo : Roca, 2007

    Inclui bibliografia
    ISBN: 978-85-7241-675-7

    1. Crianças – Cirurgia – Manuais, guias, etc. 2. Técnicas operatórias – Nos lactentes e nas crianças.
I. Título.

06-4585.   CDD 617.98
                                      CDU 616-089-053.2

2008

Todos os direitos para a língua portuguesa são reservados pela

EDITORA ROCA LTDA.
Rua Dr. Cesário Mota Jr., 73
CEP 01221-020 – São Paulo – SP
Tel.: (11) 3331-4478 – Fax: (11) 3331-8653
E-mail: vendas@editoraroca.com.br – www.editoraroca.com.br

Impresso no Brasil
Printed in Brazil

Para as três mulheres da minha vida:
Maria Celeste, minha esposa, presença constante e
enriquecedora; Carla e Paula, minhas filhas,
fontes de alegria, renovação e esperança.

Organizador

JOÃO CARLOS KETZER DE SOUZA

Chefe do Serviço de Cirurgia Pediátrica do Hospital da Criança Conceição (Porto Alegre-RS). Mestre em Cirurgia pela Universidade Federal do Rio Grande do Sul. Doutorando da Pós-graduação em Cirurgia pela Faculdade de Medicina da Universidade Federal do Rio Grande do Sul

Co-organizador

JOÃO LUIZ PIPPI SALLE

Professor Associado da Divisão de Urologia, Hospital for Sick Children, Universidade de Toronto (Canadá). Doutor em Cirurgia pela Universidade Federal do Rio Grande do Sul

Colaboradores

Alberto E. Iñón. Chefe do Serviço de Cirurgia Pediátrica do Hospital Italiano de Buenos Aires, Argentina.

Aline Hanauer. Cirurgiã Pediátrica. Mestre em Cirurgia pela Universidade Federal do Rio Grande do Sul. Ex-residente de Cirurgia Pediátrica do Hospital da Criança Conceição, Porto Alegre-RS.

Anaelí Brandelli Peruzzo. Enfermeira do Hospital da Criança Conceição, Porto Alegre-RS. Professora de Administração de Enfermagem e Formação Pedagógica para Profissionais de Saúde na Área de Enfermagem. Especialista em Enfermagem Materno-infanto-juvenil.

Carlos André T. Gandara. Cirurgião Pediátrico do Hospital Medianeira, Caxias do Sul-RS. Mestre em Cirurgia pela Universidade Federal do Rio Grande do Sul. Ex-residente de Cirurgia Pediátrica do Hospital São Lucas da Pontifícia Universidade Católica do Rio Grande do Sul.

Clóvis Câmara Zimmer. Anestesiologista da Clínica Médicos Anestesiologistas Reunidos. Anestesiologista do Hospital da Criança Conceição, Porto Alegre-RS.

Cristina Cecconi. Enfermeira Responsável pelo Bloco Cirúrgico do Hospital da Criança Conceição, Porto Alegre-RS.

Elinês Oliva Maciel. Chefe do Serviço de Cirurgia Pediátrica do Hospital São Lucas da Pontifícia Universidade Católica do Rio Grande do Sul. Cirurgiã Pediátrica do Hospital da Criança Conceição, Porto Alegre-RS. Professora Adjunta do Departamento de Cirurgia Pediátrica da Faculdade de Medicina da Pontifícia Universidade Católica do Rio Grande do Sul. Mestre em Medicina pela Pontifícia Universidade Católica do Rio Grande do Sul. Doutoranda da Pós-graduação em Cirurgia pela Pontifícia Universidade Católica do Rio Grande do Sul.

Francisco Nicanor Araruna Macedo. Chefe do Serviço de Cirurgia Pediátrica do Hospital Municipal Jesus, Rio de Janeiro-RJ. Professor Adjunto da Disciplina de Clínica Cirúrgica da Criança e do Adolescente da Universidade do Grande Rio. Mestre em Saúde da Criança pela Fundação Oswaldo Cruz, Rio de Janeiro.

Gerardo Boscarino. Chefe do Serviço de Emergências do Hospital da Criança Jesus, São Miguel do Tucumán, Argentina.

Hady El-Shaeb. Estudante de Medicina da Universidade de McGill, Montreal, Canadá.

João Alberto P. Grimm. Cirurgião Pediátrico do Hospital da Criança Conceição, Porto Alegre-RS.

João Vicente Bassols. Diretor e Instrutor dos Cursos ATLS, PHTLS e AITP. Preceptor das Residências de Cirurgia Geral e de Trauma do Hospital de Pronto-Socorro Municipal de Porto Alegre e de Cirurgia Pediátrica do Hospital da Criança Conceição, Porto Alegre-RS. Mestre em Cirurgia pela Universidade Federal do Rio Grande do Sul.

Jordan Steinberg. Residente de Urologia, Divisão de Urologia do Montreal Children's Hospital da Universidade de McGill, Montreal, Canadá.

José Carlos Soares Fraga. Professor Adjunto de Cirurgia Pediátrica da Faculdade de Medicina da Universidade Federal do Rio Grande do Sul. Chefe do Serviço de Cirurgia Pediátrica e Cirurgião do Setor de Cirurgia Torácica Infantil do Hospital de Clínicas de Porto Alegre-RS.

Lily Chin-Peuquert. Enfermeira da Divisão de Urologia do Montreal Children's Hospital da Universidade de McGill, Montreal, Canadá.

Mário Rafael Carbonera. Cirurgião Pediátrico do Hospital de Criança Conceição, Porto Alegre-RS.

Mohamed Tawfik El-Sherbiny. Conferencista de Urologia Pediátrica do Centro de Urologia e Nefrologia da Universidade de Mansoura, Egito. Professor Assistente da Divisão de Urologia do Montreal Children's Hospital da Universidade de McGill, Montreal, Canadá.

Peter T. K. Chan. Professor Assistente da Divisão de Urologia do Montreal Children's Hospital da Universidade de McGill, Montreal, Canadá.

Philippe E. Spiess. Residente de Urologia, Divisão de Urologia do Montreal Children's Hospital da Universidade de McGill, Montreal, Canadá.

Roman Jednak. Professor Assistente e Chefe da Divisão de Urologia do Montreal Children's Hospital da Universidade de McGill, Montreal, Canadá.

Vitor Hugo Galli. Anestesiologista da Clínica Médicos Anestesiologistas Reunidos. Anestesiologista do Hospital da Criança Conceição, Porto Alegre, RS.

Prefácio

Após 23 anos, senti-me na obrigação de reescrever um livro sobre cirurgia pediátrica. Um livro com texto prático, atual, objetivo, do dia-a-dia da cirurgia pediátrica, resultado da experiência pessoal e de muito estudo. Aquele livro fundamental para todo estudante, residente de cirurgia pediátrica, pediatra e cirurgião pediátrico. Aquele livro que aborde a doença que vemos diariamente, os medicamentos e as doses que utilizamos. Aquele livro necessário em consultórios e ambulatórios de cirurgia pediátrica e pediatria.

A seção de urologia pediátrica foi coordenada e escrita pelo meu colega e amigo, Dr. Salle, e seus colegas urologistas pediátricos da Universidade de McGill. Seu nome dispensa elogios e apresentações.

A seção de cirurgia pediátrica geral foi coordenada por mim e escrita por colegas reconhecidos pela qualidade médica e profissional.

Cirurgia é arte, é ciência. Cirurgia pediátrica é arte, é ciência, amor, dedicação, carinho e respeito pelas crianças.

A cirurgia pediátrica encontra-se em uma fase de muita ebulição científica e inovadora. Técnicas operatórias elaboradas e exames sofisticados são prenúncios de muitos avanços tecnológicos.

Nos últimos anos, presenciou-se o incrível e espantoso crescimento das cirurgias minimamente invasivas e, brevemente, a cirurgia robótica permitirá que o cirurgião, permanecendo em seu local de trabalho, realize uma cirurgia do outro lado do mundo. A cirurgia fetal já é uma realidade.

Em conseqüência, o cirurgião deverá dominar a engenharia e a terapia genética, as técnicas de transplante pré-natal de células-tronco, participar da elucidação dos mecanismos moleculares da organogênese. Técnicas de biologia molecular estão se tornando cada vez mais importantes em medicina. É preciso que o cirurgião pediátrico tenha um entendimento básico dessa matéria.

O cirurgião pediátrico deve se familiarizar com os conceitos e ensinamentos da medicina que se baseia em evidências. A cirurgia pediátrica baseada em evidências permite a integração dos artigos de boa qualidade publicados com a experiência clínica, opiniões, julgamento e valores dos pacientes e de seus cuidadores.

Apesar de todo esse avanço tecnológico, o cirurgião pediátrico não deverá abdicar de sua excelência e qualificação como médico, de seu treinamento como cirurgião, da boa história, do exame físico dedicado e completo e da atenção que a criança e os pais merecem. Não esquecendo nunca que as crianças são seres em desenvolvimento, que possuem uma espantosa capacidade de recuperação e adaptação, que lhes permite ultrapassar etapas difíceis da recuperação, surpreendendo-nos.

Gostaria de agradecer aos colaboradores que, com dedicação, carinho e competência, me deram o prazer de suas companhias e conhecimentos; aos ex-mestres que, além do conhecimento, me transmitiram a paixão pela arte de curar crianças; ao Hospital da Criança Conceição, refúgio intelectual e de trabalho, local em que iniciei a minha prática em cirurgia pediátrica e onde muito aprendi como pessoa e cirurgião; aos meus colegas cirurgiões pediátricos e pediatras com quem convivi diariamente; à enfermagem com sua incrível dedicação e a todos os funcionários do hospital.

O Organizador

Índice

Seção 1
Geral

1	Hidratação Parenteral	3
2	Nutrição Parenteral Total	7
3	Avaliação e Preparo Pré-operatório do Paciente Pediátrico	13
4	Analgesia Pós-operatória no Paciente Pediátrico	18
5	Analgesia e Sedação para Procedimentos Dolorosos	22
6	Infecções em Cirurgia Pediátrica	24
7	Infecções dos Tecidos Moles e Ferimentos	29
8	Acesso Vascular	40
9	Acessos para Diálise	45
10	Traqueostomia	48
11	Preparo do Recém-nascido para a Cirurgia	51

Seção 2
Tumores

12	Tumores Renais Primários	57
13	Neuroblastoma	73
14	Rabdomiossarcoma	83
15	Rabdomiossarcoma Geniturinário	90
16	Tumores Benignos do Fígado	94
17	Tumores Malignos do Fígado	102
18	Linfoma Abdominal Não-Hodgkin	111
19	Teratomas	116
20	Carcinoma de Tireóide	123
21	Tumores do Testículo	127
22	Tumores Neoplásicos de Ovário na Criança e na Adolescente	134
23	Tumores Adrenocorticais	142

Seção 3
Trauma

24	Atendimento Inicial do Politraumatizado	149
25	Mecanismos do Trauma Pediátrico	157
26	Trauma Pediátrico	162

Seção 4
Cabeça e Pescoço

27	Lesões da Região Fronto-nasal	169

XII ■ *Índice*

28	Lesões da Cavidade Oral	173
29	Seqüência Pierre-Robin	177
30	Cisto Tireoglosso	180
31	Cistos, Seios e Fístulas Branquiais	183
32	Torcicolo Congênito	189
33	Linfadenite Cervical	193
34	Flebectasia Jugular (Venoma ou Ectasia da Veia Jugular)	198

Seção 5
Tórax

35	Obstruções da Laringe e da Traquéia	201
36	Anéis e Fitas Vasculares	210
37	Persistência do Canal Arterial no Recém-nascido	216
38	Cisto Broncogênico	219
39	Enfisema Lobar Congênito	221
40	Malformação Adenomatóide Cística de Pulmão	224
41	Seqüestração Pulmonar	232
42	Quilotórax	236
43	Pneumotórax	240
44	Empiema Pleural	244
45	Abscesso Pulmonar	248
46	Bronquiectasias	250
47	Massas Mediastinais	253

Seção 6
Esôfago

48	Disfagia Orofaríngea	259
49	Atresia de Esôfago	262
50	Estenose Congênita de Esôfago	275
51	Acalásia	277
52	Lesões Cáusticas do Trato Gastrointestinal	279
53	Refluxo Gastroesofágico	284
54	Fundoplicatura	291
55	Ingestão de Corpo Estranho	296

Seção 7
Diafragma

56	Hérnia Diafragmática Congênita	301
57	Hérnia Diafragmática de Morgagni	313
58	Eventração Diafragmática	315

Seção 8
Parede Abdominal

59	Hérnia Inguinal	321

Índice ■ XIII

60 Hérnia Umbilical 330

61 Hérnia Epigástrica 332

62 Onfalocele e Gastrosquise 333

63 Abscesso do Psoas 342

Seção 9
Trato Gastrointestinal

64 Estenose Hipertrófica de Piloro 345

65 Obstrução Congênita Antral e Pilórica 351

66 Úlcera Péptica 353

67 Necrose/Perfuração Gástrica Neonatal 359

68 Sangramento Gastrointestinal 362

69 Atresia de Duodeno 365

70 Má Rotação Intestinal 368

71 Atresias Jejunoileais 371

72 Íleo Meconial 375

73 Peritonite Meconial 380

74 Atresia de Cólon 382

75 Enterocolite Necrosante 385

76 Perfuração Intestinal Espontânea Idiopática 398

77 Síndrome do Intestino Curto 400

78 Anomalias Anorretais 407

79 Colostomia na Anomalia Anorretal 418

80 Malformações do Sistema Neuroentérico 421

81 Constipação Intestinal 444

82 Doença Polipóide do Trato Gastrointestinal 448

83 Enteropatia Neutropênica 456

84 Dilatação Segmentar do Intestino 458

85 Patologias do Conduto Onfalomesentérico 460

86 Duplicações do Trato Digestivo 467

87 Invaginação Intestinal 476

88 Obstrução Intestinal por Bolo de Áscaris 484

89 Ascite Neonatal 488

90 Cisto de Mesentério e de Omento 493

91 Apendicite Aguda 496

92 Torção do Grande Omento 507

93 Peritonite Primária 509

94 Fissura Anal 510

95 Abscesso e Fístula Perianais 513

96 Hemorróidas Externas 515

97 Prolapso Retal 516

Seção 10
Fígado, Vias Biliares, Baço e Pâncreas

98 Atresia de Vias Biliares 523

XIV ■ *Índice*

99	Cisto de Colédoco	530
100	Perfuração Espontânea de Via Biliar Extra-hepática	535
101	Doenças da Vesícula Biliar	538
102	Abscesso Hepático Piogênico	540
103	Ascaridíase Hepatobiliar e Pancreática	543
104	Esplenectomia	546
105	Esplenoptose	548
106	Pancreatite Aguda, Pseudocisto Pancreático	549
107	Hipertensão Portal e Varizes Esofágicas	553

Seção 11
Trato Geniturinário

108	Circuncisão	561
109	Parafimose	565
110	Hipospádia	567
111	Priapismo em Anemia Falciforme	572
112	Estenose do Meato Uretral	575
113	Criptorquidia	576
114	Escroto Agudo	583
115	Lesões Císticas de Testículo	590
116	Sinéquia de Pequenos Lábios	593
117	Massas Interlabiais	595
118	Hidrocolpos e Hidrometrocolpos	598
119	Cisto de Ovário Fetal e na Lactente	601
120	Cisto de Ovário na Pré-Menarca	605
121	Intersexo	607
122	Extrofia de Bexiga	613
123	Extrofia de Cloaca	617
124	Hematúria	621
125	Fertilidade Relacionada à População Pediátrica	626
126	Enurese Noturna	635
127	Válvula de Uretra Posterior	639
128	Disrafismo Neuroespinhal e Bexiga Neurogênica	643
129	Urodinâmica Pediátrica	649
130	Duplicação Ureteral, Ureter Ectópico e Ureterocele	655
131	Refluxo Vesicoureteral	661
132	Rim Multicístico Displásico	666
133	Urolitíase Pediátrica	669
134	Hidronefrose	673

Seção 12
Tecidos Moles e Vasos Sangüíneos

135	Hemangiomas	683
136	Higroma Cístico	693

137	Polidactilia	698
138	Sindactilia	701
139	Síndrome da Constrição Anelar Congênita	704
140	Principais Cistos e Tumores Benignos dos Tecidos Moles	706
141	Seio Pilonidal	710

Seção 13
Orientações de Enfermagem

| 142 | Criança Estomizada | 715 |
| 143 | Enfermagem Urológica | 718 |

Índice Remissivo ... 733

Seção 1

Geral

1 Hidratação Parenteral 3
2 Nutrição Parenteral Total 7
3 Avaliação e Preparo Pré-operatório do Paciente Pediátrico 13
4 Analgesia Pós-operatória no Paciente Pediátrico 18
5 Analgesia e Sedação para Procedimentos Dolorosos 22
6 Infecções em Cirurgia Pediátrica 24
7 Infecções dos Tecidos Moles e Ferimentos 29
8 Acesso Vascular 40
9 Acessos para Diálise 45
10 Traqueostomia 48
11 Preparo do Recém-nascido para a Cirurgia 51

CAPÍTULO 1

Hidratação Parenteral

João Carlos Ketzer de Souza

MANUTENÇÃO

Necessidades Hídricas

Corresponde à restituição das perdas fisiológicas de água e eletrólitos. É estimado o gasto de 1mL de água para cada caloria metabolizada (Tabela 1.1).

O recém nascido (RN) a termo com mais de 2.500g necessita, no 1º dia, de 60mL/kg/dia de manutenção. A essa quantidade vai sendo adicionado 10mL/kg/dia até atingir 100mL/kg/dia. O RN prematuro (entre 1.500 e 2.500g) necessita, no 1º dia, de 80mL/kg/dia e a essa quantidade vai sendo acrescido 10mL/kg/dia até atingir a quantidade de 120mL/kg/dia. O RN de muito baixo peso (< 1.500g) necessita, no 1º dia, de 90mL/kg/dia e a essa quantidade vai sendo adicionado 10mL/kg/dia até atingir 150mL/kg/dia.

Necessidades Eletrolíticas

Sódio

Iniciar no 2º dia de vida. No RN a termo e estável, a necessidade é de 2mEq/kg/dia (soro glicofisiológico 6:1). Após a 1ª semana, a necessidade aumenta para 3mEq/kg/dia. Nos prematuros acima de 32 semanas de vida, a necessidade é de 3mEq/kg/dia (soro glicofisiológico 5:1). Nos prematuros com menos de 32 semanas de vida e nos RN a termo criticamente doentes, a necessidade é de 4 a 5mEq/kg/dia (soro glicofisiológico 4:1) nas duas primeiras semanas pós-natais, diminuindo para 3mEq/kg/dia após.

Relação do soro glicofisiológico (SG). Um mililitro de NaCl 20% tem 3,4mEq de sódio e cloro.

- 1:1 = 100mL SG 5% + 2,2mL NaCl 20%.
- 2:1 = 100mL SG 5% + 1,5mL NaCl 20%.
- 3:1 = 100mL SG 5% + 1,1mL NaCl 20%.
- 4:1 = 100mL SG 5% + 0,9mL NaCl 20%.
- 5:1 = 100mL SG 5% + 0,75mL NaCl 20%.
- 6:1 = 100mL SG 5% + 0,6mL NaCl 20%.

Potássio

Iniciar a partir do 3º dia. A necessidade é de 1mEq/kg/dia e após o 5º dia é de 2mEq/kg/dia.

Cloro

Iniciar a partir do 2º dia de vida e na quantidade de 2mEq/kg/dia.

Outros

Se o jejum pós-operatório for prolongado, pensar em acrescentar cálcio (1 a 2mEq/kg/dia), magnésio (0,5mEq/kg/dia), vitaminas (B e C) e aminoácidos. Nos RN e desnutridos com NPO > 72h, deve ser instituída a nutrição parenteral total (NPT).

Qualidade das Soluções de Manutenção

No 1º dia, é aconselhável solução de glicose a 5 a 10%, sem eletrólitos.

O RN prematuro (principalmente aquele com < 1.000g) é menos tolerante à infusão de glicose. Infundir 4 a 6mg/kg/dia como necessidade básica. Ver Capítulo 2.

Modificações da Solução Padrão

Fatores que afetam as perdas insensíveis:

- Febre persistente: acrescentar 12% da manutenção para cada grau centígrado acima de 37°.
- Sudorese: acrescentar 20% da manutenção.
- Incubadora com umidificação de 50%: diminuir 30 a 50% da manutenção.
- Ventilação mecânica: diminuir 30% da manutenção.
- Aquecedor radiante: acrescentar 50 a 100% da manutenção.
- Fototerapia: acrescentar 30 a 50% da manutenção.

Cálculo do Gotejo

- Número de mL/h = microgotas/min.
- Número de mL/h ÷ 3 = gotas/min.

Controle Clínico e Laboratorial da Hidratação Parenteral

Para se ter controle do estado de hidratação da criança, o exame clínico deve ser repetido a cada 4h no

TABELA 1.1 – Cálculo das necessidades hídricas diárias básicas (Regra de Holliday-Segar)	
PESO (kg)	**VOLUME DIÁRIO**
0 – 10	100mL/kg/dia *ou* 4mL/kg/h
10 – 20	1.000mL + 50mL/kg/dia para cada kg acima de 10kg *ou* 40mL + 2mL/kg/h
> 20	1.500mL + 20mL/kg/dia para cada kg acima de 20kg *ou* 60mL + 1mL/kg/h

SEÇÃO 1

RN, 6h no lactente e 12h na criança maior. Pesquisar com a palpação dos pulsos periféricos, ausculta cardíaca e pulmonar, inspeção e palpação da pele (edema e reenchimento capilar), palpação das fontanelas e peso corporal. Deve-se conhecer o débito urinário horário e a densidade da urina. O débito urinário adequado é de 2 a 4mL/kg/h no RN e 2mL/kg/h na criança maior. Realizar dosagens seriadas de uréia, creatinina, hemoglobina, hematócrito, sódio, potássio e cálcio.

REPOSIÇÃO

A reposição dos déficits visa ao restabelecimento da homeostase por meio da reexpansão dos compartimentos hídricos do organismo, aumentando a filtração glomerular e o fluxo plasmático renal. Inicia com o cálculo das perdas anteriores. Essas perdas podem ter ocorrido por perdas externas (saliva, bile, ascite, diarréia, drenagem de drenos e estomias) ou perdas internas (perdas do 3º espaço) causadas, principalmente, por peritonite e obstrução intestinal. Nos pacientes cirúrgicos, as perdas de água e eletrólitos ocorrem, na maioria das vezes, em proporções fisiológicas, ocasionando desidratação isotônica.

O cálculo do déficit de água está exposto na Tabela 1.2.

Cálculo do déficit de sódio:

Sódio necessário = déficit de sódio (140 – sódio atual) × peso em kg × 0,6.

Reposição das Perdas Anteriores (Preexistentes)

É dividida em duas fases (rápida e lenta) e vai depender, também, do grau de desidratação.

A *fase rápida* visa à restauração do volume intravascular, sendo utilizada nos pacientes com desidratação grave e choque. Faz-se um *push* de 20mL/kg (representa 1/4 do volume vascular de 80mL/kg) de Ringer lactato (RL) sem glicose e sem potássio adicional, em 1 a 2h, aumentando ou diminuindo o ritmo de infusão até alcançar o objetivo que é a melhora clínica, micções adequadas e repetidas e com densidade igual ou inferior a 1.010 ou diurese mínima de 2mL/kg/h, melhora da perfusão periférica e pressão venosa maior que 5cm de água. Quando há choque associado, pode-se acrescentar concentrado de hemácias e 2mEq/kg de bicarbonato de sódio. Quando há choque associado com hematócrito alto ou peritonite, acrescentar 10 a 20mL/kg de plasma fresco.

A *fase lenta* requer muitas horas (± 20h) para reposição. É uma tentativa de repor o volume de líquido extracelular antes da cirurgia. Em situações de urgência, essa fase continua durante o transoperatório e pós-operatório imediato. Administrar metade do líquido de reposição calculado em 6 a 8h e a outra metade nas horas restantes. Se a fase rápida não tiver sido realizada, 25% do total podem ser acrescentados em 4h. Caso tenha sido feita, descontar o volume utilizado na fase rápida do total calculado. Administrar potássio somente após a diurese estar restabelecida. A qualidade do líquido dependerá das dosagens eletrolíticas. Iniciar com soro glicofisiológico 1:1 a 2:1. Todas as soluções devem conter glicose 5%, com exceção da fase rápida.

Reposição das Perdas Posteriores (Continuadas)

As perdas externas devem ser repostas mililitro por mililitro e miliequivalente por miliequivalente. O volume de drenagem deve ser medido e analisado eletroliticamente antes da reposição.

Aproximadamente, as perdas podem ser repostas com as seguintes soluções:

- Perda gástrica (acima do piloro): soro glicofisiológico 1:1 + 3 a 4mEq de cloreto de potássio (KCl) para cada 100mL drenados.
- Perdas intestinais biliosas (abaixo do piloro): RL + 2mEq de KCl para cada 100mL drenados.
- Perdas da ileostomia: RL + 1,5 a 2mEq de KCl para cada 100mL drenados. Em perdas continuadas de enterostomia, deve-se adicionar sódio à dieta ou ao soro, variando de 4mEq/kg/dia até 12mEq/kg/dia.
- Diarréia: RL + 4mEq de KCl para cada 100mL eliminados.
- Uma forma interessante de reposição do 3º espaço em cirurgia abdominal foi descrita por Filston, a qual consiste em: para cada quadrante do abdome envolvido na dissecção cirúrgica, acrescentar 1/4 do volume de manutenção; para cada quadrante afetado pela doença, acrescentar 1/4 do volume de manutenção (Fig. 1.1).

Marcar com sombreamento as áreas afetadas. Essa reposição pode começar no transoperatório e continuar no pós-operatório imediato. Repor com RL com glicose 5% (Fig. 1.1).

Esquema de Hidratação Transoperatória

O déficit estimado de líquido transoperatório e sua reposição é calculado da seguinte forma:

- Volume de manutenção (RN = 2,5mL/kg/h e lactentes e crianças maiores = 4mL/kg/h) × nº de horas em jejum desde a última alimentação. Quando o paciente já está recebendo hidratação parenteral, não é necessário repor o tempo de jejum prévio.

TABELA 1.2 – Cálculo do déficit de água e reposição	
GRAUS DE DESIDRATAÇÃO	LÍQUIDOS NECESSÁRIOS (mL/kg)
Leve	50
Moderado	50 – 100
Grave	> 100

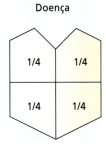
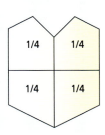

Figura 1.1 – Reposição do 3º espaço em cirurgia abdominal.

É reposto com RL com SG 5% ou soro glicofisiológico 4:1 ou 5:1. No RN, o RL pode ser diluído ao meio. Na cirurgia ambulatorial, a metade calculada é administrada durante a cirurgia e a outra metade na sala de recuperação, sendo suspensa quando receber VO adequada. Nos casos com cavidade aberta, o cálculo das perdas do 3º espaço e evaporação costuma ser o seguinte, e vai depender do sítio e da extensão da cirurgia:

- Cirurgia abdominal: varia de 6 a 10mL/kg/h.
- Cirurgia torácica: varia de 4 a 6mL/kg/h.
- Cirurgia de superfície: varia de 1 a 2mL/kg/h.
- Certos tipos de afecções, como enterocolite necrosante perfurada e gastrosquise, têm uma grande perda para o 3º espaço, necessitando de até 15mL/kg/h.

Após 3h de reposição transoperatória, reavaliar hidratação, porque a translocação de líquidos para o 3º espaço começa a diminuir. A reposição é feita com RL.

Equilíbrio Ácido-básico

Para bicarbonato abaixo de 16mEq, calcular da seguinte forma:

- HCO_3 necessário = (20 – HCO_3 atual) × 0,3 × peso em kg. Em acidose grave, multiplicar por 0,6 em vez de 0,3. Nesse caso, dar metade da dose calculada diluída em glicose e reavaliar.

Para pH entre 7,20 e 7,30, calcular da seguinte forma:

- HCO_3 necessário = peso em kg × 0,3 × BE (excesso de base).

Para pH abaixo de 7,20, calcular da seguinte forma:

- HCO_3 necessário = peso em kg × 0,6 × BE.

Cálculo da Reposição Sangüínea Pré-operatória

Fórmulas utilizadas:

- Concentrado de hemácias (Ht = 60%) necessário = 1,5mL × peso em kg × (Ht desejado – Ht atual).
- Concentrado de hemácias necessário = 4mL × peso em kg × (Hb desejada – Hb atual): para crianças < 5kg.
- Concentrado de hemácias necessário = 3mL × peso em kg × (Hb desejada – Hb atual): para crianças > 5kg.
- Concentrado de hemácias (5 a 10mL/kg) deve ser transfundido em 2 a 4h. A transfusão de 10mL/kg deve elevar a concentração de Hb em aproximadamente 3g/dL.
- Como regra, a hemoglobina (Hb) não deve ser aumentada em mais de 5g/dL em uma transfusão.
- Volume sangüíneo estimado (mL/kg):
  - Prematuro: 90 – 100.
  - RN a termo: 80 – 90.
  - Lactente: 75 – 80.
  - Criança maior: 70.

Cálculo das Perdas Sangüíneas e Reposição Transoperatória

Medir sangue aspirado (subtrair do volume de irrigação) + perdas nas compressas e gazes + perdas nos campos cirúrgicos.

Rotina do controle da perda sangüínea transoperatória:

- 10 gazes = 20g; 1 compressa pequena = 10g; 1 compressa grande = 40g; 1 compressa grande nova = 55g.
- Regular a balança.
- Pesar gazes com sangue em número mínimo de 10 e descontar o peso delas (20g).

TABELA 1.3 – Composição eletrolítica dos líquidos corporais na criança e de alguns líquidos intravenosos

LÍQUIDOS CORPORAIS E INTRAVENOSOS	ELETRÓLITOS (mEq/L)			
	Na⁺	K⁺	Cl⁻	HCO_3^-
Gástrico	70	5 – 15	120	0
Pancreático	140	5	50 – 100	100
Bile	130	5	100	40
Ileostomia	130	15 – 20	120	25 – 30
Diarréia	50	35	40	50
Saliva	35	10	35	20 – 30
Soro fisiológico	154	0	154	0
Ringer lactato	130	4	109	28

Geral

- Pesar compressas com sangue em número mínimo de 3 e descontar o peso delas.

Formas de reposição sangüínea:

- Perdas ≤ 10% do volume sangüíneo estimado devem ser repostas com ± 3mL de RL ou soro fisiológico (SF) para cada 1mL de sangue perdido. O RN é pouco tolerante à perda sangüínea transoperatória. Repor com concentrado de hemácias a perda de 5 a 7,5% do volume sangüíneo estimado.
- Perdas entre 10 e 15% do volume sangüíneo estimado podem ser repostas com RL + albumina 5% ou plasma fresco congelado, dependendo das circunstâncias clínicas e do tipo de cirurgia. Reposição: para cada 1mL de sangue perdido, repor com 1mL da solução acima.
- Perdas > 15% do volume sangüíneo estimado devem ser repostas com concentrado de hemácias e soro fisiológico. Reposição: para cada 1mL de sangue perdido repor com 0,5mL de concentrado de hemácias + 0,5 a 2mL de RL ou SF *ou* 0,5mL de concentrado de hemácias + 0,5mL de solução colóide.

Rotina de transfusão sangüínea:

- Em reposições grandes, acrescentar RL 2mL para cada 1mL de sangue transfundido. Isso reduz a ocorrência pós-operatória de complicações pulmonares.
- Acrescentar gliconato de cálcio 10% e bicarbonato de sódio 2mEq/kg nas transfusões maciças.
- Indica-se aquecimento do sangue quando a transfusão é > 15mL/kg/h, nas transfusões maciças e na exsangüinotransfusão.
- Sinais vitais (temperatura, pulso e pressão arterial devem ser medidos antes de iniciar a transfusão e no final). Temperatura e pulso devem ser medidos a cada 15min após o início da transfusão de sangue e derivados sangüíneos.
- Ritmo de infusão em lactentes:
  - Concentrado de hemácias: 3 a 5mL/kg/h.
  - Plasma fresco congelado: dentro de 30min, se o volume não excede 5 a 10mL/kg/h.
  - Plaquetas: até 10mL/kg/h.

Transfusão de plaquetas:

- Transfusão: 1U/para cada 10kg de peso. Cada 1U = 50mL de plaquetas. Essa quantidade aumenta a concentração de plaquetas de 40.000 a 50.000µL. Outras formas de cálculo são 0,1U de concentrado de plaquetas/kg ou 4U/m² de concentrado de plaquetas.
- Indicações:
  - Em geral: para prevenir sangramento quando a contagem de plaquetas é < 10.000/UL sem sangramento ativo; quando a contagem é < 50.000/µL e o paciente vai submeter-se a um procedimento cirúrgico; sangramento ativo em pacientes com contagem < 50.000/µL; sangramento ativo com plaquetas funcionando mal.

Transfusão de plasma:

- O plasma para transfusão é preparado pela centrifugação de sangue total anticoagulado de um único doador, seguido pelo seu armazenamento em temperatura de -18°C. Plasma congelado dentro de 8h da doação é denominado plasma fresco congelado. É o produto de escolha para tratamento de sangramento secundário à deficiência de algum fator de coagulação ainda não diagnosticado. O plasma congelado, após as primeiras 8h da coleta, tem os fatores de coagulação V e VIII reduzidos em 15%.
- Dose: 10 a 15mL/kg aumenta os fatores de coagulação em 10 a 20%.
- Indicações de plasma fresco congelado: reconstituição do concentrado de hemácias para exsangüinotransfusão ou outra transfusão maciça; deficiência de fatores de coagulação, quando fatores específicos não estão disponíveis; CIVD; deficiência de vitamina K com coagulopatia, com sangramento ou previamente à cirurgia; reposição em deficiência congênita da antitrombina III, deficiência da proteína C ou proteína S, quando fatores específicos não estão disponíveis.

Transfusão de crioprecipitados:

- O crioprecipitado contém, por bolsa (10 a 15mL), 100 a 250mg de fibrinogênio, 80 a 120 unidades de fator VIII, 30% de fator XIII e 40 a 70% do fator de von Willebrand.
- Dose: em geral uma bolsa para cada 10kg/peso como dose inicial. Em cirurgias de grande porte ou sangramento prolongado, a dose de crioprecipitado deve ser repetida a cada 12h, até passar o risco pós-operatório de sangramento ou até hemostasia adequada ser obtida.
- Indicações: doença de von Willebrand, tipo II ou III, com sangramento ou pré-operatório; hipofibrinogenemia ou disfibrinogenemia com sangramento ou no pré-operatório; deficiência do fator XIII.

As deficiências do fator VIII são mais bem repostas com concentrados modernos de fator VIII.

BIBLIOGRAFIA RECOMENDADA

HUTCHINSON, R. J. Blood products. *Sem. Pediatr. Surg.*, v. 1, p. 231-241, 1992.

RICE, H. E.; CATY, M. G.; GLICK, P. L. Fluid therapy for the pediatric surgical patient. *Pediatr. Clin. North Am.*, v. 45, p. 719-727, 1998.

CAPÍTULO 2

Nutrição Parenteral Total

João Carlos Ketzer de Souza

CONCEITO

Infusão de líquidos, eletrólitos e nutrientes, com o objetivo de manter ou, preferentemente, melhorar o estado nutricional de crianças com incapacidade total ou parcial de ingestão enteral por um período significativo (três dias para recém-nascidos e prematuros e cinco dias para as outras crianças).

É sempre preferível a nutrição enteral à nutrição parenteral, quando o tubo digestivo pode ser utilizado, por via oral ou sondas. A nutrição parenteral deve ser instituída quando a via oral ou enteral for impossível, difícil, inadequada, insuficiente, perigosa ou contra-indicada.

PRINCIPAIS INDICAÇÕES DE NUTRIÇÃO PARENTERAL TOTAL EM CIRURGIA PEDIÁTRICA

Gastrosquise, onfalocele, atresia de esôfago, atresia intestinal, íleo meconial, má rotação intestinal, doença de Hirschsprung com enterocolite, doença de Hirschsprung de segmento ultralongo, hérnia diafragmática, enterocolite necrosante, fístula intestinal, síndrome do intestino curto, pseudo-obstrução intestinal crônica idiopática, tumores, quilotórax, ascite quilosa e outras.

VIAS DE ACESSO (PERIFÉRICA E CENTRAL)

A utilização de veias periféricas é sempre a mais desejada pelo menor número de complicações. Porém, para utilizá-la, é necessário adequado acesso venoso superficial e uma concentração de glicose menor do que 12,5%. A veia central permite o uso de soluções hiperosmolares e melhor ganho ponderal. A posição da ponta do cateter deve ser sempre checada e confirmada com radiografia.

Recomendações Sugeridas

- Cateteres de silicone e poliuretano são menos traumáticos e trombogênicos.
- Em crianças, o risco de complicações mecânicas com o acesso venoso em subclávia não ultrapassa a taxa de complicações em outros sítios de inserção, desde que sob condições adequadas (suficiente sedação ou anestesia geral). É o local que causa menos desconforto ao paciente.
- A posição da ponta do cateter é muito controversa. A maior parte da literatura sugere que a ponta

fique situada fora do saco pericárdico (risco de tamponamento cardíaco) a 0,5cm da imagem cardíaca, em crianças pequenas e 1cm em crianças maiores.

- O diâmetro do cateter deve ser o menor possível para evitar trauma, estenose, oclusão e distorção da veia canulada.
- Os cateteres duplo ou triplo lumens parecem estar associados ao risco aumentado de bacteremia e sepse relacionada ao cateter.
- Não existe benefício provado do uso de heparina na prevenção da oclusão trombótica do cateter central de uso regular em crianças. Seu uso de rotina não é recomendado.
- O uso de clorexidina 2% é o preferível antes da inserção de um cateter intravascular e nos cuidados do sítio pós-inserção.
- Não é recomendado o uso de curativo transparente semipermeável nas primeiras 24h pela ocorrência de pequeno sangramento que frequentemente ocorre após a inserção de um cateter central. Manter curativo compressivo por 24h.
- O curativo transparente semipermeável costuma substituir o curativo compressivo com gazes após as primeiras 24h. Apresenta como vantagens a visibilidade do cateter e ferida, a provisão de uma barreira aos microorganismos, a necessidade menos freqüente de troca do curativo (a cada cinco dias) e ajuda a ancorar e estabilizar o cateter. Porém, há certa preocupação de que os curativos de poliuretano possam aumentar a umidade da superfície da pele, resultando em uma colonização aumentada de microorganismos no sítio da inserção do cateter.
- Pomadas tópicas de antibióticos não devem ser usadas no sítio de inserção do cateter, pois podem promover infecção fúngica, resistência antimicrobiana e dano à superfície dos cateteres.

Necessidades Hídricas Diárias de Manutenção

- Lactentes com até 10kg: 100mL/kg.
- Lactentes com 11 a 20kg: 1.000mL + 50mL/kg para cada kg > 10kg.
- Lactentes com > 20kg: 1.500mL + 20mL/kg para cada kg > 20kg.

Na nutrição parenteral total (NPT) freqüentemente é necessário ultrapassar as necessidades de manutenção

TABELA 2.1 – Necessidades hídricas no período neonatal

DIAS DE VIDA	mL/kg/DIA		
	< 1.500g	> 1.500g	A TERMO
1 – 2	80 – 100	60 – 80	60
3 – 4	100 – 120	80 – 100	60 – 80
5 – 6	120 – 150	100 – 120	80 – 100
≥ 7	≥ 150	120 – 150	100 – 120

8 ■ *Geral*

para providenciar calorias adequadas. Em geral, no recém-nascido (RN) os fluidos podem ser aumentados 10mL/kg/dia até o máximo de 200mL/kg/dia (na via periférica), quando bem tolerado (Tabela 2.1). Existem situações em que a adição complementar de líquidos é necessária: febre, sepse, grandes cirurgias, diarréia, vômitos, uso de berços radiantes, fototerapia e outras.

Necessidades Eletrolíticas

- Sódio.
  - Iniciar no 2º dia de vida: 2mEq/kg/dia.
  - A partir do 3º dia de vida: 2 a 4mEq/kg/dia.
  - RN prematuros podem precisar de 5 a 6mEq/kg/dia.
- Potássio.
  - Iniciar no 2º dia de vida: 1mEq/kg/dia.
  - A partir do 3º dia de vida: 2 a 3mEq/kg/dia.
- Cloro.
  - Iniciar no 2º dia de vida: 2 a 3mEq/kg/dia.
- Cálcio.
  - Usar 2mEq/kg/dia.
  - RN prematuros podem precisar até: 4 a 6mEq/kg/dia.
  - A infusão contínua de cálcio é preferível à administração *in bolus*.
- Fósforo.
  - Usar 0,5 a 2mmol/kg/dia.
  - 1mmol = 1mEq/valência (= 1,8).
  - 1mmol de fosfato = 1,8mEq de fosfato.
  - 1g de fósforo contém 64,5mEq de HPO_4^{--} = 32,2mmol.
  - 1g de fósforo contém 32,2mEq de HPO_4^{-} = 32,2mmol.
- Magnésio.
  - Usar 0,25 a 0,50mEq/kg/dia.

Para não haver incompatibilidade na solução, podem-se usar juntos fosfato e gliconato, desde que mantida a proporção de 3mL de gliconato de cálcio para 0,5mL de K_2HPO_4.

Taxa Glicídica Diária

- 1g de glicose fornece 3,4kcal.
- Total de calorias sob a forma de glicose: 50 a 60%.
- Iniciar com 4 a 6mg/kg/min e aumentar lentamente 1 a 2mg/kg/min gradativamente até alcançar a concentração desejada, geralmente 12mg/kg/min.

Para lactentes acima de dois meses de idade, não é necessário calcular a taxa de infusão de glicose (TIG) (Tabela 2.2).

Se for fornecido glicose em doses elevadas, haverá aumento da produção de gás carbônico (CO_2). Observar essa característica em pacientes com ventilação mecânica. Em crianças com catabolismo intenso, há aumento na produção de CO_2 e no consumo de oxigênio (O_2), levando à insuficiência respiratória e retardando o desmame do respirador. Observar hiperosmolaridade, hiperglicemia e hipoglicemia reacional por interrupção abrupta da infusão de glicose.

Taxa Lipídica Diária

- 1g de lipídeo fornece 9kcal.
- Total de calorias sob a forma de lipídeos: 40%.

As soluções lipídicas são uma fonte não glicídica de energia de baixo volume e baixa osmolaridade. O uso de emulsões de lipídeos diminui a produção de CO_2, comparada a uma nutrição parenteral contendo alto conteúdo de carboidratos. As soluções lipídicas são fontes de ácidos graxos essenciais e semi-essenciais. Atualmente, a composição infantil de lipídeos tem maior proporção de aminoácidos (AA) essenciais (55 a 60%) e de cadeia ramificada (20 a 30%). Os ácidos graxos essenciais (linoléico e linolênico) são convertidos em ácido araquidônico.

Iniciar no prematuro com 0,5g/kg/dia e aumentar progressivamente 0,25g/kg/dia até atingir a taxa máxima de 3g/kg/dia. No RN a termo e outras crianças, iniciar com 1g/kg/dia e aumentar 0,5g/kg/dia até a taxa máxima de 4g/kg/dia.

A infusão de gordura deve ser realizada ao longo das 24h para diminuir o risco de hiperlipidemia. A gordura pode ser misturada com os outros nutrientes em um único frasco ou pode ser infundida continuamente nas 24h por meio de conexão em Y com os outros nutrientes.

A heparina não melhora a utilização dos lipídeos intravenosos, não devendo ser usada, exceto quando indicada por outras razões.

O metabolismo lipídico resulta em peroxidação lipídica e formação de radicais livres. Pacientes em NPT devem ser suplementados com uma preparação multivitamínica, que inclua vitamina E, que age como antioxidante e eliminador de radicais livres.

Apresentações mais disponíveis:

- Intralipid® 10%: 1mL = 1,1kcal.
- Lipofundin® MCT/LCT 10%: 1mL = 1,1kcal.
- Lipofundin® MCT/LCT 20%: 1mL = 1,9kcal.

TABELA 2.2 – Taxa de infusão de glicose		
RN < 1kg	**RN 1kg – 1,5kg**	**RN A TERMO**
4mg/kg/min	6mg/kg/min	8mg/kg/min, aumentando gradativamente até 12mg/kg/min

- Lipovenos® 10%: 1mL = 1kcal.
- Lipovenos® 20%: 1mL = 2kcal.

Para os pacientes com as seguintes doenças e situações, oferecer somente as necessidades básicas de ácidos graxos (0,5 a 1g/kg/dia): septicemia, aumento da bilirrubina indireta (> 8mg/dL ou > 5mg/dL nos bebês de muito baixo peso), triglicerídeos (> 250mg/dL RN e lactentes e > 350mg/dL em crianças maiores), plaquetopenia (< 50.000U), choque.

Valores de triglicerídeos entre 150 a 200mg/dL indicam redução no aporte.

Soluções de lipídeos a 20% têm relação menor de fosfolipídeos emulsificadores/triglicerídeos e são mais bem tolerados do que as emulsões lipídicas a 10%, com menor risco de hiperlipidemia.

As emulsões de lipídeos devem ser protegidas da luz da fototerapia por cânulas escuras protetoras. Estudos têm sugerido que a administração de multivitaminas contendo ácido ascórbico e associadas a emulsões de lipídeos, por meio de equipos escuros especiais, providencia o meio mais efetivo de prevenir a peroxidação dos lipídeos e a perda de vitaminas.

Taxa Protéica Diária

- 1g de proteína fornece 4kcal.

As proteínas são o maior componente estrutural e funcional de todas as células do nosso corpo.

Não devem ser usadas como fonte calórica, e sim visando a sua função plástica e reparadora.

Do ponto de vista nutricional, um importante aspecto das proteínas é sua composição em aminoácidos. Alguns aminoácidos são classificados como essenciais (indispensáveis). Esses aminoácidos não podem ser sintetizados pelo nosso organismo e devem ser adquiridos por dieta ou solução parenteral. Os aminoácidos não essenciais podem ser sintetizados de outros aminoácidos ou de outros precursores. Alguns outros aminoácidos são categorizados como semi-essenciais, podendo ser sintetizados de outros aminoácidos, mas sua síntese é limitada sob certas circunstâncias.

Usar soluções de AA cristalinos.

Iniciar com 0,5 a 1g/kg/dia no prematuro e no RN a termo iniciar com 1g/kg/dia.

Aumentar gradualmente até o máximo de 0,5g/kg/dia.

A administração mínima de 1,5g/kg/dia é necessária para prevenir um balanço negativo de nitrogênio. Administrações mais altas são necessárias para obter uma deposição protéica fisiológica.

Necessidades diárias:

- Prematuro: até 3g/kg/dia.
- Lactente: até 2,5g/kg/dia.
- Pré-escolar: até 2g/kg/dia.
- Escolar: até 1,5g/kg/dia.
- Pacientes criticamente doentes: até 3g/kg/dia.

Soluções de AA disponíveis:

- Soramin® 6%, 10% e 20%.

- Aminoped® 10%.
- Primene® 10%.
- Aminoplasmal® 10%.
- Pediamino® PLM 10%.

Taxa Calórica Diária

É o conteúdo calórico em uma nutrição parenteral. Manter a seguinte proporção: 10% oriundo de calorias protéicas e 90% de calorias não protéicas (50% oriundos de calorias glicídicas e 40% de calorias lipídicas).

Iniciar com aporte calórico baixo (30 a 50kcal/kg/dia), aumentando progressivamente até atingir a taxa calórica desejada.

Os aminoácidos são utilizados na síntese protéica. Para que seu metabolismo não seja desviado para a produção de energia, é necessário manter aporte calórico não protéico (glicose + lipídeos) acima de uma relação mínima. Usamos a relação de 160 calorias de glicídeos e lipídeos por grama de nitrogênio (cada grama de aminoácido corresponde a 0,15g de nitrogênio).

Um grama de nitrogênio é produzido por 6,25g de proteínas.

Fórmula para calcular o nitrogênio: N (g) = proteína (g)/6,25

Necessidades basais:

- 24 a 72h de vida: 70kcal/kg/dia.
- 4º e 5º dias: 80kcal/kg/dia.
- A partir do 6º dia até 1 ano: 75 a 100kcal/kg/dia.
- De 1 a 7 anos: 40 a 80kcal/kg/dia.
- De 7 a 12 anos: 40 a 60kcal/kg/dia.
- De 12 a 18 anos: 30kcal/kg/dia.

Em geral:

- Para evitar perda de peso: 50 a 60kcal/kg/dia; para crescimento: 60 a 90kcal/kg/dia; requerimento energético do prematuro: 120kcal/kg/dia.
- Às necessidades básicas, deve-se acrescentar os fatores de estresse, atividade e térmico. Logo: kcal/dia = necessidades basais (taxa metabólica básica) + fator de atividade + fator de estresse ou de lesão + fator térmico.
- Fator de atividade no acamado = 1,2.
- Fatores de estresse e térmico: pós-operatório não complicado = 1,05 a 1,10; câncer = 1,10 a 1,20; peritonite ou sepse = 1,30 a 1,40; trauma ou queimadura = 1,40 a 1,50; grandes cirurgias = 1,20 a 1,30; febre (38°C = 1,10; 39°C = 1,20; 40°C = 1,30).

OLIGOELEMENTOS OU ELEMENTOS TRAÇO

Os elementos traço estão envolvidos em atividades enzimáticas e reações imunológicas. RN de baixo peso ao nascer estão sujeitos a deficiências de elementos traço, porque nasceram antes que reservas adequadas tivessem sido adquiridas e por causa da demanda de seu crecimento rápido.

10 ■ Geral

Pacientes colestáticos devem ter a suplementação de elementos traço descontinuados, com o intuito de evitar toxicidade por cobre. Pacientes com insuficiência renal podem não ser capazes de excretar selênio, molibdênio, zinco e cromo.

O cromo é um micronutriente essencial necessário no metabolismo dos carboidratos e dos lipídeos.

O cobre é o componente de muitas enzimas, incluindo a citocromo oxidase, superóxido dismutase, monoamino oxidase. Deve ser cuidadosamente monitorado no paciente com colestase.

O iodo é essencial para os hormônios tireóideos, tiroxina (T4) e triiodotironina (T3), que são necessários para o metabolismo celular e a manutenção do ritmo metabólico.

O manganês é o componente de muitas enzimas, incluindo a superóxido dismutase mitocondrial; também ativa outras enzimas, como as hidrolases, quinases e transferases. A alta administração de manganês na NPT pode ser um dos muitos fatores que contribuem na patogênese da colestase associada à NPT.

O molibdênio é essencial no metabolismo de muitas enzimas envolvidas no metabolismo do DNA. O excesso de molibdênio pode interferir no metabolismo do cobre.

O selênio age como antioxidante, sendo um componente essencial da glutationa peroxidase ativa, enzima que protege contra lesões teciduais oxidativas. Baixo nível de selênio tem sido encontrado em RN prematuros e tem sido implicado em doenças oxidativas, como displasia broncopulmonar e retinopatia da prematuridade.

O zinco está envolvido no metabolismo da energia, proteínas, carboidratos, lipídeos e ácidos nucléicos. Quantidades adicionais de zinco (1 a 2mg/dia) são às vezes necessárias para pacientes com cirurgia gastrointestinal, ileostomias e prematuros.

A Tabela 2.3 apresenta as necessidades diárias de oligoelementos.

Apresentações disponíveis.

- ■ Ped-Element®.
  - Dose: 0,1 a 0,2mL/kg/dia, ampolas de 4mL. Cada 1mL contém: zinco 500µg, cobre 100µg, manganês 10µg, cromo 1µg, água destilada qsp.

- ■ Oliped® 4.
  - Usado para RN a termo (> 3kg até 5 anos)
  - Dose: 1mL/kg/dia, ampolas de 5mL. Cada 1mL contém: zinco 100µg, manganês 1µg, cobre 20µg, cromo 0,17µg.
- ■ Politrace-4®.
  - Usado em crianças maiores de 5 anos.
  - Dose: 5mL/dia ou 0,2mL/kg/dia em crianças pequenas, ampolas de 5mL. Cada 1mL contém: zinco 1.000µg, cobre 200µg, mangânes 100µg e cromo 2µg.
  - Neo-Zinc®: ampolas de 5mL; 1mL contém 200µg.
  - Zinc-Vita®: 1mL contém 1µg.
  - Sele-Vita®: 1mL contém 60µg de selênio.

Ferro

O ferro não é rotineiramente administrado nas misturas de NPT e não é um dos componentes das preparações disponíveis de elementos traço. Atualmente, não existe recomendação bem definida do conteúdo ideal de ferro nas alimentações parenterais. É ainda controverso se existe ou não necessidade da administração rotineira de ferro na NPT. Parece que os pacientes que necessitarão de NPT por longo período (> 3 semanas) devem ser suplementados com ferro. A dose sugerida de ferro é de 50 a 100µg/kg/dia para lactentes e crianças maiores.

Outros Elementos

Heparina

Usar 1U/0,5 a 1mL. Diminui a flebite e favorece a depuração plasmática das gorduras.

Uso discutível na NPT. Algumas crianças (principalmente RN) podem apresentar sangramentos.

Vitaminas

Vitaminas, quando administradas parenteralmente, podem causar problemas farmacológicos, pois podem aderir às cânulas e/ou ser degradadas pela luz.

As vitaminas devem ser administradas separadas da solução de NPT e protegidas da luz. Quando possível, vitaminas hidro e lipossolúveis devem ser adicionadas à emulsão lipídica ou uma mistura contendo lipídeos para aumentar a estabilidade das vitaminas. As vitaminas prescritas para o prematuro são muito expostas à luz, ao oxigênio e às superfícies lipofílicas das cânulas em decorrência da lenta infusão.

A vitamina A é a mais vulnerável à fotodegradação quando infundida em combinação com vitaminas hidrossolúveis e solução sem lipídeos. Sugere-se seu uso com cânulas intravenosas mais curtas e tempo de infusão mais curto para reduzir a exposição à luz e ao material da cânula.

A vitamina E é um antioxidante lipossolúvel, protegendo a membrana celular dos ácidos graxos poli-

TABELA 2.3 – Necessidades diárias de oligoelementos em µg/kg e (dose máxima em 24h)			
	RECÉM-NASCIDO	**< 10kg**	**> 10kg**
Zinco	400 – 600	100 – 300	100 (5.000)
Cobre	20 – 40	10 – 20	20 (300)
Manganês	1 – 2	1 – 2	1 – 2 (50)
Cromo	0,2	0,2	0,2 (5)
Selênio	1 – 2	0,5 – 2	0,5 – 2 (30)
Molibdênio	0,25 – 1	0,25	0,25 (5)
Iodo	1	1	1 (1)

Iniciar a utilização entre o 5º e o 7º dia de vida.

insaturados dos radicais livres. É pouco afetada pela exposição à luz.

A administração conjunta de vitaminas e emulsões lipídicas reduz a peroxidação do lipídeo e evita a perda de vitaminas.

Apresentação disponível: Polivit Pediátrico® (Quadro 2.1).

Vitamina K

■ Um miligrama IM semanal em RN > 2kg e 0,5mg IM em RN < 2kg. Em crianças maiores, 5mg IM semanais.

Ácido Fólico

■ Quando não se usa a ampola B do Polivit®. Dose: 1mg/semanal IM.
■ Apresentação: Leucovorin® 1mL = 1 ampola com 3mg. Usar 0,3mL/semanal IM ou IV.

CUIDADOS GERAIS

■ Se possível, não administrar sangue/derivados e medicamentos pela linha central. Se não for possível outro acesso venoso, deixar para trocar o equipo após a transfusão. Usar soro fisiológico para lavar o cateter antes de recolocar o sistema novamente em funcionamento.
■ Não permitir coleta de sangue pela linha central.
■ Trocar diariamente equipos e frascos.
■ Todas as superfícies externas do sistema (frascos, buretas, equipos e cateteres) devem ser limpas com gazes embebidas em iodóforo alcoólico de 8/8h, com a finalidade de remover traços de soluções que tenham gotejado do frasco sobre o cateter.

QUADRO 2.1 – Componentes do Polivit® A e B

Ampola A: cada 10mL contêm:	Ampola B: cada 5mL contêm:
• Vitamina A: 2.300UI • Vitamina D: 400UI • Vitamina E: 7UI • Tiamina (B1): 1,2mg • Riboflavina (B2): 1,4mg • Niacinamida (B3): 17mg • Ácido pantotênico (B5): 5mg • Vitamina B6: 1mg • Vitamina C: 80mg • Dose: 1mL/kg/dia	• Biotina (B7): 20µg • Ácido fólico (B9): 140µg • Cianocobalamina (B12): 1µg • Dose: 0,5mL/kg/dia

---

■ Cuidado rigoroso de assepsia na preparação das soluções em unidades de fluxo laminar.
■ Controle rigoroso do sistema (obstruções, vazamentos e gotejo).
■ Usar bombas e equipos de bombas de infusão.
■ Cuidados gerais e específicos com os cateteres centrais.
■ Recobrir o equipo e o frasco com papel-alumínio ou usar equipos especiais tipo Sensiplast® ou Microfix® FS, bem como utilizar capas protetoras para soluções fotossensíveis. As vitaminas sofrem biodegradação pela ação direta da luz, assim como os lipídeos em vigência de fototerapia. Vitaminas devem correr separadas da NPT e administradas com velocidade de ± 6h para o Polivit® A e ± 6h para o Polivit® B.
■ Monitorizar a infusão de glicose com Dextrostix de 12/12h e a glicosúria a cada micção. Com glicosúria persistente de ++, diminuir a concentração de glicose ou pode significar o primeiro sinal de sepse.

TABELA 2.4 – Controle laboratorial

LABORATÓRIO	1ª SEMANA	SEMANAS SEGUINTES
Hemograma	1×	1×
Sódio, cálcio e potássio	3×	1×
Fósforo e magnésio	1×	Se necessário
Uréia, creatinina	2×	1×
Glicemia por Dextrostix	2× dia	2× dia
Triglicerídeos	1×	1×
Colesterol	1×	1×
ALT, AST	1×	1×
Glicosúria	3 a 5×/dia	2×/dia
Densidade urinária	3 a 5×/dia	2×/dia
Proteínas totais	1×	1×
Albumina	1×	1×
Glicemia	2×	1×
Pesquisa de fungos e cultura na urina e no sangue	Semanal	Semanal
Proteinúria, gasometria arterial e cultural sempre que houver indicação	–	–

ALT = alanina aminotransferase; AST = aspartato aminotransferase.

12 ▪ *Geral*

- Ordem adequada de colocação dos constituintes na mistura, para evitar precipitação e incompatibilidade: glicose 10%, glicose 5%, aminoácidos, eletrólitos monovalentes (NaCl, KCl), eletrólitos bivalentes (gliconato de cálcio, sulfato de magnésio, fosfato de potássio), elementos traço, heparina, vitaminas e lipídeos.
- Em veia periférica, a concentração de glicose não deve ultrapassar 12,5%.
- Fosfato de potássio deve ser biácido, pois forma sais insolúveis com cálcio. Usar 3mL de gliconato de cálcio para cada 0,5mL de fosfato de potássio, para não precipitar.

Controle Clínico e Laboratorial

- Peso diário, balanço hídrico rigoroso, estatura e perímetro cefálico semanais, exame clínico diário (atividade física, coloração da pele e mucosas, grau de hidratação, estado circulatório e respiratório, observação do local e curativos da flebotomia ou da punção percutânea), tamanho do fígado (Tabela 2.4).

BIBLIOGRAFIA RECOMENDADA

ESPGHAN and ESPEN. Guidelines Paediatric Parenteral Nutrition. Amino acids. *J. Pediatr. Gastroenterol. Nutr.*, v. 41, suppl. 2, p. S12-S18, 2005.

ESPGHAN and ESPEN. Guidelines Paediatric Parenteral Nutrition. Lipids. *J. Pediatr. Gastroenterol. Nutr.*, v. 41, suppl. 2, p. S19-S27, 2005.

ESPGHAN and ESPEN. Guidelines Paediatric Parenteral Nutrition. Carbohydrates. *J. Pediatr. Gastroenterol. Nutr.*, v. 41, suppl. 2, p. S28-S32, 2005.

ESPGHAN and ESPEN. Guidelines Paediatric Parenteral Nutrition. Iron, minerals and trace elements. *J. Pediatr. Gastroenterol. Nutr.*, v. 41, suppl. 2, p. S39-S46, 2005.

ESPGHAN and ESPEN. Guidelines Paediatric Parenteral Nutrition. Vitamins. *J. Pediatr. Gastroenterol. Nutr.*, v. 41, suppl. 2, p. S47-S53, 2005.

ESPGHAN and ESPEN. Guidelines Paediatric Parenteral Nutrition. Venous access. *J. Pediatr. Gastroenterol. Nutr.*, v. 41, suppl. 2, p. S54-S62, 2005.

SPOLIDORO, J. V. N. Nutrição parenteral em pediatria. *Jornal de Pediatria*, v. 76, n. supl. 3, p. S339-S349, 2000.

WESLEY, J. R.; CORAN, A. G. Intravenous nutrition for the pediatric patient. *Sem. Pediatr. Surg.*, v. 1, p. 212-230, 1992.

CAPÍTULO 3

Avaliação e Preparo Pré-operatório do Paciente Pediátrico

Vitor Hugo Galli

A cirurgia e anestesia impõem considerável estresse em pais e pacientes. As conseqüências psicológicas permanecem por longo tempo após a experiência hospitalar ter passado. É função da equipe minimizar e proporcionar conforto psicológico ao paciente e aos familiares.

São medidas que podem diminuir o estresse emocional: conhecer o desenvolvimento psicológico da infância, antecipar situações ameaçadoras e utilizar medicações sedativas quando apenas a presença de familiares é insuficiente.

As crianças experimentam cinco medos gerais relacionados à hospitalização[1]. São eles: medo da separação dos pais, medo do trauma físico ao corpo (dor), medo dos desconhecidos, incerteza quanto a seu comportamento esperado e aceito (transgressão e punição) e medo ou ansiedade em relação à perda do controle, autonomia. Nem todos os pacientes experimentarão essas ansiedades, mas grupos de faixa etária similares terão comportamentos previsíveis.

O preparo do paciente começa com a história clínica e o exame físico. A visita pré-anestésica ao paciente internado ou a consulta anestésica para aquele que será atendido em regime ambulatorial trará condições para qualificar o atendimento. As vantagens são para o paciente, para a família e para a equipe médica. A ansiedade sentida pela família pode ser transferida à criança; portanto, qualquer prática que reduza a ansiedade dos pais também reduzirá a ansiedade do paciente pediátrico.

Nos últimos anos os anestesistas têm se preocupado em manter consultórios para avaliações de pacientes ambulatoriais, sendo os pacientes pediátricos os grandes beneficiados.

Quanto mais informações os pais e a criança tiverem, mais facilmente enfrentarão o estresse da cirurgia e da hospitalização.

Na entrevista, é feita a história clínica do paciente, com atenção para a doença atual e seu grau de incapacitação (hemodinâmica, respiratória, renal, hidratação).

O uso de medicações e a sua aceitação, o uso de aspirina, alergias a medicamentos e outras substâncias (ovo, iodo, látex) devem ser pesquisados.

São pesquisadas experiências anestésicas prévias, dificuldades ocorridas (via aérea, febre) e eventos relacionados à anestesia, como náuseas e vômitos ou fraqueza muscular prolongada.

Questiona-se história familiar de complicações relacionadas à anestesia, como hipertermia maligna ou paralisias prolongadas (deficiência de pseudocolinesterase). Tendências hemorrágicas e distrofias musculares também são importantes.

O exame físico, com atenção à via aérea, à presença de adenóides, à ausculta pulmonar e cardíaca, informará da necessidade de consultoria (presença de sopros cardíacos) e da melhor técnica de indução anestésica a ser empregada.

Enquanto entrevista o paciente e a família, o anestesista estabelece um vínculo de confiança com o paciente. A observação do comportamento deste determinará o emprego ou não de pré-medicação e sua intensidade, quando necessário. A pré-medicação deve ser individualizada, isto é, alguns dispensarão pré-anestésico, enquanto outros necessitarão de dose elevada.

Explicar com segurança, em linguagem acessível, os fatos que acontecerão diminui o estresse do paciente e da família. A descrição em detalhes dos procedimentos que serão empregados na sala cirúrgica (por exemplo, colocação de eletrodos para eletrocardiograma, sensor de oximetria, manguito de pressão arterial, máscara facial) serve para preparar os pais para acompanharem seus filhos na indução anestésica, reforçando a confiança. Pais tranqüilos deixam os filhos tranqüilos. Os riscos também devem ser abordados, com a explicação das situações que podem acontecer e os recursos disponíveis na sala cirúrgica.

AVALIAÇÃO LABORATORIAL

O paciente pediátrico necessita de avaliação laboratorial na dependência do procedimento cirúrgico planejado.

Hemograma e análises bioquímicas só devem ser realizadas em situações específicas. Existem, no entanto, subgrupos que demandam atenção especial. É o caso de pacientes abaixo de seis meses (anemia fisiológica) e ex-prematuros (propensão à apnéia) e pacientes nos quais haverá perda sangüínea significativa, quando então terá utilidade o hematócrito, a tipagem sangüínea e as provas cruzadas para possível transfusão de sangue transoperatória.

O uso rotineiro da análise de urina é pouco sensível e demasiada inespecífica para ter utilidade clínica em detectar doença assintomática que tenha impacto no manejo perioperatório.

Os testes de coagulação estão entre os exames laboratoriais mais debatidos (controversos) pelo temor de uma coagulopatia perioperatória não diagnosticada. Os testes comumente utilizados (tempo de coagulação, tempo de protrombina, tempo de tromboplastina

14 ■ *Geral*

parcial ativada e contagem plaquetária) não conseguem predizer com segurança um sangramento perioperatório. Esses testes devem ser realizados quando a história ou a condição médica for sugestiva de defeito na coagulação, quando o procedimento possa induzir alterações (circulação extracorpórea), quando o sistema hemostático for extremamente solicitado para adequada hemostasia (adenoidectomia) e nos casos em que o mínimo sangramento possa ser crítico (neurocirurgia). Mesmo histórias detalhadas podem não detectar formas leves de doença de von Willebrand, disfunções plaquetárias ou deficiências de fatores de coagulação (por exemplo, fator XI).

Conclui-se que a solicitação *rotineira* de exames laboratoriais pré-operatórios em paciente pediátrico saudável não é recomendada em razão do elevado custo e da baixa sensibilidade. Indicações específicas ou histórias sugestivas de doenças mais provavelmente resultarão em estudo laboratorial positivo.

JEJUM

Nada via oral (NPO, *nil per os*) é a orientação fornecida ao paciente e seus familiares concernente ao período pré-operatório durante o qual nada deve ser ingerido.

O paciente e a família devem ser informados da importância em observar essas orientações (o risco de aspiração pulmonar durante a indução anestésica). Quando o paciente tiver autonomia em acessar alimentos, deverá ser vigiado.

De particular importância e benefício para o paciente pediátrico são os novos conhecimentos sobre jejum pré-operatório. Vários estudos demonstraram que não há diferença no volume gástrico residual e no pH entre grupos submetidos a jejum padrão e grupos nos quais foi permitido a ingestão de líquidos claros até 2 a 3h antes do horário agendado para a cirurgia. O grupo que recebeu líquidos claros tinha volume gástrico residual menor e estava menos propenso à desidratação (hipovolemia) e hipoglicemia; a ansiedade também estava reduzida.

Líquidos claros são aqueles através dos quais se pode enxergar, isto é, água com açúcar, chás adoçados e suco de maçã. O leite materno contém gorduras dependentes da ingestão materna, e isso influencia o esvaziamento gástrico. Portanto, leite materno deve ter o mesmo período de jejum que o leite de vaca, fórmulas e alimentos sólidos (Tabela 3.1).

MEDICAÇÕES PRÉ-ANESTÉSICAS

Existem muitas opções de agentes e técnicas de pré-medicação na literatura médica. Em geral, apresentam índices de sucesso em 80% dos casos. Não há uma técnica ideal em 100% dos casos, pois a pré-medicação deve ser individualizada, considerando a condição médica, o estado psicológico do paciente, a duração da cirurgia e a técnica de indução que será empregada.

TABELA 3.1 – Período de jejum

IDADE (MESES)	LEITE/SÓLIDO	LÍQUIDOS CLAROS
< 6	4h	2h
6 – 36	6h	3h
> 36	8h	3h

Pacientes de 0 a 6 meses não necessitam de pré-medicação, mas lactentes com mais de 10 meses percebem a separação de seus pais, sendo nesses casos indicada a sedação.

A pré-medicação pode ser administrada por via oral (VO), nasal, intramuscular, intravenosa ou retal. A via oral tem início lento, a intramuscular causa desconforto e dor, a intravenosa necessita de infusão em andamento, a retal pode causar defecação e desconforto e a nasal, embora irritante, tem início de ação rápido em razão da boa absorção; a sublingual também tem boa absorção, mas necessita da colaboração do paciente.

Atualmente o midazolam constitui boa opção nas crianças maiores e naquelas que se beneficiam com a presença dos pais na sala de cirurgia. Pode ser administrado tanto pela via intramuscular (100 a 150μg/kg) ou pela via oral (500 a 700μg/kg), produzindo nessas doses um paciente colaborativo e "feliz". Caso o paciente durma, é sinal de sobredose do medicamento. A via nasal também pode ser utilizada (200 a 300μg/kg), tendo uma rápida absorção.

Os pais que acompanharão seus filhos até a sala de cirurgia devem ser preparados para não se assustarem nem interpretarem mal os acontecimentos da indução. Saber previamente que seus filhos revirarão os olhos e terão momentos de excitação, mas sem memória, tem efeito tranqüilizante.

PROBLEMAS ESPECIAIS

Ex-prematuro

Desde os primeiros relatos descrevendo a incidência de apnéia pós-operatória nesses pacientes, vários estudos foram feitos para individualizar os fatores de risco.

A apnéia pode ser de origem central, obstrutiva ou mista. Clinicamente, é a cessação da respiração por mais de 20s ou menos se associada a bradicardia, cianose ou palidez. Respiração periódica é a cessação da respiração por 5 a 10s sem bradicardia ou hipoxemia.

O controle da ventilação é diferente no neonato, a curva de resposta ao gás carbônico (CO_2) é mais inclinada e a resposta à hipóxia depende da maturidade e da temperatura ambiental. Antes de 44 semanas de idade pós-concepção no RN a termo (40 semanas), a hipóxia deprime ao invés de estimular o centro respiratório. Aproximadamente 50% dos prematuros apresentam respiração periódica que tende a desaparecer com 44 a 45 semanas pós-concepção.

Consequentemente, os prematuros com menos de 44 semanas pós-concepção são candidatos à apnéia pós-operatória em resposta a traços de anestésicos voláteis, hipóxia, hipotermia e opióides.

Estudos mostraram uma *maior* incidência em pacientes com *menos* de 46 semanas pós-concepção, mas existem casos com até 60 semanas. O risco é inversamente proporcional à idade gestacional e à idade pós-concepção; a presença de anemia impõe um risco adicional e independente.

O uso de anestesia regional pode diminuir, mas não abolir a incidência, que até aumenta quando é usada sedação (cetamina, midazolam).

Portanto, é recomendável e prudente internar todos os ex-prematuros com menos de 44 semanas pós-concepção, os que apresentam anemia e aqueles que têm história de doença pulmonar e/ou episódios de apnéia. Esses pacientes devem ser internados em instituição com condições de observação e monitoração por pessoal capacitado.

Infecção de Via Aérea Superior

A criança que no pré-operatório imediato apresenta quadro de infecção de via aérea superior (IVAS) constitui uma situação de desafio. É sabido que as complicações associadas incluem aumento de cinco vezes na incidência de laringospasmo (17/1.000 *versus* 99/1.000) e de broncospasmo de dez vezes (4/1.000 *versus* 41/1.000) e incidência aumentada de dessaturação. A tendência é de postergar o procedimento, mas isso nem sempre é a melhor conduta. Caso a criança apresente rinorréia purulenta e esteja piorando, o caso deve ser postergado, mas se é uma rinite clara, sem outros sintomas, uma cirurgia ambulatorial de pequeno porte não aumentará o risco significativamente. A transferência para outra data não garante que as complicações associadas diminuam de incidência. A hiper-reatividade brônquica permanece até seis semanas ou mais. Existem situações nas quais a IVAS é pródromo de uma doença maior, ou seja, um paciente que apresenta febre e prostração claramente não está em boas condições para o ato cirúrgico. A decisão final deve considerar a relação risco-benefício.

Anemia

A criança com anemia crônica ou com anemia diagnosticada no pré-operatório impõe uma conduta individualizada. Se o procedimento agendado implica perda sangüínea, a questão de prosseguir ou não se impõe. É razoável investigar e tratar essa anemia e o paciente retornar aos valores hematimétricos normais. Essa conduta evitará transfusões desnecessárias.

Caso a criança tenha outros problemas, como insuficiência renal, significa que sua anemia já está compensada. Nesse caso, ocorre um desvio para a esquerda da curva de dissociação da oxiemoglobina, em virtude do aumento de 2,3-difosfoglicerato, que proporciona uma maior liberação de oxigênio. Nessa situação, teremos que decidir o quanto vamos permitir que o hematócrito diminua antes de intervir com transfusão sangüínea.

Asma

Na criança portadora de doença broncospástica e em uso de medicação broncodilatadora, temos que nos assegurar que suas drogas estejam no efeito máximo. Uma consulta ao pneumologista pediátrico dessa criança é de valor, particularmente nos casos graves.

PROBLEMAS COMUNS NA SALA DE RECUPERAÇÃO

Dor Pós-operatória

Devemos atentar para o fato de que outras causas de dor e desconforto pós-operatório, além da incisão e do trauma tecidual, podem estar presentes. Isso inclui curativo muito apertado, distensão da bexiga, presenças de sonda vesical e de sonda nasogástrica. A sonda nasogástrica nos lactentes, que são respiradores nasais obrigatórios, aumenta a resistência da via aérea, causando agitação. Abrasão de córnea, extremamente dolorosa, ocorre em 44% dos pacientes que não tiveram seus olhos protegidos no transoperatório.

O uso de anestesia regional ou analgesia epidural administrada antes do início da anestesia geral proporciona eficiente método. É útil em neonatos nos quais os narcóticos têm efeito prolongado.

A morfina IV constitui método mais confiável e efetivo de controle da dor e da excitação. A dose de 0,05mg/kg IV é bem tolerada em pacientes sem hipovolemia ou instabilidade circulatória. Incrementos podem ser necessários com o devido monitoramento para evitar depressão respiratória e resultante hipóxia. Seu uso deve ser evitado em pacientes com menos de um mês de idade e em prematuros abaixo de 60 semanas pós-concepção. O uso de medicações intramusculares não tem lugar na sala de recuperação. Não há motivo para o uso de um método doloroso, de eficiência lenta, fracamente controlado, quando é possível adequar a dose rapidamente e sem dor, pelo uso intravenoso.

A analgesia controlada pelo paciente, na qual ele controla a liberação do narcótico, é relativamente nova em nosso meio. Tem sido usada até em pacientes com apenas cinco anos de idade, apresentando bons resultados.

Náusea e Vômitos

Complicação relativamente freqüente e desconfortável, constitui a principal causa de retardo de alta da sala de recuperação. Raramente constitui risco de morte, mas pode ser causa de aspiração pulmonar e pneumonite

16 ▪ *Geral*

química, principalmente naqueles pacientes que não receberam bloqueadores de receptores histamínicos. A profilaxia deve ser feita no transoperatório, aspirando o conteúdo gástrico e administrando medicações antieméticas.

Droperidol (50 a 100mg/kg) parece ser eficiente em reduzir a freqüência de vômitos, mas causa sonolência e sedação indesejáveis no paciente ambulatorial. Metoclopramida em dose de 0,15mg/kg IV não parece causar efeitos colaterais, mas seu efeito é apenas levemente superior ao do placebo. Atualmente, está disponível o medicamento ondansetrona (0,15mg/kg), usado para controle de náuseas pós-quimioterapia e que apresenta grande eficácia no controle de náuseas e vômitos pós-operatórios.

Estridor Laríngeo

Com o uso de tubos endotraqueais esterilizados e fabricados com materiais inertes, associados à umidificação dos gases anestésicos, houve uma diminuição significativa da incidência de estridor e espasmo laríngeo. Atualmente a incidência é de 1% comparada a 1,6 e 6% de estudos anteriores. A principal causa atual é o uso de tubos muito justos causando edema, cujo efeito obstrutivo é mais acentuado nos pacientes abaixo de quatro anos. A lubrificação dos tubos com gel de xilocaína parece aumentar o problema.

Os pacientes com síndrome de Down estão mais propensos a desenvolverem essa complicação, em virtude de hipotonia, macroglossia relativa e tecido linfóide hipertrofiado.

Para o tratamento do estridor pós-operatório, que não alivia com a simples umidificação da mistura inalada, a nebulização de epinefrina racêmica diluída em solução fisiológica (3mL) parece bastante eficiente. Ela é mais usada pelo seu efeito vasoconstritor do que pelo seu efeito broncodilatador, provocando diminuição do edema da mucosa da via aérea. O uso de corticosteróides (dexametasona 0,5mg/kg) é controverso; estudos apontam sua utilidade na profilaxia, mas não no tratamento.

Hipóxia Pós-operatória

Durante a anestesia geral, há diminuição do volume de reserva pulmonar e da capacidade de reserva funcional, com conseqüente queda das trocas pulmonares. A duração da hipoxemia é breve na maioria dos pacientes saudáveis que se recuperam de procedimentos simples, especialmente se acordados e ativos ou chorando. Porém, mesmo acordados, pode haver hipóxia em decorrência de efeitos residuais dos anestésicos. É recomendado oxigênio suplementar para todos os pacientes na sala de recuperação, independentemente da cirurgia e de sua duração, a menos que o paciente esteja acordado suficientemente para rejeitar a máscara, a tenda ou o cateter nasal e apresente uma saturação de oxigênio estável e satisfatória. Essa prática pode reduzir os episódios de bradicardia e colapso cardiorrespiratório na sala de recuperação. Estudos mostram que o limite inferior seguro aceitável da saturação de pulso é de 95%, exceto nos pacientes com doença cardíaca congênita (*shunts* direita → esquerda) e doenças pulmonares crônicas obstrutivas.

Presença dos Pais na Sala de Recuperação

Existe uma tendência em permitir a presença dos pais junto a seus filhos na sala de recuperação, assim como durante a indução anestésica, para proporcionar segurança aos pacientes e aos pais destes. Não existem trabalhos que demonstrem esse benefício. A presença dos pais certamente trará conforto à criança que desperta em um ambiente estranho, com pessoas estranhas e sentindo dor ou mal-estar.

Estabilizados os sinais vitais e readquirida a consciência, é desejável a ajuda dos pais para confortarem os pacientes. Esse arranjo permite que a enfermagem se dedique aos reais cuidados de enfermagem.

Alta da Sala de Recuperação

O tempo necessário para a recuperação da anestesia geral depende da técnica anestésica e da ocorrência de problemas, como náuseas e vômitos, dor, estridor laríngeo, hipóxia, instabilidade cardiorrespiratória (Quadro 3.1).

Antes que a criança possa ser liberada da sala de recuperação com segurança, deverá atingir alguns critérios:

- Acordada ou facilmente despertável.
- Reflexos respiratórios que mantenham a via aérea e as trocas pulmonares e protejam contra aspiração de vômitos.
- Saturação de oxigênio acima de 95% em ar ambiente.
- Estabilidade circulatória e sem sangramento ativo.
- Ausência de hipotermia (temperatura retal > 36°C) e hipertermia sob controle.
- Dor, náusea ou vômito adequadamente controlados.
- Sinais vitais estáveis pelo menos 30min após receber medicação analgésica (opióide).

Assunto discutido é a necessidade ou não da criança aceitar e reter líquidos VO antes de ter alta hospitalar pós-operatória. Vômitos após anestesia e cirurgia são comuns, sendo a maior causa de internação hospitalar não programada após cirurgias ambulatoriais. Muitos anestesistas só permitem a alta após o paciente demonstrar habilidade de reter líquidos, já que crêem que isso minimiza o potencial de readmissão hospitalar secundária à desidratação. Outros acreditam que, forçando a alimentação, precipitarão os vômitos. Até recentemente não havia trabalhos comparativos dessas duas estratégias.

QUADRO 3.1 – Índice de recuperação pós-anestésica

- *Atividade*
2: Movimentação ativa, voluntária ou ao comando
1: Movimentos fracos, voluntários ou ao comando
0: Incapaz de movimento

- *Respiração*
2: Tosse livre, boa respiração ou chora
1: Obstrução parcial, roncos ou dispnéia
0: Apnéia, obstrução, necessária assistência

- *Circulação*
2: PA ± 20% dos valores pré-anestésicos
1: PA ± 20 a 50% dos valores pré-anestésicos
0: PA > ± 50% dos valores pré-anestésicos

- *Consciência*
2: Totalmente acordado
1: Acorda ao estímulo
0: Irresponsivo

- *Cor*
2: Róseo
1: Pálido
0: Cianótico

É necessário atingir 9 pontos para haver critério de alta da sala de recuperação. (Modificado de Aldrete e Kraulik[2] e Soliman *et al.*[3])
PA = pressão arterial.

Trabalhos demonstraram que, ao tornar a aceitação de líquidos VO um prerrequisito para a alta hospitalar, há um aumento na incidência de vômito de 50% na unidade de cirurgia ambulatorial. Crianças vomitam mais após a alta; reter líquidos não garante a prevenção de vômitos e desidratação.

A conduta mais adequada consiste em hidratar todos os pacientes que recebem acesso venoso com o equivalente a 8h de líquidos de manutenção durante a estada hospitalar destes e só permitir a ingestão de líquidos claros, se a criança solicitar. A criança decide quando está apta para iniciar sua realimentação.

REFERÊNCIAS BIBLIOGRÁFICAS

1. VISINTAINER, M. A.; WOLFER, J. A. Psychological preparation for surgical pediatric patients: the effect on children´s and parents stress responses and adjustment. *Pediatrics*, v. 56, p. 187, 1975.
2. ALDRETE, J. A.; KROULIK, D. A postanesthetic recovery score. *Anesth. Analg.*, v. 49, p. 924-934, 1970.
3. SOLIMAN, I. E.; PATEL, R. I.; EHRENPREIS, M. B.; HANNALLAH, R. S. Recovery scores do not correlate with postoperative hypoxemia in children. *Anesth. Analg.*, v. 67, p. 53-56, 1988.

BIBLIOGRAFIA RECOMENDADA

COTÉ, C. J. Pediatric anesthesia. In: MILLER, R. D. (ed.). *Anesthesia*. 5. ed. New York: Churchill Livingstone, 2000. p. 2088.

COTÉ, C. J. Preparation and premedication of the pediatric patient. *ASA Refresh Courses*, v. 25, p. 17-30, 1997.

KRANE, E. J.; DAVIS, P. J.; SMITH, R. M. Preoperative preparation. In: *Smith's – Anesthesia for Infants and Children*. 5. ed. St. Louis: CV Mosby, 1990. p. 201-206.

LITMAN, R. S.; WU, C. L.; QUINLIVAN, J. K. Gastric volume and pH in infants fed clear liquids and breast milk prior to surgery. *Anesth. Analg.*, v. 79, p. 482-485, 1994.

MALVIYA, S.; SWARTZ, J.; LERMER, J. Are all preterm infants younger than 60 Weeks postconceptual age at risk for postanesthetic apnea? *Anesthesiology*, v. 78, p. 1076-1081, 1993.

MEANS, L. J.; FERRARI, L. R.; FISHER, Q. A. et al. Evaluation and Preparation of Pediatric Patients Undergoing Anesthesia, Section on Anesthesiology. *Pediatrics*, v. 98, p. 502-508, 1996.

MOTOYAMA, E. K. Recovery from anesthesia. In: *Smith's Anesthesia for Infants and Children*. 5. ed. St. Louis: Mosby, 1990. p. 313-329.

SCHREINER, M. S.; TRIEBWASSER, A.; KEON, T. P. Ingestion of liquids compared with preoperative fasting in pediatric outpatients. *Anesthesiology*, v. 72, p. 593-597, 1990.

ZEEV, N. K.; MAYES, L. C.; CARAMICO, L. A. Preoperative preparation in children: a cross-sectional study. *J. Clin. Anesth.*, v. 8, p. 508-514, 1994.

SEÇÃO I

CAPÍTULO 4

Analgesia Pós-operatória no Paciente Pediátrico

Clóvis Câmara Zimmer

Criança não sente dor.
Todo paciente tem direito ao alívio da dor.

Essas duas colocações anteriores bem dizem das mudanças que se estabeleceram nos últimos 30 anos. Os conhecimentos adquiridos nas últimas décadas não nos permitem mais sustentar a premissa de que crianças não sentem dor, especialmente os recém-nascidos, como se via descrito antigamente. Autores já relataram que, por volta da 24ª semana de vida fetal, existem estruturas nervosas que possibilitam a percepção da dor. São notórias as respostas aos estímulos nociceptivos em cirurgias intra-uterinas, necessitando o feto ser anestesiado para o sucesso da operação.

Assombra ainda o desconhecimento a respeito de determinadas medicações, tanto por médicos não anestesistas quanto por enfermeiros, a ponto de serem usados relaxantes musculares e diazepínicos como analgésicos.

O tratamento da dor não é, e não deve ser, um privilégio do anestesista. O tratamento deve ser feito de forma multidisciplinar, envolvendo vários profissionais.

Talvez aí comecem as primeiras dificuldades: a forma ou o sistema de trabalho que se impõe ao profissional.

Muitas vezes os pacientes pediátricos são esporádicos para o cirurgião e o anestesista, e sem experiência maior tratam-no como um "adulto pequeno", o que definitivamente não corresponde.

Quando falamos em crianças, lembremo-nos que estamos nos referindo aos recém-nascidos prematuros ou não, aqueles em idade pré-escolar e escolar e os adolescentes, que em cada fase apresentam características próprias.

As dificuldades continuam especialmente quanto a:

- Limitações da linguagem em verbalizar a dor.
- Receio dos profissionais sobre possível dependência às drogas analgésicas.
- Desconhecimento das doses a serem empregadas.
- Dificuldade de avaliação da intensidade dolorosa.
- Diversidade de trabalhos que usam técnicas e drogas diferentes.

Somam-se a isso a situação específica na qual a dor é vivida, os fatores hereditários, étnicos, individuais, a educação, o ambiente sociocultural e a religião.

Vejamos algumas características relacionadas a cada faixa etária.

RECÉM-NASCIDOS

Manifestam a dor por expressões faciais e choro, movimentos corporais de agitação e/ ou postura defensiva e alteração do sono. Nesses pequeninos, a percepção da dor se faz de forma diferente das crianças maiores e adultos por apresentarem terminações aferentes abundantes, ausência de ascendentes inibitórios e grande quantidade da substância P e receptores N-metil-D-aspartato (NMDA) na medula espinhal. A imaturidade hepática e a redução das proteínas plasmáticas diminuem a capacidade de ligação protéica dos medicamentos, favorecendo altas frações da droga livre, deixando-os suscetíveis à toxicidade. A imaturidade renal diminui a filtração glomerular, favorecendo o prolongamento da meia-vida das drogas. A distribuição do líquido corporal compensa parcialmente a maior disponibilidade das drogas circulantes; sendo assim, as drogas hidrossolúveis têm maior volume de distribuição. A maior fração do débito cardíaco para o cérebro em desenvolvimento e o metabolismo reduzido tornam os recém-nascidos suscetíveis à depressão por opióides.

Por todos esses aspectos, as drogas só passam a ter comportamento similar ao dos adultos em torno dos seis meses de vida.

PRÉ-ESCOLARES E EM IDADE ESCOLAR

Crianças conseguem, a partir dos três anos, relatar de maneira adequada a dor que estão sentindo, podendo ser submetidas a métodos objetivos de avaliação da intensidade dolorosa.

Nessa fase, muitas vezes encobrem a dor com o isolamento, não reclamam por medo de injeções ou por interpretar a dor como castigo por alguma travessura.

Os sistemas receptores e a interação com as vias excitatórias nos adultos já são bem conhecidos, mas ainda sabe-se pouco sobre o desenvolvimento funcional nos jovens.

ADOLESCENTES

Fase de grandes modificações hormonais e comportamentais; em geral, enfrentam situações cirúrgicas com grande insegurança, por mais que seja explicada a evolução dos fatos, tendendo a grande maioria a agir como crianças pequenas diante de uma situação de dor.

PREPARO DA ANESTESIA E ANALGESIA PÓS-OPERATÓRIA

A avaliação pré-anestésica assume, cada vez mais, importância fundamental na boa condução do ato anestésico. Nessa ocasião, está o anestesista, muitas vezes pela primeira vez, estabelecendo o vínculo médico-paciente, avaliando, dirimindo dúvidas, diminuindo a ansiedade dos pais e, principalmente, estabelecendo sua estratégia de ação.

Essa estratégia deve levar em consideração:

- Local, natureza e duração da cirurgia.
- Tipo e extensão da incisão e outros traumas cirúrgicos.
- Tipo fisiológico e psicológico do paciente (conforme faixa etária).
- Preparo pré-operatório psicológico, fisiológico e farmacológico do paciente.
- Recursos farmacológicos, materiais e humanos para realização da anestesia/cirurgia.
- Recursos disponíveis para assistência pós-operatória.
- Analgesia preventiva.
  - Bloqueio efetivo do estímulo nocivo gerado no trans e no pós-operatório.
  - Tratamento antinociceptivo antes da cirurgia.
- Analgesia pós-operatória (analgesia sistêmica + bloqueios anestésicos).

ANALGESIA SISTÊMICA

Analgésicos Não Opióides

Úteis na dor de pouca ou moderada intensidade. Indicados especialmente nos pacientes ambulatoriais. Os mais usados são acetaminofeno, dipirona, antiinflamatórios não esteróides.

Acetaminofeno

Analgésico não opióide mais popular para uso em crianças. Seguro e efetivo desde o período neonatal até as crianças maiores. Pouca ação antiinflamatória, provoca alterações da função plaquetária e renal e irritação gástrica.

- Doses.
  - Oral: 10 a 30mg/kg de 6/6h.
  - Retal: 15 a 40mg/kg de 6/6h.

Dipirona

Possui ação analgésica, antitérmica, antiinflamatória e antiespasmódica.

Provoca irritação gástrica. Há risco de leucopenia, discrasia sangüínea com anemia aplástica, trombocitopenia. Reações de sensibilidade, como necrose epidérmica e dermatite esfoliativa.

Pode provocar insuficiência renal transitória e/ou oligúria e anúria, especialmente em nefropatas.

- Doses.
  - Oral: 7 a 30mg/kg de 4/4h.
  - Venosa: 5 a 20mg de 4/4h.
  - Intramuscular: 5 a 20mg/kg de 4/4h.
  - Retal: 7 a 30mg/kg de 4/4h.

Antiinflamatórios Não Esteróides

Têm ação antiinflamatória e analgésica. Provocam irritação gástrica. Usados por via intramuscular (IM), podem provocar fascite necrosante; por conta disso, em crianças, usam-se as vias oral (VO) e retal mais freqüentemente. Por sua ação antiplaquetária, devem ser usados com cuidado em procedimentos que resultam em áreas cruentas. Cetoprofeno IV ou IM e tenoxicam não são recomendados, ainda, para menores de 15 e 18 anos, respectivamente. Indometacina IV contínua é usada em prematuros para fechamento do ducto arterial. Mais usados: diclofenaco, ibuprofeno, naproxeno.

Diclofenaco

- Doses.
  - Oral: 0,5 a 1,5mg/kg – 12/12h < 15kg e 8/8h > 15kg.
  - Retal: 1 a 2mg/kg 6/6h.

Ibuprofeno

- Doses.
  - Oral: 10 a 15mg/kg 4/4 ou 6/6h.
  - Retal: 10 a 40mg/kg 6/6 ou 8/8h (dose máxima 60mg/kg/dia).

Naproxeno

- Doses.
  - Oral: 5mg/kg 8/8 ou 12/12h.

Analgésicos Opióides

Analgésicos mais usados em crianças para tratamento da dor moderada a intensa.

Podem ser usados por vias oral (VO), intravenosa (IV), intramuscular (IM), subcutânea (SC), retal, transdérmica e transmucosa.

Via mais usada no pós-operatório: intravenosa.

A meia-vida dos opióides nos recém-nascidos é o dobro da dos adultos, mas já, aos seis meses de idade, é similar aos adultos.

É rara depressão respiratória nas doses hoje apregoadas, exceto no uso concomitante com outras drogas de efeito sedativo, necessitando, de qualquer forma, de vigilância do pessoal técnico e oximetria constante.

Opióide por via peridural proporciona excelente controle da dor pós-operatória; mas por essa via ficam acentuados os paraefeitos, como náuseas, vômitos, prurido e depressão respiratória.

O antagonismo é feito com naloxona na dose de 0,005 a 0,01mg/kg via IV, IM ou SC.

A metadona é nova no mercado brasileiro e mais empregada em dor crônica.

Opióides mais usados: codeína, fentanila, meperidina, morfina, nalbufina, sufentanila.

20 ■ *Geral*

Codeína

- Doses.
  - Oral: 0,5 a 1mg/kg 4/4 ou 6/6h.
  - Intramuscular: 0,5 a 1mg/kg 6/6h.

Fentanila

- Doses.
  - Oral: 10 a 20mg/kg.
  - Transmucosa: 2 gotas para cada 5kg de 4/4 ou de 6/6h (oronasal).
  - Peridural: 1 a 2mg/kg de 2/2 ou de 4/4h.
  - Intravenosa: contínuo 1mg/kg/h.

Meperidina

- Doses.
  - Intravenosa: 0,2 a 1mg/kg 2/2 ou 4/4h.
  - Dose máxima: 3mg/kg em 4h.
  - Intramuscular: 1 a 1,5mg/kg de 3/3 ou 4/4h.

Morfina

- Doses.
  - Intravenosa: 0,02 a 0,2mg/kg de 4/4 ou de 6/6h.
  - Intramuscular: 0,1 a 0,2mg/kg de 3/3 ou de 4/4h.
  - Peridural: 30 a 150mg/kg de 12/12 ou de 24/24h.
  - Intravenosa contínua: 0,010 a 0,015mg/kg/h em crianças até 5 anos e 0,025 a 0,040mg/kg/h crianças maiores.

Nalbufina

- Doses.
  - Intravenosa: 0,1 a 0,3mg/kg de 4/4 ou de 6/6h.

Sufentanila

- Doses.
  - Transmucosa: 2 gotas para cada 5kg de 4/4 ou de 6/6h (oronasal).
  - Peridural: 0,4 a 0,75mg/kg de 2/2 ou de 4/4h.

BLOQUEIOS ANESTÉSICOS

Anestesia Tópica

Anestesia tópica de mucosas é facilmente conseguida com lidocaína gel ou *spray* ou mesmo com solução injetável na dose 1 a 2mg/kg, para realização de pequenos procedimentos e/ou complementação da anestesia geral. São exemplos: ressecção de cistos mucosos, frenotomia lingual, laringoscopia e broncoscopia.

Anestesia da pele com Emla® (*Eutectic Mixture of Local Anesthetics*), combinação de lidocaína 5% e prilocaína 5%; quando aplicado na mucosa ou pele íntegra em curativo oclusivo por, no mínimo, 60 a 90min, promove anestesia de até 5mm de profundi-

dade. Já o produto Anestop®, associação da lidocaína e diclonina, promove anestesia de até 2mm de profundidade da pele com absorção em 30min e duração máxima de 3h. Esses dois produtos permitem, por exemplo, venopunções, cateterismo em geral e pequenas cirurgias cutâneas.

Bloqueios Periféricos

Tanto os bloqueios periféricos, quanto os regionais são realizados sob anestesia geral nas crianças.

Os bloqueios periféricos são indicados em cirurgias mais superficiais e de pequena a moderada intensidade dolorosa, proporcionando o despertar sem dor. Se realizados antes da incisão cirúrgica, determinam bloqueio efetivo do estímulo nocivo. Como conseqüência, há menor necessidade de anestésico geral, recuperação mais rápida com menores custos; ideal para procedimentos ambulatoriais. Quando realizados com sucesso, equivalem-se aos bloqueios regionais no controle da dor. Usa-se mais corriqueiramente bupivacaína 0,25 a 0,5% na dose máxima de 2,5mg/kg.

Exemplos: bloqueios periféricos para retirada de pequenos tumores cutâneos, bloqueio dos nervos ilioinguinal e ílio-hipogástrico para cirurgias de herniorrafia e orquidopexia, bloqueio do nervo peniano para cirurgias de postectomia e hipospádia.

Bloqueios Regionais

A raquianestesia não se presta muito para analgesia pós-operatória. No entanto, se a opção de anestesia for a raquianestesia, é interessante a adição de morfina para controle da dor nas primeiras horas.

A peridural caudal, lombar ou torácica é a técnica mais usada entre os bloqueios, quando então, no momento da punção, se introduz um cateter que será usado para infusão contínua, por bomba, de solução contendo opióide ou anestésico local mais opióide.

Pessoalmente, prefiro essa última associação para infusão, quando então uso bupivacaína 0,0625 a 0,125% (0,50 a 1mg/kg/h) mais fentanila (0,55 a 1mg/kg/h).

Analgesia Controlada pelo Paciente

A analgesia controlada pelo paciente (PCA, *patient controlled analgesia*) é um sistema pelo qual o próprio paciente aciona uma bomba de infusão, que lhe injeta na corrente sangüínea (PCA venosa) ou no espaço peridural, por meio do cateter (PCA peridural), analgésicos, especialmente, opióides. Essas bombas são programadas com limites de tempo e doses. A aplicação desse método é difícil em crianças abaixo dos sete anos, pela dificuldade de entendimento e discernimento.

Essa técnica implica também custos significativos (bomba/equipo), determinando a impossibilidade do método em hospitais desprovidos de maiores recursos financeiros.

RECURSOS NÃO FARMACOLÓGICOS

Preparação

- Informação oportuna e adequada sobre a situação a que o paciente vai submeter-se.
- Permitir que esses pacientes toquem instrumentos e conheçam o pessoal técnico.
- Responder às dúvidas deles.
- Perguntar sobre os medos deles.
- Levá-los a conhecer o ambiente hospitalar.
- Dar-lhes papel para desenharem suas vivências.

Abordagem Cognitivo-comportamental

- Dessensibilização.
- Reforço positivo.
- Abordagem das expectativas e auto-estima.

Técnicas Hipnóticas

- Fala e linguagem.
- Imaginário guiado.
- Distração.
- Exercícios respiratórios.
- Relaxamento progressivo.
- Acessar experiências de prazer.
- Recém-nascidos e lactentes: oferecer chupeta e carícias.

Outras Técnicas

- Aplicação frio/calor.
- Acupuntura.
- Imobilização.
- Estimulação eletrocutânea (TENS).

CONSIDERAÇÕES FINAIS

Todo paciente, inclusive as crianças, tem direito ao tratamento da dor. Todo médico e demais agentes da saúde têm o dever de colocar à disposição de seu paciente todo o conhecimento e recursos necessários para amenizar e/ou evitar o sofrimento com a dor.

Cada paciente responde à dor a sua maneira, e a sensibilidade deste depende de vários fatores.

Acredite na dor de seu paciente e prescreva analgésico na dose necessária para o controle dela.

A prescrição de analgésico com a expressão "se necessário" só é válida quando já tiver sido instituído um esquema analgésico.

No Brasil, país com várias realidades e principalmente dificuldades na área da saúde, cabe aos profissionais envolvidos conhecerem os recursos disponíveis no seu meio, aprenderem a utilizá-los, bem como buscar novos conhecimentos e outros recursos necessários ao bom desempenho de suas funções.

BIBLIOGRAFIA RECOMENDADA

DALENS, B. J. Regional anesthesia in children. In: MILLER, R. (ed.). *Anesthesia*. 5. ed. Philadelphia: Churchill Livingstone, 2000. p. 1549-1584.

SILVA JR., C. A. Analgesia pós-operatória em crianças. In: MÂNICA, J. T. (ed.). *Anestesiologia: princípios e técnicas*. 2. ed. Porto Alegre: Artes Médicas, 1997. p. 595-599.

UDELSMANN, A. Analgesia pós-operatória em cirurgia pediátrica. In: VIANNA, P. T. G.; FEREZ, D. (eds.). *Atualização em Anestesiologia*. São Paulo: Âmbito, 1977. p. 178-184.

SEÇÃO 1

CAPÍTULO 5

Analgesia e Sedação para Procedimentos Dolorosos

João Carlos Ketzer de Souza

Pacientes pediátricos submetidos a procedimentos dolorosos invasivos manifestam, freqüentemente, altos níveis de estresse e ansiedade.

Procedimentos diagnósticos e terapêuticos dolorosos necessitam de ações farmacológicas e não farmacológicas para torná-los menos traumáticos, conseguindo uma melhor cooperação da criança ou mesmo imobilização para sua realização.

Apresentamos neste capítulo a rotina do nosso serviço em sedação-analgesia pela combinação das drogas cetamina e midazolam.

DROGAS

A cetamina é um agente dissociativo, que induz uma dissociação eletrofisiológica entre os sistemas cortical e límbico, resultando em sedação, analgesia, amnésia e ação de início rápido e curta duração (15 a 30min). Além disso, é um agente seguro e efetivo, pois apresenta relativa estabilidade cardiovascular e limitados efeitos na mecânica respiratória.

O pico de concentração ocorre 1min após a administração intravenosa e 5min após a intramuscular.

O midazolam causa sedação, mas não tem efeito analgésico e é inadequado na prevenção da dor induzida por procedimentos mais agressivos e dolorosos. Sua combinação com a cetamina torna o início da analgesia mais rápida, causa mais amnésia, faz com que a dose de cetamina requerida seja menor e diminui a ocorrência de alucinações.

As maiores reações adversas devem-se a alucinações e pesadelos que costumam ocorrer durante o período de recuperação. Esses fenômenos podem ser reduzidos ou eliminados pela administração de benzodiazepínicos.

CONTRA-INDICAÇÕES

As contra-indicações ao uso de cetamina são: idade < 3 meses, pressão intracranial aumentada, pressão intra-ocular aumentada (glaucoma), hipertensão arterial não controlada, infecção pulmonar ativa.

Técnica de administração:

- Jejum prévio de 4h.
- Monitoração cardiorrespiratória e de oximetria de pulso contínuas.
- Só temos utilizado oxigênio quando há queda na saturação ou aparecimento de laringospasmo.
- No início do procedimento, deve ser utilizada atropina na dose de 0,01mg/kg por via intravenosa (IV) (máximo 0,5mg), com o objetivo de diminuir as secreções.
- Sedação é iniciada com midazolam, na dose de 0,05mg/kg IV (máximo 2,5mg/kg), com o objetivo de minimizar as crises de alucinações.
- Após 2min, é iniciado o uso de cetamina, com dose inicial de 1mg/kg IV em um período de 1 a 2min.
- Uma segunda dose de cetamina (1mg/kg) é completada, após 2 a 3min da primeira dose.
- A dose intramuscular apropriada é de 4 a 5mg/kg, que pode ser misturada na mesma seringa com atropina.

EVENTOS ADVERSOS

Queda na saturação sem apnéia, apnéia, estridor transitório, hipertensão e taquicardia, hipersalivação, vômitos, alucinações, *rash*.

Depressão respiratória temporária e apnéia são complicações infreqüentes (3%), que podem ser evitadas ou diminuídas pela administração lenta de cetamina (aproximadamente em 2min). A depressão respiratória está, muitas vezes, associada a injeção intravenosa muito rápida, altas doses, distúrbios do sistema nervoso central e recém-nascidos em estado grave.

A administração da cetamina estimula a salivação e as secreções brônquicas e traqueais, causando potencial obstrução respiratória. Esse excesso de secreção pode ser prevenido pela administração prévia de um anti-sialogogo (atropina). Porém, a cetamina causa broncodilatação, sendo uma boa escolha de sedação nos pacientes com história de broncospasmo ou doença reativa de via aérea.

O estridor respiratório ou laringospasmo transitório é raro, estando relacionado à estimulação de reflexos laríngeos hipersensibilizados. Aparece mais freqüentemente em pacientes com infecções respiratórias ativas ou seu uso em pacientes menores de três meses. Em geral, é tratado com o reposicionamento da cabeça, seguido por ventilação com máscara.

A cetamina é um agente simpaticomimético, podendo por isso provocar aumento discreto a moderado na pressão sangüínea, na freqüência cardíaca, no rendimento cardíaco e aumento do consumo de oxigênio no miocárdio. A administração combinada de midazolam diminui ou abole essa estimulação do sistema cardiovascular.

As alucinações e os maus sonhos que costumam ocorrer na fase de recuperação da sedação são diminuídos pela co-administração de midazolam. Estudo recente concluiu que o midazolam não diminui a agitação e, portanto, seu uso não apresenta nenhum efeito benéfico aparente. Sugere sua administração apenas naqueles casos que apresentam agitação no período de recuperação. Como é assunto controverso, temos mantido o midazolam na nossa rotina de sedação e analgesia.

BIBLIOGRAFIA RECOMENDADA

KARAPINAR, B.; YILMAR, D.; DEMIRAG, K.; KANTAR, M. Sedation with intravenous ketamine and midazolam for painful procedures in children. *Pediatr. Int.*, v. 48, p. 146-151, 2006.

PETRACK, E. Ketamine. *Clin. Ped. Emerg. Med.*, v. 1, p. 281-284, 2000.

CAPÍTULO 6

Infecções em Cirurgia Pediátrica

João Carlos Ketzer de Souza

Infecção cirúrgica é um termo abrangente que engloba as doenças de todos os pacientes com doenças cirúrgicas e com sinais de infecção associada. Em senso restrito, infecção cirúrgica é o processo infeccioso da incisão ou da cavidade operada que drena exsudato purulento, com ou sem cultura positiva.

Infecção adquirida em comunidade é aquela que já se encontra presente ou em incubação no momento da admissão hospitalar e que se mostra claramente não relacionada à hospitalização atual ou prévia.

Infecção hospitalar é aquela que ocorre em local hospitalar e que não se mostrava presente ou em incubação no momento da admissão.

Toda ferida cirúrgica costuma ser colonizada pela flora cutânea do paciente e, secundariamente, pela flora da equipe cirúrgica e do material.

A infecção ocorre quando microorganismos presentes na ferida cirúrgica atingem um número ou virulência tal que seus metabólitos não são suportados pelo organismo e suas defesas provocam resposta inflamatória.

Para um número de microorganismos > 100.000 por grama de tecido, sabe-se que há risco de supuração.

Três fatores básicos influenciam o desenvolvimento e a progressão de uma infecção na ferida operatória:

- Quantidade e virulência dos microorganismos.
- Meio nutriente em que a bactéria pode crescer.
- Resistência do hospedeiro.

Flora transitória (também denominada contaminante ou não colonizante) é aquela constituída de microorganismos isolados da pele, mas não consistentemente presentes na maioria das pessoas. São removidos da pele somente pela fricção mecânica com sabão e água ou destruídos pela aplicação de anti-sépticos.

Flora residente (também denominada flora colonizante) é aquela constituída de microorganismos persistentemente isolados da pele da maioria das pessoas. Esses microorganismos são considerados residentes permanentes da pele e não são facilmente removidos pela fricção mecânica.

Anti-sepsia das mãos é o processo de remoção ou destruição dos microorganismos transitórios.

Escovação cirúrgica das mãos é o processo de remoção ou destruição dos microorganismos transitórios e de redução da flora residente.

ANTIBIÓTICOS PROFILÁTICOS EM CIRURGIA PEDIÁTRICA

Os antibióticos profiláticos devem cobrir as primeiras horas de contaminação bacteriana, não havendo razão para que se prolonguem por mais de 24h (temos utilizado três doses profiláticas). O objetivo desejado é de ação contra os microorganismos por ocasião da penetração destes na ferida cirúrgica ou na cavidade orgânica antes de ocorrer colonização. O uso prolongado (> 24h) ou indiscriminado de antibióticos profiláticos pode causar o aparecimento de organismos antibiótico-resistentes, superinfecção e toxicidade. O antibiótico deve ser dirigido à flora contaminante e o ideal é que inicie sua administração 30min antes da incisão da pele. Em cirurgias demoradas (cirurgia vai durar mais de duas vezes a meia-vida da droga), uma dose complementar deve ser administrada intra-operatoriamente (repique) com o objetivo de manter níveis teciduais adequados.

SISTEMA DE CLASSIFICAÇÃO DOS PROCEDIMENTOS CIRÚRGICOS DE ALTEMEIR COM BASE NA PROBABILIDADE E NO GRAU DE CONTAMINAÇÃO DA FERIDA OPERATÓRIA

- Cirurgias limpas: índice de infecção de < 2%.
  - Cirurgias não traumáticas, sem inflamação, sem abertura de vísceras (não houve penetração no trato gastrointestinal [GI], respiratório e geniturinário [GU]), a técnica não foi infringida, procedimentos na presença de urina ou bile não infectadas.
  - Não usar antibióticos, à exceção de válvulas cardíacas, enxertos vasculares e próteses artificiais.
- Cirurgias potencialmente contaminadas: índice de infecção de 10%.
  - Pequena infração técnica, abertura de vísceras (tratos GI, GU e respiratório), mas sem contaminação grosseira, como a entrada em orofaringe, nasofaringe, esôfago, vagina, apendicectomia eletiva, presença de bile ou urina não infectadas, cirurgias próximas a áreas de população bacteriana elevada e ao terço distal da uretra.
  - Usar antibióticos em quase todas.
- Cirurgias contaminadas: índice de infecção de 17 a 18%.
  - Inflamação aguda sem pus, infração grave na técnica, contaminação grosseira de conteúdo gastrointestinal, urina ou bile com infeção, ferida traumática recente (< 8h) de fonte limpa.
  - Antibiótico terapêutico sempre, no mínimo cinco dias, lavagem adequada das cavidades, incisões e retirada de tecidos desvitalizados e necróticos.
- Cirurgias infectadas ou sujas: índice de infecção de 30 a 40%.

Infecções em Cirurgia Pediátrica ■ **25**

SEÇÃO 1

— Presença de processo inflamatório com pus, como peritonite purulenta, perfuração de vísceras, ferida traumática de fonte suja ou antiga, ferida com corpo estranho ou com contaminação fecal.

— Tratamento: *idem* anterior.

PROFILAXIA DAS INFECÇÕES CIRÚRGICAS

■ Preparo pré-operatório.

— Usar adequadamente antibióticos profiláticos.

— Melhorar condições nutritivas do paciente.

— Tratar hipovolemia e hipóxia tecidual previamente.

— Tratar infecções superficiais previamente.

— Corrigir déficits sangüíneos e hidroeletrolíticos.

— Conhecer a maior freqüência de infecção em pacientes com doenças associadas, como diabetes, obesos, chocados, desnutridos, prematuros e PIG, imunodeprimidos, em uso de corticosteróides, esplenectomizados, etc.

— Duração da hospitalização pré-operatória. Ideal a existência de um período de descontaminação pré-operatória longe do ambiente hospitalar para que o paciente possa renovar sua flora bacteriana.

— Banho pré-operatório do paciente com sabão antimicrobiano.

— Preferencialmente não remover pêlos e cabelos. Se necessário, usar creme depilatório ou tricotomizador elétrico logo antes da cirurgia. Lâminas de barbear não são desejáveis.

— Descontaminação pré-operatória do paciente deve ser realizada 2h antes da cirurgia com solução detergente anti-séptica, com fricção suave durante o período de 5min. Após, secar com compressas estéreis e fixar campos estéreis na área descontaminada com fitas adesivas. Pouco usada.

— Técnica adequada de anti-sepsia da equipe cirúrgica. Usar solução detergente anti-séptica do tipo clorexidina degermante 2% ou iodopolivinil pirrolidona degermante 10% com 1% de iodo livre. O melhor anti-séptico é aquele que tem a capacidade de reduzir rapidamente a contagem de micróbios e de manter ação residual eficiente após a escovação (denominado luva química). A escovação das mãos, dos antebraços, dos cotovelos e, cuidadosamente, das unhas deve ser rigorosa, organizada e não inferior a 5min, com escovas esterilizadas e de cerdas macias e substâncias anti-sépticas degermantes. Enxaguar em água corrente das mãos para o cotovelo, secar com compressas estéreis e calçar avental e luvas esterilizadas. As luvas apresentam vulnerabilidade à laceração e à perfuração de 10 a 30% durante o ato cirúrgico.

— Anti-sepsia do campo operatório com solução detergente degermante, se não tiver sido feita degermação pré-operatória e com solução alcoólica de PVP-I 10% (tintura) ou PVP-I 10% aquoso para mucosas e áreas sensíveis, conforme rotina do serviço. Um bom anti-séptico necessita agrupar as seguintes características: ausência de absorção pela pele e membranas mucosas, rápida redução da flora, substantividade (capacidade residual) e espectro de atividade.

■ Técnica cirúrgica e transoperatório.

— Evitar dissecções traumáticas.

— Efetuar boa hemostasia (evitar a formação de hematoma).

— Evitar espaço morto.

— Retirar todo o material necrótico e tecidos desvitalizados.

— Não deixar corpo estranho em excesso.

— Tratar tecidos com delicadeza.

— Não aproximar tecidos sob tensão.

— Não prolongar o ato operatório desnecessariamente (> conteúdo bacteriano, > dessecamento celular pela exposição ao ar e uso de afastadores, > uso do eletrocautério, > perda sangüínea e < resistência geral do paciente).

— Evitar o uso exagerado da eletrocoagulação. Dar preferência à coagulação bipolar.

— Evitar ligadura em massa de tecidos.

> **QUADRO 6.1 – Condições cardíacas e profilaxia da endocardite**
>
> • *Alto risco (profilaxia recomendada)*
> – Prótese de válvulas cardíacas
> – Endocardite bacteriana prévia
> – Doença cardíaca congênita cianótica complexa (ventrículo único, transposição de grandes vasos, tetralogia de Fallot)
> – *Shunts* cirúrgicos sistêmico-pulmonares
>
> • *Moderado risco (profilaxia recomendada)*
> – Outras malformações cardíacas congênitas (exceto as de alto e baixo risco)
> – Disfunção valvular adquirida (doença reumática)
> – Cardiomiopatia hipertrófica
> – Prolapso de válvula mitral com regurgitação valvular e/ou folhetos espessados
>
> • *Baixo risco (profilaxia não recomendada)*
> – Defeito atrial septal isolado *secundum*
> – Defeito de septo atrial, ventricular ou de ducto arterial corrigido cirurgicamente
> – Prolapso de válvula mitral sem regurgitação valvular
> – Sopro inocente, fisiológico ou funcional
> – Doença de Kawasaki prévia sem disfunção valvular
> – Febre reumática prévia sem disfunção valvular

Nota: Muitos procedimentos reparadores cardíacos não modificam o risco a longo prazo de endocardite infecciosa, o qual continua indefinidamente. Na cirurgia para a troca de válvulas cardíacas, o risco de endocardite pós-operatória aumenta. No caso de fechamento do ducto arterial ou defeito septal ventricular sem vazamento residual, o risco de endocardite diminui após um período de cicatrização de seis meses, no nível da população geral. Certas síndromes (Down, Marfan) podem necessitar de profilaxia antibiótica em decorrência da associação de anomalias cardíacas.

SEÇÃO 1

26 ■ *Geral*

- Usar fios cirúrgicos adequados para a idade da criança.
- Uso e indicação adequados de drenos.
- Gorros e máscaras descartáveis ou de tecido e estéreis. Trocá-los a cada 2 a 3h ou quando do início de nova cirurgia.
- Em cirurgias contaminadas e infectadas, o avental e as luvas devem ser trocados após o término da fase contaminada. Novos campos e compressas devem ser colocados.
- Evitar conversação e movimentação desnecessárias durante o ato cirúrgico.
- Trocar roupas quando for ao banheiro ou estas estiverem úmidas.
- Trocar propés e máscaras quando rasgadas ou úmidas.
- Postura cirúrgica. Técnica cirúrgica é ciência, é arte que visa ao atendimento cirúrgico adequado de uma criança doente. Ao lado dos conhecimentos científicos apurados e do planejamento cuidadoso, exige habilidade, delicadeza sobre os frágeis tecidos, disciplina, organização, experiência e liderança da equipe que está prestando o atendimento àquela criança. O gesto cirúrgico deve sempre apoiar-se em dados científicos seguros, atuais e comprovados. A habilidade cirúrgica não depende somente da condição inata do cirurgião, mas também da habilidade adquirida, perseguida com insistência e perseverança. Atualmente, o cirurgião é auxiliado por um instrumental cirúrgico especializado e sofisticado. Portanto, ele deve e tem a obrigação de exigi-lo nos serviços em que atua. O cirurgião deve sempre planejar o ato operatório como se fosse a sua primeira cirurgia. Ele deve ter pleno conheci-

mento da anatomia da região, da fisiologia e da fisiopatologia relacionadas aos órgãos e sistemas envolvidos, às técnicas e táticas cirúrgicas adequadas ao manuseio dos tecidos e aptidão para enfrentar situações desfavoráveis e intercorrências que possam surgir na execução de sua cirurgia.

PROFILAXIA DA ENDOCARDITE BACTERIANA (RECOMENDAÇÕES DA ASSOCIAÇÃO AMERICANA DE CARDIOLOGIA)

Endocardite é uma infecção da superfície endotelial do coração, incluindo válvulas cardíacas. Em geral, a infecção desenvolve-se em crianças com defeitos estruturais cardíacos associados. Procedimentos cirúrgicos e dentários, especialmente aqueles envolvendo mucosas ou tecidos contaminados, podem causar bacteremia transitória, que raramente persiste além de alguns minutos. Para que ocorra endocardite, dois

---

QUADRO 6.2 – Procedimentos dentários e profilaxia da endocardite

- *Profilaxia recomendada*
  - Extrações dentárias
  - Procedimentos periodontais (cirurgia, limpeza de gengivas)
  - Implante dentário e reimplante de dentes avulsos
  - Instrumentação de canal ou cirurgia além do ápice
  - Limpeza profilática dos dentes, quando sangramento é antecipado

- *Profilaxia não recomendada*
  - Dentística restaurativa
  - Injeções anestésicas locais
  - Remoção de suturas
  - Tratamento com flúor
  - Radiografias orais
  - Queda dos dentes de leite
  - Outras

Profilaxia é recomendada para pacientes com condições cardíacas de riscos moderado e alto.

QUADRO 6.3 – Outros procedimentos e profilaxia da endocardite

Profilaxia recomendada
- *Trato respiratório*
  - Amigdalectomia e/ou adenoidectomia
  - Procedimentos cirúrgicos que envolvem mucosa respiratória
  - Broncoscopia com broncoscópio rígido

- *Trato gastrointestinal*
  - Escleroterapia para varizes de esôfago
  - Dilatação de estenose de esôfago
  - CPRE em obstrução biliar
  - Cirurgia do trato biliar
  - Procedimentos cirúrgicos que envolvem a mucosa intestinal

- *Trato geniturinário*
  - Cirurgia prostática
  - Cistoscopia
  - Dilatação uretral

Profilaxia não recomendada
- *Trato respiratório*
  - Entubação endotraqueal
  - Broncoscopia com broncoscópio flexível
  - Timpanotomia com inserção de dreno

- *Trato gastrointestinal*
  - Endoscopia com ou sem biópsia gastrointestinal
  - Tecidos não infectados
  - Cateterização uretral

- *Outros procedimentos*
  - Cateterismo cardíaco
  - Circuncisão
  - Incisão ou biópsia de pele cirurgicamente preparada por anti-sepsia

No trato gastrointestinal, a profilaxia é recomendada a pacientes de alto risco e é opcional em pacientes de risco moderado.
No caso de endoscopia com ou sem biópsia gastrointestinal, a profilaxia em pacientes de alto risco é opcional.
CPRE = colangiopancreatografia retrógrada endoscópica.

fatores independentes são necessários: lesão em alguma área do endotélio e bacteremia causada por germes aderentes. Em lesões cardíacas congênitas ou adquiridas, o endotélio pode ser lesado por um fluxo anormal de alta velocidade, resultando em fluxo sangüíneo turbulento, não laminar ou distal à alguma obstrução (área de baixa pressão), como, por exemplo, coarctação da aorta. Essas situações causam trombogênese (deposição de fibrina e plaquetas) no endocárdio. Essas lesões são mais suscetíveis à colonização bacteriana do que o endotélio íntegro. Vegetações podem desenvolver-se seguindo episódios de bacteremia, e são constituídas de fibrina, plaquetas, glóbulos vermelhos, glóbulos brancos e germes infectantes.

As condições cardíacas em que é necessária ou não a profilaxia da endocardite costumam ser divididas em categorias: alto risco, moderado risco e baixo risco (Quadro 6.1).

PROCEDIMENTOS QUE CAUSAM BACTEREMIA

Recomenda-se profilaxia para alguns procedimentos que induzem significante bacteremia com germes comumente associados a endocardite.

Procedimentos invasivos realizados em pele que sofreu adequada anti-sepsia cirúrgica não costumam causar bacteremias.

Procedimentos Dentários e Orais

A incidência e a magnitude da bacteremia de origem oral são proporcionais ao grau de inflamação e infecção. É importante, para os pacientes em risco para bacteremia, manter boa higiene oral, com a finalidade de reduzir o número de bactérias (Quadro 6.2).

Procedimentos nos Tratos Respiratório, Gastrointestinal e Geniturinário

Profilaxia antimicrobiana é recomendada para procedimentos cirúrgicos que comprometem a mucosa respiratória e para broncoscopia com broncoscópio rígido, não para broncoscópio flexível.

Profilaxia antimicrobiana não é recomendada para procedimentos endoscópicos do trato digestivo. Alguns médicos sugerem seu uso nos pacientes que pertencem à categoria de alto risco.

TABELA 6.1 – Cirurgias dentária, oral, do trato respiratório e esofágica

SITUAÇÃO	AGENTE	DOSE
Profilaxia geral *standard*	Amoxicilina	50mg/kg VO 1h antes do procedimento
Crianças incapazes de receber por VO	Ampicilina	50mg/kg IM ou IV 30min antes do procedimento
Crianças alérgicas à penicilina	Clindamicina *ou* Cefadroxil ou cefalexina *ou* Azitromicina ou claritromicina	20mg/kg VO 1h antes do procedimento 50mg/kg 1h antes do procedimento 15mg/kg 1h antes do procedimento
Crianças alérgicas à penicilina e incapazes de receber por VO	Clindamicina *ou* Cefazolina	20mg/kg IM ou IV 30min antes do procedimento 25mg/kg IM ou IV 30min antes do procedimento

IM = intramuscular; IV = intravenoso; VO = via oral.

TABELA 6.2 – Procedimentos geniturinários e gastrointestinais

SITUAÇÃO	AGENTE	DOSE
Crianças de alto risco	Ampicilina + gentamicina	Ampicilina 50mg/kg IM ou IV (não deve exceder 2g) + gentamicina 1,5mg/kg IM ou IV, 30min antes de iniciar o procedimento e 6h após a 1ª dose: ampicilina 25mg/kg IM ou IV ou amoxicilina 25mg/kg VO
Crianças de alto risco alérgicas à penicilina e à amoxicilina	Vancomicina + gentamicina	Vancomicina 20mg/kg IV em 1 a 2h, terminando a infusão 30min antes de iniciar o procedimento + gentamicina 1,5mg/kg IM ou IV 30min antes de iniciar o procedimento*
Crianças de risco moderado	Amoxicilina ou ampicilina	Amoxicilina 50mg/kg VO 1h antes de iniciar o procedimento ou ampicilina 50mg/kg IM ou IV dentro de 30min antes de iniciar o procedimento
Crianças de risco moderado alérgicas à penicilina ou à amoxicilina	Vancomicina	Vancomicina 20mg/kg em 1 a 2h. A infusão deve terminar 30min antes de iniciar o procedimento

* Uma segunda dose de vancomicina ou gentamicina não é recomendada.
IM = intramuscular; IV = intravenoso; VO = via oral.

28 ■ *Geral*

O trato geniturinário é o segundo portal de entrada de organismos que causam endocardite. O primeiro é a cavidade oral. Muitos procedimentos comprometendo a uretra e a próstata são associados a altas taxas de bacteremia. A incidência de bacteremia é alta em pacientes com infecção urinária submetidos a procedimentos invasivos. É importante a esterilização do trato urinário com antibióticos antes da realização de procedimentos eletivos (ver Quadro 6.3).

ANTIBIÓTICOS PROFILÁTICOS RECOMENDADOS

Os antibióticos profiláticos são dirigidos aos organismos com maior probabilidade de causarem bacteremia durante o procedimento. A profilaxia é bem mais efetiva se o antibiótico é dado perioperatoriamente em dose suficiente para assegurar adequada concentração sérica do medicamento durante e após o procedimento. Para reduzir a probabilidade de resistência bacteriana, o antibiótico profilático só deve ser administrado durante o período perioperatório.

Profilaxia especial pode ser necessária em procedimentos que envolvam tecidos infectados.

Estreptococos α-hemolíticos são os germes mais freqüentemente relacionados a endocardite após procedimentos dentários e orais, certos procedimentos do trato respiratório, broncoscopia com broncoscópio rígido, procedimentos esofágicos e aqueles que envolvem mucosa respiratória. Amoxicilina é o antibiótico recomendado, porque é melhor absorvido pelo trato gastrointestinal e mantém um maior e mais prolongado nível sérico.

Não é mais recomendada a eritromicina na profilaxia da endocardite por causa de seus efeitos adversos gastrointestinais e a complicada farmacocinética das várias formulações (ver Tabelas 6.1 e 6.2).

PROCEDIMENTOS QUE ENVOLVEM TECIDOS INFECTADOS

Para infecções de tecidos moles não orais (celulite), de ossos (osteomielite) ou de articulações (artrite piogênica), penicilina antiestafilocócica ou cefalosporina de primeira geração é a escolha apropriada.

Clindamicina é uma alternativa aceitável nos pacientes alérgicos à penicilina.

Em geral, doses adicionais são necessárias.

PACIENTES COM IMUNIDADE COMPROMETIDA

Crianças com o sistema imunológico comprometido podem não ser capazes de tolerar uma bacteremia transitória durante procedimentos invasivos, principalmente dentários. Alguns exemplos dessas situações são: em uso de quimioterapia, irradiação, transplante de medula óssea, vírus de imunodeficiência humana (HIV), anemia falciforme, uso crônico de esteróides, diabetes, imunodeficiência grave, estado pós-esplenectomia, lúpus eritematoso, estado pós-transplante de órgãos.

BIBLIOGRAFIA RECOMENDADA

AUDRY, G.; JOHANET, S.; ACHRAFI, H. et al. The risk of wound infection after inguinal incision in pediatric outpatient surgery. *Eur. J. Pediatr. Surg.*, v. 4, p. 87-89, 1994.

DUQUE-ESTRADA, E. O.; DUARTE, M. R.; RODRIGUES, D. M.; RAPHAEL, M. D. Wound infections in pediatric surgery: a study of 575 patients in a university hospital. *Pediatr. Surg. Int.*, v. 19, p. 436-438, 2003.

EIZAGUIRRE, I.; ALBERT, A.; TRALLERO, E. P.; TOVAR, J. A. Wound infection in pediatric surgery. *Chir. Pediatr.*, v. 24, p. 152-155, 1983.

CAPÍTULO 7

Infecções dos Tecidos Moles e Ferimentos

João Carlos Ketzer de Souza

ABSCESSOS

Conceito

Coleção localizada de pus em cavidade confinada por paredes compostas de tecidos de granulação e fibroso e denominada membrana piogênica. Essa membrana piogênica, responsável pelo encistamento da secreção purulenta, impede a progressão da infecção, protegendo os tecidos circunvizinhos. O fluido purulento é constituído de tecidos parcialmente degradados, bactérias mortas e vivas, vários componentes do sistema fagocitário e líquido extracelular.

Quadro Clínico

- Dor, calor, rubor e tumor.

Localização dos Abscessos

- Intra-epidérmico (flictenóide).
- Intradérmico (debaixo da camada Malpighiana).
- Subcutâneo.

Tratamento

- Drenagem cirúrgica, com ou sem o uso de antibióticos associados. Em geral, os antibióticos têm importância secundária no tratamento dos abscessos (Fig. 7.1).

Indicação do Uso de Antibióticos nos Abscessos

- Localização facial (risco de tromboflebite de veias cerebrais).
- Sinais de extensão da infecção por tecidos adjacentes, como: celulite, linfangite, linfadenite, invasão da corrente sangüínea (pneumonia, osteomielite, septicemia).
- Sintomas sistêmicos: febre, calafrios.
- Abscessos múltiplos.
- Abscessos recorrentes.
- Presença de lesão de válvula cardíaca.
- Crianças de alto risco com defesas imunológicas deprimidas (diabetes, imunodeprimidos por quimioterapia).

Figura 7.1 – Após a evacuação do conteúdo do abscesso por drenagem cirúrgica, a cavidade contrai-se sob pressão dos tecidos circunvizinhos.

- Abscesso perianal em lactentes e crianças com má higiene perineal.

Antibióticos Indicados

- 1ª escolha: cefalexina 40 a 50mg/kg/dia por 7 a 10 dias.
- 2ª escolha: amoxicilina com ácido clavulânico 20mg/kg/dia por 7 a 10 dias.

Abscessos em Localizações Especiais

Abscesso de Mama

O tratamento em meninas deve ser efetuado por meio de punção e sucessivas lavagens com soro fisiológico, com o objetivo de não lesar o broto mamário no momento da incisão e drenagem cirúrgica.

Abscesso Perianal

Fatores Predisponentes

- Cirurgia retal recente (miotomia esfincteriana ou dilatação anal) na doença de Hirschsprung ou anomalia anorretal, imunodeprimidos (em quimioterapia), diabetes melito, doença de Crohn, uso de esteróides, infecção das glândulas anais.

Epidemiologia

- Sessenta por cento têm < 1 ano.
- Predisposição sexual: 65% M:35% F.
- Vinte e cinco a trinta por cento transformam-se em fístula perianal.
- Dez por cento dos abscessos recidivam.

Germes Mais Freqüentes

- *Escherichia coli*, *Staphylococcus aureus* e germes anaeróbios.

Tratamento

- Incisão + drenagem + banhos de assento pós-operatório + antibióticos (lactentes e crianças com má higiene perineal).

Antibióticos Indicados

- Cefalexina via oral (VO) ou clindamicina nos estafilococos resistentes à penicilina e aos germes anaeróbios.

Abscesso de Seio, Fístula Branquial e Ducto Tireoglosso

- Os germes mais freqüentes são de origem cutânea ou da faringe (sugerindo comunicação): estafilococos e estreptococos β-hemolíticos e germes anaeróbios.

Abscessos da Mão

Além de sua frequência, os abscessos dos dedos podem levar a problemas funcionais, cosméticos, como perdas das unhas, malformações destas, perda do tato, invasão de bainhas tendinosas e osteomielite das falanges.

Abscesso da Polpa ou Panarício

Infecção dos tecidos da polpa digital em sua face volar.
Complicações desse tipo de abscesso: o espaço aponeurótico encontra-se fechado proximalmente por fusão da derme da prega de flexão distal à fáscia profunda, que por sua vez está unida ao periósteo, imediatamente após a inserção do tendão flexor profundo do dedo. A inflamação (edema e pus) desse espaço leva à hipertensão local condicionada pela dificuldade de expansão (inextensibilidade) que compromete os elementos vasculonervosos, causando esfacelo, necrose tecidual e osteíte da falange distal. O espaço da 2ª falange também é fechado, enquanto o espaço da falange proximal comunica-se livremente com os tecidos da mão.

O tratamento é realizado por incisão direta sobre o abscesso, seguindo a orientação das linhas de força de Langer.

Abscesso Apical

Abscesso localizado na ponta do dedo junto à borda livre da unha, geralmente causado por um desses agentes: agulha, farpa, qualquer objeto perfurante.

O tratamento é realizado por meio de incisões em forma de V.

Paroníquia

Abscesso da dobra cutânea em torno da unha. A infecção começa debaixo do eponíquio (cutícula) e avança ao redor do bordo ungueal, podendo chegar ao lado contralateral. Correspondem a 30% dos abscessos da mão. Sessenta por cento são subungueais (debaixo do bordo da unha) e 40% paraungueais.

Tratamento: o eponíquio deve ser empurrado proximalmente para expor a base da unha. A seguir, a base da unha é elevada e a porção proximal é removida.

Abscesso em Botão de Camisa

Abscesso intra-epidérmico que pode representar o componente superficial de um abscesso profundo. Orientação: sempre que abrir cirurgicamente a ampola de pus, verificar a existência de trajeto fistuloso para os tecidos mais profundos (Fig. 7.2).

Abscesso Frio

Coleção purulenta localizada, que, pela escassa virulência do germe ou pouca resposta tissular do hospedeiro, não mostra sinais inflamatórios agudos. Exemplo clássico é o abscesso tuberculoso.

Tratamento

Como a membrana limitante, nesse caso, não constitui uma barreira à infecção, mas sim uma proliferação ativa, ao incisá-la cirurgicamente ou por drenagem espontânea, haverá a tendência de formar uma fístula com a superfície da pele, que não curará enquanto não for removida cirurgicamente ou tratada com medicamentos (Fig. 7.3).

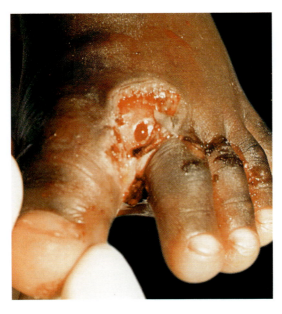

Figura 7.2 – Abscesso em botão de camisa. Após a drenagem do abscesso intradérmico, notou-se comunicação com tecidos mais profundos.

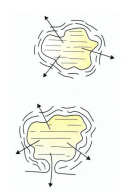

Figura 7.3 – Abscesso tuberculoso. A membrana da cavidade é proliferativa e deve ser removida ou tratada com tuberculostáticos. A não-remoção cronifica o abscesso.

Abscesso Crônico

As causas mais comuns são: drenagem inadequada, infecções específicas (tuberculose, micobactérias atípicas), corpo estranho residual, osteomielite e infecções de cistos, sínus ou fístulas congênitas.

Foliculite

Infecção superficial do folículo pilossebáceo (piodermite) causada pelo *Staphylococcus aureus*. Pode estender-se profundamente e formar furúnculos. São lesões dolorosas, nodulares, amareladas, com pus em torno de um pêlo e eritema ao redor. São lesões que ocorrem mais freqüentemente junto a áreas úmidas do corpo e em áreas sujeitas ao atrito e à perspiração. Múltiplas lesões devem ser tratadas com antibióticos efetivos contra o *Staphylococcus aureus*. Os fatores que predispõem à foliculite incluem obesidade, defeitos na função neutrofílica, deficiências imunológicas (diabetes, imunossuprimidos), uso de corticosteróides e agentes citotóxicos.

Furúnculo

Infecção necrosante intradérmica de um folículo pilossebáceo com extensão para o subcutâneo.

- Aspecto: nodosidade inflamatória, dura, dolorosa, profunda, medindo 1 a 2cm de diâmetro, ocupando a derme (principalmente) e possuindo centralmente área de necrose tecidual ("carnegão"). A doença inicia com a presença de nodosidade hiperêmica e edematosa junto a um pêlo. Essa tumefação vai aumentando de volume, adquirindo uma coloração amarelada pela secreção purulenta em torno do pêlo (centro), que costuma drenar espontaneamente em poucos dias.
- Prevalência: geralmente em adolescentes e adultos jovens na fase de mudanças hormonais, imunodepressão e outras doenças sistêmicas associadas (diabetes, anemia e outras).
- Germe mais comum: *Staphylococcus aureus*.
- Fisiopatologia: obstrução do aparato excretor do folículo pilossebáceo por doença da pele. A distensão da glândula pode tornar-se infectada pela proliferação das bactérias habitantes naturais.

Tratamento

- Resolução espontânea na maioria das vezes.
- Higiene local + compressas mornas.
- Usar antibióticos.
  - Furúnculo complicado (febre, calafrios, linfangite).
  - Múltiplos furúnculos.
  - Furúnculos recorrentes.
  - Pacientes imunodeprimidos ou com outras doenças sistêmicas associadas.
- Antibiótico indicado: cefalexina por 7 a 10 dias.
- Drenar cirurgicamente.
  - Dor intensa.
  - Evolução prolongada.
  - Progressão ao abscesso.

Granuloma Piogênico

Lesão vegetante protuberante de tecido de granulação em forma de framboeza, friável, de crescimento rápido, mole, eritematosa, geralmente recoberta por uma crosta que sangra facilmente com o menor trauma. Sempre existe história anterior de trauma. Pode ser séssil ou pedunculado e ter ou não crosta (Fig. 7.4).

Tratamento

Curetagem ou excisão, sendo a base da lesão destruída por eletrocauterização.

Unha Encravada/Onicocriptose

Pacientes apresentam dor inicialmente e, com a progressão do quadro, passam a apresentar infecção, formação de tecido de granulação e hipertrofia da prega cutânea lateral da unha.

Etiopatogênese

- Compressão causada por calçado apertado forçando as margens dos tecidos moles adjacentes contra a unha de forma quase contínua. A falta de higiene favorece a infecção.
- Corte inadequado com a retirada dos cantos das unhas e traumatizando os tecidos moles ou até deixando espícula pontuda entalhada de unha debaixo da prega ungueal lateral, favorecendo a infecção e o processo inflamatório crônico.
- Unha subcutânea, comum em lactentes obesos, em que o excesso de tecido subcutâneo torna a

unha encravada, favorecendo a inflamação crônica. A unha não tem para onde crescer.

Tratamento

- Nos primeiros sinais de encravamento e sem tecido de granulação: cuidados de higiene + calçado folgado + cortar transversalmente a unha nos cantos ungueais em ângulo reto.
- Unha encravada já com tecido de granulação: mesmas orientações anteriores + banhos de imersão do pé com solução de $KMNO_4$ 1:10.000 2×/dia durante um mês + afastamento do bordo ungueal e tecido de granulação com cotonetes untados com pomadas de antibióticos após cada banho de imersão.
- Nos casos resistentes ao tratamento: cantoplastia, que consiste na excisão da margem afetada da unha, curetagem ou excisão do tecido de granulação, ablação cirúrgica de porção da matriz germinativa da unha (matricectomia) com aproximação em massa dos bordos ou não.
- No caso dos recém-nascidos e lactentes que apresentam unha encravada anterior (presença de tecido inflamado obstruindo o avanço anterior da unha), pode ser necessária a excisão transversa elíptica profunda do tecido subcutâneo em que a unha encravou e aproximação do retalho. Não é indicada a retirada da unha.

Hidradenite

Infecção de múltiplas glândulas sudoríparas confluentes tipo apócrinas. Geralmente causada pelo *Staphylococcus aureus*. As glândulas sudoríparas permanecem imaturas até a puberdade. Essas infecções ficam circunscritas à derme, raramente atingindo o subcutâneo.

Fisiopatologia

Um tampão de queratina costuma obstruir a drenagem do ducto da glândula sudorípara, levando a um processo inflamatório. A glândula obstruída rompe-se dentro da derme, contaminando as adjacentes.

Quadro Clínico

Tumefação dolorosa, com calor local, aderida à pele, geralmente múltiplas na mesma área (axilas, região inguinal ou anogenital). Pode formar múltiplos abscessos, freqüentemente formando fistulizações.

Tratamento

- Evitar desodorantes.
- Manter boa higiene local.
- Indicado o uso de antibióticos na fase de inflamação: cefalexina ou eritromicina.
- Se não curar ou supurar, indica-se drenagem cirúrgica, podendo ser excisadas as glândulas confluentes.

Celulite

Infecção invasiva e difusa da pele e do tecido celular subcutâneo, com eritema, edema, calor local, ausência de necrose e bordos indistintos. Pode ser uma infecção mono ou polimicrobiana. Principais germes causadores: *Staphylococcus aureus*, estreptococos β-hemolíticos grupo A e *Haemophilus influenzae*. Em aproximadamente 80% dos casos o local da lesão situa-se nas extremidades. Em geral, ocorre em local de trauma cutâneo por mordidas de insetos, abrasões, ferimentos cirúrgicos, contusões e lacerações cutâneas. Pacientes imunossuprimidos são mais suscetíveis à progressão da celulite. Pode evoluir para linfangite, linfadenite, fascite necrosante e gangrena.

Tratamento

Dependerá da localização e da gravidade.

- Em geral: antibióticos VO + compressas mornas para aumentar a vascularização e a tensão de oxigênio local, aumentando o aporte de leucócitos e fatores imunológicos ao local.
- Celulite facial, celulite com toxemia e em crianças < 3 anos: hospitalização + iniciar com antibióticos por via intravenosa (IV) e, após, por via oral (VO) por 14 dias.

Germes mais freqüentes

- Celulite facial: estafilococos e anaeróbios.
- Arranhão: *Staphylococcus aureus*.
- Eritema com halo violáceo: *Haemophilus influenzae*.
- Difusão rápida e bordos elevados: estreptococos.
- Síndrome da pele escaldada: *Staphylococcus aureus*.
- Colostomia, períneo, cordão umbilical: Gram-negativos.

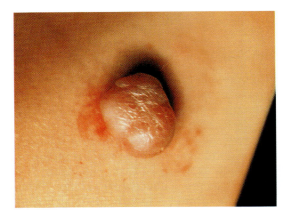

Figura 7.4 – Aspecto macroscópico do granuloma piogênico.

- Extremidades: *Staphylococcus aureus*.
- Crianças < 3 meses: estreptococos b-hemolíticos.
- Crianças entre 4 meses e 3 anos: *Haemophilus influenzae* e *Streptococcus pneumoniae*.
- Crianças > 3 anos: *Staphylococcus aureus*.

Se não ocorrer melhora clínica após o uso de antibioticoterapia parenteral, indica-se a exploração cirúrgica da área envolvida, para afastar a presença de necrose profunda.

Flegmão

Infecção relativamente difusa com pequenas áreas de necrose tecidual e pus loculados. Há infiltração através dos espaços intercelulares frouxos. Com a progressão da infecção, surgem inúmeros pequenos abscessos e destruição tecidual multifocal.

Quadro Clínico

- Edema, hiperemia, aumento de volume, calor local, tumor firme e dor.
- Agentes causadores: *Staphylococcus aureus* em combinação com estreptococos.

Tratamento

- Inicialmente como na celulite.
- Quando há necrose e pus: drenagem + debridamento cirúrgico.
- Pequenos abscessos podem ser resolvidos apenas com tratamento clínico ou aglomerarem-se em uma ou mais bolsas grandes de pus.

Fascite Necrosante

Processo infeccioso necrosante agudo e invasivo, envolvendo pele, subcutâneo e fáscias musculares, com disseminação rápida e toxicidade sistêmica grave (Figs. 7.5 e 7.6). Muitas vezes atinge o músculo, passando a denominar-se *miosite com mionecrose*.

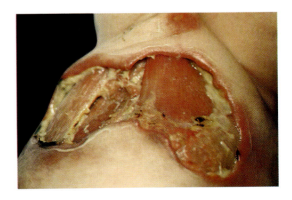

Figura 7.5 – Lactente com fascite necrosante de parede torácica ântero-lateral.

Há trombose infecciosa dos vasos situados entre a pele e a circulação profunda, produzindo diversos graus e extensão de necrose dos tecidos moles. As substâncias líticas e exotoxinas necrosantes, produzidas pelas bactérias, aceleram a disseminação da infecção ao longo dos planos teciduais, causando trombose dos vasos e acúmulo de grandes quantidades de líquidos de edema dentro de suas fáscias.

Principais Germes

Estreptococos β-hemolíticos grupo A, *Staphylococcus aureus*, *Streptococcus pyogenes* e *faecalis*, *Escherichia coli*, *Klebsiella pneumoniae*, *Pseudomonas*, *Bacteroides fragilis*, *Clostridium septicum*. A infecção clássica do paciente adulto (gangrena clostrídia), causada pelo *Clostridium perfringens*, é raramente vista na criança.

Etiologia

Procedimentos cirúrgicos (principalmente colostomia, herniorrafia inguinal em lactentes), picada de insetos, impetigo, onfalite do recém-nascido, pós-lesões de varicela e em região perineal. Na grande maioria dos casos (90%) ocorrem em crianças saudáveis. Em menor percentagem, podem ocorrer associados a doenças sistêmicas ou depressão imunológica.

Fisiopatologia

A destruição tecidual resulta de uma cascata iniciada pela liberação de exotoxinas dos organismos bacterianos e liberação de citocinas das células T e macrófagos. Os revestimentos endoteliais são lesados pelas citocinas, causando aumento da permeabilidade vascular e edema. Há redução da perfusão causada por aumento de pressão tecidual (pelo edema) e trombose de pequenos vasos mediada pelas toxinas bacterianas.

Aspecto das Lesões

Inicia-se por necrose extensa do subcutâneo e fáscia muscular superficial. Inicialmente a pele é poupada, mas com a presença de trombose dos vasos nutrientes a pele comprometida adquire uma coloração pálida (isquêmica), aparecendo vesículas e bolhas escuras. Essas áreas empalidecidas e com vesículas progridem para a formação de manchas vermelhas escuras, que dão origem à gangrena cutânea. Muitas vezes, antes de sua necrose, a pele começa com eritema, edema e dor (celulite). Sinais clássicos de crepitação e gás subcutâneo em radiografias são raros na criança.

Sinais e Sintomas

Dor, febre, taquicardia, letargia, edema, pele com aspecto de casca de laranja (por obstrução dos linfáticos dérmicos), lesões bolhosas, petéquias, leucocitose.

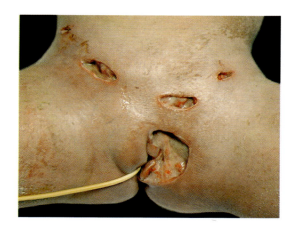

Figura 7.6 – Fascite necrosante de períneo e parede abdominal inferior.

Tratamento

- Bacterioscopia e cultura do exsudato (aeróbio e anaeróbio) ou do tecido desvitalizado e hemocultura para aeróbios e anaeróbios. Em mais de 85% dos casos são infecções polimicrobianas.
- Estabilização hemodinâmica com hidratação adequada e transfusões de sangue ou plasma, se necessários.
- Correção da acidose.
- Antibióticos parenterais (penicilina ou cefalosporina, aminoglicosídeo e clindamicina).
- Suporte nutricional.
- Monitoração da pressão venosa central (PVC), pressão arterial e débito urinário.
- Profilaxia do tétano e da fungemia.
- Em crianças neutropênicas: transfusão de granulócitos
- Debridamento cirúrgico seriado e precoce de urgência. Amplos, radicais, excisando todo o tecido necrótico, com drenagem dos tecidos edematosos por contra-incisão. Os tecidos devem ser debridados até suas margens viáveis e sangrantes. Incisar fáscia muscular e inspecionar o músculo adjacente. Se houver necrose, excisar todo o músculo com necrose até suas margens viáveis. Preservar a pele, se possível.
- Câmara hiperbárica de oxigênio impede a difusão da infecção ao inibir a produção de toxinas. Poucos locais oferecem esse tipo de tratamento.

FERIMENTOS

Tratamento Geral dos Ferimentos

- Limpeza cuidadosa da ferida.
- Debridamento cirúrgico, freqüentemente necessário.
- Pesquisa de corpo estranho residual.
- Antibióticos, quando indicados.
- Sutura, quando indicada.
- Prevenção do tétano.

Antibióticos em Ferimentos

- Mordeduras de humanos e animais (ver indicações).
- Ferimentos punctórios com retardo do debridamento ou sem debridamento adequado.
- Ferimentos com corpos estranhos.
- Ferimentos contusos com áreas esmagadas.
- Imunocomprometidos e diabéticos.
- Ferimentos extensos.
- Ferimentos com > 8h de evolução ou sujos (local, causa).
- Ferimentos não debridados adequadamente.
- Ferimentos grosseiramente contaminados com fezes, pus.
- Ferimentos profundos atingindo ossos, tendões, ligamentos e fáscias.

Antibióticos Indicados

- Cefalexina ou eritromicina por sete dias.
- É razoável o uso de uma dose simples de cefalotina IV na indução anestésica, quando houver necessidade de debridamento cirúrgico.

Profilaxia do Tétano em Ferimentos

A ocorrência de tétano é dependente da penetração do esporo tetânico em ferimento e das condições de anaerobiose que permite a germinação do bacilo e conseqüente liberação da exotoxina tetânica (neurotoxinas denominadas tetanolisina e tetanospasmina). O que causa a doença é a fixação da toxina no sistema nervoso. O objetivo da vacina é criar um estado imunitário tal que impeça a ação da toxina. A grande maioria dos pacientes que desenvolvem tétano (95%) não havia sido imunizada previamente ou havia sido imunizada inadequadamente.

O *Clostridium tetani* é um bacilo Gram-positivo, anaeróbio, formador de esporos. Ele necessita de baixa tensão de oxigênio para sua sobrevivência e é muito sensível ao calor. Entretanto, os esporos são extremamente resistentes ao calor e aos anti-sépticos convencionais.

A transmissão faz-se por meio de ferimentos contaminados. O período de incubação varia de 3 a 21 dias. Em geral, quanto mais longe o sítio de entrada do sistema nervoso central, mais longo é o período de incubação. Quanto menor o período de incubação, maior a mortalidade.

- Locais mais comuns de ferimentos predisponentes ao tétano: pés, feridas corto-contusas, cortes com latas ou vidros, ferimentos penetrantes por pregos ou espinhos, queimaduras, mordeduras de animais.

Infecções dos Tecidos Moles e Ferimentos ■ 35

■ **Profilaxia nos imunizados:** debridamento para evitar condições de anaerobiose que permitam a germinação dos esporos tetânicos + dose de reforço. Se receberam reforço há dois anos, ela é desnecessária.

■ **Nos pacientes sem imunidade:** limpeza e debridamento do ferimento com remoção dos tecidos desvitalizados, corpos estranhos, bacilo tetânico, outros germes e condições de anaerobiose. Deve ser realizada nas primeiras 6h (é o tempo mínimo que o esporo tetânico, em condições de anaerobiose, leva para passar à forma vegetativa e produzir neurotoxinas. A produção máxima costuma ocorrer próximo da 40ª hora). Portanto, as medidas profiláticas após as 6h podem não ter efeito. Porém, isso não contra-indica o debridamento da ferida, mesmo após as primeiras 24h. Nesses casos, a criança deve receber gamaglobulina humana antitetânica 250 a 500UI por via intramuscular (IM) (Tabela 7.1).

■ A imunização é realizada aos 2, 4 e 6 meses de idade por meio de três doses de DPT (difteria, pertússis, tétano), com dose de reforço um ano após a última dose de imunização e repetida quatro a cinco anos após. Após, repetir o reforço a cada 10 anos.

■ Nos pacientes com ferida limpa e imunização incompleta ou incerta, é recomendado receber uma dose de anatoxina tetânica com mais duas doses nos próximos dois meses.

■ **Tratamento dos ferimentos em pacientes com tétano:** os tecidos desvitalizados e necróticos devem ser excisados, os corpos estranhos removidos e a ferida deve ser irrigada abundantemente e limpa dos contaminantes. Os tecidos infectados devem ser debridados e os abscessos drenados. As feridas devem ser deixadas abertas, com sutura primária retardada programada após sete dias. Penicilina, eritromicina, tetraciclina e metronidazol são todas efetivas contra o *Clostridium tetani*.

Tem sido demonstrado que a administração intravenosa de metronidazol é mais efetiva que a penicilina na prevenção de óbito no tratamento do tétano.

MORDEDURAS EM GERAL

Mordedura de Cachorro

Corresponde a 80 a 90% das mordidas de animais. O risco de infecção é de 15 a 20%.

Fatores que aumentam o risco de infecção: retardo de tratamento (> 8h), ferimentos punctórios, ferimento na mão, ferimento em área genital, ferimento extenso ou que não pode ser debridado adequadamente (geralmente os de face), doenças sistêmicas associadas (diabetes melito, imunossupressão, válvula cardíaca artificial, esplenectomia prévia, lúpus eritematoso sistêmico e outras), penetração em osso ou cartilagem.

Tratamento – Princípios Básicos

■ Irrigação copiosa prolongada do ferimento com soro fisiológico.

■ Debridamento de todo o tecido necrótico ou desvitalizado.

■ Só suturar ferimentos com < 8h. Após 8h de evolução, só suturar ferimentos de face pós-lavagem exaustiva destes com soro fisiológico e debridamento dos tecidos desvitalizados.

■ Nos grandes ferimentos com > 8h, indica-se o fechamento secundário após a infecção ter sido resolvida ou a sutura frouxa dos bordos do ferimento.

■ A maioria das infecções é polimicrobiana, principalmente: *Staphylococcus aureus*, estreptococos, *Pasteurella multocida* (20 a 30% de todas as infecções), anaeróbios (bacteróides, *Fusobacterium*, *Peptostreptococcus*).

TABELA 7.1 – Recomendações para proteção contra o tétano em caso de ferimentos

HISTÓRIA DE IMUNIZAÇÃO/ Nº DE DOSES	IMUNIZAÇÃO ATIVA E PASSIVA			
	FERIDA PEQUENA E LIMPA		OUTROS FERIMENTOS	
	Anatoxina tetânica (vacina)	Globulina antitetânica (imunização passiva)	Anatoxina tetânica	Imunoglobulina humana antitetânica
Indeterminada	Sim	Não	Sim	Sim
0 a 1	Sim	Não	Sim	Sim
2	Sim	Não	Sim	Não*
3 ou mais:				
Última dose < 5 anos	Não	Não	Não	Não
Última dose 5-10 anos	Não	Não	Sim	Não
Última dose > 10 anos	Sim	Não	Sim	Não

* A não ser que a ferida tenha mais de 24h.
Imunoglobulina humana antitetânica (Tetanogama®) 250 a 500UI IM. Usam-se 500UI se o ferimento tiver ocorrido há mais de 24h, se houver grande contaminação e após queimaduras.
IM = intramuscular.

Geral

- Só usar antibióticos em mordeduras com risco de infecção (ver acima). Os antibióticos indicados são: amoxicilina com ácido clavulânico. Dose: 25 a 50mg/kg/dia ÷ em 3 doses de 8/8h por cinco dias.
  - Alternativas: trimetoprim-sulfametoxazol, ciprofloxacina, eritromicina, clindamicina. Nos ferimentos graves, pode-se indicar o uso de ampicilina ou cefalotina IV.
  - Se houver necessidade de anestesia geral: dose de ampicilina ou cefalotina IV.
- Profilaxia da raiva (deve iniciar até 48h após a mordedura). Vírus entra no organismo no local da mordida, movendo-se até atingir os nervos periféricos em um ritmo de 3mm/h (Tabela 7.2).
- Checar imunização contra tétano.

Mordedura de Gato

- Corresponde a 5 a 10% das mordidas de animais.
- Taxa de infecção é alta: 50%.
- Geralmente causam ferimentos punctórios ou abrasões superficiais.
- Germe mais comum: *Pasteurella multocida* (50 a 75% das infecções), que é um cocobacilo Gram-negativo pequeno.

Tratamento

- Mesmos cuidados anteriores.
- Antibióticos indicados: amoxicilina com ácido clavulânico ou ampicilina. 2ª escolha: penicilina-V ou cefalosporina de 2ª e 3ª gerações. Sempre indicados.
- Prevenir raiva e tétano.

Mordedura Humana

- Principais germes: *Eikenella corrodens*, estreptococos α e β-hemolíticos, *Staphylococcus aureus* e *epidermidis*, anaeróbios tipo bacterióide e espiroquetas.

Tratamento

- Mesmas orientações anteriores.
- Sempre utilizar antibióticos.
  - Antibióticos indicados: cefalexina e/ou amoxicilina com ácido clavulânico.
  - Se ocorrer infecção: acrescentar antibióticos contra anaeróbios.
  - Se necessitar de anestesia geral: dose de cefalotina IV.
  - Prevenir tétano.

TABELA 7.2 – Profilaxia em casos de raiva

CONDIÇÕES DO ANIMAL/NATUREZA DA EXPOSIÇÃO	ANIMAL CLINICAMENTE SADIO	ANIMAL RAIVOSO, SUSPEITO, DESAPARECIDO, SILVESTRE E OUTROS ANIMAIS DOMÉSTICOS
Contato direto: lambedura de pele íntegra	Lavar com água e sabão	Lavar com água e sabão. Não tratar
Acidentes leves: • Arranhadura • Lambedura de pele lesada • Mordedura única e superficial em tronco ou membros (exceto nas mãos)	Observar o animal durante 10 dias após a exposição; se ele permanecer sadio, encerrar o tratamento. Se o animal adoecer durante o período de observação, aplicar o seguinte tratamento: 1 dose diária de vacina até 7 e mais 2 doses de reforço, a 1ª no 10º dia e a 2ª no 20º dia após a última dose da série	Iniciar tratamento com 1 dose diária de vacina até completar 7, mais 2 doses de reforço nos 10º e 20º dias após a última dose da série
Acidentes graves: • Lambedura em mucosa • Mordedura na cabeça, no pescoço e nas mãos • Mordeduras múltiplas e/ou profundas em qualquer parte do corpo • Arranhadura profunda por gato	Iniciar vacinação com dose nos dias 0, 2, 4, mantendo-se a observação do animal. Se estiver sadio no 5º dia, interromper o tratamento e continuar a observação até o 10º dia da exposição. Permanecendo sadio nesse prazo, encerrar o tratamento. Se adoecer, aplicar soro e completar vacinação até 10 doses, mais 3 reforços no 10º, 20º e 30º dias após a última dose da série	Iniciar tratamento com soro e 1 dose diária de vacina até completar 10, mais 3 doses de reforço, sendo a 1ª no 10º, a 2ª no 20º e a 3ª no 30º dia após a última dose da série

Vacina anti-rábica (produzida em cérebro de camundongo lactente), 1mL por via IM no músculo deltóide ou por via subcutânea (SC) no abdome ou na face lateral da coxa. Nos acidentes graves, há possibilidade de não se aplicar as três doses recomendadas da vacina nos dias 0, 2 e 4, desde que seja garantida a observação rigorosa do animal agressor ou que o animal seja prontamente sacrificado para exame laboratorial. Nesse caso, o resultado da imunofluorescência direta deve ser negativo. Nos casos necessários, iniciar imunização ativa e passiva simultaneamente. Produtos de procedência humana são preferidos aos de origem eqüina. Imunização passiva é realizada com imunoglobulina humana contra a raiva. Dose: 20UI/kg (humana) e 40UI/kg (eqüina). Metade da dose é injetada IM e a outra metade ao redor da ferida. Lesões causadas por gambás, coatis e morcegos: considerá-las causadas por animais raivosos. Essas recomendações deverão ser modificadas de acordo com situações específicas: circunstância como ocorreu a mordedura (provocação ou não do animal), estado de vacinação do animal e presença de raiva na região. As feridas em áreas densamente inervadas e perto do sistema nervoso central são mais passíveis de produzir raiva por causa da transmissão central do vírus via elementos nervosos (cabeça, pescoço, mãos e feridas grandes: maior destruição tecidual e, portanto, maior chance de inoculação).

INFESTAÇÕES CAUSADAS POR INSETOS

Tungíase

Infestação causada pela pulga *Tunga penetrans*, caracterizada pela presença de pápulas dolorosas no sítio da penetração, geralmente junto às unhas dos pés, entre os dedos dos pés, porção anterior da região plantar e dedos das mãos. Denominado "bicho-de-pé". Locais propícios à infestação: regiões tropicais e subtropicais.

Etiopatogênese

A pulga vive livremente no assoalho dos domicílios, na areia dos quintais ou da praia. As larvas desenvolvem-se melhor em solos secos e arenosos, onde se transformam em pupas e finalmente em pulgas adultas dentro de três semanas. A pulga tem uma coloração vermelho-marrom e mede, aproximadamente, 1mm de comprimento, nutrindo-se do sangue do hospedeiro. Após grávida, para completar o ciclo, que consiste em quatro estágios: ovo, larva, pupa e adulto, a pulga fêmea fertilizada penetra na pele do hospedeiro (qualquer vertebrado de sangue quente) por meio de uma picada, escava a epiderme com sua cabeça dirigida internamente até alcançar a junção derme-epiderme, onde alimenta-se de sangue oriundo de vasos superficiais da derme do hospedeiro. O mecanismo pelo qual penetra na pele não é totalmente conhecido. Parece que libera enzimas ceratolíticas. Penetra até que o último segmento abdominal esteja paralelo com a superfície da pele (Fig. 7.7). A pulga permanece no nível da epiderme, exceto a cabeça que entra na derme. O crescimento da pulga na epiderme costuma causar dor local. Cresce até o tamanho máximo de 8 a 10mm. Ovos maturos (150 a 200 ovos) são eliminados pelo orifício abdominal terminal no solo após um período de 10 a 21 dias. A pulga morre logo após a extrusão dos ovos e os tecidos infestados colapsam ao seu redor. Os ovos sofrem um período de incubação de três a quatro dias, passando, após, pelos estágios de larva e pupa, tornando-se adulto em três semanas. Ulcerações podem ocorrer no sítio. Inflamação e infecção secundária podem aparecer se partes da pulga forem retidas nos tecidos, mas esse acontecimento não é comum.

Quadro Clínico

- Duração das lesões: a pulga pode viver duas a três semanas na pele do hospedeiro. Após colocar seus ovos, ela morre.
- Aspecto das lesões: infestação geralmente dos pés e das extremidades, mas pode ocorrer em qualquer sítio. Mínima irritação pode ocorrer no momento da infestação. Dor, edema e/ou prurido podem surgir quando infectam. Aparece uma pápula ou vesícula (com 6 a 8mm em diâmetro) contendo um ponto preto central produzido pelo segmento posterior do abdome da pulga. Com a maturação dos ovos e o aumento do volume do abdome, a pápula torna-se um nódulo branco do tamanho de uma ervilha. Com hemorragia intralesional, torna-se preta.

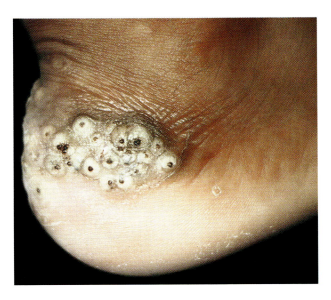

Figura 7.7 – Tungíase maciça do pé direito.

Evolução

A maioria das infestações é leve, resolvendo-se sem complicações. Podem complicar ao adquirir infecção secundária pelo *Staphylococcus aureus* ou estreptococos (abscesso, celulite, tétano, gangrena).

Tratamento

- Remover a pulga com lâmina de bisturi de ponta fina (nº 11) ou agulha. Deve-se tomar cuidado para remover todas as porções da pulga.
- Tratar infecção secundária, se houver.
- Profilaxia do tétano.
- Nas infestações maciças, pode ser usado tiabendazol oral 25mg/kg/dia por três dias ou albendazol 400mg/dia por três dias. Esse tratamento pode ser repetido em uma semana.

Miíase

É a infestação de animais vertebrais vivos ou seres humanos com larvas dípteras que, durante certo tempo, alimentam-se de tecidos vivos ou necróticos, substâncias líquidas corporais e sangue.

As larvas de algumas espécies de moscas podem infestar pele normal, áreas ulceradas e necróticas.

Miíase Tipo Furunculóide

Doença causada por larvas que se instalam em tecidos sãos ou cavidades naturais. São conhecidas como "berne".

São larvas da mosca *Dermatobia hominis*, nativa do nosso meio. Elas não fazem postura direta sobre a pele, mas usam outros vetores (outros insetos, como moscas silvestres, moscas domésticas e mosquitos) nos quais aderem seus ovos por meio de uma substância especial. Quando esses vetores picam o homem, as larvas se soltam e penetram pela picada. Clinicamente, apresentam-se como um nódulo semelhante a um furúnculo possuindo um pequeno orifício central por onde sai secreção serosa e aparece o estigma posterior da larva que, intermitentemente, se exterioriza e por onde respira. O paciente refere sensação de "ferroadas" e de que o parasita se move na cavidade. Pode causar complicações como abscessos, linfangites, erisipela, necrose tecidual e tétano. Cinco a seis semanas após, a larva atinge a maturidade e abandona a ferida, que cicatriza. A morte da larva dentro da ferida predispõe à infecção bacteriana secundária.

Tratamento

- Tamponamento do orifício de penetração com vaselina, óleo mineral ou esparadrapo, provocando a saída da larva para o exterior para respirar e sua retirada.
- Se essa forma de tratamento falhar ou se a larva morrer, deve-se realizar a sua retirada por expressão manual ou, assepticamente, por pequena incisão alargando o orifício de penetração e sua retirada com pinça (Fig. 7.8).

Miíase das Feridas

Infestação de tecidos por larvas de moscas que não picam. Esse tipo de mosca comumente alimenta-se de exsudatos de feridas abertas e úlceras de pele com necrose, onde costumam depositar seus ovos. Também conhecidas como "bicheiras". As larvas inicialmente consomem somente *debris* necróticos, mas podem, posteriormente, alimentar-se de tecidos normais e disseminar a infecção, aumentando a necrose. O diagnóstico é feito ao observar-se o movimento ativo das larvas em uma ferida com necrose e infecção. Local mais comum: couro cabeludo.

Tratamento

Colocar nas lesões pó iodoformado ou pó de calomelano, mantendo o curativo fechado por 24h. Após removido o curativo, as larvas mortas são retiradas com pinça e boa assepsia.

INFECÇÕES POR VÍRUS

Verrugas

Proliferações tumorais epidérmicas benignas e contagiosas causadas pelo papilomavírus humano (HPV). Apresentam hiperplasia epidérmica focal manifestada por hiperceratose (espessamento da camada queratínica ou córnea, por exemplo, calo), acantose (espessamento da camada das células espinhosas) e papilomatose (proliferação vegetante das papilas dérmicas e correspondente projeção interna das cristas epidérmicas espessadas).

- Meio de transmissão: pele a pele.
- Prevalência na população em geral: 7%.
- A prevalência é maior na criança, com pico na adolescência e declínio na idade adulta.
- Duração da lesão: costumam persistir por muitos anos se não tratadas. Existem vários tipos.

Verruga Vulgar ou Comum

Pápulas firmes, com 1 a 10mm de diâmetro ou raramente maiores, hiperceratóticas e vegetantes. Geralmente múltiplas.

- Sítios de predileção: sítios pós-trauma (mãos, dedos, joelhos). Pequenos traumas podem lesar o extrato córneo da epiderme facilitando a infecção epidérmica.

A verruga tipo *filiforme* é uma variante da verruga comum e costuma apresentar delicadas projeções filiformes. Mais comum na face, no pescoço, nas pálpebras e nas fossas nasais.

Verruga Plantar

Pápulas de superfície rugosa, com ápices invertidos e pontos pretos (capilares trombosados nas papilas dérmicas hipertróficas) em seu interior, em áreas de maior apoio e em geral rodeadas por calosidade. Geralmente são lesões solitárias. Sensibilidade é grande em certos tipos agudos e quando ocorrem em sítios de pressão (cabeça dos metatarsos). Mais comuns em adolescentes. São semelhantes às verrugas vulgares, porém estão sujeitas à pressão. À medida que crescem, são empurradas para dentro da derme. Aspecto

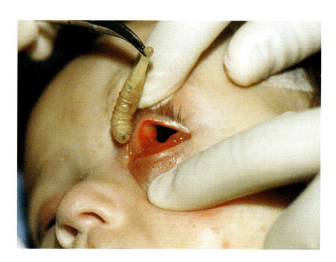

Figura 7.8 – Berne sendo retirado da pálpebra inferior.

macroscópico de uma esponja molhada com alguns pontos pretos.

Verruga Plana ou Juvenil

Pápulas planas, lisas, achatadas, com margens bem definidas, variando da forma arredondada à linear (inoculação do vírus por arranhão) e pequenas, medindo entre 1 a 5mm de diâmetro, sem papilomatose associada. Geralmente são lesões múltiplas.

- Sítios de predileção: face, pescoço, dorso das mãos e pernas.

Tratamento

- A maioria das verrugas involui em dois anos. Algumas, mais raramente, persistem por mais tempo, tornando-se maiores e dolorosas.
- Vida média das verrugas: 30% involuem em seis meses; 50% em um ano; 75% em dois anos e quase 100% em cinco anos. A persistência de uma verruga está intimamente relacionada ao aparecimento de uma resposta imunitária adequada. Cada lesão verrucosa tem um ciclo de vida próprio, independente do hospedeiro ou de verrugas vizinhas. A criança infectada continua sendo mais suscetível à reinfecção.
- Não têm fundamentação científica as benzeduras místicas.
- As medidas terapêuticas têm ação contra o tumor e não contra o vírus. A ablação do tumor não assegura a erradicação do vírus.
- Lesões pequenas e lesões em geral: uso de ceratolíticos – solução de ácido láctico e ácido salicílico em colódio (2:2:20), diariamente, após o lixamento da superfície da verruga para retirar solução colocada no dia anterior e curativo fechado diretamente com esparadrapo sobre a verruga para causar maceração.
- Verrugas de tratamento difícil: ungueais e periungueais, grandes, múltiplas, plantares resistentes ao tratamento convencional ou muito dolorosas; o tratamento é a remoção das verrugas com criocirurgia repetida a cada quatro semanas até desaparecimento da lesão ou a eletrocirurgia (mais efetiva do que a criocirurgia) com curetagem da lesão e posterior eletrodessecação, com o objetivo de destruir os vírus residuais e controlar o sangramento.

Molusco Contagioso

Infecção viral epidérmica autolimitada, caracterizada por pápulas umbilicadas, ocorrendo mais freqüentemente em meninos. Rara antes do 1º ano de vida.

- Pico de incidência: dois a seis anos.
- Etiologia: vírus MCV (*molluscum contagiosum virus*). É um poxvírus humano específico.
- Transmissão: pele a pele por auto-inoculação ou contato com pessoa afetada.
- Duração das lesões: geralmente persistem por até seis meses, sofrendo posterior regressão espontânea.
- Aspecto das lesões: pápulas medindo 1 a 2mm ou mais, raramente nódulos com 5 a 10mm, infreqüentemente causando prurido, com coloração branco-perolada, forma arredondada a oval, hemisférica, umbilicada. Em geral, lesões múltiplas com distribuição preferencial na face, nas sobrancelhas, no pescoço, no tronco e na área anogenital. O halo eritematoso é sinônimo de regressão espontânea.

Tratamento

Tratamento de suporte, pois a maioria resolve espontaneamente.

Casos persistentes: crioterapia.

Casos refratários à criocirurgia, lesões numerosas e/ou grandes lesões: curetagem com eletrodessecação.

BIBLIOGRAFIA RECOMENDADA

ALLEN, C. H.; PATEL, B.; ENDOM, E. E. Primary bacterial infections of the skin and soft tissues changes in epidemiology and management. *Clin. Ped. Emerg. Med.*, v. 5, p. 246-255, 2004.

IOCONO, J. A.; KRUMMEL, T. M. Surgical infectious disease. In: ASHCRAFT, K. W. (ed.). *Pediatric Surgery*. 3. ed. Philadelphia: W.B. Saunders. 2000. p. 115-125.

MALLICK, I. H.; WINSLET, M. C. A review of the epidemiology, pathogenesis and management of tetanus. *Int. J. Surg.*, v. 2, p. 109-112, 2004.

MCGILL, C. W. Bites. In: ASHCRAFT, K. W. (ed.). *Pediatric Surgery*. 3. ed. Philadelphia: W.B. Saunders, 2000. p. 115-125.

ZUBER, T. J. Ingrown toenail removal. *Am. Fam. Physician*, v. 12, p. 2547-2550, 2002.

SEÇÃO 1

40 ■ *Geral*

CAPÍTULO 8

Acesso Vascular

Elinês Oliva Maciel

Carlos André T. Gandara

INTRODUÇÃO

A cateterização vascular central é uma parte integral do cuidado dos pacientes criticamente doentes. Permite monitoração hemodinâmica, administração de fluidos, produtos sangüíneos, medicações e nutrição parenteral, sendo por isso a obtenção de um acesso venoso profundo um procedimento imperativo na prática do cirurgião pediátrico.

TIPOS DE CATETERISMO

Várias técnicas cirúrgicas foram desenvolvidas para facilitar o acesso ao sistema venoso profundo em crianças (Quadro 8.1).

CATETERIZAÇÃO DE VASOS UMBILICAIS

Os vasos umbilicais são utilizados principalmente em recém-nascidos (RN).

Cateterização da veia umbilical é um procedimento simples que permite a colocação de um cateter de grosso calibre no sistema venoso central. Esse método é utilizado para exsangüinotransfusão e infusões rápidas no período pós-natal imediato.

Para a cateterização, prepara-se assepticamente o coto umbilical, que é cortado a 1cm da pele. A veia umbilical possui paredes finas e localiza-se em posição cefálica no cordão. Os coágulos sangüíneos devem ser removidos do lúmen da veia e um cateter 5Fr para RN e 3,5Fr para prematuros deve ser inserido até a veia cava inferior ou átrio direito. A posição da ponta do cateter é verificada por meio de radiografias de tórax e abdome.

As complicações incluem sepse pelo cateter, abscesso hepático, trombose portal e perfuração.

Em virtude do risco de trombose portal, o cateter era retirado o mais precocemente possível (48h), mas

---

QUADRO 8.1 – Técnicas de acesso vascular

- Cateterização de vasos umbilicais
- Dissecção de veias periféricas (flebotomia)
- Punção percutânea
- Acesso vascular de longa duração
- Punção intra-óssea

---

alguns serviços de neonatologia passaram a utilizar o acesso da veia umbilical em tratamentos mais prolongados, inclusive na infusão de nutrição parenteral por meio de cateteres de duplo e triplo lúmens. Esses conceitos se baseiam em estudos que demonstraram risco baixo de trombose da veia porta e outras complicações quando do uso desse acesso como rotina. Porém essa conduta permanece controversa, necessitando de mais estudos clínicos.

Cateterização da artéria umbilical é um método fácil de colocação de cateteres dentro da aorta. Permite coletas de amostras de sangue arterial, infusão de líquidos, cateterização cardíaca para angiografia.

A cateterização é semelhante áquela da veia umbilical, e o cateter pode ser colocado em uma posição baixa, acima da bifurcação da aorta e abaixo das artérias renais e mesentérica inferior, determinada por radiografia, entre a 3ª e a 5ª vértebra lombar; ou em uma posição alta, no nível do diafragma, entre a 6ª e a 10ª vértebra torácica. Existem tabelas para medida do comprimento de cateter a ser introduzido de acordo com o nível desejado, mas sua posição deve ser confirmada por radiografia (Tabela 8.1).

As complicações incluem espasmos vasculares de membros inferiores, oclusões renais e mesentéricas que geralmente devem-se a êmbolos. Os índices de infecção são baixos, podendo ocorrer hemorragia por desconexão do cateter ou perfuração do vaso.

Dissecção da artéria infra-umbilical pode ser realizada quando o coto umbilical estiver impróprio para cateterização ("seco") ou já houver sido manipulado. Realiza-se uma pequena incisão infra-umbilical e abertura da aponeurose dos retos abdominais, visualizando-se as artérias umbilicais e o úraco sobre o peritônio. A artéria é aberta, com cuidado para evitar sua torção ou angulação, e um cateter de tamanho adequado é introduzido. Este deve progredir sem dificuldade até a posição desejada, conforme a tabela para cateterização da artéria umbilical, não esquecendo de descontar a distância entre o umbigo e o local da dissecção. A localização deve ser checada por radiografia assim que possível. O cateter é fixo com fio inabsorvível 4-0.

DISSECÇÃO VENOSA PERIFÉRICA (FLEBOTOMIA)

É utilizada principalmente quando há contra-indicações para a punção percutânea central ou quando ocorre insucesso deste procedimento. As veias do membro superior (basílica, axilar e cefálica) e do pescoço (jugular externa, facial e interna) são as preferencialmente cateterizadas. A veia safena, junto ao maléolo tibial, é um acesso fácil utilizado em casos de emergência. Dá-se preferência a cateteres de silicone (Silastic®), que devem ser exteriorizados por contra-incisão, diminuindo-se assim os riscos de infecção.

TABELA 8.1 – Medida da distância ombro-umbigo e cálculo da distância em que se deve introduzir o cateter umbilical

DISTÂNCIA OMBRO-UMBIGO (cm)	DISTÂNCIA DA INSERÇÃO DO CATETER (cm)	
	LOCALIZAÇÃO ARTERIAL ALTA	*LOCALIZAÇÃO VENOSA*
9	9	5,7
10	10,5	6,5
11	11,5	7,2
12	13	8
13	14	8,5
14	15	9,5
15	16,5	10
16	17,5	10,5
17	19	11,5
18	20	12,5

Ahmanson Pediatric Center – Cedars-Sinai Medical Center. E-mail: duncan@csmc.edu.

PUNÇÃO PERCUTÂNEA

É a técnica mais utilizada para obter acesso venoso central em crianças. O procedimento tem a vantagem de ser rápido, seguro (quando realizado por médico experiente) e de não inutilizar a veia para uso posterior. As veias jugular interna e subclávia são as mais utilizadas. A punção da veia jugular interna é mais segura do que a subclávia no que concerne à lesão acidental da cúpula pleural. Existem contra-indicações para a utilização da técnica percutânea, como discrasias sangüíneas, tumores mediastinais, deformidades e traumatismos torácicos, lesões cutâneas infectadas ou queimaduras no local da punção e disfunção respiratória grave.

Pode-se também puncionar veias superficiais, como a veia jugular externa e cefálica, podendo ser usadas na presença de discrasias sangüíneas. A desvantagem dessa técnica é que a progressão do cateter pode ser difícil em razão da presença de válvulas e angulações.

Recentemente, cateteres longos de silicone estão disponíveis para serem introduzidos por meio de uma agulha metálica ou de Teflon desde uma veia periférica até a veia cava superior. Esses cateteres, conhecidos como PICC (*peripherally inserted central catheters*), são encontrados em pequenos diâmetros (25 e 27), o que facilita o uso destes em prematuros. Uma característica desses cateteres é de que a agulha "rasga-se" ao meio (técnica *peel away*), facilitando a colocação do cateter que pode permanecer por um período longo de tempo no paciente.

Técnica de Punção da Veia Subclávia (Via Infraclavicular)

A veia subclávia direita é preferida pela maioria, pelo fato de que, à esquerda, a cúpula pleural é mais alta e o ducto torácico está presente.

Com a criança em decúbito dorsal e em posição de Trendelenburg (15°), os membros superiores devem ficar fixos ao longo do corpo e um coxim cilíndrico colocado entre as escápulas. A cabeça fixa em posição mediana ou levemente rotada para o lado contralateral. Anestesia com xilocaína a 1% no local da penetração da agulha. Pode ser necessária a sedação da criança ou anestesia geral. A punção é realizada na junção do terço médio e interno da clavícula, 1cm abaixo do bordo inferior desta. A agulha é orientada medialmente e cranialmente em direção à fúrcula esternal onde estará o dedo indicador do operador (Fig. 8.1). Em crianças menores, a agulha deve ser orientada levemente acima da fúrcula (mais cranial). O cateter é colocado pela técnica de Seldinger. A ponta do cateter deve progredir até a posição da linha intermamilar. O cateter é fixado à pele com sutura e curativo. Deve-se realizar radiografia de tórax durante a injeção de contraste no cateter (se não for radiopaco) para conferir a posição da ponta.

Técnica de Punção da Veia Jugular Interna

A veia jugular interna direita é preferida por ser maior e mais afastada da carótida e seguir diretamente pela veia inominada até a veia cava superior.

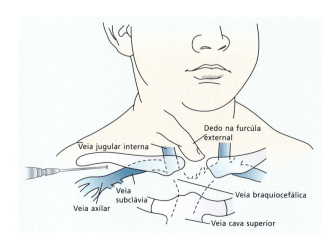

Figura 8.1 – Punção da veia subclávia por via infraclavicular[1].

A posição da criança é a mesma da punção da veia subclávia, mas o coxim deve ficar transverso, sob as escápulas e a cabeça estendida e rotada para o lado oposto. Após a anestesia, realiza-se a punção logo abaixo do ápice do triângulo formado entre os dois feixes do músculo esternocleidomastóideo (clavicular e esternal) e a clavícula (Fig. 8.2), em direção ao mamilo ipsilateral, em um ângulo de 15 a 45°.

As punções devem ser realizadas com cateteres adequados ao tamanho das crianças; em RN e prematuros, pode ser utilizado cateter 22G (Certofix®) ou 4Fr. Nas crianças maiores de 6kg, usamos o 18G (Certofix®) ou 5Fr.

ACESSO VASCULAR DE LONGA DURAÇÃO

A utilização de cateteres de demora tem facilitado o tratamento de pacientes com neoplasias malignas, discrasias sangüíneas e síndromes de má absorção. Permite a administração segura de fluidos, medicações, soluções nutritivas. Podem ser semi ou totalmente implantáveis, colocados por meio de punção percutânea ou dissecção. Quando colocados por flebotomia, dá-se preferência às veias do pescoço (jugular externa ou interna) ou do membro superior (cefálica). A punção percutânea é feita na veia subclávia ou jugular interna.

Cateteres semi-implantáveis são fabricados em silicone ou poliuretano, são radiopacos e apresentam de uma a três vias, com diâmetros variados. São tunelizados pelo subcutâneo, onde fica um *cuff* de dracon, que tem a finalidade de aderir o cateter e criar uma barreira mecânica à infecção. São exteriorizados na parede anterior do tórax.

Cateteres totalmente implantáveis surgiram posteriormente e receberam a denominação genérica de *ports* ou *portocaths*. São similares aos semi-implantáveis, porém o cateter é ligado a um reservatório no subcutâneo, o qual fica recoberto pela pele, sem exposição externa. O reservatório possui uma cúpula de silicone que permite a punção pela pele até o seu interior. Apresentam menor índice de complicações, melhor aceitação pelo paciente e menor custo de manutenção.

PUNÇÃO INTRA-ÓSSEA

É uma rota efetiva para situações de emergência, quando o acesso venoso não pode ser obtido. Qualquer infusão que puder ser usada intravenosa, também poderá ser administrada pela medula óssea. A tíbia proximal e distal e o fêmur distal são os locais preferidos de punção. Em geral, a punção é feita medial à crista da tíbia, de 1 a 3cm abaixo da tuberosidade tibial. A agulha é direcionada para baixo em um ângulo de 40° a 60°, e a punção da medula é detectada quando diminui a resistência oferecida pela cortical óssea. Soro fisiológico é injetado e o tecido adjacente palpado para verificar se existe extravasamento. Abaixo dos 18 meses a agulha 18-20 de punção de medula óssea é utilizada; acima dos 18 meses, utiliza-se de 13 a 16. Após 2h de infusão, acesso venoso deve ser realizado e a via intra-óssea retirada. Áreas infectadas e zonas de fraturas devem ser evitadas. O risco de osteomielite é muito baixo.

CUIDADOS COM OS CATETERES

O curativo deve ser trocado assepticamente a cada 48h. Sempre que existir secreção, deve-se coletar um *swab* para cultura. As conexões devem ser cuidadosamente manejadas e o interior das linhas deve ser mantido estéril.

Cateteres centrais de uso prolongado necessitam de cuidados especiais, mais elaborados, quanto à desinfecção, ao curativo e à heparinização.

Os cateteres semi-implantáveis devem ser limpos ao redor do sítio de saída com gazes embebidas em álcool a 70% e o curativo deve ser trocado uma vez ao dia após o banho. Para manter a permeabilidade, quando este não estiver sendo utilizado, deve ser usada solução de heparina, que é trocada a cada 72h.

Durante a manipulação dos cateteres totalmente implantáveis, são necessários cuidados básicos, como lavar as mãos, usar luvas e fazer a anti-sepsia do local com álcool iodado. No momento de puncionar, a agulha deve estar em um ângulo de 90° e o reservatório mantido firme. Não sendo mais necessário o seu uso, o cateter deve ser lavado com 20mL de soro fisiológico e injetada solução de heparina (100UI/mL), na quantidade adequada. A troca de heparina deve ser a cada 14 a 21 dias.

COMPLICAÇÕES

A obtenção e a manutenção do acesso venoso central podem resultar em intercorrências sérias e muitas vezes fatais.

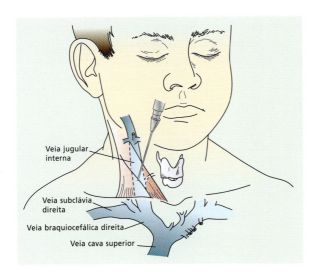

Figura 8.2 – Punção-cateterização percutânea da veia jugular interna. Observar que a inserção da agulha é no ápice do triângulo formado pelos feixes musculares esternal e clavicular do esternocleidomastóideo e a clavícula[1].

Complicações do Procedimento

Pneumotórax é uma complicação rara; a maioria não manifesta qualquer sintoma. Apesar dos graus variáveis de pneumotórax, eventualmente os pacientes desenvolvem pneumotórax sintomático, evidenciado por dor intensa, taquipnéia e angústia respiratória. Esses pacientes necessitam de descompressão urgente (drenagem torácica).

Hematoma mediastinal e hemotórax são complicações decorrentes da punção acidental das artérias, principalmente em pacientes com hipertensão arterial ou discrasias sangüíneas.

Embolia gasosa é uma complicação que pode ser prevenida com a colocação do paciente em posição de Trendelenburg no momento da punção e o perfeito ajuste das conexões do cateter, evitando a entrada de ar.

Embolia do cateter pode ser prevenida, desde que, sempre que houver alguma resistência durante a introdução do cateter, a agulha e o cateter sejam retirados juntos, evitando que ele seja cortado pela ponta da agulha, produzindo um êmbolo.

Erosão da veia pelos cateteres é uma complicação rara e ocorre principalmente quando a extremidade dos cateteres semi-rígidos é biselada ou seccionada para reduzir o seu comprimento. O fluxo sangüíneo turbulento também pode contribuir para a erosão dos cateteres através da parede venosa, o que pode levar ao tamponamento cardíaco.

Complicações da Manutenção dos Cateteres

Infecção

A colonização bacteriana no cateter é três a sete vezes mais comum que a septicemia. A utilização de pomadas antimicrobianas reduz a colonização por bactérias, mas tem o inconveniente de predispor à colonização por *Candida* sp.

Septicemia relacionada ao cateter tem sido ligada à introdução de microorganismos no momento da inserção do cateter, contaminação de soluções de nutrientes durante a sua preparação e infusão e contaminação do sítio de entrada do cateter. Em pacientes febris portadores de cateteres venosos, meticulosa avaliação inicial deve ser feita, com atenção para possíveis sítios ocultos de infecção. Culturas devem ser obtidas das vias do cateter e do sangue periférico. Deve-se realizar a palpação do trajeto subcutâneo do cateter para identificar a presença de infecção de túnel. Os germes mais comumente relacionados a infecções do cateter são as bactérias Gram-positivas (estafilococos), mas outras bactérias e agentes não bacterianos podem ser responsáveis por infecção, principalmente em pacientes neutropênicos (bacilos, corinebactérias, micobactérias atípicas, Gram-negativos e fungos). Terapia antibiótica empírica é iniciada, cobrindo Gram-negativos e estafilococos, até o resultado das culturas, quando o esquema antibiótico é adaptado. Em cateteres multilúmen, a infusão de antibióticos para tratamento deve ser alternada, pois a infecção pode estar restrita a uma das vias. Permanecendo sinais de bacteremia após 72h, em vigência de terapia apropriada ou quando fungos são identificados, indica-se a retirada do cateter.

Em cateteres de longa duração, a infecção do túnel subcutâneo e ao redor do reservatório na maioria das vezes indica a sua remoção.

Obstrução

Relacionada à utilização dos cateteres, ocorre principalmente pela presença de trombos. A implantação de cateteres em vasos de pequeno calibre e a presença de material estranho promovem a formação de fibrina, fibronectina e colágeno. Os depósitos de fibrina e/ou as aderências na parede do vaso são suficientes para ocluir a luz de um cateter de pequeno lúmen.

Trombose Venosa

Decorre da estase, hipercoagulabilidade e/ou lesão endotelial. Essa última é o principal fator contribuinte, sendo secundária à infusão de soluções hiperosmolares. Outros fatores também relacionados são: o calibre do cateter, o material e, principalmente, o tempo de permanência. Os maiores fatores de risco são a prematuridade, a utilização de nutrição parenteral total e o uso freqüente do cateter. A propagação do processo trombótico pode levar à síndrome da veia cava superior, ao trombo intra-atrial e à embolia pulmonar.

A síndrome da veia cava superior (SVCS) apresenta sinais bem estabelecidos e facilmente reconhecidos. Ocorrem pletora, edema e cianose da face, da região cervical e da porção superior do tronco, que se agrava com manobras que interferem no retorno venoso, como tosse, choro e decúbito supino. A mortalidade é significativa com o aparecimento de trombose concomitante da veia cava inferior. Pode ser diagnosticada por ecocardiografia (Fig. 8.3).

Raramente se suspeita de embolia pulmonar em crianças, mas ocorre com maior freqüência do que é diagnosticada. Manifesta-se por meio de dispnéia, taquipnéia, dor torácica, taquicardia e cianose de aparecimento súbito, não explicadas pela doença de base. A repetição desses episódios fortalece a suspeita.

O manejo das situações tromboembólicas, secundárias ao cateter, é feito por meio de substâncias trombolíticas. A estreptoquinase, a uroquinase e o ativador tecidual do plasminogênio (t-PA) são os agentes mais utilizados.

Estreptoquinase pode ser infundida sistemicamente na dose de 1.000U/kg em 10min, seguida de infusão contínua de 1.000 a 4.400U/kg/h. No entanto, a ausência de seletividade na lise dos coágulos eleva o

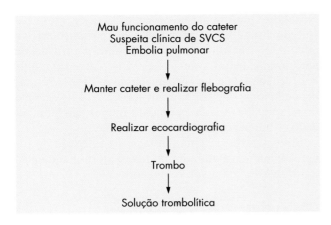

Figura 8.3 – Algoritmo do manejo de complicações tromboembólicas. SVCS = síndrome da veia cava superior.

risco de hemorragia grave. A utilização da técnica de infusão seletiva de baixa dose (50U/kg/h), liberada o mais próximo possível do local da trombose, pelo cateter, diminui os riscos de sangramento. Indica-se a suspensão da terapia trombolítica quando houver lise completa do coágulo, ausência de efeito em 24 a 48h e/ou progressão da trombose, hemorragia séria ou choque anafilático.

REFERÊNCIA BIBLIOGRÁFICA

1. ROWE, M. I.; O'NEILL Jr., J. A.; GROSFELD, J. L. et al. *Essentials of Pediatric Surgery*. St. Louis: Mosby, 1995. p. 138-151.

BIBLIOGRAFIA RECOMENDADA

FREY, A. M. Pediatric peripherally inserted central catheter program report: a summary of 4,536 catheter days. *J. Intraven. Nurs.*, v. 18, n. 6, p. 280-291, 1995.

KIM, J. H.; LEE, Y. S.; KIM, S. H.; LEE, S. K.; LIIM, M. K.; KIM, H. S. Does umbilical vein catheterization lead to portal venous thrombosis? Prospective US evaluation in 100 neonates. *Radiology*, v. 219, n. 3, p. 645-650, 2001.

LOISEL, D. B.; SMITH, M. M.; MACDONALD, M. G.; MARTIN, G. R. Intravenous access in newborn infants: impact of extended umbilical venous catheter use on requirement for peripheral venous line. *J. Perinatol.*, v. 16, n. 6, p. 461-466, 1996.

MACIEL, E. O.; GANDARA, C. A. T; CORREIA, C. C. et al. Cateteres de demora em pediatria: atualização e experiência no HSL. In: *Acta Medica HUP*. Periódicos Brasil, 1993. p. 575-588.

SCHAWARTZ, D. S.; GETTNER, P. A.; KONSTANTINO, M. M. et al. Umbilical venous catheterization and the risk of portal vein thrombosis. *J. Pediatr.*, v. 131, n. 5, p. 760-762, 1997.

CAPÍTULO 9

Acessos para Diálise

Elinês Oliva Maciel

Carlos André T. Gandara

A insuficiência renal pode ocorrer como complicação aguda de inúmeras doenças na infância ou significar a fase terminal da função do rim.

As técnicas de diálise (diálise peritoneal e hemodiálise) vieram revolucionar o tratamento dessas crianças, sendo considerados procedimentos seguros, quando bem indicados e executados.

DIÁLISE PERITONEAL

Diálise Peritoneal Aguda

Técnica de Acesso

A técnica de acesso temporário (Quadro 9.1) consiste na colocação de um cateter semi-rígido com a extremidade distal multiperfurada, por meio de uma punção infra-umbilical. Pelo fato de esses cateteres não possuírem *cuff*, que protege contra a entrada de bactérias, o risco de infecção aumenta significativamente com os dias de uso. Outras complicações incluem hemorragia intraperitoneal e perfuração de víscera oca.

Diálise Peritoneal de Demora

Técnica de Acesso

Os cateteres de demora são feitos de silicone com um ou dois *cuffs* de dracon e têm sua extremidade

---

QUADRO 9.1 – Acesso para diálise peritoneal aguda

- Esvaziamento vesical, com objetivo de evitar punção acidental
- Assepsia do abdome com solução degermante
- Anestesia local
- Determinação da zona de punção na linha média, no terço proximal entre a cicatriz umbilical e o púbis ou no bordo lateral do músculo reto abdominal, na linha que vai da cicatriz umbilical à crista ilíaca ântero-superior
- Punção com Angiocath® e infusão de 20 a 30mL/kg da solução de diálise
- Retirada do Angiocath®, incisão da pele e realização da punção com cateter especial para diálise peritoneal aguda (com estilete interno). O cateter é orientado para fossa ilíaca direita ou esquerda
- Retirada do estilete e fixação do cateter à pele com sutura ou curativo

---

QUADRO 9.2 – Acesso para diálise peritoneal de demora

- Colocação com técnica asséptica, no bloco cirúrgico
- Incisão infra-umbilical no mesmo local destinado ao cateter para diálise peritoneal aguda, com abertura do peritônio
- Omentectomia, se possível
- O cateter é colocado com o auxílio de uma pinça longa ou uma guia metálica rígida, de modo que a ponta ocupe o fundo de saco por detrás da bexiga. Pode ser colocado em direção ao ligamento inguinal esquerdo, entre a parede abdominal e as vísceras
- O peritônio é fechado com uma sutura em bolsa, a fim de evitar extravasamento de líquido. Alguns desses pontos são passados pelo primeiro *cuff* (profundo)
- O cateter é tunelizado por 4 a 6cm na parede do abdome (subaponeurótico e subcutâneo) e fixado. O segundo *cuff* deve ficar em posição subaponeurótica ou subcutânea

---

distal multiperfurada (cateter de Tenckhoff®). O silicone tem a vantagem de criar ao seu redor, no subcutâneo, um túnel de epitélio escamoso, aumentando a resistência à penetração de bactérias, e o *cuff* adere-se firmemente ao subcutâneo (em aproximadamente 30 dias), criando uma importante barreira mecânica com o mesmo fim e uma barreira ao vazamento ao redor do cateter (Quadro 9.2).

Cuidados com os Cateteres

Os cateteres peritoneais necessitam os mesmos cuidados dispensados às incisões cirúrgicas no pós-operatório recente. Os curativos devem ser diários, com soro fisiológico ou solução de iodopovidona a 1% no local de saída e na incisão. Após algumas semanas, o cateter pode ser mantido sem curativo. Deve-se evitar o uso de curativos impermeáveis e a mobilização do cateter no local de saída. Também é interessante informar aos pais quais os sinais de infecção do túnel.

Complicações dos Cateteres Peritoneais

Extravasamento de líquido no subcutâneo ocorre quando não é feita uma perfeita vedação do peritônio. O extravasamento propicia infecção bacteriana e retarda a cicatrização. A fim de evitar essa complicação, deve-se iniciar com pequenos volumes infundidos, aumentando-se progressivamente.

Obstrução do cateter pelo omento é a causa mais comum de mau fluxo desses cateteres; por isso têm-se indicado a omentectomia durante o procedimento de sua inserção. Outra causa de obstrução menos freqüente é o acúmulo de fibrina no lúmen, que pode estar associado a quadros de peritonite, sendo aconselhado o uso de heparina nos líquidos dialíticos. Uma vez obstruído o cateter, pode-se usar infusões de estreptoquinase ou uroquinase com o objetivo de dissolver a fibrina (Quadro 9.3).

46 ■ *Geral*

SEÇÃO 1

> **QUADRO 9.3 – Uso da estreptoquinase e da uroquinase**
>
> - *Estreptoquinase*
>   - Realizar teste para alergia à estreptoquinase com injeção intradérmica de 0,1mL de uma solução 100UI/mL. Aguardar 15min
>   - Diluir 750.000UI em 30 a 100mL de soro fisiológico
>   - Injetar o volume total pelo cateter peritoneal, que permanecerá clampeado por 2h. Então, testa-se o fluxo
>   - Se a drenagem ainda não for satisfatória, pode-se repetir o processo ou usar uroquinase
> - *Uroquinase*
>   - Diluem-se 50.000 a 75.000UI em 40mL de soro fisiológico e procede-se da mesma forma

Migração do cateter quando a ponta do cateter desloca-se de sua posição inicial, onde funcionava bem, para outra com fluxo insatisfatório. Nesses casos, ocorre a aderência do omento ou de outra víscera, devendo-se tentar a desobstrução. Em seguida, recolocar o cateter em sua posição ideal, pela passagem de uma guia mobilizando-o delicadamente sob fluoroscopia. Outras técnicas de reposicionamento podem ser usadas, como a peritonioscopia ou a abordagem cirúrgica videolaparoscópica.

Erosão do cuff ocorre nos cateteres com dois *cuffs*; o tratamento consiste na retirada do superficial.

Dor durante a infusão ocorre geralmente por aderência do omento à ponta do cateter ou em razão da pressão criada pelo líquido em estruturas vizinhas (como o reto, a bexiga, a vagina ou o cordão espermático). Normalmente necessita do reposicionamento do cateter para alívio do problema. Outras causas podem estar relacionadas, como o pH muito baixo ou a temperatura elevada do líquido infundido.

Hérnias Abdominais.

Infecções.

Complicações Infecciosas na Diálise Peritoneal

Infecção no local de saída do cateter é identificada pelo eritema e exsudato ao redor da saída do cateter, devendo-se afastar a possibilidade de infecção no túnel ou intraperitoneal associada. O tratamento inicial consiste em curativos duas vezes por dia com solução antimicrobiana. Se não obtiver sucesso, deve-se iniciar antibioticoterapia. Como geralmente essas infecções são causadas pelo *Staphylococcus (S.) epidermidis* ou *S. aureus*, os antibióticos de escolha são as cefalosporinas, a oxacilina ou a vancomicina. O tratamento deve ser mantido por duas semanas. Na eventualidade de não se obter resultado com o tratamento, deve-se retirar o *cuff* subcutâneo. Se não houver cura, o cateter deve ser retirado.

Infecção do túnel apresenta-se com dor, edema e eritema sobre o trajeto do cateter. Sinais sistêmicos, como febre, podem estar presentes e "mascarar" um quadro de peritonite. O risco de extensão da infecção para o peritônio e a pobre resposta à terapia antibiótica indicam a retirada do cateter e antibioticoterapia por duas a três semanas.

Peritonite apresenta-se como o turvamento do líquido de diálise e desconforto abdominal. O turvamento do líquido ocorre normalmente quando a contagem de leucócitos no líquido intraperitoneal é de mais de 100/mL, sendo um sinal precoce do problema. O diagnóstico laboratorial baseia-se na contagem de células brancas, no Gram e na cultura. Os germes mais freqüentemente relacionados a peritonite são as bactérias Gram-positivas (*S. epidermidis* e *S. aureus*), seguidas pelas Gram-negativas (*Escherichia coli*, *Pseudomonas* sp. e *Klebsiella* sp.) e os anaeróbios e fungos. O tratamento antibiótico desses casos deve ser iniciado rapidamente. Inicia-se com cefalosporina isolada ou associada a aminoglicosídeo. Outros esquemas antibióticos podem ser instituídos (vancomicina e aminoglicosídeos) como terapia empírica, antes de se ter o resultado da cultura. A via intraperitoneal também pode ser utilizada para administração dos antibióticos, pelo fato de prover altas concentrações peritoneais, ser de fácil acesso pelo cateter e de se conhecer a cinética unidirecional de muitos antibióticos, do peritônio para o plasma. A remoção do cateter só é necessária nos casos de peritonite complicada (infecção do túnel, bacteremia, peritonite persistente e abscesso cavitário) ou nos casos de infecção peritoneal por fungos.

HEMODIÁLISE

A partir do ano de 1960, com o surgimento dos *shunts* arteriovenosos, como o de Quinton-Scribner®, a hemodiálise tornou-se o método mais aceito para crianças com doença renal terminal.

Acessos Vasculares para Hemodiálise

Acesso Temporário

Utilizam-se cânulas de duplo lúmen, divididas por um septo interno e com orifícios de saída distantes entre si (cateter de Shiley), para evitar a recirculação. Coloca-se o cateter pela veia subclávia, mas a veia jugular interna e a veia femoral também podem ser utilizadas (Quadro 9.4).

A infecção é a complicação mais comum, apresentando-se com eritema e secreção no local ou episódios de febre e bacteremia decorrentes da contaminação da ponta do cateter. Nesse caso, o cateter deve ser retirado, administrados antibióticos e novo cateter deve ser colocado no lado contralateral.

A obstrução do cateter por elementos orgânicos leva a um fluxo insatisfatório, podendo utilizar-se a uroquinase, a estreptoquinase ou um fio guia flexível para desobstrução. Outra complicação possível é o deslocamento da ponta do cateter com mau funcionamento.

> **QUADRO 9.4 – Acesso temporário para hemodiálise (veia subclávia)**
>
> - Realizado no bloco cirúrgico, com técnica asséptica e radioscopia
> - Anestesia geral
> - O paciente é posicionado em decúbito dorsal, em Trendelenburg, com a cabeça levemente rotada para o lado oposto e com um coxim cilíndrico entre as escápulas
> - Utiliza-se a técnica de Seldinger para a colocação de cateteres infraclaviculares
> - Punção da veia e obtenção de fluxo fácil de sangue
> - A seringa é removida da agulha, tendo-se o cuidado de evitar a entrada de ar, e uma guia metálica é passada até a veia cava superior
> - Em pacientes com pele fina e tecido celular subcutâneo frouxo, o cateter pode ser passado pelo fio-guia facilmente até que a sua ponta se localize logo acima do átrio direito. Em crianças maiores, pode ser preciso o auxílio de um dilatador, antes da introdução do cateter. A localização da ponta do cateter por radiografia deve ser sempre realizada antes de sua fixação à pele
> - O cateter é fixado à pele com sutura, suas vias são heparinizadas e faz-se um curativo oclusivo

Complicações tardias incluem trombose e estenose da subclávia.

Acessos Permanentes

Fístulas arteriovenosas (FAV) permanecem como a melhor técnica para se obter um acesso vascular duradouro em crianças. São construídas geralmente entre a artéria radial e a veia cefálica, no braço não dominante. A utilização de técnicas microcirúrgicas permite a construção de FAV em crianças muito pequenas, com sucesso. Essas fístulas requerem um período de "amadurecimento", que pode variar de dois a seis meses. Suas principais complicações são fluxo insu-ficiente, trombose, isquemia e edema da mão, formação de pseudo-aneurisma, infecção e mais raramente insuficiência cardíaca congestiva.

Enxerto arteriovenoso (sem punção) consiste na colocação de um tubo em "T" de politetrafluoretileno (PTFE) inserido nos vasos do membro superior com uma extremidade para fora da pele, possibilitando o acesso sem punção. É muito útil em crianças pequenas, avessas às agulhas. Porém, os índices de trombose e infecção são maiores que nas FAV convencionais.

Permcaths® é um similar das cânulas de duplo lúmen construído em silicone e acrescido de um *cuff* de dracon, o que lhe dá boa durabilidade. É colocado pela veia subclávia ou jugular interna com o ponto de saída do cateter na parede anterior do tórax. Trombose, infecção e obstrução são as complicações mais comuns. Deve ser utilizado somente em pacientes em que as FAV não podem ser criadas.

BIBLIOGRAFIA RECOMENDADA

BELL, P. R. F.; VEITCH, P. S. Vascular access for hemodialysis. In: NISSENSON, A. R.; FINE, R.; GENTINE, D. (eds.). *Clinical Dialysis*. 2. ed. Englewood Cliffs: Prentice-Hall International, 1990. p. 26-44.

BLAGG, C. R. Acute complications associated with hemodialysis. In: MAHER, J. F. (ed.). *Replacement of Renal Function*. Klower, 1989. p. 750-771.

KOHAUT, E.; BRIYSON, W. F. Peritoneal dialysis in pediatric patients. In: NISSENSON, A. R.; FINE, R.; GENTINE, D. (eds.). *Clinical Dialysis*. 2. ed. Englewood Cliffs: Prentice-Hall International, 1990. p. 655-666.

PAGLIALONGA, F.; ESPOSITO, S.; EDEFONTI, A.; PRINCIPI, N. Catheter-related infections in children treated with hemodialysis. *Pediatr. Nephrol.*, v. 19, n. 12, p. 1324-1333, 2004.

RAJAS, R. M. Vascular access for hemodialysis. In: DAUGIRDAS, J. T.; ING, T. S. *Handbook of Dialysis*. Boston: Little Brown, 1988. p. 40-58.

WALSHE, J. J.; MORSE, G. D. Infectious complications of peritoneal dialysis. In: NISSENSON, A. R.; FINE, R.; GENTINE, D. *Clinical Dialysis*. 2. ed. Englewood Cliffs: Prentice-Hall International, 1990. p. 301-318.

SEÇÃO 1

CAPÍTULO 10

Traqueostomia

João Carlos Ketzer de Souza

CONCEITO

Procedimento operatório que tem como objetivo a criação de via aérea cirúrgica no nível da traquéia cervical. A entubação endotraqueal com tubos apropriados tem substituído a traqueostomia nos últimos anos.

A incidência de lesão traqueal associada à entubação prolongada tem diminuído acentuadamente. Essa melhora relaciona-se ao resultado direto de muitos fatores: tubos endotraqueais confeccionados com materiais menos irritativos e que evitam a aderência de muco, melhor conhecimento da fisiopatologia da inflamação e infecção causadas pelos tubos endotraqueais e outros. As crianças toleram a entubação endotraqueal prolongada por mais tempo do que os adultos. Modernas técnicas cirúrgicas relacionadas à via aérea (ressecção com laser, cricotireoidotomia, reconstrução laringotraqueal em um estágio) têm diminuído o número de traqueostomias realizadas.

INDICAÇÕES

- Para manter via aérea patente (ultrapassar obstrução de via aérea superior)
  - Anomalias congênitas da laringe ou traquéia (anomalias da laringe, como atresia, membrana, laringomalácia, anel vascular); anomalias craniofaciais (micrognatia grave); obstruções subglóticas (como estenose e hemangioma, paralisia bilateral de cordas vocais).
  - Corpos estranhos de via aérea alta causando insuficiência respiratória aguda, que não podem ser desalojados com as manobras de Heimlich.
  - Doenças inflamatórias da via aérea: epiglotite, traqueobronquite aguda, difteria, tétano.
  - Tumores ou lesões semelhantes a tumores orofaríngeos: linfangioma, teratoma.
- Na impossibilidade de se obter via aérea durante ressuscitação ou há contra-indicações formais à entubação (instabilidade da coluna cervical, fraturas da face, lesão de laringe e outras). Ideal, nesses casos, é o uso de cricotireoidotomia.
- Para permitir ventilação mecânica a longo prazo em casos de insuficiência respiratória prolongada.
  - Trauma maciço de tórax.
  - Lesão alta de medula espinhal.
  - Coma prolongado.
  - Doença neuromuscular.

- Para facilitar remoção de secreções (toalete brônquica).
  - Doença neuromuscular.
  - Paralisia dos músculos torácicos e diafragma.
  - Risco crônico de aspiração (dismotilidade orofaríngea grave).
  - Tosse inadequada por dor ou fraqueza.
  - Aspiração e inabilidade de lidar com as secreções.
  - Apnéia central.
- Como medida profilática.
  - Na preparação de procedimentos cirúrgicos extensos na cabeça e no pescoço.
- Para melhorar o conforto do paciente que está com tubo endotraqueal (TE).
- Trauma craniofacial.

CRICOTIREOIDOTOMIA

Utilizada quando se necessita de via aérea urgente e está contra-indicado o TE ou não se consegue realizá-lo.

A membrana cricotireóidea é superficial e facilmente acessível com mínima dissecção. O espaço entre as cartilagens tireóide e cricóide é o ponto de maior proximidade entre a pele e a via aérea. Somente pele, fáscia superficial e membrana cricotireóidea recobrem a via aérea nesse local. A desvantagem principal desse acesso relaciona-se ao pequeno tamanho da membrana e ao risco inerente às estruturas adjacentes (cone elástico, músculos cricotireóideos, artéria cricotireóidea central). Lesão causada à cartilagem, pelo bisturi ou por necrose de pressão, pode levar à pericondrite e possivelmente à estenose. Pela técnica de Seldinger, pode colocar-se um cateter pela membrana e seu pequeno diâmetro pode ser compensado por fluxo de oxigênio sob pressão (cateter Abbocath® 18 ou 16 e fluxo de oxigênio de 15L/min). Tempo aproximado de utilização: 30 a 45min.

Técnica

- Hiperextensão do pescoço e palpação da cartilagem cricóide.
- Mínima incisão horizontal é realizada acima do bordo superior da cartilagem cricóide (evita os vasos que correm junto ao bordo inferior).
- Após exposta a membrana, ela é puncionada na linha média.
- A punção é dirigida inferiormente, evitando trauma das cordas vocais verdadeiras.
- Instrumento de ponta romba é inserido na incisão com a finalidade de aumentar o diâmetro ou cateter sobre agulha.

TRAQUEOSTOMIA

Técnica Cirúrgica

- Entubação oral e ventilação adequada.

- Anestesia geral em sala cirúrgica.
- Hiperextensão do pescoço.
- Incisão cervical transversa no centro do triângulo de Jackson (entre a cartilagem cricóide e o nó esternal).
- Incisão vertical da fáscia cervical afastando os músculos esternotireóideos e esterno-hióideos lateralmente e a glândula tireóide superiormente. Cauterizar ou ligar a veia jugular anterior, se presente.
- Às vezes, pode ser necessária a ligadura ou cauterização do istmo da tireóide para ter acesso à parede anterior da traquéia.
- Incisão vertical na linha média da traquéia (entre o 3º e o 4º anel traqueal).
- Colocação de um ponto de fio inabsorvível em cada bordo traqueal, mantidos longos para fixação posterior na parede torácica (facilita a recolocação do tubo, caso ocorra decanulação inadvertida).
- Colocação de tubo de tamanho adequado (diâmetro e comprimento). O tubo endotraqueal é removido ao mesmo tempo em que a cânula de traqueostomia é inserida.
- A pele não deve ser aproximada ou aproximada frouxamente (risco de enfisema subcutâneo e pneumomediastino).
- Fixar o tubo em torno do pescoço apertando cadarço de traqueostomia com a cabeça fletida. A tensão ótima não está definida. Uma regra comum é apertar o suficiente que permita a passagem de um dedo abaixo do cadarço.
- Curativo com gaze úmida com iodóforo aquoso colocada entre a pele e as asas do tubo.
- Após sete dias, o tubo deve ser trocado por outro igual.

Dimensão das Cânulas

Os tubos devem ajustar-se à via aérea, tendo apropriado comprimento, diâmetro, curvatura, flexibilidade, radiopacidade e composição.

Deve ser usado o menor tubo possível. Como regra geral, o tubo deve ter 3/4 do diâmetro da traquéia. Tubos longos podem dobrar-se para frente e erosar a parede anterior da traquéia (muito próxima à artéria inominada). Tubos curtos podem comprimir a parede traqueal posterior, causando obstrução e ulceração.

A curvatura do tubo deve seguir a da traquéia, sendo concêntrica e colinear com ela. A avaliação da curvatura apropriada pode requerer radiografias da região cervical (A-P e lateral) e/ou broncoscopia.

Todas as cânulas de traqueostomia devem ter conexão universal (15mm) para permitir ventilação com balão ou ventilação mecânica.

As cânulas de traqueostomia devem ser 0,5mm mais largas do que o tubo orotraqueal apropriado ou 1mm mais largas do que o correto tubo nasotraqueal. Uma regra prática ensina que o diâmetro aproximado da cânula corresponde ao diâmetro do 5º dedo da mão da criança.

A numeração das cânulas varia de acordo com o tipo, a marca e o material de confecção. Em geral, as cânulas plásticas são numeradas de acordo com o diâmetro interno (DI) (em milímetros). As cânulas de silicone recebem a seguinte numeração: 1 (recém-nascido prematuro, DI: 3mm), 3 (recém-nascido a termo e lactentes, DI: 4mm), 4,5 (crianças maiores, DI: 5mm), 6 (adolescentes, DI: 7mm).

Composição das Cânulas

As cânulas de traqueostomia podem ser constituídas de metal (pouco utilizados atualmente), silicone (adaptam-se melhor à forma da via aérea e são mais flexíveis) e cloreto de polivinil (PVC). As cânulas mais utilizadas são as de Shiley® (Tabela 10.1) e Portex® (Tabela 10.2).

As cânulas neonatais têm o mesmo diâmetro interno e externo das cânulas pediátricas, mas são mais curtas.

Complicações

As principais complicações da traqueostomia na criança devem-se a:

- Realização de traqueostomia de urgência sem via aérea segura pré-operatoriamente. A única razão para não entubar previamente é a inabilidade de entubar.
- Uso de tubos de metal.
- Técnica inadequada com remoção de uma janela de tecido traqueal ou incisão estrelada (incisando os anéis traqueais acima e abaixo e lateralmente). Pode causar falta de suporte cartilaginoso.

Cuidados Pós-operatórios

- Observação constante.
- Umidificação e aquecimento do ar inspirado (evita formação de rolhas de muco).
- Irrigação com soro fisiológico (0,5 a 2mL) e sucção freqüente dentro do tubo (2/2h). Se a criança apresenta pouca secreção, indica-se o mínimo

TABELA 10.1 – Cânulas de Shiley®

DIÂMETRO INTERNO (mm)	DIÂMETRO EXTERNO (mm)	COMPRIMENTO (mm)
3 NEO	4,5	30
3,5 NEO	5,2	32
4 NEO	5,9	34
4,5 NEO	6,5	36
3 PED	4,5	39
3,5 PED	5,2	40
4 PED	5,9	41
4,5 PED	6,5	42
5 PED	7,1	44
5,5 PED	7,7	46

NEO = neonato; PED = pediátrico.

50 ■ Geral

TABELA 10.2 – Linha *Blue Line* da Portex®

DIÂMETRO INTERNO (mm)	DIÂMETRO EXTERNO (mm)
3	4,2
3,5	4,9
4	5,5
4,5	6,2
5	6,9
6	8,3

de sucções, pela manhã e à noite somente. A sucção deve ficar confinada ao comprimento do tubo (medir o comprimento do cateter até a ponta do tubo) para evitar ulceração traqueal e traqueíte e não ultrapassar mais de 15s. Indica-se a técnica limpa com o uso de cateteres limpos e não estéreis, luvas descartáveis ou mãos limpas lavadas antes do procedimento.

■ Hidratação adequada.

■ Mudanças freqüentes de decúbito.

■ Fisioterapia pulmonar.

■ Curativos diários com iodóforo aquoso, protegendo a pele do contato direto com asas do tubo de traqueostomia.

■ Trocar tubo a cada sete dias.

■ Trocar as fitas do tubo de traqueostomia quando sujas ou úmidas.

Decanulação

■ Aproximadamente 10% das crianças com traqueostomias realizadas a longo tempo (> 1 ano) podem sofrer significante colapso da cartilagem cricóide ou traqueomalácia periestomal após a decanulação. Nesses casos, é aconselhável completar a decanulação cirurgicamente com fechamento da fístula pele-traquéia e suspensão do anel cricóide.

■ Antes da decanulação, observar: se a criança não apresenta sinais de aspiração durante a alimentação ou quando toma líquidos; se a condição original já foi corrigida ou melhorada; se a oclusão do tubo com os dedos permite respiração adequada por meio da glote; se as radiografias de laringe e traquéia (cervical lateral), em uma criança temporariamente extubada, não mostram área de estenose; se existem alterações na via aérea (nariz, boca, faringe, laringe e árvore traqueobrônquica) e a necessidade de realizar laringotraqueobroncoscopia (checar se existe granulação supra-estomal, periestomal, epiglote, motilidade das cordas vocais, valéculas, seio piriforme, porção pós-cricóide da hipofaringe, ventrículos da laringe, comissura anterior, região intra-aritnóidea, subglote, traquéia e brônquios).

■ Decanulação propriamente dita: realiza-se bloqueio progressivo do lúmen do tubo (1/2 e, após, 3/4 do tubo) ou troca-se progressivamente o tubo por outros de diâmetros menores. Observação cuidadosa para qualquer sinal de desconforto respiratório. Também pode ser realizada durante a broncoscopia, observando-se a respiração espontânea e se existe obstáculo anatômico ou funcional no nível da via aérea. O processo de decanulação, se bem tolerado, é realizado durante 24 a 48h (dia e noite), o tubo removido e o estoma coberto por curativo compressivo estéril. É aconselhável o uso, pré e pós-decanulação, de esteróides e nebulizações com epinefrina.

■ Principais problemas encontrados na decanulação difícil: aumento do espaço morto (por isso é indicada a diminuição gradual do calibre do tubo traqueal), estenose traqueal acima do estoma (granuloma, retalho de tecido fibroso ou da parede traqueal anterior deslocada, traqueomalácia, edema laríngeo), movimentos diminuídos da corda vocal (diminuição do reflexo de abdução das cordas vocais pós-traqueostomia de longa data).

BIBLIOGRAFIA RECOMENDADA

ARENSMAN, R. M. Surgical management of the airway. In: GOLDSMITH, J. P.; KAROTKIN, E. H. (ed.). *Assisted Ventilation of Neonate*. Philadelphia: W.B. Saunders, 1981. p. 301-315.

HALLER, J. A. Tracheostomy in infants and young children. In: OTHERSEN JR., H. B. *The Pediatric Airway*. Philadelphia: W.B. Saunders, 1981. p. 181-185.

ILCE, Z.; CELAYIR, S.; TEKAND, G. T. et al. Tracheostomy in childhood: 20-years experience from a pediatric surgery clinic. *Pediatr. Int.*, v. 44, p. 306-309, 2002.

KREMER, B.; BOTOS-KREMER, A. I.; ECKEL, H. E.; SCHONDORFF, G. Indications, complications, and surgical techniques for pediatrics tracheostomies – an update. *J. Pediatr. Surg.*, v. 37, p. 1556-1562, 2002.

SHERMAN, J. M.; DAVIS, S.; ALBAMONTE-PETRICK, S. et al. Care of the child with a chronic tracheostomy. *Am. J. Respir. Crit. Care Med.*, v. 161, p. 297-308, 2000.

CAPÍTULO 11

Preparo do Recém-nascido para a Cirurgia

Elinês Oliva Maciel

Carlos André T. Gandara

INTRODUÇÃO

A cirurgia nos primeiros dias após o nascimento, na maioria dos casos, é indicada por doenças com risco de morte. Anomalias anatômicas podem causar: sintomas graves e precoces (hérnia diafragmática), não apresentar nenhum sintoma inicial e evoluir rapidamente para mudanças fisiopatológicas sérias (má rotação intestinal com volvo) ou ser assintomática, mas mesmo assim requerendo tratamento urgente (neuroblastoma).

Atualmente, pode-se diagnosticar anomalias congênitas em um período fetal muito precoce, graças à evolução técnica da ultra-sonografia. Isso permite planejar o momento, o local e o tipo de parto mais adequado à malformação detectada, uma vez que o meio de transporte mais apropriado e seguro para esses recém-nascidos (RN) é o útero materno.

Apesar das possibilidades de diagnóstico pré-natal, uma grande parcela dos RN que irá à cirurgia vai necessitar de transporte até um centro de referência. A remoção destes não é isenta de riscos, necessitando de uma equipe treinada, equipamentos adequados e cuidados especiais.

CUIDADOS COM O TRANSPORTE

O centro de cuidados intensivos neonatal que receberá o RN deve ser previamente comunicado sobre as condições clínicas deste, de maneira que possa preparar-se para a sua chegada. O pediatra que encaminha o paciente deve entrar em contato com o cirurgião pediátrico para planejar a transferência.

O preparo para o transporte depende dos problemas específicos do paciente, mas alguns princípios gerais devem ser observados (Quadro 11.1).

CONTROLE DA TEMPERATURA

O RN deve ser mantido aquecido a uma temperatura de 37°C para que as perdas calóricas sejam reduzidas ao mínimo (Quadro 11.2), o que requer um balanço preciso entre a produção e a perda de calor. A produção de calor já é maior no RN do que no adulto, por isso ele não é capaz de aumentá-la rapidamente

---

> **QUADRO 11.1 – Cuidados essenciais no transporte do recém-nascido**
>
> - Controle da temperatura
> - Manutenção da via aérea e controle de ventilação-oxigenação
> - Sondagem gástrica
> - Reposição hidroeletrolítica adequada
> - Medidas de controle de infecção
> - Cuidados específicos por doença

em resposta ao frio. A perda de calor ocorre mais rapidamente por muitas razões: a relação superfície corporal/peso é muito maior, a gordura subcutânea de isolamento é menor e o controle do fluxo sangüíneo cutâneo está prejudicado em razão da imaturidade do sistema nervoso simpático. Os prematuros têm desvantagens em ambos os processos.

A neutralidade térmica refere-se à temperatura ambiental na qual a atividade metabólica e o consumo de oxigênio necessários para manter a temperatura do corpo são mínimos, ou seja, a atividade metabólica está em seu estado basal. Desvios significativos da zona térmica neutra sobrecarregam os mecanismos compensatórios, já limitados no RN, e rapidamente levam à hipo ou à hipertermia. O resfriamento prolongado leva a uma maior necessidade de oxigênio pelos tecidos em razão do aumento da atividade metabólica para manter a temperatura. Isso resulta em exaustão da energia corporal armazenada e acúmulo de produtos metabólicos com acidose e hipóxia tecidual, levando à glicólise anaeróbica, que também contribui para acidose metabólica.

MANUTENÇÃO DA VIA AÉREA E CONTROLE DA VENTILAÇÃO-OXIGENAÇÃO

O RN possui vias aéreas de pequeno calibre. Dessa forma, qualquer edema discreto e pouca quantidade de secreção ocasiona comprometimento respiratório importante. O reflexo da tosse é pouco desenvolvido, sendo prejudicada a mobilização de secreções, necessitando aspirações freqüentes da via aérea. Em vigência de doenças obstrutivas da via aérea (atresia de coanas, tumores cervicais) ou nos casos de insuficiência respiratória aguda (hérnia diafragmática), a criança deve

---

> **QUADRO 11.2 – Medidas para controle térmico durante o transporte**
>
> - Transporte em incubadora portátil
> - Se esta não estiver disponível
>   - Envolver extremidades com algodão laminado
>   - Envolver o recém-nascido em papel-alumínio ou plástico
>   - Ter cuidado para não restringir os movimentos respiratórios

SEÇÃO 1

52 ■ *Geral*

ser entubada e, se necessário, ventilada. O uso de pressão positiva deve ser feito com cautela, particularmente em pacientes que apresentam outras doenças nas quais possa desenvolver-se pneumotórax hipertensivo (cistos pulmonares, hérnia diafragmática).

SONDAGEM GÁSTRICA

Deve ser realizada em todos os pacientes cirúrgicos que necessitam de transporte, a fim de evitar distensão abdominal, vômito e aspiração. A respiração é predominantemente diafragmática; dessa forma, qualquer aumento abdominal pode prejudicar a ventilação. Pelo fato de os RN serem respiradores nasais, o uso de sonda nasogástrica diminui significativamente a via aérea. Como é necessário o uso de sondas de grande calibre (8 ou 10Fr), dá-se preferência pela via orogástrica.

REPOSIÇÃO HIDROELETROLÍTICA

Em percursos de pequena distância, nas primeiras 24h de vida e sem perda evidente de líquido, a reposição é dispensável. Em distâncias maiores e/ou perdas evidentes de líquido (obstrução intestinal, onfalocele, gastrosquise), existe a necessidade de um bom acesso venoso com reposição adequada de líquidos, glicose e eletrólitos.

A criança instável, com descompensação respiratória, choque hipovolêmico ou acidose, deve ser ressuscitada antes da transferência, embora a correção completa dessas anormalidades possa ser impossível.

MEDIDAS DE CONTROLE DE INFECÇÃO

O manuseio do RN deve incluir cuidados para prevenir infecções (Quadro 11.3).

Cuidados Específicos por Doença

Existem grupos de doenças que necessitam manejo individual e adequado para evitar o agravamento durante o transporte. As mais freqüentes são:

- Atresia de esôfago.
  - Posicionar o RN semi-sentado, para evitar pneumonite química (fístula distal).
  - Posição de Trendelenburg (atresia sem fístula).
  - Sonda naso ou oroesofágica em aspiração intermitente, para evitar aspiração.

- Hérnia diafragmática.
  - Entubação traqueal: a ventilação por máscara é contra-indicada por aumentar a compressão pulmonar, em razão da distensão gasosa do estômago.
  - Ventilação mecânica, se necessária.
  - Sonda gástrica em aspiração.
- Onfalocele e gastrosquise.
  - Cobrir a herniação com compressas esterilizadas secas e envolvê-las com papel-alumínio ou plástico.
  - Sonda gástrica.
  - Na onfalocele rota e gastrosquise, o aporte hídrico deve ser maior (120 a 180mL/kg/dia).
  - Avaliar o intestino herniado na gastrosquise para descartar a possibilidade de estrangulamento. Se as vísceras estiverem com sofrimento vascular, deve-se aumentar o anel imediatamente.
- Obstrução intestinal.
  - Sonda gástrica.
  - Restabelecer o equilíbrio hidroeletrolítico.
- Higroma cístico.
  - Entubação em caso de comprometimento de vias aéreas.
- Teratoma sacrococcígeo.
  - Posição de decúbito ventral para o transporte.
- Válvula de uretra posterior.
  - Sondagem vesical para manter o fluxo urinário livre.
- Extrofia de bexiga.
  - Proteção da placa vesical com plástico esterilizado.
  - Retirar o *cord-clamp* para evitar lesão da mucosa.

Cuidados Pré-operatórios

O objetivo do preparo pré-operatório é diminuir o risco cirúrgico e melhorar o prognóstico.

Uma completa avaliação dos parâmetros fisiológicos do RN e sua correção, quando possível, são fundamentais. Ao contrário da impressão geral, os RN toleram muito bem cirurgias de grande porte, desde que suas necessidades e limitações sejam bem manejadas.

QUADRO 11.3 – Medidas de prevenção de infecção

- Lavagem das mãos e, em casos especiais, o uso de luvas esterilizadas (onfalocele, gastrosquise)
- Cuidados de higiene do coto umbilical
- Envolver o recém-nascido em campos esterilizados durante o transporte
- Uso de material esterilizado
- Antibioticoterapia adequada no pré-operatório

QUADRO 11.4 – Rotina de cuidados pré-operatórios

- História e exame físico
- Hemograma, provas de coagulação
- Eletrólitos
- Gasometria arterial (quando necessária)
- Tipagem sangüínea e reserva de glóbulos, plaquetas e plasma
- Exames radiológicos para complementação diagnóstica
- Vitamina K, 1mg, por via intramuscular
- Antibioticoterapia na maioria dos casos
- Acesso venoso confiável

Uma rotina de avaliação pré-operatória deve ser seguida, variando de acordo com a urgência da cirurgia (Quadro 11.4).

ORIENTAÇÃO PARA OS PAIS

É essencial que o cirurgião responsável explique com clareza o problema e a cirurgia proposta para os pais, de maneira que eles possam compreender. Quando houver um diagnóstico pré-natal, o ideal é que realizem uma consulta pré-natal com o cirurgião para serem informados sobre o prognóstico de determinadas malformações, a possibilidade de correção, de seqüelas e o tempo provável de hospitalização.

BIBLIOGRAFIA RECOMENDADA

LEAPE, L. L. *Patient Care in Pediatric Surgery*. Boston: Little Brown, 1987. p. 5-22.

MACIEL, E. O.; GANDARA, C. A. T.; ALEMEIDA, S. G. et al. Diagnóstico e manejo inicial do recém-nascido cirúrgico. *Acta Medica HUP*. Periódicos Brasil, 1991. p. 486-504.

PURI, P. Transport of the sick neonate. In: *Pediatric Surgery*. Oxford: Butterworth-Heinemann, 1996. p. 38-41.

Seção 2

Tumores

12	Tumores Renais Primários	57
13	Neuroblastoma	73
14	Rabdomiossarcoma	83
15	Rabdomiossarcoma Geniturinário	90
16	Tumores Benignos do Fígado	94
17	Tumores Malignos do Fígado	102
18	Linfoma Abdominal Não-Hodgkin	111
19	Teratomas	116
20	Carcinoma de Tireóide	123
21	Tumores do Testículo	127
22	Tumores Neoplásicos de Ovário na Criança e na Adolescente	134
23	Tumores Adrenocorticais	142

CAPÍTULO 12

Tumores Renais Primários

João Carlos Ketzer de Souza
Mário Rafael Carbonera

CLASSIFICAÇÃO

- Tumor de Wilms (85 a 90%).
- Sarcoma de células claras.
- Tumor rabdóide.
- Outros tumores.
  - Linfoma renal.
  - Carcinoma de células renais.
  - Tumor neuroectodérmico periférico primário de rim.
  - Outros.

TUMOR DE WILMS (NEFROBLASTOMA)

Conceito

Tumor embrionário maligno derivado do blastema metanéfrico e composto pelos seguintes elementos celulares no seu tipo clássico (trifásico): blastema, estroma e epitélio. Pode conter também, em proporções variadas, duas ou somente uma dessas três linhas celulares. Se um dos componentes ocupa 2/3 ou mais do tumor, ele é designado conforme o tipo predominante. O tipo blastematoso é mais agressivo e o epitelial o menos agressivo. Tumores de Wilms apresentam grande diversidade histológica e de diferenciação.

Epidemiologia

- Prevalência: 1:10.000 crianças entre 0 e 15 anos de idade.
- É o tumor renal e intra-abdominal mais comum em crianças.
- Corresponde a 5 a 6% das neoplasias malignas da criança.
- Mesma predisposição sexual ou leve predominância pelo sexo feminino (1,1 a 1,2F:1M).
- Aproximadamente 75% ocorrem em crianças menores de cinco anos de idade, com pico de incidência entre dois e três anos.
- Média de idade no diagnóstico é de 36 meses no sexo masculino, 43 meses no sexo feminino. No Wilms bilateral é de 23 meses no sexo masculino e 30 meses no sexo feminino.

- Muito raro nos recém-nascidos (0,16% dos tumores de Wilms).
- Cinco a sete por cento são bilaterais. Sincrônicos (85%) e metacrônicos (15%). Pacientes com tumores bilaterais costumam ser mais jovens ao diagnóstico (25 meses).
- Existe uma forte associação entre Wilms, anomalias congênitas, síndromes de hipercrescimento somático pré-natal e pós-natal excessivo e síndromes de não-hipercrescimento. A idade diagnóstica, nesses casos, costuma ser menor.
  As mais comuns são: aniridia esporádica (0,75 a 1,1%), hemi-hipertrofia que parece ser uma forma frustrada da síndrome de Beckwith-Wiedemann (2 a 2,5%), malformações geniturinárias (4 a 8%): hipospádia, criptorquidia, disgenesia gonadal, rim em ferradura, duplicação do sistema pielocalicial, displasia renal e síndromes em geral: Beckwith-Wiedemann (macrossomia, macroglossia, onfalocele, hérnia umbilical, hipoglicemia neonatal), Klippel-Trenaunay, Denys-Drash (Wilms, intersexo, nefropatia), WAGR (Wilms, aniridia, malformações geniturinárias, retardo mental), neurofibromatose.
- Aniridia é uma malformação congênita rara na população em geral (1:5.500). É mais freqüente nas crianças com tumores de Wilms (9:1.000). O risco de tumor de Wilms é nitidamente aumentado na forma esporádica e maior se associada a outras malformações congênitas.
- A bilateralidade, nos casos de hemi-hipertrofia associada a Wilms, aumenta para 16%.
- Nas anormalidades geniturinárias, a bilateralidade do Wilms é de 23% e a média de idade no momento do diagnóstico é de 31 meses.
- Freqüência e idade diagnóstica nos tumores de histologia desfavorável,
  - Anaplasia: (4,5 a 5%): pico aos 5 anos de idade.
  - Sarcoma de células claras: 5,5%; pico igual ao do tumor Wilms de histologia favorável.
  - Tumor rabdóide do rim: 1,8 a 2%; pico aos 13 meses de idade.
  - Atualmente, os subtipos sarcomatosos (sarcoma de células claras e tumor rabdóide) não são considerados como variantes do Wilms. São tumores renais malignos distintos.
  - Tumores anaplásicos são uma variante histopatológica do nefroblastoma, caracterizando a histologia desfavorável. Aproximadamente 12% apresentam metástases hematogênicas ao diagnóstico. Mais de 80% do estádio IV têm metástases pulmonares, sendo a maioria das recidivas também pulmonares.

Histopatologia

As classificações histológicas definidas pelo National Wilms Tumor Study (NWTS) e pela Societé Internationale d'Oncologie Pediatrique (SIOP) diferem porque os protocolos do SIOP usam quimioterapia pré-operatória, refletindo alterações por ela induzidas.

A *classificação histológica do NWTS* baseia-se em dois grandes grupos: histologia favorável e histologia desfavorável.

São tumores friáveis, circunscritos por pseudocápsula, apresentando freqüentes áreas com hemorragia e necrose, que dão o aspecto de córtex cerebral (Fig. 12.1). A presença de septos fibrosos divide o tumor em nódulos. Caracterizam-se por uma grande variedade histológica. O padrão celular tradicional costuma ser trifásico, mimetizando o desenvolvimento normal do rim (blastema, estroma e epitélio), mas podem ter padrões bifásicos (blastema e estroma), ou só de um componente (monofásico). Os patologistas são encorajados a quantificar, percentualmente, os diferentes componentes (alterações regressivas, blastema, epitélio e estroma).

Anaplasia é rara nos dois primeiros anos de vida, mas aumenta para 13% em pacientes com cinco ou mais anos de idade. O padrão anaplásico caracteriza-se por presença de figuras mitóticas atípicas hiperdiplóides, aumento do volume nuclear atingindo três vezes ou mais o diâmetro nuclear de células adjacentes do mesmo tipo e hipercromasia do núcleo (pelo aumento do número de cromossomos). Todos esses critérios devem estar presentes. Atualmente, acredita-se que o local da anaplasia é mais importante do que sua quantidade.

Após quimioterapia alguns tumores tornam-se completamente ou quase totalmente necróticos. No entanto, outros tumores pouco se alteram. Muitos parecem maturar-se, com perda dos elementos mais imaturos (blastema), tornando mais óbvias estruturas diferenciadas. A anaplasia não é eliminada ou induzida por quimioterapia prévia.

Segundo os critérios de Beckwith e Palmer, deve haver, pelo menos, 2/3 de um componente do tumor para ele ser classificado corretamente.

A quantidade de necrose, alterações regressivas secundárias à quimioterapia (QT) e a presença de blastema pós-QT estão associados ao prognóstico. Com base nesses aspectos, os critérios foram modificados para determinados subtipos.

Se as alterações regressivas secundárias à QT perfazem menos que 2/3 da massa tumoral, o tipo histológico predominante deve ser determinado e subclassificado como tipo blastematoso, epitelial, ou estromático. Se não houver componente predominante, será misto.

Classificação com Base no Risco Histológico

A SIOP faz a classificação com base no risco histológico da seguinte forma:

1. Tumores de baixo risco: nefroma mesoblástico, nefroblastoma cístico parcialmente diferenciado, nefroblastoma completamente necrótico. Serão vistos posteriormente.
2. Tumores de risco intermediário: nefroblastoma com predomínio epitelial, com predomínio de estroma, misto, regressivo, anaplasia focal.
   Se as alterações regressivas secundárias à QT perfazem mais que 2/3 da massa tumoral: tipo regressivo.
   ■ Nefroblastoma tipo epitelial: critérios histológicos.
   A porção de tumor viável deve corresponder a mais de 1/3 da massa tumoral.
   – Pelo menos 2/3 do tumor viável devem ser constituídos por estruturas epiteliais.
   – O resto do tumor deve ser constituído pelo componente estromático.
   – Pode haver focos esparsos de blastema (< 10% do tumor).
   A presença de anaplasia classifica o tumor como anaplásico, mesmo se o tipo histológico for completamente epitelial. O tipo epitelial geralmente ocorre em crianças menores (idade média: 9 meses) e 80% pertencem ao estádio I.
   ■ Nefroblastoma tipo estromático: critérios histológicos.
   Subtipo onde há predomínio do componente estromático (exemplo: tipo rabdomiomatoso fetal).
   – A porção de tumor viável deve corresponder a mais que 1/3 da massa tumoral.
   – Pelo menos 2/3 do tumor viável devem ser constituídos por componentes estromáticos.
   – O resto do tumor deve ser constituído pelo componente epitelial.
   – Pode haver focos esparsos de blastema (< 10% do tumor).
   ■ Nefroblastoma tipo misto: critérios histológicos. Subtipo onde nenhum dos componentes do tumor viável é predominante.
   – A porção de tumor viável deve corresponder a mais que 1/3 da massa tumoral.

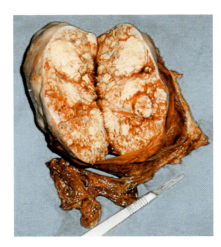

Figura 12.1 – Superfície de corte de um nefroblastoma. Notar o aspecto de córtex cerebral e os nódulos.

– O tumor viável é constituído por elementos epiteliais e/ou blastematosos e/ou estromáticos, mas nenhum ocupa mais que 2/3 do tumor viável.
■ Nefroblastoma tipo regressivo: critérios histológicos.
Alterações secundárias à QT perfazem mais que 2/3 da massa tumoral. A quantificação deve ser macro e microscópica, portanto, não se deve deixar de representar áreas regressivas/necróticas.
– 2/3 da massa tumoral com alterações regressivas secundárias à QT e/ou necrose.
– O tumor viável pode conter qualquer dos três componentes histológicos dos nefroblastomas. A aparência típica do nefroblastoma *tratado* consiste em uma mistura de necrose, estroma fibromixóide esclerótico e hemorragia.
■ Nefroblastoma com anaplasia focal: ver "Tumor de Wilms Anaplásico", adiante.
3. Tumores de alto risco: anaplasia difusa, predomínio blastematoso.
■ Nefroblastoma tipo blastematoso: critérios histológicos.
Tumores com componente blastematoso resistente ao tratamento QT apresentam pior prognóstico. Portanto, só estão incluídos nessa categoria após a realização de QT. Se a cirurgia foi realizada antes da QT, passam a ser classificados como intermediários.
– A porção do tumor viável deve corresponder a mais de 1/3 da massa tumoral.
– Pelo menos 2/3 do tumor viável devem ser constituídos por blastema.
– Os outros componentes podem estar presentes em quantidades variáveis.
Os elementos blastematosos são células redondas indiferenciadas sem evidências de diferenciação epitelial ou estromática.
■ Nefroblastoma com anaplasia difusa: ver "Tumor de Wilms Anaplásico", adiante.

Fatores Genéticos

■ O tumor de Wilms costuma exibir deleções cromossômicas específicas, sugerindo que a ausência de material genético possa contribuir para o desenvolvimento ou progressão do tumor. Os genes supressores *WT1* (localizado no loco 11p13) e *WT2* (localizado no loco 11p15.5) têm demonstrado exibir influência no desenvolvimento de alguns tumores de Wilms. A perda da heterozigose (LOH) no cromossomo 16q tem sido encontrada em 17 a 20% e no cromossomo 1p em 11% dos casos de tumor de Wilms e é relacionada com pior prognóstico. Indica comportamento mais agressivo, não estando associado a anaplasia. Os genes supressores *WT1* mostram associação com a síndrome WAGR (Wilms, aniridia, anormalidades geniturinárias, retardo mental), anormalidades geniturinárias e síndrome Denys-Drash,
■ O gene *WT1* sofre mutação em 10% dos tumores de Wilms.
■ Alterações no 11p são observadas em 40 a 50% dos tumores.
■ Mutações no gene supressor *p53* são observadas em uma minoria de tumores (10%) e são associadas a anaplasia.
■ Recentes avanços na citogenética sugerem que pode haver uma forma hereditária e outra não-hereditária (esporádica) de tumor de Wilms com base na inativação de um gene supressor de tumor.

Inicialmente, pensou-se na hipótese dos dois eventos mutacionais independentes de Knudson e Strong, proposta no desenvolvimento do retinoblastoma.

Na forma hereditária (20% dos casos), a primeira mutação ocorreria na célula germinativa (pré-zigótica) e a segunda mutação em célula somática (pós-zigótica). A forma hereditária é mais comum em pacientes mais jovens, com aniridia, anomalias geniturinárias, doença bilateral e casos familiares.

Na forma esporádica, ambas as mutações seriam somáticas (pós-zigóticas) em uma célula simples. Exemplo: hemi-hipertrofia.

Entretanto, diversas observações sugeriram que o desenvolvimento de um tumor de Wilms é mais complexo e, provavelmente, envolve mais do que uma simples inativação de um simples loco genético.

Tumorigênese

O desenvolvimento do rim definitivo inicia com o broto ureteral (que se desenvolve em ureter e ductos coletores) movendo-se em direção ao blastema metanéfrico. Em uma interação de duas vias, o blastema induz o broto ureteral a ramificar-se e o broto induz o blastema a condensar-se e começar a se diferenciar. As células do blastema metanéfrico são habitualmente induzidas a se diferenciarem em células epiteliais (que vão formar os néfrons maduros), ou células do estroma (que vão formar o tecido conetivo). Aquelas células que não são induzidas a se diferenciar sofrem apoptose (morte celular programada) (Fig. 12.2). Para o desenvolvimento do nefroblastoma, algumas células do blastema devem

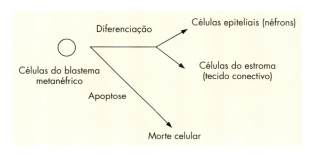

Figura 12.2 – Desenvolvimento normal do rim. As células não induzidas a se diferenciarem sofrem morte celular programada (apoptose).

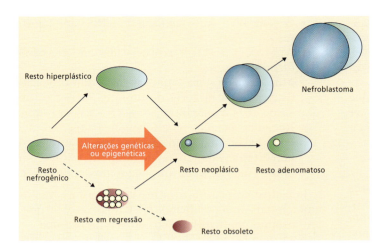

Figura 12.3 – Desenvolvimento de um nefroblastoma. Algumas células do blastema renal podem persistir e formar restos nefrogênicos. Esses restos podem regredir ou permanecer dormentes. Outros podem proliferar e formar restos hiperplásticos. Qualquer tipo de resto pode sofrer alterações genéticas ou epigenéticas e tornar-se um resto neoplásico.

persistir para formar restos nefrogênicos. A maioria dessas células torna-se dormente ou regride, mas algumas podem se proliferar, sofrendo alterações genéticas ou epigenéticas e formando restos neoplásicos. Esses restos podem se proliferar, formando uma lesão benigna (resto adenomatoso), ou um tumor maligno (nefroblastoma) (Fig. 12.3).

Quadro Clínico

- Massa abdominal assintomática descoberta durante o banho pelos pais ou consulta pediátrica de rotina. Massa volumosa de flanco e região lombar, superfície lisa, consistência firme, indolor, relativamente imóvel, em geral não atravessando a linha média (Fig. 12.4). Presente em 80 a 85% dos casos.
- Hipertensão arterial em 25 a 50%. Causada pela produção intratumoral de renina pelas células bem diferenciadas do tumor ou compressão extrínseca direta do tumor sobre a artéria renal com desencadeamento do sistema renina-angiotensina.
- Dor abdominal em 35% dos casos.
- Hematúria macroscópica em 15 a 25%. Descrita em aproximadamente 85% dos casos de tumores que envolvem a pelve renal.
- Febre em 20%.
- Ocasionalmente pode ocorrer dor abdominal, febre e anemia provocada por necrose tumoral com sangramento intratumoral ou subcapsular.
- Extensão intravascular pode ocasionar sopro cardíaco, hepatoesplenomegalia, ascite, veias abdominais proeminentes, varicocele e metástases gonadais.
- Outras associações: doença de von Willebrand adquirida, hipercalcemia (tumor rabdóide e nefroma mesoblástico), aumento da secreção do ACTH e aumento da eritropoetina.

Investigação Diagnóstica

- História e exame físico.
- Exames laboratoriais: hemograma, plaquetas, provas de coagulação, exame comum de urina, uréia, creatinina, eletrólitos, transaminases, fosfatase alcalina, bilirrubinas.
- Urografia excretória (pouco utilizada atualmente): determina a função renal, demonstra distorção de cálices e pelve e alterações do contorno renal. Não visualização do rim ocorre em 20% dos casos e as causas prováveis são: rim completamente substituído pelo tumor, invasão pelve-ureteral e oclusão da veia renal.
- Radiografias de tórax (AP, lateral e oblíquo bilateral): detectam metástases pulmonares.
- Tomografia computadorizada de tórax: pouco usada na pesquisa de metástases. Seu uso é controverso porque lesões não-visíveis em radiografia e vistas em tomografia computadorizada são difíceis de interpretar. Indicada quando existem dúvidas na radiografia de tórax e para planejamento de ressecção de metástases pulmonares.
- Radiografias de abdome (decúbito dorsal e lateral): tumor retroperitoneal com deslocamento me-

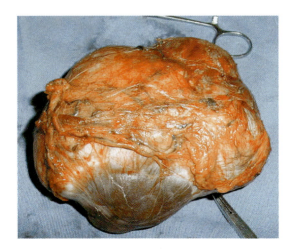

Figura 12.4 – Aspecto macroscópico do tumor de Wilms, mostrando sua superfície externa lisa e porção renal sem tumor.

dial e anterior das alças intestinais. Calcificações lineares periféricas tipo casca de ovo podem ser vistas em 10 a 15%.

- Ultra-sonografia abdominal com e sem Doppler: informa sobre a origem da massa (renal ou extra-renal), consistência do tumor (cístico ou sólido), invasão ou trombo tumoral livre ou aderente na veia renal, cava inferior, átrio direito, aspecto do fígado, se os linfonodos regionais estão aumentados e morfologia do rim contralateral. Realizar medida tridimensional do tumor.
- Tomografia computadorizada abdominal com contraste intravenoso e oral: substituta atual da urografia. Delineia órgão de origem, extensão anatômica local do tumor, aspecto do fígado, se o rim contralateral é funcionante, se não tem doença bilateral e se tem linfonodos aumentados. Geralmente necessita de anestesia geral e apresenta sensibilidade diminuída na criança por ter menos gordura retroperitoneal.
- Ressonância nuclear magnética (RNM): ainda pouco usada no Wilms. É o melhor exame para estudar invasão vascular, incluindo extensão intracardíaca. Suas desvantagens são: alto custo e necessidade de anestesia geral.
- Venocavografia: exame sensível para estudar extensão em cava inferior. Solicitar quando existe forte suspeita de comprometimento pré-operatório. Pouco utilizada atualmente.
- Ecocardiografia: se há suspeita de trombo tumoral estendendo-se ao átrio direito e sempre que for necessário o uso de adriamicina.
- Biópsia pré-operatória por agulha grossa (Tru-cut) orientada por ultra-sonografia: temos usado em todos os casos que serão submetidos à quimioterapia prévia, exceto se há suspeita de hemorragia ou ruptura e em tumores totalmente císticos.

Estadiamento

Sistema de estadiamento do National Wilms Tumor Study (NWTS-5). Estadiamentos clínico, cirúrgico e patológico.

- Estádio I: tumor confinado ao rim e completamente excisado. A superfície da cápsula renal está intacta. A cápsula renal ou pseudocápsula pode estar infiltrada pelo tumor, mas ele não foi rompido antes ou durante a remoção. Não há tumor residual aparente além das margens de ressecção. Vasos do seio renal não estão comprometidos. Pequena invasão dos tecidos moles do seio renal é aceitável se a margem medial do seio estiver limpa. Aspiração prévia com agulha fina é aceitável. O seio renal corresponde à área do hilo renal ocupada pela pelve renal, vasos renais e gordura. Junto ao seio, o córtex renal perde sua cápsula fibrosa.
- Estádio II: tumor estende-se além do rim, mas foi completamente excisado. Extensão regional

do tumor (penetração através da superfície da cápsula, invasão extensa dos tecidos moles do seio renal, mas sem invasão da margem medial, comprometimento dos vasos do seio). Vasos sangüíneos extra-renais podem estar infiltrados ou contêm trombo tumoral não-aderente. O tumor foi biopsiado, sofreu biópsia por agulha grossa ou ruptura localizada, que se presente está confinada ao flanco ipsilateral. Não há tumor residual aparente no local ou além das margens de ressecção. Nenhum gânglio está comprometido.

- Estádio III: tumor residual não hematogênico (macro ou microscópico) confinado ao abdome. Qualquer um ou mais dos seguintes podem ser observados: comprometimento de linfonodos, contaminação peritoneal difusa (além do flanco, antes ou durante a cirurgia), penetração tumoral através da superfície peritoneal, implantes peritoneais, tumor residual macro ou microscópico permanecendo nas margens ou além das margens de ressecção cirúrgica, tumor incompletamente ressecado por causa da infiltração local em estruturas vitais, ruptura tumoral traumática intra-operatória, presença de fluido peritoneal sanguinolento causada por ruptura pré-operatória, presença de invasão tumoral na parede dos vasos sangüíneos (trombo aderente).
- Estádio IV: metástases hematogênicas são observadas nos pulmões, fígado, ossos e cérebro, ou metástases em linfonodos além da região abdominopélvica (mediastino).
- Estádio V: doença bilateral ao diagnóstico. Tumores em cada rim devem ser separadamente subestadiados de I a IV.

Sistema de Estadiamento da Societé Internationale d'Oncologie Pediatrique/2001

- Estádio I: tumor limitado ao rim ou envolto por pseudocápsula fibrosa quando fora dos contornos normais do rim. A cápsula renal ou pseudocápsula pode estar infiltrada pelo tumor, mas não ultrapassada por ele. Margens cirúrgicas devem estar livres. Tumor completamente ressecado. O tumor pode fazer protrusão na pelve ou ureter, sem invadir suas paredes. Os vasos do seio renal não estão envolvidos. Pode haver envolvimento de vasos intra-renais. Aspiração por agulha fina ou biópsia percutânea (Tru-cut) não mudam o estadiamento do tumor, mas as dimensões da agulha devem ser mencionadas ao patologista. A presença de tumor necrótico ou de transformações induzidas pela QT no seio renal e/ou na gordura perirrenal não são motivos para elevar o estádio do tumor, pois foram completamente ressecados e não atingiram as margens.
- Estádio II: o tumor estende-se além do rim ou transpõe a cápsula e/ou pseudocápsula, infiltrando

62 ■ *Tumores*

gordura perirrenal, mas foi completamente ressecado (margens livres). O tumor infiltra o seio renal e/ou invade vasos sangüíneos e linfáticos fora do parênquima renal, mas foi completamente ressecado. O tumor infiltra órgãos adjacentes ou veia cava, mas foi completamente ressecado.

■ Estádio III: tumor residual confinado ao abdome. Ressecção incompleta do tumor que se estende além das margens (restos pós-operatórios macro ou microscópicos), envolvimento de linfonodos abdominais, ruptura tumoral pré ou intra-operatória, infiltração tumoral na cavidade peritoneal, implantes tumorais na superfície peritoneal, trombo tumoral presente na margem de ressecção de veias ou ureter seccionado, fragmentado, ou segmentado pelo cirurgião, tumor submetido à biópsia em cunha antes da QT pré-operatória ou cirurgia. A presença de tumor necrótico ou de transformações induzidas pela QT em um linfonodo ou nas margens cirúrgicas é considerada como prova de neoplasia prévia com restos microscópicos, portanto o tumor é considerado como estádio III (devido à possibilidade de existir tumor viável adjacente ao linfonodo ou além da margem cirúrgica).

■ Estádio IV: metástases hematogênicas a distância (pulmões, fígado, ossos, cérebro e outras), ou metástases para linfonodos além da região abdominoperineal.

■ Estádio V: tumores bilaterais ao diagnóstico. Cada lado deve ser subclassificado separadamente.

Tratamentos Cirúrgico e Quimioterápico

■ Objetivos do cirurgião: ressecar completamente o tecido tumoral viável e determinar o estadiamento cirúrgico.

■ Laparotomia transversa supra-umbilical estendendo-se do flanco (no nível da linha axilar média no lado do tumor) ao bordo externo do músculo reto abdominal contralateral (linha axilar anterior no lado contralateral). Se envolvimento intravascular foi identificado pré-operatoriamente: laparotomia mediana. Esse ponto parece ser discutível, dependendo da experiência e preferência do cirurgião. Se o tumor estiver situado em pólo superior e for muito extenso: incisão toracoabdominal pode ser necessária.

■ O rim contralateral deve ser examinado antes da ressecção do tumor primário. A fáscia de Gerota é incisada para que inspeção visual e palpação das superfícies anterior e posterior possam ser efetuadas. Áreas suspeitas: biópsia ou excisão completa, se possível. A despeito de investigação diagnóstica sofisticada, 7% das lesões bilaterais não são observadas pelos exames de imagem pré-operatórios.

■ Nefrectomia radical é realizada sem contaminação peritoneal. Retirar conjuntamente a fáscia de Gerota.

■ Preferencialmente, deve-se proceder à ligadura precoce dos vasos renais. A artéria renal deve ser ligada primeiramente para evitar congestão do tumor e maior risco de ruptura com possibilidade de disseminação através de veias perfurantes perirrenais. Sabe-se que a decisão de ligar a artéria ou a veia renal primeiro não afeta estatisticamente a sobrevida.

■ Junto com a nefrectomia, linfonodos periaórticos, pericavais e hilares são biopsiados, assim como qualquer gânglio aumentado de volume. O sítio do gânglio excisado é marcado com clipe de titânio. Aproximadamente, a taxa de falso-positivos na biópsia ganglionar é de 18% e de falso-negativos é 31%.

■ A fáscia dos músculos lombares também deve ser removida com o rim.

■ O ureter é ligado e excisado o mais baixo possível.

■ Em vista de tumores polares pequenos, heminefrectomia pode ser considerada. As margens tumorais, obrigatoriamente, devem ser negativas na biópsia de congelação.

■ A glândula supra-renal pode ser preservada se o tumor compromete apenas o lobo inferior do rim.

■ Demarcar as margens da ressecção com clipes de titânio.

■ Nefrectomia parcial pode ser aplicável em aproximadamente 10 a 20% dos tumores de Wilms após quimioterapia. Critérios de nefrectomia parcial da SIOP:
  - Cirúrgico: rim funcionante, tumor confinado a um pólo ou tumor central exofítico, ocupando menos que 1/3 do rim, sem invasão de veia renal ou sistema coletor, margens livres entre o tumor, rim e estruturas adjacentes.
  - Radiológico: massa única confinada ao rim, tumor afastado do hilo deixando 2/3 do rim intacto, área de contato entre o tumor e rim relativamente pequena, sem envolvimento da veia renal.
  - Histológico: tumor em pólo superior ou inferior, 2/3 restantes dos rins normais, sem invasão do sistema coletor ou região hilar.
  - Contra-indicações para nefrectomia parcial: ruptura ou biópsia pré-operatória, infiltração tumoral de estruturas extra-renais, metástases intra-abdominais ou linfonodos detectados por exames pré-operatórios, trombo na veia renal ou cava, tumor envolvendo mais que 1/3 do rim (pelo menos 50% do parênquima renal deve ser preservado após ressecção com margem adequada de tecido normal para que haja alguma proteção contra a lesão de hiperfunção), tumor multifocal, localização central, envolvimento calicial, hematúria, pouca experiência em nefrectomia parcial.

■ A utilização da tomografia torácica é controversa porque lesões não visualizadas em radiografias convencionais de tórax (22%), porém detectadas na tomografia torácica, são difíceis de interpretar, sendo necessária a biópsia para confirmar o diagnóstico. O diagnóstico diferencial deve ser realizado com áreas de atelectasias ou hemorragias, linfonodos intrapulmonares ou granulomas infecciosos.

Sabe-se que 10 a 15% dos pacientes com tumor de Wilms apresentam os pulmões como local secundário de depósito da neoplasia (micrometástases hematogênicas). Quando observadas nas radiografias convencionais de tórax são denominadas macrometástases. Algumas só serão visíveis na tomografia torácica recebendo a denominação minimetástases. A dúvida vigente é saber se a minimetástase comporta-se como uma micro ou macrometástase ou fica entre ambas. Dessa controvérsia emanam duas condutas:

1. NWTS: quimioterapia + radioterapia.
2. SIOP: quimioterapia + cirurgia das metástases residuais (radioterapia só é usada excepcionalmente).

O NWTS argumenta que utilizando a radioterapia há maior número de curas sem recidiva, porém, a SIOP contrapõe que é inaceitável que 50% dos casos de estádio IV do NWTS recebam irradiação pulmonar desnecessária.

Outra controvérsia que ainda persiste baseia-se nos efeitos nocivos da radioterapia torácica *versus* a cardiotoxicidade das antraciclinas.

Nas metástases pulmonares difusas é indicada irradiação pulmonar total e quimioterapia. Indica-se ressecção pulmonar e quimioterapia em situações específicas de doença pulmonar localizada (nódulos solitários ou pequeno número de metástases), principalmente em crianças abaixo dos dois anos de idade e com histologia favorável (pulmões são mais suscetíveis à toxicidade da irradiação). Preferencialmente, usar ressecções não-regradas, evitando lobectomias e segmentectomias. Também pode ser indicada ressecção para obter tecidos para biópsia, determinar o efeito da terapia, ou remover tumor metastático grande difícil de curar com dose total de irradiação de 12Gy.

A incidência de pneumonite intersticial pós-irradiação (12Gy) é de 8 a 10% com mortalidade de 70%.

Nódulos pulmonares vistos na tomografia computadorizada de tórax não indicam tratamento com irradiação total do pulmão.

- Também em metástases hepáticas é aconselhável a utilização de ressecções não-regradas, não se justificando ressecções extensas e mutilantes.
- O NWTS recomenda nefrectomia primária para confirmar diagnóstico, determinar o grupo de risco histológico e definir o estádio. A SIOP recomenda quimioterapia prévia para reduzir o tamanho do tumor, diminuir a neovascularização, a incidência de ruptura transoperatória e a necessidade de irradiação pós-operatória.
- O NWTS permite quimioterapia pré-operatória: tumores volumosos, irressecáveis, tumor em rim único, tumor em rim em ferradura, doença bilateral, trombo tumoral em cava inferior supra-hepática e intra-atrial. Recomenda, para qualquer paciente com indicação de quimioterapia pré-operatória, o estadiamento cirúrgico. Qualquer paciente sem estadiamento cirúrgico deve ser considerado estádio III (evita subtratamento).
- Risco de insuficiência renal pós-nefrectomia é dependente da administração de quimioterápicos nefrotóxicos, irradiação e hiperfiltração dos néfrons remanescentes.
- A sobrevida global do NWTS e da SIOP é de 80 a 90%.

Essa dramática melhora na sobrevida deve-se à disponibilidade de novos agentes quimioterápicos efetivos, ao avanço nos métodos e indicações de irradiação e melhor técnica cirúrgica. Muitos desses avanços devem-se aos esforços colaborativos dos grupos cooperativos de câncer pediátrico.

O risco de uma segunda neoplasia no tumor de Wilms tratado com sucesso é de 1,6% em 15 anos após o diagnóstico. Isso costuma ser causado pelos agentes quimioterápicos que inibem a atividade da topoisomerase II (doxorrubicina, actinomicina e etoposide), que podem ser leucêmicos.

Tratamento Pré-operatório

Uma das controvérsias atuais é a indicação de tratamento pré-operatório, utilizado de rotina nos protocolos da SIOP (ver Tabela 12.3).

Esse protocolo baseia-se no diagnóstico por imagem, exclusão metabólica do neuroblastoma, combinado com quimioterapia pré-operatória. Atualmente, esse diagnóstico prévio é correto em mais de 95% dos casos em geral e em 98,5% em relação a massas benignas. A grande vantagem preconizada é a redução do tamanho do tumor e a conseqüente diminuição da ruptura tumoral intra-operatória (que poderia converter um estádio I em III). Exceto para pacientes menores de seis meses, o protocolo inclui um período de quatro semanas de quimioterapia prévia (actinomicina-D e vincristina), seguido por nefrectomia e quimioterapia pós-operatória.

Esse protocolo, ao ocasionar um aumento do número de tumores estádio I pós-quimioterapia, resulta em número menor de pacientes que vão receber radioterapia adjuvante e quimioterapia pós-operatória mais agressiva.

Em nosso serviço, temos utilizado a biópsia do tumor com agulha grossa (Tru-cut), algumas vezes orientada por ultra-sonografia e quimioterapia pré-operatória. Essa conduta tem sido adotada e preconizada há muitos anos pelo Dr. Carbonera.

Nefroblastoma Intravascular

- Prevalência: 4 a 10% dos pacientes com tumor de Wilms.
- Extensão em veia cava ou átrio: 4 a 5% (61% infra-hepático, 18% intra-hepático e 21% atrial).

64 ■ *Tumores*

- Sobrevida dos pacientes com extensão em cava ou átrio não é diferente das lesões intra-renais. Têm valor prognóstico o estádio e a histologia.
- O envolvimento da veia cava inferior é mais comum no tumor de Wilms direito (60 a 85%), provavelmente porque a veia renal direita é mais curta.
- Quadro clínico: tumor abdominal, circulação colateral cutânea, hematúria macroscópica (30%), varicocele, hepatomegalia, algumas vezes insuficiência cardíaca.
- Diagnóstico: eco-Doppler, ecocardiografia, venocavografia e RNM.
 O diagnóstico pré-operatório é o ideal pela possibilidade de realizar quimioterapia pré-operatória.
 Quimioterapia preconizada: actinomicina D, vincristina semanal e adriamicina a cada três semanas.
 Esse esquema é mantido até o tumor ficar ressecável. Tratamento quimioterápico pós-operatório deve ser continuado.
- Diagnóstico operatório e tratamento.
  - Trombo tumoral em cava infra-hepática: cavotomia com remoção do trombo por sucção (tipo flutuante) ou extração com Foley ou Fogarty (tipo aderente à parede do vaso). Se existe infiltração neoplásica da parede, pode ser necessária ressecção parcial da parede da cava com reparo primário ou biópsia + quimioterapia + nefrectomia posterior.
  - Trombo tumoral intra ou supra-hepático: biópsia + quimioterapia + nefrectomia no 2º tempo. A exposição da cava inferior retro-hepática deve ser feita por incisão toracoabdominal ou pela porção membranosa do diafragma. A cava é isolada e ocluída junto ao átrio e o trombo é removido por cavotomia infra-hepática.
  - Extensão atrial: remoção tumoral com circulação extracorpórea, parada cardíaca e hipotermia e acesso por laparotomia mediana e esternotomia mediana.

Tumor de Wilms Bilateral

- Prevalência do tumor de Wilms bilateral sincrônico: 5 a 7%.
- Predisposição sexual: 2F:1M.
- Anomalias congênitas associadas: hemi-hipertrofia, anomalias geniturinárias, aniridia.
- Envolvimento multicêntrico (restos nefrogênicos e/ou nefroblastomatose) em um ou ambos os rins é comum (60%).
- A prevalência de histologia desfavorável (anaplasia) é similar ao unilateral (5%). O maior tumor não necessariamente contém o tipo histológico desfavorável. Histologia discordante, favorável em um lado e desfavorável no outro, está presente em 40%.

Recomendações do NWTS para a doença bilateral (Fig. 12.5):

- Exposição transabdominal ampla.
- Evitar nefrectomia na laparotomia inicial.
- Biópsia excisional ou nefrectomia parcial é apropriada se 2/3 ou mais do parênquima renal total puderem ser preservados, com margens negativas.
- Biópsias devem ser obtidas de qualquer pequena lesão presente nos rins.
- Biopsiar linfonodos (hilares, para-aórticos e paracava) para estadiamento.
- Quimioterapia deve ser indicada conforme o estadiamento da lesão unilateral mais avançada.
- Reexploração cirúrgica (*second-look procedure*) está indicada em 5 a 12 semanas mais tarde para tentar remover todo o tumor viável.
- Nefrectomia parcial e excisão parcial são recomendadas se todo tumor puder ser removido. Indicações de nefrectomia parcial: tumor polar, pequeno e bem definido, sem invasão da cápsula, sem invasão de vasos e linfonodos, margens livres na congelação.
- Nefrectomia é evitada na reexploração cirúrgica se a excisão de todo tumor não for possível. Nesse caso, a quimioterapia é reassumida, a radioterapia iniciada e nova reexploração cirúrgica é planejada. Nessa terceira laparotomia, tratamento cirúrgico definitivo deve ser realizado, desde a remoção de tumores residuais até a nefrectomia bilateral com diálise e transplante posterior.
- Nos pacientes com histologia desfavorável, quimioterapia mais agressiva e radioterapia devem ser usadas desde o início.
- A nefrectomia bilateral deve ser evitada ao máximo, pois o transplante renal está associado a alta taxa de recidiva nos dois primeiros anos pós-ressecção.
- Recorrência local é definida como aquela no leito tumoral regional, retroperitônio, ou dentro da cavidade abdominal ou pelve. Fatores preditivos de recorrência: estádio III, histologia desfavorável (especialmente anaplasia difusa) e contaminação tumoral durante a cirurgia.

Regimes quimioterápicos em pulsos caracterizam-se pela administração simultânea de agentes com intervalos mais freqüentes, com o objetivo de diminuir o número de visitas hospitalares e diminuição de custos. Produzem menor toxicidade hematogênica, sendo maior a intensidade da dose do agente administrado. Exemplo: actinomicina-D usa 45µg/kg, dose única, e antigamente era usada com dose de 15µg/kg/dia, por cinco dias.

Tumor de Wilms Anaplásico

A anaplasia pode ocorrer em qualquer um dos três componentes tumorais e pode ser focal ou difusa.

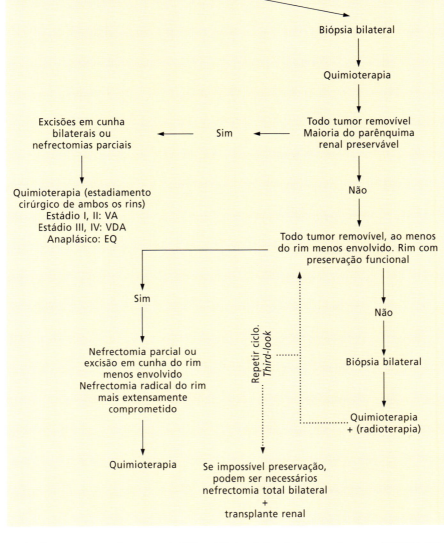

Figura 12.5 – Protocolo de tratamento de tumor de Wilms bilateral sincrônico com base no NWTSG. EQ = (esquema quádruplo) vincristina, doxorrubicina, ciclofosfamida, etoposide; TW = Tumor de Wilms; VA = actinomicina + vincristina; VDA = actinomicina + vincristina + doxorrubicina.

A QT pré-operatória não altera, não produz anaplasia e torna mais fácil o reconhecimento de áreas com anaplasia, pois as outras áreas circunvizinhas costumam ser destruídas pela QT.

A anaplasia focal apresenta o mesmo prognóstico dos tumores sem anaplasia. Isso é verdade somente para o estádio I.

- É rara em crianças menores de dois anos de idade. A anaplasia nunca ocorre antes dos primeiros seis meses de idade, raramente entre 6 a 12 meses (1 a 2%). A idade média ao diagnóstico é de 61 meses e mais de 50% das crianças são maiores de 5 anos.
- Prevalência de anaplasia: 5%.
- Anaplasia é sinal de resistência ao tratamento quimioterápico e não de agressividade biológica.
- Anaplasia é definida pela presença de núcleos polipóides marcadamente aumentados dentro de uma amostra tumoral. Apresenta três critérios citológicos básicos.
  - Núcleos três ou mais vezes maiores do que os das células adjacentes.
  - Hipercromasia nuclear, evidenciando conteúdo aumentado de cromatina.
  - Presença de mitoses tri/multipolares.

Em um fragmento pequeno de biópsia, a presença de uma única mitose multipolar em uma célula com núcleo gigante é suficiente para estabelecer o diagnóstico.

- Características da anaplasia: idade diagnóstica é mais tardia (aproximadamente cinco anos), o prognóstico é pobre, principalmente se recorrente.
- Maior incidência de metástases em linfonodos (30%) quando comparados com os de histologia favorável (16%).
- Características patológicas associadas a prognóstico adverso.
  - Tecido anaplásico em sítios extra-renais (linfonodos e seio renal).
  - Padrão predominante de blastema no tumor primário.
- A definição topográfica de anaplasia focal é fundamental, sendo necessário, portanto, que o patologista documente o exato local de cada corte realizado.

Características topográficas da *anaplasia focal*:

- Alterações nucleares anaplásicas estão confinadas a um ou mais de um discreto foco dentro do tumor intra-renal primário.
- Ausência de qualquer extensão tumoral além da cápsula tumoral original.
- Nenhuma evidência de atipia nuclear marcada em qualquer região do tumor. Se mais de um foco estiver presente, cada um deverá ser circundado em todos os seus lados por tumor não-anaplásico.
- Em peças de nefrectomia de pacientes previamente tratados, a anaplasia deve ser confinada a um discreto foco dentro do tumor primário original, circundado por células tumorais sem anaplasia ou necróticas. Identifica-se área bem demarcada de anaplasia sem inquietude celular no restante (Fig. 12.6).

Características da *anaplasia difusa*:

- Anaplasia não localizada e/ou além da cápsula tumoral original.
- Células anaplásicas em vasos intra ou extra-renais, seio renal, locais de transposição capsular, ou em metástases.

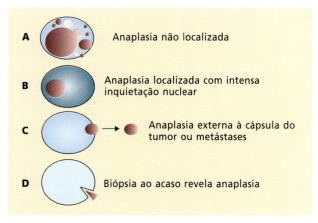

Figura 12.7 – Características histológicas e anatômicas da anaplasia difusa.

- Anaplasia nuclear focal com atipias celulares intensas (inquietação nuclear) em outras localizações do tumor dentro do rim.
- Anaplasia não claramente demarcada do tumor não-anaplásico.
- Anaplasia presente na biópsia ou em outra representação incompleta da neoplasia (Fig. 12.7).
- Tratamento: Tabelas 12.1 a 12.3.

Nefroblastomatose

- Sinônimo: restos nefrogênicos.
- Conceito: pequenos focos difusos de tecido metanéfrico (blastema nefrogênico) anormalmente persistentes no rim após a 36ª semana de gestação. São lesões consideradas pré-malignas.
- Classificação: perilobar e intralobar.
- Essas lesões são observadas em 25 a 40% dos rins de crianças com tumor de Wilms.
- Em quase todos os tumores de Wilms bilaterais sincrônicos são encontrados restos nefrogênicos.
- Se nefroblastomatose for descoberta incidentalmente em uma criança sem tumor de Wilms, o risco de desenvolvimento subseqüente é de 1%.
- Lesão intralobar (lesão situada profundamente no córtex ou medula): presente em síndromes associadas a deleções ou mutações do gene *WT1*, no braço curto do cromossomo 11. Lesão precursora usual em pacientes com o complexo WAGR, síndrome de Denys-Drash e aniridia. Ocorrem em crianças mais jovens ao diagnóstico.
- Lesão perilobar (lesão situada no córtex periférico ou colunas de Bertin):mais comum nos rins dos pacientes com síndrome Beckwith-Wiedemann ou hemi-hipertrofia. São geralmente numerosas.
- Na ressecção de tumor unilateral, deve ser realizada biópsia ou excisão conservadora se nódulos de nefroblastomatose forem observados no rim contralateral.

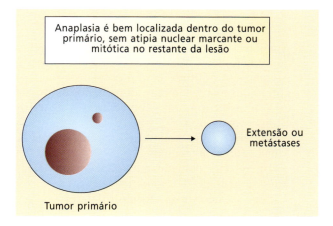

Figura 12.6 – Características histológicas e anatômicas da anaplasia focal.

TABELA 12.1 – Protocolo de tratamento – NTWSG-4

ESTÁDIO	HISTOLOGIA	CIRURGIA	RADIOTERAPIA	QUIMIOTERAPIA
I	Favorável e desfavorável (anaplasia)	Nefrectomia	Não	Actinomicina, vincristina, de 18 semanas a 6 meses
II	Favorável	Nefrectomia	Não	Actinomicina e vincristina, de 6 a 15 meses
III e IV	Favorável	Nefrectomia	III → 10,8Gy no abdome IV → 12,0Gy no tórax	Actinomicina, vincristina e doxorrubicina, de 6 a 15 meses
II, III, IV	Desfavorável (anaplasia)	Nefrectomia	10,8Gy no abdome	Actinomicina, vincristina e doxorrubicina ou Actinomicina, vincristina, doxorrubicina e ciclofosfamida, durante 15 meses

- Se focos de nefroblastomatose forem observados no exame histopatológico do rim removido (isso indica maior risco de desenvolvimento de tumor de Wilms no rim remanescente) estará indicada a realização de ultra-sonografia abdominal a cada 3 a 4 meses até o paciente completar oito anos de idade, pois o risco de tumor metacrônico, nesses casos, é de 5 a 16%.
- Rins maciçamente infiltrados por nefroblastomatose (nefromegalia) devem ser submetidos à quimioterapia.

Nefroma Mesoblástico Congênito

- Tumor renal mais comum nos três primeiros meses de vida e segundo tumor mais comum no período neonatal (só ultrapassado pelo teratoma sacrococcígeo).
- Tumor considerado de baixo risco (conforme a SIOP).
- Prevalência: 3 a 5% dos tumores renais na criança.
- Média de idade: dois a três meses. Vinte e cinco por cento são identificados nos primeiros três dias de vida, 60% nos primeiros meses e acima de 90% são diagnosticados no primeiro ano de vida.
- Predisposição sexual: 1 a 1,8M:1F.
- Histologicamente é dividido em três grupos: clássico, celular e misto.
- Alguns são detectados pela ultra-sonografia pré-natal.
- Quadro clínico: massa renal assintomática. Hipercalcemia pode ser encontrada pela produção de prostaglandina E pelas células tumorais. Pode haver hipertensão arterial com ou sem insuficiência cardíaca por hiper-reninismo.
- Macroscopia: ao corte, os clássicos têm uma aparência áspera, similar à neoplasia miomatosa e fibromatosa. Semelhança com fibromatose infantil, tanto histológica como biológica (Fig. 12.8). Os celulares são mais amolecidos e carnosos. Hemorragia, necrose e degeneração cística são evidentes e pode ocorrer extensão através da cápsula para tecidos perirrenais (tecido peri-hilar e fáscia perirrenal) através de projeções digitiformes características.

TABELA 12.2 – Protocolo de tratamento pós-nefrectomia radical – NWTSG-5

GRUPOS DE RISCOS	ESTÁDIO E HISTOLOGIA	IRRADIAÇÃO	QUIMIOTERAPIA
Baixo	I – II HF e I – anaplasia	Não	VA
	I HF*	Não	Não
Intermediário	III – IV HF e II – IV com anaplasia focal	10,8Gy*	VDA
Alto	II – IV com anaplasia difusa e sarcoma de células claras	Sim	EQ
	I – IV com tumor rabdóide	Sim	RTK

* = pacientes menores de dois anos de idade; tumores com menos de 550g de peso.
EQ = (esquema quádruplo) = vincristina, doxorrubicina, ciclofosfamida, etoposide (24 semanas); HF = histologia favorável; RTK = ciclofosfamida, etoposide, carboplatina; VA = dactinomicina, vincristina intensiva em pulso (18 semanas); VDA = dactinomicina; vincristina, doxorrubicina intensiva em pulso (24 semanas).
Irradiação é administrada em todos os pacientes com anaplasia focal/difusa (exceto no estádio I), sarcoma de células claras e tumor rabdóide.
No estádio IV e com histologia favorável, a irradiação é baseada no estágio tumoral local; se houver metástases pulmonares irradiar com 12Gy em ambos os pulmões.
Antraciclinas podem causar cardiotoxicidade com insuficiência cardíaca. A cardiotoxicidade inclui alterações eletrocardiográficas, alterações no músculo cardíaco (necrose e fibrose), função cardíaca diminuída e insuficiência cardíaca congestiva. A dose cumulativa relacionada à cardiomiopatia com doxorrubicina é de 400-500mg/m^2 e atinge 5% dos pacientes. Os riscos são maiores quando aspectos como radiação mediastinal, menor idade e sexo feminino integrarem o quadro clínico.
V = vincristina: 1,5mg/m^2/semanal (1×), IV.
A = actinomicina-D: 45µg/Kg/dose única, IV.
D = doxorrubicina: 45mg/m^2/dose única, IV.
Pacientes do NWTS-5 no estádio I e com anaplasia focal ou difusa foram tratados com vincristina e dactinomicina. Resultados preliminares têm mostrado sobrevida menor e, provavelmente, futuros estudos deverão adicionar doxorrubicina e radioterapia à terapia desses pacientes.

TABELA 12.3 – Tratamento preconizado pela Societé Internationale d'Oncologie Pediatrique		
ESTÁDIO DA DOENÇA	QUIMIOTERAPIA	RADIOTERAPIA
Estádio I, histologia de baixo risco	Não	Nenhuma
Estádio I, risco intermediário ou anaplasia	AMD, VCR	Nenhuma
Estádio I, alto risco	AMD, VCR, antraciclina	Nenhuma
Estádio II, N0, risco baixo e intermediário	AMD, VCR, antraciclina	Nenhuma
Estádio II, N1, risco baixo e intermediário	AMD, VCR, antraciclina	15Gy
Estádio III, risco baixo e intermediário	AMD, VCR, antraciclina	15Gy
Estádios II e III, histologia de alto risco	Pré-operatório: AMD, VCR Pós-operatório: CARBO, VP16, IFO, EPI	25Gy
Estádio IV	Pré-operatório: AMD, VCR, antraciclina Pós-operatório: mesmo do anterior	25Gy

Grupos de risco são definidos pela quantidade de necrose encontrada no tumor pós-quimioterapia. Ver grupos de risco na classificação da SIOP.
AMD = actinomicina; CARBO = carboplastina; DOX = doxorrubicina; EPI = etoposide; IFO = ifosfamida; N0 = sem linfonodos comprometidos; N1 = com linfonodos comprometidos; VCR = vincristina.

- Microscopia: subdividido em três tipos → clássico (24%), celular (66%) e misto (10%). Todos apresentam padrão de crescimento infiltrativo. O tipo celular tem maior densidade celular, maior imaturidade celular, maior taxa de mitoses, maior necrose e 70% das recorrências devem-se ao tipo celular, principalmente as metastáticas.
No tipo clássico há sempre infiltração do parênquima renal com indistinta separação entre o tumor e o rim. Composto por células fusiformes, de forma espiralada, com túbulos renais aprisionados dentro do tumor, assemelhando-se à fibromatose infantil ou leiomioma. Hemorragia, necrose e cistos não são usuais.
- Tipo celular tem tendência à metástase, a sofrer ruptura transoperatória (20%), ou a recorrer localmente. Esse tipo celular tem consistência mole, aspecto suculento, alta celularidade, numerosas mitoses, células apoptóticas e necrose. Assemelha-se ao fibrossarcoma infantil.
Esse tipo está geneticamente relacionado à translocação cromossômica t (12;15) (p13;q25), inicialmente descoberta no fibrossarcoma infantil.
- Recorrência local tem íntima relação com comprometimento das margens cirúrgicas, ruptura pré-operatória ou ressecção incompleta.
- Infiltrações do seio renal e do ureter são vistas freqüentemente.

- Tratamento: nefrectomia radical cuidadosa, assegurando ampla margem de tecido não-envolvido. Patologistas devem documentar margens livres de ressecção. Ressecar fáscia perirrenal e tecidos peri-hilares.
- Indicações de quimioterapia: doença residual, margens positivas, ruptura tumoral, celularidade em crianças maiores de três meses (controverso). Tratar como estádio I HF (histologia favorável).
- Recorrência local ou metástases pulmonares: tratar como HD (histologia desfavorável) com actinomicina, ciclofosfamida e doxorrubicina (terapêutica para sarcomas).
- *Follow-up* dos tumores com fatores preditivos de recorrência: ultra-sonografia abdominal mensal, radiografia de tórax a cada três meses, durante no mínimo 12 meses, e após com intervalos maiores.

Tumores Renais Císticos

- São lesões neoplásicas com exclusão dos cistos renais de origem displásica.
- Critérios microscópicos.
  - Lesão composta inteiramente de cistos e seus septos.
  - Lesão bem demarcada do resto do parênquima renal.
  - Nenhuma outra porção sólida, à exceção dos septos.
- Classificação.
  - Lesões císticas contendo somente elementos maturos nos septos = cisto multilocular (nefroma cístico).
  - Lesões císticas contendo elementos imaturos mesenquimais nos septos = nefroblastoma cístico parcialmente diferenciado (NCPD).
  Parece que essas duas lesões estão intimamente relacionadas, sendo denominada de NCPD quando se constata a presença de ilhas de blastema na parede dos cistos. A maioria das vezes é muito difícil distingui-las, mas isso não

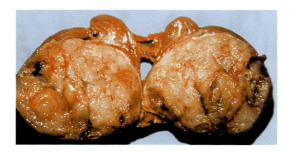

Figura 12.8 – Superfície interna de nefroma mesoblástico clássico com seu aspecto fibróide.

é clinicamente importante, pois o tratamento é o mesmo.

- Tumor cístico renal com elementos imaturos no septo: prevalência: 2,4% dos tumores renais na criança; média de idade: menos de 2 anos.
- Podem causar recidiva local.
- Diagnóstico diferencial dos tumores renais císticos: sarcoma de células claras e nefroma mesoblástico.
- Essas lesões císticas renais, quando acompanhadas de áreas sólidas de tumor de Wilms clássico dentro ou adjacente à lesão cística, são consideradas como tumor de Wilms. Corresponde a um tumor de Wilms com componente multicístico proeminente ou um nefroblastoma incidental crescendo dentro ou adjacente ao clássico nefroma cístico multilocular.
- Não causam metástases. Têm bom prognóstico.
- Parece que os tecidos indiferenciados imaturos metanefroblásticos estão contidos dentro dos septos e não refletem a agressividade de um tumor de Wilms sólido. Tratar como Wilms de histologia favorável.

Nefroblastoma Completamente Necrótico

Existe uma relação entre a porcentagem de alterações secundárias à QT e o prognóstico dos nefroblastomas. Aqueles completamente necróticos (conforme a SIOP) apresentam excelente prognóstico com sobrevida de 100% em todos os estádios.

Critérios histológicos:

- Ausência de tumor viável macro ou microscópico após exame de, pelo menos, um bloco por cm^3.
- Presença de alterações regressivas e/ou necrose secundárias à QT.

Nefroblastoma Rabdomiomatoso Fetal

- Variante mesenquimal monofásica, rara do tumor de Wilms.
- Característica: predominância monofásica de músculo estriado fetal, com estriações distintas e núcleo central.
- A presença de fibras de músculo esquelético pode ocorrer no tumor de Wilms clássico, mas costumam estar dispersas entre outras células tumorais.
- Mais comuns em crianças menores de um ano de idade.
- Leve predominância no sexo masculino.
- Macroscopia: tumores grandes (maiores do que o tumor de Wilms clássico), freqüentemente bilaterais (1/3 dos casos), bem encapsulados, fibrosos com consistência dura (pela predominância de músculo esquelético e ausência ou pequena presença de áreas de necrose ou hemorragia), com nódulos projetando-se além da cápsula e tornando a ressecção completa difícil. São menos agressivos do que os tumores de Wilms clássicos.

- Microscopia: elemento predominante é o músculo esquelético com fibroblastos, colágeno e tecido conetivo frouxo presente entre as fibras musculares. Existe uma gradual transição de células imaturas para músculo esquelético fetal com estriações cruzadas distintas. A microscopia eletrônica mostra rabdomioblastos com miofibrilas contendo bandas Z desenvolvidas. No parênquima renal, identifica-se blastema renal nodular.
- Apresentam maior taxa de recorrência e são mais resistentes à quimioterapia, porém apresentam melhor prognóstico que o tumor de Wilms clássico (pela ausência ou quantidade insignificante de epitélio neoplásico).

Tumor de Wilms Extra-renal

- O diagnóstico de Wilms extra-renal deve excluir tumor intra-renal primário com metástases secundárias extra-renais.
- Extremamente raro.
- Cresce do blastema metanéfrico heterotópico.
- Apresentação clínica não é específica, dependendo da sua localização.
- Localizações variadas: região inguinal, colo uterino, útero, epidídimo, ovário, testículo, tórax e retroperitônio.
- Segue a mesma orientação terapêutica do tumor de Wilms renal.

Tumor de Wilms Teratóide

Variante histológica rara que contém, no mínimo, 50% de componentes heterólogos (adiposo, glial, muscular, cartilaginoso e ósseo) em toda a neoplasia. Não costumam ser responsivos à quimioterapia e radioterapia, são muitas vezes bilaterais e costumam ter bom prognóstico. A reduzida quimio e radiossensibilidade é atribuída ao grande número de tecidos diferenciados presentes no tumor. A patogênese é ainda desconhecida. Parece que o tumor se origina em uma fase muito precoce da diferenciação do blastema renal. Tecidos epiteliais, mesenquimais e neurais se originariam de células totipotenciais do primitivo blastema metanéfrico.

O tumor pode estender-se para o interior da pelve renal, causando obstrução ureteral, insuficiência renal e hipertensão arterial.

O aspecto botrióide pode ser encontrado essencialmente nos tumores bilaterais.

Apresenta tendência a intensas aderências fibrosas aos tecidos circunvizinhos.

Follow-up do Tumor de Wilms

- Estádios I e II: radiografia de tórax em seis semanas, três meses, de três em três meses até 18 meses, de seis em seis meses até três anos e anualmente até cinco anos.

70 ■ *Tumores*

- Estádio III: além de radiografia de tórax: radiografia de abdome e ultra-sonografia abdominal.
- Estádio IV com metástases pulmonares: radiografias de tórax repetidas com seis semanas de intervalo até que as metástases pulmonares não sejam mais visíveis por um mínimo de nove meses e, após, de três em três meses por 15 meses, seguindo esquema dos estádios I a III.
- Toda criança com aniridia esporádica, ou hemi-hipertrofia, ou síndrome de Beckwith-Wiedemann deve submeter-se a exame físico, EQU e ultra-sonografia abdominal a cada três meses, durante os primeiros dois anos de vida, e a cada seis meses até a idade de dez anos.

Fatores Prognósticos

Os dois principais fatores prognósticos conhecidos e estabelecidos são a histologia e o estadiamento do tumor.

Histologia favorável:

- Clássico trifásico: 90% apresentam histologia trifásica.
- Variantes.
  - Nefroblastoma cístico parcialmente diferenciado.
  - Nefroma mesoblástico congênito, principalmente o tipo padrão histológico clássico.
  - Nefroblastoma rabdomiomatoso fetal.

Histologia desfavorável:

- Anaplasia nos estádios II, III, IV e V.

Estadiamento:

- Doença difusa tem pior sobrevida.

SARCOMA DE CÉLULAS CLARAS

- Também denominado de tumor renal produtor de metástase para os ossos.
- Prevalência: 5% dos tumores renais primários.
- Média de idade: similar ao de Wilms (entre 2 e 3 anos). Muito raro nos primeiros seis meses de vida.
- Distribuição sexual: 1,7M:1F.
- Sem associação a defeitos cromossômicos, anormalidades genéticas, malformações congênitas e síndromes.
- Sempre unilateral e unicêntrico.
- É comum o padrão cístico.
- Histologia: espaços císticos são freqüentes, hemorragia e necrose infreqüentes. Em somente 20% dos casos as células apresentam citoplasma claro. O achado característico é de um padrão vascular peculiar de vasos sangüíneos, criando um padrão alveolar ou trabecular. Índice mitótico relativamente baixo. Consistência amolecida, aspecto suculento uniforme, bem circunscrito, crescendo nas pirâmides medulares ou região

central do rim. Aparência macroscópica pode assemelhar-se a cisto multilocular do rim.
- Variantes do padrão clássico: esclerosante, paliçada, epitelióide, mixóide, pericitomatoso, fusiforme, cístico e pleomórfico (anaplásico).
- Metástases: ósseas, 23%; cérebro, 17%; linfonodos, pulmões, fígado, tecidos moles, músculos, testículos, glândulas salivares.
- Investigação diagnóstica: ultra-sonografia, tomografia computadorizada abdominal, radiografia de tórax, RNM de cérebro, cintilografia óssea e seriografia óssea metastática.
- Imunoistoquímica: pode ser positiva para a vimentina, lectinas, α-1-antiquimotripsina. Negativo para desmina, queratina, antígeno membrano-epitelial (EMA) e actina músculo-específica (MAS).
- Citometria de fluxo: tumor diplóide com baixa fração proliferativa.
- Prognóstico: mortalidade atualmente diminuiu de 70% para 30 a 40%. Sobrevida de dois anos: 39 a 49%.
- *Follow-up*: radiografias de tórax seriadas, RNM cerebral bi-anual, e cintilografia óssea pelo menos por cinco anos após o término do tratamento, pois costuma apresentar recidiva tardia.

TUMOR RABDÓIDE

- O nome é decorrente da presença de citoplasma intensamente acidofílico, imitando rabdomioblastos, mas não se relacionando a células miogênicas.
- Menos comum, mas o mais letal.
- Corresponde a 2% dos tumores renais.
- Neoplasia das crianças pequenas. Média de idade: 11 a 15 meses. Oitenta por cento têm menos de dois anos de idade e 90% menos de três anos. Raramente pode apresentar-se em crianças de mais idade.
- Distribuição sexual: 1,5M:1F.
- Na apresentação, 80% já estão nos estádios III e IV.
- Não associados a condições que predispõem ao tumor de Wilms ou com restos nefrogênicos.
- Não está associado a síndromes.
- Hematúria macro e microscópica está presente em 84% dos casos. Só hematúria microscópica em 76% dos casos.
- Hipercalcemia é relativamente comum (26%), com níveis elevados de hormônio da paratireóide.
- Febre em 44% dos casos.
- Metástases podem ocorrer em múltiplos sítios (linfonodos, fígado, cérebro, ossos), mas lesões pulmonares são as mais freqüentes. Metástases desenvolvem-se em aproximadamente 80% dos casos.
- Associação a tumores neuroectodérmicos primitivos da região média e posterior da fossa cranial (15%).

- Imunoistoquímica: positividade das células tumorais para vimentina e citoqueratina. Positividade variável para marcadores neurais, desmina e actina.
- Citometria de fluxo: geralmente diplóide.
- Aspecto histológico rabdomiossarcomatoso ou mioblástico. Células tumorais são caracterizadas pelo núcleo excêntrico, nucléolo proeminente e inclusões citoplasmáticas eosinofílicas abundantes.

Padrões histopatológicos:

- Esclerosante: fibroso, osteossarcomatoso, condróide.
- Epitelióide: trabecular, mucóide, alveolar, estoriforme (aspecto floral ou de roda de carreta), pseudoglandular.
- Fusiforme: fascicular, mixóide, pericitomatoso, estoriforme, paliçádico.
- Linfomatóide: sólido, histiocitóide.
- Citogenética.
  - Relacionado ao cromossomo 22 (q11.2).
  - Translocação: t (11;22) e t (18;22) (q21;q11.2).
  - Deleção no cromossomo 22: del (22) (q11-12).
- Sobrevida: quase zero.
- Resistente à quimioterapia e à radioterapia.

CARCINOMA DE CÉLULAS RENAIS (CARCINOMA DE CÉLULAS CLARAS, HIPERNEFROMA)

- Somente 5% ocorrem em crianças.
- Corresponde a, aproximadamente, 1% de todas as neoplasias malignas do rim em crianças e adolescentes.
- Pico de incidência: nove a dez anos.
- Sem predisposição sexual.
- Aproximadamente 50% apresentam tumores localizados (estádios I e II).
- Sítios mais comuns de metástases: linfonodos, pulmões, fígado, ossos e mediastino.
- Pode estar associado a esclerose tuberosa, doença renal policística dominante autossômica e síndrome de von Klippel-Lindau (33 a 50% dos casos). Histopatologia: células epiteliais grandes com citoplasma claro disposto em ninhos separados por septos fibrosos.
- Quadro clínico.
  - Dor abdominal ou flanco (30 a 35%).
  - Hematúria macroscópica (40 a 45%).
  - Presença de massa palpável em flanco. Detectada em 25% pelos pais e 65% pelo pediatra.
  - Tríade clínica clássica (dor abdominal, hematúria e massa em flanco) é menos freqüente em crianças (8 a 14%).
  - Outros sintomas: mal-estar (45%), letargia, perda de peso, febre, hipertensão (6%).
- Investigação diagnóstica: hemograma (anemia, eritrocitose), hipercalcemia, ultra-sonografia abdominal, tomografia computadorizada de abdome [imagens sugestivas: presença de calcificações

(24%) ou áreas de densidade alta dentro do tumor e metástases] e tórax com contraste, cintilografia óssea.
- Tratamento: nefroureterectomia radical com linfadenectomia regional. Regra da radioterapia é menos clara. Parece estar indicada somente nas lesões metastáticas sintomáticas. Em relação à quimioterapia, nenhum tratamento simples ou combinado provou ser eficiente.
- Sobrevida nos estádios I e II: 64 a 80%.
- Sobrevida global: 50%.

TUMOR NEUROECTODÉRMICO PRIMITIVO DO RIM

Alguns aspectos do tumor neuroectodérmico primitivo do rim (PNET renal) são:

- Doença maligna rara constituída por neoplasia de células pequenas redondas de origem neural e que cresce fora do cérebro, medula espinhal e sistema nervoso simpático. Pode crescer, principalmente, na parede torácica, região para-espinhal e mais raramente em ossos, extremidades e trato geniturinário.
- Sem predisposição sexual.
- Principalmente em crianças maiores e adultos jovens.
- Macroscopia: grande massa tumoral com áreas de hemorragia e necrose.
- Microscopia: pequenas células escuras arranjadas em cordões, nichos, ou agrupamentos com ou sem a formação de rosetas ou pseudorrosetas.
- Investigação diagnóstica.
  - Imunoistoquímica: forte expressão da enolase neurônio-específica, CD99, vimentina e MIC2 (microglobina B2), em que o produto protéico do gene pseudo-autossômico *MIC2* torna-se corado por coloração de superfície celular.
  - Citogenética: costumam apresentar translocação clonal nas células tumorais. A translocação mais comum ocorre entre os braços longos dos cromossomos 11 e 22. O rearranjo ocorre dentro do gene *EWS* no cromossomo 22 e do gene *FLI-1* do cromossomo 11.
  - Translocação específica mais comum: t (11;22) demonstrada pela reação de cadeia da polimerase-transcriptase reversa (RT-PCR). A próxima translocação mais comum é: t (21;22) que recombina o gene *EWS* no 22, com o gene *ERG* no cromossomo 21.
  - Tomografia computadorizada: é característica de grande massa não-homogênea pela presença de áreas de necrose ou hemorragia, contornos irregulares e ausência de calcificações. Demonstra, freqüentemente, comprometimento de linfonodos e metástases hematogênicas.
- Mau prognóstico devido à sua agressividade (mais freqüente a penetração em cápsula renal e extensão em veia renal) e metástases freqüentes e precoces para linfonodos, pulmões, fígado e medula óssea.

BIBLIOGRAFIA RECOMENDADA

BLAKELY, M. L.; RITCHEY, M. L. Controversies in the management of Wilms' tumor. *Sem. Pediatr. Surg.*, v. 10, p. 127-131, 2001.

GLICK, R. D.; HICKS, M. J.; NUCHTERN, J. G. et al. Renal tumors in infants less than 6 months of age. *J. Pediatr. Surg.*, v. 39, p. 522-525, 2004.

GRAF, N.; TOURNADE, M. F.; DEKRAKER, J. The role of preoperative chemotherapy in the management of Wilms' tumor. The SIOP studies. *Urol. Clin. North Am.*, v. 27, p. 443-454, 2000.

GREEN, D. M.; THOMAS, P. R.; SHOCHAT, S. The treatment of Wilm's tumor. Results of the National Wilms' Tumor Studies. *Hematol. Oncol. Clin. North Am.*, v. 9, p. 1267-1274, 1995.

HOROWITZ, J. R.; RITCHEY, M. L.; MOKSNESS, J. et al. Renal salvage procedures in patients with synchronous bilateral Wilms's tumor: a report from the National Wilms' Tumor Study Group. *J. Pediatr. Surg.*, v. 31, p. 1020-1025, 1996.

METZGER, M. L.; DOME, J. S. Current therapy for Wilms' tumor. *The Oncologist*, v. 10, p. 815-826, 2005.

CAPÍTULO 13

Neuroblastoma

Mário Rafael Carbonera

João Alberto P. Grimm

CONCEITO

O neuroblastoma (NB) é um tumor constituído de células chamadas neuroblastos com origem na crista neural primordial (gânglios da cadeia látero-vertebral simpática, medula supra-renal e restos embrionários de Zuckerkandl). Esses tumores foram primeiramente descritos por Virchow em 1864 e denominados de neuroblastomas por Wright em 1910.

EPIDEMIOLOGIA

- É o tumor sólido mais comum nas crianças com menos de um ano nos Estados Unidos da América.
- Quinhentos e vinte e cinco casos novos são observados por ano nos Estados Unidos da América.
- Prevalência: 8,5 por 1.000.000/ano, menores de 15 anos.
- Predisposição sexual: 2M:1F.
- Vinte e cinco por cento dos casos são diagnosticados no primeiro ano de vida.
- Cinqüenta por cento até os 2 anos de idade (pico de freqüência) e 90% até os 8 anos.

EMBRIOLOGIA

Os neuroblastomas são oriundos das simpatogônias, células indiferenciadas da crista neural, que originam a medula supra-renal e todos os gânglios simpáticos. Os neuroblastos são identificados no feto com sete semanas e vão formando nódulos neuroblásticos até a 12ª semana, aumentando de tamanho e número até a 17ª semana.

O neuroblastoma *in situ* está presente em 100% dos fetos na medula supra-renal entre a 17ª e 20ª semana. O neuroblastoma *in situ* regride com a diferenciação celular, sendo mediado por fatores de crescimento (FCN) e seu receptor (proto-22oncogene TrK).

BIOLOGIA CELULAR E MOLECULAR

Os proto-oncogenes são os genes que ativam a divisão das células normais e os genes supressores são aqueles que se opõem à ação dos proto-oncogenes, bloqueando o processo de divisão celular. A ação regulada entre esses dois grupos de genes mantém o equilíbrio entre o número de células que nascem e morrem to-dos os dias no nosso corpo. Quando se acumulam determinadas mutações nos proto-oncogenes ou nos genes supressores, a célula passa a se multiplicar excessivamente, como se tivesse voltado ao estágio embrionário, mas sem o controle harmonioso que existia nessa fase. Portanto, os oncogenes são genes mutantes que participam da formação de células malignas (Tabela 13.1).

O conteúdo de DNA, analisado pela citometria de fluxo, remete a dois tipos de índices:

- Os neuroblastomas com conteúdo diplóide (45% de todos os tumores).
- Os de conteúdo triplóide (55%). Os NB que apresentam amadurecimento espontâneo são quase todos de conteúdo triplóide.
  A vantagem dos NB triplóides é que se concentram nas crianças menores de um ano, mesmo em estádios avançados, diminuindo sua importância nas crianças com mais de dois anos.
- Índice de DNA (DNAi) igual a 1. Tem prognóstico desfavorável.
- Índice de DNA (DNAi) igual ou acima de 1,25. Tem prognóstico favorável.
- O *MYCN* é o único oncogene consistentemente super-expressado nos neuroblastomas.
  A amplificação (aumento do número de cópias de certo gene) do oncogene *MYCN* é normalmente localizada na porção distal do braço curto do cromossomo 2 (2p24). A amplificação é significativa quando apresenta 10 ou mais cópias de *MYCN* por genoma haplóide e se relaciona aos estádios avançados 3 e 4 (31%), contra apenas 4% dos estádios 1 e 2 e 8% dos estádios 4S, significando rápida progressão do tumor e prognóstico ruim. A amplificação do *MYCN* ocorre em aproximadamente 25% dos tumores primários e está altamente associada à deleção do cromossomo 1. Essa amplificação resulta em elevado índice de mensagem (mRNA = ácido ribonucléico mensageiro) e uma alta expressão protéica (importante na proliferação celular e no ciclo celular). A amplificação do *MYCN* é um indicativo de falha de tratamento, independentemente de outros marcadores.
- Alterações cromossômicas adquiridas, modificações somáticas.
  - Por perda ou deleção de material genético.
    - 1p36: 19% a 36%.
    - 11q23: 40% a 45%.
    - 14q32: 20% a 25%.
    - Deleções em outras regiões (3p, 4p, 5p, 9p, 18q).
  - Por ganho de material genético.
    - Amplificação do *MYCN*: 20 a 25%.

A deleção de material genético no braço curto do cromossomo 1 sugere que ele contém um gene supressor importante na tumorigênese do neuroblastoma, pois o oncogene *MYCN* está situado no cromossomo 2.

74 ∎ *Tumores*

As deleções da porção distal do cromossomo 1 ocorrem na região 1p36, sendo encontradas em 19% a 36% dos casos e vistas em pacientes com estádios avançados, de pior evolução.

As perdas da LOH (perda da heterozigose) podem ocorrer tanto no braço curto quanto no braço longo do cromossomo 11.

Aproximadamente metade dos pacientes tem o cromossomo 11 inalterado, a outra metade tem deleções de dois padrões:

- Padrão com monossomia (deleção de todo cromossomo).
- Padrão com deleção do braço longo do cromossomo 11 (11q), com conservação da heterozigose no braço curto.

No braço longo do cromossomo 11, a região da deleção é identificada no loco 23.3 (11q23.3). A deleção 11q23 é encontrada na metade de todos os pacientes com neuroblastoma e tem uma correlação inversa com a amplificação do *MYCN*.

A perda da heterozigose (LOH) no 14q32 ocorre em 20 a 25% dos casos.

Expressão de Receptores Neurotrópicos

As células de Schwann estão presentes nos neuroblastomas mais diferenciados e vários fatores neurotrópicos estão envolvidos no processo de maturação neuronal. Três receptores da tirosina-quinase associados a tais fatores foram identificados: TrKA/NGF (*nerve growth factor*), TrKB/BDNF (*brain derived neurotrophic factor*) e TrKC/NT-3 (*neurotrophin*-3).

Os neuroblastomas com amplificação do *MYCN* (mau prognóstico) têm níveis reduzidos ou indetectáveis de expressão de TrKA. Os neuroblastomas com estádios limitados e ausência de amplificação de *MYCN* (bom prognóstico) têm altos níveis de TrKA.

As expressões elevadas de TrKB associam-se a neuroblastomas de prognóstico desfavorável, com estádios avançados do tumor. As expressões elevadas de TrKC associam-se a neuroblastomas de prognóstico favorável.

Expressão e Atividade da Telomerase

Pacientes portadores de neuroblastoma com nenhuma atividade da telomerase (enzima que atua na extremidade do cromossomo evitando o desgaste do telômero) apresentam um excelente prognóstico. Os com elevada atividade da telomerase (a maioria está associada à amplificação do *MYCN*) apresentam um prognóstico ruim.

Caspases

As caspases são enzimas proteolíticas responsáveis pela execução do sinal apoptótico.

A caspase 8 é uma protease sérica localizada no loco 2q23, sendo a chave para a sinalização da apoptose celular (morte celular programada como parte de um processo normal), sendo os genes *BCL2* e *BCLX*, por meio de suas proteínas intracelulares, necessários à efetivação do sinal apoptótico.

- Genes relacionados ao fenótipo de resistência a múltiplas drogas (*MDR1*-gene de múltipla resistência a drogas e *MRP*-gene da proteína relacionada à múltipla resistência a drogas) são vistos em estádios avançados. A expressão de altos níveis de *MRP* é independente da expressão do *MYCN*, TrKA e estádios. São genes que propiciam resistência às drogas quimioterápicas por meio da P-glicoproteína.
- Genes relacionados a invasão e metástases *NM23*, *NME1* e CD44. A expressão elevada da glicoproteína CD44, que é uma proteína da superfície celular e que influencia a adesão celular, é inversamente correlacionada à amplificação do *MYCN* e está associada aos neuroblastomas mais diferenciados e de melhor prognóstico.
- Grupos favoráveis.
  – Cariótipos triplóides.

TABELA 13.1 – Tipos de prognóstico com base nos dados clínicos e biológicos mais relevantes			
ACHADO	**TIPO 1**	**TIPO 2A**	**TIPO 2B**
MYCN	Normal	Normal	Amplificado
DNAi	Hiperplóide Triplóide	Diplóide Tetraplóide	Diplóide Tetraplóide
Ganho 17q	Raro	Comum	Comum
11q, 14q, LOH	Raro	Comum	Raro
1p LOH	Raro	Incomum	Comum
Expressão TrkA	Alta	Baixa ou ausente	Baixa ou ausente
Expressão TrkB	Truncado (faltando tirosinacinase)	Baixa ou ausente	Alta
Expressão TrkC	Alta	Baixa ou ausente	Baixa ou ausente
Idade	Geralmente < 1 ano	Geralmente > 1 ano	Geralmente 1 – 5 anos
Estádio	Geralmente 1, 2, 4S	Geralmente 3, 4	Geralmente 3, 4
Sobrevida/3 anos	> 90%	30 – 50%	< 20%

– Ausência de deleção 1p.
– Ausência de amplificação do *MYCN*.
■ Grupos desfavoráveis.
– Cariótipo diplóide.
– Presença de deleção em 1 p.
– Amplificação do *MYCN*.

MANIFESTAÇÕES METABÓLICAS DO NEUROBLASTOMA

Secreção de Hormônios

Peptídeo vasoativo intestinal (VIP) e outras substâncias vasoativas (catecolaminas e derivados).

A secreção de VIP acarreta ao paciente uma diarréia aquosa com perda de potássio. É mais comumente encontrada nos portadores de ganglioneuroblastoma e ganglioneuroma.

Secreção de catecolaminas e outros derivados: ácido homovanílico (HVA), ácido vanilmandélico (VMA), metanefrinas e dopamina.

MANIFESTAÇÕES NEUROLÓGICAS

A encefalopatia cerebelar (síndrome da dança dos olhos) é caracterizada por opsomioclonia e nistagmo. É um sinal de bom prognóstico do tumor ou sinal de maturação tumoral para ganglioneuroma. É causada por um complexo antígeno-anticorpo que afeta o cerebelo e não por metástases.

PADRÃO METASTÁTICO

No neuroblastoma ocorrem duas modalidades de disseminação de metástases, uma por via linfática e outra por via hematogênica. A primeira forma de disseminação é a linfática; 35% dos pacientes com doença localizada apresentam metástases nos nódulos linfáticos, quando do diagnóstico. O outro modo de disseminação é por via hematogênica; o local mais comum de metástase é na medula óssea, seguindo-se a cortical do osso, fígado e pele. A metástase para o pulmão e cérebro é rara, sendo encontrada em estádios terminais da doença.

A proporção de pacientes que se apresenta com doença localizada, regional, ou metastática é fundamentalmente relacionada à idade (Tabela 13.2).

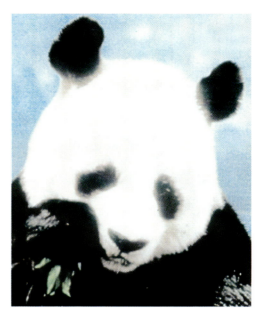

Figura 13.1 – Correlacionar os olhos de um urso panda com os de uma criança com neuroblastoma e metástase orbitária.

Sintomas devidos a metástases:

■ No fígado: hepatomegalia, icterícia e problemas circulatórios.
■ No tecido celular subcutâneo: metástases subcutâneas em forma de nódulos azulados (nos lactentes e IV-S).
■ Nos ossos: metástases ósseas originam dor por destruição da camada cortical óssea.
■ Na órbita: metástases orbitárias originam proptose e equimose periorbital (olhos de panda) (Fig. 13.1).

Anomalias Associadas

■ Doença de Hirschsprung.
■ Síndrome de Klippel-Feil.
■ Síndrome Waardenburg.
■ Síndrome de Ondine.
■ Síndrome de Beckwith-Wiedemann.
■ Síndrome fetal-álcool.
■ Síndrome fetal-hidantoína.
■ Neurofibromatose.

TABELA 13.2 – Extensão da doença ao diagnóstico de acordo com a idade

EXTENSÃO DA DOENÇA AO DIAGNÓSTICO	≤ 1 ANO (%)	> 1 ANO (%)	TOTAL (%)
Localizada	93 (39)	83 (19)	176 (26)
Regional	43 (18)	54 (13)	97 (15)
Disseminada	61 (25)	290 (68)	351 (52)
Estádio IV-S	44 (18)	0	44 (7)
Totais	241	427	668

Adaptado de Brodeur e Maris[1]

Manifestações Clínicas por Região Topográfica do Tumor

- Cabeça e região cervical: presença de massa palpável. Síndrome de Horner (miose, ptose palpebral e heterocromia da íris no lado afetado devido ao envolvimento do simpático cervical).
- Tórax: dispnéia, disfagia e problemas circulatórios (síndrome da veia cava superior).
- Abdome: dor, massa palpável, vômitos, anorexia.
- Pelve: constipação e obstrução urinária.
- Área para-espinhal: compressão de raízes nervosas ou invasão de medula em halter, originando diversos sintomas: dor, escoliose, disfunção esfincteriana, paralisia de extremidades, hipotonia, atrofia muscular, arreflexia ou hiper-reflexia e espasticidade.
- Bulbo olfatório: estesioneuroblastoma (atualmente considerado PNET) ocorre entre 11 e 20 anos de idade, surgindo obstrução nasal unilateral, epistaxe, rinorréia, cefaléia e sintomas oculares.

QUADRO CLÍNICO

- Aproximadamente 70% dos pacientes apresentam metástases ao diagnóstico. Os sintomas variam de acordo com a localização primária do tumor e presença ou não de metástases. As metástases mais comuns são encontradas na medula óssea, cortical do osso (lesões líticas em radiografia), linfonodos regionais e distantes e hepáticas (mais comuns no estádio 4S). As metástases em pulmões e cérebro são raras. As metástases ósseas costumam ocorrer nas metáfises dos ossos longos e crânio.
- Massa abdominal palpável nos tumores primários adrenais e para-espinhais presente em aproximadamente 50% dos casos, de consistência dura, podendo ser, na maioria dos casos, de aspecto nodular.
- Os pacientes costumam referir quadros de dor abdominal, acompanhados de vômitos. Podem apresentar também restrições respiratórias, sinais de desnutrição, anemia, perda de peso, síndrome de Horner, proptose orbital bilateral e equimose (devido à presença de metástase óssea orbital), hipertensão arterial (não dependente do aumento de catecolaminas), paraplegia ou síndrome da cauda eqüina, massa pélvica (ocasionando distúrbios urinários e constipação), síndrome da diarréia aquosa (VIP), hepatomegalia por infiltração tumoral maciça (síndrome de Pepper), nódulos subcutâneos (em lactentes com estádio 4S).
- Síndromes associadas:
  - Síndrome de Pepper: envolvimento maciço do fígado por doença metastática com ou sem dificuldade respiratória.
  - Síndrome de Horner: ptose palpebral unilateral, miose e anidrose associadas a tumor torácico primário. Os sintomas não regridem com a exérese do tumor.
  - Síndrome de Kerner-Morrison: diarréia secretória refratária associada a tumor de biologia favorável que secreta peptídeos vasointestinais (VIP). Os sintomas regridem com a exérese do tumor.
  - Síndrome de Hutchinson: claudicação e irritabilidade na criança pequena, associada a metástases em ossos e medula óssea.
  - Opsomioclonia: abalos mioclônicos e movimentos oculares ao acaso, com ou sem ataxia cerebelar. Associada a tumor de prognóstico favorável, mas os sintomas podem não cessar com a retirada do tumor.
  - Olhos de guaxinim ou olhos de urso panda (*panda eyes*): presente quando existe hemorragia periorbital secundária a tumor metastático.

INVESTIGAÇÃO DIAGNÓSTICA

- No exame físico detecta-se massa abdominal palpável quando o tumor está localizado no abdome. A presença de nodulações azuladas no tecido celular subcutâneo sugere o diagnóstico de neuroblastoma IV-S. Podem se perceber sinais da síndrome de Horner, quando temos o acometimento do gânglio estrelar (1º cérvico-torácico). Encontramos em raros casos sinais de compressão da veia cava superior, quando o tumor comprime esses vasos. Podemos ainda encontrar massas de mediastino posterior em achados radiográficos ocasionais, outras, pelo tamanho, já com compressão de estruturas respiratórias, ocasionando distúrbios respiratórios.

EXAMES POR IMAGEM

- Em radiografia de tórax encontramos a presença de massa (com ou sem calcificações) em mediastino posterior, deslocando ou não estruturas do aparelho respiratório e ou digestivo.
- Em radiografia de abdome vemos o efeito de massa abdominal, deslocando alças de intestino, com presença de microcalcificações em alguns casos.
- Radiografia de esqueleto é utilizada para melhor caracterização das metástases ósseas, demonstradas previamente em cintilografia de esqueleto.
- Em ultra-sonografia observamos a massa tumoral e suas características: a presença só de componentes sólidos ou se há áreas de necrose tumoral, a presença de calcificações, a presença ou não de adenopatias, se há ou não infiltração de outras estruturas adjacentes e o tamanho da massa tumoral.
- Em criança, a tomografia computadorizada não acrescenta informações além das imagens obtidas pela ultra-sonografia, exceto para o tórax e crânio, em que oferece melhor imagem de definição.

- A grande indicação da ressonância nuclear magnética está nos tumores com potencialidade ou clínica de compressão da medula espinhal e nos tumores cerebrais.
- A cintilografia com MIBG (metaiodo-benzilguanidina) é tanto indicativa de metástases ósseas como também é utilizada como terapia no seu tratamento. É utilizada para qualquer localização da neoplasia.

Quando o exame com MIBG for negativo ou inviável, deve-se realizar a cintilografia com tecnécio.

INVESTIGAÇÃO LABORATORIAL

- Hemograma.
- Provas de coagulação.
- Provas de função hepática.
- DHL (desidrogenase lática): valores abaixo de 1.500UI/mL são encontrados nos pacientes que têm bom prognóstico.
- Uréia e creatinina.
- Eletrólitos.
- Dosagens de HVA (ácido homovanílico) e VMA (ácido vanilmandélico). HVA com valores superiores a 6mg/g de creatinina e VMA com valores superiores a 10mg/g de creatinina são considerados elevados. A relação VMA:HVA >1 indica prognóstico mais favorável.
- Dosagens de metanefrinas e dopamina.
- Dosagens de neuroenolase específica (ENE). Encontra-se elevada em 96% dos pacientes que apresentam metástases. A ENE com valores acima de 100mg/mL é encontrada nos tumores de mau prognóstico, com estádios avançados.
- Dosagem da ferritina sérica. A ferritina com valores acima de 142ng/mL é encontrada nos tumores com estádio 3 ou 4 e associada a mau prognóstico.
- Medulograma e biópsia de medula óssea.

Quando no medulograma encontramos as pseudo-rosetas de Homer-Wright, não há necessidade da realização de biópsia de medula óssea. A biópsia é realizada com agulha de biópsia óssea na crista ilíaca, bilateralmente. É considerada adequada quando o fragmento tem pelo menos 1cm de medula óssea, excluindo a cartilagem.

HISTOPATOLOGIA

Os três tipos histopatológicos clássicos dos tumores neuroblásticos (neuroblastoma, ganglioneuroblastoma e ganglioneuroma) refletem um espectro de maturação, diferenciação e comportamento clínico do tumor. O neuroblastoma é uma das neoplasias de pequenas células redondas azuis e deve ser distinguido de outros tumores que apresentam essa semelhança, tais como linfomas não-Hodgkin e sarcomas indiferenciados do tecido mole, incluindo o rabdomiossarcoma, havendo a necessidade da imunoistoquímica para realização do diagnóstico diferencial em algumas situações. Pela imunoistoquímica são positivados os seguintes corantes de anticorpos monoclonais (CAM): neurofilamento, sinaptofisina e enolase neurônio-específica (ENE) (Tabela 13.3).

A classificação prognóstica baseada nos aspectos histopatológicos mais utilizada é a classificação de Shimada, revisada por Joshi. Essa classificação baseia-se nas características do estroma de células de Schwann, na idade do paciente e no índice de mitosecariorrexe (IMC):

- Estroma rico: são células com aparência de ganglioneuroblastoma, imaturas, uniformemente distribuídas, bem diferenciadas. Estroma rico não favorável tem aparência nodular.
- Estroma pobre: são três as variáveis que mostram se o tumor é de característica favorável ou desfavorável:
  - Idade da criança ao diagnóstico.
  - Diferenciação dos neuroblastos (nuclear ou citoplasmática).

TABELA 13.3 – Imunoistoquímica no diagnóstico diferencial do neuroblastoma

CAM	NEOPLASIAS DE PEQUENAS CÉLULAS REDONDAS AZUIS				
	NB	LNH	EWING	RAB	PNET
Neurofilamento	+	–	±	–	–
Sinaptofisina	+	–	–	–	–
ENE	+	–	±	±	+
Microglobulina b2	–	–	–	–	+
ACL (proteína T-200)	–	+	–	–	–
Vimentina	–	±	+	+	+
Mioglobina	–	–	–	+	–
Miosina	–	–	–	+	–
Actina	–	–	–	+	–
Desmina	–	–	–	+	–

As variantes extra-ósseas do sarcoma de Ewing e o rabdomiossarcoma poderão corar-se pela enolase neurônio-específica (ENE). ACL = antígeno comum de leucócitos; CAM = corante de anticorpos monoclonais; Ewing = sarcoma de Ewing; LNH = linfoma não-Hodgkin; NB = neuroblastoma; PNET = tumor neuroectodérmico primitivo; Rab = rabdomiossarcoma. Adaptado de Brodeur e Maris[1]

TABELA 13.4 – Classificações histopatológicas de Shimada e Joshi

PROGNÓSTICO	ASPECTOS HISTOPATOLÓGICOS/IDADE
Favorável	Estroma rico, todas as idades, nenhum tipo nodular
Shimada	Estroma pobre, idade 1,5 – 5 anos, diferenciado, IMC < 100
	Estroma pobre, idade < 1,5 ano, IMC < 200
Joshi	Grau 1*, todas as idades; Grau 2**, < 1 ano
Desfavorável	Estroma rico, todas as idades, tipo nodular
Shimada	Estroma pobre, idade > 5 anos
	Estroma pobre, idade 1,5 – 5 anos, indiferenciado
	Estroma pobre, idade 1,5 – 5 anos, diferenciado, IMC > 100
	Estroma pobre, idade < 1,5 ano, IMC > 200
Joshi	Grau 2, idade > 1 ano; Grau 3***, todas as idades

Grau 1* = índice mitótico baixo (< 10 figuras mitóticas por 10 campos de grande aumento) e presença de calcificações.
Grau 2** = índice mitótico baixo, ou presença de calcificações.
Grau 3*** = nem baixo índice mitótico, nem presença de calcificações.
IMC = índice mitose-cariorrexe (número de mitoses e cariorrexes por 5.000 células).

– Índice de mitose-cariorrexe (IMC), que é a soma de anormalidades nucleares, número de células tumorais necróticas, número de células com mitoses e o número de células malformadas por 5.000 células examinadas.

Segundo Joshi, a presença de calcificação e de baixo índice de mitoses (< 10 mitoses/10 campos de grande aumento) é de valor preditivo favorável, independentemente da idade e do estádio (Tabela 13.4).

ESTADIAMENTO

O estadiamento do neuroblastoma pode ser feito segundo diversos sistemas. São conhecidos os sistemas norte-americanos, como o Children's Cancer Group (CCG) e o Pediatric Oncology Group (POG), e o sistema europeu, fundamentado na classificação TNM (tumor, nódulo e metástase). Todavia, atualmente, está sendo utilizado o sistema proposto para uso internacional: International Neuroblastoma Staging System (INSS). Esse sistema combina elementos dos sistemas de estadiamento POG e CCG. Foi formulado para dar uniformidade ao estadiamento e para permitir que estudos clínicos e biológicos realizados em qualquer parte do mundo sejam comparáveis (Tabela 13.5).

Observações sobre o estadiamento INSS:

- Nos lactentes, parece não haver diferença significativa de valor prognóstico entre o estádio 2A e 2B.
- A maioria dos tumores no estádio 3 se origina no abdome, pois tumores que ultrapassam a linha média, quer por infiltração ou por envolvimento nodal, são menos freqüentes no tórax. Infiltração através da linha média (coluna vertebral) significa mais invasão contígua do que extensão pedunculada do tumor.
- Há evidências de que pacientes no estádio 4, baseados no envolvimento da medula óssea (excluindo o 4S) e abaixo de dois anos, evoluem melhor do que aqueles em estádio 4 com envolvimento da cortical óssea.

- O estádio 4S significa um estádio especial (S = *special*), habitualmente ocorrendo em crianças abaixo de um ano, sendo o estádio onde encontramos a maioria das regressões espontâneas, vistas em alguns casos de neuroblastoma. Essas regressões neoplásicas ocorrem mesmo em tumores grandes, podendo haver o aparecimento concomitante, especialmente na pele, de nódulos que surgem em determinada área da pele e regridem em outra, tendendo ao completo desaparecimento das lesões. Nas grandes infiltrações hepáticas, a regressão é lenta, notando-se o desaparecimento das células tumorais ao invés da transformação em ganglioneuroma (basicamente pelo mecanismo de apoptose). A infiltração da medula óssea deve ser menor que 10% de células malignas pela aspiração ou pela biópsia óssea, para ser considerada 4S; se for maior deve ser considerado estádio 4. A captação do MIBG deve ser negativa para o osso.

TRATAMENTO

Cirurgia

A cirurgia tem um papel fundamental tanto para o estabelecimento do diagnóstico (biópsia do tumor para estudos de patologia e análise da biologia, nesse caso necessitando de 1 a 5g de tecido neoplásico, e estadiamento cirúrgico), quanto para o tratamento (ressecção primária do tumor ou ressecção de doença residual). A ressecção do tumor deve sempre levar em consideração a preservação de estruturas vitais. A ressecabilidade do tumor primário ou metastático é determinada pela localização, mobilidade, relação com os nervos e grandes vasos, habilidade no controle do suprimento sangüíneo, presença de metástases a distância e o prognóstico geral do paciente.

Frente ao implemento da moderna quimioterapia, que permite reduzir os grandes tumores primários e as metástases linfonodais, quando houver risco de

TABELA 13.5 – International Neuroblastoma Staging System (INSS)	
ESTÁDIOS	CARACTERIZAÇÃO
1	Tumor localizado, confinado à área de origem; remoção macroscópica completa, com ou sem doença residual microscópica; linfonodos ipsi e contralaterais identificados livres de comprometimento neoplásico
2A	Tumor unilateral com remoção macroscópica incompleta; linfonodos ipsi e contralaterais identificados livres de comprometimento neoplásico
2B	Tumor unilateral com remoção macroscópica completa ou incompleta; linfonodos ipsilaterais comprometidos; linfonodos contralaterais identificados livres de comprometimento neoplásico
3	Tumor infiltrando-se através da linha média, com ou sem envolvimento regional de linfonodos; ou tumor unilateral, com envolvimento contralateral de linfonodos; ou ainda, tumor de linha média, com envolvimento bilateral de linfonodos
4	Disseminação do tumor a linfonodos distantes, ossos, medula óssea, fígado ou outros órgãos (exceto como definido em 4S)
4S	Tumor primário localizado conforme definido para estádios 1 ou 2, com disseminação limitada a fígado, pele e medula óssea (infiltração < 10% das células neoplásicas)

sacrifício de estruturas vitais deve-se evitar a ressecção cirúrgica primária, particularmente em crianças abaixo de dois anos, nas quais o prognóstico é bom na maioria dos casos.

Os linfonodos aderidos ao tumor devem ser ressecados em bloco com o tumor primário e os linfonodos não aderidos, acima e abaixo do tumor, devem ser biopsiados e indicada a sua localização, para melhor avaliação da disseminação da doença e posterior radioterapia.

A biópsia hepática está sempre indicada em crianças abaixo de um ano, pela possibilidade do envolvimento difuso do fígado não ser detectado pelos exames por imagem. Nas crianças maiores, está indicada somente quando forem visíveis ou evidentes à radiologia.

No manuseio do neuroblastoma disseminado, a importância da ressecção macroscópica total permanece controversa, porém há na literatura uma nítida tendência de melhora da sobrevida quando é realizada a ressecção total ao invés da ressecção parcial.

Nos tumores abdominais, a abordagem cirúrgica é efetuada através de uma incisão transversa ampla. Sempre quando possível, a ligadura precoce dos vasos nutridores deve ser tentada, porém, nos grandes tumores deve-se ter precaução, pois a aorta pode estar rotada, distorcendo o tronco celíaco e os vasos mesentéricos superiores e renais. A ressecção total do tumor só deve ser tentada quando houver segurança de evitar lesões de estruturas vitais. A biópsia de linfonodos deve ser sempre realizada, independentemente do seu tamanho ou morfologia, uma vez que a biópsia somente dos nódulos aparentemente comprometidos leva a um erro diagnóstico de 25% dos casos.

Os neuroblastomas que envolvem os grandes vasos e o tronco celíaco geralmente invadem a túnica adventícia, poupando a túnica média. Conseqüentemente, a cirurgia desses tumores pode ser vista como um procedimento de cirurgia vascular, necessitando de instrumental apropriado. Com base nessa constatação, Kiely descreveu uma abordagem específica para essa peculiaridade da neoplasia (Fig. 13.2).

Nos casos irressecáveis ou de ressecção incompleta à cirurgia, os pacientes devem ser submetidos à quimioterapia para redução tumoral (12 a 24 semanas) e posterior tentativa de ressecção. Nos pacientes com doença progressiva, a cirurgia definitiva deve ser realizada só se houver resposta à quimioterapia, com ou sem radioterapia.

No neuroblastoma pélvico, devemos tentar a excisão da neoplasia, evitando a lesão dos plexos sacros (risco de incontinência fecal e urinária), já que nessa localização os neuroblastomas apresentam baixa mortalidade, mas alta morbidade.

Nos tumores torácicos é geralmente satisfatória a toracotomia póstero-lateral e a ressecção pode envolver parte da cadeia simpática e nervos intercostais, não havendo necessidade da excisão em bloco da parede torácica. Habitualmente não são realizadas lobectomias, pois dificilmente o parênquima pulmonar está acometido.

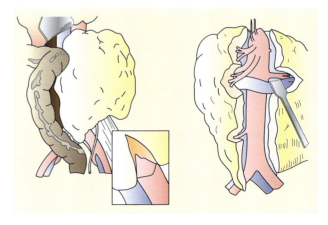

Figura 13.2 – Detalhes técnicos a serem observados em ressecção de neuroblastoma que envolva grandes vasos. A técnica é baseada na observação de que o tumor raramente compromete a túnica média desses vasos, existindo, então, um plano subadventício entre o tumor e a túnica média. A dissecção deve se manter na linha média e progredir no sentido longitudinal, iniciando na margem inferior do tumor, pela face medial da artéria ilíaca comum ou externa[2].

Nas crianças abaixo de dois anos, quando o neuroblastoma cresce rapidamente do mediastino posterior para o anterior, causando compressão severa de traquéia e de brônquios principais, a medida de terapêutica oncológica mais importante, como medida salva-vida, é a toracotomia ou esternotomia de urgência, com a descompressão de traquéia e brônquios.

Quando ocorre a invasão do canal medular, pelos forames vertebrais nos casos de neuroblastoma em halter (geralmente estádio 2), o tratamento inicial deve ser com quimioterapia.

Complicações da Cirurgia

- Freqüência: 5 a 25%. A complicação é maior quanto maior for a agressividade cirúrgica.
- Complicações: sangramento, necessidade de nefrectomia, formação de aderências, invaginação pós-operatória, lesões neurológicas (síndrome de Horner, impotência sexual, incontinência urinária e/ou fecal, diarréia), insuficiência renal (por lesão de vasos), ligadura inadvertida de grandes vasos.

Quimioterapia

A quimioterapia está indicada, fundamentalmente, nas seguintes situações:

- Tumor irressecável.
- Quando a cirurgia não foi radical.
- Em estádios avançados (doença disseminada).
- Em algumas situações do estádio 4S, como infiltração medular e metástases hepáticas com hepatomegalia maciça.

Drogas quimioterápicas habitualmente utilizadas nos diversos protocolos: vincristina, ciclofosfamida, doxorrubicina (adriamicina), cisplatina, etoposide, carboplatina, ifosfamida, inibidores da topoisomerase I. Em regimes de consolidação, o tiotepa e a melfalana.

Atualmente, a quimioterapia é utilizada de acordo com os grupos de risco.

Radioterapia

A radioterapia com a intensificação dos protocolos de quimioterapia avançada, associados ou não à ablação de medula óssea, tem seu uso cada vez mais restrito. É utilizada de uma maneira geral nas seguintes situações:

- Controle local de foco residual da doença após o uso de quimioterapia.
- Como medida paliativa.

Retinóides

São derivados naturais e sintéticos da vitamina A. O ácido retinóico induz a diferenciação dos neuroblastos através da desregulação do RNA mensageiro, diminuindo a expressão do *MYCN* e levando a uma diminuição sustentada da proliferação de células tumorais. Utilizados principalmente em doença mínima residual. Todavia, têm se mostrado fundamentais na melhora do prognóstico, quando aplicados em protocolos de transplante de medula autóloga.

Terapia com Transplante Autólogo de Células-tronco Periféricas

Atualmente empregada nos regimes de quimioterapia de consolidação, com doses intensivas mieloablativas.

Transplante Autólogo de Medula Óssea

Pode ser considerado nos pacientes com doença avançada que responderam bem à quimioterapia inicial e em que houve ressecção primária do tumor. A utilização dessa terapêutica associada ao ácido 13-cis-retinóico permitiu uma sobrevida de três anos de até 40%. O transplante autólogo de medula óssea sem a associação ao ácido retinóico deixa a sobrevida em 27% (Figs. 13.3 e 13.4).

Conceito de Tratamento com Base nos Grupos de Risco

Atualmente, as equipes que estudam o neuroblastoma estratificam os pacientes em grupos de risco, com base na análise de fatores prognósticos bem definidos. Para isso, são utilizados como fatores:

- Idade do paciente ao diagnóstico.
- O estádio pelo INSS.
- Os fatores biológicos do tumor: histologia de Shimada, a amplificação do *MYCN* e o índice de DNA.

Identificam-se três grupos de riscos distintos: baixo, intermediário e alto, conforme Tabela 13.6 a seguir.

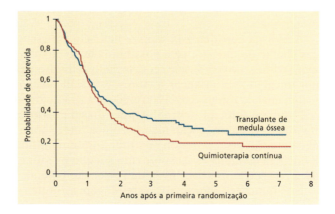

Figura 13.3 – Curva de Kaplan-Meier da primeira randomização do estudo CCG 3891 sobre pacientes com neuroblastoma de alto risco tratados com terapia mioablativa e resgate de células-tronco autólogas *versus* quimioterapia contínua[3].

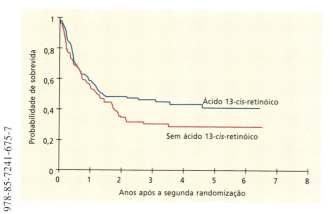

Figura 13.4 – Curva de Kaplan-Meier na segunda randomização do estudo CCG 3891 sobre pacientes com neuroblastoma de alto risco tratados com ácido 13-*cis*-retinóico, seguindo terapia de consolidação *versus* nenhuma terapia adicional[3].

Grupo de Baixo Risco

Os pacientes com neuroblastoma considerados de baixo risco são aqueles que estão no estádio 1 INSS, pacientes no estádio 2 INSS (exceto os com idade acima de um ano ao diagnóstico e com amplificação do *MYCN* e histologia desfavorável) e lactentes com doença no estádio 4S, com hiperdiploidia (índice de DNA >1), Shimada favorável e uma única cópia de *MYCN*. O tratamento do neuroblastoma de baixo risco consiste na remoção cirúrgica primária do tumor. Pacientes com tumores no estádio 1 e com ressecção macroscópica completa têm uma expectativa livre de doença maior do que 90%, independentemente da idade. Recidivas locais podem ser tratadas com cirurgias secundárias, podendo inclusive ser utilizada a quimioterapia se houver recidiva metastática.

Para os pacientes no estádio 2 INSS, a cirurgia inicial é o tratamento de escolha, porém pode ser necessário o uso de quimioterapia nos casos de recidiva metastática.

A maioria dos pacientes no estádio 4S INSS, enquadra-se na categoria de baixo risco. A probabilidade de sobrevida global é de 85 a 92%. Os sintomas relacionados aos tumores no estádio 4S, tais como dificuldade respiratória devido à hepatomegalia e os que apresentam histologia desfavorável ou ploidia (qualquer índice de DNA), deverão indicar quimioterapia, ou irradiação local, ou ambos. Os pacientes com invasão intra-espinhal e compressão medular são habitualmente considerados de baixo risco e se beneficiam inicialmente com o tratamento quimioterápico, ficando a laminectomia com ou sem radioterapia para casos que não responderam adequadamente.

Grupo de Risco Intermediário

Pacientes com neuroblastoma considerados de risco intermediário são aqueles pertencentes ao estádio 2 INSS com amplificação do *MYCN* e com histologia de Shimada desfavorável (não sendo utilizado o índice de DNA em pacientes acima de um ano); pacientes em estádio 3, menores de um ano e com *MYCN* não amplificado; pacientes em estádio 3, maiores de um ano, sem amplificação do *MYCN* e histologia favorável; lactentes em estádio 4 sem amplificação do *MYCN*; e pacientes do estádio 4S sem amplificação do *MYCN* e com histologia desfavorável e qualquer índice de DNA.

O tratamento inicial é a quimioterapia, habitualmente com ciclofosfamida, doxorrubicina, cisplatina e etoposide (VP16), seguido da cirurgia postergada e radioterapia para doença residual macroscópica.

TABELA 13.6 – Grupos de risco

ESTÁDIO (INSS)	IDADE (ANOS)	MYCN	HISTOLOGIA (SHIMADA)	DNAI	GRUPOS DE RISCO
1	0 – 21	Qualquer	Qualquer	Qualquer	Baixo
2A, 2B	< 1	Qualquer	Qualquer	Qualquer	Baixo
	Entre 1 e 21	Sem amplif.	Qualquer	Não usado	Baixo
	Entre 1 e 21	Amplificado	Favorável	Não usado	Intermediário
	Entre 1 e 21	Amplificado	Desfavorável	Não usado	Alto
3	< 1	Sem amplif.	Qualquer	Qualquer	Intermediário
	< 1	Amplificado	Qualquer	Qualquer	Alto
	Entre 1 e 21	Sem amplif.	Favorável	Não usado	Intermediário
	Entre 1 e 21	Sem amplif.	Desfavorável	Não usado	Alto
	Entre 1 e 21	Amplificado	Qualquer	Não usado	Alto
4	<1	Sem amplif.	Qualquer	Qualquer	Intermediário
	<1	Amplificado	Qualquer	Qualquer	Alto
	Entre 1 e 21	Qualquer	Qualquer	Não usado	Alto
4S	< 1	Sem amplif.	Favorável	> 1	Baixo
	< 1	Sem amplif.	Qualquer	= 1	Intermediário
	< 1	Sem amplif.	Desfavorável	Qualquer	Intermediário
	< 1	Amplificado	Qualquer	Qualquer	Alto

Grupo de Alto Risco

São incluídos nesse grupo os pacientes em estádio 4, maiores de um ano ao diagnóstico; estádio 3 com amplificação do *MYCN*; estádio 3, maior de um ano, com histologia desfavorável; estádio 2 com *MYCN* amplificado e histologia desfavorável; e estádio 4S com amplificação do *MYCN*. A doença de alto risco persiste no grupo para o qual durante os últimos 40 anos pouca melhora real foi alcançada quanto ao prognóstico final. Embora os regimes de quimioterapia intensiva tenham melhorado as cifras de respostas completas e parciais, muito poucos pacientes sobrevivem, com taxas de sobrevida livres de doença com três anos, de menos de 15%. Na tentativa de melhorar o prognóstico desse grupo, emprega-se a quimioterapia de dose intensiva, conhecida como quimioterapia ablativa de medula com reinfusão de medula autóloga (transplante autólogo de medula óssea [AMBT], associado ao ácido *cis*-retinóico).

REFERÊNCIAS BIBLIOGRÁFICAS

1. BRODEUR, G. M.; MARIS, G. M. Neuroblastoma. In: PIZZO, P. A.; POPLACK, D. G. (eds.). *Principles and Practice of Pediatric Oncology*. 4. ed. Philadelphia: Lippincott, 2001. p. 895-937.
2. KIELY, E. M. The surgical challenge of neuroblastoma. *J. Pediatr. Surg.*, p. 128-133, 1994.
3. MATTHAY, K. K.; VILLABLANCA, J. G.; SEEGER, R. C. et al. Treatment of high-risk neuroblastoma with intensive chemotherapy, radiotherapy, autologous bone marrow transplantation, and 13-cis-retinoic acid. *New Engl. J. Med.*, v. 341, p. 1165-1477, 1999.

BIBLIOGRAFIA RECOMENDADA

DE COU, J. M.; BOWMAN, L. C.; RAO, B. N. et al. Infants with metastatic neuroblastoma have improved survival with resection of the primary tumor. *J. Pediatr. Surg.*, v. 30, p. 937-940, 1995.

HAYES, F. A.; THOMPSON, E. I.; HVIZDALA, E. et al. Chemotherapy as an alternative to laminectomy and radiation in the management of epidural tumor. *J. Pediatr.*, v. 104, p. 221-224, 1984.

LA QUAGLIA, M. P.; KUSHNER, B. H.; SU, W. et al. The impact of gross total resection on local control and survival in high-risk neuroblastoma. *J. Pediatr. Surg.*, v. 39, p. 412-417, 2004.

MARIS, J. M.; MATTHAY, K. K. Molecular biology of neuroblastoma. *J. Clin. Oncol.*, v. 17, p. 2264-2279, 1999.

SANDBERG, D. I.; BILSKY, M. H.; KUSHNER, B. H. et al. Treatment of spinal involvement in neuroblastoma patients. *Pediatr. Neurosurg.*, v. 39, p. 291-298, 2003.

VILLABLANCA, J. G.; KHAN, A. A.; AVRAMIS, V. I. et al. Phase I trial of 13-cis-retinoic acid in children with neuroblastoma following bone marrow transplantation. *J. Clin. Oncol.*, v. 13, p. 894-901, 1995.

CAPÍTULO 14

Rabdomiossarcoma

João Carlos Ketzer de Souza
Mário Rafael Carbonera

CONCEITO

O rabdomiossarcoma (RMS) é o tumor sólido que cresce de células mesenquimais primitivas que formam o músculo estriado, ou tecidos que imitam esse músculo. Essas células tumorais são análogas às células musculares fetais normais em diversos estágios de maturação. Células mesenquimais desenvolvem-se em tecidos de sustentação, como tecido fibroso, músculo, cartilagem e osso. Situam-se na categoria dos tumores de pequenas células redondas azuis. Crescem em qualquer sítio anatômico, até em locais onde não existe músculo estriado (ductos biliares, pulmão, próstata, bexiga).

EPIDEMIOLOGIA

- Corresponde a 6% das neoplasias malignas das crianças.
- É o mais comum sarcoma de partes moles da criança (mais que 50% dos casos).
- Predisposição sexual global: 1,5M:1F.
- Distribuição etária bimodal com pico entre 2 a 5 anos em aproximadamente 73% (principalmente geniturinários) e entre 10 a 18 anos.
- Setenta por cento das crianças são menores de 10 anos de idade ao diagnóstico. Oitenta e sete por cento são menores de 15 anos e 13% entre 15 e 21 anos de idade.
- Menores de um ano não têm melhor prognóstico.
- Sítios mais comuns: cabeça e pescoço, 35% (parameníngeos, 20%; órbita, 8%, outros locais da cabeça e pescoço, 7%); geniturinário, 25% (bexiga e próstata, 10%; paratesticular, vulva, vagina, útero, 15%); extremidades, 19%; tronco, 10%; retroperitônio, 8%; outros sítios, 3%.
- Anomalias congênitas associadas: até 30% – geniturinárias, sistema nervoso central (malformações Arnold-Chiari), trato gastrointestinal, cardiovascular e síndromes como Li-Fraumeni, Beckwith-Wiedemann, síndrome de Noonan, esclerose tuberosa, neurofibromatose tipo I e outras.
- A maioria desses tumores ocorre esporadicamente, sem fator predisponente de risco associado.
- Entre 10 a 20% apresentam metástases ao diagnóstico.

HISTOPATOLOGIA

Identificação de rabdomioblastos ou células da linhagem miogênica (nas quais se identificam estriações transversais que mimetizam músculos esqueléticos). Diagnóstico do tipo específico é realizado por microscopia óptica, técnicas imunoistoquímicas, microscopia eletrônica e técnicas de genética molecular.

É controverso se o subtipo histológico influencia significativamente o prognóstico. Entretanto, sabe-se que o tipo alveolar apresenta pior prognóstico devido a sua agressividade e capacidade de ocasionar metástases para pulmões, ossos e medula óssea.

Classificação:

- Embrionário (tecido imita músculos esqueléticos imaturos; 60 a 70% dos casos). É constituído de quantidade variada de células fusiformes e redondas primitivas que podem estar intimamente ligadas ou livremente dispersas em uma base mixóide. Locais mais comuns: cabeça e pescoço e geniturinários. Há dois tipos especiais: RMS botrióide e RMS de células fusiformes (*spindle cell*). Os sarcomas botrióides ocorrem em estruturas recobertas por mucosa, como bexiga, vagina, útero, nasofaringe e ductos biliares (5% de todos os rabdomiossarcomas). Localizam-se na submucosa estendendo-se ao lúmen das estruturas ocas como massas polipóides (em forma de cacho de uva). Têm estroma frouxo, mixomatoso e camada submucosa de celularidade aumentada. O RMS tipo *spindle cell*, ocorre mais freqüentemente na região paratesticular. Tem baixa celularidade, é constituído de células fusiformes e escassas células redondas, mimetizando o aspecto de um tumor de músculo liso. Tende a ocorrer em crianças menores e sítios mais favoráveis.
- Alveolar (padrão similar aos alvéolos do pulmão fetal). Composto de septos fibrovasculares e agregados mal-definidos de células pobremente diferenciadas de forma oval ou redonda que, freqüentemente, mostram perda da coesão central e formação de espaços *alveolares*. Mais freqüente nas extremidades, tronco e períneo. Parece estar associado a mau prognóstico. Corresponde a 20% dos casos.
- Indiferenciado (10 a 20%). Também parece apresentar mau prognóstico. Mais comum nas extremidades, tronco, cabeça e pescoço.
- Pleomórfico (0,5 a 1%). Raro na criança.

O tipo histológico está relacionado ao prognóstico, conforme Tabela 14.1.

Investigação Diagnóstica

- História + exame físico.
- Exames por imagem são sítio-dependentes. Investigar metástases.
- Biópsia com análise.

84 ■ Tumores

TABELA 14.1 – Classificação histológica internacional de rabdomiossarcoma (RMS) relacionada ao prognóstico

TIPO DE RMS	PROGNÓSTICO	SOBREVIDA EM 5 ANOS (%)
RMS botrióide RMS *spindle cell*	Favorável	90
Embrionário Pleomórfico	Intermediário	65 – 75
Alveolar Indiferenciado	Desfavorável	40 – 55

Imunoistoquímica

Identificação de anticorpos musculoesqueléticos específicos (marcadores de diferenciação miogênica): desmina, actina músculo-específica, miogenina, mioglobina e fator de transcrição *Myo* D. Ocasionalmente, podem expressar em S-100, vimentina e Leu-7. A intensidade de expressão correlaciona-se ao grau de diferenciação rabdomioblástica.

Citogenética

Anormalidades podem ser encontradas no RMS alveolar pela técnica PCR-RT (reação em cadeia da polimerase com transcrição reversa) e hibridização *in situ* com fluorescência. Observa-se o rearranjo dos cromossomos 2 e 13 provocando translocação específica: t (2;13) (q3.5-3.7;q14) na qual o gene *PAX3* (*paired box gene 3*), sofre fusão com o gene *FKHR* (*forked head rhabdomyosarcoma*) em 70% dos casos ou sua variante mais rara, em que a fusão dos genes *FKHR* e gene *PAX7* é gerada pela translocação t (1;13) (p36;q14) em 10 a 20% dos casos. Os rabdomiossarcomas com o gene *PAX7-FKHR* tendem a ocorrer em crianças menores, em lesões localizadas e costumam apresentar melhor sobrevida.

No rabdomiossarcoma embrionário, pode ser observada a perda da heterozigose (LOH) no cromossomo 11p15.5, sugerindo a presença de gene de supressão tumoral que é inativado. Está em região similar à encontrada nos pacientes com síndrome de Beckwith-Wiedemann.

Alterações no conteúdo do DNA podem ser usadas no prognóstico: no embrionário, o conteúdo do DNA é diplóide ou hiperdiplóide. Os tumores diplóides têm pior prognóstico do que os hiperdiplóides. No RMS alveolar, o conteúdo é tetraplóide.

Em 36% dos rabdomiossarcomas embrionários ocorre translocação envolvendo os pontos de quebra (*breakpoint*) nas regiões 1p11-1q11.

A perda de função do gene supressor tumoral *p53* tem sido implicada na formação do rabdomiossarcoma.

Microscopia Óptica

Identificação de estriações transversais características dos músculos esqueléticos ou rabdomioblastos característicos.

Microscopia Eletrônica

Indicada nos sarcomas indiferenciados para identificação do subtipo.

Achados: sarcômeros bem definidos com bandas Z características; bandas Z com miofilamentos delgados de actina e espessos de miosina; massas amorfas de material de bandas Z irradiando filamentos de diversas espessuras; filamentos finos e espessos em uma disposição hexagonal; complexos ribossomos-miosina com arranjo em forma de fila indiana.

- Medulograma (4 sítios).
- Biópsia óssea (2 sítios).

Estadiamento do Rabdomiossarcoma

Ver Tabela 14.2.

Grupo *IRSG* IV (Fundamentado em Achados Clínico-patológicos Pós-cirúrgicos)

- Grupo I (13% dos pacientes): doença localizada, completamente removida.
  - Confinada ao músculo ou órgão de origem.
  - Comprometimento contíguo. Infiltração fora do órgão ou músculo de origem. Linfonodos regionais não envolvidos.
- Grupo II (20% dos pacientes): ressecção macroscópica completa com:
  - Doença residual microscópica e linfonodos negativos, ou
  - Doença regional completamente ressecada, mas linfonodos positivos, ou
  - Doença regional com linfonodos positivos macroscopicamente ressecados, mas com doença residual microscópica.
- Grupo III (48% dos pacientes). Ressecção incompleta ou biópsia com presença de doença residual macroscópica.
  - Após biópsia somente.
  - Após ressecção macroscópica do tumor primário > 50%.
- Grupo IV (18% dos pacientes).
  - Doença metastática a distância: pulmões, fígado, cérebro, linfonodos distantes, medula óssea, ossos e músculos distantes.

Observação Geral sobre o Tratamento

Atualmente, o The Rhabdomyosarcoma Study Group (IRSG) e o Soft Tissue Sarcoma Committee of the Children's Oncology Group (STS-COG) determinam a terapia dos pacientes com base em protocolos que visam à classificação de risco de acordo com a combinação dos grupos clínicos com o sistema de estadiamento pré-tratamento (TNM) (Tabela 14.2):

- Baixo risco: paciente com rabdomiossarcoma embrionário que se apresenta em locais favoráveis (estádio 1) e pacientes com rabdomiossarcoma

Rabdomiossarcoma ■ 85

TABELA 14.2 – Estadiamento clínico pré-tratamento (TNM IRS IV), fundamentado em achados clínicos, laboratoriais e estudos por imagem. Não são considerados achados operatórios e patológicos

ESTÁDIO	SÍTIO PRIMÁRIO DA DOENÇA	TUMOR PRIMÁRIO	TAMANHO	LINFONODOS	METÁSTASES
1	Órbita, cabeça e pescoço, excluindo parameninges; geniturinário, excluindo bexiga, próstata e trato biliar	T1 ou T2	a ou b	N0 ou N1 ou Nx	M0
2	Parameninges, bexiga/próstata, extremidades, outros (tronco, retroperitônio)	T1 ou T2	a	N0 ou Nx	M0
3	Bexiga/próstata, extremidades, parameninges, outros (tronco, (retroperitônio)	T1 ou T2	a b	N1 N0 ou N1 ou Nx	M0
4	Todos	T1 ou T2	a ou b	Qualquer N	M1

a = ≤ 5cm; b = > 5cm; M0 = sem metástases a distância; M1 = com metástases a distância; N0 = linfonodos regionais não-comprometidos clinicamente; N1 = linfonodos clinicamente comprometidos; Nx = linfonodos regionais não avaliados; T1 = tumor confinado ao local anatômico de origem; T2 = extensão, fixação, ou ambos, aos tecidos vizinhos.

embrionário em sítios desfavoráveis com tumor completamente ressecado (grupo I) ou com neoplasia microscópica residual (grupo II).

■ Risco intermediário: rabdomiossarcoma embrionário em sítios desfavoráveis com neoplasia residual macroscópica (grupo III), rabdomiossarcoma embrionário metastático em crianças menores de dez anos de idade, ou rabdomiossarcoma alveolar não-metastático ou indiferenciado em qualquer local.

■ Alto risco: rabdomiossarcoma metastático ou sarcoma indiferenciado no momento do diagnóstico, exceto os rabdomiossarcomas embrionários metastáticos em crianças menores de dez anos de idade.

PRINCÍPIOS CIRÚRGICOS GERAIS

■ Tratamento cirúrgico é sítio-específico.
■ Ideal: ressecção completa ampla do tumor primário com margens negativas (macro e microscópicas no mínimo com 0,5cm de margem livre), com amostras de linfonodos regionais e preservação da função. Procedimentos de *debulking* (desbaste) ou excisões parciais não oferecem nenhum benefício, quando comparados com simples biópsia.
■ Evitar ressecção primária extensa. É melhor indicar primariamente biópsia + terapêutica adjuvante com excisão posterior.
■ Em casos específicos, cirurgia inicial mais agressiva pode estar indicada. Isso é verdade para os rabdomiossarcomas de extremidades e tronco. Reexcisão deve ser efetuada, mesmo com margens aparentemente negativas, se ressecção inicial não for ampla ou se malignidade não for suspeitada pré-operatoriamente.
■ Nos outros casos, a presença de doença residual microscópica pós-ressecção inicial, é curável com quimioterapia e/ou radioterapia. Não é sinônimo de reexcisão cirúrgica.
■ Realizar cirurgias radicais nos casos em que o tratamento quimioterápico não surtiu resultado.

■ Atualmente, há uma tendência em direção a uma conduta cirúrgica mais conservadora no estádio 3, com o uso de quimioterapia, seguida por reexploração cirúrgica (*second-look*) e remoção de qualquer tumor residual ou para avaliar resposta terapêutica.
■ Biópsia de linfonodos regionais, particularmente suspeitos (pelo exame físico e exames por imagem), é desejável.

QUIMIOTERAPIA

Objetivos:

■ Erradicar doença residual microscópica após ressecção cirúrgica do tumor primário.
■ Reduzir tamanho do tumor considerado irressecável, evitar perda importante de função e evitar mutilação.

Drogas:

■ IRS – IV. As recomendações desse estudo, iniciado em 1991 e finalizado em 1997, são:
 – Grupo I, sítios favoráveis (paratesticular ou órbita), independentemente da histologia: VA (vincristina, actinomicina).
 – Grupo I restante: VAC (vincristina, actinomicina, ciclofosfamida) ou VAI (vincristina, actinomicina, ifosfamida) ou VIE (vincristina, ifosfamida, etoposide).
 – Grupo II, tumores não-metastáticos (exceto órbita): qualquer dos esquemas anteriores com três drogas + radioterapia.
 – Grupo II (órbita): VA + radioterapia.
 – Grupo III: VAC ou VAI ou VIE + radioterapia.
 – Estádio IV (metastático): vincristina + melfalana ou etoposide + ifosfamida ou doxorrubicina + radioterapia.

Tempo:

■ Estádio 1: 1 ano.
■ Estádio 2 e 3: 18 meses.
■ Estádio 4: 18 meses.

Conclusão do IRS-IV em relação ao uso de VAC ou VAI ou VIE: os três protocolos promoveram uma sobrevida livre de doença de três anos de, aproximadamente, 75%. Assim, pelo VAC ser menos tóxico e mais econômico, foi aceito como protocolo padrão para o rabdomiossarcoma sem metástases.

Pensar na adição dos inibidores da topoisomerase-I (topotecana e irinotecano) ao regime VAC nos tumores metastáticos, recorrentes e de histologia alveolar.

- Atualmente, está em andamento o estudo multidisciplinar IRS-V, que faz as recomendações abaixo, com base em grupos de risco.

O estudo do IRS-V focaliza a melhora da sobrevida nos pacientes com risco intermediário e alto. A sobrevida livre de doença de três anos foi, no estudo anterior, com base nos riscos: baixo risco, 88%, risco intermediário, 55 a 76% e alto risco < 30%. Assim, o tratamento deve ser multidisciplinar com recomendações definidas e relacionadas à localização específica, histologia e resposta ao tratamento, objetivando o controle local com preservação da estrutura e função.

Os pacientes de *baixo risco* têm rabdomiossarcomas embrionários localizados, somente botrióides ou de células fusiformes, divididos em dois subgrupos:

- Subgrupo A: correspondem a tumores no estádio 1 e localizados com ressecção completa ou que têm origem na órbita, mas não ressecados; os pacientes no estádio 2 e completamente ressecados.
- Subgrupo B: inclui os outros pacientes no estádio I e aqueles nos estádios 2 e 3, completamente ressecados ou com doença residual microscópica, com ou sem linfonodos regionais envolvidos.

Esses pacientes recebem quimioterapia com VA, se subgrupo A, e VAC, se subgrupo B, e radioterapia para qualquer tumor residual (exceto aos localizados na vagina, que são tratados primariamente com VAC).

Pacientes de *risco intermediário* têm rabdomiossarcoma localizado tipo alveolar, ou sarcoma indiferenciado do estádio 1 ao 3, ou rabdomiossarcoma embrionário estádio 2 e 3 com doença residual macroscópica, ou rabdomiossarcoma embrionário estádio 4 em crianças menores de 10 anos. Recebem protocolo de quimioterapia com VAC + radioterapia ou VAC + topotecana + radioterapia.

Pacientes de *alto risco* são aqueles com rabdomiossarcoma estádio 4, tipo alveolar, ou sarcoma indiferenciado ou embrionário acima dos 10 anos de idade. A quimioterapia preconizada utiliza o irinotecano seguido de VAC e radioterapia.

A utilização de quimioterapia com altas doses e transplante de medula óssea autóloga em pacientes de alto risco com recidiva ainda está em investigação, pois os resultados mostrados em trabalhos anteriores não mostraram melhora significativa.

RADIOTERAPIA

Objetivos:
- Controle de tumor residual macro ou microscópico, não completamente ressecado na cirurgia, diminuindo a recorrência no sítio do tumor primário.
- Controle local onde a cirurgia é impraticável.
  - Grupo I histologia favorável: não necessita de radioterapia.
  - Grupo I histologia alveolar: necessita de radioterapia.
  - Grupo II-IV: adjunto importante, principalmente em locais em que a ressecção do tumor primário não foi conseguida.

Doses:
- Entre 4 e 4,5Gy são adequadas para controlar doença residual microscópica.
- Entre 4,5 e 5Gy são usadas para controlar localmente grandes tumores (> 5cm) e doença residual macroscópica.

Tipos:
- Pode usar-se radioterapia convencional, hiperfracionada, ou braquiterapia com implantes intracavitários ou intersticiais na vagina, bexiga, músculo esquelético e olho.

Considerações sobre os Tumores Primários em Localizações Específicas

Rabdomiossarcoma Geniturinário (24 a 26%)

- Linfonodos inguinais representam metástases a distância.
- Noventa por cento são do tipo embrionário e botrióide.
- Aproximadamente 10% são de bexiga-próstata e 16% não-bexiga, não-próstata (paratesticular, perineal, vulvar, vaginal, uterino).

Rabdomiossarcoma de Vagina

- Sinais e sintomas: secreção vaginal, sangramento do intróito, ou prolapso de massa polipóide.
- Pico de incidência: crianças menores (RN a 4 anos de idade).
- A maioria é do tipo embrionário (botrióide) e crescem debaixo da membrana mucosa da parede vaginal anterior, perto do septo vesicovaginal, tornando a parede posterior da bexiga e uretra vulneráveis à infiltração tumoral. As lesões vulvares podem ser do tipo alveolar, mas tendem a ser mais localizadas e, portanto, de melhor prognóstico.

Rabdomiossarcoma ■ 87

- Comprometimento retal é incomum.
- Casos avançados: sintomas do trato urinário por compressão uretral e constipação.
- Investigação diagnóstica: exame físico (examinar região inguinal pesquisando linfonodos aumentados e exame retal bimanual), vaginoscopia, biópsia da lesão, medulograma, biópsia de medula óssea, radiografia de tórax, ultra-sonografia abdominopélvica, tomografia computadorizada (TC) com contraste, cintilografia óssea e cistoscopia (pode estar indicada).
- Diagnóstico diferencial: tumor do seio endodérmico, rabdomiossarcoma uterino, neurofibroma.

Tratamento:
- Biópsia ou excisão local limitada + quimioterapia. Com essa modalidade terapêutica, a sobrevida pode exceder 90%.
- Cirurgias mais amplas raramente são indicadas: vaginectomia parcial, vaginectomia total, vaginectomia com histerectomia, exenteração pélvica.
- Pensar na indicação de braquiterapia por meio de implantes intracavitários ou intersticiais nos casos de tumores primários de vagina e vulva.

Rabdomiossarcoma Uterino

- Mais comum em pré-adolescentes e adolescentes, todavia, estudos recentes sugerem a mesma faixa etária do vaginal, com idade média aproximada de 5,5 anos.
- Dois tipos de apresentação.
  - Prolapso de grandes pólipos pelo colo uterino preenchendo a vagina (melhor prognóstico).
  - Tipo infiltrativo intramural penetrando na cavidade abdominal.
- Noventa por cento são embrionários e 20% têm metástases.
- Investigação diagnóstica: biópsia transvaginal nos casos polipóides ou por dilatação cervical + curetagem nos tumores infiltrativos, ultra-sonografia abdominal, ressonância nuclear magnética (RNM) ou TC com contraste IV (para determinar extensão intrabdominal, presença de linfonodos pélvicos e retroperitoneais, função renal, obstrução do trato urinário, fígado), radiografia de tórax, medulograma, biópsia de medula óssea, cintilografia óssea, cistoscopia (poderá ser necessária).
- Tratamento: quimioterapia com ou sem radioterapia (braquiterapia). Nos tumores persistentes: após radioterapia ou braquiterapia está indicada histerectomia retardada. São mais agressivos do que o vaginal e vulvar. A sobrevida é próxima de 90%.

Rabdomiossarcoma de Bexiga e Próstata

- Quase todos são embrionários. Na próstata tendem a manifestar-se como massa sólida e na bexiga na forma botrióide.

- A mais comum neoplasia maligna da bexiga nas crianças e adolescentes.
- Metástases a distância não são comuns.
- Comprometimento de linfonodos pélvicos e retroperitoneais é baixo (12 a 16%).
- Metástases: linfonodos regionais, pulmões, medula óssea.
- Localização vesical mais comum: parede posterior junto ao trígono vesical.
- Sinais e sintomas do rabdomiossarcoma de próstata: disúria, esforço ao urinar, gotejamento urinário, massa abdominal, próstata aumentada palpada pelo toque retal, constipação intestinal.
- Sinais e sintomas do rabdomiossarcoma de bexiga: retenção urinária aguda (mais comum), infecção recorrente do trato urinário, freqüência urinária, esforço para urinar, hematúria, massa abdominal (suprapúbica ou abdome inferior), hidronefrose por obstrução dos ureteres, prolapso polipóide pelo intróito uretral na menina.
- Investigação diagnóstica: ultra-sonografia abdominal, TC com contraste IV e oral, cistouretrografia, cistoscopia, biópsia por agulha percutânea ou endoscópica, biópsia transretal ou transperineal guiada por ultra-sonografia (próstata), medulograma, biópsia de medula óssea, cintilografia óssea, radiografia de tórax com vistas oblíquas.
- Prognóstico da localização vesical é melhor do que na próstata.

Tratamento:
- Evitar cirurgia mutilante primária.
- Dificuldade no tratamento cirúrgico dos tumores de bexiga: tumor estende-se macroscopicamente ao longo do plano submucoso, aumentando a dificuldade de ressecção completa.
- Exenteração pélvica anterior não está mais indicada como procedimento primário. Usa-se inicialmente quimioterapia e radioterapia adjuvantes. Uma grande porcentagem cresce da área trigonal ou próstata e não são tratáveis com ressecção local ou parcial.
  Portanto, nesses tumores irressecáveis: quimioterapia (doxorrubicina, actinomicina-D, vincristina, ciclofosfamida + cisplatina) em quatro ciclos. Se há resposta completa ou parcial muito boa (> 90% de redução do volume tumoral por estudos por imagem): continuar com quimioterapia por dois anos + radioterapia de toda a pelve ou braquiterapia. Após, rebiópsia e reestadiamento. Essa abordagem dá uma sobrevida de mais de cinco anos de 85% e manutenção da bexiga funcionante em 60% dos pacientes após quatro anos.
  Nenhuma doença residual: ultra-sonografia ou TC pélvicas seriadas e cistoscopia com biópsias seriadas.
  Se após quimio e radioterapia ainda existe tumor persistente – tumores de próstata, colo vesical e trígono: cistectomia radical + uretrectomia +

Tumores

biópsia e retirada dos linfonodos aumentados + reconstrução geniturinária (com diversão continente).

O achado de rabdomioblastos bem diferenciados nos espécimes cirúrgicos ou de biópsia obtidos após o tratamento com quimioterapia e radioterapia é evidência de maturação histológica do tumor residual. Não constitui um indicador de cistectomia total e sim requer um protocolo de quimioterapia de maior duração para solidificar a cura.

- Via de acesso: sempre usar laparotomia vertical mediana ou pararretal.
- Cistectomia parcial com reconstrução vesical primária, como terapêutica inicial ou procedimento retardado, pós-quimioterapia, pode estar indicada nos tumores primários afetando o domo ou paredes laterais da bexiga, distantes do trígono vesical. Reimplante ureteral e aumento vesical podem ser necessários.

Rabdomiossarcoma de Cabeça e Pescoço

- É o terceiro tumor mais comum na região cervical (após doença de Hodgkin e linfoma não-Hodgkin).
- Corresponde a 35% dos rabdomiossarcomas (órbita 10%, parameníngeos 15% e não-parameníngeos 10%).
- Parameníngeos (nasofaringe, seios paranasais, ouvido médio, cavidade nasal, região mastóidea, fossa pterigopalatina). Em 25 a 35% mostram comprometimento do sistema nervoso central (SNC) (paralisia de nervos cranianos, sintomas meníngeos, dificuldade respiratória por infiltração cerebral).
- Não-parameníngeos (mais comuns: escalpo, região temporal, face, parótida, orofaringe, pescoço). Somente 7% apresentam comprometimento do SNC.
- Comprometimento de linfonodos cervicais é baixo, não necessitando de biópsia ganglionar, exceto se aumentados.
- Tumores da órbita têm bom prognóstico.
- Sinais e sintomas clínicos variam de acordo com a origem do tumor primário.
- Muitas vezes o diagnóstico é retardado ao ser confundido com distúrbios infecciosos ou inflamatórios.
- Tumor de órbita: edema palpebral, proptose, ptose, cefaléia, diminuição da acuidade visual, desequilíbrio dos músculos extra-oculares, outros distúrbios oculares.
- Tumor de nasofaringe: dor local, obstrução de via aérea alta, sinusite, epistaxe, congestão nasal, disfagia, paralisia de nervos cranianos.
- Tumor de ouvido médio: massa polipóide no canal auditivo externo, associado a dor e história de otite média recorrente, dor de ouvido, secreção pelo canal e paralisia de Bell por comprometimento do nervo facial.

- Tumor facial: aumento de volume associado a trismo (comprometimento do masseter e músculo pterigóide), celulite do local. Massa dolorosa no pescoço ou face associada a trismo: pensar em neoplasia maligna.
- Tumor de laringe: tosse, rouquidão (comprometimento das cordas vocais ou nervo recorrente).
- Tumor parameníngeo: estende-se ao SNC. Paralisia de nervos cranianos, sintomas meníngeos, paralisia respiratória por comprometimento cerebral.
- Investigação clínica: exame neurológico dos pares cranianos, radiografia de tórax, de crânio e face com incidências focadas nos seios paranasais e ouvido médio, exame completo da orofaringe e nasofaringe, inclusive com nasofaringoscópio de fibra ótica, laringoscopia direta e indireta, TC da cabeça e corpos vertebrais, RNM do crânio e cérebro, cintilografia óssea, punção lombar para citologia de fluido cerebroespinhal.

Tratamento:
- Excisão ampla, se possível. Quimioterapia e radioterapia pré ou pós-operatória.
- Órbita: biópsia diagnóstica + quimioterapia e radioterapia, evitando exenteração da órbita.
- Não-parameníngeos: excisão do tumor primário, quando possível. Na maioria dos casos: biópsia + quimio + radioterapia com ressecção retardada.
- Parameníngeos: raramente podem ser ressecados. Se não há extensão intracranial, comprometimento da base do crânio, erosão óssea, ou anormalidades dos nervos cranianos: radioterapia dirigida ao tumor primário com 2cm de margem livre.
  - Se os critérios citados estão presentes: radioterapia dirigida ao tumor primário e todo o cérebro.
  - Pacientes com punção lombar negativa e erosão da base do crânio ou comprometimento dos nervos cranianos ou extensão meníngea limitada: não está indicada irradiação total do cérebro.
  - Se a citologia do líquor é positiva para células tumorais: terapia intratecal (metotrexato, hidrocortisona e citosina arabinosida).
  - Irradiação hiperfracionada não é prescrita para o paciente recebendo tratamento intratecal.

Rabdomiossarcoma de Extremidades

- Sem predisposição sexual.
- Metade dos casos é do tipo alveolar.
- Aproximadamente 40% apresentam metástases em linfonodos.
- Sítios: pés (10%), pernas (23%), joelho (0,1%), coxas (13%), nádegas (16%), mãos (6,5%), cotovelo (1,4%), braços (8,5%), antebraços (18%), ombros (3%).
- Idade: crianças maiores (pré-adolescentes e adolescentes).

- Quadro clínico: tumor na intimidade muscular, freqüentemente doloroso.
- Localização mais comum: extremidade inferior; porção distal costuma ser mais envolvida do que a proximal.
- Investigação diagnóstica: exame físico, TC com contraste IV (melhor para demonstrar comprometimento ósseo), RNM (melhor exame para estudar a extensão do tumor), cintilografia óssea, radiografia de tórax, cintilografia com gálio (para demonstrar comprometimento de linfonodos regionais), ultra-sonografia, medulograma, biópsia de medula óssea.

Tratamento:

A extensão da ressecção cirúrgica depende do sítio do tumor, mas recomenda-se:

- Remoção cirúrgica completa macroscópica do grupo muscular envolvido desde a origem da inserção, sem perda da função ou extremidade;
- Reexcisão é admitida na criança com doença residual micro ou macroscópica, na excisão simples não planejada com margens positivas ou manuseio cirúrgico não pensando em câncer.
- É fundamental avaliar o comprometimento nodal regional. Atualmente está indicado o mapeamento linfático cirúrgico regional axilar ou inguinofemoral (por linfocintilografia e/ou corante azul especial) e biópsia do(s) linfonodo(s) sentinela(s). Dissecção e remoção de linfonodos não melhoram a sobrevida, mas são importantes para o estadiamento. Se o mapeamento linfático está sendo considerado, ele deve ser realizado no momento da biópsia ou excisão primária. Isso vai prevenir a lesão de linfáticos, que poderá obscurecer ou causar dificuldades na identificação do gânglio sentinela.
- É sugerido o seguinte protocolo: linfocintilografia deve ser realizada três dias antes da cirurgia. O radioisótopo marcado com tecnécio é injetado por via intradérmica em torno da lesão. Quando acúmulo radioativo é identificado em gânglios regionais, a pele suprajacente é marcada com tinta indelével. Se se optar pela investigação associada a corantes, esta deve ser realizada 2 a 3h antes da cirurgia com a injeção de, aproximadamente, 2 a 4mL em torno da lesão primária. O corante utilizado é o azul de metileno ou azul de isosulfan (corante azul patente). A combinação de corante e radiação detectada pela gama câmera maximiza a detecção dos linfonodos sentinelas.
- Tumores excessivamente grandes, com comprometimento neurovascular e lesões recorrentes, podem requerer amputação pós-tratamento quimio e radioterápico.
- Quimioterapia pré-operatória é interessante. Tem o objetivo de diminuir o tamanho do tumor primário, possibilitando a remoção dos considerados irressecáveis.

Regimes utilizados: VA ou VAC ou VIE, ou VAC + topoisomerase:

- Radioterapia é indicada a quase todos os casos, grupos II a IV e nos tumores com histologia alveolar, mesmo quando totalmente ressecados (grupo I). A dose é ajustada de acordo com a extensão da ressecção cirúrgica (margens negativas, doença residual microscópica, doença macroscópica pós-cirurgia).
- Fatores prognósticos: invasão tecidual local, tamanho do tumor, presença de comprometimento de linfonodos regionais, metástases a distância, localização, tipo histológico.

BIBLIOGRAFIA RECOMENDADA

ANDRASSY, R. J. Rhabdomyosarcoma. *Sem. Pediatr. Surg.*, v. 6, p. 17-23, 1997.

BREITFELD, P. P.; MEYER, W. H. Rhabdomyosarcoma: new windows of opportunity. *The Oncologist*, v. 10, p. 518-527, 2005.

MCMULKIN, H. M.; YANCHAR, N. L.; FERNANDEZ, C. V. Sentinel lymph node mapping and biopsy: a potentially valuable tool in the management of childhood extremity rhabdomyosarcoma. *Pediatr. Surg. Int.*, v. 19, p. 453-456, 2003.

RODEBERG, D.; PAIDAS, C. Childhood rhabdomyosarcoma. *Sem. Pediatr. Surg.*, v. 15, p. 57-62, 2006.

WIENER, E. S.; ANDERSON, J. R.; OJIMBA, J. I. et al. Controversies in the management of paratesticular rhabdomyosarcoma: is staging retroperitoneal lymph node dissection necessary for adolescents with resected paratesticular rhabdomyosarcoma? *Sem. Pediatr. Surg.*, v. 10, p. 146-152, 2001.

CAPÍTULO 15

Rabdomiossarcoma Geniturinário

Mohamed Tawfik El-Sherbiny

João Luiz Pippi Salle

EPIDEMIOLOGIA

- Rabdomiossarcoma (RMS) corresponde a 4 a 8% de todas as doenças malignas nas crianças < 15 anos.
- Entre os tumores sólidos, só perde em freqüência para os tumores do cérebro, linfoma, neuroblastoma e tumor de Wilms.
- Aproximadamente 15 a 20% dos RMS são geniturinários (GU) em origem.
- A incidência anual estimada de RMS GU é: 0,5 caso por 1.000.000 de crianças < 15 anos de idade.
- RMS GU tem dois picos de incidência conforme a idade: *um* em crianças entre dois e seis anos de idade e *outro* durante a adolescência, entre 15 e 19 anos.
- Meninos são três a quatro vezes mais afetados do que meninas.

HISTOPATOLOGIA

Os três maiores subtipos histológicos são:

Rabdomiossarcoma Embrionário

- Corresponde a 50 a 60% dos RMS.
- Morfologicamente assemelha-se ao músculo esquelético em desenvolvimento, observado no feto de sete a dez semanas de vida.
- É composto de células de forma fusiforme com núcleo central e citoplasma eosinofílico abundante.
- A presença de estrias cruzadas é importante para o diagnóstico, mas são vistas em apenas 30% desses tumores.
- Um achado típico encontrado relaciona-se à maior concentração de células tumorais imediatamente abaixo da mucosa e também ao redor dos vasos sangüíneos.
- O termo sarcoma botrióide refere-se à forma polipóide do RMS embrionário e que, macroscopicamente, aparece como um cacho de uvas, projetando-se intraluminalmente em víscera oca, como a bexiga ou a vagina.

- Quando a lesão é pequena, os achados macroscópicos, assim como as características microscópicas superficiais, assemelham-se à cistite polipóide.

Rabdomiossarcoma Alveolar

- É o segundo subtipo histológico mais comum.
- Assemelha-se ao músculo esquelético do feto com 10 a 21 semanas de vida.
- Tem um padrão único que lembra alvéolos pulmonares.
- É visto em crianças maiores e adultos jovens e mais freqüentemente compromete os sítios das extremidades e períneo.
- Há metástase para linfonodos e tem prognóstico pobre.

Subtipo Pleomórfico

- É raramente visto em crianças e é mais comum nas extremidades e tronco.

CLASSIFICAÇÃO

Recentemente, o IRS (Intergroup Rhabdomyosarcoma Study Staging) classificou esses tumores em:

- Tipos histológicos favoráveis.
  - RMS botrióide.
  - RMS de células fusiformes.
- Prognóstico intermediário.
  - RMS embrionário.
- Tipos histológicos desfavoráveis.
  - RMS anaplásico indiferenciado: apresenta aumento de figuras mitóticas bizarras e hipercromatismo nuclear difuso com pleomorfismo.
  - Tumor alveolar.
  - RMS de células redondas monomórficas: marcada uniformidade no tamanho e características citológicas da população total de células tumorais.

Metástases

- RMS mostra tipicamente infiltração local extensa.
- Metástases linfáticas ocorrem em 20% dos RMS geniturinários.
- Metástases nodais são mais freqüentes nos RMS de próstata (41%).
- Metástase nodal é correlacionada positivamente ao tamanho do tumor.
- Os sítios mais comuns de metástases hematogênicas são: pulmões, medula óssea e fígado. São observadas em 20% dos pacientes no momento do diagnóstico.

Apresentação Clínica

- Obstrução do colo vesical, retenção urinária, incontinência e infecção.

Rabdomiossarcoma Geniturinário ■ 91

- Pode ocorrer hematúria macroscópica e eliminação de fragmentos de tecidos.
- Massa suprapúbica palpável.
- Crescimento expansivo de localização posterior causa massa facilmente palpável no exame retal e constipação.
- Nas meninas pode aparecer massa em protrusão pela uretra e vagina
- Alguns pacientes apresentam insuficiência renal obstrutiva ao diagnóstico.

Investigação Diagnóstica

- Ultra-sonografia.
  - A presença de massa lobulada de tecidos moles no interior, deslocando ou deformando a bexiga, sugere o diagnóstico de RMS pélvico.
  - Geralmente, RMS mostra ecogenicidade homogênea com ecotextura similar à dos músculos.
  - Os linfonodos regionais e retroperitoneais podem estar aumentados.
  - A imagem ecográfica é também útil na avaliação da resposta terapêutica desses pacientes.
  - Pode permitir a realização de biópsia transretal guiada por ultra-sonografia.
- Urografia excretora (histórico).
  - A fase cistográfica muitas vezes demonstra o defeito de enchimento característico dentro da bexiga, quando o colo vesical e trígono são os locais de origem.
  - No rabdomiossarcoma prostático, a urografia pode demonstrar elevação da base e o cisto-uretrograma miccional distorção e alongamento da uretra prostática.
- Tomografia computadorizada.
  - RMS pode ser isodenso com o músculo ou mostrar atenuação mais baixa.
  - Áreas focais de densidade diminuída dentro do tumor são, geralmente, causadas por hemorragia ou necrose.
  - RMS de colo vesical/trígono podem ser difíceis de diferenciar (em TC) de tumores crescendo da glândula prostática adjacente.
- Ressonância magnética.
  - Tem melhor resolução espacial do que a TC.
  - A habilidade da ressonância magnética em obter os cortes sagital e coronal é uma grande vantagem na visualização dos tumores de colo vesical e do domo da bexiga.
  - A extensão local do tumor também pode ser mais bem apreciada com essa modalidade de imagem.
- Diagnóstico tecidual.
  - RMS vesical é diagnosticado com cistoscopia e biópsia. O uso de ressectoscópio com eletrodo em alça pode resultar em coagulação excessiva, tornando a interpretação histológica difícil. O uso de pinça de biópsia sem coagu-

lação com cautério é, geralmente, mais satisfatório.
  - Em pacientes com comprometimento prostático, o diagnóstico histológico é realizado por biópsia por agulha transuretral, perineal ou extraperitoneal por via suprapúbica.
  - Ultra-sonografia transretal tem importante vantagem em obter biópsias de excelente qualidade em pacientes em nível ambulatorial.
  - Laparotomia é raramente necessária na obtenção de segmentos de tumor para estabelecer diagnóstico.

ESTADIAMENTO

Intergroup Rhabdomyosarcoma Study Staging

Grupo I:

- Doença localizada, completamente ressecada.
- Tumor confinado ao músculo ou órgão de origem.
- Infiltração fora do músculo ou órgão de origem sem envolvimento dos linfonodos regionais.

Grupo II:

- Tumor macroscopicamente ressecado com doença residual microscópica.
- Doença regional, completamente ressecada, com envolvimento de linfonodos ou extensão em órgãos adjacentes.
- Doença regional com linfonodos envolvidos ressecados macroscopicamente, mas evidências de doença residual microscópica.

Grupo III:

- Ressecção incompleta ou biópsia com doença residual macroscópica.

Grupo IV:

- Metástases a distância.
  Embora o sistema IRS tenha provado ser útil na confecção de protocolos de tratamento clínico e na predição de resultados, ele tem sido criticado porque não representa uma classificação pré-tratamento. Um dos problemas com esse sistema de estadiamento é a dependência do estádio do tipo de ressecção cirúrgica efetuada antes de iniciar a quimioterapia.
  O sistema TNM tem sido adotado pela Sociedade Internacional de Oncologia Pediátrica (*Societé Internationale d'Oncologie Pediatrique* – SIOP) e a União Internacional Contra o Câncer (*Union International Contre Le Cancer*). É um sistema de estadiamento pré-tratamento, que tem se mostrado preditivo dos resultados, quando retrospectivamente aplicados aos pacientes estudados pelo *Intergroup Rhabdomyosarcoma Study Staging* (Tabela 15.1).

92 ▪ Tumores

SEÇÃO 2

TABELA 15.1 – TNM: Sistema de estadiamento clínico pré-tratamento

ESTÁDIO	SÍTIO	TAMANHO	LINFONODOS	METÁSTASES
I	Favorável	a ou b	N0, N1	M0
II	Desfavorável	a	N0	M0
III	Desfavorável	b	N0, N1	M0
	Desfavorável	a	N1	M0
IV	Todos	a ou b	N0, N1	M1

Sítios favoráveis: geniturinário (exceto se ocorrendo na bexiga ou próstata), órbita, cabeça ou pescoço; sítios desfavoráveis: todos os outros; tamanho a: < 5cm; tamanho b: > 5cm.

TRATAMENTO

Princípios Gerais

- O tratamento para a maioria dos pacientes com RMS é multimodal e cirurgia, radioterapia e quimioterapia são complementares entre si.
  - Excisão cirúrgica completa do tumor é recomendada como tratamento inicial, a menos que ela resulte na perda de órgão importante (bexiga, vagina). Não existe indicação de desbastamento do tumor.
- Radioterapia é útil particularmente em casos de tumor irressecável ou doença residual pós-ressecção cirúrgica tumoral.
- Quimioterapia tem transformado o RMS de tumor quase uniformemente fatal em tumor com boas chances de cura. Quimioterapia tem sido empregada para conseguir controle local e sistêmico da doença.

Intergroup Rhabdomyosarcoma Study Staging – I (1972-1978)

- Foi utilizada a excisão cirúrgica primária do tumor (mesmo emprego de exenterações pélvicas) combinada com radioterapia local e quimioterapia. Entre os pacientes com RMS primário de bexiga/próstata foi conseguida alta taxa de sobrevida (76%) e 39% dos pacientes mantiveram a bexiga.
- Recidiva geralmente ocorreu dentro dos dois primeiros anos de tratamento. Sobrevida a longo prazo foi extremamente improvável após recidiva.

Intergroup Rhabdomyosarcoma Study Staging – II (1978-1984)

- Foi utilizada a combinação primária de vincristina, actinomicina-D e ciclofosfamida (VAC em pulso).
- O objetivo da quimioterapia primária foi de induzir redução tumoral, permitindo ressecção cirúrgica limitada (por exemplo: cistectomia parcial), melhorando a manutenção da bexiga sem alterar as taxas excelentes de sobrevida previamente obtidas.

- Radioterapia era adicionada se a resposta à quimioterapia fosse inadequada ou se o paciente tivesse doença residual pós-cirurgia.
- Terapia com VAC em pulso foi mantida por dois anos.
- Apenas 10% dos pacientes seriam capazes de conseguir sobrevida livre de recidiva com terapia fundamentada somente em VAC em pulso.
- Taxas de sobrevida (70%) foram comparáveis em ambos os ensaios (IRS-I e IRS-II). Entretanto, no IRS-II somente 52% dos pacientes não tiveram evidência de doença em três anos, comparado com a taxa de 70% do IRS-I.
- Nenhuma diferença estatística significante foi encontrada em três anos, entre os dois estudos IRS (IRS-II 22% *versus* IRS-I 23%), na porcentagem de pacientes que mantiveram a bexiga.
- Os estudos demonstraram a necessidade de melhora na indução da quimioterapia, para se obter melhor controle tumoral a longo prazo.

Intergroup Rhabdomyosarcoma Study Staging – III (1984-1988)

- Pacientes com tumores dos grupos I e II deveriam ter excisão cirúrgica primária do tumor. Se a histologia fosse desfavorável, receberiam quimioterapia com cinco drogas e radioterapia na 6ª semana. Aqueles com tumores de histologia favorável completamente excisados (grupo I) receberiam apenas quimioterapia, enquanto aqueles tumores incompletamente excisados (grupo II) seriam randomizados entre aqueles recebendo radioterapia com ou sem doxorrubicina como terapia adicional.
- Pacientes do grupo III receberiam quimioterapia com cinco drogas. Tumores crescendo na próstata e no colo da bexiga receberiam, rotineiramente, radioterapia iniciando na 6ª semana. Tumores do domo vesical, vagina e útero receberiam radioterapia na 20ª semana somente se houvesse doença residual naquele tempo.
- Todos pacientes do grupo IV receberiam radioterapia e quimioterapia com três, cinco ou sete drogas.
- Sobrevida aumentou, significativamente, após quatro anos do diagnóstico, para 73% no IRS-III e 60% naqueles com manutenção da bexiga.

Intergroup Rhabdomyosarcoma Study Staging – IV

- O plano é avaliar a validade do tratamento com base no estádio pré-tratamento (TNM, tumor, linfonodo, metástase).
- Têm sido avaliados os protocolos fundamentados no uso de ifosfamida e etoposide.
- Radioterapia hiperfracionada será comparada com a radioterapia convencional.
- Radiação convencional é dada com 180rad em 28 frações, em um total de 5.040rad durante 5,5 semanas. Radiação hiperfracionada é dada duas vezes por dia, com intervalo mínimo de 6 a 8 horas, em um total de 5.940rad em 54 frações de 110rad cada.

Prognóstico do Sarcoma Pediátrico do Trato Urinário Inferior

- O *grupo clínico* é a característica mais importante relativa ao paciente e relacionada à sobrevida no IRS-I e IRS-II. Sobrevida diminui progressivamente dos grupos clínicos 1 a 4.
- Idade dos pacientes. Crianças de 1 a 5 anos têm prognóstico mais favorável quando comparadas com crianças menores de 1 ano de idade. Também, pacientes maiores de 10 anos têm prognóstico mais desfavorável.
- Subtipo histológico. Os tipos histológicos desfavoráveis incluem RMS anaplástico, RMS monomórfico de células redondas e tumores alveolares. Histopatologia botrióide tem mostrado taxa de sobrevida significativamente mais alta do que os tumores embrionários sólidos.
- Tamanho tumoral. Tumores maiores que 5cm são desfavoráveis e têm relação direta com o estádio.

- Sítio tumoral. Pacientes com tumores primários de bexiga têm melhor sobrevida (82%) do que pacientes com tumores prostáticos (59%). Pacientes com tumores prostáticos tinham diminuição significativa da sobrevida no IRS-II (59%), quando comparados com o IRS-I (82%).
- Contagem de linfócitos ao diagnóstico. Contagem alta é favorável, baixa contagem é desfavorável.
- Recorrência. Falha em conseguir erradicação tumoral na tentativa inicial, tem expectativa de significância desfavorável.
- Medula óssea. A presença de metástases ao diagnóstico em medula óssea é um sinal diagnóstico pobre.

BIBLIOGRAFIA RECOMENDADA

ATRA, A.; WARD, H. C.; AITKEN, K. et al. Conservative surgery in multimodal therapy for pelvic rhabdomyosarcoma in children. *Br. J. Cancer*, v. 70, p. 1004-1008, 1994.

KAPLAN, W. E.; FIRLIT, C. F.; BERGER, R. M. Genitourinary rhabdomyosarcoma. *J. Urol.*, v. 130, p. 116-119, 1983.

LA QUAGLIA, M. Genitourinary rhabdomyosarcoma in children. *Urol. Clin. N. Am.*, v. 18, p. 575-580, 1991.

LERNER, S. P.; HAYANI, A.; O'HOLLAREN, P. et al. The role of surgery in the management of pediatric pelvic rhabdomyosarcoma. *J. Urol.*, v. 154, p. 540-545, 1995.

RANEY JR., B.; HEYN, R.; HAYS, D. M. et al. Sequelae of treatment in 109 patients followed for 5 to 10 years after diagnosis of sarcoma of the bladder and prostate. A report from the Intergroup rhabdomyosarcoma study committee. *Cancer*, v. 71, p. 2387-2394, 1993.

RANEY JR., B.; GEHAN, E. A.; HAYS, D. M. et al. Primary chemotherapy with or without radiation therapy and/or surgery for children with localized sarcoma of the bladder, prostate, vagina, uterus and cervix. A comparison of the results of Intergroup Rhabdomyosarcoma I and II. *Cancer*, v. 66, p. 2072-2081, 1990.

YEUNG, C. K.; WARD, H. C.; RANSLEY, P. G.; DUFFY, P. G.; PRITCHARD, J. Bladder and kidney function after cure of pelvic rhabdomyosarcoma in childhood. *Br. J. Cancer*, v. 70, p. 1000-1003, 1994.

CAPÍTULO 16

Tumores Benignos do Fígado

João Carlos Ketzer de Souza

Os tumores hepáticos primários (benignos e malignos) perfazem 6% de todas as neoplasias pediátricas.

Aproximadamente 40% dos tumores hepáticos são benignos e destes, 60% são lesões hamartomatosas (pseudotumorais).

Tumores hepáticos correspondem a 5% de todas as neoplasias no feto e recém-nascido.

Hiperplasia nodular focal e adenoma hepático são proliferações hepáticas benignas.

As lesões vasculares e o hamartoma mesenquimal do fígado são lesões hamartomatosas.

HIPERPLASIA NODULAR FOCAL

Conceito

Tumor hepático epitelial benigno, raro, sem predisposição à hemorragia espontânea, caracterizando-se pela presença de área bem delimitada de parênquima hepático hiperplástico com zona de fibrose central de forma estrelar.

Epidemiologia

- Corresponde a 5% das massas hepáticas benignas.
- Dez por cento ocorrem em crianças menores de 15 anos. Geralmente diagnosticado entre 2 e 5 anos de idade.
- Predisposição pelo sexo feminino (80%).

Etiologia

Desconhecida. Suspeita-se que é conseqüente a um processo de reparação secundária à morte celular focal de células hepáticas em doenças pré-existentes, como hemangioendotelioma, telangiectasias, *shunts* A-V. Parece ter relação com doenças vasculares hepáticas.

Características Macroscópicas

- Massa nodular única em 90% dos casos, não encapsulada, porém bem circunscrita e com consistência firme.
- Coloração mais pálida do que o parênquima hepático circunvizinho.
- Mais freqüentemente encontrada no lobo hepático esquerdo, logo abaixo da cápsula.
- Geralmente mede mais do que 4cm de diâmetro.

Características Microscópicas

- A lesão é composta de hepatócitos, células de Kupffer e ductos biliares.
- A presença de cicatriz central fibrosa estrelada é comum e corresponde a uma aglomeração de tecido conetivo em posição central. Esse tecido conetivo irradia-se em direção à periferia da lesão, ficando menos distinto.
- Histologicamente, o tecido conetivo contém muitos pequenos ductos biliares e linfócitos, dando a aparência de cirrose.

Diagnóstico Diferencial Principal

- Adenoma hepático.
- Carcinoma hepatocelular fibrolamelar.

Quadro Clínico

- Geralmente assintomáticos (85%).
- Queixas de dores abdominais vagas.
- Mais raramente aparece massa abdominal palpável.

Investigação Diagnóstica

- História e exame físico.
- Ultra-sonografia.
  - Lesão sólida bem demarcada e homogênea, podendo ser hiperecóica, hipoecóica, ou iso-ecóica. Não são observadas áreas de hemorragia, necrose, ou degeneração cística. A cicatriz central não costuma ser visualizada na maioria dos casos. Quando demonstrada (20%), aparece como uma banda linear hiperecóica. No eco-Doppler mostra fluxo sangüíneo aumentado e um padrão de vasos irradiando-se perifericamente a partir de uma artéria central nutridora.
- Cintilografia com colóide sulfúrico marcado com tecnécio-99m.
  - Em aproximadamente 60% dos casos há acúmulo do radioisótopo na lesão. O achado de captação normal ou aumentada na lesão é diagnóstico, pois nenhum outro tumor hepático contém células de Kupffer, local em que é captado esse radioisótopo. A não captação não afasta a hiperplasia nodular focal (HNF).
- Tomografia computadorizada (TC).
  - A técnica tomográfica trifásica tem sido a mais efetiva forma de visualizar a maioria das lesões intra-hepáticas. Baseia-se em uma TC helicoidal inicial não-contrastada, seguida, após a infusão de contraste, pela fase arterial para detectar imagens hipervasculares e, posteriormente, pela fase venosa portal de intensificação máxima.

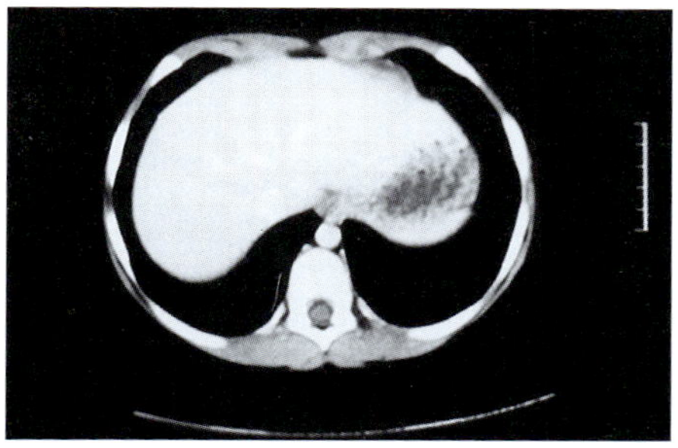

Figura 16.1 – Tomografia computadorizada, com contraste, de hiperplasia nodular focal.

- Nota-se a presença de massa bem definida isodensa ou hipodensa no estudo não-contrastado. Com o uso de contraste, a lesão torna-se um pouco mais isodensa ou hiperdensa na fase arterial, exceto na cicatriz central, que apresenta retardo de enchimento pela presença de estroma mixomatoso abundante. Na fase venosa portal, a lesão torna-se novamente isodensa, com difusão gradual do contraste para o estroma mixomatoso da cicatriz central que fica hipervascularizada (Fig. 16.1).
- Ressonância nuclear magnética.
  - Sinal de intensidade homogênea (isointensidade), à exceção da cicatriz central, que tem hiperintensidade.
  - No hepatocarcinoma fibrolamelar, a cicatriz central tem hipointensidade, pois se trata de cicatriz fibrosa verdadeira com pobre vascularização.
- Arteriografia hepática.
  - Pouco usada por ser invasiva. Geralmente lesão hipervascular com delgada septação radiada.
  - Pode ser observado enchimento centrífugo da artéria nutriente à periferia da lesão.

Tratamento

Tratamento conservador. Há necessidade de diagnóstico preciso, pois há relatos de coexistência com carcinoma hepatocelular, apesar de raros. Ressecção cirúrgica completa da HNF, com diagnóstico comprovado por biópsia percutânea, não é mandatória no paciente assintomático.

Indica-se ressecção cirúrgica somente nas seguintes situações:

- Grande volume.
- Lesão em crescimento.
- Sintomas de compressão.
- Risco de hemorragia traumática.
- Dificuldade diagnóstica.

Uma alternativa à remoção cirúrgica é a ligadura cirúrgica da artéria nutridora ou embolização com álcool absoluto (1mL/kg). A HNF costuma ser suplementada por artéria terminal simples, que irrigada com álcool poderá promover necrose estéril difusa da massa.

ADENOMA HEPÁTICO

Conceito

Tumor hepático benigno, raro, de etiologia desconhecida, com predisposição ao sangramento espontâneo, podendo exibir potencial para a malignidade. É caracterizado pela proliferação de hepatócitos.

Epidemiologia

- Corresponde a 2 a 4% das massas hepáticas benignas.
- Predisposição pelo sexo feminino.

Condições Associadas

- Anticoncepcionais.
- Anabolizantes esteróides androgênicos.
- Doenças de armazenamento do glicogênio (doença de von Gierke tipo I).
- Anemia de Fanconi. O desenvolvimento do adenoma hepático é iatrogênico, relacionado à terapêutica com andrógenos com intuito de estimular a eritropoese.

Características Macroscópicas

- Massa nodular solitária, encapsulada, bem circunscrita, superfície lisa, consistência firme.
- Coloração que varia do amarelo ao acinzentado.
- Mais comum no lobo hepático direito.
- Geralmente tem tamanho grande (> 8cm de diâmetro).

Características Microscópicas

A lesão é composta por um aglomerado de hepatócitos normais sem a presença de células de Kupffer. Esses hepatócitos são similares às células de um fígado normal. Não há ductos biliares, nem tratos portais dentro do tumor. Hemorragia e necrose são freqüentes (35%). Padrão histológico pode ser similar ao carcinoma hepatocelular bem diferenciado, tendo sido relatado o desenvolvimento deste dentro de adenoma.

Quadro Clínico

- Geralmente são assintomáticos.
- Queixas de dores abdominais vagas.
- Massa abdominal.
- Hemoperitônio por ruptura espontânea.
- Osteoporose.

Investigação Diagnóstica

- História e exame físico.

- Ultra-sonografia.
  - Lesão sólida de ecogenicidade mista em 80% e hipoecóica em 20%. Os achados não são específicos.
  - Padrão ultra-sonográfico heterogêneo. Áreas de necrose apresentam-se iso ou hipoecóicas.
- Cintilografia com colóide sulfúrico marcado com tecnécio-99m.
  - Geralmente não há captação pela massa.
  - Em casos esporádicos pode haver captação.
- Tomografia computadorizada.
  - Na maioria das vezes, a lesão é levemente hipodensa em relação ao parênquima hepático circunvizinho pela presença de gordura e glicogênio dentro do tumor.
  - Com o uso de contraste, aparecem áreas de diversas densidades, variando entre iso, hipo e hiperdensidade, principalmente. O aspecto hipervascular, geralmente periférico, é explicado em parte pela existência de vasos nutridores subcapsulares e veias de drenagem.
  - Não é observada cicatriz central. Pode ser observada hemorragia.
- Ressonância nuclear magnética.
  - Não específica. Muito variável. Massa heterogênea.
- Arteriografia hepática.
  - Lesão hipervascular, mas com pequenas áreas hipovasculares (locais de hemorragia).

Tratamento

- Adolescentes em uso de anticoncepcionais esteróides: sua suspensão pode causar regressão do adenoma. Controlar a evolução ou involução com ultra-sonografias periódicas.
- Indicações cirúrgicas: relação com carcinoma hepatocelular, são hipervasculares, podendo romper e sangrar espontaneamente, lesões em evolução, lesões acompanhadas por osteoporose.
- Técnica cirúrgica: remoção cirúrgica segmentar ou ressecção hepática parcial.
- Embolização ou monitoração de aumento de alfa-fetoproteína são opções, se o adenoma for irressecável ou a ressecção for de grande risco.

HAMARTOMA MESENQUIMAL DO FÍGADO

Conceito

Hamartoma mesenquimal do fígado (HMF) é uma malformação congênita de desenvolvimento, originada nos tecidos conetivos dos tratos portais (mesênquima), semelhante a um verdadeiro tumor (pseudotumor) e com marcada tendência para formar cistos.

A lesão é predominantemente cística, contendo grande variedade de tecido conetivo frouxo edematoso, ductos biliares, hepatócitos e células hemopoiéticas.

A experiência clínica mostra que o HMF desenvolve-se no período pré-natal e cresce durante os primeiros meses de vida. Há poucos relatos de regressão espontânea. A história natural é pobremente entendida. A patogênese não é clara, mas suplementação sanguínea anormal de um lóbulo e/ou expressão anormal de fatores fibroblásticos de crescimento parecem ser relevantes.

Epidemiologia

- Costuma aparecer clinicamente em crianças menores de cinco anos de idade.
- 85% são detectados antes dos dois anos de idade.
- Leve predominância no sexo masculino (3M:2F).
- Representa 5% de todos os tumores hepáticos primários da criança.
- É mais freqüente no lobo hepático direito, junto à superfície inferior e anterior do lobo correspondente (Fig. 16.2). Setenta e cinco por cento crescem no lobo direito, 22% no lobo esquerdo e 3% em ambos os lobos.
- Não costumam associar-se a outras anomalias congênitas. Entretanto, as seguintes têm sido relatadas na literatura: doença cardíaca congênita, má-rotação intestinal, atresia de esôfago, atresia biliar, onfalocele, mielomeningocele, síndrome de Beckwith-Wiedemann.

Características Macroscópicas

- Coloração varia do amarelo-avermelhado ao vermelho escuro e marrom.
- O tamanho médio do HMF é de aproximadamente 15cm.
- Grandes hamartomas podem atingir até 25 a 30cm de diâmetro.
- O peso médio é de aproximadamente 500 a 1.000g.
- É uma lesão predominantemente cística, com cistos de variados tamanhos.
- O conteúdo do cisto varia desde um material gelatinoso a um fluido seroso.

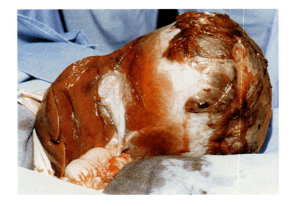

Figura 16.2 – Hamartoma mesenquimal mostrando sua íntima relação com o lobo hepático esquerdo.

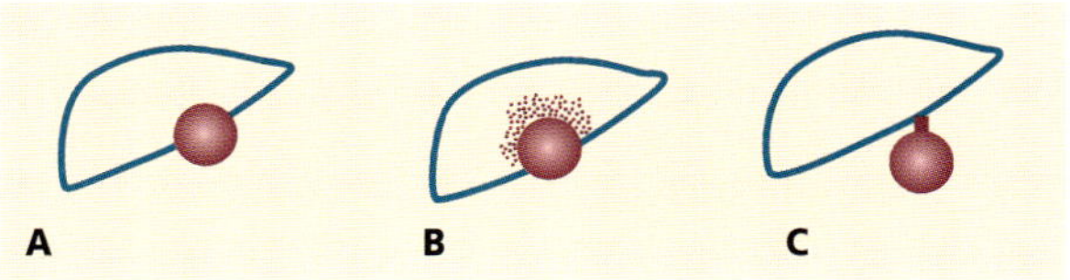

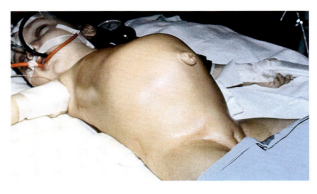

Figura 16.3 – Relação do hamartoma mesenquimal com o parênquima hepático. (*A*) Limites bem definidos. (*B*) Limites mal definidos. (*C*) Pedunculados.

- Não são encapsulados. São bem circunscritos e circundados por margem irregular de parênquima hepático comprimido, ductos biliares e vasos sangüíneos.
- Os HMF podem ter a seguinte relação com o parênquima hepático:
  - Intra-hepático com limites bem definidos (Fig. 16.3, *A*).
  - Intra-hepático com limites mal definidos (Fig. 16.3, *B*).
  - Pedunculados (Fig. 16.3, *C*). Correspondem a 20% dos casos.
- O hamartoma mesenquimal é considerado uma lesão focal. Porém, pequenas lesões satélites na margem do tumor têm sido descritas, o que poderia explicar a recorrência do tumor após aparente excisão completa.

Características Microscópicas

Microscopicamente é caracterizado por uma mistura de áreas císticas, epitélio biliar, hepatócitos e elementos mesenquimatosos.

Há uma mistura de componentes sólidos e císticos, com predominância desses últimos.

Os cistos não se comunicam diretamente com o trato biliar. São separados por septos fibrosos e circundados por tecido mesenquimatoso frouxo contendo ductos biliares, vasos sangüíneos e ilhas de tecido hepático (estroma). O estroma é constituído de abundante tecido conetivo, colágeno frouxo, derivado do mesênquima primitivo e rico em substância intercelular amorfa, gelatinosa ou aquosa. Esse tecido conetivo mantém uma predisposição peculiar de acumular fluidos em seu interior. Ao ser comprimido pelos cistos e pseudocistos, o estroma adquire uma aparência esponjosa.

Quadro Clínico

- Distensão abdominal progressiva às custas do crescimento de uma massa palpável no quadrante superior em pacientes assintomáticos.
- Características da massa abdominal: superfície lisa, massa única, esférica, margens lisas, algo móvel (principalmente nos pedunculados), indolor, intimamente relacionada ao fígado, lobulada (modulação entre as áreas sólidas e císticas), consistência variando do cístico ao firme, no ab-

Figura 16.4 – Grande massa hepática no hipocôndrio esquerdo causada por hamartoma mesenquimal do fígado.

dome superior e de crescimento progressivo (acúmulo de líquido na lesão) (Fig. 16.4).
- No recém-nascido, a parede abdominal pode encontrar-se flácida, enrugada e redundante, como se houvesse musculatura abdominal deficiente (pseudo *prune belly*) (Fig. 16.5).
- Dor abdominal.
- Vômitos.
- Constipação ou diarréia.
- Dificuldade respiratória (principalmente nos RN).
- Sinais de obstrução da veia cava inferior com edema da parede abdominal e dos membros inferiores.

Investigação Diagnóstica

- Investigação pré-natal.
  - Tem sido detectado pela ultra-sonografia pré-natal, geralmente no 3º trimestre da gravidez. A alfa-fetoproteína (AFP) materna e o beta-HCG podem estar aumentados. Pode haver poliidrâmnio.

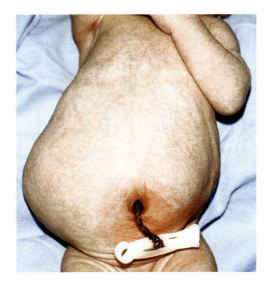

Figura 16.5 – Recém-nascido com massa tumoral à direita e pseudo *prune belly* por hamartoma mesenquimal hepático direito.

98 ■ *Tumores*

- História e exame físico.
- Exames laboratoriais.
  - Bilirrubinas séricas elevadas em 20%. A AFP pode estar moderadamente aumentada. A origem do aumento está nos hepatócitos e epitélio dos ductos biliares presentes dentro do estroma mixomatoso frouxo do tumor.
- Imunoistoquímica.
  - O componente mesenquimatoso do tumor pode ser imunorreativo à vimentina, actina dos músculos lisos, alfa-1-antripsina e desmina. Podem também expressar receptores do fator de crescimento fibroblástico.
- Radiografia de abdome.
  - Efeito de massa no quadrante superior correspondente deslocando as alças intestinais para o lado contralateral e posteriormente. Calcificações podem estar presentes em 15 a 35%.
- Cintilografia hepática com colóide sulfúrico marcado com tecnécio-99m.
  - Massa hepática com captação irregular e diminuída ou não-captação.
- Ultra-sonografia abdominal.
  - Massa multicística de aspecto anecóico e com septações internas ecogênicas finas e sem *debris* dentro dos cistos (predominância cística). Na vigência de cistos muito pequenos, pode apresentar-se como massa ecogênica, dando o aspecto de queijo suíço (predominância mesenquimática). Esse tipo é bem mais raro.
- Tomografia computadorizada com contraste.
  - Massa multilocular bem circunscrita, contendo cistos de baixa densidade separados por septos sólidos e estroma que se intensificam com a administração de contraste endovenoso. Quando estroma e septos são muito vasculares e os cistos muito pequenos, a lesão pode parecer sólida.
- Ressonância nuclear magnética.
  - O tipo cístico (muito mais comum) tem hipo-intensidade em T1 e hiperintensidade em T2 com lóculos separados por septos de baixa intensidade. No tipo com predomínio do estroma, há diminuição do sinal em T1 e T2.
- Arteriografia hepática.
  - Massa avascular ou hipovascular com margens bem definidas.

Tratamento

- Intervenção pré-natal: está indicada em casos selecionados (hidropsia fetal). A hidropsia fetal é causada pela compressão da veia cava inferior e/ou veia umbilical. No feto que está se tornando hidrópico a conduta a ser adotada pode ser:
  - Indução de parto prematuro, se o feto já é viável.
  - Tratamento fetal (quando o tumor é composto por poucos e grandes cistos) com aspirações percutâneas freqüentes guiadas por ultra-sonografia ou por inserção de cateter tipo *pigtail*

entre o cisto predominante e a cavidade amniótica.
    - Nos grandes hamartomas tem sido preferido o parto cesáreo para evitar distocia.
- Está indicada a excisão completa do hamartoma fundamentada na tendência de recorrência local após excisão subtotal ou aparente excisão completa e no aparecimento, raro, de sarcoma embrionário indiferenciado em crianças maiores.
  - Tem sido sugerida a possibilidade de uma relação histogenética entre o sarcoma indiferenciado e o hamartoma hepático. Ambos compartilham uma origem celular comum, uma célula mesenquimal indiferenciada. Evidências clínicas, histológicas e genéticas sugerem que o sarcoma indiferenciado pode desenvolver-se dentro de um hamartoma pré-existente.
- Cirurgia: laparotomia transversa supra-umbilical direita ou esquerda com enucleação da lesão intra-hepática ou excisão por simples ligadura do pedículo (nos pedunculados). Lesões pedunculadas podem ser ressecadas por videolaparoscopia.
- A lobectomia hepática formal pode estar indicada nas lesões hepáticas profundas ou até a drenagem externa por cateter ou marsupialização nos casos irressecáveis. Nesses casos irressecáveis, talvez a melhor conduta seja: biopsiar a massa e observar o seu crescimento. Se ela estabilizar durante os primeiros meses de vida, devem ser feitos exames ultra-sonográficos repetidos, aguardando a possibilidade de regressão espontânea ou redução relativa de tamanho durante o crescimento da criança. Se a lesão não desaparece completamente durante os primeiros quatro a cinco anos de vida, indica-se ressecção (talvez seqüencial) pelo risco de transformação maligna.
- Atualmente, alguns autores têm recomendado tratamento não-operatório em todos os casos assintomáticos com biópsia provada, com base em alguns relatos de literatura demonstrando regressão espontânea. Nesses casos, há necessidade de cuidadoso *follow-up*.
Mas o assunto é controverso, pois outros têm observado uma ligação entre o HMF e o sarcoma embrionário indiferenciado por causa da notável superposição dos achados fenotípicos, histológicos e citogenéticos. Na opinião desses autores, o HMF pode representar uma verdadeira neoplasia com potencial de malignidade. No futuro, estudo e mapeamento da região cromossômica 19q13 poderão representar a cha-ve para o entendimento da patogênese dessas duas lesões.

HEMANGIOENDOTELIOMA

Conceito

São anomalias congênitas do desenvolvimento das células mesoblásticas especializadas na formação de

Tumores Benignos do Fígado ■ **99**

vasos sangüíneos. São verdadeiros hamartomas, constituídos por múltiplos lagos vasculares revestidos por células endoteliais. Podem funcionar como *shunts* arteriovenosos, resultar em insuficiência cardíaca congestiva ou *shunt* arterioportal com hipertensão porta. Às vezes, o diagnóstico diferencial entre o hemangioendotelioma e um hepatoblastoma fetal pode ser difícil.

Epidemiologia

- Correspondem a 10% de todas as massas hepáticas primárias.
- Correspondem a mais de 50% dos tumores benignos do fígado.
- É o tumor mais comum de fígado no 1º ano de vida.
- 85 a 90% são diagnosticados nos primeiros três a seis meses de vida. Raramente são encontrados em crianças acima dos três anos de idade.
- 50% são diagnosticados nas primeiras seis semanas de vida.
- Predisposição pelo sexo feminino (1,5 a 2F:1M).
- Hemangioma cavernoso hepático é muito raro, apresenta-se em crianças maiores e não costuma estar associado a hemangiomas em outros locais.

Características Macroscópicas

- Massa única (55%), não encapsulada; é a forma mais comum.
- Lesões múltiplas de origem multicêntrica (45%).

Diagnóstico Diferencial

- Hepatoblastoma.
- Hamartoma mesenquimal.
- Hiperplasia nodular focal.
- Neuroblastoma IV-S.

Quadro Clínico

- Distensão abdominal progressiva com ou sem massa abdominal superior palpável.
- Fígado aumentado de tamanho (hepatomegalia).
- Hemangiomas cutâneos estão presentes em 50%.
- Coagulopatia devido ao seqüestro de plaquetas nos canais vasculares (fenômeno de Kasabach-Merrit) e de fatores de coagulação (principalmente fatores II, V, VIII). Trombocitopenia presente em 35% dos casos.
- Insuficiência cardíaca congestiva devido a *shunt* arteriovenoso esquerda-direita no tecido angiomatoso (15 a 50%). Quanto mais precoce a apresentação do quadro, mais graves serão os sintomas cardíacos.
- Anemia (25%).
- Disfunção respiratória.

- Ruptura espontânea ou por trauma do hemangioendotelioma com hemorragia intraperitoneal e choque.
- Ocasionalmente, pode ser auscultado sopro sistólico sobre o epigástrio.
- Icterícia em até 20% dos casos.
- Ascite, perda de peso e febre são achados mais raros.
- Hipotireoidismo. A enzima 3-iodotironina desiodase, normalmente presente no cérebro e na placenta, pode também ser encontrada nos tecidos que formam o hemangioma. Essa enzima catalisa a conversão da tiroxina em triiodotironina e a conversão da triiodotironina em 3,3'-diiodotironina, ambas biologicamente inativas. Acredita-se que, nos hemangiomas gigantes, ocorra uma excessiva inativação do hormônio tireóideo por essa enzima.

Investigação Diagnóstica

- História e exame físico.
- Exames laboratoriais.
  - Solicitar testes de função hepática, que quase sempre serão normais (exceto bilirrubinas séricas que podem estar aumentadas em 20%), hemograma (pesquisar anemia, hemoglobina geralmente é < 10mg/dL), provas de coagulação e pesquisa dos fatores de coagulação. Os níveis de alfafetoproteína costumam ser normais, exceto em 3% dos casos.
  - Nas coagulopatias há trombocitopenia e diminuição dos fatores de coagulação.
- Radiografia de tórax.
  - Na insuficiência cardíaca pode-se detectar hipertrofia ventricular e aumento da vascularização pulmonar.
- Radiografia de abdome.
  - Efeito de massa (hepatomegalia) no hipocôndrio correspondente com calcificações finas em 15 a 35%.
- Ultra-sonografia abdominal.
  - Apresentação variável. Pouca especificidade para massas hepáticas nas crianças. Em geral, apresenta vários graus de ecogenicidade com massa hepática complexa hipoecóica e áreas focais hiperecóicas causadas por trombose e calcificações. A ecotextura depende do conteúdo celular e diâmetro dos sinusóides com áreas de hemorragia, fibrose e calcificações. Aorta abdominal proximal dilatada e grandes veias hepáticas indicam *shunt* A-V dentro da massa hepática.
- Ecografia com Doppler.
  - Demonstra presença de *shunts* intra-hepáticos.
- Arteriografia hepática.
  - Indicações principais: pré-embolização seletiva, pré-ligadura da artéria hepática, delineação da anatomia arterial hepática pré-ressecção do tumor.

- Demonstra artéria hepática aumentada de volume, aorta proximal dilatada, aorta distal à artéria hepática pequena, veias hepáticas de drenagem dilatadas, artérias nutritivas aumentadas e tortuosas em torno de área relativamente avascular e achados não-usuais como artéria gástrica esquerda suplementando o lobo hepático esquerdo. A presença de uma fase venosa precoce pode demonstrar grandes *shunts* intratumorais.
- Cintilografia hepática.
  - Não há captação do isótopo.
  - Atualmente tem sido utilizada a cintilografia com hemácias marcadas com tecnécio-99m.
- Tomografia computadorizada.
  - Demonstra uma massa bem definida, hipodensa e homogênea em relação ao parênquima hepático. Calcificação é ocasionalmente vista.
  - Com o uso de contraste há captação aumentada e bem precoce iniciando na periferia da lesão, com gradual opacificação de áreas centrais (direção centrípeta). Após curto espaço de tempo, aparece enchimento isodenso completo da lesão e do fígado. Áreas de hemorragia podem imitar áreas de necrose de um tumor maligno.
- Ressonância nuclear magnética.
  - Demonstra padrão homogêneo nas massas pequenas. Nos hemangioendoteliomas grandes há um padrão heterogêneo. São massas hipointensas em T1 e hiperintensas em T2 e, portanto, padrões não-específicos. Como regra, quanto maior o tumor, mais diversos são os seus componentes internos. Hemangioendoteliomas gigantes têm um espectro variado de alterações histológicas, incluindo hemorragia, trombose, hialinização, liquefação e fibrose.

  Atualmente preconiza-se o uso da angiorressonância magnética no lugar da arteriografia, técnica sabidamente invasiva.

Complicações

- Anemia por seqüestração e hemólise de eritrócitos dentro dos capilares da lesão e presença de pequenos sangramentos.
- Insuficiência cardíaca congestiva pelo *shunt*, com hipertrofia ventricular, aumento do rendimento cardíaco e vascularização pulmonar aumentada.
- Fenômeno de Kasabach-Merritt por seqüestração de plaquetas dentro da lesão.

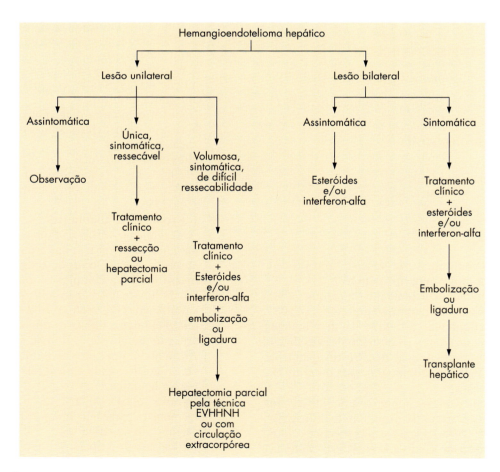

Figura 16.6 – Algoritmo de conduta terapêutica para hemangioendotelioma hepático. EVHHNH = hemodiluição normovolêmica com hipotensão anestésica deliberada e hipertermia.

- Coagulação intravascular disseminada (CIVD) por seqüestração de fatores de coagulação, hemólise microangiopática, trombose e coagulopatia de consumo.
- Hemorragia intraperitoneal secundária à ruptura tumoral.
- Insuficiência respiratória por congestão pulmonar e hepatomegalia.

Tratamento (Fig. 16.6)

- Lesão assintomática: observação. Regressão espontânea costuma ocorrer em um ano. Pode estar indicado o uso de esteróide sistêmico.
- Choque hipovolêmico por ruptura: reposição sangüínea + laparotomia de urgência.
- Lesão única, bem localizada, sintomática: digoxina + diuréticos + ressecção ou hepatectomia parcial.
- Lesão multifocal assintomática: esteróides, interferon-alfa.
- Lesão multifocal bilateral ou extensa unilateral com insuficiência cardíaca: digitálicos + diuréticos + esteróides e/ou interferon-alfa-2A (1 a 3μg/m^2/dia) + hormônio tireóideo. Os esteróides sistêmicos (aceleram a involução) são considerados drogas de primeira linha no tratamento dos hemangiomas hepáticos. Devem ser usados em doses altas (prednisona 4 a 5mg/kg/dia por um mês e 2 a 3mg/kg/dia por mais um mês). Podem ser necessários dois ou três cursos. Pensar na ligadura da artéria hepática ou embolização arterial. Quando o *shunt* A-V é grande, há risco aumentado das partículas de embolização entrarem na circulação venosa. Nesses casos é preferível a ligadura da artéria hepática. A desvascularização hepática é bem tolerada se o fluxo venoso portal é mantido e a sepse evitada. Sempre, antes da embolização ou ligadura da artéria hepática, realizar arteriografia e/ou angiorressonância magnética. Define se a ligadura, em caso de doença unilateral, deverá ser da hepática direita ou esquerda, ou da hepática comum, em caso da existência de vasos nutridores oriundos do lobo hepático contralateral. De Lorimier[1] preconiza, nos casos de hemangioendotelioma difuso ou bilateral e em casos de insuficiência cardíaca congestiva, a ligadura da artéria hepática na sua origem junto ao tronco celíaco. Nesta técnica sempre restará fluxo arterial contralateral para o fígado pelos vasos gastroduodenal e pancreatoduodenal. As ligaduras que não funcionam são aquelas realizadas em crianças nas quais o fígado apresenta grande circulação colateral através de colaterais oriundas do diafragma e retroperitônio. Antes da embolização, é importante definir a existência de vasos nutridores aferentes largos e múltiplos, ou inexistência de vaso nutridor simples, achados esses que tornam a técnica menos sensível. Embolização da artéria hepática pode ter efeito temporário, podendo ser repetida duas a três vezes ou complementada com outras formas de tratamento.
- Fenômeno de Kasabach-Merritt: sangue fresco, esteróides sistêmicos, embolização arterial. Heparina é contra-indicada, pois pode acelerar o crescimento do hemangioma (fator angiogênico). Pode ser usada na CIVD causada por malformações vasculares.
- CIVD: ressecção parcial e embolização são contra-indicadas, pois pioram a coagulopatia de consumo e há risco de sangramento incontrolável na cirurgia.
- Nos casos em que houver falha do tratamento com essas técnicas ou inadequada anatomia para embolização, pensar na ressecção tumoral pela técnica de exclusão vascular hepática + hemodiluição normovolêmica com hipotensão anestésica deliberada e hipotermia (EVHHNH) ou ressecção tumoral com circulação extracorpórea ou transplante hepático.

REFERÊNCIA BIBLIOGRÁFICA

1. DE LORIMIER, A. A.; SIMPSON, E. B.; BAUM, R. S.; CARLSSON, E. Hepatic-artery ligation for hepatic hemangiomatosis. *N. Eng. J. Med.*, v. 277, p. 333-336, 1967.

BIBLIOGRAFIA RECOMENDADA

BACHMAN, R.; GENIN, B.; BUGMANN, P. et al. Selective hepatic artery ligation for hepatic haemangioendothelioma: case report and review of the literature. *Eur. J. Pediatr. Surg.*, p. 280-284, 2003.

EDMONDSON, H. A. Differential Diagnosis of tumors and tumor-like lesions of liver in infancy and childhood. *Am. J. Dis. Child.*, v. 91, p. 168-186, 1956.

GIBBS, J. F.; LITWIN, A. M.; KAHLENBERG, M. S. Contemporary management of benign liver tumors. *Surg. Clin. North Am.*, v. 84, 2004.

MEYERS, R. L.; SCAIFE, E. R. Benign liver and biliary tract masses in infants and toddlers. *Sem. Pediatr. Surg.*, v. 9, p. 146-155, 2000.

MILLARD, J.; FRASER, N.; STEWART, R. J. Mesenchymal hamartoma of the liver: is biopsy always necessary? *Pediatr. Surg. Int.*, v. 22, p. 622-625, 2006.

STOCKER, J. T. Hepatic tumors in children. *Clin. Liver Dis.*, v. 5, n. 1, p. 259-281, 2001.

STRINGER, M. D.; ALIZAI, N. K. Mesenchymal hamartoma of the liver: a systematic review. *J. Pediatr. Surg.*, v. 40, p. 1681-1690, 2005.

CAPÍTULO 17

Tumores Malignos do Fígado

João Carlos Ketzer de Souza
Mário Rafael Carbonera

Aproximadamente 1% dos tumores malignos da criança e 15% das massas abdominais são de origem hepática. Aproximadamente 60% das massas hepáticas são malignas.

A maioria (> 50%) dos tumores malignos do fígado medem mais de 10cm de diâmetro e situam-se no lobo hepático direito (3D:1E).

O hepatoblastoma (> 65%) e o carcinoma hepatocelular (> 25%) são responsáveis por mais de 90% das lesões hepáticas malignas. Os outros 5 a 8% costumam ser causados pelo rabdomiossarcoma dos ductos biliares intra-hepáticos e mesenquimoma.

Hepatoblastoma (43%) e hemangioendotelioma (36%) são os dois tumores mais comuns nos primeiros dois anos de vida e perfazem, aproximadamente, 80% das lesões antes dos dois anos de idade.

HEPATOBLASTOMA

Epidemiologia

- Maior prevalência entre um e três anos de idade (80% dos casos). Menos de 10% dos casos ocorrem durante o período neonatal.

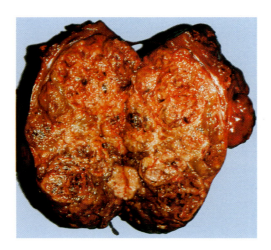

Figura 17.1 – Superfície de corte de hepatoblastoma de lobo esquerdo do fígado. Observam-se áreas de necrose e uma pseudocápsula.

- Leve predominância no sexo masculino: 1,7M:1F. Após os cinco anos de idade, a diferença entre os sexos desaparece.
- História de prematuridade em 10% dos casos.
- Condições associadas: síndrome de Beckwith-Wiedemann, hemi-hipertrofia, polipose adenomatosa familiar, síndrome de Gardner, história de uso materno de gonadotrofina coriônica, síndrome alcoólica fetal, precocidade isosexual em meninos (3% dos casos), baixo peso ao nascer, osteopenia (20%), anomalias congênitas (fenda palatina, anomalias renais, principalmente agenesia renal e rins multicísticos e cardiovascular), defeitos de coagulação, trombocitose, exposição materna a metais, tintas e produtos à base de óleo.
- Locais mais freqüentes de metástases: pulmões, *porta hepatis*, ossos, medula óssea, cérebro. Dez a 20% apresentam metástases pulmonares ao diagnóstico.

Macroscopia

Tumor grande, unifocal (80% dos casos), lobulado, com áreas de necrose, circundado por pseudocápsula (freqüentemente presente), altamente vascularizado e desenvolvendo-se em fígado histologicamente normal (Fig. 17.1). É mais raro encontrar-se tumor multicêntrico, difuso intra-hepático ou extensão intravascular macroscópica. Sessenta por cento dos casos atingem o lobo direito, 15% o lobo esquerdo e 25% apresentam-se como massa única estendendo-se além da linha média ou como lesões múltiplas em ambos os lobos.

O tipo epitelial tende a ser homogêneo, enquanto o tipo misto demonstra um aspecto mais diverso com áreas osteóides, cartilagem, calcificações, fibrose, necrose e hemorragia.

Citogenética

- Perdas da heterozigose no cromossomo 11p15 e 1p36 têm sido descritas no hepatoblastoma. Essas regiões contêm genes supressores tumorais.
- Citometria de fluxo: diploidia, mais encontrada em tumores de histologia fetal, correlaciona-se a melhor prognóstico, enquanto a aneuploidia correlaciona-se a pior prognóstico.

Classificação

Com base na predominância de componentes epiteliais ou mesenquimáticos.

- Epitelial.
  - Fetal: 31%.
  - Embrionário: 19%.
  - Macrotrabecular: 3%.
  - Indiferenciado de pequenas células: 3%.

- Misto (epitelial/mesenquimático).
  - Teratóide: 10%.
  - Não-teratóide: 34%.

O tipo fetal era considerado de bom prognóstico e os tipos macrotrabecular (semelhante ao hepatocarcinoma) e indiferenciado, de pior prognóstico.

Atualmente, parece que todos os tipos histológicos mostram prognóstico semelhante.

Quadro Clínico

- Massa abdominal assintomática de linha média do abdome superior ou do quadrante superior direito em mais de 80% dos casos.
- Distensão abdominal, sem massa palpável ou visível (20%).
- Desconforto abdominal.
- Anorexia, perda de peso, fraqueza, palidez (20 a 25%).
- Dor abdominal (20%).
- Vômitos.
- Febre.
- Ruptura tumoral com sangramento intraperitoneal.
- Icterícia (< 5%).
- Baqueteamento digital.
- Esplenomegalia.
- Precocidade isossexual (3% dos meninos).
- Fraturas patológicas múltiplas por anormalidades do metabolismo de cálcio. Efeito desmineralizante sobre o esqueleto, elevando o cálcio sérico e causando depósito de cálcio no tumor. Osteopenia pode ocorrer em 20% dos casos.

Investigação Diagnóstica

Laboratorial

- Hemograma e perfil de coagulação: anemia em até 70% dos casos e defeitos de coagulação podem estar presentes. Trombocitose em até 60% dos casos. A presença de hemopoiese extramedular é intrigante. Células do hepatoblastoma secretam interleucina-1, eritropoetina e fator de células primordiais.
- Provas de função hepática (TGO, TGP, fosfatase alcalina e bilirrubinas) podem estar elevadas (15 a 30%).
- Desidrogenase láctica (DHL) está freqüentemente elevada.
- Alfa-fetoproteína (AFP) está elevada em aproximadamente 80% dos casos. Valores > 500ng/mL são altamente sugestivos. Costuma ser mais elevada do que nos outros tumores hepáticos. Também costuma estar elevada no tumor do seio endodérmico, carcinoma hepatocelular, hemangioendotelioma (raros casos), hamartoma mesenquimal. Ver tabela com dosagens de AFP na criança, disponíveis no capítulo 22. A presença de níveis normais ou baixos de AFP ou extremamente elevados, em contraste com níveis intermediários, está mais relacionada a mau prognóstico.
- Dosagens de uréia, creatinina, triglicerídeos, colesterol, HCG (se houver puberdade precoce no menino), eletrólitos (cálcio pode estar aumentado e fósforo diminuído).

Exames por Imagem

- Radiografia de abdome: hepatomegalia, calcificações grosseiras.
- Radiografia de tórax: pesquisa metástases pulmonares.
- Tomografia computadorizada (TC) de tórax: tem vantagens sobre as radiografias. Tem sido indicada de rotina na detecção de metástases pulmonares.
- Ultra-sonografia abdominal: demonstra a presença de massa, mas não é específica. Diferencia entre massa cística e sólida e extensão da lesão (uni ou multifocal). Aparece como massa hiperecóica bem definida, permite a visualização de calcificações, o estudo da veia cava inferior, veias hepáticas, veia porta e artérias hepáticas pelo uso do Doppler. As calcificações aparecem como áreas heterogêneas hiperecóicas ponteadas ou lineares com sombra acústica. Dificilmente determina margens tumorais com acurácia. A invasão da veia porta é observada como trombo intraluminal ecogênico. Áreas de necrose e hemorragia aparecem como focos anecóicos. Também pode ser usada para orientar biópsia percutânea e, no transoperatório, para delinear as margens do tumor e sua extensão às estruturas intra-hepáticas.
- TC: tumor aparece com densidade menor do que o parênquima hepático (hipodensa) (Fig. 17.2). Com a administração de contraste, também permanece hipodenso. Pode se notar uma maior concentração de contraste na periferia e gradual enchimento centrípeto da parte central. Raramente

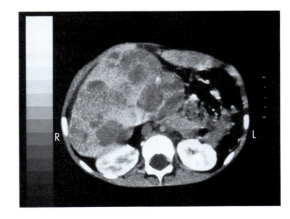

Figura 17.2 – Tomografia computadorizada de hepatoblastoma de grande extensão ocupando ambos os lobos.

104 ■ *Tumores*

pode ser isodenso ou hiperdenso. A TC define a localização, extensão do tumor relacionado à fissura interlobar ou segmentares e a anatomia do fígado, dando boas informações sobre sua ressecabilidade. Calcificações podem ser vistas em até 50% dos casos.

- Ressonância nuclear magnética (RNM): mesmas indicações da TC, porém mais difícil de realizar em crianças. Parece superior à TC, ao demonstrar mais acuradamente a anatomia vascular e lobar em múltiplos planos, margens tumorais, ressecabilidade e detecção pós-operatória de tumor residual ou recorrente. Imagens em T1 são hipointensas e, em T2, hiperintensas. Pode haver áreas hiperintensas em T1 relacionadas à hemorragia intratumoral.
- A angio-ressonância nuclear magnética (ARNM) é excelente para avaliar a suplementação sangüínea do tumor, essencial no planejamento cirúrgico. Pode ser usada com contraste.
- Arteriografia hepática: atualmente pouco utilizada. É boa para planejar a ressecção tumoral, informando precisamente sobre a vascularização tumoral e hepática. É reservada para as raras situações de anatomia arterial anômala pré-ressecção tumoral sugeridas e não adequadamente obtidas pela RNM, na quimio-embolização e infusão intra-arterial de drogas citotóxicas.
- Cintilografia com tecnécio-99m: aparece hipervascularidade, com atividade do traçador intratumoral dentro de poucos segundos após sua injeção. Essa atividade aumentada persiste na fase venosa. Imagens retardadas mostram fotopenia (captação diminuída) no sítio tumoral relacionado à substituição das células de Kupffer pelas células tumorais.

CARCINOMA HEPATOCELULAR (HEPATOMA)

Epidemiologia

- Corresponde a 23% dos tumores hepáticos malignos em crianças.
- Mais comum no lobo direito.
- Freqüência bimodal: 1º pico aos 5 anos e 2º pico aos 13-15 anos. Incomum antes dos 5 anos de idade. Variante fibrolamelar do carcinoma hepatocelular (CHC) é raramente observada antes dos 10 anos de idade. Pico de freqüência: 20 anos.
- Leve predominância no sexo masculino: 1,4M:1F.
- Condições associadas (presentes em 1/3 a 1/2 dos casos): hepatite tipo B (20%), hepatite tipo C (20%), tirosinemia hereditária, atresia biliar com cirrose, cirroses em geral, deficiência da alfa-1-antitripsina, uso prolongado de esteróides androgênicos anabolizantes, galactosemia, doença de armazenamento do glicogênio, síndrome de Alagille.

- Metástases presentes ao diagnóstico em 30 a 50% dos casos. Comprometimento bilateral: 50 a 70%.
- Locais mais comuns de metástases: pulmões, linfonodos regionais portais, cérebro, ossos.

Macroscopia e Microscopia

O tumor é comumente multicêntrico, sem pseudocápsula, invasivo, crescendo em um fígado freqüentemente alterado por uma doença de base. Hemorragia e necrose são mais comuns do que no hepatoblastoma. O tipo fibrolamelar, pela abundância de tecido fibroso, pode simular hiperplasia nodular focal.

Origem multicêntrica com células tumorais maiores do que os hepatócitos.

Quadro Clínico

- Massa abdominal (50 a 70%).
- Distensão abdominal.
- Dor abdominal (40%), anorexia e perda de peso são mais freqüentes.
- Hemoperitônio por ruptura tumoral (± 10%).
- Icterícia em 15 a 20%.
- Anemia, palidez.

Investigação Diagnóstica

- Idem ao hepatoblastoma.
- Sorologia hepatite B e C.
- AFP está elevada em 50 a 60% dos casos. Além disso, os níveis costumam ser inferiores ao hepatoblastoma. O tipo fibrolamelar costuma mostrar nível normal ou levemente elevado de AFP.
- Radiografia de abdome: hepatomegalia, calcificações são incomuns.
- Ultra-sonografia abdominal: aspecto é variável com lesões iso, hipo, ou hiperecóicas.
- TC: massas pouco definidas hipo ou isodensas.
- RNM: 50% das lesões são hipointensas em T1 e 50% são hiperintensas ou isotensas. Sinal de intensidade aumentada em T1 pode ser explicado por hemorragia, alterações hiperplásticas e esteatose. Mais do que 90% das lesões mostram hiperintensidade em T2.
- Tem sido sugerida investigação adicional com cintilografia óssea e ressonância nuclear magnética cerebral.

PARTE GERAL

Sistema de estadiamento do HB e CHC pelo Intergrupo Children Cancer Group (CGC), Pediatric Oncology Group (POG) e SIOP (Societé Internationale de Oncologie Pédiatrique).

Children Cancer Group e Pediatric Oncology Group (Sistema de Estadiamento Pós-cirúrgico)

- Estádio I: tumor confinado ao fígado e completamente ressecado primariamente, sem doença residual conhecida.
  - Histologia favorável.
  - Histologia desfavorável.
- Estádio II: ressecção macroscópica completa do tumor hepático primário com evidências de doença residual microscópica.
  - Intra-hepática.
  - Extra-hepática.
- Estádio III: Tumor macroscópico residual permanece após a cirurgia; tumor hepático primário completamente ressecado, mas com linfonodos positivos e/ou contaminação tumoral.
- Estádio IV: doença metastática.
  - Tumor hepático primário completamente ressecado.
  - Tumor hepático primário não completamente ressecado.

Sistema de Estadiamento TNM

- Estádio I: T1, N0, M0.
- Estádio II: T2, N0, M0.
- Estádio III:
  - T1, N1, M0.
  - T2, N1, M0.
  - T3, N1, M0.
- Estádio IV A: T4, qualquer N, M0.
- Estádio IV B: qualquer T, qualquer N, M1.
  - T1 = tumor solitário < 2cm.
  - T2 = tumor solitário < 2cm com invasão vascular ou múltiplos tumores limitados a um lobo sem invasão vascular ou > 2cm sem invasão vascular.
  - T3 = tumor solitário > 2cm com invasão vascular ou múltiplos tumores limitados a um lobo com invasão vascular.
  - T4 = múltiplos tumores em mais de um lobo ou comprometimento de um grande ramo da veia porta ou hepática.

Sistema de Estadiamento Pré-tratamento (Societé Internationale de Oncologie Pédiatrique)

No ensaio prospectivo SIOPEL-1 (*International Childhood Liver Tumor Strategy Group*), um sistema de estadiamento cirúrgico pré-operatório foi elaborado e adotado, o PRÉ-Tratamento EXTensão da doença (PRETEXT), com base na anatomia do fígado (Sistema de Couinaud de segmentação hepática).

É essencial para a realização de quimioterapia prévia. Baseia-se no tamanho e sítio do tumor, invasão de vasos (veias hepáticas, veia porta), extensão extra-hepática e metástases a distância. O fígado foi dividido em quatro seções → seção lateral esquerda (segmentos II e III); seção medial esquerda (segmento IV); seção medial direita (segmentos V, VIII); seção posterior direita (segmentos VI e VII).

Os grupos foram classificados de I a IV, dependendo das seções envolvidas. Chamava a atenção para a distinção entre envolvimento da seção e compressão (Fig. 17.3). Os grupos I, II e III foram considerados doença de baixo risco. O grupo IV e/ou doença extra-hepática foram considerados doença de alto risco.

Nesse sistema original, o lobo caudado (segmento 1) foi ignorado. Em junho de 2005, o sistema PRETEXT foi revisado e atualizado. Critérios adicionais foram acrescentados (Tabela 17.1).

Comentários sobre a Revisão de 2005

Embora o sistema PRETEXT fosse principalmente dirigido para o hepatoblastoma, a revisão de 2005 sugeriu sua aplicação para todos os tumores malignos primários de fígado da criança, incluindo o carcinoma hepatocelular e o hemangioendotelioma epitelióide:

- PRETEXT I: este grupo inclui somente uma pequena proporção de tumores malignos primários de fígado. Por definição, somente os tumores localizados na seção lateral esquerda e seção posterior direita podem ser incluídos nesse grupo.
- PRETEXT II: a maioria desses tumores é limitada ao lobo direito ou lobo esquerdo do fígado. Tumores das seções medial esquerda e anterior direita são também PRETEXT II. Tumores limitados ao lobo caudado estão classificados neste grupo.
- PRETEXT III: os tumores unifocais nesta categoria poupam somente as seções lateral esquerda ou posterior direita. Esses tumores são relativamente comuns. Muito cuidado deve ser tomado em distinguir entre invasão e compressão de uma seção aparentemente não envolvida, pois esse detalhe vai definir a conduta cirúrgica a ser empregada.
- PRETEXT IV: os tumores envolvem todas as seções do fígado. Geralmente são multifocais.
- C: tumores no lobo caudado – correspondendo ao segmento 1, podem ser ressecados com o lobo esquerdo ou direito do fígado e, por isso, não foram considerados na classificação original do PRETEXT. Comprometimento do lobo caudado é um preditor de mau prognóstico.
- E: doença abdominal extra-hepática – técnicas modernas de imagem são capazes, em princípio, de identificar extensão tumoral abdominal extra-hepática. Pacientes com extensão tumoral no diafragma ou em outro órgão podem ser codificados como E1 sem necessidade de biópsia. No sistema atualizado, os tumores pedunculados são

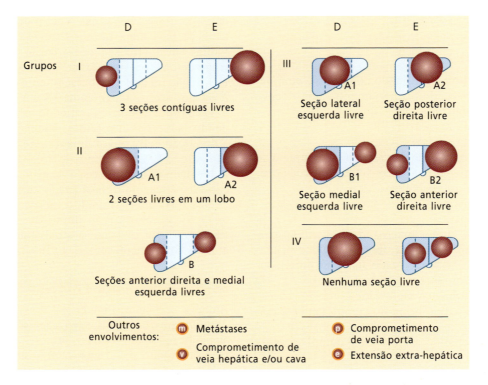

Figura 17.3 – Estadiamento padronizado pela SIOP de acordo com a anatomia cirúrgica. Esquema de estadiamento PRETEXT. O fígado é dividido em quatro setores. O número de setores livres é relacionado a PRETEXT I: três setores adjacentes livres (tumor presente em um setor somente); PRETEXT II: dois setores adjacentes livres (tumor comprometendo dois setores); PRETEXT III: um setor ou dois setores não adjacentes livres (tumor compromete dois ou três setores); PRETEXT IV: nenhum setor livre de tumor.

considerados confinados ao fígado e ocupam somente a seção da qual se originam.

- F: "focalidade" do tumor – pacientes com um tumor hepático devem ser codificados como F0. Todos aqueles com mais de um nódulo tumoral devem ser codificados como F1, independentemente do tamanho do nódulo ou estádio PRETEXT.
- H: ruptura tumoral ou hemorragia intraperitoneal – não é incomum a ruptura do tumor no hepatoblastoma e carcinoma hepatocelular. Essa ocorrência é considerada um fator de risco e deve ser codificada como H1. Laparotomia ou aspiração do sangue peritoneal não são necessárias para o diagnóstico, desde que os achados de imagem ou de clínica (hipotensão e nível baixo de hemoglobina) sejam característicos. Somente a presença de líquido peritoneal nos exames de imagem não implica em ruptura tumoral.
- M: metástases a distância – as metástases do hepatoblastoma são predominantemente encontradas nos pulmões. A TC foi a técnica escolhida para a identificação dessas metástases. O diagnóstico pode ser realizado pelos seguintes achados: lesões múltiplas, arredondadas, com contornos bem definidos e de localização subpleural. Na maioria dos serviços, uma lesão única, arredondada, com um diâmetro maior que 5mm em uma criança com tumor primário do fígado, é considerada metástase. Biópsia não é necessária. Cintilografia óssea é recomendada no estadiamento do carcinoma hepatocelular, mas não no hepatoblastoma. Metabolismo anormal de cálcio é comum no hepatoblastoma e pode causar captação anormal na cintilografia óssea, principalmente nas costelas. Biópsia é sempre recomendada na suspeita de metástase óssea no hepatoblastoma. Biópsia de medula óssea não foi recomendada em crianças com hepatoblastoma por sua raridade. Os seguintes sufixos devem ser acrescentados ao M1: pulmonar (p), esquelético (s), sistema nervoso central (c), medula óssea (m), outros sítios (x).
- N: metástases em linfonodos – a biópsia só deve ser realizada se há aumento significativo do gânglio (maior que 15 mm) em uma criança com nenhum outro critério de hepatoblastoma de alto risco. Metástases em linfonodos são muito mais comuns no carcinoma hepatocelular e no carcinoma fibrolamelar, sendo desnecessária a biópsia se os estudos de imagem forem inequívocos.
- E: comprometimento de veia porta – o envolvimento do tronco da veia porta e/ou dos seus ramos maiores tem sido considerado fator de risco no hepatoblastoma. Achados de imagem com evidências de obstrução completa, envolvimento circunferencial, ou invasão são requeridos para serem qualificados como envolvimento da veia porta. Esses achados podem ser obtidos por ultrasonografia, TC, ou RNM.

TABELA 17.1 – Estadiamento PRETEXT 2005: critérios adicionais

C: envolvimento do lobo caudado	C1 Tumor envolvendo o lobo caudado C0 Todos os outros pacientes	Todos os pacientes C1 são, no mínimo, PRETEXT II
E: doença abdominal extra-hepática	E0 Nenhuma evidência de extensão do tumor no abdome (exceto M ou N) E1 Extensão direta do tumor em órgãos adjacentes ou diafragma E2 Nódulos peritoneais	Adicionar o sufixo "a" se ascite estiver presente, por exemplo, E0a
F: "focalidade" do tumor	F0 Paciente com tumor solitário F1 Paciente com dois ou mais tumores distintos	
H: ruptura tumoral ou hemorragia intraperitoneal	H1 Achados clínicos e de imagem de hemorragia intraperitoneal H0 Todos os outros tumores	
M: metástases a distância	M0 Ausência de metástases M1 Qualquer metástase (exceto E e N)	Adicionar o sufixo ou sufixos para indicar a localização
N: metástases em linfonodos	N0 Ausência de metástases em linfonodos N1 Somente metástases em linfonodos abdominais N2 Metástases em linfonodos extra-abdominais (com ou sem metástases em linfonodos abdominais)	
P: envolvimento de veia porta	P0 Nenhum envolvimento de veia porta ou de seus ramos esquerdo e direito P1 Envolvimento do ramo esquerdo ou direito da veia porta P2 Envolvimento do tronco da veia porta	Definir o envolvimento. Adicionar o sufixo "a" se houver tumor intravascular presente, por exemplo, P1a
C: envolvimento da veia cava inferior e/ou veias hepáticas	V0 Nenhum envolvimento de veias hepáticas ou da cava inferior V1 Envolvimento de uma veia hepática, mas não da cava inferior V2 Envolvimento de duas veias hepáticas, mas não da cava inferior V3 Envolvimento das três veias hepáticas e/ou da cava inferior	Definir o envolvimento. Adicionar o sufixo "a" se houver tumor intravascular presente, por exemplo, V3a

- V: comprometimento da veia cava inferior e/ou veias hepáticas – os mesmos achados de envolvimento (obstrução venosa, envolvimento circunferencial e/ou invasão) usados nas veias portas podem também ser aplicados para as veias hepáticas. Uma veia hepática pode ser considerada envolvida se não conseguirmos visualizá-la ou seu trajeto esperado correr através de uma grande massa.

O sistema de estratificação de risco do SIOPEL original também foi modificado nos protocolos correntes do SIOPEL (Tabela 17.2).

Tratamento

Os tratamentos de HB e CHC seguem a mesma linha, apesar de serem bem distintos. A ressecção completa do tumor é de fundamental importância no arsenal terapêutico. Quando combinada com quimioterapia, tem maior impacto na sobrevida.

Temos adotado o tratamento preconizado pela SIOP, que usa uma classificação com base no tamanho e localização do tumor determinados por estudos de imagens. Preconizamos biópsia tumoral, quimioterapia pré-operatória, cirurgia primária retardada, à exceção de tumores pequenos, facilmente ressecáveis. A biópsia tumoral pode ser percutânea por agulha tipo Tru-cut, ou cirúrgica por minilaparotomia ou videolaparoscopia. Reconhecemos o risco, principalmente no carcinoma hepatocelular, de recorrência do tumor no trajeto da biópsia por agulha.

Vantagens do uso da quimioterapia prévia:

- Aumento da taxa de ressecção cirúrgica completa e, conseqüentemente, de cura.
- Redução do número de casos com doença residual (macro e micro) e redução do índice de recorrência local.
- Redução das dificuldades cirúrgicas, diminuindo a morbi-mortalidade. O tumor diminui de tama-

108 ■ *Tumores*

SEÇÃO 2

TABELA 17.2 – Estratificação de risco no International Childhood Liver Tumor Strategy Group atualizada

ALTO RISCO	RISCO NORMAL
Pacientes com um dos seguintes:	Todos os outros pacientes
Alfa-fetoproteína < 100ng/L	
PRETEXT IV	
Critério PRETEXT adicional:	
E1, E1a, E2, E2a	
H1	
M1 (qualquer sítio)	
N1, N2	
P2, P2a	
V3, V3a	

nho, torna-se mais claramente definido e menos friável.

■ Micrometástases podem, precocemente, ser expostas às drogas quimioterápicas.
■ Sem quimioterapia prévia, tumor microscópico residual pode comportar-se mais agressivamente sob a influência de fatores hepatotróficos que estimulam a regeneração hepática.

Sobrevida no Hepatoblastoma

■ Cinqüenta por cento dos hepatoblastomas são ressecáveis ao diagnóstico. Dos irressecáveis, 50% tornam-se ressecáveis após quimioterapia pré-operatória.
■ Sobrevida: 60 a 70% nos estádios I a III.
■ Indicadores de mau prognóstico: tumor irressecável, envolvimento bilobar e multifocal, alto estádio TNM, AFP < 100 ou > 1.000.000ng/mL, metástases a distância, histologia embrionária, invasão vascular, tumor recorrente.

Sobrevida no Carcinoma Hepatocelular

■ No estudo SIOPEL-1, a sobrevida foi de 17%.
■ No estudo SIOPEL-2, a sobrevida foi de 22%.

A ressecção curativa é o fator prognóstico mais importante na sobrevida. Outros fatores prognósticos: estádio, metástases a distância, invasão vascular, multifocalidade.

Tratamento Cirúrgico

Aproximadamente 80 a 85% do parênquima hepático podem ser ressecados com segurança. Aproximadamente 50% do fígado regeneram em até quatro meses após ressecção. Ressecção de tumor hepático requer perfeito conhecimento da anatomia cirúrgica do fígado, planejamento prévio com base em informações adquiridas pelos exames pré-operatórios e atenção meticulosa a detalhes técnicos. Os maiores riscos transoperatórios devem-se à hemorragia maciça, trom-

boembolismo aéreo e transtornos de coagulação (perda dos fatores de coagulação e transfusão maciça).

O cirurgião deve conhecer a anatomia hepática conforme descrita por Couinaud. As veias portais e hepáticas dividem o fígado em oito segmentos. O segmento I (lobo caudado) é considerado separado dos outros por sua suplência vascular única. É essencialmente um 3º lobo hepático. Os dois lobos são separados pela fissura principal (linha de Cantril), que é uma linha oblíqua imaginária entre a borda direita da veia cava inferior, na sua porção supra-hepática, e a fossa vesicular. Para Couinaud, a linha de Cantril é o limite para a definição das hepatectomias, enquanto o ligamento falciforme é o limite para as lobectomias.

■ Via de acesso: laparotomia subcostal bilateral.
■ Devido à curta extensão extra-hepática das veias hepáticas nas crianças, essas veias geralmente devem ser abordadas por dissecção através do parênquima hepático.

Ressecções hepáticas mais usuais:

■ Lobectomia ou hepatectomia direita: ressecção dos segmentos V, VI, VII e VIII.
■ Lobectomia ou hepatectomia esquerda: ressecção dos segmentos II, III e IV.
■ Trisegmentectomia direita: ressecção dos segmentos IV, V, VI, VII e VIII.
■ Segmentectomia lateral esquerda: ressecção dos segmentos II e III.
■ Hepatectomia esquerda ampliada: ressecção dos segmentos II, III, IV, V e VIII.

Opções Cirúrgicas

Têm o objetivo de permitir adequada ressecção, minimizando a perda sangüínea pelo controle das estruturas vasculares e/ou pela técnica de hemodiluição.

■ Mobilização completa do fígado com divisão dos ligamentos triangulares, coronários e falciforme.
■ Manobra de Pringle contínua ou clampeamento do pedículo hepático. Essa manobra costuma ser bem tolerada, pois o fluxo pela veia cava não é interrompido e, portanto, não é requerida nenhuma técnica anestésica especial. O tempo limite seguro de duração da manobra é de 90min. É o método de controle vascular mais popular e preferido pelos cirurgiões com pouca experiência em cirurgia hepática. É contra-indicada nas lesões que envolvem veias hepáticas e cava inferior e em pacientes com forame oval patente pelo risco de embolia aérea cerebral.
■ Manobra de Pringle intermitente. Baseia-se no clampeamento das estruturas do hilo por 15 a 20min, seguido pelo desclampeamento por 5min. Tem efeito hepatoprotetor, permite hemostasia gradual ao reduzir o sangramento e permite um significativo aumento no tempo de isquemia (até 120min).

- Exclusão vascular hepática total (EVHT) com mobilização completa do fígado, clampeamento da tríade portal (manobra de Pringle), veia cava inferior infra (acima das veias renais) e supra-hepática. A veia cava inferior deve ser mobilizada completamente, acima e abaixo do fígado, para facilitar a colocação dos clampes vasculares. Completar com a ligadura da veia adrenal direita. Essa técnica é associada a alterações hemodinâmicas significativas e requer monitoração invasiva e experiência do anestesista. A supressão do fluxo pela veia cava causa marcada redução (40 a 60%) do retorno venoso e do rendimento cardíaco. Uma queda do rendimento cardíaco excedendo 50%, ou uma diminuição da pressão arterial excedendo 30%, é definida como intolerância ao método. Indicações dessa técnica: tumor localizado centralmente, hemangioendotelioma hepático, trisegmentectomia.
- Exclusão vascular hepática com preservação do fluxo da cava (EVHPC). Baseia-se na exclusão hepática total da circulação sistêmica sem interrupção do fluxo da veia cava e com controle extraparenquimatoso das veias hepáticas maiores. A técnica demanda mobilização completa e desconexão do fígado da veia cava inferior pela divisão dos ligamentos hepáticos e veias hepáticas curtas. O tronco da veia hepática comum e qualquer veia hepática direita acessória, o tronco comum das veias hepáticas média e esquerda, ou os troncos separados das veias hepáticas média e esquerda (15% dos casos) são dissecados, isolados e reparados. Finalmente, a manobra de Pringle é aplicada, seguida pela oclusão das veias hepáticas maiores por clampeamento. A técnica pode ser aplicada de forma intermitente ou contínua. O tempo máximo de isquemia permitida com essa técnica é de 140min quando intermitente e de 60min quando contínua. Também necessita de experiência do cirurgião e do anestesista. Qualquer lesão das veias hepáticas, mesmo que infreqüente, requer uma rápida conversão para a EVHT.
- *Shunt* interno de veia cava inferior através de cateter colocado em seu interior (*bypass*). Não temos utilizado. Pode ser indicado quando há intolerância à exclusão vascular hepática total, durante a ressecção de tumores que infiltram a veia cava ou veias hepáticas maiores ou quando o tempo de exclusão total exceder 60min.
- Hemodiluição normovolêmica intra-operatória com hipotensão controlada pela administração de anestesia profunda com halotano e hipotermia controlada (32°C). O objetivo dessa técnica é a diminuição das necessidades metabólicas e do trabalho miocárdico, proteção dos órgãos da hipóxia e hipotensão arterial e redução da perda sangüínea.

- Uso de dissector ultra-sônico bipolar eletrotérmico (LigaSure®) ou laser na secção do parênquima hepático. Na falta do aspirador ultra-sônico, pode-se usar a técnica de fratura digital do parênquima hepático, mantendo intactos e isolados ramos das artérias hepáticas, veias porta e hepática e ductos biliares intra-hepáticos, que são, posteriormente, ligados com fios adequados.
- Ultra-sonografia transoperatória pode ser útil para delinear as relações tumorais com as estruturas intra-hepáticas (veias, artérias e ductos biliares).
- Biópsia de congelação avalia a presença microscópica de tumor nas margens de ressecção.

Quimioterapia

Embora a quimioterapia possa, freqüentemente, transformar um tumor não ressecável em ressecável, drogas citotóxicas sozinhas não conseguem erradicar o tumor.

Hepatoblastoma e Carcinoma Hepatocelular

O tratamento com cisplatina (CDDP), 5-fluorouracil (5-FU) e vincristina é o regime menos tóxico.

Outro esquema: CDDP e DOX (doxorrubicina) em infusão contínua. É mais tóxico.

O tratamento de tumores em estádios avançados pode ser realizado com ifosfamida, cisplatina e doxorrubicina.

Tratamento adicional com carboplatina e etoposide (CARBO/VP 16) pode estar indicado nos hepatoblastomas avançados ou recorrentes.

O carcinoma hepatocelular costuma apresentar uma resposta bem menos eficaz às drogas quimioterápicas. Alguns relatos revelaram que a resistência à quimioterapia pode resultar da presença de genes resistentes a multidrogas (*MDR1*) ou outros mecanismos.

Nos tumores ainda irressecáveis apesar do uso de quimioterapia prévia, pode ser usada a seguinte alternativa: quimio-embolização intra-arterial do tumor com quimioterápicos (cisplatina ou doxorrubicina) combinados com lipiodol. Essa técnica expõe as células tumorais a altas concentrações de drogas antitumorais, que não podem ser conseguidas pela administração sistêmica.

O complexo droga anti-tumor-lipiodol acumula-se seletivamente no tumor hepático. Além disso, o lipiodol pode ser facilmente visualizado na TC e detectar pequenas metástases intra-hepáticas. Após a quimio-embolização, alguns autores aconselham a injeção de esponja de gelatina para ocluir a artéria nutridora.

Radioterapia

Indicada a HB e a CHC com doença residual macro e microscópica (nas margens ou adjacentes a grandes estruturas vasculares).

Transplante Hepático

- Hepatoblastoma.
  - Multifocal PRETEXT IV.
  - PRETEXT solitário, grande, envolvendo todos os quatro setores do fígado.
  - Unifocal centralmente localizado, PRETEXT II e III, envolvendo as estruturas hilares principais ou todas as três veias hepáticas principais.
  - Contra-indicação absoluta: metástases a distância após tratamento quimioterápico.
  - Contra-indicações relativas: ressecção tumoral incompleta por hepatectomia parcial ou recorrência intra-hepática observada após hepatectomia parcial.

O transplante hepático tem sido contra-indicado nessas duas últimas opções com base nos resultados desapontadores observados no estudo SIOPEL-1 e experiência mundial.

- Carcinoma hepatocelular.
  - A experiência com transplante hepático nesses casos é muito limitada. Os protocolos para transplante hepático são derivados de pacientes adultos. Os critérios de seleção adotados para os pacientes adultos são: tumor único < 5cm de diâmetro, número de nódulos de 1 a 3, < 3cm de diâmetro, ausência de invasão vascular ou de linfonodos.

BIBLIOGRAFIA RECOMENDADA

BISMUTH, H.; CASTAING, D.; GARDEN, J. Major hepatic resection under total vascular exclusion. *Ann. Surg.*, v. 210, p. 13-19, 1989.

BROWN, T. C. K.; DAVIDSON, P. D.; AULDIST, A. W. Anaesthesic considerations in liver tumour in children. *Pediatr. Surg. Int.*, v. 4, p. 11-15, 1988.

HERZOG, C. E.; ANDRASSY, R. J.; EFTEKHARI, F. Childhood cancers: hepatoblastoma. *The Oncologist*, v. 5, p. 445-453, 2000.

OTTE, J. B.; GOYET, J. V. The contribution of transplantation to the treatment of liver tumors in children. *Sem. Pediatr. Surg.*, v. 14, p. 233-238, 2005.

ROEBUCK, D. J. A. D.; CLAPUYT, P.; CZAUDERNA, P.; GOYET, J. V.; GAUTHIER, F. et al. 2005 PRETEXT: a revised staging system for primary malignant liver tumors of childhood developed by the SIOPEL group. *Pediatr. Radiol.*, v. 37, p. 123-132, 2007.

SCHALLER, R. T.; SCHALLER, J.; MORGAN, A.; FURMAN, E. B. Hemodilution anesthesia: a valuable aid to major cancer surgery in children. *Am. J. Surg.*, v. 146, p. 79-84, 1983.

SCHWEINITZ, D. Management of liver tumors in childhood. *Sem. Pediatr. Surg.*, v. 15, p. 17-24, 2006.

SMYRNIOTIS, V.; FARANTOS, C.; KOSTOPANAGIOTOU, G.; ARKADOPOULOS, N. Vascular control during hepatectomy: review of methods and results. *World J. Surg.*, v. 29, p. 1384-1396, 2005.

STOCKER, J. T. Hepatic tumors in children. *Clin. Liver Dis.*, v. 5, 2001.

STRINGER, M. D. Liver tumors. *Sem. Pediatr. Surg.*, v. 9, p. 196-208, 2000.

CAPÍTULO 18

Linfoma Abdominal Não-Hodgkin

João Carlos Ketzer de Souza

CONCEITO

Neoplasia maligna originária de precursores linfócitos em vários estágios de maturação. Podem crescer em qualquer tecido linfóide.

EPIDEMIOLOGIA

- Os linfomas (Hodgkin e não-Hodgkin) são a 3ª neoplasia maligna mais comum em crianças (após os tumores do cérebro e leucoses agudas).
- Correspondem a 10% das malignidades em crianças < 15 anos de idade.
- É a neoplasia maligna mais comum em crianças com SIDA.
- Localização: abdome, 35%; cabeça e pescoço, 30%; mediastino, 25%; outros sítios, 10%.
- Linfoma não-Hodgkin (LNH) é 1,5 vez mais comum do que o linfoma de Hodgkin (60%:40%).
- É mais freqüente no sexo masculino (3M:1F).
- A freqüência aumenta após os cinco anos de idade, continuando a crescer por toda vida.
- Doenças associadas: síndromes de imunodeficiência congênita (ataxia-telangiectasia, síndrome Wiskott-Aldrich, doença linfoproliferativa ligada ao cromossomo X), síndrome da imunodeficiência adquirida, terapêutica imunossupressiva (receptores de órgãos transplantados e transplantes de medula óssea).
- A apresentação clínica geral é variada e dependente do subtipo histológico, extensão (estádio) e sítio primário do tumor.
- O fator prognóstico mais importante é a extensão da doença ao diagnóstico.
- Extensão abdominal: difusos, 70%; localizados, 30%.
- Doença localizada: alças intestinais e seu mesentério correspondente.
- Doença abdominal maciça: mesentério, retroperitônio e, menos freqüentemente, alças intestinais.
- Localização abdominal: íleo terminal, ceco, apêndice (Fig. 18.1). Mais raramente, trato gastrointestinal alto e cólon distal ao ceco.
- Cinqüenta a setenta por cento das crianças com linfoma linfoblástico apresentam-se com massa mediastinal anterior ou tumor intratorácico.
- Corresponde a 46 a 56% das massas mediastinais anteriores.

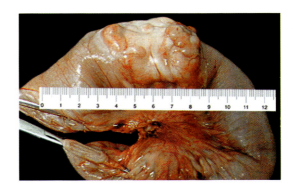

Figura 18.1 – Linfoma não-Hodgkin localizado no íleo terminal.

ESTADIAMENTO DO LINFOMA ABDOMINAL NÃO-HODGKIN

- Estádio I: tumor simples (extranodal) ou envolvimento de uma região anatômica simples (nodal), com exclusão do mediastino e abdome.
- Estádio II: tumor primário do trato gastrointestinal com ou sem comprometimento dos linfonodos mesentéricos, que é completamente ressecável.
  - Tumor simples (extranodal) com envolvimento de linfonodos regionais.
  - Duas ou mais áreas nodais no mesmo lado do diafragma.
  - Dois tumores simples (extranodais), com ou sem envolvimento de linfonodos regionais no mesmo lado do diafragma.
- Estádio III: doença intra-abdominal primária extensa.
  - Dois tumores simples (extranodais) em lados opostos do diafragma.
  - Duas ou mais áreas nodais acima e abaixo do diafragma.
  - Qualquer tumor intratorácico primário (mediastinal, pleural ou tímico).
  - Qualquer tumor paraespinhal ou epidural, independentes do envolvimento de outros sítios.
- Estádio IV: qualquer dos achados acima com envolvimento inicial do sistema nervoso central, medula óssea ou ambos.

CLASSIFICAÇÃO DOS LINFOMAS

- Indiferenciados (tumor de células pequenas não-clivadas). Subdivisão: Burkitt e não-Burkitt, de acordo com seu aspecto na microscopia óptica (céu estrelado). Devido à grande proliferação e morte celular espontânea, os macrófagos, que consomem as células mortas do Burkitt, dão esse aspecto clássico de céu estrelado. São originários de células B maturas. Prevalência: 50 a 55%. Aproximadamente 90% encontram-se no abdome. Outros sítios de envolvimento podem ser: testículos, tecido linfóide do anel de Waldeyer, nasofaringe, ossos (mandíbula), linfonodos periféricos, pele, medula óssea e sistema nervoso central (SNC). Esses tumores expressam uma translocação cromossômica característica, geralmente t (8;14) e mais raramente t (8;22) ou t (2;8).

- Linfoblásticos (30 a 35%). Crescem predominantemente no mediastino anterior. São originários, na maioria das vezes, de células T, e mais raramente, de células não-B e não-T. Aproximadamente 75% encontram-se no mediastino anterior. Considerar leucose linfoblástica aguda se houver mais de 25% de comprometimento da medula óssea.
- Linfoma de células grandes (15%). São originários de células B ou T. Grupo heterogêneo de tumores. Correspondem a um grupo heterogêneo, subdividindo-se em imunoblástico (50%), células grandes não-clivadas (40%) e células grandes clivadas (10%).

Os linfomas indiferenciados e linfoblásticos são considerados tumores de pequenas células redondas azuis (semelhante ao neuroblastoma, rabdomiossarcoma e sarcoma de Ewing).

QUADRO CLÍNICO

Linfomas Abdominais

Duas formas de apresentação principais: forma aguda (30%) e forma crônica (70%).

- Forma aguda: causada por invaginação intestinal (linfoma funciona como a cabeça da invaginação) (Fig. 18.2), obstrução intestinal pela massa linfomatosa intraluminal (Fig. 18.3), perfuração, sangramento, ou simulando um quadro de apendicite aguda. Geralmente correspondem à doença localizada anatomicamente.
- Forma crônica: quando o comprometimento abdominal é maciço, sem sintomas agudos.

Sinais e sintomas mais freqüentes:

- Dor abdominal crônica.
- Retardo de crescimento ou perda ponderal.
- Presença de massa abdominal ocupando grande extensão da cavidade abdominal.
- Fadiga, mal-estar.
- Ascite.

Doença abdominal maciça é, freqüentemente, associada a anormalidades metabólicas, tais como: hiperuricemia, hiperfosfatemia, hiperpotassemia, hipocalcemia, nefropatia por uratos, insuficiência renal aguda (síndrome da lise tumoral maciça), que somadas à infiltração direta do parênquima renal e à obstrução ureteral causada pelas massas retroperitoneais pioram ainda mais a função renal.

Linfomas Mediastinais

Linfoma linfoblástico classicamente apresenta-se como massa mediastinal anterior ou média, muitas vezes associada a derrame pleural.

Apresentação clínica: compressão de via aérea ou edema do pescoço, face e braços por compressão da veia cava superior.

INVESTIGAÇÃO DIAGNÓSTICA

- História e exame físico cuidadoso com palpação de todas as cadeias ganglionares superficiais, inclusive o anel de Waldeyer (adenóides e tonsilas), testículos e exame neurológico.
- Exames laboratoriais: hemograma, plaquetas, KTTP, tempo de protrombina, exame comum de urina, DHL, ácido úrico, uréia, creatinina, eletrólitos, cálcio, fósforo, magnésio, albumina, IgG e IgM para toxoplasmose, IgG e IgM para citomegalovírus, monoteste, pesquisa de vírus da SIDA

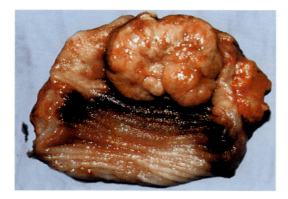

Figura 18.2 – Peça de ressecção cirúrgica do íleo terminal com pequeno linfoma localizado, que serviu como cabeça de uma invaginação intestinal.

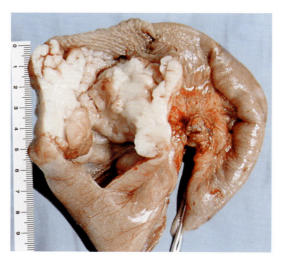

Figura 18.3 – Corte de um linfoma de parede intestinal causando obstrução mecânica. Observar o lúmen intestinal quase totalmente ocluído.

(anti-HIV), transaminases, bilirrubinas, fosfatase alcalina, exame parasitológico de fezes.
- Medulograma (aspiração da medula óssea) em quatro sítios.
- Biópsia óssea em dois sítios.
- Punção lombar com análise liquórica.
- Paracentese abdominal com citopatologia e imunofenotipagem do líquido ascítico.
- Radiografia de tórax.
- Radiografia de abdome.
- Enema opaco e/ou trânsito intestinal (quando necessários).
- Ultra-sonografia abdominal.
- TC com contraste oral e intravenoso de abdome e tórax: informações sobre a localização e extensão tumoral nas doenças avançadas.
- Cintilografia óssea e hepática são opcionais. Indicados na suspeita de comprometimento desses órgãos.
- Cintilografia com gálio. O gálio é captado pelas células linfóides neoplásicas, principalmente, pequenas, não-clivadas e nos oferece excelente identificação da doença no corpo inteiro e na avaliação de doença recorrente ou residual, pois células tumorais não-viáveis não costumam captar esse radioisótopo.
- Biópsia de linfonodo periférico aumentado, doença óssea localizada ou tumor abdominal maciço. Parte do material é enviado fixado para exame histológico (hematoxilina-eosina) e a outra parte, a fresco, estéril, não-corado e não-fixado para análise imunoistoquímica (distingue de outros tumores e define os subtipos), citometria de fluxo (determina o imunofenótipo do linfoma) e avaliação citogenética (estuda as translocações presentes e analisa o DNA em busca da detecção de oncogenes patognomônicos).
- Solicitar sempre citopatologia do fluido cerebroespinhal, derrame pleural e/ou ascite associada, principalmente se não houver condições para biópsia da massa tumoral ou linfonodos.

FATORES PROGNÓSTICOS

- Extensão do tumor ao diagnóstico. Ressecção intestinal é associada a melhor prognóstico, porque o comprometimento predominantemente intestinal normalmente é associado a sintomas abdominais mais precoces e uma cirurgia mais precoce. Uma massa retroperitoneal ou mesentérica pode permanecer silenciosa por mais tempo até que o tumor possa ser palpado.
- Níveis do DHL.
  - DHL > 250mg/dL sugere significante massa tumoral e > 500mg/dL sugere mau prognóstico.

TRATAMENTO

O tratamento dos linfomas é predominantemente não-operatório. Como é uma doença sistêmica, a terapêutica efetiva também deve ser sistêmica (quimioterapia é o tratamento primário).

Cirurgia é indicada:

- Com propósitos diagnósticos (para obter material para análises histológica, imunofenotípica e citogenética).
- Nos casos em que é possível a ressecção completa de tumor localizado no trato gastrointestinal (Fig. 18.4).
- Nos casos que se apresentam como urgência abdominal (invaginação intestinal, perfuração intestinal e sangramento gastrointestinal grave).

Quimioterapia:

- **Tumores indiferenciados:** COMP (ciclofosfamida, vincristina, metotrexato, prednisona), CHOP (ciclofosfamida, doxorrubicina, vincristina, prednisona).
- **Tumores linfoblásticos:** LSA2-L2 modificado, CHOP associado ou não a metotrexato.
- **Manutenção:** tumores avançados, 24 meses; localizados, 12 meses.
- Nos tumores maciços, o comprometimento do SNC é de 30%. Logo, o tratamento profilático está sempre indicado com quimioterapia intratecal (metotrexato).

Os tumores abdominais localizados e ressecados têm baixo risco de comprometimento das meninges e, por isso, profilaxia do SNC pode ser omitida, devendo ser sempre acrescentada nos tumores da cabeça e pescoço.

- **Tumores abdominais maciços:**
  - Antes de iniciar a quimioterapia, tomar medidas evitando o aparecimento da síndrome da lise tumoral aguda.
  - Radioterapia: indicação discutível. Radiação mediastinal com baixa dose pode ser realizada,

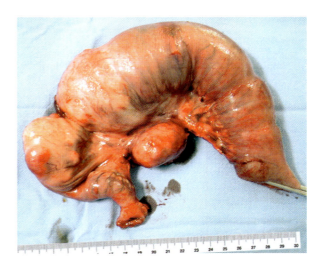

Figura 18.4 – Peça de ressecção cirúrgica de um segmento intestinal com linfoma. Observar gânglio de mesentério aumentado de volume.

114 ▪ *Tumores*

algumas vezes, nos tumores mediastinais com obstrução da cava superior ou obstrução da via aérea como forma de tratamento de urgência.

Síndrome da Lise Tumoral Aguda

Pacientes com grandes massas abdominais correm risco de aparecimento da síndrome de lise tumoral, ao iniciar a quimioterapia. Essa síndrome inclui anormalidades metabólicas (hiperuricemia, hiperfosfatemia, hipercalemia e hipocalcemia). A natureza e gravidade das alterações metabólicas são variáveis e podem ser influenciadas pelo tempo e intensidade da quimioterapia. Insuficiência renal é a complicação mais grave.

- Costuma ocorrer 1 a 5 dias após iniciar a quimioterapia.
- É o resultado direto da degradação de células malignas e inadequada função renal.
- Conduta: alopurinol (inibe a enzima xantina-oxidase que forma o ácido úrico), hidratação vigorosa (melhora a excreção do ácido úrico e de fosfato), alcalinização da urina com bicarbonato de sódio IV (alcalinidade melhora a solubilidade do fosfato na urina). Cuidado na administração do bicarbonato pelos riscos de cristalização do fosfato de cálcio na urina e formação de cálculos de hipoxantina.
- Se houver insuficiência renal, pode ser necessário diálise peritoneal ou hemodiálise.

Tratamento Cirúrgico

Indicações de laparotomia:

- Para confirmar diagnóstico com biópsia incisional de tecido tumoral suficiente, se outros métodos não foram adequados (paracentese de ascite, toracocentese de derrame pleural, análise de líquido cefalorraquidiano, biópsia de linfonodo periférico, biópsia por agulha grossa tipo Tru-cut orientada por ultra-sonografia). Infiltração linfomatosa da parede intestinal aumenta o risco de perfuração intestinal na biópsia.
- Ressecção de tumores ressecáveis (doença localizada confinada a uma área anatômica com ou sem linfonodos mesentéricos comprometidos e sem fixação a estruturas retroperitoneais ou grandes vasos) junto com seu mesentério adjacente.
- No caso de abdome agudo.
- Manuseio de complicações durante o tratamento médico com quimioterapia ou radioterapia.
- Evitar ressecção parcial (desbastamento ou *debulking*) nos tumores maciços. Tentativas de ressecção completa devem ser evitadas em doenças extensas, pelo risco de complicações, geralmente fatais.

Pontos Polêmicos

- Colapso respiratório é uma complicação bem conhecida na presença de massa mediastinal an-

terior durante a indução anestésica. Devemos identificar os pacientes com risco. Limites seguros são definidos por dois parâmetros: a área traqueal medida pela TC deve ser no mínimo 50% da área prevista do normal e taxas do pico de fluxo expiratório no mínimo 50% do previsto. O único sintoma que parece estar relacionado a essa complicação é a ortopnéia. Múltiplos fatores contribuem para o colapso respiratório na indução anestésica: diminuição da capacidade residual funcional, aumento da força retrativa do pulmão, diminuição da complacência pulmonar e desvio cranial do diafragma ao final da expiração, particularmente nas regiões mais dependentes do diafragma. A pressão negativa normal transmitida à traquéia na inspiração é perdida com o relaxamento dos músculos da parede torácica e diafragma ao iniciar a anestesia geral e a ventilação com pressão positiva. Também o fluxo laminar de ar, que passa através da área estreitada, costuma ser melhor mantido com a pressão negativa normalmente existente dentro do tórax, piorando com a pressão positiva da anestesia geral.
- Biópsia frente a compromisso respiratório grave.
  - Procurar tecidos extratorácicos para biópsia: principalmente linfonodo cervical e derrame pleural. Se não houver tecidos extratorácicos: biópsia por agulha guiada sob anestesia local, ou tratamento preliminar com radiação protegendo área para futura biópsia.

Técnicas de Biópsias Cirúrgicas com ou sem Anestesia Geral

O broncoscópio rígido deve estar preparado para uso se necessário. O método escolhido depende da localização do tumor e preferência do cirurgião.

- Mediastinostomia anterior transtorácica (procedimento de Chamberlain) com a criança em posição semi-sentada (30 a 40°). A ventilação espontânea minimiza o colapso da traquéia. Incisão transversa sobre a 2ª ou 3ª cartilagem costal, lado direito ou esquerdo, dependendo do sítio do tumor. Dissecção muscular do grande peitoral no sentido de suas fibras. Dissecção da cartilagem costal do seu pericôndrio. A cartilagem é ressecada junto ao esterno. Artéria e veia mamária interna são ligadas. A pleura é liberada lateralmente e retraída para evitar sua lesão. O tumor é biopsiado.
- Mediastinoscopia transcervical é usada para acesso às regiões pré e paratraqueais mediastinais no plano retrovascular. Incisão transversa no nó supra-esternal e tunelização do mediastinoscópico anterior à traquéia.
- VATS (*video-assisted thoracoscopy surgery*) que permite excelente acesso aos três compartimentos do mediastino.

- A administração de radioterapia antes da biópsia deve ser evitada por causa da extrema resposta dos tumores linfáticos à radiação. Aproximadamente 80% das biópsias realizadas pós-radioterapia da massa não obtêm diagnóstico histológico adequado, pela extensa necrose que ocorre. Se a radiação for imprescindível, deve-se proteger alguma área da massa da radiação. Linfomas não-Hodgkin são também extremamente responsivos à terapia com corticosteróides e quimioterapia, que também obscurecem o diagnóstico histológico.

BIBLIOGRAFIA RECOMENDADA

MURPHY, S. B.; FAIRCLOUGH, D. L.; HUTCHISON, R. E.; BERARD, C. W. Non-Hodgkin's lymphomas of childhood: an analysis of the histology, staging, and response to treatment of 338 cases at a single institution. *J. Clin. Oncol.*, v. 7, p. 186-193, 1989.

SANDLUNG, J. T.; DOWNING, J. R.; CRIST, W. M. Non-Hodgkin's lymphoma in childhood. *New Eng. J. Med.,* v. 334, p. 1238-1248, 1996.

WHALEN, T. V.; LA QUAGLIA, M. P. The lymphomas: an update for surgeons. *Sem. Pediatr. Surg.*, v. 6, p. 50-55, 1997.

YANCHAR, N. L.; BASS, J. Poor outcome of gastrointestinal perforations associated with childhood abdominal non-Hodgkin's lymphoma. *J. Pediatr. Surg.*, v. 34, p. 1169-1174, 1999.

CAPÍTULO 19

Teratomas

João Carlos Ketzer de Souza

CONCEITO

Teratomas são neoplasias complexas compostas de tecidos derivados de pelo menos duas das três camadas germinativas do embrião (ectoderma, endoderma e mesoderma), embora uma camada possa predominar. São compostos de múltiplos tecidos estranhos ao local (órgão ou região anatômica) onde está crescendo. Há falta de organização e vários estádios de diferenciação. São formados por elementos sólidos, císticos, ou ambos. São subdivididos em gonadais e extragonadais. Quando esse tumor inclui vértebra ou notocorda e possui alto grau de organização estrutural, é denominado de *fetus in fetu*.

Existe um tipo especial de teratoma (teratoma monodérmico) constituído somente por uma camada de célula germinativa. São os cistos dermóides de ovário e de testículo.

EPIDEMIOLOGIA DOS TUMORES DAS CÉLULAS GERMINATIVAS

- Localizações extra-gonadal e testicular são mais comuns em crianças abaixo dos três anos de idade e a ovariana após a puberdade.
- Oitenta por cento dos tumores de células germinativas são constituídos, em parte ou exclusivamente, por elementos teratomatosos.
- A maioria dos teratomas benignos é formada por células maduras, mas 20 a 25% podem conter elementos imaturos, mais freqüentemente neuróglia.
- Setenta e cinco por cento ocorrem em meninas.
- Taxa de malignidade geral: 20 a 25%.
- Correspondem a aproximadamente 3% de todas as doenças malignas de crianças e adolescentes.
- Vinte e cinco por cento dos tumores pediátricos de células germinativas apresentam componentes histológicos múltiplos.

LOCALIZAÇÃO DOS TERATOMAS

- Localizam-se na linha média (axial) ou para-axial, do cérebro à região sacra, e nas gônadas.
- Predileção por localização extragonadal (65 a 70%).
- Localizações mais freqüentes: sacrococcígea (50%), mediastino (5 a 10%), cervical (5%), retroperitônio (3,5%), outros locais extragonadais (1,5%), ovário (25%), testículo (5 a 10%).

FATORES GENÉTICOS ASSOCIADOS AOS TUMORES DE CÉLULAS GERMINATIVAS

Tumores malignos de células germinativas (Fig. 19.1) em adultos e adolescentes costumam apresentar ganho do cromossomo 12. Esse achado é raramente encontrado em crianças < 10 anos de idade. Nessa faixa etária, é mais comum aparecer desarranjos do cromossomo 1, deleção do 4q e 6q e ganho de 20q.

EMBRIOLOGIA

As células germinativas primárias totipotentes, que são extragonadais na sua origem, desenvolvem-se de células endodérmicas do saco vitelino. Começam a migrar na 5ª semana de vida gestacional ao longo da linha média do mesentério dorsal em direção à crista gonadal, por meio de movimentos amebóides, onde deverão ser incorporadas às gônadas em desenvolvimento. Ocasionalmente, algumas dessas células podem não seguir esse destino e serem depositadas em algum lugar ao longo de sua migração. Atualmente, essa tem sido a teoria mais aceita na formação de um teratoma. Essas células germinativas primitivas possuem todo o DNA necessário para o futuro desenvolvimento de qualquer tipo de célula, por isso são denominadas de totipotenciais.

O seminoma (no testículo), o disgerminoma (no ovário) e o germinoma (em local extragonadal) são neoplasias de células germinativas primitivas que perderam a habilidade para diferenciação adicional, resultando em um tumor de célula germinativa pura. Alternativamente, a célula germinativa primitiva pode exibir alguma diferenciação em direção ao carcinoma embrionário e este diferenciar-se em elementos embrionários (teratomas) ou em elementos extra-em-

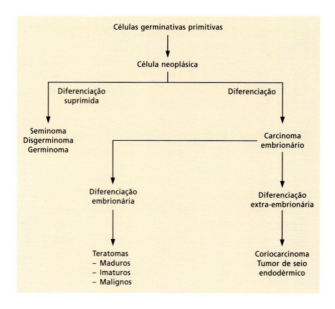

Figura 19.1 – Histogênese dos tumores derivados das células germinativas.

brionários, como o trofoblasto (coriocarcinoma) e o tumor do saco vitelino (tumor do seio endodérmico).

RISCOS DE MALIGNIDADE DO TERATOMA

O risco de malignidade depende, principalmente, do sítio anatômico, idade ao diagnóstico, tamanho, consistência, presença de calcificações e tipo de célula germinativa associada. Variam de importância conforme o sítio anatômico. Porém, o prognóstico está mais relacionado ao estádio da doença quando do diagnóstico do que ao sítio anatômico.

O grau de imaturidade histológica tem significado prognóstico somente nos teratomas de ovário.

CONSIDERAÇÕES HISTOLÓGICAS

- Freqüência: teratomas benignos (maturos e imaturos) correspondem a 75% dos casos.
- Teratomas maturos são compostos de tecidos bem diferenciados. Neuróglia é o tecido mais comum. Também são comuns: tecido respiratório, gastrointestinal, pancreático, brônquico, músculos, dentes, ossos e dígitos. A presença de plexo coróide funcionante, pela produção de líquido cerebroespinhal, é responsável pelo componente cístico do tumor.
- Teratomas imaturos contêm tecidos embrionários pobremente diferenciados, mais freqüentemente, tecido neuroepitelial primitivo.

GRAUS DE IMATURIDADE E MALIGNIZAÇÃO

Sistema proposto por Scully e Thurlbeck:

- Grau 0: presença de focos sólidos de neuróglia matura e outros componentes somáticos também maturos, nenhuma atividade mitótica.
- Grau 1 (minimamente imaturo): ausência ou presença muito limitada de neuroepitélio imaturo e ocasional foco de outros componentes somáticos imaturos.
- Grau 2 (parcialmente imaturo): presença de áreas mais extensas de neuroepitélio imaturo com ou sem outros componentes somáticos imaturos.
- Grau 3 (imaturo): presença de consecutivos campos microscópicos de tecidos imaturos, com ou sem a presença de componentes neuroepiteliais. Sabe-se que existe uma considerável confusão na definição dos tecidos que constituem o neuroepitélio imaturo e, também, na inabilidade de reconhecer um foco microscópico de tumor do seio endodérmico. Os tipos de tecido neural que devem ser contabilizados na graduação da imaturidade do tumor são: a presença de tubos neurais primitivos compostos de células grandes, alongadas com núcleos hipercromáticos e também a presença de rosetas imaturas. Porém, esses são os tipos de tecido neural freqüentemente associados a pequenos focos de tumor do seio endodérmico.

Os sistemas de graduação de imaturidade foram aplicados somente para teratomas de adulto e suas validades não foram estabelecidas para tumores em outros locais anatômicos e para teratomas de qualquer localização na criança. Parece que a presença de foco microscópico de tumor do seio endodérmico é o único preditor de recorrência do teratoma imaturo pediátrico. O alto grau de imaturidade histológica do teratoma deve obrigar o histopatologista a uma cuidadosa pesquisa em busca de prováveis focos de tumor do seio endodérmico.

- Teratoma maligno ou teratocarcinoma refere-se a teratomas compostos de tecidos maturos ou imaturos, mais a presença de células germinativas malignas (tumor do seio endodérmico, carcinoma embrionário, coriocarcinoma, germinoma). Estritamente falando, não deveriam ser considerados como teratomas. Porém, são intimamente relacionados, ocorrem nos mesmos locais anatômicos e são, por isso, agrupados na maioria das vezes com os teratomas para propósitos clínicos de estudo.
- Quando o tecido teratomatoso (maturo ou imaturo) ocorre em combinação com algum outro tecido maligno de células germinativas (como por exemplo, tumor de seio endodérmico), é interessante designá-lo como teratoma maligno com tumor de seio endodérmico.
- Os teratomas maturos e imaturos, principalmente de ovário, podem ocasionar metástases (implantes peritoneais ou de omento benignos) através de pequenos defeitos em suas cápsulas. Os implantes serão maturos ou imaturos, dependendo da área lesada. Esse implante é denominado de gliomatose peritoneal.
- Os teratocarcinomas dão metástases a distância dependendo da espécie de célula germinativa associada. O tipo mais comum é o tumor de seio endodérmico. Quando não existe tecido teratomatoso ou o tumor é composto de múltiplas espécies de células germinativas, é denominado de misto ou compósito, sempre maligno e as metástases podem ser originadas de qualquer um dos tecidos presentes no tumor primário.
- As formas malignas costumam aparecer após o 1º ano de vida (exceto os sacrococcígeos que dão metástases precocemente). O que causa a transformação maligna ainda não está bem esclarecido. Hipóteses:
  - Capacidade retida para crescimento embrionário continuado. Isso poderia explicar a recorrência de malignidade após ressecção de teratoma benigno.
  - Transformação maligna epitelial comparável àquela encontrada em geral no nosso organismo.
  - Não identificação, quando da realização do exame anatomopatológico, de pequenos focos de tecido maligno já presentes no tumor ressecado.

118 ■ *Tumores*

SEÇÃO 2

978-85-7241-675-7

Daí a importância do patologista realizar múltiplas secções histológicas da amostra retirada de áreas que mais sugerem malignidade, tais como: parte sólida, friável, hemorrágica e perto de áreas de necrose. Nem todas as lesões císticas são benignas e nem todas as lesões sólidas são malignas.

MARCADORES TUMORAIS

- Alfa-fetoproteína (AFP) aumenta em todos os teratomas malignos (quase 100% dos casos), 50% dos imaturos e somente 6% dos maturos. O aumento deve-se, provavelmente, à presença de elementos de tumor de seio endodérmico. Costuma estar aumentada nos recém-nascidos, voltando às taxas normais do adulto aos 8 meses de idade. A meia-vida é de 5 a 6 dias.
- Hormônio gonadotrófico (beta-HCG): pode estar aumentado nos teratomas malignos com elementos de coriocarcinoma ou de carcinoma embrionário associados. A meia-vida é de 16h.
- Fosfatase alcalina placentária (PLAP) positiva. O anticorpo PLAP imunorreage com células germinativas tumorais. A fosfatase alcalina humana placentária é sintetizada pelo sinciciotrofoblasto da placenta.

ESTADIAMENTO

Estadiamento dos tumores malignos de células germinativas extragonadais (CGC/POG):

- Estádio I: ressecção completa em qualquer sítio, coccigectomia para os sacrococcígeos, margens tumorais negativas, marcadores tumorais positivos ou negativos.
- Estádio II: tumor residual microscópico, linfonodos negativos, marcadores tumorais positivos ou negativos.
- Estádio III: tumor residual macroscópico ou somente biópsia, linfonodos retroperitoneais negativos ou positivos, marcadores tumorais positivos ou negativos.
- Estádio IV: metástases a distância, incluindo fígado.

TERATOMAS SACROCOCCÍGEOS

Conceito

Tumores originados de células embrionárias pluripotentes da área do cóccix e compostos de tecidos derivados das três camadas germinativas. São formados por elementos sólidos, císticos, ou ambos.

Epidemiologia

- Prevalência: 1:35.000 a 40.000 nascidos vivos.
- Tumor mais comum do recém-nascido.
- Localização sacra corresponde a 35 a 60% de todos os teratomas.

- Correspondem a 40% dos tumores de células germinativas.
- Mais freqüentes em meninas: (4F:1M).
- Ocorrência esporádica, porém tem sido relatado um tipo com transmissão autossômica dominante.
- Aproximadamente, 48% são maturos, 23% imaturos e 29% malignos.
- Recém-nascido < 1 mês: mais de 90% são benignos.
- Criança > 1 ano: 80% são malignos.

Diagnóstico e Avaliação Pré-natal

- Podem ser diagnosticados por ultra-sonografia após a 22ª semana de gestação. Mostra se o tumor é sólido, cístico, ou misto e padrões ecogênicos bizarros secundários a áreas de necrose tumoral, degeneração cística, hemorragia interna e calcificações. Estuda a extensão pélvica ou abdominal, obstrução urinária ou intestinal, a integridade da espinha fetal, função das extremidades inferiores e associação a outras malformações.
- Os efeitos secundários do tumor estão relacionados à massa e fisiologia tumoral. Os efeitos relacionados à massa incluem a distocia pelo volume tumoral e parto prematuro. A distocia pode ocasionar a ruptura traumática do tumor durante o parto. A massa tumoral também pode induzir o parto prematuro pela distensão uterina, muitas vezes causando insuficiência respiratória por imaturidade pulmonar. As conseqüências fisiológicas do teratoma fetal são dependentes das demandas metabólicas e fluxo sangüíneo secundário do tumor e da presença ou ausência de hemorragia com anemia secundária. As necessidades do tumor variam enormemente, dependendo do tamanho e da composição tumoral (cístico ou sólido). O teratoma sacrococcígeo fetal tem o potencial de desviar fluxo sangüíneo da placenta e feto para o tumor. Outro mecanismo em potencial para aumentar as demandas fisiológicas deve-se à presença de hemorragia espontânea interna ou externa do tumor, resultando em anemia fetal. Essa hemorragia pode estar relacionada a trauma intra-útero ou degeneração necrótica ou cística do tumor. Esses mecanismos são as prováveis causas do desencadeamento da insuficiência cardíaca de alto débito (o tumor age como um grande *shunt* arteriovenoso), placentomegalia e hidropsia fetal (efusões pleurais e pericárdicas, ascite, cardiomegalia e edema da pele) (Fig. 19.2).
- Poliidrâmnio pode estar presente em 70% dos teratomas fetais.
- Hidropsia pode estar presente em 25% dos teratomas fetais.
- Oligoidrâmnio pode ocorrer e é achado desfavorável, podendo estar relacionado à obstrução dos ureteres e/ou de uretra pelo tumor.
- O prognóstico está relacionado primariamente à extensão, tamanho e complicações do tumor e

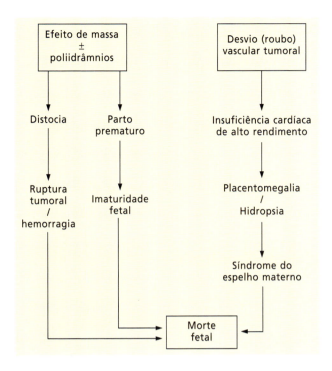

Figura 19.2 – Fisiopatologia do teratoma sacrococcígeo fetal.

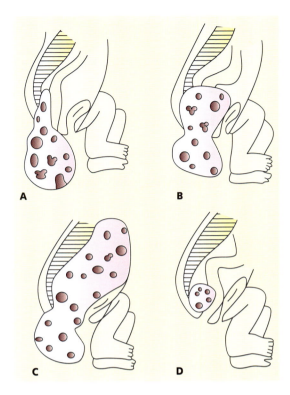

Figura 19.3 – Classificação do teratoma sacrococcígeo conforme Altman[1]. (*A*) Tipo I: predominantemente externo com mínima extensão intrapélvica; (*B*) tipo II: predominantemente externo, mas com extensão intrapélvica significativa; (*C*) tipo III: visível externamente, mas com extensão intrapélvica e abdominal significativa; (*D*) tipo IV: totalmente pré-sacral, sem comprometimentos externo e abdominal.

é associado à apresentação sintomática antes da 30ª semana de gestação. Causas mais comuns de óbito dos teratomas pré-natais: complicações da prematuridade (induzida pelo poliidrâmnio), insuficiência cardíaca congestiva, hemorragia intratumoral e hidropsia.

- Síndrome do espelho (*mirror syndrome*) pode desenvolver-se na mãe por causas desconhecidas. Aparece hipertensão arterial e pré-eclampsia em resposta à hidropsia fetal.
- Por causa do risco de distocia e hemorragia intratumoral traumática com ou sem ruptura tumoral, cesárea é recomendada para tumores > 5cm. Distocia durante o parto vaginal é associada à ruptura e hemorragia. Por causa do grande poliidrâmnio, pode ocorrer ruptura prematura das membranas resultando em prolapso de cordão, descolamento de placenta e má-apresentação fetal.
- O feto pode ser investigado por ultra-sonografia e ressonância nuclear magnética ultra-rápida. Avaliam o tipo de teratoma, o tamanho da placenta e a presença de hidropsia. A ecocardiografia fetal e eco-Doppler medem o rendimento cardíaco.

Classificação dos Teratomas Sacrococcígeos

Classificação de Altman com base no grau de extensão intrapélvica (Fig. 19.3).

- Tipo I (46,7%): predominantemente externa com somente mínima extensão intrapélvica, malignidade 8%.
- Tipo II (34,7%): predominantemente externa, mas com significante extensão intrapélvica, malignidade 21%.
- Tipo III (8,8%): visível externamente, mas com extensão predominantemente pélvica e abdominal, malignidade 34%.
- Tipo IV (9,8%): inteiramente pré-sacro, sem comprometimento externo, malignidade 38%.

Quadro Clínico

- Tumor em região sacra e/ou abdominal, podendo deslocar o ânus e a vagina anteriormente (Fig. 19.4). Às vezes, apresenta-se como massa localizada mais lateralmente, causando assimetria de nádegas. A massa apresenta forma arredondada, lobulada, predominantemente cística ou sólida, com grande variação de tamanho, recoberta por pele normal, pele enrugada, pele ulcerada, ou pele com hemangioma.
- Constipação.
- Sangramento retal.
- Obstrução urinária nos tumores com grande componente intrapélvico.
- Paraplegia, dor, ou fraqueza nos membros inferiores podem indicar extensão intradural, meningocele associada, erro diagnóstico, ou malignidade.

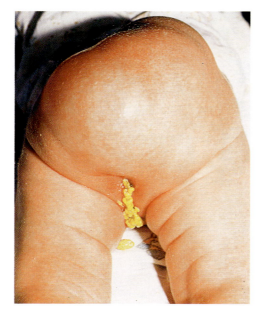

Figura 19.4 – Teratoma sacrococcígeo com deslocamento anterior do ânus.

- Metástases pulmonares.
- Distocia no parto.
- Anomalias congênitas associadas em 15%, principalmente anomalias anorretais, defeitos sacros, anomalias musculoesqueléticas e meningocele anterior.
- São mais raras: insuficiência cardíaca congestiva (*shunt* vascular através do tumor), coagulação intravascular disseminada (CIVD).
- Exame retal costuma ser essencial para o diagnóstico e avaliação do componente intrapélvico. O tumor situa-se posteriormente ao reto.

Investigação Diagnóstica

- História e exame físico.
- Hemograma, provas de coagulação, provas funcionais hepáticas, uréia, creatinina e ácido úrico, DHL, PLAP, beta-HCG e alfa-fetoproteína. Níveis de AFP dependem da idade pós-natal.
- Radiografia da massa, pelve (incluindo coluna lombossacra) e abdome com projeções laterais e ânteroposterior. Pesquisa presença de calcificações (30 a 50% dos casos), deslocamento anterior do reto, inspeção dos elementos vertebrais para detectar sinais de erosão ou defeito ósseo, que pode sugerir invasão maligna ou meningocele associada.
- Radiografia de tórax.
- Ultra-sonografia abdominal. Determina a extensão proximal do tumor na pelve e abdome, mostra padrão interno ultra-sonográfico complexo resultante de diferentes tecidos presentes na massa, define a predominância de lesões císticas ou sólidas, presença de calcificações. O eco-Doppler detecta o fluxo sangüíneo do tumor.

- Tomografia computadorizada (TC) com contraste e/ou ressonância nuclear magnética (RNM) também podem ser solicitadas. Porém, só temos indicado TC ou RNM para teratomas com recorrência, metástases a distância, no diagnóstico diferencial dos teratomas pré-sacros com outras anomalias, nos teratomas com compressão retal e/ou urinária e para detectar extensão ocasional para dentro do canal espinhal e anormalidades vertebrais. A RNM é o melhor exame nas lesões espinhais.

Diagnóstico Diferencial Principal

Meningocele sacra anterior, mielomeningocele, lipoma, cisto dermóide, hemangioma, cordoma.

Risco de Malignidade

- A incidência de malignidade é dependente da idade.
- Antes dos dois meses de idade: somente 10% são malignos, independentemente do sexo.
- Após os dois meses de idade: 67% nos meninos e 47% nas meninas podem ser malignos.
- A malignidade, nos teratomas sacrococcígeos, está relacionada à idade quando do diagnóstico e extensão intrapélvica (classificação de Altman).
- Locais de metástases: linfonodos, regiões inguinais, pulmões, vértebras, cérebro e fígado.
- Inadequado retardo diagnóstico ou inadequado tratamento cirúrgico resulta em aumento da malignidade.

Tratamento

- Tempo ideal para tratamento cirúrgico: ressecção tumoral deve ser tão precoce quanto possível após o nascimento. Geralmente na 1ª e 2ª semanas de vida. O retardo pode ocasionar degeneração maligna, infecção e hemorragia intratumoral.
- Uso de antibióticos perioperatórios: 30min antes do ato operatório, mantendo-os por 48h.
- Preparo de cólon pré-operatório, conforme rotina do serviço, em todos os bebês já alimentados.
- Adequado acesso venoso central do sistema cava superior.
- Sonda vesical.
- Sonda nasogástrica.
- Em tumores grandes estão indicadas, no transoperatório, medida da pressão venosa central e arterial média por punção-cateterismo da artéria radial e colocação de cateter vesical.
- Posição prona com coxim colocado debaixo dos quadris.
- Colocação de gaze untada com vaselina no reto.

Técnica Cirúrgica

- Acesso transacro com incisão em V invertida. O ápice do V invertido deve ficar sobre o sacro inferior (Fig. 19.5).

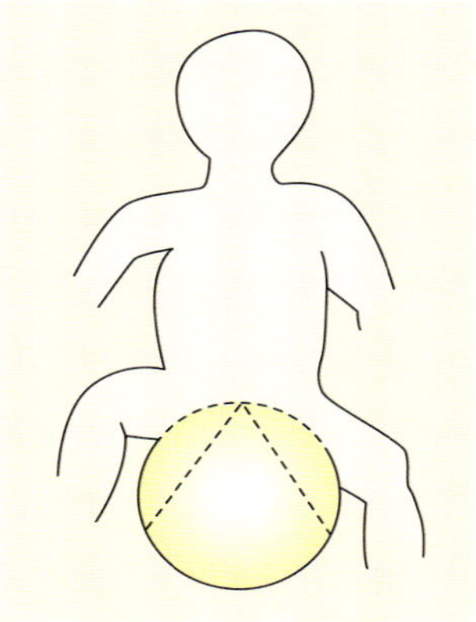

Teratomas ■ 121

Figura 19.5 – Acesso transacral com incisão em V invertido.

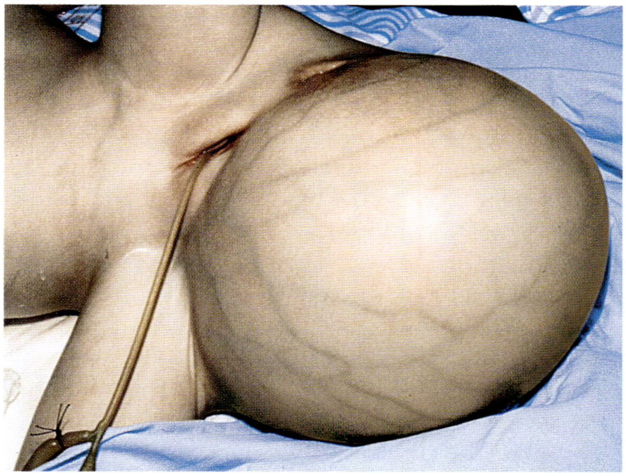

- Excisão do cóccix em bloco junto com o tumor (coccigectomia). A falha em remover o cóccix está associada a 35% de taxa de recorrência.
- Usar estimulador de nervos e músculos.
- Estar ciente de que pode haver extensão intraespinhal.
- Excisar amplamente a massa, não permitindo a ruptura e disseminação tumoral. O extravasamento de líquido dos cistos não está associado à recorrência do tumor, mas o extravasamento de conteúdo sólido sim.
- Procurar a presença de plano avascular entre o tumor e tecidos circunvizinhos comprimidos, pois é um tumor encapsulado.
- Cuidar o excesso de sangramento (ligar vasos sacros médios junto ao plano de ressecção do cóccix). Estar atento, pois a vascularização também pode ser oriunda de outros vasos arteriais derivados da hipogástrica e ilíaca externa.
- Indicar acesso abdominossacro combinado (Fig. 19.6) (laparotomia transversa infra-umbilical) nas seguintes situações: nas recorrências, em todos os teratomas gigantes com extensão intra-abdominal (Fig. 19.7) e em tumores com ruptura e sangramento ativo. Nesse caso, é interessante o preparo pré-operatório circunferencial de toda a metade inferior do corpo, anterior e posterior.
- Se indicada laparotomia, realizar estadiamento abdominal completo, incluindo líquido de ascite,

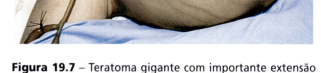

Figura 19.7 – Teratoma gigante com importante extensão abdominal.

lavado peritoneal para citologia, biópsia bilateral de linfonodos retroperitoneais.
- Iniciar, primariamente, pela via sacra para ressecar o cóccix e separar o tumor dos músculos glúteos e reto.
- A maior complicação cirúrgica é a hemorragia transoperatória com choque hipovolêmico. Nesses casos está indicada laparotomia com ligadura de todos os vasos sangrantes. Se não for possível coibir o sangramento, colocar clampe vascular na aorta logo abaixo da mesentérica inferior, fechar o abdome temporariamente, reposicionar o paciente em posição prona, ressecar o tumor por via sacra, ligar todos os vasos e, após completada a cirurgia sacral, posicionar novamente o paciente em decúbito dorsal, retirar o clampe aórtico e fechar a laparotomia. Na ressecção de teratomas gigantes, pensar nas seguintes opções: uso de ECMO, perfusão hipotérmica e hemodiluição, desvascularização com ressecção estadiada.
- Não esquecer de colocar dreno(s) de Penrose ou de aspiração contínua no espaço pré-sacro, que deverão ser retirados por contra-incisão.
- Os músculos anorretais devem ser reconstruídos. O elevador do ânus é reaproximado ao pericôndrio da superfície anterior do sacro. Os músculos glúteos posteriores e elevadores são reaproximados na linha média.
- A pele redundante deve ser ressecada.

Tratamento Coadjuvante

- Quimioterapia faz parte da terapêutica combinada em todos os teratomas malignos.
- Quimioterápicos mais utilizados atualmente nos teratomas sacrococcígeos são: cisplatina, etoposide e bleomicina (PEB).

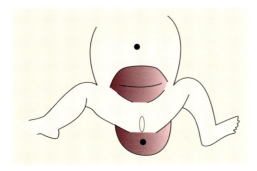

Figura 19.6 – Acesso abdominossacral combinado.

Tratamento do Teratoma Fetal

- Se não ocorrer placentomegalia ou hidropsia, está indicado parto cesáreo eletivo após estar estabelecida a maturidade pulmonar.
- Se há desenvolvimento de placentomegalia e hidropsia após estabelecida a maturidade pulmonar, está indicado parto cesáreo urgente.
- Aspiração do cisto e amniorredução estão indicadas quando há desconforto materno, trabalho de parto prematuro (reduz a irritabilidade uterina) e na prevenção da ruptura tumoral no parto. Indicadas quando o tumor for cístico ou predominantemente cístico.
- Amnioinfusão está indicada quando há oligoidrâmnio grave, objetivando facilitar o crescimento pulmonar e prevenir a compressão do cordão umbilical.
- Cirurgia fetal aberta (desbastamento do tumor) só pode ser pensada na ausência de fator de risco materno, cariótipo normal, ausência de malformações associadas significativas, evidências de iminente insuficiência cardíaca de alto débito, idade gestacional < 30 semanas e anatomia favorável (classificação tipo I e II). Está contraindicada na insuficiência cardíaca grave de alto débito e na síndrome do espelho materno (*mirror syndrome*). O objetivo da ressecção fetal é de ocluir a suplementação vascular do tumor e remover o leito vascular de baixa resistência do tumor da circulação fetal. Nenhuma tentativa deve ser feita para dissecar o componente intrapélvico do tumor ou para remover o cóccix.
- Está sendo avaliada em pesquisas recentes a efetividade da oclusão das artérias nutridoras do teratoma sacrococcígeo fetal usando técnicas de ablação térmica por radiofrequência ou ultra-som focado de alta intensidade.

Cuidados Pós-operatórios

- Posição prona é mantida nos dez primeiros dias de pós-operatório.
- Sonda vesical deve ser retirada em 24h. Nas grandes ressecções, a sonda vesical deve permanecer por três a cinco dias, já que retenção urinária é comum no pós-operatório.
- Sonda nasogástrica é retirada quando retornarem as funções gastrointestinais.
- Seguimento com exames periódicos clínicos, toque retal e AFP aos três meses, seis meses, a cada seis meses por três anos e então anualmente, até os cinco anos de idade. A maior incidência de recorrência tumoral ocorre nos dois primeiros anos de pós-operatório.

Complicações Pós-operatórias

- Infecção de ferida operatória é a mais comum (18%) pela proximidade com o ânus.
- Retenção urinária temporária pode ocorrer por trauma cirúrgico do plexo pélvico e nervos sacros.
- Acompanhar o paciente por longo período pós-operatório pelo risco de seqüelas funcionais: disfunções do trato urinário inferior (enurese, bexiga neurogênica, refluxo vesicoureteral), disfunções intestinais (constipação ou incontinência fecal) e fraqueza nas extremidades inferiores. As causas podem ser pressão do tumor sobre nervos e plexos pélvicos, tração por compressão retal, vesical e dos tecidos adjacentes e trauma cirúrgico (principalmente tumores grandes e porção intrapélvica aderente). Todo paciente com gotejamento ou freqüência urinária e infecção urinária deve submeter-se à uretrocistografia miccional, ultra-sonografia renal e avaliação urodinâmica.

Fatores Prognósticos de Recorrência

Taxa de recorrência média: 12,5%.

Causas:

- Ressecção incompleta com resíduos microscópicos.
- Não ressecção completa do cóccix.
- Ruptura intra-operatória do tumor com vazamento de conteúdo.
- Não detecção histológica da presença de componentes malignos dentro do tumor, com conseqüente não realização de quimioterapia pós-operatória.

REFERÊNCIA BIBLIOGRÁFICA

1. ALTMAN, R. P.; RANDOLPH, J. G.; LILLY, J. R. Sacrococcygeal teratoma: American Academy of Pediatric Surgery Section Survey – 1973. *J. Pediatr. Surg.*, v. 9, p. 389-398, 1973.

BIBLIOGRAFIA RECOMENDADA

BILLMIRE, D.; VINOCUR, C.; RESCORLA, F. et al. Malignant mediastinal germ cell tumors: an intergroup study. J. Pediatr. Surg., v. 36, p. 18-24, 2001.

HEDRICK, H. L.; FLAKE, A. W.; CROMBLEHOLME, T. M. et al. Sacrococcygeal teratoma: prenatal assessment, fetal intervention, and outcome. J. Pediatr. Surg., v. 39, p. 430-438, 2004.

HEIFETZ, S. A.; CUSHING, B.; GILLER, R. et al. Immature teratomas in children: pathologic considerations: a report from the combined Pediatric Oncology Group/ Children's Cancer Group. Am. J. Surg. Pathol., v. 22, p. 1115-1124, 1999.

MADERN, G. C.; HAKVOORT-CAMMEL, F. et al. Study of the factors associated with recurrence in children with sacrococcygeal teratoma. J. Pediatr. Surg., v. 41, p. 173-181, 2006.

NAKAYAMA, D. K. Sacrococcygeal teratoma and other teratomas. In: NAKAYAMA, D. K.; BOSE, C. L.; CHESCHEIR, N. C.; VALLEY, R. D. (eds.). Critical Care of the Surgical Newborn. New York: Futura, 1997. p. 475-489.

RESCORLA, F.; BILLMIRE, D.; STOLAR, C. et al. The effect of cisplatin dose and surgical resection in children with malignant germ cell tumors at the sacrococcygeal region: a pediatric intergroup trial. J. Pediatr. Surg., v. 36, p. 12-17, 2001.

CAPÍTULO 20

Carcinoma de Tireóide

João Carlos Ketzer de Souza

CONCEITO

Doença incomum com prognóstico favorável, alta incidência de metástase cervical e predominância do tipo papilar.

EPIDEMIOLOGIA

- Até 2% das lesões totalmente císticas de tireóide podem ser malignas.
- Carcinoma de tireóide pode ser observado em 20% dos nódulos tireóideos solitários.
- Predominância no sexo feminino: 2 a 2,5F:1M.
- Dez por cento de todos os casos de carcinoma de tireóide ocorrem abaixo dos 21 anos de idade.
- Corresponde a 2% de todas as neoplasias malignas das crianças.
- Corresponde a 10% dos tumores de cabeça e pescoço.
- É o tumor maligno endócrino mais comum na criança.
- Pico de freqüência: a partir dos 12 anos. Porém, pode ocorrer em qualquer idade.

ETIOPATOGENIA

- Exposição à radiação é o fator de risco mais conhecido no desenvolvimento de câncer de tireóide.
- Outro fator de risco conhecido é a história de tratamento quimioterápico prévio e com sucesso de uma outra malignidade. Linfoma de Hodgkin é a malignidade prévia mais comum associada ao desenvolvimento subseqüente de câncer de tireóide.

GENÉTICA

- O evento genético mais comum associado ao carcinoma de tireóide é o rearranjo cromossômico envolvendo o protooncogene *RET*, localizado no braço curto do cromossomo 10. Quando há ativação dessa região, ocorre uma expressão anormal da molécula tirosina quinase, ativando uma cascata de sinais pró-apoptóticos e contribuindo para o desenvolvimento da neoplasia. Esses rearranjos genéticos são comuns nos carcinomas papilares. O protooncogene *RET* também é importante na gênese do carcinoma tipo medular e várias mutações no *RET* estão associadas à síndrome da neoplasia endócrina múltipla tipo 2 (NEM 2A e NEM 2B).

- As mutações do *RAS* protooncogene podem ser encontradas, principalmente, no carcinoma folicular. Parece não ter incidência significativa na criança.

CLASSIFICAÇÃO

- Tipo papilar puro.
- Variante folicular do carcinoma papilar (quando são encontrados elementos papilares em um carcinoma folicular, independentemente de sua quantidade).
- Folicular puro.
- Medular.
- Anaplásico.

Tipo Papilar Puro e Variante Folicular do Carcinoma Papilar

Apresentam focos de neoplasia difusa na glândula, não encapsulados, com colunas de células epiteliais e projeções papilares, focos linfocíticos e corpos psamomatosos (deposições concêntricas de cálcio presentes em 40 a 50%). Correspondem a 85% dos casos. Aproximadamente 80% apresentam metástases ganglionares. Envolvimento ganglionar é bilateral em 25%. Aproximadamente 10 a 25% têm metástases pulmonares ao diagnóstico. Invasão local em traquéia, esôfago e músculos cervicais pode ocorrer. Fatores predisponentes: irradiação prévia da cabeça ou pescoço, bócio, síndrome de Gardner e tireoidite linfocítica crônica.

Tipo Folicular Puro

Corresponde a 10% dos casos. Anomalias nucleares, invasão de cápsula e invasão vascular fazem o diagnóstico diferencial com adenoma folicular. Locais de metástases mais comuns: pulmões e ossos. É encapsulado e solitário e costuma disseminar-se primariamente pela corrente sangüínea.

Tipo Medular

Corresponde a menos de 5% dos casos de carcinoma de tireóide. Contém estroma com tecido fibrótico e substância amilóide e, por isso, pode apresentar-se com consistência mais amolecida. Cresce de células parafoliculares tipo C derivadas das células da crista neural que secretam calcitonina. Entre 30 e 50% são do tipo familiar, transmitidos sob forma autossômica dominante. Pode ocorrer isolado ou associado a neoplasias endócrinas múltiplas (NEM). Síndrome NEM: carcinoma medular de tireóide, feocromocitoma e hiperparatireoidismo. É muito invasivo localmente, multicêntrico e freqüentemente metastático. Invade, muitas vezes, os linfonodos regionais.

DIAGNÓSTICO DIFERENCIAL

Nódulos tireóideos podem ocorrer espontaneamente ou associados a hiperestimulação da tireóide pelo TSH ou imunoglobulinas estimulantes da tireóide.

- Adenoma folicular, tireoidite linfocítica crônica (Hashimoto), bócio nodular colóide, degeneração cística benigna, cisto do ducto tireoglosso, cisto paratireóideo, cisto branquial, cisto dermóide, glândula tireóide ectópica, tumor de células germinativas e outras menos comuns.

QUADRO CLÍNICO

- História: irradiação prévia da cabeça, pescoço e mediastino superior, história familiar de carcinoma de tireóide, de neoplasias endócrinas múltiplas, história anterior de bócio, ingestão de substâncias bociógenas, presença de rouquidão, tosse seca crônica, disfagia.
  Pesquisar se houve crescimento rápido, dor, ou sensibilidade transitória sugestiva de processo inflamatório ou hemorragia intracística.
- Exame físico completo com especial atenção para:
  - Padrão de crescimento.
  - Tamanho.
  - Consistência.
  - Aderências a estruturas vizinhas.
  - Lateralidade.
  - Presença de nódulo único ou nódulos múltiplos de tireóide.
  - Presença de adenopatia regional.
  - Palpar adequadamente a glândula tireóide e pescoço. Procurar presença de neuromas mucosos e tipo físico marfanóide, que podem ser encontrados no carcinoma medular tipo NEM 2B.

FORMAS CLÍNICAS DE APRESENTAÇÃO

- Nódulo de tireóide duro, isolado.
- Adenopatia cervical uni ou bilateral.
- Nódulo de tireóide e adenopatia cervical.
- Metástases pulmonares.
- Paralisia do nervo recorrente e alterações da voz.

INVESTIGAÇÃO DIAGNÓSTICA

O melhor método de avaliação de um nódulo de tireóide ainda é controverso. As provas de função tireóidea, em geral, têm pouco valor diagnóstico. As mais solicitadas são:

Exames Laboratoriais

- T4 (tiroxina, níveis normais: ± 4,5 a 12μg/dL) e/ou T4 livre; T3 (tri-iodotironina, níveis normais: ± 65 a 130ng/dL); TSH (níveis normais: ± 0,4 a 4μUI/mL), tireoglobulina (níveis normais:

< 10ng/mL); anticorpos antitireoglobulina (anticorpos anti-Tg ou AAT); anticorpos antitireoperoxidase (anticorpos anti-TPO); auto-anticorpos bloqueadores dos receptores TSH e tireocalcitonina sérica (< 80ng/L). Anticorpos antitireoglobulina, anticorpos antitireoperoxidase e anticorpos bloqueadores do hormônio TSH estão aumentados na tireoidite de Hashimoto. Carcinomas diferenciados geralmente secretam tireoglobulina. Outras condições benignas também podem secretar, mais raramente, tireoglobulina. A dosagem de calcitonina sérica pode ser útil no diagnóstico de carcinoma medular. Com resultado duvidoso ou com forte suspeita de carcinoma medular, deve ser realizado o teste de estimulação com infusão de cálcio ou pentagastrina ou administração de omeprazol.

Exames por Imagem

Não são confiáveis em distinguir nódulos malignos e benignos. A ultra-sonografia e a cintilografia de tireóide são de valor limitado, pois malignidade tem sido identificada em nódulos císticos e nódulos quentes ou mornos, embora haja predominância de malignidade em nódulos frios e sólidos. Também porque lesões císticas na frente ou ao redor da tireóide podem ser diagnosticadas erroneamente por operador inexperiente, tanto na cintilografia quanto na ultra-sonografia, como nódulo frio ou cístico de tireóide, respectivamente.

Ultra-sonografia de Tireóide

Mostra se o nódulo é sólido, cístico ou misto, sua localização intra ou extratireóidea, existência de anomalias nas estruturas vizinhas, detecta calcificações, auxilia e orienta a técnica de punção-aspiração com agulha fina (PAAF) e pesquisa linfonodos aumentados na região cervical. Fornece informações que são mais anatômicas do que funcionais.

Cintilografia com Iodo-123 ou Tecnécio-99m

Demonstram a relação de captação do radioisótopo entre o nódulo e o parênquima tireóideo. O tecnécio-99m é mais recomendado, pois utiliza menos radiação. O iodo-123 proporciona imagens de melhor resolução, mas é bem mais caro e usa mais radiação. Também é mais efetivo na detecção de tecido tireóideo ectópico ou metastático.

Achados cintilográficos:

- Nódulo frio: a glândula não capta o isótopo e, portanto, não tem função. A presença de um carcinoma é sempre uma possibilidade.
- Nódulo quente: apresenta maior afinidade pelo isótopo do que o parênquima tireóideo. A malignidade é pouco provável.

Carcinoma de Tireóide ■ **125**

■ Nódulo morno: concentra o isótopo de forma semelhante ao resto do tecido tireóideo. Carcinoma é pouco provável porque o tecido normal geralmente tem maior afinidade pelo isótopo do que o tecido neoplásico.
■ Radiografia de tórax (na suspeita de tumor de tireóide).
■ Radiografia de ossos ou cintilografia óssea (se comprovada a presença de carcinoma).
■ Tomografia computadorizada de região cervical (se necessário). Distingue lesões císticas e sólidas. Excelente para confirmar ausência de um lobo e definir se a lesão é intra ou extratireóidea.
■ Biópsia de aspiração por agulha fina com exame citológico. Em adultos, a biópsia por agulha fina tem valor comprovado limitando as ressecções tireóideas. Em crianças, a efetividade ainda está por ser definida. Não tem sido muito usada por causa da idade, tamanho do pescoço, dificuldades na interpretação citopatológica (coexistência de tireoidite linfocítica crônica com carcinoma papilar, dificuldade de diagnóstico diferencial entre adenoma folicular e carcinoma folicular, já que a biópsia por agulha não mostra invasão capsular e vascular, e outras), necessidade de maior sedação e possibilidade de complicações. Sabe-se, estatisticamente, que nas crianças esse tipo de exame não diminui o número de tireoidectomias. Biópsia de aspiração por agulha mostrando doença benigna deve ser vista com cautela e rigoroso seguimento. Falso-negativos chegam a 20%. Os resultados são descritos como benignos, malignos, suspeitos, ou insuficientes. A acurácia da biópsia por aspiração com agulha fina, em crianças, é similar à cintilografia e ultra-sonografia, mas nenhum desses procedimentos costuma ser suficientemente acurado para predizer malignidade.

POSSIBILIDADES DIAGNÓSTICAS DE ACORDO COM RESULTADOS DA CINTILOGRAFIA E/OU ULTRA-SONOGRAFIA – DADOS ESTATÍSTICOS APROXIMADOS

Nódulos Císticos (Ultra-sonografia)

Desses, somente 2 a 3% podem ser malignos.

Nódulos Frios (Cintilografia)

■ Adenoma folicular: 55 a 60%.
■ Carcinoma tireóideo: 20%.
■ Outras lesões benignas: 20 a 25%. As mais comuns são: cisto colóide, nódulo de tireoidite de Hashimoto, cisto branquial, cisto tireoglosso, cisto dermóide, teratoma, lobo único, cisto tímico, abscesso, hemorragia, lobulação de tireóide normal. Os cistos e o teratoma podem ser intratireóideos ou peritireóideos (situados na frente ou em torno da tireóide) e erroneamente diagnosticados como nódulos intratireóideos.

Nódulos Frios (Cintilografia) e Sólidos (Ultra-sonografia)

■ Adenoma folicular principalmente, tireoidite de Hashimoto, nódulo colóide e lobo único: 75%.
■ Carcinoma: 25%.

FATORES PREDITIVOS DE MALIGNIDADE

■ Nódulo único, consistência dura, frio (cintilografia), sólido (ultra-sonografia).
■ Invasão de estruturas vizinhas.
■ Fixação aos tecidos adjacentes.
■ Gânglios regionais cervicais aumentados de volume.
■ Crescimento rápido.
■ Estigmas que sugerem carcinoma medular: múltiplos neuromas de mucosas e conformação corporal marfanóide.
■ Disfunção transitória do nervo recorrente.
■ Sensibilidade localizada transitória (geralmente devido a episódio de sangramento dentro de um tumor sólido com necrose).

SUSPEITA DE INVASÃO DE ESTRUTURAS CONTÍGUAS

■ Tosse crônica não produtiva e/ou rouquidão (invasão traqueal ou do nervo recorrente).
■ Disfagia (invasão do esôfago).

TRATAMENTO

Em crianças < 13 anos é recomendável que todo nódulo de tireóide seja removido.

■ Evitar o uso de substâncias iodadas e contraste na cirurgia.
■ Em todo caso sem diagnóstico definitivo está indicada biópsia cirúrgica: lobectomia do lado comprometido + congelação do tecido retirado.
■ Técnica cirúrgica mais indicada nos casos de carcinoma de tireóide: tireoidectomia total ou quase total (lobectomia + istmectomia + lobectomia contralateral, à exceção de delgada lâmina de parênquima paratraqueal) + dissecção e excisão dos linfonodos do compartimento central do pescoço (gânglios pré e peritraqueais, pré e perilaríngeos, mediastino ântero-superior) e da cadeia jugular, principalmente os gânglios suspeitos. A dissecção deve ser meticulosa e cautelosa, evitando lesão do nervo laríngeo recorrente. Temos preferido a utilização de tireoidectomia quase total devido à maior proteção das paratireóides e do nervo laríngeo recorrente. Nos pacientes com metástases, a tireoidectomia total facilita o tratamento com iodo radioativo, pois remove todo tecido tireóideo normal que poderia competir com as metástases (avidez menor do tecido canceroso pelo iodo radioativo), per-

126 ■ *Tumores*

mite melhor detecção de recorrência do tumor pela determinação seriada de tireoglobulina (presença de tecido tireóideo diminui acurácia desse exame), apresenta melhor sobrevida e promove a remoção dos focos multicêntricos da doença.

- No caso de tumor ≤ 1cm, sem metástases cervicais ou mínimo e localizado envolvimento ganglionar, ausência de metástases a distância, ausência de invasão capsular e das estruturas contíguas (traquéia, nervo laríngeo recorrente e músculos cervicais), é aceitável a realização de lobectomia unilateral + istmectomia + excisão de linfonodo suspeito. Essa técnica diminui as complicações operatórias da tireoidectomia total, porém diminui a ação terapêutica do iodo radioativo.
- Tireoidectomia total é obrigatória nos seguintes casos: metástases a distância, doença bilateral, carcinoma tipo medular e tumor com invasão extratireóidea, à exceção de linfonodos. A tireoidectomia total reduz a taxa de recorrência no leito tireóideo a 0%.

CUIDADOS PÓS-OPERATÓRIOS

- Monitorar o aparecimento de hipocalcemia: sinal de Chvostek de 4/4h por 48h e dosagens de cálcio sérico de 12/12h por 48h e uma vez/dia por uma semana.
- Dosagem de tireoglobulina: excelente marcador do tecido tireóideo. É um teste sensitivo para identificar a persistência (até seis meses após a tireoidectomia) ou recorrência do tumor. Porém, é dependente da remoção total do tecido tireóideo normal. Normal: até 10ng/dL. Paciente com tireoidectomia total e sem doença residual e aquele que sofreu ablação da glândula remanescente com iodo-131 devem ter menos do que 5ng/dL.
- Hormônios tireóideos: têm a função de suprimir a secreção de TSH pela hipófise e prevenir a estimulação continuada de qualquer tecido tumoral ainda existente (persistente ou recorrente). Não deve ser dado o hormônio tiroxina por seis semanas após a operação, caso for fazer mapeamento do tecido tireóideo existente em seis semanas. A triiodotironina é iniciada no pós-operatório imediato, mantida por quatro semanas e suspensa por duas semanas até realizar o mapeamento com iodo radioativo.
- TSH usualmente é medido seis semanas após a ablação ou tireoidectomia total. Nível de TSH > 35μU/mL é uma boa evidência de que todo o tecido tireóideo normal foi removido cirurgicamente ou sofreu ablação pelo iodo radioativo.
- Iodo radioativo: indicado nos casos de tumor primário grande > 4cm, tumor invasivo, compro-

metimento ganglionar extenso, doença residual, metástases funcionantes à distância, para mapeamento, como dose-ablação da glândula remanescente após lobectomia.

Ao remover o tecido tireóideo pela tireoidectomia total ou quase total, ocorre hipotireoidismo, levando ao aumento da secreção de TSH, que vai estimular a doença residual ou metastática. O iodo radioativo é captado pelo tecido remanescente.

Para realizar o 1º mapeamento e tratamento, o TSH deve ser medido na 6ª semana pós-operatória. O TSH aumentado estimula a captação de iodo. Sempre determinar o nível de TSH antes do mapeamento.

Mapeamento: dar dose-mapeamento de 3mCi oral de iodo-131 para estudar a captação (observar leito da tireóide, região cervical lateral, mediastino superior e pulmões).

Se houver metástases: 24/48h após, dar dose terapêutica de 50 a 75mCi (na tireoidectomia total), 150 a 200mCi (após lobectomia), 150 a 175mCi se houver comprometimento ganglionar cervical e 175 a 200mCi se houver metástases pulmonares.

O mapeamento deve ser repetido a cada seis meses, após determinação dos níveis de TSH. Suspender o T4 seis semanas antes e o T3 duas semanas antes.

Se positivo, repetir dose terapêutica de iodo-131. Nessa ocasião, realizar adequada palpação do pescoço, exame físico e radiografia de tórax.

Repetir mapeamento, exame físico e radiografia de tórax semestralmente, até obter-se mapeamento normal. Manter sempre o TSH suprimido.

Se não houver metástases, reiniciar o hormônio tireóideo.

RESULTADOS

- Mortalidade nos carcinomas diferenciados de tireóide: 5%.
- Taxa de recorrência da doença em carcinomas diferenciados: 35%, principalmente em tireóide remanescente, gânglios regionais cervicais e pulmões.

BIBLIOGRAFIA RECOMENDADA

GARAGORI, J. M. Actitud ante los nódulos tiroideos. *Ann. Esp. Pediatr.*, v. 56, suppl., p. 62-67, 2002.

MOIR, C. R.; TELANDER, R. L. Papillary carcinoma of the thyroid in children. *Sem. Pediatr. Surg.*, v. 3, p. 182-187, 1994.

PALMER, B. A.; ZARROUG, A. E.; POLEY, R. N. et al. Papillary thyroid carcinoma in children: risk factors and complications of disease recurrence. *J. Pediatr. Surg.*, v. 40, p. 1284-1288, 2005.

SÁVIO, R.; GOSNELL, J.; PALAZZO, F. F. et al. The role of a more extensive surgical approach in the initial multimodality management of papillary thyroid cancer in children. *J. Pediatr. Surg.*, v. 40, p. 1696-1700, 2005.

SKINNER, M. A. Cancer of the thyroid gland in infants and children. *Sem. Pediatr. Surg.*, v. 10, p. 119-126, 2001.

CAPÍTULO 21

Tumores do Testículo

João Carlos Ketzer de Souza
Mário Rafael Carbonera

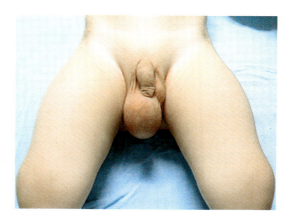

Figura 21.1 – Aumento escrotal à custa de um aumento indolor do testículo direito.

EPIDEMIOLOGIA

- Correspondem a 1 a 2% dos tumores sólidos da criança.
- Correspondem a 7% dos tumores germinativos da criança.
- Sessenta e cinco a 75% dos tumores de testículo derivam de células germinativas.
- Lesões benignas representam uma maior porcentagem de casos em crianças do que em adultos.
- Tumor de seio endodérmico é o tumor maligno de testículo mais comum na idade pré-púbere.
- Teratoma é o tipo mais comum de tumor benigno (10 a 20% dos tumores de células germinativas do testículo). A maioria é do tipo maturo.
- Pico de maior freqüência: ≤ 2 anos de idade e outro após a puberdade.
- Após os cinco anos de idade, os tumores benignos tornam-se mais freqüentes do que os malignos.

CLASSIFICAÇÃO

- Tumores de células germinativas (65 a 75%): carcinoma embrionário, tumores do seio endodérmico (mais comuns, ± 50% dos tumores germinativos), teratomas, seminomas, coriocarcinoma e mistos de células germinativas.
- Tumores dos anexos testiculares (10 a 13%): principalmente rabdomiossarcoma paratesticular (± 10%).
- Tumores das estruturas de suporte (8 a 13%): células de Leydig, células de Sertoli e células da granulosa juvenil, mistos.
- Tumores de origem linfóide (4 a 5%).
- Gonadoblastoma (1%).

QUADRO CLÍNICO

- Qualquer hidrocele deve ser avaliada clinicamente e por transiluminação com a finalidade de detectar se há aumento do testículo correspondente. Presença de hidrocele em tumor de testículo: 7% a 25%.
- Características da massa: localização escrotal às custas do testículo, consistência endurecida, indolor, não transiluminável, crescimento lento e assintomática (Fig. 21.1).
- Dor testicular pode ser secundária à torção ou hemorragia.
- Efeitos hormonais (virilização) podem ser encontrados, principalmente nos tumores de células de Leydig.
- Avaliar clinicamente o testículo contralateral, abdome e região inguinal.

INVESTIGAÇÃO DIAGNÓSTICA

- História e exame clínico com ênfase nas características físicas do testículo e fixação à pele escrotal.
- Hemograma, provas de coagulação, eletrólitos, uréia, creatinina, testes de função hepática, desidrogenase do ácido lático (DHL).
- Alfa-fetoproteína (AFP): está aumentada em 85% dos casos de tumor de seio endodérmico. É uma alfa-globulina produzida pelo saco vitelino fetal. A elevação dos valores pode ocorrer nos tumores do seio endodérmico, tumores hepáticos primários, hepatite, tirosinemia hereditária, hipotireoidismo e ataxia telangiectásica. Normal: < 15ng/mL no fim do 1º ano de vida. Se o resultado for dado em UI, deve-se multiplicar por 1,5 e teremos o resultado em nanogramas. AFP negativa no controle de metástases significa que: não há foco tumoral ou que pode haver foco, porém é secretada em quantidades tão pequenas que não é detectada no sangue. A dosagem costuma ser realizada no pré-operatório e no pós-operatório conforme protocolo descrito. A meia-vida é de cinco a sete dias e após a remoção cirúrgica do tumor de seio endodérmico, os níveis sanguíneos devem tornar-se normais no período de um mês. AFP é sintetizada inicialmente pelo saco vitelino e posteriormente pelo fígado fetal e intestinos. Ver níveis normais em outro capítulo.
- Beta-HCG: glicoproteína secretada pelas células gigantes do sinciciotrofoblasto da placenta. Dosagem normal: 0 a menos de 1ng/mL. Está

Tumores

aumentada no carcinoma embrionário (60% dos casos), teratocarcinoma (55% dos casos) e coriocarcinoma (quase 100% dos casos; locais: ovário e mediastino) e gonadoblastoma. Meia-vida: 15 a 16h.

- PLAP: dosagem da fosfatase alcalina placentária policlonal. Mede a intensidade de expressão da PLAP por imunoistoquímica. A fosfatase alcalina placentária é uma enzima sialoglicoprotéica de membrana normalmente presente em altas concentrações no sinciciotrofoblasto da placenta no 3º trimestre da gestação. Pode também ser expressa nos tumores de células germinativas do testículo.
- Nos casos de puberdade precoce (tumores não germinativos), solicitar dosagens de 17-cetoesteróides, testosterona, pregnanetriol, estrógenos e estudo radiológico para definir idade óssea.
- Os tumores de testículos nas crianças falham em mostrar a presença da duplicação do braço curto do cromossomo 12 (designado isocromossomo 12p). Tumores de células germinativas têm demonstrado a deleção do braço curto do cromossomo 1 (especificamente 1p36). A maioria dos tumores do seio endodérmico do testículo é diplóide ou tetraplóide.
- Ultra-sonografia testicular: identifica primariamente se a massa é sólida, cística, ou mista. Tumor intratesticular apresenta arquitetura sonográfica não-específica, que o distingue da ecotextura homogênea do parênquima testicular normal. Nenhum achado ultra-sonográfico discrimina entre tumor benigno e maligno. A presença de microlitíases em aumento testicular tem indicação de cuidadosa avaliação, pois tem sido relatado subseqüente desenvolvimento de tumor de seio endodérmico.
  - Ultra-sonografia de teratoma testicular: lesão circunscrita, parcialmente cística, com septos e áreas sólidas, podendo ter calcificações.
  - Ultra-sonografia do retroperitônio e fígado para detectar aumento de linfonodos retroperitoneais e metástases hepáticas.
- Radiografia de bolsa escrotal: calcificações podem estar presentes nos teratomas.
- Radiografia de abdome.
- Radiografia de tórax.
- Tomografia computadorizada de abdome (com vista especial para o fígado e retroperitônio) e tórax: excelente método para avaliar metástases em linfonodos retroperitoneais e pulmões. Indicado sempre que houver dúvidas na ultra-sonografia e radiografia de tórax.
- Seriografia metastática óssea utilizando radiografia ou cintilografia óssea.
- Ressonância nuclear magnética: excelente método para avaliar pelve.
- Medulograma.

ESTADIAMENTO DOS TUMORES GERMINATIVOS DE TESTÍCULO

- Estádio I: limitado ao testículo; marcadores tumorais normais após apropriado declínio da meia-vida (AFP: 5 dias, beta-HCG: 15 horas). Cerca de 80% a 85% estão no estádio I.
- Estádio II: orquiectomia transescrotal; doença microscópica no escroto ou alta no cordão espermático (< 5cm do limite superior proximal); envolvimento de linfonodos retroperitoneais (diâmetro < 2cm) e/ou marcadores tumorais elevados após apropriado declínio da meia-vida.
- Estádio III: envolvimento de linfonodos retroperitoneais (diâmetro > 2cm), mas nenhum envolvimento visceral ou extra-abdominal.
- Estádio IV: metástases a distância, incluindo fígado.

PRINCIPAIS TUMORES DE TESTÍCULO ORIGINADOS DE CÉLULAS GERMINATIVAS

Tumor do Seio Endodérmico ou do Saco Vitelino

- É o tipo mais comum de tumor originário das células germinativas.
- As metástases são mais hematogênicas do que linfáticas.
- Locais mais freqüentes de metástases: pulmões (20%), linfonodos retroperitoneais (5%), fígado e ossos.
- Cerca de 80% a 90% encontram-se no estádio I.
- Menos de 1% são bilaterais.
- Quase todos têm AFP elevada (> 15 a 20ng/mL). AFP que não diminui em 25 a 30 dias após ressecção cirúrgica do tumor indica doença residual ou recorrente.

Teratoma de Testículo

- É a segunda neoplasia testicular mais comum.
- O teratoma puro é sempre benigno, mesmo que algum foco de imaturidade seja encontrado. A maioria é predominantemente cística. Podem apresentar áreas de calcificações.
- Teratomas com componentes de células germinativas malignas: tumores mistos em que são encontrados tecidos teratomatosos e, principalmente, tecidos do seio endodérmico. Apresentam AFP positiva, podem também apresentar beta-HCG positivo e PLAP positivo.

TRATAMENTO

Ainda não existe um consenso da forma mais adequada de tratamento para os diferentes estádios dos tumores germinativos.

Normas Gerais de Tratamento dos Tumores do Seio Endodérmico (Fig. 21.2)

- Orquiectomia radical: acesso por via inguinal com oclusão atraumática do cordão espermático, biópsia de congelação, ligadura alta do cordão espermático no nível do anel inguinal profundo e ressecção do testículo e tecidos paratesticulares (Fig. 21.3). Se submetido à biópsia transescrotal prévia: exérese ampla em elipse da cicatriz anterior.
- Somente orquiectomia radical: estádio I. Orquiectomia escrotal com margens negativas pode ser tratada como estádio I, devendo as estruturas proximais do cordão ser ressecadas no nível do anel interno.
- Biópsia de linfonodos retroperitoneais, de preferência por videolaparoscopia: indicada no estádio II com marcadores elevados após orquiectomia ou doença microscópica residual.
- Linfadenectomia retroperitoneal modificada ou biópsia retroperitoneal com *debulking* dos linfonodos > 2cm: indicada no estádio II com comprometimento de linfonodos retroperitoneais e estádios III e IV. Na linfadenectomia modificada é evitada a dissecção lateral ao grande vaso contralateral, abaixo do nível dos rins. A finalidade dessa dissecção modificada é preservar os gânglios e fibras simpáticas contralaterais e a função ejaculadora (evita a ejaculação seca por falta de emissão ou ejaculação retrógrada). Outras seqüelas:

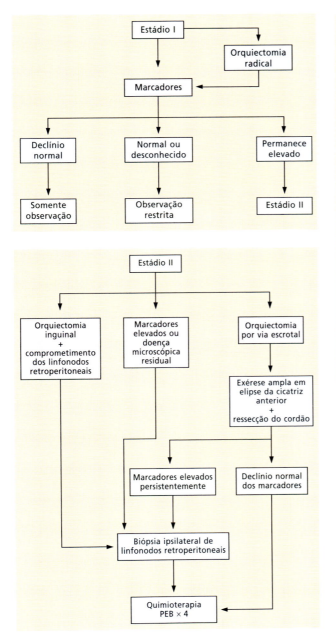

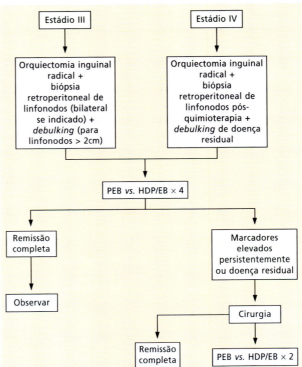

Figura 21.2 – Algoritmo de tratamento dos tumores de células germinativas do testículo. Estudo intergrupo POG e CCG. EB = etoposide + bleomicina; HDP = cisplatina em altas doses; PEB = cisplatina + etoposide + bleomicina.

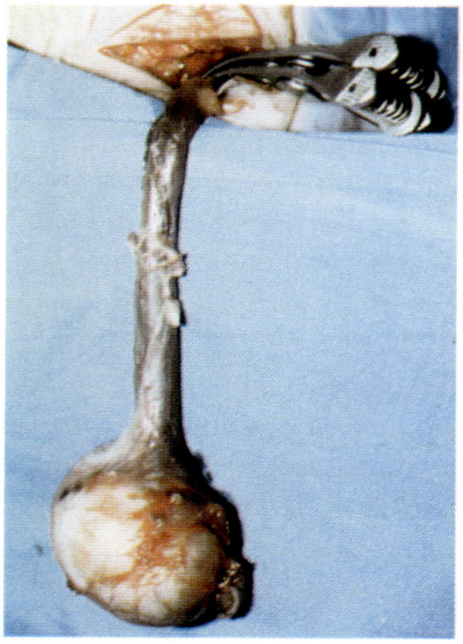

130 ■ *Tumores*

Figura 21.3 – Transoperatório de tumor testicular mostrando a incisão inguinal e o clampe atraumático colocado alto no cordão espermático. A biópsia de congelação revelou tumor de seio endodérmico e foi realizada orquiectomia.

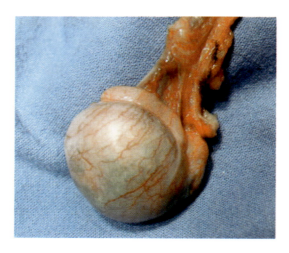

Figura 21.4 – Teratoma de testículo. Testículo foi liberado de sua inserção escrotal por incisão inguinal.

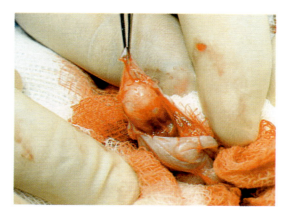

Figura 21.5 – Cisto (teratoma cístico) sendo excisado do parênquima testicular adjacente.

obstrução intestinal por bridas e linfedema dos membros inferiores. Pode ser realizada por videolaparoscopia.
- Quimioterapia: todos os pacientes com doença fora da bolsa escrotal ou com marcadores tumorais elevados, estádios II a IV. Esquema quimioterápico: PEB (cisplatina 20mg/m² + etoposide [VP16] 100mg/m² + bleomicina 15U/m²) em quatro ciclos. Nos estádios III e IV pode ser usado o esquema HDP/EB × 4 (modificando a cisplatina para altas doses: 40mg/m²). As doses podem ser diminuídas em 30 a 50% para crianças menores de um ano. HDP = cisplatina em altas doses.
- Radioterapia: reservada para doença irressecável ou para tumores localizados no retroperitônio ou pulmões, resistentes à quimioterapia. Tumores de células germinativas não seminomatosos são rádio-resistentes.
- *Follow-up.*
  - 1º ano: mensal – AFP + beta-HCG + radiografia de tórax.
    • De 45/45 dias: ultra-sonografia abdominal.
    • Qualquer dúvida: TC abdominal e/ou TC de tórax.
  - 2º ano: 3/3 meses – AFP + radiografia de tórax + ultra-sonografia abdominal.
  - 3º ano: 6/6 meses – AFP + radiografia de tórax + ultra-sonografia abdominal.

Tratamento dos Teratomas e Cistos Epidermóides

Se nenhum elemento maligno for identificado na biópsia com congelação, enucleação do tecido teratomatoso ou do cisto epidermóide pode ser realizada através de incisão inguinal e tem sido a orientação atual (Figs. 21.4 a 21.6). Nos pacientes próximos à idade púbere e com diagnóstico por congelação de teratoma, é essencial, também, a análise de congelação do tecido testicular normal junto ao teratoma. A presença de tecido testicular púbere ao exame de congelação indica orquiectomia, pois esse teratoma pode seguir um curso pós-púbere de malignidade.

TUMORES DO ESTROMA GONADAL

São os tumores não-germinativos de testículo mais comuns em crianças (mais do que nos adultos). Crescem de células tipo mesenquimais que podem diferenciar-se em células de Leydig, células de Sertoli, células granulosas e uma combinação delas. Podem secretar hormônios.

Tumor de Células de Leydig

- É o tumor mais comum dos cordões sexuais.
- Pico de freqüência: cinco anos de idade.

Tumores do Testículo 131

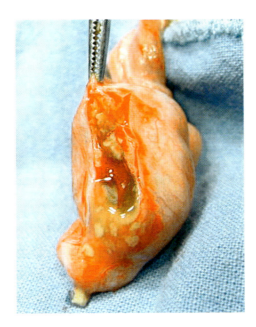

Figura 21.6 – Aproximação da túnica albugínea depois da retirada de teratoma cístico.

- Como produzem testosterona, podem causar puberdade precoce. Isso pode acelerar o crescimento esquelético, desenvolvimento muscular e crescimento peniano, que não se resolvem após o tratamento.
- Outros hormônios produzidos pelo tumor de células de Leydig são os corticosteróides, progesterona e estrógenos.
- Enucleação do tumor tem sido preconizada. Ficar atento, pois essa técnica pode facilitar o desenvolvimento de recorrência local.
- Não tem sido relatada malignidade com tumores de células de Leydig.

Tumor de Células de Sertoli

- É o segundo tumor mais freqüente do estroma gonadal.
- Manifesta-se mais precocemente que o tumor de células de Leydig e sua apresentação usual é de uma massa testicular assintomática.
- Não são tumores metabolicamente ativos.
- Tratamento: orquiectomia. Têm sido relatados casos de tumores de Sertoli malignos em crianças maiores.

Tumor Juvenil de Células Granulosas

- Cresce do estroma semelhante às células granulosas do ovário.
- Cresce exclusivamente no 1º ano de vida e a maioria nos primeiros seis meses de vida. São comuns anormalidades estruturais do cromossomo Y e mosaicismo. Muitos casos foram descritos associados a genitália ambígua.
- São hormonalmente inativos e benignos.

TUMORES LINFÓIDES

Tumores testiculares decorrentes da invasão linfóide de linfomas e leucoses.

Linfoma de Burkitt compromete o testículo em aproximadamente 4% dos casos. A incidência de recidiva de leucose linfoblástica aguda no testículo é de aproximadamente 10%. Na maioria dos casos, o testículo apresenta-se com aumento indolor, geralmente unilateral. O testículo leucêmico costuma ser protegido das concentrações terapêuticas dos quimioterápicos sistêmicos pela barreira sangue-testículo.

Na suspeita de comprometimento testicular, solicitar biópsia testicular bilateral, pois o comprometimento pode ser bilateral. Interpretação histológica pode ser difícil e, portanto, solicitar imunofenotipificação. Na avaliação de doença testicular oculta, é útil a realização de ultra-sonografia transescrotal.

Quando há comprometimento testicular, esses pacientes devem ser tratados com radioterapia testicular e quimioterapia prolongada, pois o prognóstico tende a piorar.

GONADOBLASTOMA

- Tumor associado a desordens do intersexo.
- Cresce em gônadas disgenéticas e é associado à presença do cromossomo Y.
- Crianças com disgenesia gonadal mista têm um risco de formação de tumor de 25%. A incidência aumenta com a idade.
- O componente celular germinativo do gonadoblastoma tem a tendência para degeneração maligna em seminoma e tumores não-seminomatosos.
- Nos meninos com disgenesia gonadal mista, os testículos criptorquídicos e gônadas rudimentares devem ser removidos.
- Os testículos escrotais podem ser preservados porque têm menos tendência para o desenvolvimento de tumores.

RABDOMIOSSARCOMA PARATESTICULAR

Epidemiologia

- Representa 7% dos rabdomiossarcomas e aproximadamente 10 a 12% dos tumores escrotais.
- Cresce na porção distal do cordão espermático, epidídimo, ou túnicas testiculares, podendo invadir os testículos, ou tecidos circunvizinhos (Fig. 21.7).
- Pico da idade de apresentação: entre um e cinco anos.
- Predomina o tipo histológico embrionário (95%).
- Locais de metástases mais freqüentes: linfonodos regionais retroperitoneais (25 a 40%), pulmões, medula óssea e cortical óssea.
- Ao diagnóstico, 60% do RMS paratesticular encontram-se no estádio I.
- Freqüência aumentada de rabdomiossarcoma tem sido relatada em pacientes com neurofibromatose e síndrome de Li-Fraumeni.

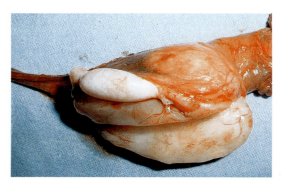

Figura 21.7 – Rabdomiossarcoma paratesticular. Observar o tumor paratesticular e o testículo de aspecto normal.

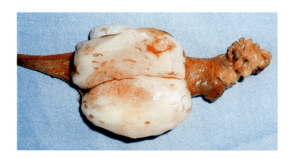

Figura 21.8 – Corte longitudinal de rabdomiossarcoma paratesticular.

Quadro Clínico

- Aumento de volume escrotal indolor ou massa supratesticular em 90% dos casos e dor escrotal, equimose, ou história de trauma em 10%.

Investigação Diagnóstica

- Ver rotina geral de investigação dos rabdomiossarcomas.
- Tomografia do retroperitônio com contraste gastrointestinal e intravenoso é mandatória, pois disseminação linfática costuma estar presente em 28 a 40% dos casos. Para obter-se maior acurácia é aconselhado o uso de cortes finos (5mm).
- Ultra-sonografia escrotal, abdominal e retroperitoneal.
- Radiografia de tórax.
- Seriografia óssea metastática (radiológica e cintilográfica).
- Aspirado de medula óssea (dois a quatro locais).
- Biópsia óssea (dois locais).

Estadiamento com Base em Grupos Clínicos

- Grupo I: doença localizada, completamente removida, sem doença microscópica residual, linfonodos regionais não envolvidos.
- Grupo II: envolvimento de linfonodos regionais e/ou tumor microscópico residual.
- Grupo III: tumor macroscópico residual e/ou ressecção local incompleta e/ou doença residual de linfonodos.
- Grupo IV: metástases a distância.

Tratamento

- Orquiectomia inguinal radical (Fig. 21.8). Se o tumor foi removido por via transescrotal prévia, o risco de recorrência local e contaminação de linfonodos regionais é alto. Se elementos do cordão espermático permaneceram após o procedimento transescrotal ou houver biópsia por via escrotal, está indicada exploração inguinal com remoção do cordão espermático remanescente ou orquiectomia radical e hemiescrotectomia parcial.
- Dissecção ipsilateral modificada de linfonodos retroperitoneais está indicada em todos pacientes ≥ 10 anos de idade e crianças < 10 anos com TC positiva. Define-se a necessidade de radiação retroperitoneal quando há comprometimento linfático. Acesso por videolaparoscopia ou laparoscopia com ressecção do cordão espermático, vasos

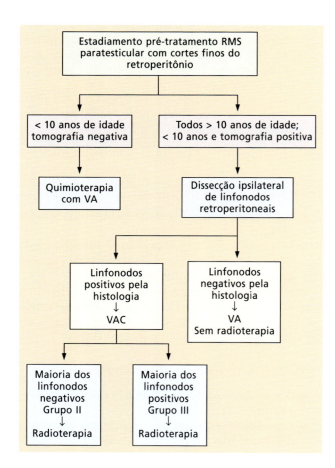

Figura 21.9 – Estadiamento pré-tratamento do rabdomiossarcoma paratesticular. VA = vincristina + actinomicina; VAC = vincristina + actinomicina + ciclofosfamida.

TABELA 21.1 – Radioterapia do rabdomiossarcoma de acordo com a margem do tumor primário

MARGEM	DOSE DE RADIOTERAPIA (Gy)
Completamente ressecado	0
Tumor residual microscópico	
N0	36
N1	41,4
Tumor residual macroscópico	50,4

TABELA 21.2 – Radioterapia de acordo com o grupo clínico

GRUPO CLÍNICO	DOSE DE RADIOTERAPIA (Gy)
II	
N0	36
N1	41,4
III	50,4

ipsilaterais e dissecção retroperitoneal de gânglios periaórticos, interaortocava e paracava. Linfonodos contralaterais nunca estão comprometidos, a não ser que exista doença bilateral.

- Quimioterapia em pacientes < 10 anos e TC negativa e linfonodos negativos histologicamente: VA (vincristina + actinomicina). VAC (vincristina, actinomicina, ciclofosfamida): linfonodos positivos histologicamente. Duração: um ano a 18 meses.
Ver Figura 21.9 (estadiamento e tratamento).
- Radioterapia: Tabelas 21.1 e 21.2.

BIBLIOGRAFIA RECOMENDADA

LA QUAGLIA, M. P. Genitourinary tract cancer in childhood. *Sem. Pediatr. Surg.*, v. 49-65, 1996.

RESCORLA, F. J. Germ cell tumors. *Sem. Pediatr. Surg.*, v. 6, p. 29-37, 1997.

ROSS, J. H.; KAY, R. Prepubertal testis tumors. *Rev. Urol.*, v. 6, p. 11-18, 2004.

ROSS, J. H.; RYBICKI, L.; KAY, R. Clinical behavior and a contemporary management algorithm for prepubertal testis tumors: a summary of the prepubertal testis tumor registry. *J. Urol.*, v. 168, p. 1675-1679, 2002.

SCHLATTER, M.; RESCORLA, F.; GILLER, R. et al. Excellent outcome in patients with stage I germ cell tumors of the testes: a study of the Children's Cancer Group/Pediatric Oncology Group. *J. Pediatr. Surg.*, v. 38, p. 319-324, 2003.

CAPÍTULO 22

Tumores Neoplásicos de Ovário na Criança e na Adolescente

João Carlos Ketzer de Souza

CONCEITO

São lesões neoplásicas (benignas ou malignas) císticas, sólidas, ou mistas do ovário.

EPIDEMIOLOGIA

- Aproximadamente 2% das neoplasias malignas da criança estão relacionados a tumores ginecológicos malignos e, desses, 60 a 70% crescem no ovário.
- Dois terços das lesões de ovário são neoplásicos.
- Vinte por cento dos tumores de ovário são malignos.
- As seguintes características sugerem malignidade: criança ≥ 9 anos, massa de tamanho grande (> 10cm de diâmetro), ultra-sonografia demonstrando massa complexa e características sugerindo malignidade.

CLASSIFICAÇÃO

Os tumores neoplásicos primários de ovário dividem-se em:

- Tumores de células germinativas (60 a 85%), em ordem decrescente de freqüência.
  - Teratomas, disgerminoma, tumor do seio endodérmico puro, mistos (com ou sem elementos teratomatosos), carcinoma embrionário, coriocarcinoma e gonadoblastoma.
- Tumores epiteliais (5 a 8%). Aproxima-se dos 15% próximo à menarca.
  - Cistoadenoma seroso, cistoadenoma mucinoso.
  - Cistadenocarcinoma seroso, cistadenocarcinoma mucinoso.
- Tumores do cordão sexual e estroma gonadal (±10%).
  - Tumores da teca granulosa.
  - Tumores das células de Sertoli-Leydig.

QUADRO CLÍNICO

- Dor abdominal.

Caracterização da Dor Abdominal

Dor abdominal costuma estar presente em ± 65% dos casos.

A dor pode ser crônica em 50% e aguda nos outros 50%. A dor aguda é geralmente causada por torção (Fig. 22.1), hemorragia, ou ruptura.

No quadro agudo, o início da dor é súbito, ela é mal localizada, podendo irradiar-se para a região inguinal e coxa ipsilateral. Após, fica contínua e localizada no baixo-ventre. Na criança menor, a dor pode permanecer mais difusa e imprecisa, localizando-se, mais freqüentemente, junto à região periumbilical. Pode estar associada a contratura muscular no baixo ventre, sinais de irritação peritoneal, febre e leucocitose.

- Náuseas e vômitos por compressão do trato digestivo ou na presença de complicações como torção, ruptura ou hemorragia.
- Constipação intestinal.
- Queixas urinárias, principalmente freqüência, urgência e disúria por compressão da bexiga.
- Observar o desenvolvimento geral e púbere.
- Exame da genitália externa.
- Massa ou distensão abdominal presente em 60% dos casos.
- Palpação abdominal. Sempre esvaziar a bexiga antes da palpação abdominal. Às vezes é necessária palpação bimanual (abdominorretal).

Caracterização da Massa

Passível de ser palpada em ± 60% dos casos:

A massa abdominal costuma ser palpada no abdome inferior (os ovários na criança são órgãos intra-abdominais). Suas características são: consistência dura, superfície lisa, freqüentemente dolorosa e extrema mobilidade, exceto quando aderida no peritônio parietal ou outros órgãos.

- Presença de endocrinopatias em 5 a 10%.
  - Pseudo-puberdade precoce isossexual: tumores dos cordões sexuais, alguns tumores das cé-

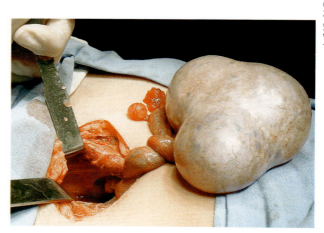

Figura 22.1 – Teratoma de ovário com torção.

lulas germinativas produtores de beta-HCG (coriocarcinoma e carcinoma embrionário).
- Pseudo-puberdade precoce heterossexual (virilização): tumores das células de Leydig-Sertoli.
■ Identificação de linfadenopatia associada.

INVESTIGAÇÃO DIAGNÓSTICA INDISPENSÁVEL

■ História e exame físico.
■ Hemograma, provas de coagulação, testes de função hepática e de função renal.
■ Marcadores tumorais: alfa-fetoproteína (AFP), subunidade beta da gonadotrofina coriônica (beta-HCG), desidrogenase láctica (DHL).
  - AFP é uma alfa-globulina produzida pelo saco vitelino fetal, fígado e trato gastrointestinal, podendo estar elevada nos tumores do seio endodérmico, tumores germinativos mistos contendo células do seio endodérmico, tumores hepáticos primários, hepatite, tirosinemia hereditária, hipotireoidismo e ataxia telangiectásica. Está elevada nos primeiros meses de vida, só alcançando sua taxa normal (<15ng/mL) aos oito meses de idade (Tabela 22.1). Parece ser um excelente marcador para doença residual ou recorrente. A meia-vida é de cinco a sete dias.
  - Beta-HCG é uma glicoproteína produzida pela placenta (quando sinciciotrofoblasto está presente no tumor) e pode estar elevada no coriocarcinoma, carcinoma embrionário e mola hidatiforme. A meia-vida é de 16h. Taxa normal: < 1ng/mL.
■ Se há distúrbio endócrino podem ser solicitados: citologia vaginal, perfil hormonal bioquímico da urina e sangue.
■ Radiografia de tórax.
■ Radiografia simples de abdome: efeito de massa, calcificações presentes em 65% dos teratomas e em 50% dos tumores de células germinativas em geral.

■ Ultra-sonografia abdominal: pode demonstrar massa em baixo ventre com áreas sólidas e/ou císticas, fluido livre no fundo de saco de Douglas, linfadenopatia associada, nódulos peritoneais, calcificações. A malignidade dos tumores é sugerida ao ser encontrada massa complexa > 10cm, maldefinida, bordos irregulares, necrose central, septações espessas ou projeções papilares. Esse exame pode ser complementado pelo eco-Doppler.
■ Tomografia computadorizada: define as características da massa, extensão da doença, comprometimento dos gânglios linfáticos regionais. Tem sido indicada quando a ultra-sonografia abdominal não apresenta diagnóstico definitivo ou para determinar, nos estádios avançados, se existe extensão direta às estruturas pélvicas adjacentes e fígado.
■ Tomografia de tórax: na suspeita de metástases pulmonares.
■ Cintilografia óssea e/ou seriografia óssea metastática: para estadiamento de tumor maligno.
■ Videolaparoscopia com o objetivo de tratamento e/ou estadiamento (ainda em estudo).

TUMORES DE CÉLULAS GERMINATIVAS

Embriologia

As células germinativas migram, por movimentos ameboides, da parede do saco vitelino, ao longo do mesentério dorsal do intestino posterior, até chegarem à crista genital na parede abdominal posterior, onde se tornam incorporadas às gônadas em desenvolvimento.

Histogênese dos Tumores de Células Germinativas Proposta por Teilum

Ver Figura 22.2.

Sistema de Estadiamento dos Tumores de Células Germinativas do Ovário

Conforme o Children's Cancer Group/Pediatric Oncology Group, o sistema de estadiamento dos tumores de células germinativas do ovário é (Fig. 22.3):

■ Estádio I: doença limitada a um ou ambos os ovários, cápsula intacta, lavado peritoneal negativo para células malignas, marcadores tumorais normais após apropriado declínio da meia-vida.
■ Estádio II: doença residual microscópica ou linfonodos positivos < 2cm, lavado peritoneal negativo para células malignas, marcadores tumorais negativos ou positivos.
■ Estádio III: doença residual macroscópica ou somente biópsia, linfonodos positivos > 2cm, comprometimento visceral contíguo (omento, intestino, bexiga), lavado peritoneal positivo para células malignas, marcadores tumorais positivos ou negativos.
■ Estádio IV: metástases a distância, incluindo o fígado.

TABELA 22.1 – Taxa normal de alfa-fetoproteína em lactentes[1]

IDADE	MÉDIA ± DESVIO PADRÃO (ng/mL)
Prematuro	134.734 ± 41.444
Recém-nascido	48.406 ± 34.718
Recém-nascido – 2 semanas	33.113 ± 32.503
2 semanas – 1 mês	9.452 ± 12.610
2 meses	323 ± 278
3 meses	88 ± 87
4 meses	74 ± 56
5 meses	46,5 ± 19
6 meses	12,5 ± 9,8
7 meses	9,7 ± 7,1
8 meses	8,5 ± 5,5

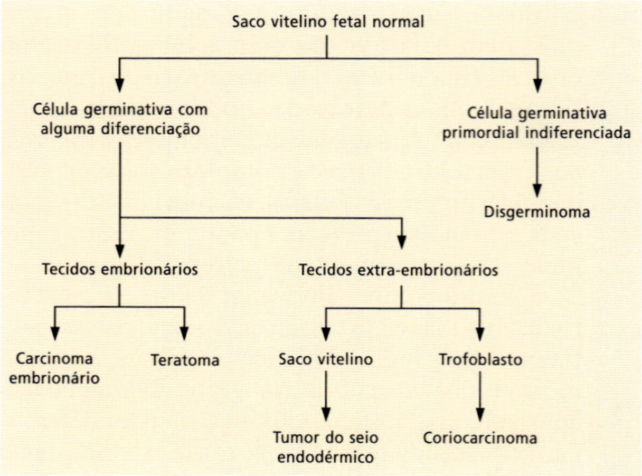

Figura 22.2 – Histogênese dos tumores de células germinativas proposta por Teilum.

Princípios Terapêuticos Gerais Recomendados nos Tumores de Células Germinativas

- Se há suspeita forte de malignidade ou lesão de tamanho grande: laparotomia mediana. Caso contrário, usar incisão transversa infra-umbilical (Pfannenstiel).
- Antes de qualquer manipulação do tumor, coletar líquido ascítico ou do lavado peritoneal para exame citológico.

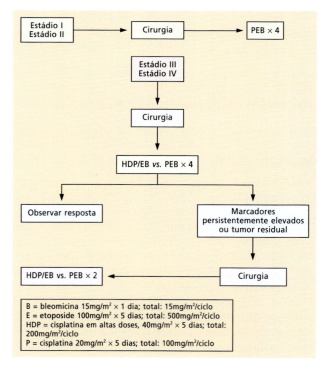

Figura 22.3 – Tratamento dos tumores de células germinativas de ovário. Estudo intergrupo de acordo com POG/CCG.

- Examinar toda a superfície peritoneal, fígado, espaço subfrênico, útero, ovário contralateral. Excisar lesões suspeitas.
- Todos os tumores sólidos e lesões císticas, com excrescências papilares ou com aderência local, devem ser considerados malignos.
- Exame e palpação dos linfonodos retroperitoneais com biópsia dos suspeitos (aumentados ou de consistência endurecida).
- Nos tumores malignos, biopsiar linfonodos pélvicos retroperitoneais (junto à artéria ilíaca interna e ilíaca comum ipsilateral) e para-aórticos e paracava inferiores.
- Nos tumores sólidos está indicada salpingooforectomia unilateral. O ligamento infundíbulo-pélvico, contendo nervo, artéria e veia ovariana, é seguido até sua inserção na aorta e veia cava e removido junto com os linfonodos adjacentes.
- Cistos não devem ser aspirados (risco de contaminação da cavidade peritoneal, se malignos). No cisto dermóide de ovário, realizar a excisão do cisto com preservação do ovário (cistectomia).
- Inspecionar cuidadosamente o ovário contralateral. Se ele for normal em tamanho, aspecto e consistência, não é necessária a biópsia. Biópsia com congelação é realizada quando há suspeita de malignidade.
- O omento deve ser cuidadosamente inspecionado e seu aspecto documentado. Se for anormal ou aderente, deve ser completamente removido para exame histopatológico.
- Nas lesões muito extensas é interessante a citorredução cirúrgica. Medidas heróicas não são indicadas.
- Em estádios avançados da doença, tumores residuais grandes, ou recorrentes é interessante realizar citorredução quimioterápica prévia e só depois indicar cirurgia (Fig. 22.3).

Teratomas

São tumores compostos de tecidos derivados das três camadas germinativas do embrião. São neoplasias que se originam de células pluripotentes e compostas de uma ampla variedade de tecidos estranhos ao órgão ou sítio anatômico em que crescem (Fig. 22.4). Há falta total de organização e vários estágios de maturação.

- É a segunda localização mais comum de um teratoma puro.
- É o tumor mais comum de células germinativas.
- Mesma incidência em ambos os lados dos ovários.
- Pico de freqüência: 9 a 11 anos de idade.
- Os teratomas dividem-se em: maturos (65 a 75%), imaturos puros (5% em crianças < 15 anos), com componentes malignos (< 20%).
- Podem ser totalmente císticos, totalmente sólidos (malignidade é provável) e mistos (sendo predominantemente císticos ou sólidos). As lesões císticas, ou predominantemente císticas, são con-

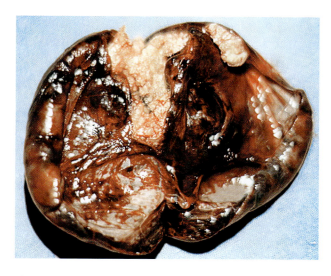

Figura 22.4 – Teratoma de ovário com necrose por torção.

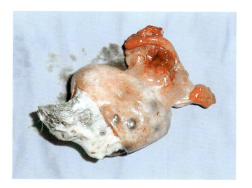

Figura 22.5 – Teratoma cístico maduro de ovário com secreção sebácea e pêlos.

sideradas as mais comuns neoplasias do ovário em crianças e adolescentes.
- Teratoma cístico maturo, também denominado de cisto dermóide, corresponde a 10 a 20% das neoplasias de ovário (Fig. 22.5). Bilateralidade: 10 a 15%.

Aspectos Macroscópicos

Tem forma ovóide ou globular e superfície lisa brilhante.

Geralmente são constituídos por um cisto simples com uma protuberância sólida intracística (tubérculo de Rokitansky), projetando-se da parede em direção ao centro do cisto e contendo vários tipos de tecidos. O conteúdo do cisto é líquido à temperatura corporal, adquirindo a forma sólida à temperatura do ambiente. O cisto contém material sebáceo amarelado e cabelo.

Aspectos Microscópicos

A parede externa é revestida por tecido nativo (ovário). A cavidade interna do cisto é revestida com epitélio escamoso, contendo abundante número de glândulas sebáceas e sudoríparas. Cabelo e outros apêndices dérmicos estão geralmente presentes. Tecidos ectodérmicos presentes podem incluir cérebro, glia, tecidos neurais, retina, coróide. Os tecidos mesodérmicos são representados por ossos, cartilagens, tecido muscular e tecido fibroso e os tecidos endodérmicos incluem tecidos gastrointestinais, brônquios, tireóide e glândulas salivares.

Ultra-sonografia

A ultra-sonografia costuma diagnosticar o teratoma cístico. Os achados ultra-sonográficos de massas dermóides de ovário incluem a presença de ecodensidade de sombreamento, ecos regionais difusos ou regionais brilhantes, linhas e pontos hiperecóicos e níveis hidro-hídricos.

O achado mais característico é a presença de ecos focais ou difusos de alta amplitude que atenuam a radiação acústica (ecodensidade de sombreamento). Somente três tipos de tecido produzem esse achado: estruturas calcificadas, como ossos e dentes, aglomerados de cabelos em uma cavidade cística e gordura em uma protuberância de Rokitansky.

A presença de ecos brilhantes também pode ser observada em casos de hemorragia, como a observada no endometrioma.

O achado ultra-sonográfico de linhas e pontos hiperecóicos é atribuído à presença de cabelo.

Níveis hidro-hídricos em um teratoma cístico são o resultado de uma camada de sebo no líquido seroso. Como achado isolado não tem valor diagnóstico em discriminar os teratomas císticos.

Considerações Especiais

- *Struma ovarii* correspondem àqueles teratomas constituídos única ou predominantemente de tecido tireóideo. Presente em 3% dos teratomas de ovário. O tecido tireóideo costuma ser reconhecido macroscopicamente e, geralmente, é não funcionante. Em 5% dos casos pode ser funcionante e produzir hipertireoidismo.
- Gliomatose peritoneal: implantação miliar peritoneal de células gliais maturas (formando pequenos nódulos medindo 1 a 3mm de diâmetro) no omento, peritônio pélvico e/ou adjacente ao tumor, através de defeitos da cápsula do tumor primário (teratoma maturo ou imaturo).
- Teratomas imaturos podem originar metástases, mas somente como teratomas. Não costumam ocorrer bilateralmente. São constituídos por tecidos imaturos (semelhantes àqueles observados nos embriões) (Fig. 22.6).
- Classificação dos teratomas imaturos de acordo com o grau de imaturidade (sistema de graduação de Thurlbeck e Scully e Norris *et al*.[2,3]).

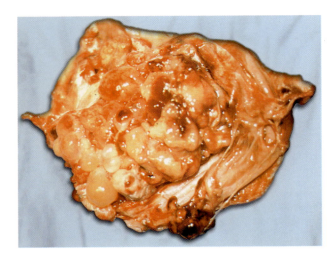

Figura 22.6 – Superfície de corte de teratoma imaturo de ovário.

- Grau 0: todos os tecidos são maturos sem nenhuma atividade mitótica.
- Grau I (minimamente imaturo): neoplasias com algum tecido imaturo, mas com componentes neuroepiteliais ausentes ou raros (não mais do que um foco de neuroepitélio por campo).
- Grau II (parcialmente imaturo): neoplasias onde a imaturidade e elementos neuroepiteliais apresentam-se mais intensamente do que no grau I (não mais do que três focos de neuroepitélio por campo).
- Grau III (imaturo): neoplasias com proeminente imaturidade e elementos neuroepiteliais (mais do que quatro focos de neuroepitélio por campo).
■ Teratocarcinomas (denominação antiga) são teratomas mistos com componentes malignos de outros tumores de células germinativas, principalmente do seio endodérmico. Hoje, são computados como tumores mistos de células germinativas ou denominados de teratomas com componentes malignos. Locais de metástases mais comuns dos teratocarcinomas: pulmões, fígado e ossos.

Tratamento

O teratoma cístico maturo deve ser removido por simples cistectomia. A taxa de degeneração maligna é de 1%. O cisto deve ser retirado totalmente. Os cistos podem ser removidos por videolaparoscopia ou laparotomia. Alguns estudos mostram risco aumentado de contaminação transoperatória da cavidade abdominal com o conteúdo do cisto pela técnica de videolaparoscopia, aumentando o risco de peritonite química (0,2%) e o risco de aderências. O risco de recorrência pós-cistectomia é de 4% e de transformação maligna de 0,17 a 2%. Todos esses estudos referem-se a mulheres adultas. Caso ocorra derramamento do conteúdo na videolaparoscopia, a cavidade deve ser irrigada copiosamente com soro fisiológico. Em mulheres adultas, o teratoma cístico com mais de 8cm de diâmetro tem contra-indicação para ressecção videolaparoscópica.

Se não for possível tecnicamente a cistectomia: está indicada ooforectomia com preservação da trompa. Evitar a aspiração do cisto, mesmo se grande.

Se o aspecto ultra-sonográfico e macroscópico do ovário contralateral à inspeção cuidadosa for normal, não é necessária sua biópsia, pois a chance de existir um teratoma cístico maturo é de apenas 1,1%.

■ Teratoma imaturo: independentemente da graduação: salpingooforectomia. O mais recente estudo do POG/CCG tratou todos os teratomas imaturos, independentemente do grau, só com cirurgia. Resultados preliminares mostraram que esses pacientes, tratados somente com cirurgia, estão, atualmente, livres de doença maligna recorrente.

Disgerminoma

É denominado disgerminoma quando envolve o ovário na menina e seminoma quando envolve o testículo no menino. Quando se localiza em local extragonadal, denomina-se de germinoma. É o tumor germinativo menos diferenciado.

■ Corresponde a 15 a 16% dos tumores de células germinativas em todas as localizações, 20% dos tumores de células germinativas do ovário e 10 a 11% dos tumores pediátricos de ovário. É o mais freqüente tumor maligno germinativo do ovário na adolescente.
■ Podem ser encontrados puros ou mistos com coriocarcinoma ou tumor do seio endodérmico (20% dos casos). Não é infreqüente estar associado a gonadoblastoma.
■ Crescem em ovários normais, mas também podem ocorrer em glândulas disgenéticas.
■ Pico de incidência: 15 a 17 anos de idade.
■ Menos de 10% ocorrem antes da menarca.
■ Bilateralidade: 10 a 20%.
■ AFP e beta-HCG são negativos nos puros, DHL elevada em 95% dos casos. Em 80 a 90% existe reatividade citoistoquímica com a fosfatase alcalina placentária.
■ Macroscopia: tendem a ser tumores volumosos (> 20cm), sólidos, redondos ou ovalados, encapsulados, coloração amarelada e boceados. A cápsula é fibrosa lisa, ligeiramente brilhante e geralmente intacta.
■ Histologia: demonstra um padrão histológico monótono. Composto de camadas de células poligonais separadas por traves fibrosas, núcleo vesicular, nucléolo proeminente, citoplasma eosinofílico claro. Suas células assemelham-se a células germinativas primordiais.
■ Local de metástase mais comum: disseminação linfática aos linfonodos para-aórticos.
■ Tratamento.

Carcinoma Embrionário

- Corresponde a ± 2% dos tumores de células germinativas do ovário.
- Pico de incidência: pré-púberes.
- Infreqüente a bilateralidade.
- A diferenciação histológica entre carcinoma embrionário e o tumor do seio endodérmico, com padrão sólido, é bastante difícil.
- Pode ocasionar estimulação hormonal com aumento do beta-HCG e manifestar puberdade precoce, sangramento vaginal e teste positivo para gravidez em aproximadamente 60% dos casos. A elevação do beta-HCG é causada pela presença de células do sinciciotrofoblasto.
- Macroscopia: mede entre 10 e 20cm de diâmetro, é sólido, apresentando superfície lisa e áreas císticas causadas por hemorragia e necrose.
- Histologia: grande anaplasia, figuras mitóticas, hemorragia, necrose e ausência de corpos de Schiller-Duval. É incomum o padrão histológico puro. Geralmente, existe como parte de um tumor germinativo misto (em que há diferenciação variada em elementos somáticos, saco vitelino e trofoblastos).
- Tratamento: igual ao dos tumores do seio endodérmico.

Tumor do Seio Endodérmico

- Corresponde a ± 12% dos tumores de células germinativas do ovário e 5% dos tumores malignos do ovário.
- Quando totalizados, tumor de seio endodérmico puro e tumor de seio endodérmico como componente de outros tumores de células germinativas passam a ser o tipo mais comum de tumores germinativos malignos de ovário na criança e na adolescente.
- Pico de incidência: 18 anos.
- Bilateralidade: infreqüente.
- AFP é quase sempre positiva e usualmente > 1.000ng/mL.
- Macroscopia: tumor grande (medindo entre 15 e 16cm de diâmetro), mole, esponjoso, infiltrativo e friável, sofrendo ruptura freqüente durante sua remoção ou mesmo previamente (1/3 dos casos). São freqüentes áreas císticas com necrose, hemorragia e substância mucóide.

- Histologia: são tumores com projeções papilares e corpúsculos perivasculares, denominados de corpos de Schiller-Duval (gotículas hialinas intra ou intercelulares de natureza eosinofílica, PAS positivas). Divididos em quatro tipos: pseudopapilar, reticular, polivesicular e sólido.
- Tratamento.
  - Cirurgia: salpingooforectomia unilateral.
  - Quimioterapia em todos os estádios.
- Estádios mais avançados: utilizar cirurgia citorredutiva.
- É o tumor maligno germinativo mais agressivo do ovário, com rápida disseminação aos linfáticos e peritônio e hematogênica para fígado, pulmões e sistema nervoso central.

Coriocarcinoma

- Corresponde a 1% dos tumores de células germinativas do ovário.
- Representa a expressão morfológica extra-embrionária dos tumores de células germinativas.
- Existem duas formas de diferenciação extra-embrionária.
  - Gestacional, que cresce da placenta.
  - Não-gestacional, que cresce de tecidos extraplacentários de pessoa não-grávida.
- Na criança, pode apresentar-se sob três formas.
  - Congênitos, com metástases a distância e aumento de beta-HCG, resultante de um foco placentário primário que invadiu os vasos vilosos e atingiu o sangue fetal através da veia umbilical.
  - Durante o período de lactente.
  - Origem placentária em adolescente grávida (tipo mais raro).
- AFP é negativa, beta-HCG costuma estar elevado (presença de células oriundas do sincício e citotrofoblasto), assim como os estrógenos.
- Macroscopia: são tumores grandes, sólidos, aderidos aos tecidos circunvizinhos, friáveis, extremamente vasculares, com necrose e hemorragia freqüentes.
- Histologia: presença de sincício e citotrofoblastos.
- Freqüentemente há precocidade isossexual na pré-menarca e irregularidades menstruais na pós-menarca.
- Tratamento: igual ao do seio endodérmico.
- Pensar em pan-histerectomia nos tumores muito extensos, pois costumam ser insensíveis à quimioterapia.

Tumores Germinativos Mistos

Tumores mistos de células germinativas constituídos de duas ou mais linhagens de células germinativas malignas.

- Disgerminoma está presente em 80% dos tumores mistos, tumor de seio endodérmico em 70%, teratoma imaturo em 50%, coriocarcinoma em 20% e carcinoma embrionário em 16%.

- Associação mais comum: tumor de células do seio endodérmico e disgerminoma.
- Mais de 60% estão no estádio I e geralmente são unilaterais.
- Tratamento: igual ao do endodérmico.

Gonadoblastoma

Não é verdadeiramente um tumor de células germinativas, apesar de ser estudado com ele. Corresponde a uma mistura de células germinativas e células semelhantes às da granulosa ou de Sertoli.

- São associados à presença do cromossomo Y.
- A maioria (75 a 80%) tem cariótipo tipo 46 XY ou mosaico 46 XY / 45 XO.
- Um terço das disgenesias gonadais desenvolve gonadoblastoma.
- Oitenta por cento são fenotipicamente femininas.
- Quarenta por cento são bilaterais.
- Gonadoblastoma puro é benigno.
- 25% a 30% associam-se a germinoma ou outro tumor de células germinativas (geralmente tumor de seio endodérmico).
- Tratamento: gonadectomia bilateral profilática precoce em fenótipo feminino e com cromossomo Y no cariótipo.

TUMORES EPITELIAIS

São neoplasias celômicas derivadas da superfície epitelial do ovário.

O tipo mais comum é o cistoadenoma.
Classificação:

- Cistoadenoma seroso. Poucos se tornam malignos. Bilateralidade: 20%.
  - Cistoadenoma seroso não-papilar: benigno, de tamanho grande, liso, cístico com fluido aquoso claro ou âmbar.
  - Cistoadenoma seroso papilar: tem crescimento lento, sofrendo facilmente ruptura com formação de ascite. O tumor tem consistência predominantemente pastosa e áreas de consistência variável. Bilateralidade: 50% dos casos. O comportamento clínico (excrescências papilares fora da parede do cisto, presença de ascite e ruptura) é considerado melhor indicador de malignidade do que a histologia.
- Cistoadenoma mucinoso ou pseudomucinoso: apresenta crescimento lento, podendo alcançar tamanhos gigantescos. Bilateralidade: 10% dos casos. Ruptura com derramamento do conteúdo na cavidade abdominal causa pseudomixoma de peritônio (depósitos de implantação tumoral na cavidade peritoneal). 10% podem se tornar malignos.
- Cistadenocarcinoma.
  - Cistadenocarcinoma seroso: incomum em pacientes pré-púberes. Cístico, multiloculado, com excrescências papilares internas e externas e bilaterais em 50%.
  - Cistadenocarcinoma mucinoso: mais raro e geralmente unilateral. Sólido com componentes císticos.
- Marcador tumoral: nível sérico de CA-125 elevado (> 35U/mL) em 80% dos casos de tumores epiteliais malignos não-mucinosos.
- Tratamento.
  - Tumores epiteliais benignos: cistectomia unilateral ou ooforectomia unilateral + biópsia do ovário contralateral.
  - Tumores epiteliais malignos: salpingooforectomia + biópsia do ovário contralateral.
  - Casos duvidosos (com atipia e pleomorfismo, mas sem invasão do estroma): cistectomia ou ooforectomia + biópsia do ovário contralateral.

TUMORES DO ESTROMA E CORDÃO SEXUAL

Crescem de células mesenquimais primordiais situadas abaixo da superfície epitelial da crista urogenital. Esse tecido totipotencial pode diferenciar-se em linhas celulares diversas, como células da teca granulosa e Leydig-Sertoli. São tumores funcionantes que produzem efeitos hormonais.

Pico de incidência: primeiros quatro anos de idade.
Antes da menarca causam puberdade precoce.

Tumores da Teca Granulosa

Pelo excesso de produção de estrógeno, quase sempre causam pseudo-puberdade precoce (± 80%). Em adolescentes, podem causar irregularidades menstruais e alguma virilização (Fig. 22.7).

- Os níveis séricos e urinários dos estrógenos estão altos e da gonadotrofina baixos.
- As células granulosas expressam inibina sérica, polipeptídeo secretado por elas para regular a secreção do hormônio folículo-estimulante. Atualmente, têm sido usadas como marcador tumoral. Também contêm vimentina e actina dos músculos lisos.

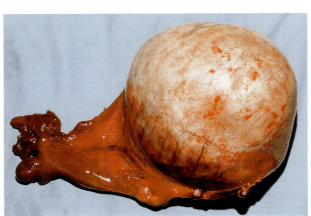

Figura 22.7 – Tumor da teca granulosa.

Classificação

- Tumores de células granulosas.
- Tumores de células granulosas + número variado de células tecais e/ou fibroblastos.

Malignidade é relacionada à proporção de células granulosas presentes. Tumores de células granulosas puros são altamente malignos.

A maioria é palpável clinicamente e, em geral, benigna. Geralmente, encontram-se no estádio I (90%) e são raramente bilaterais (5%).

- Macroscopia: sólidos, grandes (± 12,5cm de diâmetro), apresentam algumas áreas císticas com sangue, altamente vasculares e, se rompidos, podem causar ascite hemorrágica.

Tratamento

- Cirurgia: salpingooforectomia unilateral, no estádio I.
- Quimioterapia (PEB) está reservada para estádios avançados, tumores recorrentes e tumores puros de células granulosas.

Tumores Oriundos das Células Tipo Testiculares de Sertoli-Leydig (Androblastoma, Arrenoblastoma)

São tumores virilizantes raros, produtores de andrógenos. Poucos são não-funcionantes. Malignização: 12 a 22%.

- São raros (0,5% dos tumores malignos de ovário), correspondem a 10 a 30% das neoplasias do estroma e cordões sexuais, geralmente unilaterais.
- Marcadores: testosterona elevada; alfa-fetoproteína pode estar elevada.
  A excreção urinária de 17-cetoesteróides e pregnanetriol está normal e a gonadotrofina baixa.
- Diagnóstico diferencial: fontes externas de andrógenos, tumor adrenal, hermafroditismo verdadeiro, ovários policísticos.

Tratamento

- Salpingooforectomia unilateral. Tumores bilaterais pobremente diferenciados ou com ruptura necessitam ressecção mais completa e quimioterapia com múltiplas drogas.

REFERÊNCIAS BIBLIOGRÁFICAS

1. WU, J. T.; SUDAR, K. Serum AFP levels in normal infants. *Pediatr. Res.*, v. 15, p. 50, 1981.
2. THURLBECK, W.; SCULLY, R. E. Solid teratoma of the ovary: a clinic-pathologic analysis of 9 cases. *Cancer*, v. 13, p. 801, 1960.
3. NORRIS, H. J.; ZIRKIN, H. J.; BENSON, W. L. Immature (malignant) teratoma of the ovary: a clinical and pathologic study of 58 cases. *Cancer*, v. 37, p. 2359-2372, 1976.

BIBLIOGRAFIA RECOMENDADA

ADKINS, J. C. Malignant ovarian and other germ cell tumors. In: HAYS, D. M. *Pediatric Surgical Oncology*. Orlando: Grune & Stratton, 1986. p. 123-138.

ALLMEN, D. Malignant lesions of the ovary in childhood. *Sem. Pediatr. Surg.*, v. 14, p. 100-105, 2005.

BILLMIRE, D.; VINOCUR, C.; RESCORLA, F. et al. Outcome and staging evaluation in malignant germ cell tumors of the ovary in children and adolescents: an intergroup study. *J. Pediatr. Surg.*, v. 39, p. 424-429, 2004.

HAASE, G. M.; VINOCUR, C. D. Ovarian tumors. In: O'NEILL, J. A.; ROWE, M. I.; GROSFELD, J. L. et al. (eds.). *Pediatric Surgery*. 5. ed. St. Louis: Mosby, 1998. p. 513-539.

LA QUAGLIA, M. P. Genitourinary tract cancer in childhood. *Sem. Pediatr. Surg.*, v. 5, n. 1, p. 49-65, 1996.

LAZAR, E. L.; STOLAR, C. J. H. Evaluation and management of pediatric solid ovarian tumors. *Sem. Pediatr. Surg.*, v. 7, n. 1, p. 29-34, 1998.

LOGSDON-POKORNY, V. K.; POKORNY, S. Pediatric gynecology. In: ASHCRAFT, K. W. (ed.). *Pediatric Surgery*. 3. ed. Philadelphia: W.B. Saunders, 2000. p. 1000-1015.

PATEL, M. D.; FELDSTEIN, V. A.; LIPSON, S. D. et al. Cystic teratomas of the ovary: diagnostic value of sonography. *AJR*, v. 171, p. 1061-1065, 1998.

PIVER, M. S.; PATTON, T. Ovarian cancer in children. *Sem. Pediatr. Surg.*, v. 2, n. 3, p. 163-169, 1986.

PIZZO, P. A.; POPLACK, D. G. Germ cell tumors. In: *Pediatric Oncology*. 2. ed. Philadelphia: JB Lippincott, 1993. p. 867-887.

RESCORLA, F. G. Germ cell tumors. *Sem. Pediatr. Surg.*, v. 6, n. 1, p. 29-37, 1997.

TEMPLEMAN, C. L.; FALLAT, M. E.; LAM, A. M. et al. Managing mature cystic teratomas of the ovary. *Obstet. Gynecol. Surv.*, v. 55, p. 738-745, 2000.

SEÇÃO 2

CAPÍTULO 23

Tumores Adrenocorticais

João Carlos Ketzer de Souza
Mário Rafael Carbonera

CONCEITO

São representados pelo carcinoma e adenoma. Podem secretar hormônios ou serem hormonalmente inativos.

O critério histológico adotado na distinção entre carcinoma e adenoma é muito difícil (sutil). Achados microscópicos, como necrose celular, hemorragia, calcificações, invasão de vasos sangüíneos, atividade mitótica aumentada, bandas fibrosas largas, invasão capsular e padrão de crescimento difuso, podem sugerir malignidade.

Metástases, invasão de estruturas locais, tamanho do tumor (> 6cm, ou peso > 200g) e evolução clínica da doença parecem mais fidedignos.

EPIDEMIOLOGIA

- Tumores adrenocorticais representam ± 0,2% de todas as neoplasias malignas da criança.
- Prevalência: 0,3 a 4 casos: 1.000.000 de crianças abaixo de 15 anos de idade.
- No sul do Brasil e no estado de São Paulo existe uma grande concentração de casos de causa ainda não identificada. A prevalência nessas regiões é dez vezes maior. Devido à natureza agrícola dessa região, é especulada, como fator causal, sua origem em algum fertilizante químico ou pesticida.
- Dentre todos os tumores adrenais, somente 6% crescem do córtex adrenal.
- Predisposição sexual geral: 3 a 4F:1M.
- Pico de incidência: 2 a 5 anos (80% < 5 anos).
- Bilateralidade: 2 a 5%.
- 50% ocorrem à esquerda e os outros 50% à direita.
- Doenças associadas: síndrome de Beckwith-Wiedemann, síndrome NEM-I, síndrome de Li-Fraumeni, hemangiomatose cutânea, malformações urinárias e hemi-hipertrofia. No Brasil, essas associações são menos comuns.
- Carcinoma adrenocortical tem sido relatado em membros próximos da mesma família.
- Globalmente, os adenomas correspondem a 1/3 de todos os tumores adrenocorticais.
- Locais de metástases dos carcinomas: comprometimento local (rim, retroperitônio, espaço peritoneal e cava inferior) caracteriza o carcinoma (20% presentes ao diagnóstico). Metástases a distância: pulmões (90%), ossos e fígado.

ASPECTOS GENÉTICOS

- Fatores constitucionais genéticos predisponentes têm sido encontrados em aproximadamente 50% dos casos. O carcinoma adrenocortical tem sido relatado em membros imediatos de uma mesma família e parentes de 1º grau. Adicionalmente, uma alta incidência de outras malignidades tem sido observada em família e parentes de crianças com tumores adrenais.
- Principalmente duas síndromes são associadas a esses tumores. A síndrome Li-Fraumeni, associada a alterações (mutação germinativa) no gene supressor tumoral *p53* no cromossomo 17p e a de Beckwith-Wiedemann, associada a alterações da região 11p15.
- Múltiplos estudos confirmaram que 100% dos carcinomas adrenais são monoclonais, crescendo de uma simples célula progenitora.

ASPECTOS MACROSCÓPICOS E HISTOLÓGICOS

Adenomas são menores, encapsulados, bem circunscritos, com textura e cor homogêneas.

Os adenomas costumam ser de coloração mais uniforme, geralmente amarelada, superfície de corte uniforme e raras zonas de hemorragia, necrose e calcificações.

O aspecto microscópico do adenoma mostra uma arquitetura bem preservada, menos variação no tamanho celular e pleomorfismo nuclear e mínima atividade mitótica. Há rara presença de hemorragia, necrose e calcificações, sem evidências de invasão da cápsula ou vasos sangüíneos.

Carcinomas são maiores, apresentam bandas fibrosas largas e maior número de áreas de necrose e hemorragia.

O carcinoma pode ou não ser encapsulado, com zonas de necrose, calcificações, hemorragia e invasão capsular ou vascular. Ao corte é lobulado, com diversas colorações, variando do amarelado ao vermelho-marrom (Figs. 23.1 e 23.2). À microscopia apresenta desarranjo da arquitetura, mitoses freqüentes, bandas fibrosas largas, marcado pleomorfismo celular, atipia nuclear e hipercromasia.

QUADRO CLÍNICO

Tumores adrenocorticais podem secretar, autonomamente, excesso de cada tipo de esteróides: glicocorticóides, mineralocorticóides e esteróides sexuais (andrógenos e, mais raramente, estrógenos), cada um associado a uma síndrome clínica particular. Na maioria das vezes, apresentam síndromes clínicas mistas. Entretanto, uma síndrome clínica costuma predominar, dependendo da quantidade e qualidade dos esteróides produzidos.

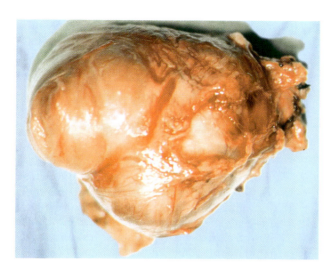

Figura 23.1 – Espécime cirúrgico de carcinoma adrenal. Superfície externa brilhante e aspecto lobulado.

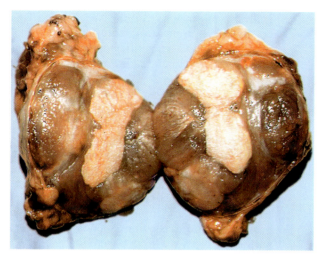

Figura 23.2 – Superfície de corte de carcinoma adrenal. Massa lobulada, cor marrom, áreas de necrose.

Aproximadamente 95% desses tumores são hormonalmente ativos. Geralmente, o adenoma é mais eficiente do que o carcinoma na produção de hormônios esteróides. Aldosterona, cortisol, andrógenos e estrógenos são derivados do colesterol após uma série de reações enzimáticas. Bloqueios enzimáticos são comuns em tumores, resultando no acúmulo de um ou mais precursores esteróides no plasma.

Sinais e sintomas de virilismo podem estar presentes em até 90% dos casos.

- Somente virilização: 50 a 55%.
- Virilização + síndrome de Cushing: 35 a 40%.
- Síndrome de Cushing isolada, ou feminização, ou assintomático: 5 a 10%.
- 100% das síndromes de Cushing em crianças são produzidas por tumores adrenocorticais.
- Virilismo resulta de secreção aumentada de DHEA (desidroepiandrosterona), andrógeno fraco que é convertido em testosterona e androstenodiona (dois agentes virilizantes potentes).
- Características da síndrome de Cushing: obesidade central (90%), fraqueza (90%), aumento do pêlo facial, seborréia e acne (80%), estrias abdominais cutâneas (70%), hipertensão arterial (70%), corcova de búfalo (25%), fácies de lua cheia (30%), aumento de peso. Cortisol produz retenção de sal e água com desequilíbrio eletrolítico e alcalose metabólica hipoclorêmica.
- Características do virilismo: aumento do pênis (80%) ou clitóris (90%), voz de tonalidade grave (50%), crescimento dos pêlos púbicos (90%), axilares e faciais (60%), acne (45%), aumento da massa muscular, ausência de crescimento testicular (Fig. 23.3).
- Características de feminização: ginecomastia precoce, menarca precoce.
- Tumor abdominal pode ser palpado em 40% dos casos.

INVESTIGAÇÃO DIAGNÓSTICA

- Laboratorial.
  - Dosagens urinárias: cortisol urinário livre, 17-hidroxicorticosteróides (17-OH), 17-cetoesteróides (17-KS).
  - Dosagens séricas: cortisol, desidroepiandrosterona (DHEA), sulfato de desidroepiandrosterona (DHEA-S), 17-hidroxi-progesterona, testosterona, androstenodiona, aldosterona, atividade de renina. O nível de ACTH plasmático deve ser medido por radioimunoensaio. Nível normal ou baixo sugere adenoma ou carcinoma. Teste de supressão com dexametasona: serve para fazer o diagnóstico diferencial entre causa hipofisária e não-hipofisária de síndrome de Cushing. Falha em suprimir a excreção de hormônios sugere causa não-hipofisária (adenoma, carcinoma).
  - Embora os tumores não-funcionantes (raros) não produzam excessivos hormônios ativos, precursores esteróides podem ser secretados com abundância.

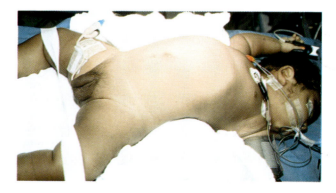

Figura 23.3 – Criança com virilismo por carcinoma adrenal. Notar aumento da massa muscular, aumento do pênis e os pêlos pubianos.

- Imunoistoquímica: células carcinomatosas costumam corar positivamente para vimentina.
- Citometria de fluxo celular: aneuploidia costuma estar associada a carcinoma.
■ Exames por imagem.
- Radiografia de abdome: massa de tecidos moles (40%) e calcificações (20 a 25%).
- Ultra-sonografia abdominal: o carcinoma costuma mostrar padrão ultra-sonográfico complexo, com o sinal da cicatriz em que os ecos irradiam-se linearmente e representam a interfase entre áreas separadas de necrose, hemorragia e neoplasia. Também avalia a extensão do tumor na cava inferior e átrio direito. O adenoma costuma aparecer como massa homogênea e lisa, sem padrão de hiper ou hipoecogenicidade.
- Radiografia de tórax e seriografia óssea metastática e/ou cintilografia óssea em busca de metástases.
- Tomografia computadorizada (TC): demonstra lesão adrenal (lesões ≥ 1cm), lesão extra-adrenal, estuda a adrenal contralateral e pesquisa trombos nas veias adrenais, renal e cava inferior, porém não diferencia carcinoma, adenoma, feocromocitoma, hemorragia, pois não consegue apresentar características teciduais específicas (Fig. 23.4). A TC pode estar indicada quando se deseja avaliar a função do rim contralateral em tumores adrenais grandes e quando existe provável comprometimento renal ipsilateral.
- Ressonância nuclear magnética (RNM) e eco-Doppler podem ser usados para identificar invasão de veias supra-renal, renal, cava e átrio.
- TC de tórax é importante, pois mais de 90% das metástases são para os pulmões.
- Venocavografia pode estar indicada na presença de trombo tumoral.
- Cintilografia adrenal com iodocolesterol e análogos tem mostrado diferenças em lesões adrenais. O carcinoma caracteriza-se por não concentrar radionuclídeo tão bem como o tecido normal.

A demonstração de imagens simétricas bilaterais sugere hiperplasia e a captação unilateral, adenoma. A experiência ainda é limitada em criança, pelos riscos de exposição exagerada à radiação.
- Tomografia por emissão de pósitrons (PET, *positron emission tomography*) com fluordesoxiglicose-18F (FDG, *2-[fluorine-18]-fluoro-2-deoxy-D-glucose*) também pode ser útil para diagnóstico diferencial de lesões adrenais. O exame é baseado no metabolismo aumentado de glicose em lesões malignas, que vão mostrar captação anormalmente elevada de contraste. O exame apresenta melhor acurácia de interpretação se a captação da lesão for comparada com a captação do fígado. O exame é considerado negativo para malignidade se a captação em uma região adrenal for menor do que a do fígado. É considerado positivo se a captação na lesão adrenal for igual ou maior que a do parênquima hepático.

TRATAMENTO

■ Adrenalectomia radical com retirada em bloco de tecidos peritumorais e de qualquer invasão local. Examinar a glândula contralateral. Os tumores da cortical adrenal têm cápsula fina, rompendo com facilidade. A ruptura capsular ocorre em aproximadamente 20% durante o procedimento inicial e mais de 40% após recorrência local. A veia supra-renal é calibrosa e curta (principalmente à direita), podendo se romper com facilidade, provocando hemorragia transoperatória. A ressecção completa muitas vezes requer nefrectomia radical.
■ Vias de acesso.
- Transabdominal anterior: tumor grande ou potencialmente maligno. O acesso é realizado através dos vasos gastroepiplóicos ou pela liberação do omento do cólon transverso.
- Transabdominal lateral com mobilização do estômago, baço, pâncreas, cólon esquerdo para a linha média, expondo o espaço retroperitoneal (na adrenalectomia esquerda); abertura da fáscia de Told, mobilização do cólon direito e exposição do duodeno retroperitoneal, que devem ser deslocados medialmente (na adrenalectomia direita).
- Subcostal bilateral: boa incisão nos tumores grandes.
- Subcostal unilateral estendida: só utilizada no paciente magro, não consegue explorar a adrenal contralateral.
- Toracoabdominal: tumor muito grande. Pode ser vantajosa no tumor grande de adrenal direita onde o fígado e a veia cava podem limitar a exposição.
- Via laparoscópica: primeiros casos começam a ser descritos. Ainda em estudo, pois devido à

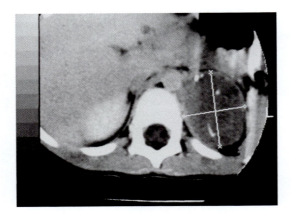

Figura 23.4 – Tomografia computadorizada com contraste. Massa adrenal esquerda circunscrita, heterogênea, com calcificações, mostrando uma pseudocápsula.

Tumores Adrenocorticais — 145

friabilidade do tumor, a ruptura da cápsula é freqüente durante a manipulação cirúrgica. Indicada somente nos tumores pequenos e quando não há suspeita de malignidade. A via de acesso laparoscópica transperitoneal em decúbito lateral é preferível à retroperitoneal, pois oferece um espaço de trabalho mais eficiente e uma melhor exposição.

- São resistentes à quimioterapia e radioterapia.
- Nenhum tratamento adicional é necessário na ausência de doença metastática ou extensa.
- Terapêutica adjuvante com mitotano (o, p-DDD, 5 a 10g/m^2/dia ÷ em três doses), agente adrenolítico que causa necrose adrenal e que bloqueia a liberação de hormônios pelo tumor e pode induzir alguma regressão de um carcinoma invasivo, não removido completamente. Iniciar com doses menores, elevando-as a cada três a cinco dias, até atingir a dose desejada. Dose máxima: 10g/m^2/dia. Indicações: tumor inoperável, incompletamente ressecado com margens positivas, ruptura tumoral transoperatória, hormônios persistentemente aumentados, recidiva e metástases. Causa melhora da síndrome endócrina em 2/3 dos casos e parada de crescimento do tumor em 1/3 dos pacientes. Entretanto, não altera a taxa de sobrevida. Efeitos secundários: náuseas, vômitos, diarréia, dor abdominal, *rash* e manifestações neurológicas (principalmente letargia, sonolência, fraqueza muscular e vertigem). Durante seu uso, deve ser sempre mantida a suplementação com glicocorticóides (prednisona 10 a 15mg/m^2/dia) e mineralocorticóides (fludrocortisona 0,1 a 0,2mg/dia).
- Quimioterapia com múltiplas drogas tem sido também utilizada em adição ao mitotano (cisplatina + etoposide; 5-fluorouracil + doxorrubicina + cisplatina e outros esquemas). Porém, atualmente sabe-se que não existe nenhuma quimioterapia efetiva e o valor de terapia coadjuvante permanece não-comprovado.
- Causa principal de recidiva local: ruptura transoperatória da cápsula tumoral com contaminação maciça do leito.
- Mortalidade operatória: 2 a 4%.
- Sobrevida: 10 a 50%.
- Morbidade: até 40% (lesões de estruturas contíguas, infecção pós-operatória, insuficiência adrenal).
- Após a remoção de adrenal com carcinoma ou adenoma, principalmente quando existe síndrome de Cushing associada, um período de insuficiência adrenal aparece no pós-operatório e pode durar até um a dois anos (até recuperação do eixo hipotálamo-pituitária-adrenal). O suporte com corticóide perioperatório é sempre necessário, pois a glândula contralateral pode estar atrófica pelo excesso de cortisol secretado pelo tumor. Hidrocortisona intravenosa e prednisona devem ser interrompidas cuidadosamente.
- Esquema pré e peri: hidrocortisona 100mg (ou 2 a 5mg/kg/dose) IM ou IV 6h antes da cirurgia, 100mg diluído em soro glicosado 5% na indução anestésica. No pós-operatório: 25 a 50mg de 8/8h no 1º dia, reduzindo a dose progressivamente e passando para prednisona VO, que é mantida por dois a três meses. Após esse período, reavaliar a necessidade de permanecer em uso de corticóide VO por meio do teste curto de estimulação com ACTH (10mg/kg intravenoso), com medida do cortisol sérico após 1h da sua injeção.

Estadiamento Cirúrgico

- Estádio I: tumor totalmente ressecado, sem invasão local e nodal, tamanho < 5cm, peso < 200g.
- Estádio II: tumor totalmente ressecado com tumor residual microscópico ou tumor > 5cm e/ou peso > 200g.
- Estádio III: tumor com invasão local ou inoperável.
- Estádio IV: metástases a distância.

Fatores Prognósticos

- Principais: presença de metástases ao diagnóstico, impossibilidade de ressecção completa do tumor, idade ≥ 3,5 anos, volume tumoral > 200cm^3, retardo diagnóstico maior que seis meses, ressecção incompleta, ruptura da cápsula durante a cirurgia, trombo intravenoso.

BIBLIOGRAFIA RECOMENDADA

BUGG, M. F.; RIBEIRO, R. C.; ROBERSON, P. K. et al. Correlation of pathologic features with clinical outcome in pediatric adrenocortical neoplasia. *AJCP*, v. 101, p. 625-629, 1994.

MICHALKIEWICZ, E.; SANDRINI, R.; FIGUEIREDO, B. et al. Clinical and outcome characteristics of children with adrenocortical tumors: a report from the International Pediatric Adrenocortical Tumor Registry. *J. Clin. Oncol.*, v. 22, p. 838-845, 2004.

MILLER, K. A.; ALBANESE, C.; HARRISON, M. et al. Experience with laparoscopic adrenalectomy in pediatric patients. *J. Pediatr. Surg.*, v. 37, p. 979-982, 2002.

PEREIRA, R. M.; MICHALKIEWICZ, E.; SANDRINI, F. et al. Tumores do córtex adrenal na infância. *Arq. Bras. Endocrinol. Metab.*, v. 48, p. 651-658, 2004.

RIBEIRO, R. C.; FIGUEIREDO, B. Childhood adrenocortical tumors. *Eur. J. Cancer*, v. 40, p. 1117-1126, 2004.

RIBEIRO, R. C.; MICHALKIEWICZ, E. L.; FIGUEIREDO, B. C. et al. Adrenocortical tumors in children. *Braz. J. Med. Biol. Res.*, v. 33, n. 10, p. 1225-1234, 2000.

SABBAGA, C. C.; AVILLA, S. G.; SCHULZ, C. et al. Adrenocortical carcinoma in children: clinical aspects and prognosis. *J. Pediatr. Surg.*, v. 28, p. 841-843, 1993.

WOLTHERS, O. D.; CAMERON, F. J.; SCHEIMBERG, I. et al. Androgen secreting adrenocortical tumours. *Arch. Dis. Child*, v. 80, p. 46-50, 1999.

Seção 3

Trauma

24 Atendimento Inicial do Politraumatizado 149
25 Mecanismos do Trauma Pediátrico 157
26 Trauma Pediátrico 162

CAPÍTULO 24

Atendimento Inicial do Politraumatizado

Alberto E. Iñón

Gerardo Boscarino

INTRODUÇÃO

Na maioria dos países do mundo, o trauma ou a enfermidade acidente é a principal causa de morte desde o primeiro ano de vida até os 35 anos. Segundo dados do Fundo das Nações Unidas para a Infância (Unicef), 750.000 crianças morrem, anualmente, em razão de lesões por causas externas. Essa realidade se mantém, apesar do conceito de trauma, como enfermidade, ter adquirido uma maior abrangência.

Sem dúvida, pode-se afirmar que se iniciou um caminho objetivando melhorar essa situação. Por um lado, já se sabe e se aceita que as crianças merecem tratamento adequado às suas necessidades; por outro, paulatinamente, se acrescenta o critério de prevenção primária. Nos últimos anos ocorreram importantes avanços teóricos, práticos e técnicos sobre a fisiopatologia e tratamento das lesões por causas externas.

A morte por lesões traumáticas ocorre em três momentos ou etapas: *inicial*, *intermediária* e *tardia*.

Etapa Inicial

É a que transcorre durante os primeiros minutos depois do acidente. Nesse período, a morte é causada por lesões massivas e graves do sistema nervoso central (SNC), grandes vasos, vísceras maciças e coração.

O único manejo possível é a *prevenção primária*, já que a magnitude das lesões e o comprometimento funcional fulminante praticamente impossibilitam um tratamento eficaz, mesmo com os recursos disponíveis na época atual.

A *prevenção primária* é o método mais efetivo para tratar a enfermidade acidente, mas essa afirmação só pode concretizar-se quando existe uma tomada de consciência da gravidade do trauma e uma legislação adequada às necessidades e problemática de cada região.

Etapa Intermediária

É o período que se segue à etapa inicial e que se estende por poucos dias. A morte ocorre em razão de hematomas subdurais e epidurais, hemotórax e/ou pneumotórax, ruptura de vísceras sólidas, fraturas graves, etc. Nessa etapa, o atendimento inicial determina o prognóstico final do paciente.

O cuidado do paciente politraumatizado implica avaliação e reanimação inicial rápida e eficaz, tratamento inicial racional e sistematizado, triagem, adequada comunicação intra e inter-hospitalar, transferência consensual de médico a médico e transporte eficiente, avaliação continuada e medidas terapêuticas conforme as necessidades da vítima.

Etapa Tardia

Na terceira etapa ou etapa tardia, a morte ocorre por sepse e insuficiência de vários sistemas associados. Essa etapa é essencialmente hospitalar.

As situações traumáticas comprometem o desenvolvimento normal e o crescimento da criança.

A morbidade do trauma é elevada e sem dúvida pouco hierarquizada. Em uma série de 5.623 pacientes do Registro de Trauma Pediátrico da Argentina, observou-se uma incidência de 36,7% de seqüelas no momento da alta.

O atendimento desses pacientes pode ser sintetizado em três etapas:

- *Pré-hospitalar:* essa fase estende-se desde que ocorre o acidente até a primeira hora de atendimento em um hospital.
- *Hospitalar:* é aquela durante a qual se completa ou às vezes se presta o atendimento inicial e se realiza o tratamento definitivo das lesões, começando-se a reabilitação precoce.
- *Reabilitação ou pós-hospitalar:* é o período de recuperação e inserção do paciente em suas atividades até alcançar a normalidade completa ou a normalidade possível.

No presente capítulo, serão revisados os critérios recomendados para atendimento inicial do paciente traumatizado *menor de quinze anos*. Até essa idade, as respostas das vítimas diante das lesões e os padrões do traumatismo têm particularidades próprias. Para pacientes maiores de quinze anos de idade, sugere-se o emprego das condutas recomendadas para o paciente adulto.

GENERALIDADES

O processo de crescimento e desenvolvimento outorga às crianças uma condição única.

- Idade: a idade do paciente determina particularidades físicas, fisiológicas e psicológicas que incidem sobre o tipo de respostas diante de uma lesão traumática.
- Tamanho: as lesões produzidas por traumatismo podem ser graves e extensas, porque a energia de um impacto é absorvida por uma massa

corporal pequena e o corpo de uma criança tem maior concentração de órgãos por unidade de superfície. Como a criança é *fácil de transladar ou mover*, ela está exposta a sofrer lesões graves durante os movimentos próprios no atendimento, reanimação e/ou traslado.

- Elasticidade e flexibilidade: essa particularidade dos tecidos da criança determina que, mesmo na ausência de lesões externas, possa existir um importante dano visceral.
- Massa craniofacial: essa estrutura é comparativamente maior, e os traumatismos nessa região são muito freqüentes.
- Perda de calor: a maior superfície corporal, a pele fina e ricamente vascularizada e a escassa espessura do tecido celular subcutâneo favorecem a perda fácil de calor. É imprescindível prevenir ou modificar as perdas de calor, seja qual for a circunstância.

A hipotermia é causa de fracasso na reanimação.

- Hipoxemia: a criança acidentada pode ter: oxigenação diminuída, ventilação insuficiente e/ou choque hipovolêmico; todas essas condições produzem hipoxemia.

A hipóxia causa parada cardiorrespiratória.

- Componente psíquico: é um componente geralmente não considerado na urgência, mas, sem dúvida, tem de ser avaliado e levado em conta para evitar erros de interpretação dos sintomas e sinais.

AVALIAÇÃO E TRATAMENTO INICIAL

A pessoa que chega ao local do acidente deve estar preparada para enfrentar o cenário que gera a criança politraumatizada.

A resposta que uma criança politraumatizada gera no operador, nos ajudantes e/ou nos espectadores fortuitos pode ser negativa, paralisante e/ou de excitação improdutiva; portanto, é importante *trabalhar com método* para evitar que, na urgência, as ações se transformem em um caos de manobras sem sentido e sem eficácia.

Os primeiros 30min depois do acidente são cruciais para uma criança. A variedade de sintomas e a quantidade de situações para solucionar com rapidez podem ultrapassar a capacidade operatória do profissional.

A meta da avaliação e reanimação é manter o fluxo de sangue oxigenado ao cérebro e a outros órgãos vitais.

A sistematização no método de avaliação e tratamento é a base para o correto atendimento das crianças politraumatizadas.

AVALIAÇÃO E REANIMAÇÃO

O manejo inicial de um paciente pediátrico politraumatizado pela equipe profissional requer: serenidade e rapidez, treinamento mínimo, infra-estrutura e instrumentos simples.

As recomendações que se descrevem neste capítulo baseiam-se nos princípios propostos pelo Programa de Trauma Pediátrico da Argentina, Academia Americana de Pediatria e Comitê do Trauma do Colégio Americano de Cirurgiões. As recomendações são simples e podem ser realizadas em qualquer local e situação.

A atenção inicial de uma vítima implica: Avaliação Inicial e Reanimação, Segunda Avaliação, Categorização, Estabilização e Transporte.

A *avaliação e reanimação* têm uma série de fases que serão detalhadas a seguir com uma seqüência didática. Na prática, não existe uma separação clara entre uma etapa e a outra. A avaliação e as medidas para salvar a vida realizam-se de forma simultânea. A posição supina sobre um plano firme é a posição que se recomenda para a avaliação e tratamento iniciais, para os cuidados posteriores e transporte.

Para facilitar a ordenação do método, a seqüência que se recomenda é a seguinte:

- A – Via aérea e controle da coluna cervical.
- B – Respiração ou ventilação.
- C – Circulação e controle de hemorragia.
- D – Definição do estado neurológico ou avaliação neurológica.
- E – Exame físico sumário.

Via Aérea e Coluna Cervical

A via aérea e coluna cervical das crianças têm particularidades anatômicas e funcionais próprias que favorecem a rápida obstrução da primeira e condicionam graves lesões medulares, mesmo sem lesões visíveis da coluna.

A permeabilidade da via aérea é essencial.

Avaliar esse aspecto é simples: se a criança chora e chama seus pais, significa que ela está com a via aérea permeável e que respira bem. O contrário indica obstrução e implica rápida ação para permitir um fluxo livre do ar pela traquéia.

A preocupação pela *suficiência da via aérea* deve ser sempre acompanhada pelo *controle da porção cervical da coluna vertebral*.

Ao efetuar qualquer manobra para favorecer a entrada do ar pela via aérea, deve-se proteger a coluna cervical, até que se haja descartado lesão vertebral.

Todo o paciente pediátrico politraumatizado deve ser considerado portador de uma *lesão vertebral* até que não se diagnostique o contrário, devendo, portanto, ser imobilizado.

Esse é um conceito geral e, em especial, é particularmente válido naqueles pacientes que sofrem traumatismo *acima da linha clavicular* e, em especial, quando se trata de um traumatismo craniofacial e inconsciência.

A imobilização cervical é realizada por colares de imobilização cervical, almofadas, bolsas de areia, roupa ou outros materiais acolchoados. Para a imobilização corporal, usam-se as tábuas de transporte.

As manobras de imobilização cervical e corporal sempre devem ser executadas *com a cabeça no mesmo eixo que o corpo* e sustentada com uma tração moderada para evitar movimentos de cabeçada e/ou laterais. A imobilização deve ser mantida até que se descarte uma lesão da coluna cervical.

As manobras sobre a via aérea agrupam-se em duas grandes categorias: *elementares e avançadas*.

Elas têm como objetivo: *prover e manter uma via aérea adequada*.

Antes de qualquer manobra da via aérea, recomenda-se o uso sistemático de oxigênio com máscara de reservatório e um fluxo de 15L/min para obter-se adequada provisão de oxigênio.

Manobras Elementares

As manobras elementares são as seguintes:

- Deslocamento anterior do maxilar inferior: essa é a manobra mais segura e eficaz para abrir a via aérea em uma criança com suspeita de lesão medular. Com os cotovelos do operador apoiados no plano em que está o paciente, colocam-se dois ou três dedos de ambas as mãos em cada ângulo da mandíbula, projetando-se a mandíbula para a frente. Essa manobra é muito útil, já que no paciente inconsciente a língua cai para trás pela hipotonia dos músculos laríngeos e da mastigação, o que produz a obstrução da via aérea no nível da hipofaringe.
- Projeção anterior da mandíbula com extensão vertical: não se recomenda nas crianças pelo risco em potencial de produzir lesão da medula espinhal.
- *Aspiração:* a via aérea superior nas crianças pode ser obstruída com coágulos, restos de alimentos, conteúdo gástrico, dentes e/ou aparelhos de ortodontia. Para aspirar a via aérea, deve-se usar cânula rígida.
- Cânulas: o uso da cânula orofaríngea ou nasofaríngea é muito limitado nas crianças, porque seu uso apresenta dificuldades técnicas e é difícil mantê-las em posição. Podem ser úteis em pacientes inconscientes enquanto são ventilados com máscara.

Manobras Avançadas

As manobras avançadas de instrumentação sobre a via aérea requerem destreza e treinamento por parte do operador, porque, se não respeitadas as normas de suas indicações e técnica, existe o risco de lesão da via aérea superior ou da coluna cervical.

As manobras avançadas de instrumentação sobre a via aérea são as seguintes:

- Entubação traqueal. A entubação traqueal é indicada quando as medidas anteriores fracassaram em promover ventilação suficiente. A entubação traqueal nas vítimas pediátricas exige conhecimento e destreza.

Nas crianças *menores de 8 anos* usam-se tubos sem balão inflável, já que a cartilagem cricóide serve de balão funcional. Nos *maiores de 8 anos* podem ser utilizados tubos com balão inflável. Existem tabelas que orientam sobre o tipo de tubo a utilizar, de acordo com a idade e o peso.

Na prática, o tamanho do tubo endotraqueal é determinado pela comparação com o tamanho de um dos dedos mínimos ou de uma das narinas do paciente. Durante o procedimento, é conveniente dispor de tubos *duas* medidas maiores e duas medidas menores do que a selecionada. A via escolhida é a *orotraqueal*. A via nasotraqueal é difícil de realizar pela própria curvatura da faringe da criança.

A entubação orotraqueal é realizada com a cabeça em posição neutra em eixo com o corpo e com leve tração mediante fixação com as duas mãos para proteger a medula espinhal. As tentativas de entubação não devem ser prolongadas nem traumáticas. Cada tentativa não deve superar os 30s. No caso de fracasso do operador nas primeiras tentativas de entubação do paciente, ela deverá ser feita por mãos mais experimentadas. A bradicardia é um sinal de hipóxia e obriga a suspender as tentativas de entubação, necessitando de ventilação com máscara. A fixação do tubo traqueal é tão importante quanto a entubação.

Naqueles pacientes agitados, sobretudo nos que têm traumatismo craniano, a manobra de entubação deverá se basear na técnica "seqüência rápida de entubação", que tem por objetivo evitar a hipertensão intracraniana.

A manobra consiste em hiperoxigenar o paciente e, em seguida, injetar-lhe por via intravenosa um agente anestésico (tiopental sódico, cetamina), seguido de relaxante muscular (succinilcolina-atropina, vecurônio), entubando-se então o paciente. Essa manobra exige que o operador conheça os agentes farmacológicos, as doses e saiba entubar perfeitamente.

- Punção cricotireóidea. A punção cricotireóidea é indicada quando não se alcançou o objetivo de desobstruir a via aérea, quando a situação do paciente piora, quando não há possibilidade de traslado imediato ou quando existe certeza de suboclusão alta da via aérea. Tem como contra-indicação a obstrução completa da via aérea e a fratura laríngea. Para realizar a punção cricotireóidea, usa-se agulha plástica nº 16 ou 14, um bocal de tubo endotraqueal nº 3, mangueiras de plástico e fonte de oxigênio.
- Cricotireoidotomia. É um procedimento muito pouco usado nas crianças porque o espaço crico-

tireóideo é muito pequeno e não permite a passagem do tubo sem grandes possibilidades de lesar estruturas vizinhas. Nas crianças pequenas é mais seguro fazer uma traqueostomia. Sempre é necessário colocar um tubo endotraqueal, o menor possível, assegurando-se que seja adequado para manter a ventilação suficiente.

Respiração

Em se contando com uma via aérea suficiente, o passo seguinte é assegurar uma ventilação adequada.

O operador deve verificar se a vítima respira ou não.

Se o paciente respira sem dificuldade, a única coisa que se tem a fazer é assegurar a permeabilidade da via aérea e prover oxigênio. Se não respira, temos que respirar por ele.

Para saber se a vítima respira ou não, uma vez que o operador está seguro que a via aérea não está obstruída, este deve colocar a orelha perto da boca e do nariz da criança e perceber se o ar está sendo exalado, ao mesmo tempo que deve observar os movimentos toracoabdominais.

Uma respiração é efetiva quando se mantém uma corrente de ar livre, os movimentos torácicos são fáceis e a saturação de oxigênio sangüíneo é normal.

O paciente, apesar de ter a via aérea permeável, pode continuar com insuficiência respiratória, o que se deve a fatores que afetam a adequada troca gasosa no nível pulmonar e/ou diminuição no transporte de oxigênio.

As causas mais comuns de insuficiência respiratória no politraumatizado são: pneumotórax (fechado ou aberto), hemopneumotórax, associação de ambos, contusão pulmonar grave (associada ou não a tórax instável) e lesões dos grandes vasos, geralmente associadas a um quadro de hipovolemia.

A tiragem e a dispnéia são sinais de comprometimento respiratório.

O íctus normalmente se localiza na linha medioclavicular esquerda, no nível ou um pouco abaixo do mamilo. O deslocamento do íctus reflete mudanças na posição dos órgãos do mediastino por acúmulo de ar ou sangue.

A percussão determina se há macicez ou timpanismo.

A ausculta permite determinar se há ou não murmúrio vesicular em um ou nos dois hemitóraces, se a ventilação pulmonar está diminuída e se há ou não ruídos acessórios (por exemplo, hidroaéreos).

No pneumotórax e hemotórax, os sinais respiratórios são similares. No primeiro, a percussão do tórax demonstra timpanismo; no segundo, a sonoridade do tórax é maciça.

O pneumotórax hipertensivo, como o hemotórax maciço, necessita de tratamento de emergência. A contusão pulmonar pode ser suspeitada naqueles pacientes em que outras causas foram descartadas e que, apesar de um tratamento adequado, persistem com cianose e insuficiência respiratória. O tórax instável manifesta-se claramente pela mobilidade anormal da área e tem baixa incidência nas crianças. Se a insuficiência respiratória for grave e progressiva, deve-se realizar o tratamento de urgência.

No pneumotórax e no hemotórax, o tratamento consiste na toracocentese e toracotomia mínima. A técnica é simples e deve ser conhecida pelos médicos que atendem emergências. O local para colocar a drenagem, no caso de pneumotórax, é o segundo espaço intercostal do lado afetado, no nível da linha média clavicular. Para drenar um hemotórax, o local ideal é a linha axilar média no nível do quinto espaço intercostal. Quando, em função da emergência, não se tem disponível um frasco duas vias ou sifão, pode-se empregar uma seringa para equilibrar pressões ou ainda pode-se deixar o cateter aberto ao ar, transformando um pneumotórax hipertensivo em um pneumotórax simples, que é melhor tolerado. Com essa manobra, salva-se a criança e se estabiliza o paciente para seu traslado. A toracotomia mínima é uma técnica que requer destreza cirúrgica.

O tórax aberto ou aspirativo produz-se quando existe uma ferida na parede do tórax, cuja dimensão supera os dois terços do tamanho da traquéia do paciente. O ar entra mais facilmente pela ferida do que pela via aérea, produzindo insuficiência respiratória.

O tratamento consiste em criar um sistema valvular unidirecional. Para isso, basta tapar a ferida com uma compressa, gaze ou lâmina de plástico, que seja maior do que a ferida e se fixe à pele de maneira segura com esparadrapo ou fita adesiva por *três de seus lados ou bordos*. O lado livre serve como válvula unidirecional.

Os pacientes com tórax instável e de contusão pulmonar devem ser tratados em centros especializados, para onde devem ser rapidamente transferidos.

O traumatismo de tórax tem alta mortalidade (até 25%), sendo maior ainda quando associado a lesões de outros órgãos.

Circulação

Em um paciente pediátrico, os sinais de hipotensão mais fáceis de reconhecer são: palidez, frieza da pele, sudorese, sonolência e aumento da freqüência do pulso.

O pulso é um dado semiológico muito útil, já que constitui a primeira resposta hemodinâmica que se detecta com facilidade.

Nas crianças maiores, procura-se o pulso radial. Nos menores de um ano, procura-se o pulso braquial ou o femoral.

Uma maneira prática de estimar a pressão arterial é mediante o controle dos pulsos periféricos, conforme a descrição contida no índice de traumatismo pediátrico (ITP):

- Pulso radial palpável: vítima normotensa.
- Pulso femoral palpável e sem pulso radial palpável: pressão arterial entre 90 e 50mmHg.
- Ausência de pulsos palpáveis: pressão arterial abaixo de 50mmHg.

Em caso de sangramento externo profuso, a hemorragia externa é tratada por compressão no local do sangramento. O uso do torniquete e/ou de pinças hemostáticas não é indicado, sendo perigoso pela possibilidade de lesar os vasos ou os nervos da área.

A calça antichoque nos pacientes pediátricos tem muito pouco uso, podendo ser utilizada em caso de fratura grave de pelve para estabilizá-la e assim diminuir o sangramento.

Expansão de Volume

Os aportes iniciais para ressuscitar uma criança são equivalentes a 25% do volume ou 20mL/kg. Para repor 25% de perda de volume, são necessários 60mL/kg de uma solução cristalóide (regra de 3 cristalóide: 1 colóide). As soluções recomendadas são o Ringer lactato ou soro fisiológico.

A falta de resposta a três infusões *in bolus* de 20mL/kg significa que o paciente tem sangramento ativo, que é necessário continuar com a reposição de sangue e que urge a presença do cirurgião pediátrico.

Acessos Venosos

Durante o atendimento inicial, recomenda-se o uso da punção venosa periférica (veia cefálica, basílica ou suas tributárias, safena interna). Durante a emergência, as tentativas de punção venosa devem ser realizadas durante os primeiros 2 ou 3min ou após três tentativas pra conseguir uma via venosa. Se não houver êxito na manobra, recomenda-se a canulação da safena interna no nível do maléolo. As canulações e os cateteres percutâneos *em veias profundas ou centrais* devem ser realizados em centros especializados e somente após o paciente ter sido completamente avaliado.

Em pacientes menores de sete anos, pode-se usar a via intra-óssea, que é muito efetiva com um tempo de circulação medula óssea-coração de 20s. Podem ser infundidas drogas e soluções cristalóides; não se recomenda infundir bicarbonato sem diluição. O sangue passa com lentidão.

O local da punção situa-se na face ântero-interna da tíbia, 1 a 3cm abaixo da tuberosidade tibial anterior. Durante a punção, deve-se evitar a lesão da cartilagem epifisiária. Outros locais adicionais são: face externa do fêmur, crista ilíaca e esterno. As agulhas utilizadas são agulhas especiais para punção intra-óssea, agulhas de punção de medula óssea 25/8 ou as agulhas usadas em transfusão.

Essa via é recomendada para situações de emergência nas quais não se encontrou uma via venosa pela hipotensão presente ou por dificuldades técnicas.

A reanimação deve ser sempre iniciada, apesar de saber-se que as crianças politraumatizadas que chegam à emergência em parada cardíaca têm poucas possibilidades de recuperação.

Avaliação Neurológica

As lesões do SNC são observadas entre 50 e 70% dos pacientes politraumatizados. No primeiro contato com a vítima, é conveniente realizar uma avaliação muito rápida e geral sobre o estado de consciência dela. Podem ser seguidos os parâmetros do ITP:

- Acordado.
- Obnubilado ou inconsciente.
- Coma ou descerebrado.

Para os pacientes maiores de 15 anos, recomenda-se o *APDNE*, sigla que se origina de: *A* = *A*lerta ou acordado, *P* = resposta à *P*alavra, *D* = resposta à *D*or, *N* = *N*ão responde; *E* = *E*xame físico sumário.

Exame Físico Sumário

Examina-se o paciente de maneira rápida da cabeça aos pés para detectar as lesões mais evidentes e urgentes.

Coibe-se a hemorragia. Em feridas penetrantes, nas quais o objeto está incrustado no corpo (madeira, metal, etc.), não se deve extraí-lo na cena do acidente, mas fixá-lo e imobilizá-lo solidário com o corpo da vítima.

Neste ponto finalizou-se a primeira etapa, correspondente à avaliação inicial e à reanimação. Nela levou-se a cabo a análise clínica e cirúrgica global, estabeleceu-se um diagnóstico de gravidade e se realizaram as manobras para salvar a vida do paciente.

Antes de prosseguir, é necessário avaliar novamente o paciente para ajustar as ações terapêuticas aos resultados obtidos até esse momento.

SEGUNDA AVALIAÇÃO E SEGUNDO EXAME FÍSICO

Com mais tranqüilidade, realiza-se essa segunda avaliação, que consiste em um exame físico meticuloso que segue uma ordem que vai desde a cabeça até a planta dos pés, com cuidado particular de incluir no exame a região posterior do corpo e todos os orifícios e cavidades (narinas, ouvidos, boca, meato uretral, ânus).

A sonda nasogástrica deve ser colocada de rotina para descomprimir o estômago; a única contra-indicação refere-se às lesões graves do maciço central da face, o que determinaria a introdução da sonda dentro do crânio. A sonda uretral não deve ser colocada nos pacientes com uretrorragia, fratura de ossos pélvicos e/ou em caso de elevação da próstata, revelada pelo toque retal.

Durante o segundo exame, repetem-se as avaliações das condições vitais investigadas na seqüência dos ABC. É o tempo de indicar as radiografias elementares, que são: coluna cervical de perfil com visualização da 7ª cervical, pelve e tórax ântero-posterior. Durante essa segunda avaliação, investiga-se a presença de escoriações ou lacerações craniofaciais, afundamento de ossos do crânio, anisocoria e perda

154 ■ *Trauma*

de sangue ou líquido cefalorraquidiano (LCR) pelo ouvido ou nariz. Para diferenciar sangue de LCR, usa-se a técnica do "halo".

Ao exame sumário da primeira fase agrega-se agora a avaliação do comprometimento do SNC mediante o miniexame neurológico (MEN).

O MEN inclui:

■ Consciência: escala de Glasgow e, para as crianças menores de três anos, a escala de Glasgow modificada ou a de Raimondi.
■ Tamanho das pupilas: normalmente, as pupilas são iguais e simétricas. Medem de 1 a 4mm; variações maiores de 2mm são patológicas.
■ Presença de debilidade, paresias ou paralisias dos membros (melhor resposta motora).

O MEN deve ser repetido freqüentemente para detectar mudanças no estado neurológico.

O exame isolado carece de todo o sentido.

As lesões craniais estão representadas pelas fraturas e pelas lesões intracranianas.

As lesões vertebromedulares são mais freqüentes no nível da região cervical e compreendem uma ampla gama que vai desde as subluxações às fraturas complexas, com ou sem compromisso medular.

Com respeito à avaliação do SNC, é importante compreender a importância e alta incidência das lesões do SNC nas vítimas pediátricas, conhecer as grandes síndromes neurológicas (hematoma extradural, subdural, contusão, concussão, etc.), entender a relevância da consulta precoce ao neurocirurgião, reconhecer o valor e a necessidade da avaliação seriada dos sinais neurológicos e saber reconhecer nas radiografias as estruturas ósseas vertebrais normais e as variações patológicas.

O tratamento elementar consiste na provisão de oxigênio e fluidos, em evitar a hipóxia e as variações da pressão arterial sistêmica e da temperatura. Os pacientes com Glasgow menor de 12 devem ser controlados cuidadosamente. Se o Glasgow for ≤ 9, necessitam internação e tratamento específico em uma unidade de tratamento intensivo.

As lesões da medula espinhal são muito graves (incidência de 1,5%). Cinqüenta por cento dos pacientes com lesões de medula espinhal não têm evidências radiológicas, por isso é necessário um cuidadoso exame neurológico e radiológico. A presença, no toque retal, de um esfíncter francamente hipotônico ou atônico, em um paciente que não está em estado de coma, é sinal de dano medular.

A suspeita diagnóstica é patrimônio do primeiro médico que atende à vítima. O tratamento é responsabilidade dos especialistas.

Os quadros mais dramáticos de insuficiência respiratória resolvem-se com medidas simples (drenagens, punções, entubação, etc.). As lesões que não acarretam situações de risco iminente de morte (lesões esofágicas, traqueais, bronquiais, aórticas, hérnia diafragmática, etc.) requerem tratamento especializado.

A toracotomia de emergência é de uso excepcional nas vítimas pediátricas, sendo seus resultados pobres.

As lesões de vísceras abdominais por traumatismo rombo são freqüentes nas vítimas pediátricas. As lesões de órgãos maciços (fígado, baço, pâncreas, rins) podem ser tratadas com estratégia não operatória. Isso exige um paciente clinicamente estável, sem que a necessidade de sangue supere 40mL/kg para mantê-lo fora do choque, uma infra-estrutura que permita a rápida intervenção da equipe cirúrgica e um banco de sangue.

Em geral, os traumatismos penetrantes requerem exploração cirúrgica.

O controle clínico é fundamental para as decisões cirúrgicas. A presença de sinais, como hematoma, escoriações, marcas de pneus, dor e/ou reação peritoneal, obriga a pesquisa de lesões nos órgãos intra-abdominais.

Os métodos de diagnósticos mais úteis em pediatria são a tomografia axial computadorizada e a ultra-sonografia.

O lavado peritoneal não é uma técnica útil nas crianças, salvo casos excepcionais, como, por exemplo, um caso de traumatismo de crânio grave que deve ser operado e no qual se suspeita de traumatismo de abdome associado. O procedimento é realizado no bloco cirúrgico, enquanto se prepara o paciente para a abordagem neurocirúrgica.

Logo após o paciente estar estável, recomenda-se que o tratamento definitivo das lesões dele seja realizado em centros de alta complexidade e por especialistas pediátricos.

Se houver alguma condição que obrigue, dado a gravidade do paciente, uma operação em um centro de complexidade mediana ou baixa, recomenda-se ao cirurgião atuante a tomada de medidas bastante conservadoras no manejo dos órgãos. Por exemplo, sempre é preferível uma esplenorrafia a uma esplenectomia.

O tratamento inicial tem o objetivo de solucionar, com procedimentos mais simples, situações de risco vital.

O tratamento definitivo é patrimônio dos centros especializados e está orientado para a reparação definitiva das lesões e o manejo das alterações funcionais concomitantes.

As fraturas ósseas diagnosticam-se pelo exame visual e à palpação das zonas lesadas. Os ossos planos e longos são mais acessíveis à palpação e os sinais de fratura são evidentes: dor localizada, afundamento, hematoma, posição anômala e/ou desvio do eixo ósseo, deformação de um membro, crepitação sobre a área. Nas fraturas dos membros, exploram-se os pulsos distais.

No paciente normotenso, a ausência de pulso distal à fratura (radiais, poplíteos, etc.) é sinal da gravidade funcional da fratura. As fraturas expostas devem ser recobertas com apósitos estéreis e anti-sépticos; em caso de hemorragia, efetua-se a compressão do local, com ou sem atadura. As luxações articulares podem esperar sua redução até o paciente chegar ao centro assistencial.

As fraturas pélvicas são potencialmente graves e exigem adequado controle e reposição de volume. No menino, são causa de lesão de uretra.

Nas amputações, efetua-se uma bandagem compressiva no coto e o membro amputado é envolvido em apósitos estéreis (ou, em sua falta, em apósitos limpos), colocando-o em uma bolsa ou lâmina de plástico e o enviando refrigerado em gelo comum (não congelado).

O tratamento das lesões dos membros está orientado principalmente para conservar a função, evitar lesões vasculares, síndrome compartimental e evitar a dor. O ortopedista é um integrante ativo da equipe de trauma.

Em caso de lesões térmicas, além das medidas descritas para a reanimação em geral, a atenção inicial consistirá nas seguintes ações de emergência para salvar a vida do paciente: interromper a ação do agente térmico, avaliar o comprometimento respiratório e controle da coluna cervical, rápida avaliação da superfície queimada, rápida avaliação do grau de profundidade das lesões e traslado para um centro especializado.

Das lesões por frio, a mais relevante na prática é a *hipotermia,* uma lesão muito comum e perigosa nas vítimas pediátricas.

É considerada *hipotermia* a condição na qual a temperatura corporal central é menor do que 35°C. Apresenta-se como conseqüência de exposição acidental ao frio, por falta de cuidado no atendimento ou no transporte das vítimas. É classificada em leve, moderada ou grave, conforme os graus centígrados. Para efeitos práticos, é sensato considerá-la sempre grave. Os sinais clínicos são: depressão do nível sensório, pele fria, cinza, cianótica ou marmórea, grave bradicardia e bradipnéia.

A profilaxia e o tratamento consistem em desnudar o paciente se ele estiver com as roupas úmidas, cobri-lo com agasalho seco e morno em ambiente climatizado e RCP (reanimação cardiopulmonar), se necessário.

O paciente pediátrico traumatizado e hipotérmico pode apresentar um quadro clínico similar ao da morte; portanto, não se pode afirmar que uma vítima está morta enquanto não esteja recuperada do quadro de hipotermia.

Categorização

A categorização do paciente pediátrico politraumatizado facilita enormemente os cuidados das vítimas. Embora haja diferentes tipos de índices ou escores, recomenda-se o ITP de J. J.Tepas III *et al.*[1] (Tabela 24.1).

O peso é uma medida antropométrica de ampla e constante referência nos pacientes pediátricos. No trauma, quanto menor a criança, maior o risco. Via aérea, pressão arterial sistêmica, SNC são parâmetros funcionais. Ferimento e fratura são parâmetros anatômicos. A combinação de todos esses dados fornece-nos uma informação objetiva do impacto da lesão.

O ITP tem as seguintes vantagens: é um índice criado com conceito pediátrico, é simples e fácil de aplicar na urgência, nos proporciona uma linguagem objetiva e comum, permite o encaminhamento racional e com critério pediátrico ao centro especializado de referência, evita perda desnecessária de tempo e esforços, racionaliza a distribuição de recursos humanos e materiais, provê bases objetivas para o diálogo entre o médico (operador/pessoal) de transporte e o médico do centro receptor.

O ITP tem uma relação linear inversa com a mortalidade e, portanto, permite uma orientação para a triagem.

A partir da pontuação 8 ou menor, a mortalidade aumenta de forma clara. Os pacientes com índice igual ou menor do que oito devem ser enviados a centros com capacidade operacional para o atendimento de pacientes críticos. Os pacientes com índice igual ou maior do que nove podem ser encaminhados para centros de menor complexidade.

Além do ITP, existem fatores para se levar em conta, como magnitude do impacto no acidente, velocidade do móvel no momento do impacto, número de vítimas concomitantes, número de mortos no acidente, altura da queda, ferimento por armas, inalação de gases tóxicos, etc.

TRANSPORTE DO POLITRAUMATIZADO

As recomendações para os pacientes pediátricos que se descrevem a seguir são de ordem geral.

TABELA 24.1 – Escore de trauma pediátrico

COMPONENTES	CATEGORIAS		
	+2	+1	-1
Peso (kg)	> 20kg	10 – 20kg	< 10kg
Via aérea	Normal	Mantida ou preservada	Irregular
Pressão arterial sistólica	> 90mmHg ou pulso radial palpável	90 – 50mmHg ou pulso femoral palpável	< 50mmHg, pulsos ausentes
Sistema nervoso central	Acordado	Obnubilado ou perda dos sentidos	Coma/descerebrado
Ferimento aberto	Não	Pequeno	Grande ou penetrante
Esqueleto (fraturas)	Não	Fratura fechada	Fratura exposta ou múltipla
Índice de traumatismo pediátrico = ____ + ____ + ____ + ____ + ____ + ____ = _____			

156 ■ *Trauma*

A criança traumatizada deve ser encaminhada para controle a um centro assistencial, acondicionada e transladada sobre uma tábua de transporte e com colar de imobilização cervical. Essas medidas são essenciais para um transporte adequado.

A vítima pediátrica politraumatizada deve ser transportada de forma eficiente, segura, sem perda de tempo a uma instituição previamente selecionada que seja a mais próxima e que possua uma infra-estrutura adequada para tratar pacientes graves.

Para transferir um paciente, é importante contar com a aceitação do centro receptor. É um erro partir com o veículo de transporte em busca de um lugar onde o acidentado possa ser tratado. Perdem-se tempo e recursos.

Sempre que for possível, o paciente deve ser acompanhado por um familiar direto. Em algum momento durante o cuidado inicial ou transporte da vítima, devem ser registrados os dados do paciente e do acidente. Esses dados são de suma importância para o atendimento posterior da criança acidentada.

O transporte pode ser realizado por meios terrestres, aéreos e, ocasionalmente, marinhos. Cada um deles tem suas particularidades que necessitam ser conhecidas de acordo com a área geográfica. Os veículos devem ser providos com equipamentos adequados, tanto em drogas como em pessoal. As ambulâncias constituem o melhor meio de transporte terrestre.

O transporte aéreo é recomendado para o traslado de pacientes críticos a distâncias maiores de 100km. Convém relembrar que, durante os vôos, a cabine, por estar pressurizada, apresenta diferenças de pressão em relação ao nível do mar. A diferença de pressão produz uma expansão dos gases no nível das cavidades corporais (estômago, pleura) e/ou dos elementos de assistência (talas pneumáticas, tubos traqueais com manguito inflável, calças antichoque).

A equipe profissional que transportou o paciente deve repassar à equipe do hospital receptor todos os antecedentes, dados clínicos, informação sobre o acidente e tratamento realizado de forma escrita, concisa e completa.

O atendimento inicial eficiente de uma criança politraumatizada é fator de vital importância para a evolução do paciente. Exige capacitação teórica e desenvolvimento de habilidades práticas que devem ser adquiridos por todos aqueles que trabalham na emergência. É um método prático, simples e fácil de aprender, que conduz ao alcance dos melhores resultados possíveis para um determinado paciente.

REFERÊNCIA BIBLIOGRÁFICA

1. TEPAS III, J. J.; RAMENOFSKY, M. L.; MOLLIT, D. L. et al. The pediatric trauma score as a predictive of injury severity: an objective assessment. *J. Trauma*, v. 28, p. 425-430, 1988.

BIBLIOGRAFIA RECOMENDADA

GÓMEZ, M. A.; NEIRA, J. *Atención Inicial de Pacientes Traumatizados*. Asociación Argentina de Cirurgia. Comisión de Trauma. Buenos Aires: Fundación P. L. Rivero, 1996.

HEBERT, P.; WELLS, G.; BLAJCHMAN, M. A. et al. A multicenter, randomized, controlled clinical trial of transfusion requirements in critical care. *N. Engl. J. Med.*, v. 340, p. 409-417, 1999.

IÑÓN, A. E. *Trauma em Pediatría*. Buenos Aires: McGraw-Hill, 2002.

NICHOLS, D.; YASTER, M. *Golden Hour: the handbook of advanced pediatric life support*. St. Louis: Mosby, 1996.

CAPÍTULO 25

Mecanismos do Trauma Pediátrico

João Vicente Bassols

978-85-7241-675-7

INTRODUÇÃO

Em um levantamento epidemiológico que se constituiu em dissertação de mestrado, observamos que o perfil do paciente pediátrico que sofreu trauma em nosso meio e necessitou internação no Hospital de Pronto-socorro Municipal de Porto Alegre – Rio Grande do Sul, foi um menino, com idade aproximada de 12 anos, que caminhava por nossas ruas, no período da tarde, sendo atropelado, tendo como conseqüência trauma cranioencefálico (TCE), que se constituiu no motivo de internação.

Quando discutimos o mecanismo de trauma na criança, verificamos que, à medida que aumenta a faixa etária, as características aproximam-se dos adultos. O trauma, ou as denominadas causas externas em nosso meio, é a causa de maior morbimortalidade na criança após um ano de idade. Não há medidas de precisão para avaliar o impacto dessas perdas humanas ou incapacitações permanentes ou temporárias em nossa sociedade. São seres que têm a maior parte de suas vidas pela frente e que, repentinamente, se vêem privados delas por causas passíveis de prevenção.

Os efeitos das drogas, principalmente o álcool, têm sido cada vez mais presentes na gênese do problema. Em que pesem os programas lançados para diminuir a ingesta de bebidas alcoólicas e/ou o uso de outros tipos de drogas, a associação destas com trauma tem sido freqüente.

CONSIDERAÇÕES SOBRE A CRIANÇA

A afirmação de que "crianças não são adultos em miniatura" deve sempre ser enfatizada. As crianças têm características únicas em sua anatomia, fisiologia e composição bioquímica, bem como aspectos emocionais, que as fazem responder de maneira distinta às agressões sofridas.

Diferentemente do adulto, em que se pode estabelecer modelo de suscetibilidade ao trauma e a fatores de risco, na criança é complicado estabelecer-se um modelo. O crescimento, com suas constantes mudanças anatômicas e fisiológicas, faz com que a diferença não seja apenas um acréscimo em peso ou massa corporal. As crianças são obviamente dinâmicas em seu crescimento e desenvolvimento e, à medida que alcançam marcas no crescimento, comportamento e aquisição de habilidades, a interação delas com o ambiente muda.

Modificações Físicas

Uma criança, ao nascer, tem em média 50cm de comprimento. No primeiro ano, há um crescimento de 25cm, um adicional de 50% da altura inicial. O comprimento dobra aos quatro anos. Quando atinge a adolescência, há um acréscimo de 5 a 6cm por ano até atingir altura média de 1,77m no homem ou 1,65m na mulher.

O peso ao nascer é de aproximadamente 3kg. O peso duplica em cinco meses, triplica em um ano e quadruplica em dois anos. Até a puberdade há um crescimento aproximado de 10kg no primeiro ano, 20kg até cinco anos e 30kg até dez anos. Na vida adulta, atinge-se, em média, com grandes variações, 70kg (homens) e 67kg (mulheres).

As proporções entre as diversas partes do corpo vão também se modificando, com mudanças substanciais, inclusive no centro de gravidade. A cabeça da criança é relativamente grande comparada ao resto do corpo, principalmente por ser o primeiro segmento a completar seu desenvolvimento. A circunferência cefálica é de aproximadamente 34cm ao nascer, aos quatro anos é de 50cm ou 80% da circunferência do adulto e aos oito anos é de aproximadamente 95% da do adulto.

Quanto à musculatura, também há características interessantes. Os membros inferiores de um adulto têm 55% de seu peso muscular, correspondendo, aproximadamente, à metade da altura corporal. No lactente, os membros inferiores equivalem a um terço do comprimento total e o maior volume muscular está no pescoço e no tronco. O adulto tem cerca de 40% do peso total em massa muscular e 5% do peso em órgãos (fígado, coração, cérebro e rins). No lactente, a distribuição é bem diferente: 20% massa muscular e 18% de peso em órgãos. Por essas características, depreende-se porque as crianças são mais vulneráveis ao trauma.

A pele na criança é menos espessa e cobre uma superfície de 800cm^2/kg, comparada à de um adulto, de 300cm^2/kg. Isto é, o adulto, em relação à criança, tem mais pele para cobrir menor superfície.

Comportamento

A criança é mais vulnerável, por exemplo, em um atropelamento. Como ela é mais impulsiva e facilmente distraída, sofre mais atropelamentos com conseqüências mais graves. A percepção auditiva e visual são habilidades em desenvolvimento, prejudicando sua interação com o ambiente e sua autodefesa. A criança, em geral, é superestimada pelos pais quanto a suas habilidades, não tendo condições, por exemplo, de atravessar ruas com segurança até os oito anos de idade. Mesmo sendo educadas, as crianças têm dificuldades

158 ■ *Trauma*

de observar o tráfego antes de atravessar uma rua. A educação ajuda, mas não muda a seqüência do desenvolvimento.

MECANISMOS DE TRAUMA

Ao estudarmos a epidemiologia do trauma pediátrico, nos deparamos com diferentes mecanismos. Entre os mais freqüentes em nosso meio estão os causados por veículos, sendo a criança passageiro deste ou sendo vítima de atropelamento, quedas, queimaduras, agressões. Menos freqüentes, mas não menos importantes, são os afogamentos, intoxicações, ingestões ou aspirações de corpos estranhos, ferimentos por projétil de arma de fogo ou por arma branca.

Veículos

Passageiro

Quando a criança está no interior de um veículo em movimento, ela pode sofrer quatro movimentos que podem lhe causar lesões no momento do impacto. O veículo pára e o passageiro segue o seu movimento sofrendo um impacto direto; em segundo lugar, os órgãos internos seguem seu movimento, o que causa arrancamentos de ligamentos e fixações. Em terceiro lugar, há o contragolpe e o corpo volta a sofrer novo impacto. Por fim, com o mesmo mecanismo os órgãos mantêm o movimento no sentido inverso do inicial, podendo ser submetidos a novas lesões nesse quarto instante da cinemática do movimento. Os mecanismos de golpe e contragolpe poderão causar, no interior da caixa craniana, rupturas arteriais e ou venosas com lesões focais, menos freqüentes na criança, com hematomas subdurais ou epidurais. O mais freqüente é a lesão cerebral difusa com conseqüências imprevisíveis quanto ao tempo de evolução e seqüelas.

Ainda, quando ocorre o trauma por contusão direta da cabeça contra um anteparo rígido, por exemplo, o pára-brisa, pode haver dissipação da energia para a coluna cervical, extremamente elástica e móvel na criança, causando lesões nesse nível. As lesões de coluna cervical são bastante raras na criança, embora, quando aconteçam, sejam extremamente graves. A criança, se não bem segura quando ocorrer abalroamentos e capotagens, pode sofrer graves lesões, tornando-se um joguete dentro do veículo, sendo impulsionada para vários pontos com múltiplos traumas.

Quando um veículo em movimento sofre uma parada, tudo que estiver em seu interior, como ocupantes, objetos, adquire uma energia cinética, fazendo com que se mantenha a velocidade destes. A física nos ensina que a energia cinética é o produto da massa de um determinado corpo pela velocidade ao quadrado ($E = MV^2$). Isso significa que, se houver um aumento de 10km/h na velocidade de um objeto, haverá um aumento de 40% na energia cinética. Quando o objeto pára, há uma dissipação da energia e ocorre uma desaceleração durante um longo período. Se a desaceleração ocorrer num curto período, aumentará a força aplicada. Portanto, quando o veículo pára bruscamente, pessoas e objetos em seu interior mantêm a energia que deverá ser dissipada. Essa energia poderá se transferir para o cinto de segurança ou para outra estrutura do veículo que absorver o impacto. A força será aplicada sobre o corpo causando lesões. A resultante dessa força sofrerá uma resistência de semelhante intensidade.

Três tipos de força podem ocorrer e a reação a elas causar alguma lesão. Primeiro acontece a força de compressão, que é uma energia mecânica aplicada diretamente sobre o corpo. A segunda é a tensão a que é submetido o objeto que sofreu a compressão. A força de tensão provém de várias forças e testa a elasticidade do objeto. A terceira é a força de estiramento, resultando em forças aplicadas em direções opostas. Todas essas forças são simultâneas. A inércia é o movimento que mantém a energia dos objetos e os faz colidir com alguma estrutura no interior do veículo.

Há alguns mecanismos específicos de zonas corporais. Por exemplo, em uma colisão frontal com a cabeça atuando como anteparo, ocorrem todas as forças estudadas com o mecanismo de golpe e contragolpe. Há lesões por mecanismos diretos na cabeça e lesões por mecanismos indiretos sobre a coluna cervical. E ainda há a possibilidade de algum objeto solto dentro do veículo se projetar sobre a cabeça do indivíduo.

Em colisões em que ocorre capotagem, como já salientamos, ocorrerão vários mecanismos de trauma e, surpreendentemente, a energia pode ser absorvida pelo próprio veículo, livrando os ocupantes de lesões muitas vezes desproporcionais ao dano causado no veículo.

Por vezes, acontecem também mecanismos de trauma sem colisão, com paradas bruscas causando batidas de encontro a estruturas do veículo ou ejeção do ocupante.

No banco traseiro do veículo, onde normalmente deveriam ser transportadas as crianças, também podem ocorrer traumas nas colisões ou outros "acidentes". As estatísticas nos Estados Unidos demonstram que somente 5% das crianças usam mecanismos restritivos. Portanto, 95% estão em diferentes locais do veículo, principalmente na parte dianteira ou de pé ou brincando, aumentando muito os riscos de trauma.

Pedestre

Ao sofrer atropelamento, em geral a criança tem uma atitude diferente do adulto, colocando-se de frente para o veículo, e podendo, por sua menor estatura, ser atingida no abdome, no tórax ou na bacia, com lesões muitas vezes importantes em vários locais. O mecanismo é inicialmente um golpe que atinge diretamente uma área maior do corpo da criança, causando lesões multissistêmicas. Os escolares são os mais atingidos, no período da tarde, quando saem da escola para casa. Em vários estudos, como os de Tanz e Christoffel, as lesões mais comuns por esse mecanismo ocorrem em crianças de quatro a nove anos e com outro pico aos 18 anos. No estudo que realizamos, confirmaram-se esses dados.

Trabalhos mostram que, nas áreas urbanas mais pobres, as crianças sofrem mais lesões como pedestres. Em nosso meio (Porto Alegre), o mecanismo de trauma que mais levou as crianças a serem hospitalizadas foi o atropelamento. Em geral, as crianças menores são vítimas de atropelamento próximo a casa delas; quem conduz o veículo é um membro da família da vítima ou um vizinho. É importante lembrar que as crianças são muito ativas e ignoram os perigos do trânsito, necessitando de constante supervisão. O uso de álcool e problemas de comportamento são freqüentes no causador do atropelamento.

No mecanismo do trauma no atropelamento, o local do corpo atingido diretamente depende do tamanho da criança (Fig. 25.1). Após o primeiro contato, a criança roda e a cabeça, os ombros ou o tórax são atingidos secundariamente ao chocar-se em alguma estrutura rígida (pára-brisa); a seguir, com a parada do veículo, a vítima é lançada ao solo, deslizando ou rolando sobre ele. Há, portanto, duas fases no mecanismo de trauma no atropelado: a primeira de múltiplo contato com o carro e a segunda quando ocorre o impacto da vítima com o solo. A gravidade das lesões está diretamente relacionada à velocidade do impacto na primeira fase.

A melhor maneira de prevenir esses acontecimentos seria retirar as crianças das ruas, oferecendo locais apropriados para jogos e brincadeiras. Testes de teor alcoólico e multas maiores ou a retirada da licença para dirigir mostram-se medidas eficazes. Em nosso meio, tem-se tentado programas de educação nas escolas junto aos professores, na tentativa de redução desses eventos (programa "A Escola Vai ao HPS – Hospital de Pronto-socorro").

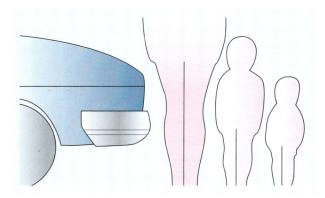

Figura 25.1 – Zona anatômica do impacto, mudando a dinâmica do corpo após o choque. Crianças menores são atingidas mais acima no corpo e rolam para baixo do veículo; crianças maiores e adultos vão para cima do veículo[1].

Traumatizados por Bicicleta

Nas estatísticas dos Estados Unidos, as vítimas mais freqüentes dos incidentes com bicicletas são as crianças, que sofrem lesões mais graves. Setenta por cento das lesões em que o mecanismo de lesão foi produzido por bicicletas ocorreram em crianças menores de 15 anos, principalmente com TCE. Comprovadamente, o grupo de maior risco nos traumas é o dos que não usam equipamentos de proteção, principalmente capacetes. Aqui também os meninos são mais atingidos que as meninas. Em geral, nas colisões, o ciclista é atingido no lado esquerdo do corpo.

A parte mais comumente atingida nesse mecanismo de trauma é a cabeça. As lesões mais freqüentes são concussões, fraturas de crânio, enquanto lesões focais são menos freqüentes. Os autores relatam que as contusões são muito mais freqüentes que os ferimentos penetrantes. Isso nos sugere que, se protegermos melhor a cabeça, certamente teremos diminuição dessas lesões. Lesões pulmonares, hepáticas, esplênicas e rupturas intestinais podem estar associadas a TCE. Fraturas de extremidades ocorrem mais freqüentemente em traumas menos graves. Os capacetes protegem o cérebro das compressões, diminuindo a desaceleração e também protegendo o crânio de fraturas. Todos os estudos realizados demonstram a eficácia da proteção pelo capacete. Em uma cidade da Austrália, onde é obrigatório o uso desse equipamento, houve considerável redução das lesões de crânio. De acordo com estudos de Nakayama et al., quando um programa de equipamentos de segurança é oferecido após hospitalização por trauma, há um aumento do uso de capacete[2]. Esse é o melhor momento de ensinamento aos pais e às crianças. Os meninos entre 10 e 14 anos constituem o grupo de maior risco, devendo-se, nesse grupo, enfatizar o uso de equipamentos de proteção. Além do TCE, que é o motivo de internação mais comum também em nosso meio, vimos também alguns casos de traumas abdominais produzidos pelo guidom da bicicleta com traumas de duodeno, intestino delgado e mesentério, que necessitaram tratamento cirúrgico.

Quedas

Nas quedas, os mecanismos que ocorrem são semelhantes aos já vistos, enfatizando-se a ocorrência de fraturas de membros inferiores e superiores com freqüência. Deve-se lembrar as fraturas típicas da criança, como em galho verde e torção, e a possibilidade delas atingirem as zonas de crescimento.

Agressões

Os mecanismos nas agressões dependerão da zona atingida e do meio utilizado pelo agressor, podendo ser desde contusões, queimaduras, até agressões por arma branca ou projétil de arma de fogo.

Intoxicações, Corpos Estranhos, Afogamento

Haverá diferentes mecanismos de acordo com as características do produto causador da intoxicação. Os corpos estranhos causarão quadros de obstrução digestiva ou respiratória, enquanto o afogamento apresentará quadro obstrutivo inicial com asfixia por elemento líquido.

PADRÕES ANATÔMICOS

Embora seja praticamente impossível eliminar as causas de lesões na criança, a melhor maneira de combatê-las é pela prevenção. Ao considerarmos o trauma na criança não como um acidente, ou seja, algo fortuito, imprevisível, podemos, conhecendo os padrões de lesão típicos e a etiologia do trauma, diminuir a incidência com medidas preventivas.

Cabeça e Pescoço

Simpson *et al.* concluíram em seus estudos que 63% das crianças até os quatro anos de idade e 73% entre 4 e 15 anos morrem por trauma neurológico[3]. Na verdade, dessas crianças vítimas de trauma em estradas dos Estados Unidos, nenhuma estava adequadamente restringida no veículo em que viajava. As lesões de coluna cervical, embora graves, são raras nas crianças.

O mecanismo de trauma craniano é composto de forças de contato e inerciais. O mecanismo de contato é direto pelo impacto contra uma estrutura sólida. Os TCE podem estar associados ou não a fraturas de crânio. Menos de 30% estão associados a fraturas. As lesões por inércia ocorrem logo a seguir, quando as estruturas intracranianas mantêm o movimento após a contusão direta, causando lesões difusas ou menos freqüentemente lesões focais, como hematomas subdurais ou mais raramente os epidurais. As raras lesões por trauma de coluna cervical ocorrem por mecanismos de flexão-compressão mais comumente (2/3 dos mecanismos nessa faixa etária). Outro mecanismo menos comum é a extensão em que ocorrem lesões similares ao mecanismo da fratura do enforcado. Esse mecanismo pode acarretar ruptura atlantooccipital, sendo 250 vezes mais comum na criança que no adulto. Menos freqüentemente, cerca de 10% das vezes, acontece o mecanismo de flexão lateral, geralmente com traumas no nível de C4 e C5 (Fig. 25.2).

Tronco

O mecanismo mais comum de trauma nesse nível é também o contuso. A complacência é maior no abdome, e o conteúdo intra-abdominal é viscoso, permitindo o deslocamento entre os órgãos intra-abdominais, evitando muitas vezes lesões. Os sintomas, em uma contusão abdominal, são pouco confiáveis, exceto pela presença de irritação peritoneal e ausência de ruídos hidroaéreos. As lesões mais freqüentes na cavidade abdominal estão localizadas no fígado e no baço, que são órgãos encapsulados. Vários sentidos de forças podem ocorrer sobre os órgãos, causando diferentes lesões (Fig. 25.3). Nos traumas causados por veículos automotores, a maioria das crianças com equipamentos de proteção mal posicionados, entre 4 e 9 anos, pode sofrer lesões associadas a esse mal posicionamento.

A caixa torácica é bastante complacente pelas características da criança, principalmente o lactente, suportando grandes forças sem fraturas e com importantes lesões intratorácicas. Quando houver fratura, isso nos leva a interpretar que o mecanismo de trauma foi muito intenso e que lesões importantes dos órgãos intracavitários podem ter acontecido. Os elementos a serem considerados no mecanismo de trauma contuso no tórax são a quantidade de força empregada, a porcentagem de compressão torácica e a velocidade de compressão, segundo trabalhos de Viano[4]. Isso significa que a caixa torácica tolera uma batida pesada, se for aplicada com baixa velocidade (lentamente). Se a mesma batida for aplicada com mais velocidade, podem

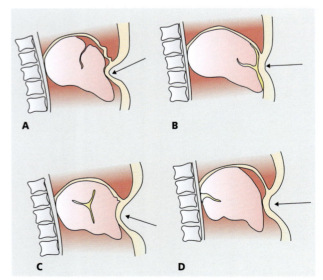

Figura 25.3 – (A – D) Influência de várias forças nas lesões de órgãos intra-abdominais (fígado)[1].

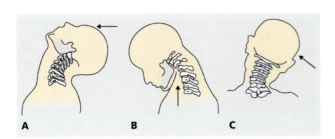

Figura 25.2 – Mecanismos de lesões cervicais[4]. (A) Extensão. (B) Flexão – compressão. (C) Lateral.

produzir-se extensas lesões. Na verdade, a velocidade da deformidade, a quantidade de força, o tamanho da superfície de contato e a complacência torácica são determinantes da extensão do trauma.

SISTEMAS DE SEGURANÇA

Cintos

Os sistemas de segurança empregados determinam mecanismos de trauma peculiares.

Os cintos de segurança, quando mal posicionados, podem causar lesões características. O cinto abdominal, mais freqüentemente utilizado nos bancos traseiros dos automóveis, causa o típico mecanismo do canivete, causando lesões, principalmente de duodeno, mesentério e coluna lombar (Fig. 25.4). O cinto superior, mal posicionado, pode também causar lesões, como o enforcamento com asfixia traumática.

Cadeiras

As cadeiras próprias para crianças pequenas também são equipamentos que podem, em um "acidente", levar a criança a diferentes mecanismos de trauma, inclusive como projétil.

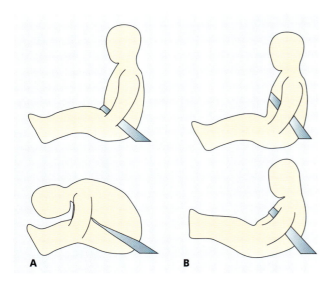

Figura 25.4 – Mecanismo de lesão em crianças com cinto de segurança. (*A*) Cinto abdominal aplicado adequadamente, mas o centro de gravidade alto leva a uma flexão forçada e incontrolada durante a colisão ("efeito canivete"). (*B*) Cinto alto aumenta o risco de lesão, particularmente intra-abdominal, em crianças menores.

Air Bags

Esses mecanismos de proteção podem causar lesões nas crianças, principalmente pequenas, com sufocação. Estudos comprovam, entretanto, que o uso do *air bag* isolado concorreu para reduzir a mortalidade em 18% nas estradas dos Estados Unidos; o uso de *air bag* associado ao cinto de três pontos, em até 71% de redução da mortalidade. Nenhum sistema de segurança vai eliminar os traumas e a mortalidade por trauma, mas, certamente, diminuirão as forças capazes de produzir lesão e diminuirão a morbimortalidade do trauma. Isso já foi conseguido com campanhas bem dirigidas, como *SafeKid*, desenvolvida em Washington pelo cirurgião pediátrico Martin Eichelberger.

REFERÊNCIAS BIBLIOGRÁFICAS

1. PANTLER, M. A.; HENNING, J.; BUNTAIN, W. L. *Mechanisms and Biomechanics of Traffic Injuries – Management of Pediatric Trauma*. Philadelphia: W. B. Saunders, 1995. p. 10-27.
2. NAKAYAMA, D. K.; PASLEKA, K. B.; GARDER, M. J. How bicycle-related injuries change bicycling practices in children. *Am. J. Dis. Child*, v. 144, p. 928-929, 1990.
3. SIMPSON, D. A.; BLUMBERGS, P. C.; MCLEAN, A. J. et al. Head injuries in infants and children: measures to reduce mortality in road accidents. *World J. Surg*, v. 16, p. 403-409, 1992.
4. VIANO, D. C. Causes and control of spinal cord injury in automobile crashes. *World J. Surg.*, v. 16, p. 410-419, 1992.

BIBLIOGRAFIA RECOMENDADA

BASSOLS, J. V. *Aspectos Epidemiológicos do Trauma Pediátrico*. Porto Alegre, 1998. Dissertação (Mestrado) – Universidade Federal do Rio Grande do Sul.

FRIEDE, A. M.; AZZARA, C. V.; GALLAGER, S. S. et al. The epidemiology of injuries to bicycle riders. *Pediatr. Clin. North Am.*, v. 32, p. 141-151, 1985.

GUYER, B.; TALBOT, A. M.; PLESS, I. B. Pedestrian injuries to children and youth *Pediatr. Clin. North Am.*, v. 32, p. 163-174, 1985.

IÑÓN, A. E. *Trauma en Pediatria*. New York: Mc Graw-Hill Interamericana, 2002.

MAC KAY, M. Mechanisms of injury and biomechanics: Vehicle design and crash performance. *World J. Surg.*, v. 16, p. 420-427, 1992.

MAVES, D. K.; SOUZA, A.; PRENGER, E. C. et al. Traumatic atlantooccipital disruption in children. *Pediatric Radiol.*, v. 21, p. 504-507, 1991.

MCDERMOTT, F. T. Helmet efficacy in the prevention of bicycle head injuries: in Victoria, Australia. *World J. Surg.*, v. 16, p. 379-383, 1992.

RIVERA, F. P. Traumatic deaths of children in the United States: currently available prevention strategies. *Pediatrics*, v. 75, p. 456-462, 1985.

RIVERO, F. P.; BARBER, M. Demographic analyses of childhood pedestrian injuries. *Pediatrics*, v. 76, p. 375-381, 1985.

SPAITE, D. W.; MURPHY, M.; CRISS, E. A. et al. A prospective analysis of injury severity among helmeted and nonhelmeted bicyclists involved in collisions with motor vehicles. *J. Trauma*, v. 31, p. 1510-1516, 1991.

SEÇÃO 3

CAPÍTULO 26

Trauma Pediátrico

João Vicente Bassols

A criança, quando sofre um trauma, sofre física e emocionalmente e é acompanhada de pais angustiados, que se sentem desamparados e com sensação de culpa. Devemos lembrar disso sem prejuízo para a tensão e a execução de procedimentos necessários. A manifestação de medo é uma constante nessas crianças, e o principal agente para seu conforto é um pai ou cuidador com bom vínculo afetivo. Os pais ou substitutos são elementos importantes para contenção e controle da criança na sala de emergência.

É importante dizer a verdade para a criança, que deve ser informada precisamente e com termos adequados ao seu nível de compreensão, dos procedimentos a que vai ser submetida e do prognóstico. A imobilização da criança no momento de seu exame deve ser feita da forma menos traumática possível, com o auxílio de uma terceira pessoa. A presença de sangue é um fator de aumento da angústia. Deve-se ter o cuidado de limpá-lo ou cobri-lo o mais precocemente possível. A anamnese e o exame físico são fundamentais em todas as situações e não devem ser negligenciados.

CONCEITO

Lesões ou alterações causadas na criança por agentes externos. Estão incluídos nesse conceito traumas físicos e emocionais, contusões, ferimentos penetrantes, intoxicações, corpos estranhos em orifícios naturais ou não, entre outros.

EPIDEMIOLOGIA

Mais de 80% dos traumas nas crianças são contusos. Enquanto nos Estados Unidos 10.000 crianças morrem vítimas de trauma por ano, no Rio Grande do Sul a mortalidade devida a causas externas é de 30%, aproximando-se às cifras daquele país.

A primeira causa de trauma grave, que necessita de internação hospitalar, é a provocada por veículo automotor, sendo entre eles o mais freqüente o atropelamento. O trauma cranioencefálico (TCE) é o motivo de internação mais comum. A maior causa de trauma na infância está associada ao politraumatismo. À medida que a criança cresce, aumenta a chance de trauma por maior exposição aos agentes causadores dele.

MECANISMOS DE TRAUMA

Ver Capítulo 25.

POLITRAUMATISMO

São lesões traumáticas em diversas regiões, órgãos ou sistemas do corpo em que pelo menos uma das lesões coloca o paciente em risco de morte.

Quadro clínico:

- Diminuição do nível de consciência até o coma.
- Insuficiência respiratória até apnéia.
- Instabilidade hemodinâmica até choque hipovolêmico (volemia = 80mL/kg).
- Perda sangüínea.
  - Até 25%: freqüência cardíaca normal ou até 20% acima do normal para a idade, pressão arterial (PA) normal, enchimento capilar normal: igual ou menor que 2s, nível de consciência mantido, freqüência respiratória mantida.
  - Entre 25 e 40%: palidez cutânea, sudorese e extremidades frias, confusão, desorientação, pulso fino, freqüência cardíaca acima de 20% do normal para a idade, taquipnéia, diminuição discreta da PA, enchimento capilar mais prolongado.
  - Acima de 40%: idem à anterior, acrescentando coma, taquipnéia acentuada ou apnéia, pulsos não palpáveis, PA em queda acentuada, parada cardiorrespiratória.

CONDUTA

Avaliação rápida do ABCDE (ATLS – Advanced Trauma Life Support; AITP – Atenção Inicial ao Trauma Pediátrico) e reanimação.

Via Aérea e Manutenção da Coluna Cervical

- Obter via aérea por manobras manuais: tracionando o mento ou empurrando a mandíbula.
- Entubação orotraqueal (o diâmetro da cânula deve corresponder ao diâmetro do dedo mínimo ou da narina da criança). Manter imobilização adequada da coluna cervical sem hiperestendê-la (um auxiliar deve segurar a cabeça com as duas mãos em posição neutra). Se necessário, podem ser usados medicamentos para auxiliar entubação: atropina 0,01 a 0,03mg/kg por via intravenosA (IV); midazolam 0,15mg/kg IV ou cetamina 0,5 a 1mg/kg IV; com TCE: atropina + cetamina ou tiopental 3 a 5mg/kg IV ou lidocaína 1mg/kg IV ou, abaixo dos três anos de idade, propofol 1mg/kg IV.
- Cricotireoidostomia com agulha, com jato intermitente de oxigênio.

Respiração/Ventilação

- Manter adequada, com controle pela oximetria de pulso. Se necessário, instituir ventilação mecânica com: fração inspiratória do oxigênio (FiO_2) em 1 (100%), freqüência do ventilador: 20 para escolares e 24 para pré-escolares e lactentes, pressão positiva expiratória final (PEEP, *positive end-expiratory pressure*) = 5cmH$_2$O.

Circulação

- Controlar sangramentos por compressão.
- Acesso venoso – superficial com cateteres de grosso calibre (tipo Abbocath®) ou intra-ósseo (intra-medular nos ossos longos).
- Iniciar o tratamento do choque.
- Estabilizar as condições hemodinâmicas, como pulsos femorais ou radiais não palpáveis, PA sistólica abaixo do normal para a idade (até 12 meses < 80mmHg, acima de 12 meses = 80mmHg + 2 para cada ano de idade), palidez acentuada.
  - Iniciar com 20mL/kg Ringer lactato IV em 10min.
  - Ao persistir sinais de choque, repetir até três vezes para estabilizar.
  - Após estabilizar: instalar soro de manutenção para 24h (soro glicosado 5% 4:1 soro fisiológico) em crianças com peso igual ou menor que 10kg, 100mL/kg.
  - De 10 a 20kg = 1.000mL + 50mL/kg que ultrapassar 10kg.
  - Mais que 20kg = 1.500mL + 20mL/kg que ultrapassar 20kg/ acrescentar cloreto de potássio (KCl).
  - Monitor cardíaco e oxímetro de pulso.
  - Sonda nasogástrica (SNG) e controle de diurese.

Exame Neurológico Sumário

- Preferencialmente instituir escore da escala de coma de Glasgow.

Exposição Completa do Paciente e Cuidados com o Meio Ambiente

- Retirar toda a roupa do paciente sem grandes mobilizações em um ambiente adequadamente aquecido, para evitar perda de calor. A infusão de líquidos também deve ser aquecida.
- Verificar outras conseqüências do trauma (exame secundário): exame da cabeça aos pés – cabeça, coluna, tórax, abdome, extremidades/cintura pélvica; fraturas, imobilizações.
- Se necessário analgesia: fentanil 3 a 7mg/kg IV lento (em 1 a 2min) ou morfina 0,05 a 0,1mg/kg IV.

TRAUMA CRANIOENCEFÁLICO ISOLADO

- Lesões primárias e secundárias.
  - Primárias: lesões de tecido encefálico e vasos sangüíneos conseqüentes ao trauma e que podem necessitar abordagem cirúrgica.
  - Secundárias: hipóxia, isquemia, edema de tecido nervoso, conseqüentes ao trauma, hipotensão, hipoxemia, hipercapnia ou aumento da pres-

são intracraniana. Podem manifestar-se horas ou dias após e podem ser controlados por procedimentos clínicos.
- Quadro clínico: nível de consciência pela escala de coma de Glasgow, ferimentos do couro cabeludo, fraturas cranianas, lesões maxilares e de face, sangramentos, hematoma ocular, sangramento auricular, liquorréia pelas narinas ou condutos auditivos, outros distúrbios como paresias, alterações pupilares, crises convulsivas, distúrbios de ritmo respiratório até apnéia, distúrbios cardiocirculatórios: disritmias, alterações de PA, choque.
- Conduta.
  - Escala de coma de Glasgow abaixo ou igual a 7: TCE grave.
    - Entubação orotraqueal imediata.
    - Cricotireoidotomia com lesões faciais graves.
    - Hiperventilação: FiO$_2$ = 1 (100%), freqüência respiratória = 20/min e 24/min para crianças menores, PEEP = 5cmH$_2$O, volume corrente 1 a 1,5 vezes o normal.
    - Estabilização hemodinâmica: tratar o choque.
    - Sonda orogástrica (SOG).
    - Cateter venoso.
    - Entubação traqueal, se houver: distúrbios respiratórios, lesões faciais, cervicais e torácicas graves, instabilidade circulatória, risco durante transporte.

LESÕES RAQUIMEDULARES

Em geral, causadas por acidentes de trânsito ou quedas.

A proporção entre traumas cranioencefálicos (TCE) e traumas raquimedulares (TRM) é de 1:100.

Em toda a criança que sofreu TCE ou trauma grave, deve suspeitar-se de TRM. A mortalidade de crianças com lesão de coluna vertebral é de 60%.

O TRM pode ser primário (descontinuidade aguda da medula) ou secundário após horas ou dias do trauma por diminuição da circulação (Tabela 26.1).

O início dos sintomas neurológicos pode sofrer atraso de 30min a dias: dores na região da nuca, parestesias/anestesias (queimação nas pontas dos dedos e palmas das mãos, perda de sensibilidade), ausência de sensibilidade dolorosa, paralisia/perda de reflexos medulares, priapismo, posições viciosas (por exemplo, pescoço torto), curvamento da coluna, bradicardia/choque (choque medular em lesões completas acima de T6), falta de respiração diafragmática (lesão acima de C5), parada respiratória.

Conduta

Na dúvida, tratar como se houvesse lesão. Pode haver lesão sem evidência radiológica em ossos vertebrais.

- Fixar cabeça e coluna cervical em posição neutra (mãos/colar cervical).

164 ■ *Trauma*

TABELA 26.1 – Trauma raquimedular		
SEGMENTO ESPINHAL	**MUSCULATURA**	**FUNÇÃO**
C3 a C5	Diafragma	Respiração
C5 e C6	Bíceps	Flexão do cotovelo
C7 e C8	Tríceps	Extensão do cotovelo
C8 e T1	Flexor digital profundo	Fechamento do punho e da mão
L2 a L4	Quadríceps	Extensão do joelho
L4 e L5	Tibial anterior	Dorsiflexão do tornozelo

■ Evitar torções da coluna cervical. Pacientes com capacete: não retirá-lo se houver função respiratória preservada. Manobra para retirar o capacete: segurar firmemente o capacete, imobilizar a cabeça com duas mãos, enquanto alguém o retira.
■ Monitorar funções vitais: respiração, circulação, nível de consciência.
■ Entubação traqueal cuidadosa.
■ Estabilizar condições hemodinâmicas.
■ Manobras de reanimação, se necessárias.
■ Para transporte: superfície plana e rígida com fixação estável da cabeça.

TRAUMA TORÁCICO

Quinze a vinte por cento das crianças com trauma e gravemente feridas apresentam trauma torácico. Pela grande elasticidade do tórax, fraturas de costelas são raras, mas a energia é transmitida às estruturas intratorácicas, podendo acarretar lesões importantes:

Principais: ferimento aberto de tórax, pneumotórax hipertensivo, hemotórax maciço, tamponamento cardíaco, tórax instável, ruptura traqueobrônquica, contusão pulmonar, hematoma pulmonar, contusão miocárdica.

Clínica:

■ Sintomas gerais.
  – Insuficiência respiratória.
  – Instabilidade cardiocirculatória.
  – Parada cardíaca.
■ Sintomas específicos.
  – Lesão torácica aberta.
    • Defeito na parede com entrada e saída de ar.
    • Ruído característico de entrada e saída de ar.
    • Dispnéia/taquipnéia, cianose, dor.
    • Ingurgitamento de veias do pescoço.
  – Pneumotórax hipertensivo.
    • Dispnéia, batimento de asas do nariz, taquipnéia, cianose, dor.
    • Murmúrio vesicular diminuído à percussão, hipertimpanismo.
    • Movimentação do tórax reduzida unilateralmente.
    • Ingurgitamento das veias do pescoço.
    • Taquicardia, hipotensão, choque.
  – Hemotórax.
    • As mesmas características do pneumotórax, mais macicez à percussão e hipotensão, taquicardia e choque.

  – Tamponamento cardíaco.
    • Ingurgitamento de veias do pescoço.
    • Hipofonese de bulhas.
    • Hipotensão e choque.
  – Tórax instável.
    • Dispnéia, taquipnéia, cianose e dor.
    • Movimentos respiratórios paradoxais.
    • Crepitação.
    • Choque (ocasionalmente).
  – Ruptura traqueobrônquica.
    • Pode associar-se aos sintomas de pneumotórax.
    • Estridor.
    • Hemoptise.
    • Enfisema subcutâneo.
■ Conduta.
  – Parada cardíaca e/ou respiratória → reanimação.
  – Oxigênio a 100% com máscara se as vias aéreas estiverem permeáveis.
  – Entubação traqueal.
  – Drenagem torácica se não melhorar a insuficiência respiratória uni ou bilateral.
■ Medidas específicas.
  – Lesão profunda aberta da parede torácica:
    • Entubação.
    • Ventilação mecânica.
    • Analgesia.
    • Curativo semi-oclusivo com válvula ou drenagem torácica.
  – Pneumotórax hipertensivo.
    • Punção no 2º ou 3º espaço intercostal na linha hemiclavicular (Abbocath® calibroso).
    • Drenagem pleural entre a linha axilar anterior e a média no 5º espaço intercostal.
    • Tamanho do dreno.
      ◆ Recém-nascido: 8 a 12F.
      ◆ 1 a 6 meses: 14 a 16F.
      ◆ 6 a 12 meses: 16 a 18F.
      ◆ 1 a 5 anos: 20 a 28F.
      ◆ 6 a 12 anos: 30 a 32F.
      ◆ Crianças maiores: até 40F.
    • Posição semi-sentada.
    • Oxigênio.
    • Entubação traqueal.
    • Ventilação mecânica.
    • Analgesia (morfina IV).
  – Hemotórax.
    • Oxigênio.
    • Elevar parte superior do corpo.
    • Repor volume se houver sinais de choque.

- Acessos venosos calibrosos para reposição.
- Analgesia.
  - Tamponamento cardíaco.
    - Toracotomia imediata ou pericardiocentese com Abbocath® 14 junto ao apêndice xifóide à esquerda, no sentido do ombro esquerdo com um ângulo de 30°.
  - Tórax instável.
    - Decúbito elevado, pressão sobre o local.
    - Oxigênio.
    - Entubação.
    - Ventilação mecânica.
    - Analgesia (morfina) e sedação (midazolam).
  - Ruptura traqueobrônquica.
    - Entubação.
    - Ventilação mecânica.
    - Oxigênio.
    - Drenagem pleural.
    - Analgesia e sedação.

TRAUMA ABDOMINAL

Trauma Abdominal Fechado

Trauma violento, não penetrante, lesando órgãos intra-abdominais (mais freqüentemente baço, fígado, pâncreas, rins, duodeno ou bexiga).

A lesão se manifesta por hemorragia ou peritonite (geralmente com mais tempo de evolução: 6 a 24h) ou combinação de ambas.

Quadro clínico:

- Palidez, taquicardia.
- Dor espontânea ou à palpação, defesa.
- Distensão abdominal.
- Sinais peritoneais (diminuição de ruídos hidroaéreos, dor à descompressão).
- Equimose da parede.
- Marcas de pneu ou cinto.
- Sangue no aspirado gástrico, urina ou fezes.
- Dor no ombro esquerdo (ruptura de baço, irritação frênica).
- Dor no ombro direito (ruptura de fígado).
- Hipotensão arterial ou outros sinais de choque hipovolêmico.

Conduta:

- Avaliar funções vitais.
- Verificar existência de outras lesões.
- Reposição de volume.
- Oxigênio e ventilação, se necessário.
- Analgesia.
- SNG ou SOG.
- Cirurgia, se necessário.

Trauma Abdominal Aberto

Causado por ferimentos de arma branca, arma de fogo, empalamento ou outros. A conduta é a exploração cirúrgica por laparotomia ou em casos selecionados, por videolaparoscopia.

Lesões Hepática e Esplênica

São as vísceras mais freqüentemente atingidas na contusão abdominal. Não são freqüentes fraturas de arcos costais associadas a essas lesões pela elasticidade óssea nessa faixa etária. Podem ser observados equimoses ou hematomas nos hipocôndrios. Pode haver defesa abdominal e tensão. Mais da metade das crianças com lesões de fígado ou baço têm associadas lesões cranianas, torácicas ou musculoesqueléticas.

Noventa por cento das lesões hepáticas ou de baço são tratadas conservadoramente. Quando o paciente está estável com lesões isoladas dessas vísceras, confirmado por ultra-sonografia (US) ou tomografia computadorizada (TC) com contraste, pode-se adotar o tratamento conservador. Preconiza-se acompanhamento em Unidade de Terapia Intensiva (UTI) com acurada observação por até quatro dias. Pode ser liberado para casa com restrição de atividade física por, no mínimo, seis semanas. O acompanhamento é feito por exame clínico, US ou TC, se necessário.

Quando há indicação de cirurgia pela instabilidade do paciente ou por associação com outras lesões, deve-se ser o mais conservador possível.

Lesões hepáticas que não sangram mais não devem ser manipuladas. Lesões sangrantes devem ser suturadas (hepatorrafias) e eventualmente necessitam de hepatectomias parciais.

Nas lesões esplênicas, da mesma forma deve ser adotada essa conduta. Quando houver necessidade de esplenectomia, deve-se manter tratamento com penicilina por via oral (VO) até os cinco anos de idade ou até dois anos após a cirurgia em crianças maiores. A vacina antipneumocócica também é recomendada.

Outro método preconizado nas lesões de vísceras maciças é a angioembolização para tratamento em pacientes com sangramento ativo confirmado por TC.

No acompanhamento pós-operatório de um paciente tanto com lesão esplênica como hepática, deve-se avaliar clinicamente a evolução até seis semanas após o trauma. Se houver dúvidas, indica-se US ou TC com contraste para complementar a avaliação.

Lesão Renal

A abordagem é em geral conservadora. Noventa por cento dos pacientes apresentam lesões de grau I ou II com excelente resultado com o tratamento conservador.

Quando houver grande extravasamento urinário confirmado pela US ou pela TC iniciais, deverá submeter-se a uma exploração cirúrgica com tentativas de preservação do órgão, mesmo que parcial. Quando isso não for possível ou nas lesões do pedículo sem condições de recuperação, deve-se realizar nefrectomia, observando-se as condições do órgão contralateral.

Indicações para tratamento cirúrgico em pacientes com trauma renal contuso são: hematomas em expansão, lesões vasculares renais, grande extravasamento de urina, hipertensão persistente.

Todas as crianças com lesões de órgãos sólidos hemodinamicamente estáveis são candidatas ao tratamento conservador após a definição das lesões pela US e/ou pela TC com contraste.

Deve-se ter extrema acurácia na suspeita de lesões de vísceras ocas associadas ou complicações do tratamento conservador. O estudo radiológico simples de abdome agudo poderá ser útil na confirmação diagnóstica. Aumento da dor abdominal, distensão, vômitos e sinais inflamatórios são indícios de complicação ou de lesões associadas de vísceras ocas e necessitarão tratamento cirúrgico imediato.

Lesão de Vísceras Ocas

Nas lesões de vísceras ocas, tanto no trauma contuso como no penetrante, o tratamento cirúrgico deve ser com debridamento, rigorosa hemostasia e rafia primária. Só em grandes lesões de cólon, com importante comprometimento de vascularização, devem ser usadas derivações (enterostomias), quando não for tecnicamente possível a anastomose primária.

Lesão Perineal Complexa

Nas lesões perineais complexas, com fraturas de bacia, com deslocamentos, lesões de uretra e/ou reto, devem ser realizadas derivações para o tratamento adequado das lesões e só após completar o tratamento reconstrutivo. O trânsito digestivo e/ou urinário deve ser reconstituído somente após a correção definitiva dos defeitos primários.

As fraturas instáveis de bacia devem ser adequadas e precocemente imobilizadas com fixadores externos.

Há estudos com uso de angioembolização e cirurgia minimamente invasiva (videolaparoscopia) para o tratamento de lesões contusas e penetrantes. A videolaparoscopia pode ser usada nos ferimentos penetrantes da transição toracoabdominal.

BIBLIOGRAFIA RECOMENDADA

COBB, L. M.; VINOCUR, C. D.; WAGNER, C. W. et al. Intestinal perforation due to blunt trauma in children in an era of increased non-operative treatment. *J. Trauma*, v. 26, p. 461-463, 1986.

IVAN, L. P.; CHOO, S. H.; VENTUREYRA, E. C. Head injuries in childhood: a 2 year survey. *Can. Med. Assoc. J.*, v. 128, p. 281-284, 1983.

MAVES, D. K.; SOUZA, A.; PRENGER, E. C. et al. Traumatic atlanto-occipital disruption in children. *Pediatr. Radiol.*, v. 21, p. 504-507, 1991.

RIVERA, F. P. Traumatic deaths of children in the United States: currently available prevention strategies. *Pediatrics*, v. 75, p. 456-462, 1985.

Seção 4

Cabeça e Pescoço

27 Lesões da Região Fronto-nasal 169

28 Lesões da Cavidade Oral 173

29 Seqüência Pierre-Robin 177

30 Cisto Tireoglosso 180

31 Cistos, Seios e Fístulas Branquiais 183

32 Torcicolo Congênito 189

33 Linfadenite Cervical 193

34 Flebectasia Jugular (Venoma ou Ectasia da Veia Jugular) 198

CAPÍTULO 27

Lesões da Região Fronto-nasal

João Carlos Ketzer de Souza

Podem ser definidas como massas e seios que ocorrem na região frontal inferior, glabela, porções mediais dos supercílios e dorso nasal.

As lesões mais encontradas são: cisto dermóide, linfangioma, hemangioma, glioma nasal e encefalocele. Gliomas e encefaloceles são lesões raras de origem neurogênica.

- Prevalência: 1:20.000 a 40.000 nascidos vivos.

EMBRIOLOGIA

O período mais crítico na embriologia da face são as 12 primeiras semanas do desenvolvimento fetal. As células da crista neural são os elementos-chave no desenvolvimento da face, incluindo o nariz. As células da crista neural craniana migram dorsolateralmente para formar o mesênquima craniofacial, que irá diferenciar-se em cartilagens, ossos, glia e tecidos conetivos da face. Durante a formação da base do crânio e nariz, essas estruturas mesenquimais irão fundir-se e ossificar. Antes dessa fusão, há espaços entre esses elementos que são importantes no desenvolvimento das massas congênitas de linha média nasal. Esses espaços incluem o frontículo frontal, o espaço pré-nasal e o forame cego. O frontículo nasofrontal é o espaço existente entre os ossos frontal e nasal. O espaço pré-nasal está situado entre os ossos nasais e a cápsula nasal (precursora do septo e cartilagem nasal). O forame cego corresponde ao espaço existente entre o osso frontal e a *crista galli* do etmóide. Durante o desenvolvimento fetal, esses espaços fecham-se por fusão e ossificação. O desenvolvimento anormal dessas estruturas parece estar envolvido na formação de dermóides, gliomas e encefaloceles do nariz.

Nas primeiras fases da gestação, surge um divertículo de dura-máter, através do forame cego, que se estende até o espaço pré-nasal e intranasal. Contata brevemente o ectoderma do nariz. Esse divertículo deve separar-se do ectoderma e se retrair até o sistema nervoso central (SNC), fechando-se o defeito craniano no nível do forame cego (Fig. 27.1). Se não ocorre essa separação e o ectoderma da superfície retrai-se até as proximidades do nariz ou do sistema nervoso, podem aparecer trajetos, seios e cistos dérmicos. Caso permaneça algum tecido neuroectodérmico próximo ao nariz, com obliteração parcial ou total da conexão com o SNC, forma-se um glioma nasal. Quando a conexão com o SNC for mantida, forma-se uma encefalocele nasofrontal, com herniação do cérebro, meninges e dura-máter.

Cisto Dermóide

- Conceito: lesão dorso-nasal constituída por elementos embrionários ectodérmicos (Fig. 27.2).
- Localização anatômica: pode aparecer em qualquer ponto da linha medial do nariz, desde a glabela até a base da columela. Sua localização mais comum é junto ao bordo inferior dos ossos nasais.
- Etiopatogênese: duas teorias tentam explicar sua origem.

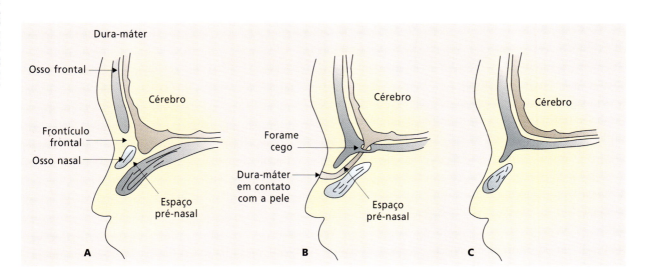

Figura 27.1 – (*A – C*) Fases do desenvolvimento embrionário. Nas primeiras etapas surge um divertículo de dura-máter, que se estende através de forame cego e espaço pré-nasal até alcançar o ectoderma dessa região. Esse divertículo normalmente se separa do ectoderma e se retrai até o sistema nervoso central, fechando o defeito craniano no nível do forame[1].

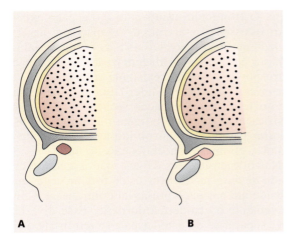

Figura 27.2 – Lesões congênitas mais comuns da linha média do nariz. Cisto dermóide (A) e fístula dermóide (B)[1].

A primeira teoria baseia-se em uma falha na separação da dura-máter da pele que a recobre durante a embriogênese. Normalmente existe uma evaginação da dura-máter através do forame cego até chegar ao espaço pré-nasal. Em condições habituais, essa projeção da dura-máter separa-se da pele e se retrai através do forame cego, para finalmente desaparecer. Se a separação entre a pele e a dura-máter for defeituosa, a dura-máter se retrai, mas como continua aderida à pele, forma uma invaginação de elementos epiteliais no espaço pré-nasal com ou sem conexão dural.

A segunda teoria é que teriam origem superficial ou nasal resultante do seqüestro de epitélio pelo desenvolvimento dos ossos nasais ou aberrações nos derivativos ectodérmicos.

- Freqüência: 1 a 3% de todos os cistos dermóides congênitos e 12% dos cistos dermóides da cabeça e pescoço. É o tumor congênito nasal mais freqüente.
- Representa 60% das lesões nasais de linha média da criança.
- Sem predisposição sexual.
- Anomalias congênitas associadas: 5 a 40% (atresia aural, retardo mental, anormalidades da coluna espinhal, hidrocefalia, hipertelorismo, microssomia hemifacial, albinismo, agenesia do corpo caloso, atrofia cerebral, lipoma lombar, lábio leporino, fenda palatina e outras).
- Prevalência: 1:20.000 nascidos vivos.
- Quadro clínico: ampla variedade de apresentações:
  - Seio sem cisto. A abertura do seio pode ser minúscula ou larga, por onde pode ser observada a presença de pêlos. O seio pode ser curto, terminar cegamente superficial ou profundamente em estruturas da linha média do nariz ou estender-se distante no sentido extra ou intracraniano.
  - Cisto extra ou intranasal com ou sem seio externo. O trajeto do seio segue uma direção superior, na frente ou atrás dos ossos nasais até formar um cisto (forma mais comum). O cisto pode conter material sebáceo e pêlos. A maioria dos cistos está associada ao seio.
  - Seio ou cisto com comunicação intracranial. Comunicação com o SNC é relatada em 4 a 45% dos casos.
- Exame físico: alargamento da região fronto-naso-orbitária, dando sugestão de hipertelorismo. À compressão do seio, pode sair material com aspecto de queijo e até pêlo. O cisto apresenta consistência mole a firme. Se infectar-se repetidamente, pode adquirir uma consistência endurecida e dolorosa. Não são transilumináveis, não mudam de tamanho com o choro ou pela compressão das veias jugulares (teste de Furstenberg).
- Investigação diagnóstica.
  - Radiografia de crânio (frontal, lateral): pesquisar sinais radiológicos de comprometimento intracranial ou sugestivos – espessamento ou placa etmóide bífida, trato radiolucente nos ossos fronto-etmóides, deformidade da *crista galli*.
  - TC: sinais tomográficos de cisto dermóide – ossos nasais próprios bífidos, tabique nasal espessado, imagem circular translúcida. A presença de um forame nasal amplo e/ou *crista galli* bífida sugere extensão intracranial.
  - Ressonância nuclear magnética (RNM) costuma mostrar sinal de hiperintensidade em T1 devido ao conteúdo de gordura. Permite visualizar os cistos dermóides com melhor definição e os cortes sagitais determinam com clareza a extensão intracranial.
- Tratamento: excisão cirúrgica. Com envolvimento intracranial: acesso craniofacial combinado, iniciando a exploração pelo lado nasal, aos dois a três anos de idade.

Glioma Nasal

- Conceito: considerado uma encefalocele que perdeu sua conexão intracranial, embora 13 a 15% possuam pedículo fibroso conectando-se com o espaço intracranial através de um defeito na placa cribriforme. Por causa do fechamento anormal do frontículo frontal, restos de tecido glial ectópicos podem ter ficado seqüestrados extracranialmente durante a regressão do divertículo dural (Fig. 27.3). Massa sólida de tecido glial em matriz de tecido conetivo separada do cérebro.
- É raro. Alguns autores sugerem uma prevalência aproximada de 1:250.000 nascimentos.
- Sem predisposição sexual ou levemente mais comum em meninos.
- Derivado de fechamento anômalo dos ossos nasal e frontal durante o desenvolvimento embriológico,

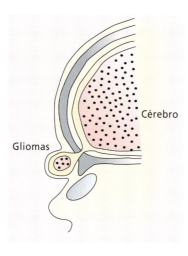

Figura 27.3 – Glioma nasal. Remanescente ectópico neuroectodérmico da extensão do sistema nervoso central até o nariz[1].

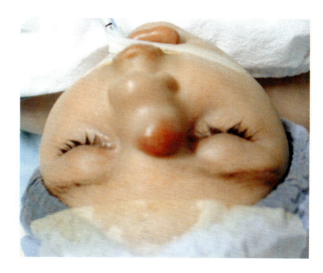

Figura 27.4 – Aspecto clínico do glioma extranasal. Massa sólida, lisa, arredondada, coloração avermelhada. Notar também o alargamento da base do nariz e hipertelorismo.

desenvolvendo-se de restos extracranianos de tecido glial.
- Localização: extranasal (60%, externamente aos ossos e cavidades nasais), intranasal (30%, dentro das cavidades nasais), mistos (10%, com componentes intra e extranasais, comunicando-se através de defeito nos ossos nasais ou ao redor de suas margens).
- Quadro clínico do glioma extranasal: massa sólida, firme, lisa, arredondada ou polipóide, de coloração avermelhada, não-compressível, não-pulsátil, podendo estar associada a telangiectasias na pele circunvizinha (Fig. 27.4). Na maioria das vezes, encontra-se presente ao nascimento. Não aumenta com o choro e tosse. Pode localizar-se na linha média ou unilateral. O diâmetro varia de 1cm a 3cm. Causa hipertelorismo orbitário e alargamento da base do nariz. Cresce no mesmo ritmo que os tecidos da região. Algumas vezes causam lacrimejamento excessivo por compressão do ducto lacrimal.
O glioma intranasal aparece como massa polipóide na câmara nasal, podendo ocorrer protrusão. Sintoma mais comum é a obstrução da cavidade nasal. Por seu crescimento, costuma deslocar o esqueleto nasal, maxila e órbita. O diagnóstico diferencial deve ser realizado com encefalocele e pólipo inflamatório.
- Recidiva pós-ressecção é rara (10%). Algumas vezes (13 a 15%) pode apresentar conexão com o sistema nervoso central através de pedículo de tecido glial ou fibroso, que atravessa a placa cribiforme.
- Microscopia: grandes agregados de astrócitos e tecido conetivo fibroso.
- Investigação diagnóstica.
  – Radiografia de crânio.
  – TC do assoalho da fossa cranial anterior é útil para visualizar defeitos ósseos. A massa é isodensa. Pode ter extensões através da glabela, ossos nasais, placa cribiforme e forame cego. A TC é melhor para definir anormalidades ósseas.
  – RNM é considerada o método mais adequado, pois define a massa tumoral e extensão intracranial. Geralmente hipertenso em T2 e pode parecer iso ou hipotenso em T1. É melhor para definir os detalhes da massa de tecidos moles e confirmar conexões intracraniais.
- Tratamento: excisão. Grandes defeitos podem ser recobertos por enxerto de pele (pele total da região retroauricular) ou retalhos de pele com área doadora localizada na glabela. Se houver extensão cranial, está indicada craniotomia concomitante. O intranasal pode ser ressecado por técnicas endoscópicas.

Encefalocele Nasal

- Conceito: é a protrusão de parte do conteúdo craniano através de um defeito ósseo, podendo a massa conter somente meninges (meningocele) ou meninges e cérebro (meningoencefalocele). Representa uma persistência neuroectodérmica localizada no espaço pré-nasal, sem conexão com o ectoderma. Está separada da pele suprajacente e ossos da região, mas permanece conectada proximalmente a elementos neuroectodérmicos (dura-máter). Durante a fase inicial do desenvolvimento embrionário, ocorre protrusão da parte anterior do cérebro e da dura através do forame cego para dentro do espaço pré-nasal, que é limitado pelos ossos frontal e nasal anteriormente e posteriormente por cartilagem. Logo após, o processo dural oblitera-se e o forame se fecha.

TABELA 27.1 – Diagnóstico diferencial das massas congênitas nasais de linha média

CARACTERÍSTICAS	ENCEFALOCELE	GLIOMA	DERMÓIDE
Aspecto	Mole, compressível, azulado	Avermelhado, sólido, não-compressível	Mole ou sólido, com seio, com pêlos
Localização	Intranasal e externo	Intranasal e externo	Intranasal e externo
Pulsação	Sim	Não	Não
Defeito cranial	Sim	Muitas vezes	Ocasional
História	Meningite	Rara	Infecção local

Qualquer falha desse processo de obliteração deixa um canal, um caminho que favorece a extensão de tecido glial, originando a encefalocele (Fig. 27.5).
- Sem predisposição sexual.
- Prevalência: 1:35.000 nascidos vivos.
- Anomalias associadas: 30 a 40%. Mais comuns: microcefalia, hidrocefalia, microftalmia, anoftalmia, agenesia do corpo caloso, porencefalia, atrofia cortical, dilatação ventricular, braquissindactilia, fenda palatina, síndrome de Goldenhar.
- Classificação: dividida nos tipos sincipital e basal. O tipo sincipital apresenta-se em torno do dorso nasal, órbita e fronte e é associado a massa externa óbvia. O tipo basal localiza-se na nasofaringe e cavidade nasal.

- Quadro clínico: mole, compressível, pulsátil, azulada, transiluminável, aumentando com o choro, manobras de Valsalva ou pela compressão das veias jugulares (teste de Furstenberg positivo).
- Investigação diagnóstica: TC ou RNM. A RNM é a modalidade de escolha, pois determina o tamanho, a extensão, a natureza do conteúdo da encefalocele e as anomalias intracranianas associadas. Isointensa relativa à massa cinzenta em T1 e hiperintensa em T2 pela gliose. A TC mostra alterações ósseas compatíveis com extensão intracraniana: bifidez, ou ausência da *crista galli*, placa cribriforme e osso frontal.
- Tratamento: excisão da massa com o cérebro herniado e fechamento do defeito da dura. Com extensão intracranial está indicada craniotomia associada.

A Tabela 27.1 nos mostra as principais características clínicas das massas congênitas nasais de linha média.

REFERÊNCIA BIBLIOGRÁFICA

1. PUIG, L. I. Defectos de la línea media: senos, fístulas y quistes. *Protocolos Diagnósticos y Terapéuticos en Dermatología Pediátrica*, p. 311-330. Disponível em: www.aeped.es/protocolos/dermatologia/cuatro/lineamedia.

BIBLIOGRAFIA RECOMENDADA

GIUGLIANO, C.; CASTILLO, P. Quistes dermoides nasoetmoidales manejo quirúrgico. *Rev. Chil. Pediatr.*, v. 73, p. 380-384, 2002.
LOWE, L. H.; BOOTH, T. N.; JOGLAR, J. M.; ROLLINS, N. K. Midface anomalies in children. *Radiographics*, v. 20, p. 907-922, 2000.
SESSIONS, R. B. Nasal dermal sinuses – new concepts and explanations. *Laryngoscope*, v. 92, p. 1-27, suppl. 29, 1982.
SHAH, J.; PATKAR, D.; PATANKAR, T. et al. Pedunculated nasal glioma: MRI features and review of the literature. *J. Postgrad. Med.*, v. 45, p. 15-17, 1999.

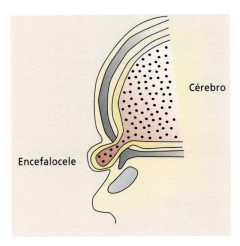

Figura 27.5 – Encefalocele nasal mostrando a conexão direta com o sistema nervoso central[1].

CAPÍTULO 28

Lesões da Cavidade Oral

João Carlos Ketzer de Souza

As lesões mais importantes são: epignato, epúlide, anciloglossia inferior, mucocele, tireóide lingual, linfangioma da língua, macroglossia e rânula.

EPIGNATO

- Conceito: tumor teratóide congênito raro, na cavidade oral, que distorce a anatomia orofacial. O tumor cresce do palato ou faringe na região da bolsa de Rathke (Fig. 28.1). Pode envolver as amígdalas e/ou língua, estando muitas vezes aderido ao osso esfenóide. A base de implantação pode ser única ou múltipla.
- Etiologia: desconhecida. Teoria mais aceita: oriundo de células totipotenciais na região da bolsa de Rathke, crescendo de uma forma desorganizada.
- Diagnóstico pré-natal: massa tumoral com áreas sólidas e císticas, em adição a áreas com calcificações. Poliidrâmnio é comum e, provavelmente, causado pela obstrução da orofaringe fetal que impede a deglutição.
- Quadro clínico: tumor grande, preenchendo completamente a cavidade oral, em protrusão para fora da boca, causando sofrimento respiratório. Mais freqüente em meninas.
- Investigação diagnóstica.
  - Radiografia do tumor mostrando áreas de calcificações, algumas vezes assimetria cranial, ou outras malformações de face (fenda palatina é a mais comum) e crânio.
  - Tomografia computadorizada (TC), ou ressonância nuclear magnética (RNM): definem a extensão, sítio de origem, presença de lesões do sistema nervoso central (SNC), identificam áreas de calcificações e áreas císticas.
- Pré-operatório.
  - Indica-se cesárea nos tumores grandes com diagnóstico pré-natal.
  - Estabelecimento de via aérea confiável (por entubação endotraqueal, nasotraqueal, ou traqueostomia).
- Tratamento: ressecção do tumor via cavidade oral.

EPÚLIDE CONGÊNITA

- Conceito: tumor congênito dos tecidos moles crescendo da margem alveolar anterior do maxilar superior ou inferior (Fig. 28.2). Não tem conexão com o osso. Também denominado de mioblastoma de células granulares.
- Epidemiologia.
  - Freqüência da origem: dois a quatro na maxila para um na mandíbula.
  - Mais freqüente no sexo feminino (80%).
  - Múltiplos em 10% dos casos.
- Etiologia: histogênese é ainda incerta. Muitas teorias sugerem origem de células epiteliais, células mesenquimais indiferenciadas, perícitos, fibroblastos e células musculares lisas. Como cresce em recém-nascidos (RN), pode-se pensar que hormônios maternos influenciam o aparecimento e crescimento dessa lesão. Esse tumor pára de crescer ao nascimento e algumas vezes pode até sofrer regressão espontânea. Não é claro se a epúlide

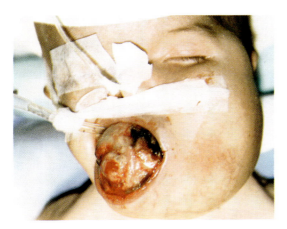

Figura 28.1 – Epignato ocupando toda a cavidade oral e em protrusão.

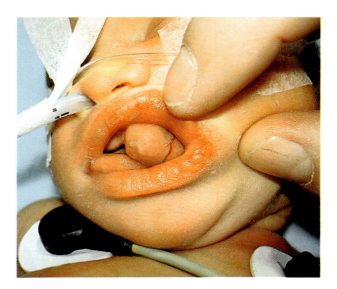

Figura 28.2 – Recém-nascido com epúlide séssil crescendo da margem alveolar do maxilar superior.

congênita representa uma lesão neoplásica, degenerativa, ou reacional. A ausência de recorrência local, mesmo após excisão incompleta e a possibilidade de regressão espontânea favorecem a origem não-neoplásica. Parece originar-se de células mesenquimais primitivas com diferenciação miofibroblástica não-neoplásica.

- Quadro clínico: presença de tumor protuberante, submucoso, séssil, ou pedunculado (raro), encapsulado, coloração vermelho-clara ou marrom, medindo 2 a 5cm de diâmetro e aderido, por uma base ampla, à região do canino ou incisivo do alvéolo do maxilar superior ou mandíbula. Algumas vezes protubera pela boca. Raramente é grande o suficiente para causar dificuldades na alimentação e na respiração, ou sangramento espontâneo.
- Histopatologia: tumor de grandes células granulares eosinofílicas, formando nichos sólidos, células fusiformes parecendo fibroblastos, separados por delgadas áreas fibrovasculares. Provavelmente é um tumor derivado do mesênquima.
- Tratamento: excisão do tumor.

ANCILOGLOSSIA INFERIOR (LÍNGUA PRESA)

- Conceito: defeito de desenvolvimento do freio lingual, que o torna curto, restringindo os movimentos da ponta da língua. Afeta 3 a 4% dos lactentes e crianças pequenas e tem predisposição pelo sexo masculino, variando de 1,5 a 2,6M:1F.
- Quadro clínico: O freio é espesso e fibroso, ou fino e membranoso, curto, inserindo-se na ponta da língua, tornando limitada ou impossível a protrusão da língua além dos incisivos mandibulares. A ponta da língua, quando de sua extrusão, fica ondulada (com a forma de um coração), podendo haver limitação dos movimentos laterais e impossibilidade de sua elevação.
- Fisiopatologia: freio curto pode causar problemas de amamentação no peito, sucção incoordenada, erros na articulação das palavras, principalmente de sons linguais e sibilantes como T, D, Z, S, N e L, efeitos mecânicos (nas crianças maiores), como dificuldade na limpeza oral e diastase dos incisivos centrais inferiores por freio espesso. Não causa retardo na fala.
- Tratamento:
  - Se o freio é delgado, pode desaparecer espontaneamente ou pela sucção.
  - Nos outros casos está indicada sua secção. Após os seis meses de idade deve ser realizada frenotomia com anestesia geral, evitando lesão dos ductos das glândulas submandibulares e artérias linguais.
  - Frenuloplastia está indicada nos freios muito curtos e espessos. A incisão é realizada no sentido horizontal e a sutura no sentido vertical.

MUCOCELE

- Conceito: formação de estruturas císticas em qualquer local da superfície mucosa da cavidade oral (principalmente lábio inferior e bochechas).
- Etiologia: irritação crônica e/ou trauma recorrente obstruindo a drenagem de glândula mucosa. Pode romper espontaneamente, freqüentemente sofrendo recorrência posterior.
- Tratamento: excisão das sintomáticas.

TIREÓIDE LINGUAL

- Conceito: falha de migração da glândula tireóide para sua localização cervical normal.
- Epidemiologia.
  - Das tireóides ectópicas, 90% localizam-se na língua e 10% na região cervical acima do osso hióide. Posição lingual mais comum: porção posterior da língua, perto do forame cego.
  - Mais freqüente no sexo feminino (75%).
  - Setenta e cinco por cento não têm outro tecido tireóideo funcional.
- Quadro clínico: maioria é assintomática. Outros achados: disfagia, dispnéia.
- Investigação diagnóstica: solicitar cintilografia com iodo.
- Tratamento.
  - No paciente eutireóideo e assintomático: observação.
  - No paciente sintomático: terapia supressiva com hormônio tireóideo. Se falhar, indicar excisão completa e terapia hormonal. Autotransplante da glândula excisada ou transferência pediculada têm sido tentadas com resultados inconstantes.

LINFANGIOMA DA LÍNGUA

- É a principal causa de macroglossia na criança.
- Pode ser confinada a uma porção da língua, ou o comprometimento é difuso (geralmente). A maioria atinge os 2/3 anteriores da língua e por isso, obstrução de via aérea não é comum. Quando o comprometimento é difuso, pode envolver o assoalho da boca e regiões submandibulares e submentoniana.
- Quadro clínico: presença de múltiplos pequenos cistos translúcidos, dando à língua um aspecto firme, verrucoso. Essas pequenas vesículas tendem a exsudar linfa, proporcionando o aparecimento de infecções recorrentes. Salivação abundante, disfagia, dificuldades na alimentação e ataques recorrentes de glossite (tratar com antibióticos) são os achados clínicos mais comuns. A língua exposta fica ressecada e edematosa (Fig. 28.3).
- Aumentos recorrentes da língua costumam ser secundários a trauma ou infecção.
- Tratamento.
  - O tratamento é decidido pelo nível de disfunção.

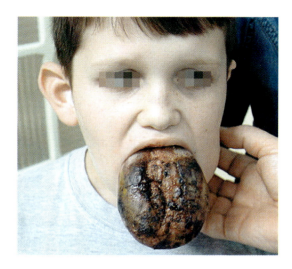

Figura 28.3 – Grande linfangioma de língua com protrusão permanente. Língua com aspecto hemorrágico e verrucoso.

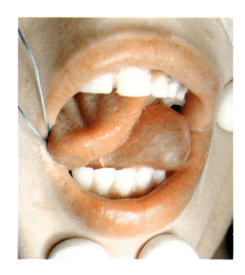

Figura 28.4 – Rânula sublingual.

- Nos casos com sintomas brandos: optar pela destruição das vesículas por laserterapia ou eletrocoagulação.
- Remoção completa da lesão é impossível. O tratamento baseia-se na redução do tamanho da língua, que pode ser estagiada, com ressecção da ponta e ressecção segmentar marginal bilateral em forma de V, com reconfiguração do seu contorno. Glossectomia parcial não deve ser combinada com a ressecção de linfangioma do assoalho da boca e pescoço. Deve ser realizada em um 2º estágio. Antibióticos devem ser iniciados 24h antes da cirurgia. Se houver inflamação da língua, iniciar antibioticoterapia cinco a sete dias pré-operatoriamente.
- Ver "Linfangioma Cístico (Higroma Cístico)", no Capítulo 47.

MACROGLOSSIA

Causas Primárias e Secundárias

- Causas primárias: hipertrofia muscular idiopática como parte da síndrome de Beckwith-Wiedemann [associada a onfalocele ou hérnia umbilical, visceromegalia (rins, adrenais, pâncreas e fígado), gigantismo somático, ou hemi-hipertrofia e hipoglicemia]; síndrome de Down; cretinismo do hipotireoidismo.
- Causas secundárias.
  - Comprometimento difuso da língua: linfangioma e/ou hemangioma.
  - Comprometimento localizado: cisto tireoglosso lingual, cisto dermóide lingual e rânula.

RÂNULA

- Conceito: coleção líquida viscosa tipo muco, encistada, localizada no assoalho da boca ou região infra-hióidea, relacionada à glândula sublingual (Fig. 28.4). Sem predisposição sexual. A palavra rânula significa pequena rã, ventre de rã.
- Classificação.
  - Rânula sublingual (intra-oral): tipo mais comum.
  - Rânula mergulhante (infra-hióidea): rânula oral com extensão cervical através do músculo milo-hióideo e/ou genio-hióideo.
- Etiopatogênese.
  - Rânula sublingual: obstrução parcial do ducto excretor com dilatação ductal proximal, ruptura, extravasamento e subseqüente acúmulo de saliva nos tecidos circunvizinhos. O muco que se acumula no tecido conetivo forma o pseudocisto, desprovido de epitélio.
  - Rânula mergulhante: ducto completamente obstruído sofre ruptura com formação de pseudocisto (sem epitélio verdadeiro). Após a ruptura, secreções salivares extravasam, causando erosão nos tecidos adjacentes e mergulhando através dos músculos para a região cervical.
- Quadro clínico.
  - Rânula sublingual: massa cística unilocular, indolor, coloração azulada, forma hemisférica, consistência mole, transiluminável, flutuante, compressível, mas não redutível, unilateral, contendo líquido espesso e viscoso rico em amilase, pólo superior livre e pólo inferior intimamente aderido aos planos profundos.
  - As rânulas mergulhantes podem ser redutíveis na sua porção intra-oral, esvaziando-se quase completamente na sua extensão cervical. Na região cervical, apresentam-se como uma tumefação submandibular de consistência mole.
  - Dor no assoalho da boca: raro.
  - Salivação aumentada.

■ Tratamento.
- Rânula sublingual: marsupialização para dentro da cavidade oral. Identificar, previamente, os orifícios dos ductos das glândulas submandibulares. As recidivas devem-se ao contato das bordas da ferida cirúrgica uma com a outra em um espaço muito estreito no assoalho da boca e também aos movimentos da língua.
- Rânula sublingual recorrente: excisão da rânula e glândula. Risco de sangramento, lesão do nervo lingual e do ducto submandibular, que se situam muito perto da glândula sublingual.
- Rânula mergulhante: dissecção cervical excisando o pseudocisto e glândula sublingual atrofiada. Pode ser complementada por dissecção intra-oral. Por não ter cápsula, na sua ressecção apresenta risco de lesão de estruturas circunvizinhas.
- Criocirurgia tem sido preconizada no tratamento primário. Produz atrofia da glândula salivar e fibrose dos tecidos glandulares. Poderia ser utilizada após a marsupialização com o propósito de diminuir as recidivas (± 35%). Entretanto, os efeitos da criocirurgia são ainda desconhecidos e mais pesquisas são necessárias.
- Recentemente, o agente esclerosante OK-432 (Picibanil) tem sido usado de forma intralesional na rânula mergulhante com muita eficiência e poucos efeitos colaterais. Essa substância evoca inflamação e infiltração de células inflamatórias nos espaços císticos. Após a injeção de OK-432, existe extensa produção de citocinas, incluindo interleucina-6 e fator de necrose tumoral (TNF). Essas citocinas aumentam a permeabilidade endotelial. A drenagem linfática acelerada e o fluxo linfático aumentado causam diminuição dos espaços císticos.

BIBLIOGRAFIA RECOMENDADA

HALL, D. M. B.; RENFREW, M. J. Tongue tie. *Arch. Child*, v. 90, p. 1211-1215, 2005.

LACK, E. E.; WORSHAM, G. F.; CALLIHAM, M. D. et al. Gingival granular cell tumor of the newborn (congenital epulis). A clinical and pathologic study of 21 patients. *Am. J. Surg. Pathol.*, v. 5, p. 37-46, 1981.

LALAKEA, M. L.; MESSNER, A. H. Ankyloglosia: does it matter? *Pediatr. Clin. N. Am.*, v. 50, p. 381-397, 2003.

PANDIT, R. T.; PARK, A. H. Management of pediatric ranula. Otolaryngol. *Head Neck Surg.*, v. 127, p. 115-118, 2002.

REINSHAGEN, K.; WESSEL, L. M.; ROTH, H.; WAAG, K. L. Congenital epulis: a rare diagnostic in pediatric surgery. *Eur. J. Pediatr.*, p. 124-126, 2002.

WOO, J. S.; HWANG, S. J.; LEE, H. M. Recurrent plunging ranula treated with OK-432. *Eur. Arch. Otorhinolaryngol.*, v. 260, p. 226-228, 2003.

CAPÍTULO 29

Seqüência Pierre-Robin

João Carlos Ketzer de Souza

CONCEITO

A seqüência é caracterizada pela presença de micrognatia, retroglossoptose e, na maioria dos casos, fenda palatina, predispondo a dificuldades respiratórias e de alimentação (Fig. 29.1).

O termo seqüência tem seu significado definido pelo aparecimento de uma série de condições derivadas de uma seqüência de eventos, iniciada por um fator específico (no caso, hipoplasia da mandíbula).

O termo síndrome é reservado para erros da morfogênese com presença simultânea de múltiplas anomalias causadas por um fator simples (geralmente genético). Essas múltiplas anomalias estão relacionadas à mesma condição genética.

A seqüência Pierre-Robin (SR) pode ser dividida em isolada, associada a outras malformações e sindrômica, quando associada a síndromes.

EPIDEMIOLOGIA

- Prevalência: 1:8.500 a 10.000 nascidos vivos.
- Sem predisposição sexual, exceto nas formas ligadas ao cromossomo X, também relacionadas a malformações cardíacas e pés tortos.

FISIOPATOLOGIA

Na seqüência Pierre-Robin não-sindrômica, a hipoplasia da mandíbula (lesão primária que ocorre entre a 7ª e 11ª semana de gestação) ocasiona o deslocamento posterior da língua na faringe e uma macroglossia relativa. A posição alta da língua na cavidade oral pode evitar o fechamento das metades palatais, causando uma fenda. A posição mais posterior da língua (retroposição) resulta em obstrução parcial da via aérea superior. Durante a inspiração, a pressão negativa surgida na faringe, retrodesloca a língua, aumentando a obstrução. O bebê aumenta mais seus esforços respiratórios na tentativa de vencer a obstrução, porém mais pressão negativa inspiratória é gerada na faringe, sugando a língua em direção à via aérea. Na presença de fenda palatina, essa situação agrava-se ainda mais, pois a língua tende a encravar na fenda, piorando a obstrução.

A posição supina acentua a dificuldade respiratória, pois a língua, por gravidade, desloca-se mais posteriormente.

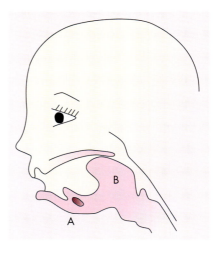

Figura 29.1 – Seqüência Pierre-Robin. (A) Hipoplasia mandibular. (B) Glossoptose com deslocamento posterior da língua dificultando a respiração.

A dificuldade respiratória é amenizada durante o sono, pois o paciente faz menos esforços ativos para manter a via aérea desobstruída.

A dificuldade respiratória piora durante a alimentação, pois a deglutição aumenta a pressão negativa na faringe.

A micrognatia está presente em quase todos os casos. É caracterizada pela retração do arco dental inferior em 10 a 12mm em comparação com o arco superior.

Glossoptose está presente em 85% dos casos. Macroglossia e anciloglossia ocorrem em apenas 15% dos casos.

A presença de fenda palatina é muito variada, parece situar-se entre 70 a 80%. A fenda pode ser completa ou incompleta. Em 70% dos casos com fenda, ela é ampla, completa e tem a forma de U e em 30% é estreita, completa ou incompleta, em forma de V. Ocasionalmente, pode apresentar-se com úvula dupla, ou bífida, ou fenda oculta submucosa.

ANOMALIAS ASSOCIADAS

Micrognatia e glossoptose são componentes de inúmeras síndromes genéticas.

Em aproximadamente 70 a 80% dos casos existe associação com fenda palatina sem lábio leporino. Palato sem anomalia é encontrado em 20% dos casos.

- Anomalias associadas: defeitos das extremidades (pés eqüinovaros, sindactilia, polidactilia, ausência de dígitos, ossos longos hipoplásicos), defeitos cardíacos (defeitos septais, tetralogia de Fallot, coarctação da aorta), defeitos oculares (estrabismo, hipermetropia, miopia, estenose do ducto nasolacrimal, glaucoma, ptose, microftalmia), problemas otológicos (otite média, anomalias auriculares, perda da audição).
- Síndromes associadas à seqüência de Pierre-Robin sindrômica: síndrome de Stickler, trissomias 11,

18, síndromes velocardiofacial (síndrome de Shprintzen), de Moebius, de Beckwith-Wiedemann, de Treacher Collins (disostose mandibulofacial), artrogripose distal e associação CHARGE.

A síndrome de Stickler é a mais comum. Também conhecida como artrooftalmopatia hereditária progressiva. É uma doença genética progressiva do tecido conetivo que afeta as articulações, olhos, palato, coração e audição. A hipoplasia mandibular é intrínseca e causada por déficit de penetração do tecido conjuntivo através do palato. Doença autossômica dominante. As características dessa síndrome são:

- Relativas aos olhos: miopia, risco de descolamento da retina por degeneração, catarata, glaucoma, anomalias do corpo vítreo.
- Musculoesqueléticas: aumento de volume das articulações, hipermobilidade das articulações, osteoartrite precoce, cifose, escoliose, *pectus excavatum*.
- Crânio-oro-facial: fenda palatina, palato submucoso, úvula bífida, micrognatia, seqüência Pierre-Robin, face plana com nariz pequeno, pregas epicânticas, olhos grandes e proeminentes.
- Audição: possível perda auditiva neurossensorial e condutiva e orelhas pregadas.
- Cardiovascular: prolapso de válvula mitral.

CLASSIFICAÇÃO

A obstrução respiratória na SR nem sempre é causada pela glossoptose; outros mecanismos podem estar envolvidos. Estudos realizados com nasofaringoscópio de fibra óptica em pacientes com anomalias craniofaciais e apnéia obstrutiva demonstraram quatro tipos de obstrução:

- Tipo 1: a obstrução resulta do retroposicionamento do dorso da língua, que entra em contato com a parede posterior da faringe, abaixo do palato mole.
- Tipo 2: a obstrução resulta do retroposicionamento do dorso da língua, com compressão do palato mole ou partes dele (quando a fissura está presente) contra a parede posterior da faringe.
- Tipo 3: as paredes laterais da faringe movem-se medialmente, obstruindo as vias aéreas, e a língua não entra em contato com a parede posterior da faringe (faringomalácia).
- Tipo 4: a contração da faringe é esfincteriana, circular e a língua não entra em contato com a parede posterior da faringe.

O tipo 1 de obstrução respiratória é o mais freqüentemente encontrado na SR. Ocorre em aproximadamente 80% dos casos. Tem melhor prognóstico.

INVESTIGAÇÃO DIAGNÓSTICA

- História e exame físico: fácies característica (micrognata com queixo pequeno e recolhido e base

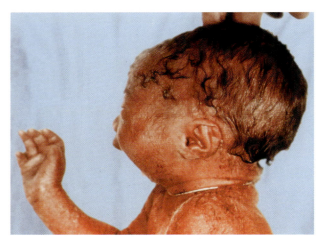

Figura 29.2 – Seqüência Pierre-Robin. Micrognatia clássica.

nasal aplanada) (Fig. 29.2), pesquisar posição e tamanho da língua, alterações no palato (palato arqueado e alto ou fenda palatina completa ou submucosa) e sinais de dificuldade respiratória (estridor, tiragem subcostal, crises de apnéia e/ou cianose). A dificuldade respiratória pode ser persistente e grave, ou intermitente relacionada ao sono, alimentação ou postura.

- Radiografia de tórax.
- Nasofaringoscopia: tem a finalidade de identificar o tipo de obstrução respiratória e analisar no tipo 1 a gravidade da glossoptose.

A glossoptose pode ser classificada em:

- Leve: quando há retroposição da língua, mas na maior parte do tempo o seu dorso não toca a parede posterior da faringe.
- Moderada: quando na maior parte do tempo o dorso da língua toca a parede posterior da faringe, porém sem pressioná-la.
- Grave: quando o dorso da língua pressiona a parede posterior da faringe.

TRATAMENTO

Tipos de Tratamento

Geral

O bebê deve aprender a respirar, mamar e deglutir ao mesmo tempo. Como gastam muita energia com a alimentação, eles costumam cansar e ficar esgotados. A amamentação é importante, pois mantém os músculos da língua e da cavidade oral ativos.

- Posicionamento adequado em decúbito ventral e plano 24h por dia. O banho, alimentação e mudanças de fraldas devem ser realizados nessa posição.
- Alimentação com o bico da mamadeira incisado crucialmente e técnica adequada (polegar esquerdo

da enfermeira ou mãe empurra a mandíbula para a frente). A amamentação no seio materno não é a melhor opção (dificuldade de sucção). É recomendada fórmula de alto valor calórico para o bebê ganhar peso, ou mesmo leite retirado da mãe. O valor calórico do leite materno pode ser enriquecido com adição de componentes calóricos. É comum ocorrer episódios de regurgitação nasal durante a alimentação. Nesse caso, deve-se permitir ao bebê clarear sua via aérea por si mesmo, para continuar com a alimentação. Técnicas fonoaudiológicas facilitadoras de alimentação (TFFA), que consistem em estimulação da sucção não-nutritiva mediante o uso de chupeta, massagem para relaxar e anteriorizar a língua, suporte manual para sustentar a mandíbula e técnicas de sucção nutritiva, têm sido preconizadas por especialistas brasileiros do Hospital de Reabilitação de Anomalias Craniofaciais de Bauru.

- O tratamento clínico deve ser mantido por quatro a seis meses, até que ocorra adequado crescimento mandibular e maturação neuromuscular.
- Qualquer técnica mais invasiva (alimentação por sonda nasogástrica, entubação endotraqueal, traqueostomia, glossofixação, ou gastrostomia) vai, indubitavelmente, retardar ou dificultar o desenvolvimento da complexa atividade neuromuscular associada à alimentação, além de acrescentar as complicações próprias de cada um desses procedimentos.

Tratamento de Acordo com a Classificação de Obstrução Respiratória Definida por Nasofaringoscopia

- Tipo 1: posição prona ou ventral + entubação nasofaríngea prolongada (30 a 60 dias). Aliviam o desconforto respiratório em 80% dos casos. A entubação nasofaríngea é utilizada nos casos que apresentam crises de cianose, apnéia ou palidez e/ou esforço respiratório importante e/ou queda da saturação para valor $\leq 90\%$ e com importante dificuldade alimentar. Entubação nasofaríngea corresponde à colocação de uma cânula de entubação orotraqueal de silicone (leitosa), com diâmetro medindo 3 a 3,5mm, introduzida de 7 a 8cm pela narina até a faringe, sem atingir as cordas vocais e cortada 1cm para fora da narina e fixada externamente. O comprimento desse tubo é crítico. A ponta deve permanecer logo acima da epiglote, ultrapassando a obstrução causada pela língua. Confirmar posição com radiografia de região cervical (incidência lateral).
- Tipo 2: aproximadamente 50% dos casos vão necessitar de traqueostomia e os outros 50% vão ficar bem com posição prona e entubação nasofaríngea.
- Tipos 3 e 4: traqueostomia.
- Se a técnica do tubo nasofaríngeo não tiver sucesso, pode ser indicada entubação endotraqueal temporária. Esse procedimento costuma ser tecnicamente difícil e deve ser realizado por alguém habilitado e experiente. Caso persistirem problemas para manutenção da via aérea e de aporte calórico adequado (essencial para o desenvolvimento da mandíbula e dos reflexos neuromusculares), pode ser pensada a realização de traqueostomia e/ou alimentação por gavagem ou gastrostomia (risco de refluxo gastroesofágico que não é recomendável nessas crianças).
- Procedimentos cirúrgicos como a glossopexia não oferecem vantagens e apresentam morbidade significativa. Mesmo assim, a técnica mais recomendada parece ser a descrita por Delorme, com base na liberação subperiosteal da musculatura do assoalho da boca.

Ultimamente, tem sido recomendada em alguns serviços a distração mandibular nos casos de obstrução grave da via aérea. A distração mandibular anterioriza a mandíbula e, conseqüentemente, a língua. Sua indicação parece estar relacionada somente ao tipo 1 de obstrução respiratória, em que a entubação nasofaríngea não foi eficaz, tentando evitar a realização de uma traqueostomia.

BIBLIOGRAFIA RECOMENDADA

CAOUETTE-LABERGE, L.; PLAMONDON, C.; LAROCQUE, Y. Subperiosteal release of the floor of the mouth in Pierre-Robin sequence: experience with 12 cases. *Cleft Palate Craniofac. J.*, v. 33, n. 6, p. 468-472, 1996.

DYKES, E. H. Pierre Robin sequence. In: PURI, P. *Newborn Surgery*. Cambridge: Butterworth-Heinemann, 1996. p. 125-130.

MANDELL, D. L.; YELLON, R. F.; BRADLEY, J. P. et al. Mandibular distraction for micrognathia and severe upper airway obstruction. *Arch. Otolaryngol. Head Neck Surg.*, v. 130, p. 344-348, 2004.

MARQUES, I. L.; SOUSA, T. V.; CARNEIRO, A. F. et al. Seqüência de Robin – protocolo único de tratamento. *J. Pediat. (Rio de Janeiro)*, v. 81, p. 14-22, 2005.

CAPÍTULO 30

Cisto Tireoglosso

João Carlos Ketzer de Souza

CONCEITO

Cisto congênito causado por falha de obliteração parcial ou completa do trato tireoglosso. É o defeito embriológico mais comum do pescoço.

Glândula tireóide ectópica é definida como a presença de tecido tireóideo funcionante (quase sempre hipofuncionante) em localização aberrante ao longo da linha de descida embriológica da glândula.

EMBRIOLOGIA

Durante sua migração embriológica, a tireóide permanece unida à língua por um canal, o trato tireoglosso. Pela 7ª semana, a glândula tireóide alcança sua posição definitiva. O trato tireoglosso deve obliterar-se e involuir pela 7ª à 9ª semana gestacional. Se restos celulares do trato tireoglosso persistirem, passarão a secretar muco, dando lugar a formação de um cisto de linha média, geralmente sub-hióideo, com ducto proximal totalmente ou parcialmente persistente. A fistulização cutânea do canal tireoglosso não tem origem embriológica, porque jamais, no desenvolvimento embriológico, o trato tireoglosso entra em contato com o ectoderma. A causa de fistulização advém de complicações infecciosas do cisto.

RELAÇÕES ANATÔMICAS DO TRATO TIREOGLOSSO

Inicia no forame cego, estende-se para baixo na linha média através da musculatura da língua, passa anteriormente ou através (na substância) do osso hióide, curvando-se inferiormente e descendo em íntima relação com a membrana tireoídea, membrana cricotireoídea e cartilagem cricóide até terminar no istmo da tireóide.

LOCALIZAÇÃO

A maioria dos cistos situa-se junto à região do hióide (85% são peri-hióideos), mas podem encontrar-se tão baixos como na posição supra-esternal ou tão altos como no forame cego.

- Junto intimamente com o osso hióide: 60%.
- Submentoniano/supra-hióide (também considerados peri-hióideos): 25%.
- Lingual: 2%.
- Supra-esternal: 7%
- Tireóideo: 5%.
- Lateral: 1%.

EPIDEMIOLOGIA

- Cisto congênito mais comum do pescoço (corresponde a 70% das anomalias congênitas do pescoço).
- Geralmente, aparece clinicamente próximos dos cinco anos de idade.
- Raríssimo no recém-nascido.
- Sem predisposição sexual.
- Três vezes mais freqüente do que as anomalias branquiais.

QUADRO CLÍNICO

- Tumor de linha média do pescoço, 85% de localização justa-hióidea, forma hemisférica, medindo aproximadamente 1 a 3cm de diâmetro, superfície lisa, consistência elástica, fixo aos planos profundos, móvel com a deglutição (prova de que a massa está intimamente relacionada ao osso hióide), elevando-se no pescoço com a protrusão da língua (união com o forame cego).
- História de inflamações/infecções prévias.
- História de flutuações no tamanho.
- História de drenagem de secreção mucóide.

FORMAS DE APRESENTAÇÃO CLÍNICA

- Cisto de linha média ou quase linha média (adjacente ao osso hióide). Contêm líquido viscoso, espesso, semi-opaco. Aproximadamente 75% dos casos (Fig. 30.1).
- Fístula com drenagem crônica de secreção viscosa, com ou sem secreção purulenta associada. Aproximadamente 25% dos casos.
- Abscesso de linha média drenando espontaneamente secreção purulenta misturada com líquido viscoso e que não cicatriza.

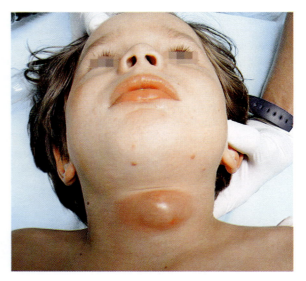

Figura 30.1 – Cisto tireoglosso com cavidade repleta de muco e processo inflamatório na pele circunjacente.

- Cisto situado nas vizinhanças do forame cego podendo ocasionar disfagia, dispnéia, rouquidão e estridor (localização valecular), principalmente quando infectado. Raro.
- Pode haver história de mau hálito e gosto ruim na boca quando associado a descompressão espontânea do cisto (evidência de comunicação do cisto com a boca). Raro.

INVESTIGAÇÃO DIAGNÓSTICA

- História e exame físico.
- Ultra-sonografia da região cervical tem sido solicitada de rotina no pré-operatório para documentar a presença de uma tireóide normal e excluir a possibilidade de uma tireóide ectópica, mimetizando um cisto do ducto tireoglosso.
- Cintilografia de tireóide com tecnécio-99m é indicada quando, na ultra-sonografia, não aparecer tireóide normal ou o cisto tireoglosso tiver um aspecto sólido e em casos com sintomas e sinais que sugerem hipotireoidismo (constipação intestinal crônica, retardo de crescimento e desenvolvimento, sonolência excessiva, ganho de peso apesar de pouca ingesta, hipoatividade, pele seca, fria e amarelada etc.).

DIAGNÓSTICO DIFERENCIAL

- Cisto dermóide: costuma aparecer aos três anos de idade, tem forma esférica completa, pode mover-se com a deglutição e protrusão da língua se situado junto ao osso hióide, constituído em seu interior por material caseoso, como pasta de dente e cheiro de ranço. Corresponde a 20 a 25% das anomalias de linha média cervical.
- Linfonodos de linha média: podem aparecer em qualquer idade, forma multinodular e, se situados junto ao osso hióide, podem também apresentar mobilidade com a deglutição e protrusão da língua.
- Outras doenças: tireóide ectópica, cisto branquial, adenite tuberculosa ou por micobactérias atípicas.
- Tireóide ectópica: prevalência de tireóide ectópica em linha média do pescoço em 1:2.500 casos. Em geral, inexiste tecido tireóideo normal. A glândula ectópica costuma ser hipofuncionante. Aproximadamente em 1,5% dos pacientes com diagnóstico pré-operatório de cisto do ducto tireoglosso é encontrada tireóide ectópica no ato operatório.

HISTOLOGIA

Cistos e fístulas do trato tireoglosso são revestidos, geralmente, por epitélio colunar respiratório, com glândulas mucosas produzindo fluido viscoso. Epitélio estratificado escamoso pode ocorrer primariamente, porém é mais provável que resulte de metaplasia do epitélio respiratório, frente à infecção. Tecido linfóide e tecido tireóideo podem, ocasionalmente, ser encontrados em suas paredes.

TRATAMENTO

- Indicação cirúrgica quando feito o diagnóstico, evitando episódios de infecção que tornarão a cirurgia mais difícil e o maior aparecimento de recorrência.
- Cisto com inflamação: tratar com antibióticos. Não drenar, a não ser que forme abscesso.
- Técnica cirúrgica de Sistrunk: excisão do cisto, trato, porção central do osso hióide e excisão de segmento de tecido lingual (músculos da base da língua) com ± 5 a 10mm de diâmetro, em ângulo de 45° para trás e superiormente em direção ao forame cego.
- Se massa sólida for encontrada no transoperatório no local do cisto tireoglosso, realizar biópsia de congelação e, confirmada a presença de tireóide ectópica, a glândula deve ser preservada, realizando-se sua secção na linha média e colocação de cada hemitireóide debaixo dos músculos cervicais (esternotireóideo e tiroióideo), ou deve-se decidir por sua remoção (pois são glândulas disgenéticas que poderão malignizar).

RECORRÊNCIA

- Utilizando-se a técnica de Sistrunk, a taxa de recorrência é de ± 5%.
- Com excisão do cisto e parte central do osso hióide (técnica de Schlange): 20%.
- Com excisão somente do cisto: 50%.

CAUSAS DE RECORRÊNCIA

- Presença de mais de um cisto.
- Cisto lateral à linha média (desvio da linha média). Em até 2cm lateral à linha média já foram encontrados cistos. O cisto pode lateralizar-se por: ramificações laterais do ducto principal, comunicação com o lobo piramidal ou lobo esquerdo da tireóide e aderências laterais causadas por infecções prévias.
- Presença de ductos microscópicos, ramificados do ducto principal, múltiplos e que não podem ser vistos pelo cirurgião na cirurgia.
- Presença de infecção pré-operatória dificultando a excisão cirúrgica.

MALIGNIZAÇÃO

- Pode ocorrer em menos de 1% dos casos e em adultos. O carcinoma papilar contabiliza 85% dos carcinomas que crescem do ducto tireoglosso. Invariavelmente, tem origem em restos de tecido tireóideo presentes no ducto tireoglosso (aproximadamente 5%).

BIBLIOGRAFIA RECOMENDADA

FOLEY, D. S.; FALLAT, M. E. Thyroglossal duct and other congenital midline cervical anomalies. *Sem. Pediatr. Surg.*, v. 15, p. 70-75, 2006.

HORISAWA, M.; NIINOMI, N.; NISHIMOTO, K. et al. Clinical results of the shallow core-out procedure in thyroglossal duct cyst operation. *J. Pediatr. Surg.*, v. 34, p. 1589-1592, 1999.

KNIGHT, P. J.; HAMOUDI, A. B.; VASSY, L. E. The diagnosis and treatment of midline neck masses in children. *Surgery*, v. 93, p. 603-611, 1983.

OSTLIE, D. J.; BURJONRAPPA, S. C.; SNYDER, C. L. et al. Thyroglossal duct infections and surgical outcomes. *J. Pediatr. Surg.*, v. 39, p. 396-399, 2004.

TELANDER, R. L.; DEANE, A. S. Thyroglossal and branchial cleft cysts and sinuses. *Surg. Clin. North Am.,* v. 57, p. 779-791, 1977.

CAPÍTULO 31

Cistos, Seios e Fístulas Branquiais

João Carlos Ketzer de Souza

CONCEITO

São anomalias da formação da cabeça e pescoço, oriundas de um ou mais arcos, fendas, ou bolsas branquiais que persistiram anormalmente após o nascimento, não sofrendo reabsorção completa, obliteração, ou maturação no período embrionário.

VARIEDADES ANATÔMICAS

Os defeitos branquiais podem apresentar-se anatomicamente sob as seguintes formas (Fig. 31.1):

- Fístulas: quando há comunicação entre duas superfícies ou cavidades epiteliais. Resultam de um defeito de fechamento de um arco branquial, permitindo a comunicação entre a pele e a faringe.
- Seios: quando persiste um trajeto curto e de fundo cego com a presença de somente um orifício comunicando com uma superfície ou cavidade epitelial. Pode persistir somente o orifício externo (seio externo), ou orifício interno (seio interno), bem mais raro. Ocasionalmente, os seios podem comunicar-se com uma cavidade fechada (seio associado a cisto branquial).
- Cisto: quando persiste a porção média do trato branquial, não havendo comunicação interna ou externa. Há aumento lento e gradativo do cisto pela produção de secreções que não têm por onde drenar.
- Restos ou remanescentes branquiais: são constituídos por restos seqüestrados de cartilagens ou por apêndices cutâneos. Muitas vezes associam-se a outros defeitos branquiais.

EPIDEMIOLOGIA

- Todos os defeitos branquiais são congênitos e já existem ao nascimento.
- Anomalias dos arcos branquiais correspondem a 30% de todas as lesões congênitas da cabeça e pescoço.
- Os cistos aparecem mais tardiamente (tempo necessário para se desenvolverem, geralmente na segunda década de vida).
- As fístulas e seios apresentam-se clinicamente durante a primeira década de vida.
- Fístulas completas são mais freqüentes do que seios.
- Os seios são mais freqüentes do que os cistos.
- Mais de 90% dos casos são decorrentes de anomalias do 2º sistema branquial, 8% são atribuídos ao 1º arco. As anomalias do 3º e 4º sistema branquial são muito raras.
- Dez por cento têm história familiar.
- Um quarto dos casos é bilateral.
- Levemente mais freqüentes em meninas.

HISTOLOGIA

Os remanescentes branquiais, em 90% dos casos, são atapetados por epitélio escamoso, porém, epitélio colunar ciliado pode também ser encontrado.

QUADRO CLÍNICO

As fístulas e seios podem secretar muco claro, pus (quando infectados) e, no caso exclusivo de fístulas com trajetos amplos, saliva ou até mesmo algum líquido ingerido.

Defeitos do Primeiro Arco, Bolsa e Fenda Branquial

- Tipo I (mais raro): duplicação do conduto membranoso auditivo externo. Estende-se anterior e profundamente ao lóbulo da orelha, lateral ao nervo facial, paralelo ao canal auditivo externo normal, terminando em fundo cego na placa óssea no nível do mesotímpano (Fig. 31.2). São revestidos por epitélio escamoso (derivado do ectoderma), produzindo queratina. Pode haver deformidades pequenas junto às cartilagens da orelha. A massa cística principal pode estar colocada anterior e inferior ao lóbulo da orelha associada à parótida. Há possíveis zonas de drenagem de seios. A lesão é superior, mas em íntima proximidade com o tronco principal do nervo facial.

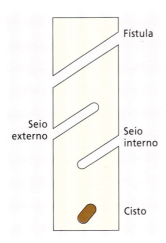

Figura 31.1 – Variedades anatômicas dos defeitos branquiais.

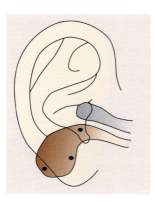

Figura 31.2 – Defeito branquial de 1º arco, tipo I[1].

- Tipo II: apresentam-se sob a forma de cistos, seios, ou fístulas situadas no triângulo anterior do pescoço, logo abaixo do ângulo da mandíbula. Essas lesões são compostas de ectoderma e mesoderma e, portanto, podem conter cartilagem. Costumam ser diagnosticadas após episódio infeccioso e necessidade de drenagem cirúrgica de um abscesso localizado abaixo do ângulo da mandíbula. A extensão superior passa sobre o ângulo ou ramo horizontal da mandíbula. O trajeto estende-se para cima, passando superficial ou profundamente ao tronco do nervo facial (Fig. 31.3). Pode terminar inferiormente ao canal membranoso auditivo externo ou formar um seio nesse local. A lesão desse tipo costuma estar mais intimamente relacionada à parótida.

As principais formas de apresentação são:

- Tumoração facial (posterior ou anterior à orelha) ou na região submandibular inferior ao lóbulo da orelha.
- Abscesso cervical recorrente.
- Seios drenando secreção.
- Secreção persistente no ouvido na ausência de doença do ouvido médio.

Investigação Diagnóstica

- História e exame físico.
- Exame otológico.
- Ultra-sonografia ou tomografia computadorizada (TC) do ouvido e regiões circunvizinhas para demonstrar o trajeto do seio ou fístula e relações anatômicas com o nervo facial, parótida e ouvido médio.

Tratamento

- A indicação cirúrgica das anomalias branquiais começa a partir dos seis meses de idade.
- Excisão completa do trajeto até sua entrada no conduto auditivo externo, com adequada exposição do tronco do nervo facial e seus ramos junto à saída do forame estilomastóideo, com incisão estendendo-se no sentido pré-auricular. Algumas vezes é necessária a dissecção do nervo facial e parotidectomia superficial. Sempre utilizar estimulador de nervos. Raramente envolve a membrana timpânica ou o ouvido médio.

Defeitos do Segundo Arco, Fenda e Bolsa Faríngea

Nenhum derivativo do 2º arco ocorre acima do nível do osso hióide.

- Os trajetos fistulosos oriundos da 2ª fenda estão situados geralmente entre o 1/3 médio e o 1/3 inferior no nível do bordo anterior do músculo esternocleidomastóideo. O trajeto passa no meio da bifurcação das carótidas, na frente do nervo hipoglosso e abre-se na faringe no nível da tonsila ou fossa supratonsilar (Fig. 31.4).
- Muitas vezes os orifícios cutâneos são demarcados por apêndices cartilaginosos ou cutâneos.

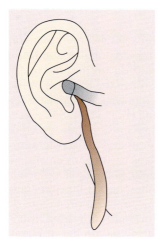

Figura 31.3 – Defeito branquial de 1º arco, tipo II[1].

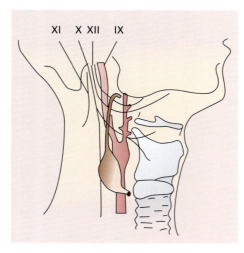

Figura 31.4 – Trajeto do 2º arco branquial. A fístula passa no meio da bifurcação das carótidas. Nervos cranianos: IX = glossofaríngeo; X = vago; XI = espinhal/acessório; XII = hipoglosso.

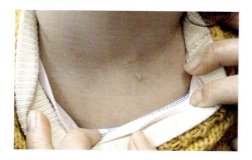

Figura 31.5 – Fístula branquial com saída de secreção mucóide.

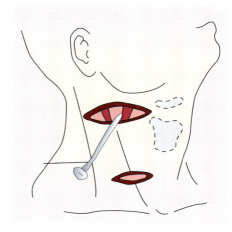

Figura 31.6 – Ressecção completa do trajeto fistuloso do 2º arco branquial. Podem ser necessárias duas incisões paralelas.

- Alguns trajetos podem ser palpados como cordões fibrosos. Massagem do trajeto pode provocar a saída de material mucoso ou sebáceo. Saída espontânea de muco também é comum (Fig. 31.5).
- Aproximadamente 20% apresentam história de infecção prévia.
- Para realizar-se o diagnóstico diferencial entre seio e fístula completa, pode-se realizar fistulografia com contraste iodado. Não é um exame fácil de ser realizado pelo pequeno calibre do trajeto.
- Cisto branquial costuma aparecer clinicamente a partir dos 10 anos de idade. Situa-se no 1/3 superior do pescoço, profundamente ao bordo anterior do músculo esternocleidomastóideo. A massa tem consistência elástica, mobilidade relativa, geralmente não é dolorosa, móvel, forma ovóide em relação ao eixo ântero-posterior, superfície lisa, bordos bem delimitados, contendo células epiteliais descamadas, cristais de colesterol secretados pelas glândulas sebáceas do revestimento epitelial e gordura. Infecção dos cistos branquiais com dor, eritema e edema ocorre em aproximadamente 25% dos casos.
- Apresentações clínicas não usuais: estridor, odinofagia, disfagia, nódulo frio à cintilografia de tireóide.

Tratamento

A cirurgia está indicada a partir dos seis meses de idade. É importante a excisão completa do trajeto. Tratar infecção previamente quando houver. O tratamento vai basear-se em antibióticos, compressas mornas e massagens delicadas do trajeto com o intuito de eliminar as rolhas mucóides, pus e bactérias.

O orifício externo deve ser excisado com incisão elíptica, delicada e cuidadosa dissecção ascendente, de preferência com a utilização de magnificação óptica e ressecção completa do trato branquial. Pode ser necessária uma 2ª incisão paralela, mais alta (Fig. 31.6).

Defeitos do Terceiro e do Quarto Arco, Fenda e Bolsa

Remanescentes branquiais que se comunicam com a faringe abaixo do osso hióide ou seio piriforme podem ser derivados do 3º ou 4º arco e são distinguíveis por sua relação com a carótida e nervos.

- O orifício externo costuma também estar localizado entre o 1/3 médio e o 1/3 inferior da região cervical. São mais freqüentemente observados no lado esquerdo da região cervical. O trajeto ascende lateral em relação à artéria carótida, passa atrás (posterior) da carótida comum ou interna e costuma abrir-se, no caso da 3ª bolsa, na parede lateral da faringe ou fossa piriforme, acima ou anterior ao nervo laríngeo superior, podendo penetrar na membrana tiroióidea (Fig. 31.7) e, no caso da 4ª bolsa, na parede lateral da faringe ou fossa piriforme, abaixo ou atrás do nervo laríngeo superior.
- Existe um tipo raro de defeito da 3ª ou 4ª bolsa faríngea, que cresce do seio piriforme e estende-se inferiormente em direção à tireóide, ter-

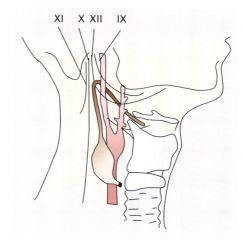

Figura 31.7 – Trajeto do 3º arco branquial. Fístula passando posteriormente à artéria carótida. Nervos cranianos: IX = glossofaríngeo; X = vago; XI = espinhal/acessório; XII = hipoglosso.

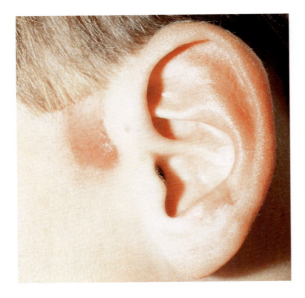

Figura 31.8 – Cisto pré-auricular infectado.

minando dentro da glândula em justaposição ao lobo superior esquerdo da tireóide.

O quadro clínico nesses casos baseia-se na história de infecções respiratórias altas repetidas, dor de garganta e muitas vezes dor e sensibilidade da tireóide, com ou sem supuração. A dor fica localizada sobre a tireóide, mais intensa sobre o lobo esquerdo. Na palpação não se pode diferenciar a tireóide de uma massa associada. Rouquidão é freqüente, a deglutição costuma ser dolorosa, leucocitose está presente e as provas de função de tireóide são normais. Radiografias de tórax e região cervical demonstram massa de tecidos moles, às vezes com desvio da traquéia. A cintilografia tireóidea mostra diminuição da captação no lobo esquerdo. O esofagograma raramente demonstra fístula durante a fase inflamatória. Após melhora do processo inflamatório, pode demonstrar o seio piriforme e a fístula com ar e bário. Endoscopia alta pode também demonstrar o seio piriforme e fístula. O tratamento é realizado com excisão completa da lesão e porção da glândula tireóide por meio de incisão tipo *standard* para tireoidectomia. Riscos inerentes à posição anatômica são as lesões do ramo externo do nervo laríngeo superior e do nervo recorrente.

Restos Branquiais

Em certas ocasiões, cartilagens ou apêndices cutâneos podem aparecer sob a pele como remanescentes branquiais, geralmente junto ao 1/3 inferior e no bordo anterior do esternocleidomastóideo. Podem associar-se a seios e fístulas.

Cistos e Seios Pré-auriculares

Conceito e Epidemiologia

Deformidades congênitas do ouvido externo. São pregas ectodérmicas seqüestradas durante a fusão dos seis tubérculos que formam o ouvido externo. Apresentam predisposição familiar e freqüentemente são bilaterais (20 a 33%). São mais comuns à esquerda.

- Não têm origem branquial.
- Freqüência: entre 0,02 e 5%. Mais prevalente em asiáticos.
- Transmitido por um gene autossômico dominante incompleto de penetrância variável.
- Geralmente são malformações isoladas, mas podem estar associadas a surdez e malformações renais.

Formas de Apresentação Clínica

- Pequeno orifício assintomático.

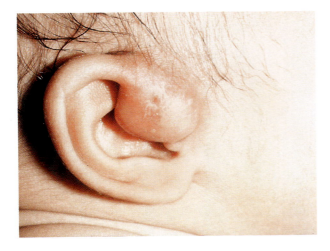

Figura 31.9 – Abscesso em cisto pré-auricular.

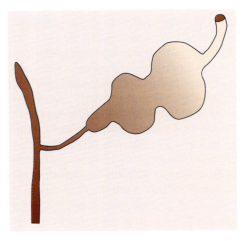

Figura 31.10 – Cisto pré-auricular. Estrutura multilocular que produz material sebáceo e que termina junto ao pavilhão auricular.

Cistos, Seios e Fístulas Branquiais ■ 187

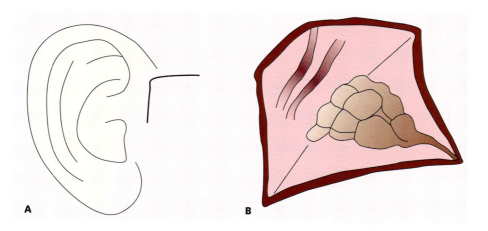

Figura 31.11 – (A) Incisão em L ou V invertido. (B) Dissecção do retalho de pele e cisto, que é mantido junto ao retalho. Após dissecção completa, o cisto é liberado do retalho e removido.

- Orifício que drena crônica e espontaneamente, ou à pressão, pus ou secreção sebácea (Fig. 31.8).
- Abscessos pré-auriculares repetidos (Fig. 31.9).

Localização

- A localização preferencial é junto a uma área triangular anterior à orelha, entre a margem anterior da hélice e a margem inferior do trago. Raramente situam-se em outras regiões.

Tipos

- Os seios costumam ter trajeto curto e terminar cegamente. Não se comunicam com o canal auditivo externo. Geralmente são assintomáticos, pois não têm drenagem.
- Os seios que drenam material sebáceo ou que infectam são conectados a espaços semelhantes a cistos multiloculares, ramificantes, com trajetos terminando cegamente e revestidos por epitélio que produz esse tipo de material (Fig. 31.10). Geralmente, o fundo do seio pré-auricular termina em uma estrutura cartilaginosa, parte normal do pavilhão auricular.

Tratamento

- Assintomáticos: não necessitam tratamento cirúrgico.
- Infecção: antibioticoterapia, compressas mornas e massagens do trajeto. Após cura da infecção, excisão de todo seio e cisto.
- A excisão do cisto é realizada por meio de incisão com forma de L ou V invertido, formando um retalho triangular, permitindo que ao elevar e everter esse retalho apareça a estrutura cística, elevada conjuntamente com o retalho de pele (técnica de Singer) (Fig. 31.11). Iniciar com antibioticoterapia profilática (cefalexina) dois dias antes da ressecção cirúrgica, mantendo-a por mais dois dias pós-operatoriamente. Planejamento ci-

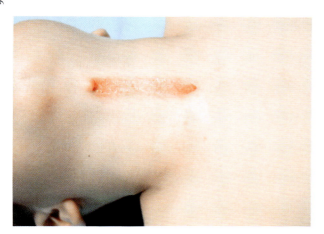

Figura 31.12 – Fenda cervical mediana mostrando pele extremamente delgada, brilhante, avermelhada e adornada por um pequeno fibrocondroma.

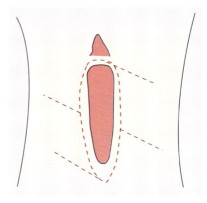

Figura 31.13 – Fenda cervical mediana. Excisão elíptica da lesão com confecção de múltiplas incisões em forma de Z.

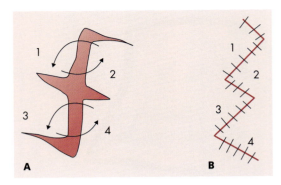

Figura 31.14 – (A e B) Fenda cervical mediana. Retalhos de pele aproximados para cobrir o defeito ocasionado pela ressecção cirúrgica.

rúrgico: infiltração com vasoconstritor + marcaína (não utilizamos), cateterização do trajeto (se possível), magnificação óptica, dissecção cirúrgica utilizando diatermia monopolar com agulha e corrente de corte, remoção completa do cisto, exérese de fragmento da estrutura cartilaginosa junto ao término do trajeto.
- Abscesso: drenagem cirúrgica e, após, excisão.
- A taxa de recidiva é de aproximadamente 10% e de infecção pós-operatória de 20 a 25%.

Fenda Cervical Mediana

- Ocorre devido ao fechamento imperfeito da linha média da região cervical, por falta de fusão de um par de arcos branquiais durante a 3ª ou 4ª semanas de vida intra-uterina. É constituída por uma área vertical mediana de pele extremamente delgada, com alguns centímetros em comprimento e 4 a 6mm de largura. Apresenta superfície avermelhada e brilhante e, ocasionalmente, é adornada por apêndices cutâneos, seios curtos e remanescentes cartilaginosos (Fig. 31.12).

A indicação de cirurgia é eletiva, pois só tem importância cosmética. É realizada excisão elíptica da lesão, que é aproximada por meio de uma série de incisões em forma de Z (múltiplas zetaplastias) (Figs. 31.13 e 31.14). Não é conveniente realizar essa cirurgia antes do 1º ano de vida, pois essas crianças babam demasiadamente, mantendo a incisão úmida e tendendo à deiscência da sutura.

REFERÊNCIA BIBLIOGRÁFICA

1. CHANDLER, J. R.; MITCHELL, B. Branchial cleft cysts, sinuses, and fistulas. *Otolaryngol. Clin. N. Am.*, v. 14, p. 175-186, 1981.

BIBLIOGRAFIA RECOMENDADA

CURRIE, A. R.; KING, W. W. R.; VLANTIS, A. C.; LI, A. K. C. Pitfalls in the management of preauricular sinuses. *Br. J. Surg.*, v. 83, p. 1722-1724, 1996.

GUR, E.; YEUNG, A.; AL-AZZAWI, M.; THOMSON, H. The excised preauricular sinus in 14 years of experience: is there a problem? *Plast. Reconstr. Surg.*, v. 102, n. 5, p. 1405-1408, 1998.

LAM, H. C. K.; SOO, G.; WORMALD, P. J.; HASSELT, C. A. Excision of the preauricular sinus: a comparison of two techniques. *Laryngoscope*, v. 111, p. 317-319, 2001.

WALDHAUSEN, J. H. T. Branchial cleft and arch anomalies in children. *Sem. Pediatr. Surg.*, v. 15, p. 64-69, 2006.

CAPÍTULO 32

Torcicolo Congênito

João Carlos Ketzer de Souza

CONCEITO

Doença caracterizada pela posição viciosa da cabeça e pescoço e aparecimento progressivo de assimetria facial e craniana decorrentes de displasia fibrosa e encurtamento do músculo esternocleidomastóideo (Fig. 32.1). A orelha parece tracionada para baixo em direção à clavícula do lado ipsilateral e a face olha para frente em direção ao lado contralateral.

EPIDEMIOLOGIA

- Sem predisposição sexual.
- Predomínio de torcicolo à direita (75%).
- Em 2 a 3% pode ser bilateral.
- Prevalência: 0,4% de todos os nascimentos.
- Apresentação pélvica em 20% dos casos.
- Mais comum no primogênito e após uso de fórcipe.
- Doenças associadas: problemas da coluna cervical, displasia dos quadris (até 20% dos casos).
- Costuma aparecer nos primeiros dois a três meses de vida.

ETIOLOGIA

Etiologia ainda discutida e debatida.

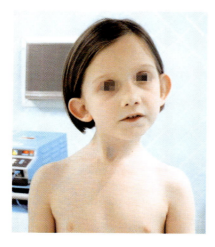

Figura 32.1 – Posição viciosa de cabeça e pescoço por encurtamento do músculo esternocleidomastóideo direito. A orelha direita parece estar tracionada para baixo, em direção à clavícula do mesmo lado e a face, voltada para frente, em direção ao lado contralateral. Notar também hipoplasia da hemiface esquerda.

Etiologia mais provável: posição anormal da cabeça fetal produzindo necrose por pressão do músculo esternocleidomastóideo (síndrome compartimental do músculo esternocleidomastóideo [ECM]) e fibrose ao cicatrizar. Antigamente, pensava-se que a lesão muscular fosse por trauma de parto.

HISTOPATOLOGIA

Trata-se de uma fibrose endomisial. Há depósitos de colágeno e fibroblastos em torno das fibras musculares individuais. A gravidade e a distribuição da fibrose diferem amplamente em cada paciente e fascículo muscular.

O tecido fibroso maturo encontrado nos recém-nascidos sugere que a doença tenha começado bem antes do nascimento e, provavelmente, é a causa e não o resultado das dificuldades obstétricas.

A maior freqüência de apresentação pélvica sugere que a fibrose pode prevenir a insinuação normal da cabeça na pelve materna.

QUADRO CLÍNICO

Relações da Cabeça, Pescoço e Mento no Torcicolo

- A cabeça costuma estar inclinada em direção ao músculo encurtado e clavícula correspondente e o mento rotado em direção ao ombro do lado oposto.
- Estão limitados os movimentos de rotação do pescoço para o lado da deformidade e o movimento lateral para o lado oposto.

Forma de Apresentação Tumoral (65%)

- O aparecimento da lesão costuma ocorrer entre a 2ª e a 8ª semana de vida. A explicação para esse aparecimento tardio decorre do excesso de hormônios maternos na circulação sanguínea do recém-nascido, tornando a área de fibrose muscular menos visível e palpável. Inicialmente, a lesão muscular apresenta-se com o aspecto de um tumor palpável no interior do músculo ECM.
- Aspecto físico da lesão: tumor de consistência dura, fusiforme, algumas vezes doloroso à palpação, medindo 2 a 3cm de extensão, superfície lisa, não aderido à pele, com bordos lateral e medial bem definidos, porém com bordos superior e inferior imprecisos, localizado no 1/3 inferior ou médio do músculo ECM, encontrando-se no seu interior (dentro da substância do músculo).
- Torcicolo nem sempre está presente, inicialmente.

190 ■ *Cabeça e Pescoço*

Forma de Apresentação de Fibrose Muscular (35%)

■ Essa forma de apresentação é mais tardia, surge após o desaparecimento do tumor (que pode ter sido notado ou não clinicamente) e ocupa toda a extensão do músculo, tornando-o mais espesso do que o normal.
■ História da presença de tumor no período neonatal em 10 a 20%.

Efeitos Secundários do Torcicolo

■ Plagiocefalia: deformidade caracterizada pelo aplanamento das regiões frontal (do lado da fibrose muscular) e occipital contralateral e arredondamento das regiões contralaterais, causadas pela ação de forças gravitacionais. No lado em que a região frontal é plana (lado da fibrose muscular), a orelha e a eminência parietal estão colocadas mais posteriormente e a face é mais larga. É uma deformidade que afeta todos os quadrantes do crânio. A plagiocefalia costuma estabelecer-se após três meses de evolução. Após cura do torcicolo (antes dos 12 meses de idade), a plagiocefalia costuma regredir lentamente retornando ao normal em dois anos, podendo nunca desaparecer completamente. Após os 12 meses as alterações são definitivas.
■ Hemi-hipoplasia facial: observa-se hipoplasia de uma das hemifaces. O mecanismo é inexplicado. É progressiva enquanto o torcicolo persiste, mas essas alterações param tão logo a tensão do músculo ECM seja aliviada pela cirurgia ou fisioterapia. O retorno em direção ao normal é lento, provavelmente ocorrendo enquanto existe crescimento ativo do esqueleto facial (até 18 a 20 anos). Após os 12 meses de idade as alterações são definitivas.
■ Atrofia do trapézio ipsilateral corresponde a uma atrofia de desuso e costuma recuperar-se em dois a seis meses após a cura.
■ Escoliose compensadora.

Diagnóstico Diferencial

■ Torcicolo postural: síndrome de assimetria congênita que inclui torcicolo e um ou mais dos seguintes: plagiocefalia, escoliose infantil e assimetria do tórax. Presente ao nascimento, melhora durante os primeiros seis meses, não acompanhado por anomalia óssea, sem fibrose muscular e sem redução da rotação passiva do pescoço. Causa provável: persistência de posição viciosa intra-uterina.
■ Incoordenação neuromuscular: podendo causar inclinação da cabeça para um lado em crianças com paralisia cerebral, espasticidade ou atetose.
■ Hemivértebra cervical e fusão ou subluxação atlantooccipital.

■ Síndrome de Klippel-Feil.
■ Torcicolo ocular (estrabismo, nistagmo): desequilíbrio dos músculos extrínsecos do olho. Não aparece antes dos 6 a 12 meses de idade.
■ Síndrome de Sandifer: posição viciosa da cabeça para evitar o refluxo intermitente de conteúdo gástrico até a faringe.
■ Tumor (rabdomiossarcoma, neuroblastoma).
■ Adenite e/ou fascite cervical.

TRATAMENTO

■ Massagens sobre o músculo ECM afetado com creme de hialuronidase ou pomada heparinóide.
■ Fisioterapia com movimentação passiva da cabeça com o tronco fixo, geralmente efetuada pelos pais, 15 a 20 vezes, três a quatro vezes por dia após as massagens. São realizados movimentos de rotação e flexão lateral da cabeça e pescoço (Fig. 32.2).
■ Estimulação luminosa, alimentar, afetiva pelo lado em que existe dificuldade de rotação da cabeça.
■ Controle clínico mensal.
■ Existe regressão completa da fibrose muscular ou do tumor muscular entre 90 e 95% dos casos tratados no 1º ano de vida. Raramente o tratamento clínico ultrapassa seis meses de duração.
■ Nos casos de torcicolo persistente, tem sido preconizada, antes do tratamento cirúrgico, a injeção do músculo afetado com Botox® (toxina botulínica). As toxinas bloqueiam a junção neuromuscular impedindo a liberação do neurotransmissor acetilcolina, enfraquecendo o músculo temporariamente, facilitando o alongamento muscular. A injeção faz efeito em dois a sete dias e seu efeito dura, aproximadamente, três meses. Antes da injeção, usa-se o anestésico tópico EMLA®.

Indicações de Tratamento Cirúrgico

■ Insucesso do tratamento clínico.
■ Apresentação em crianças > 1 ano de idade.

Tratamento Cirúrgico

■ Secção da inserção clavicular e esternal no nível do 1/3 inferior (tenotomia a 1cm da inserção clavicular e esternal) ou do 1/3 médio (na altura em que os ramos esternal e clavicular convergem, ou seja, 1 a 1,5cm abaixo do nervo acessório), fáscias do pescoço, aponeurose posterior e tecidos profundos com fibrose residual. Antes de completar o procedimento cirúrgico, a cabeça é rotada para o lado operado e pesquisada a presença de bandas fibróticas residuais, principalmente junto ao trapézio, escaleno, platisma e membranas carotídeas.
■ Outras técnicas pouco utilizadas, mas com excelentes resultados estéticos, são aquelas que se

Torcicolo Congênito 191

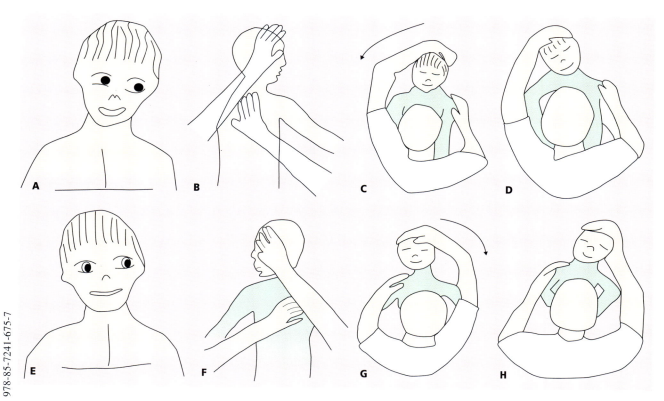

Figura 32.2 – Fisioterapia do torcicolo congênito. Torcicolo relacionado ao músculo esternocleidomastóideo esquerdo. (*A* e *B*) Rotação delicada da cabeça e pescoço em direção ao lado esquerdo, enquanto o tórax é mantido fixo. (*C* e *D*) Flexão lateral de cabeça e pescoço em direção ao seu lado direito. (*E* a *H*) Torcicolo relacionado ao músculo esternocleidomastóideo direito. Os mesmos movimentos devem ser realizados em direções opostas. A posição deve ser mantida por 15 segundos e, cada movimento, repetido 15 a 20 vezes, 3 a 4 vezes por dia. Reproduzido de www.torticolliskids.org.

baseiam no alongamento muscular, com tenotomia do ramo clavicular e zetaplastia do ramo esternal. Mantêm a coluna do músculo ECM na região cervical baixa, evitando o aparecimento de um desnível em forma de buraco na área do músculo seccionada.

- Excisões parciais ou totais do músculo não apresentam resultados estéticos bons, pois há perda da coluna do músculo, limitação dos movimentos da cabeça para o lado afetado e maiores riscos de lesão do nervo espinhal acessório. Outras técnicas, com incisões mínimas e até endoscópicas, têm sido descritas para correção dessa doença.
- Pós-operatório imediato: nas primeiras 48h deve ser conservada a posição supina sem travesseiros e a cabeça mantida sem rotação por dois sacos grandes de areia. No 10º dia pós-operatório reiniciar fisioterapia. Reeducação dos reflexos cervicais para manter o pescoço retificado sem rotação no mínimo por três meses.
- Crianças > 2 anos de idade necessitam colocação de colete ortopédico removível no pós-operatório por cinco a seis semanas (evita o retorno à posição viciosa da cabeça). O colete é removido a cada 4h para exercícios ativos.
- Há relatos recentes do tratamento de torcicolo muscular com o uso de toxina botulínica e fisioterapia associada naqueles pacientes menores de dois anos de idade em que a fisioterapia não está resolvendo. O músculo deve ser identificado por palpação, *seguro* entre os dedos de uma mão e injetado com 1mL de toxina botulínica, tendo o cuidado de evitar a injeção inadvertida nos músculos e estruturas adjacentes. A dose recomendada está entre 25UI e 50UI (dependendo da idade da criança). A substância é injetada através de uma agulha 25G inserida em três a quatro locais e distribuída ao longo da extensão do músculo.

Complicações Cirúrgicas

- Insucesso da liberação completa.
- Mau resultado estético.
- Lesão do nervo espinhal acessório e grande auricular.

BIBLIOGRAFIA RECOMENDADA

BURSTEIN, F.; STEVEN, C. Endoscopic surgical treatment for congenital muscular torticollis. *Plast. Recostr. Surg.*, v. 101, p. 20-24, 1998.

CHENG, J. C. Infantile torticollis: a review of 624 cases. *J. Pediatr. Orthop.*, v. 14, p. 802-808, 1994.

CHENG, J. C. Y.; TANG, S. P.; CHEN, T. M. K. et al. The clinical presentation and outcome of treatment of congenital muscular torticollis in infants – a study of 1.086 cases. *J. Pediatr. Surg.*, p. 1091-1096, 2000.

CHENG, J. C.; TANG, S. P. Outcome of surgical treatment of congenital muscular torticollis. *Clin. Orthop.*, v. 362, p. 190-200, 1999.

DEMIRBILEK, S.; ATAYURT, H. F. Congenital muscular torticollis and sternomastoid tumor: results of nonoperative treatment. *J. Pediatr. Surg.*, v. 34, p. 549-551, 1999.

JOYCE, M. B.; CHALAIN, T. M. B. Treatment of recalcitrant idiopathic muscular torticollis in infants with botulinum toxin type A. *J. Craniofac. Surg.*, v. 16, p. 321-327, 2005.

STASSEN, L. F. A.; KERAWALA, C. J. New surgical technique for the correction of congenital muscular torticollis (wry neck). *Br. J. Oral. Maxillofac. Surg.*, v. 38, p. 142-147, 2000.

WOLFORT, F. G.; KANTER, M. A.; MILLER, L. B. Torticollis. *Plast. Reconstr. Surg.*, v. 84, p. 682-692, 1989.

CAPÍTULO 33

Linfadenite Cervical

João Carlos Ketzer de Souza

CONCEITO

Aumento inflamatório de um ou mais linfonodos da região cervical.

As principais causas de linfadenites cervicais estão relacionadas a infecções virais, bacterianas, por micobactérias e por doença da arranhadura do gato.

Os linfonodos agem como filtros, removendo partículas estranhas (incluindo bactérias e vírus) dos vasos linfáticos que drenam áreas adjacentes do corpo. Com infecção, a resposta histológica inicial no linfonodo é de edema e hiperplasia dos sinusóides, aumento dos macrófagos e proliferação de linfócitos. O aumento do linfonodo geralmente é causado por proliferação ou invasão de células inflamatórias (linfadenite) ou infiltração por células neoplásicas.

Linfadenite regional é definida como o aumento ganglionar inflamatório dentro de regiões anatômicas contíguas. Linfadenite generalizada é definida pelo aumento de mais de duas regiões de linfonodos não contíguas, podendo incluir hepatoesplenomegalia.

INVESTIGAÇÃO DIAGNÓSTICA

A avaliação diagnóstica inicia-se pela história e exame físico. A história deve definir a duração da adenopatia, se está crescendo ou involuindo, sintomas associados, história recente de infecções localizadas, lesões da pele, trauma, arranhões, ou mordidas de animais e as medicações que estão sendo usadas. O exame físico deve incluir a localização da adenopatia, o tamanho e as características dos linfonodos aumentados (hiperemia, calor, dor, flutuação, consistência endurecida, aderência a estruturas adjacentes, se são isolados ou aglomerados). Identificar a presença de outras regiões ganglionares aumentadas, hepatoesplenomegalia, equimoses ou petéquias e sinais de doença sistêmica. Nos casos de linfadenopatia localizada persistente ou aumento ganglionar preocupante, deve ser solicitado hemograma completo, velocidade de sedimentação globular (VSG), teste de Mantoux e radiografia de tórax. Nas adenopatias generalizadas, solicitar desidrogenase lática, ácido úrico, sorologia para vírus Epstein-Barr (VEB), para citomegalovírus (CMV), para HIV, para toxoplasma e aspirado de medula óssea se houver suspeita de leucose.

LINFADENITE BACTERIANA

Características:

- Mais freqüente em crianças < 2 anos de idade.
- Pode apresentar-se como adenite com flutuação (abscesso) ou só com endurecimento (periadenite).
- Achados clínicos: dor, calor, rubor, tumor.
- Local mais freqüente: linfonodo submandibular.
- Causas mais comuns: infecção de orofaringe, lesões de pele, lesão dentária ou peridentária.
- Germes mais comuns: estafilococo dourado e estreptococo beta-hemolítico grupo A.
- Tratamento: cefalexina ou penicilina semi-sintética penicilinase resistente durante sete a dez dias mais calor local. Na lesão dentária ou peridentária, acrescentar cobertura contra anaeróbios. No abscesso: drenagem cirúrgica.

LINFADENITE VIRAL

Geralmente bilateral e causada por vírus que infectam o trato respiratório superior, tais como o vírus sincicial respiratório, adenovírus e vírus *influenza*. Os vírus que causam linfadenopatia generalizada são: Epstein-Barr, citomegalovírus, da rubéola, do herpes simples, da mononucleose, HIV e da toxoplasmose.

Características clínicas: linfonodos geralmente estão aumentados bilateralmente e não fixos às estruturas adjacentes.

ESCROFULOSE

Adenite cervical causada por micobactérias (tuberculosas ou atípicas). Historicamente, o termo escrofulose foi descrito somente para a adenite tuberculosa. Entretanto, a adenite não-tuberculosa causada por outras micobactérias tem sido incluída na definição pela semelhança e por permitir o estudo comparativo de ambas. O gênero micobactéria consiste de mais de 50 espécies que têm sido associadas às doenças humanas. As paredes celulares da micobactéria têm alto conteúdo lipídico com ácidos micólicos dotados de longas cadeias ramificadas.

Tuberculose Ganglionar ou Micobactérias Tuberculosas

- Qualquer idade.
- Corresponde a 10% das escrofuloses.
- Geralmente em crianças imunodeprimidas e populações carentes.
- Achados clínicos.
  - História de contato com pessoas portadoras de tuberculose em 80% dos casos.
  - História de ingestão de leite de vaca sem pasteurização.
  - Evidências de tuberculose pulmonar em radiografias de tórax.
  - A maioria é assintomática.
  - Podem apresentar febre, calafrios, suores noturnos, perda de peso.
  - Geralmente a adenite é bilateral. Gânglios aglomerados, especialmente na cadeia anterior e porção inferior da região cervical.

Cabeça e Pescoço

- Germe causador: *Mycobacterium tuberculosis*, forma humana, e *Mycobacterium bovis* (raríssimo atualmente) transmitido pelo leite cru e mais comum em sítios extrapulmonares. Transmissão habitual é feita de pessoa para pessoa por via respiratória e inalação de pequenos aerossóis. Linfadenite tuberculosa é, provavelmente, parte do complexo primário, podendo o foco situar-se nos pulmões, pele, ou membranas mucosas.
- Investigação diagnóstica.
  - PPD-S (teste de Mantoux ou tuberculina) costuma ser fortemente positivo. Reação intermediária não afasta definitivamente a doença. Fatores que podem causar falso-negativos são: infecções virais (sarampo, rubéola, varicela, HIV), vacinação prévia com vírus vivo, desnutrição, imunossupressão, sarcoidose, período neonatal. Fatores que causam falso-positivos são: infecção por outras micobactérias, vacinação BCG. Em crianças vacinadas previamente com BCG, não existe nenhum método confiável capaz de distinguir uma reação tuberculina positiva causada pelo BCG ou pela micobactéria. Em geral, a reação média das crianças vacinadas com BCG é menor que 10mm. A idade da vacinação e o intervalo entre ela e o teste também são importantes. Apenas 8% das crianças com BCG no 1º ano de vida vão apresentar reação ao teste de Mantoux > 10mm aos dois a cinco anos de idade. Uma reação ≥ 10mm, principalmente se acompanhada de formação de bolha, em um período de dois anos após o Mantoux (período de conversão), deve ser tratada como tuberculose.
  - Aspiração por agulha com estudos citológicos (presença de células epitelióides, material resistente a ácido e álcool e formação de granulomas) e cultura de germe positiva. A cultura costuma levar quatro a oito semanas para crescimento.
  - Técnicas de amplificação do ácido nucléico pela reação de cadeia da polimerase (PCR, *polymerase chain reaction*).
  - Biópsia cirúrgica pode ser necessária para confirmar diagnóstico. Culturas negativas não são definitivas, mesmo em presença de doença ativa.
  - O preenchimento de dois dos três critérios relacionados a seguir costuma mostrar uma sensibilidade de 92% no diagnóstico de linfadenite tuberculosa:
    - Reação de Mantoux fortemente positiva (> 15mm).
    - Radiografias de tórax anormais.
    - Contato com pessoa com tuberculose infecciosa.
- Tratamento.
  - Esquema HRZ (H = isoniazida; R = rifampicina; Z = pirizinamida) por dois meses, seguido pelo esquema HR por quatro meses. Doses sugeridas: I = 5mg até 10mg/kg/dia; R = 8 a 12mg/kg/dia; Z = 15 a 30mg/kg/dia.
  - Excisão cirúrgica não é indicada.
  - Na linfadenite regional supurada crônica pósvacinação com BCG está indicado o uso de isoniazida 10mg/kg/dia (dose máxima = 300mg/dia) até o desaparecimento da supuração e diminuição do gânglio. Se houver formação de abscesso, está indicada a sua punção aspirativa.

Micobactérias Atípicas ou Não-tuberculosas

A categoria não-tuberculosa é subdividida nas de crescimento rápido e nas de crescimento não-rápido. As de crescimento rápido requerem menos de sete dias para produzir uma colônia visível em meio de cultura, enquanto que as de crescimento não-rápido podem necessitar de até oito semanas de incubação.

O complexo de micobactérias atípicas ou não-tuberculosas (MNT) constitui um grupo geneticamente heterogêneo de bactérias resistentes a álcool e ácido. Geralmente, são divididas em quatro grupos, de acordo com a produção de pigmento e ritmo de crescimento: fotocromógenas, escotocromógenas, acromógenas e de crescimento rápido.

- Causa mais comum de linfadenopatia tipo granulomatosa (> 90%).
- Pico de incidência: entre um e cinco anos de idade.
- Predisposição sexual: 1,5F:1M.
- A baixa virulência das micobactérias atípicas condiciona sua patogenicidade à diminuição da resistência do hospedeiro. As micobactérias atípicas não se distinguem facilmente (clínica, radiológica e histologicamente) das micobactérias que causam TBC ganglionar.
- Agentes etiológicos: mais de 50 espécies de micobactérias podem causar linfadenite específica. O complexo MAI (*Mycobacterium avium-intracellulare*) é o mais comum. Outros freqüentes: *M. scrofulaceum, M. kansasii, M. marinum, M. gordonae, M. malmoense, M. fortuitum, M. chelonae*. Devido à clínica, etiologia e características antigênicas, dois grupos são considerados juntos e denominados complexos:
  - Complexo MAIS (em que o *M. scrofulaceum* é também incluído por produzir adenite cervical).
  - O complexo *M. fortuitum-chelonae*.
- Todas as bactérias são não-móveis, aeróbicas, não-encapsuladas, não-esporuladas, recobertas por membrana resistente à remoção álcool-ácido da cor, uma vez coradas com fucsina.
- Achados clínicos.
  - Bilateralidade é rara: só 7%.
  - Gânglios mais comprometidos são os júgulo-digástricos, submandibulares e pré-auriculares.
  - Sem história de contato com pessoas com micobactérias atípicas. Transmissão de pessoa para

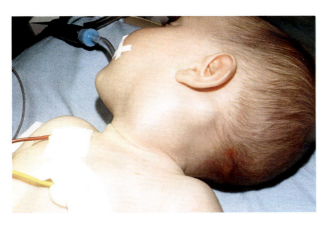

Figura 33.1 – Massa confluente de gânglios aglomerados por micobacteriose atípica.

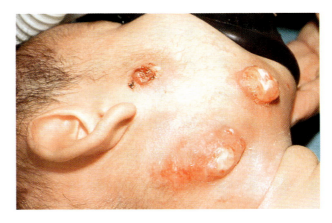

Figura 33.2 – Linfadenite cervical e pré-auricular fistulizada com intensa necrose caseosa.

pessoa é improvável, exceto no caso de equipamento médico inadequadamente limpo e desinfetado.
- Características dos gânglios: massa confluente de gânglios, simples ou múltipla (Fig. 33.1), apresentando trajeto fistuloso em 20%, por onde drena material caseoso (Fig. 33.2), consistência dura, podendo adquirir consistência esponjosa (mais comum, 70%), aderidos à pele, tamanho variando de 1 a 3cm (em 1/3 dos casos a massa medirá mais de 3cm), sem calor local, podendo ter ou não hiperemia, indolor ou levemente doloroso e com crescimento mais rápido do que a TBC ganglionar. Na ausência de tratamento adequado, as lesões progridem para liquefação com descoloração da pele suprajacente e drenagem espontânea.
- A maioria é assintomática.
- Bom estado geral, afebril.
- Raramente: febre, calafrios, suores noturnos, perda de peso.
■ Locais de contaminação: solo, água aerossolizada, pássaros e animais em geral.
■ A contaminação geralmente ocorre por lesões na mucosa da orofaringe (dentição no lactente jovem), infecção respiratória viral alta e conjuntiva.
■ Investigação diagnóstica.
  - História e exame físico.
  - Tomografia computadorizada (TC) com contraste: mostra adenopatia assimétrica, massa de baixa densidade envolvendo o subcutâneo e pele, mínima inflamação adjacente e, em alguns casos, presença de calcificações.
  - Sensibilidade nula ou moderada (entre 5 a 10mm na leitura da induração de 72h) à tuberculina (PPD-S) costuma ser o achado mais freqüente. Porém, como existe reação cruzada entre as micobactérias atípicas e tuberculosas, forte positividade pode ser encontrada.
  - Testes cutâneos específicos de sensibilidade para algumas micobactérias atípicas não são realizados em nosso meio. Esses testes cutâneos realizados com diferentes antígenos costumam ser de ajuda no diagnóstico diferencial com TBC ganglionar, mas têm baixa especificidade. Reação cruzada costuma limitar o valor diagnóstico.
  - Testes moleculares como *southern blot*, PCR e *pulse-field gel electrophoresis (PFGE)* ou *DNA fingerprint* podem ser utilizados. Os testes de amplificação genética como o PCR servem para distinguir micobactéria tuberculosa (MT) da não tuberculosa (MNT), mas não distinguem as diferentes espécies de MNT. Além disso, é um método rápido e confiável para identificar micobactérias. O fator limitante é o alto custo do teste.
  - Identificação de micobactérias pela cromatografia líquida de alta performance e amplificação do ácido nucléico. São métodos rápidos e caros.
  - Radiografias de tórax normais.
  - Biópsia de aspiração por agulha fina para obter material para cultura, coloração pelo Ziehl-Neelsen e citopatológico. Resultados ainda são desanimadores em nosso meio.
  - Biópsia cirúrgica do gânglio comprometido intacto e sua cápsula, dividindo-o em duas porções.
    • Uma é colocada em formol e encaminhada para histopatologia. O espécime é corado pela hematoxilina-eosina. As características histopatológicas são granulomas mal definidos (não em paliçadas), áreas dismorfas de necrose serpiginosa ou estrelada com *debris* nucleares e neutrófilos dispersos em focos necróticos ou caseosos e presença de células gigantes tipo Langhans.
    • A outra porção é colocada em soro fisiológico e encaminhada à bacteriologia. Na bacteriologia, o espécime é analisado de duas formas.
      ♦ Pesquisa de BAAR (coloração pelo método de Ziehl-Neelsen), que se positiva sugere

doença por micobactérias. Não é específica para micobactérias atípicas e falso-positivos são relatados. Inclusive, o número de bacilos encontrados é tão pequeno que freqüentemente não são detectados, aumentando o número de falso-negativos. Método com base na coloração com fucsina, que é retida na parede celular e resistente à lavagem e descoloração pelo álcool.

- ◆ Cultural e teste de sensibilidade aos antibacterianos (meio de cultura de Lowenstein-Jensen). Na grande maioria há falha de crescimento em cultura. Na cultura tentar observar: isolamento da micobactéria, identificação da espécie (observando caracteres coloniais, pigmentação das colônias, velocidade de crescimento e teste de positividade com catalase e urease para determinar suas características enzimáticas) e resistência às drogas tuberculostáticas. O hipercrescimento das culturas por contaminantes é o maior problema, pois as micobactérias possuem lento crescimento se comparadas às bactérias em geral. Se alguma espécie micobacteriana é suspeita, o laboratório deve manter a cultura pelo tempo mínimo de oito semanas.
  - O diagnóstico definitivo costuma ser muito difícil. O diagnóstico de alta probabilidade pode ser feito com base na apresentação clínica, dados epidemiológicos, achados histológicos e presença de bacilos resistentes à descoloração por álcool e ácidos.
- Tratamento.
  - Excisão cirúrgica dos linfonodos comprometidos é o tratamento ideal (85 a 95% de cura). Drenagem cirúrgica ou aspiração não deve ser realizada pela alta ocorrência de fistulização e recorrência (até 80%). No procedimento cirúrgico, muitas vezes é necessário o uso de estimulador de nervos (risco de lesão do ramo mandibular do nervo facial e nervo espinhal acessório) pela distorção da anatomia causada pela densa massa de tecido fibroso. Todo tecido caseoso deve ser removido em massa. Sendo impossível a remoção de todo o tecido doente, deve ser retirada a maior quantidade de tecido afetada e a área deve ser curetada. Acredita-se que o sistema imunológico poderá acabar com os organismos remanescentes.
  - As micobactérias atípicas não respondem às drogas tuberculostáticas. Pode ser indicado tratamento com antibióticos em casos com ressecção inadequada pela localização das lesões, excisão cirúrgica associada a significante risco e para reduzir o tamanho e extensão da massa, facilitando ressecção posterior. Os antibióticos indicados nesses casos são os do grupo dos macrolídeos, podendo ou não ser associados ao etambutol. Doses preconizadas: claritromicina

20 a 30mg/kg, dividida em duas doses diárias, etambutol 15mg/kg, uma dose diária, e como alternativa: azitromicina. O macrolídeo, usado como monoterapia, pode induzir resistência precoce, segundo algumas pesquisas. O tempo de uso ideal não é conhecido. Aconselhamos o uso em um período de dois a quatro meses ou até a cura do processo infeccioso.

Doença da Arranhadura do Gato

Doença geralmente benigna e autolimitada, causando linfadenite regional subaguda.

- Contágio: inoculação cutânea pelas garras ou dentes de um gato, ou lesão ocular pela lambida. Parece que o risco da doença é maior quando associado a gatos infestados com pulgas.
- Germe responsável: *Bartonella henselae*. Trata-se de um pequeno bacilo Gram-negativo de difícil isolamento e de crescimento muito lento.
- Leve predisposição pelo sexo masculino (3M:2F).
- Achados clínicos.
  - História de arranhadura prévia (duas a quatro semanas) antes do aparecimento da lesão em aproximadamente 90% dos casos.
  - No sítio da inoculação pode ser encontrado *rash* local, arranhadura, ou pústula. O *rash* consiste de uma ou mais pápulas cutâneas pequenas ou vesículas, que aparecem 3 a 10 dias após exposição e medem 5mm a 10mm de diâmetro. Está presente entre 25 a 90% dos casos. Geralmente é isenta de prurido e dura até o aparecimento da linfadenopatia (período de uma a quatro semanas).
  - A linfadenopatia geralmente compromete um único linfonodo da cadeia que drena o local do inóculo. Aparece duas a três semanas após a arranhadura e está presente em 80% dos casos. Inicialmente, o linfonodo é doloroso e há eritema junto à pele suprajacente. Depois, torna-se indolor. Em 20% nota-se a presença de eritema, edema e flutuação com supuração estéril. A adenopatia depende do local da inoculação. Locais mais freqüentes: axila/extremidade superior (50%); pescoço (25%); região inguinal (18%); região pré-auricular, pós-auricular, clavicular, ou parede torácica (10%). Pode persistir por quatro a seis semanas, mas pode durar um ano ou mais. É menos comum o aumento ganglionar de múltiplos linfonodos da mesma cadeia, ou de duas cadeias contíguas (bilateral).
  - Antes de flutuar, os gânglios são firmes, móveis e indolores. Com supuração, a flutuação aparece e a pele adjacente fica avermelhada. Porém, não há dor ou sensibilidade sobre o gânglio.
  - Outros sintomas: cefaléia, mal-estar, anorexia, febre (40 a 50%), dor de garganta e artralgia podem aparecer após a arranhadura. Em 10% dos casos, a febre ultrapassa 39°C. Sintomas

atípicos: síndrome oculoglandular de Parinaud caracterizada por adenopatia pré-auricular, conjuntivite e/ou granuloma conjuntival, meningoencefalite, manifestações neurológicas (paralisia de Bell, convulsões, mielites, radiculites, polineurite), eritema nodoso, púrpura trombocitopênica, hepatite granulomatosa.

■ Investigação diagnóstica.
   – Teste cutâneo Hanger Rose positivo. Costuma ser positivo em 90% dos casos. Não realizado em nosso meio.

■ Biópsia ganglionar, dividindo o gânglio em duas porções.
   – Histopatológico: hiperplasia linfóide, proliferação arteriolar, hiperplasia de células reticulares, seguida pela formação de granulomas de células gigantes epitelióides multinucleadas, necrose central, microabscessos e finalmente supuração. Não é patognomônico. A coloração pelo Warthin-Starry pode revelar grupos de bacilos pleomórficos corados no interstício do linfonodo.
   – Cultural: são bacilos de difícil cultura. A ausência desse bacilo não afasta o diagnóstico.
   – Imunofluorescência indireta para a detecção de anticorpos anti-*bartonella* e medida dos anticorpos séricos (ELISA IgM com 95% de sensibilidade).
   – Técnica de extração e PCR-amplificação do DNA do linfonodo é bastante específica, porém nem sempre está disponível.
   Praticamente, podemos afirmar a doença da arranhadura de gato quando encontrarmos três dos achados a seguir:
   • História de contato com gato e arranhão.
   • Lesão de inoculação em pele, olho, membros, mucosa.
   • Adenopatia com histopatologia compatível.
   • Organismos corados positivamente pelo método Warthin-Starry.
   • Exames laboratoriais negativos para outras causas de linfoadenopatia subaguda.

■ Tratamento.
   – A maioria resolve espontaneamente em um a dois meses, com curso clínico benigno.
   – Com supuração: aspiração da supuração com agulha. Evitar drenagem cirúrgica, pois a incisão pode criar seio crônico que vai necessitar da retirada do linfonodo.

   – Com sintomas sistêmicos e crianças imunodeprimidas, medicar com rifampicina 10 a 20mg/kg/dia, via oral (VO) a cada 12h, não excedendo a dose de 600mg/dia, ou TMP/SMX (trimetoprima-sulfametoxazol) 10mg/kg/dia em duas doses por sete a dez dias.
   – Atualmente, tem sido proposto de rotina o uso de azitromicina por cinco dias na dose de 10mg/kg no 1º dia e 5mg/kg nos dias seguintes, uma vez/dia. Parece que seu uso está relacionado a uma resolução mais rápida do aumento ganglionar.

INDICAÇÕES GERAIS DE BIÓPSIA

■ Indicações de biópsia: presença de um ou mais gânglios aumentados (≥ 3cm) ou aumentando de volume na mesma área anatômica, consistência firme, fixos à pele ou fáscia profunda, após seis semanas de evolução, sem sinais inflamatórios evidentes, sem história de infecção conhecida e quadro clínico sem diagnóstico.

■ Indicações de biópsia precoce: alta probabilidade de doença grave – adenopatia supraclavicular ou região cervical inferior (exceções: contato com gato ou radiografia de tórax e mediastino normais); febre persistente; emagrecimento; gânglios com fixação à pele e/ou tecidos profundos, indolores e aglomerados.

BIBLIOGRAFIA RECOMENDADA

BEILER, H. A.; ECKSTEIN, T. M.; ROTH, H.; DAUM, R. Specific and nonspecific lymphadenitis in childhood: etiology, diagnosis, and therapy. *Pediatr. Surg. Int.*, v. 12, p. 108-112, 1997.

CASTRO, D. J.; HOOVER, L.; ZUCKERBRAUN, L. Cervical mycobacterial lymphadenitis. *Arch. Otolaryngol.*, v. 111, p. 816-819, 1985.

SAIMAN, L. The mycobacteriology of non-tuberculous mycobacteria. *Pediatr. Resp. Rew.*, v. 5, suppl. A, S221-S223, 2004.

SUSKIND, D. L.; HANDLER, S. D.; TOM, L. W. C. et al. Nontuberculous mycobacterial cervical adenitis. *Clin. Pediatr.*, v. 36, p. 403-409, 1997.

TWIST, C. L.; LINK, M. P. Assessment of lymphadenopathy in children. *Pediatr. Clin. N. Am.*, v. 40, p. 1009-1025, 2002.

WATTERSON, S. A.; DROBNIEWSKI, F. A. Modern laboratory diagnosis of mycobacterial infections. *J. Clin. Pathol.*, v. 53, p. 727-732, 2000.

WINDSOR, J. J. Cat-scratch disease; epidemiology, aetiology and treatment. *Br. J. Biomed. Sci.*, p. 101-110, 2001.

WOLINSKY, E. Mycobacterial lymphadenitis in children: a prospective study of 105 nontuberculous cases with long-term follow-up. *Clin. Inf. Dis.*, v. 20, p. 954-963, 1995.

WRIGHT, J. E. Non-tuberculous mycobacterial lymphadenitis. *Aust. N. Z. Surg.*, v. 66, p. 225-228, 1996.

SEÇÃO 4

CAPÍTULO 34

Flebectasia Jugular (Venoma ou Ectasia da Veia Jugular)

João Carlos Ketzer de Souza

CONCEITO

Dilatação fusiforme ou sacular congênita da veia jugular interna aos esforços. O termo flebectasia indica dilatação da veia sem tortuosidade.

EPIDEMIOLOGIA

- Doença rara.
- Geralmente à direita (5:1). Comprometimento bilateral é raro.
- Mais freqüente no sexo masculino: 1,4M:1F.
- Pode não se limitar somente à veia jugular interna, comprometendo a jugular externa e a jugular anterior e/ou posterior.

QUADRO CLÍNICO

- Bom estado geral.
- Presença de massa fusiforme, consistência mole, compressível, com contornos regulares, móvel, não dolorosa, na região cervical, principalmente junto à região supraclavicular, que aparece somente com esforços tipo choro, tosse, espirro e manobras de Valsalva.

Diagnóstico Diferencial de Massas Moles, Não-pulsáteis da Região Cervical que Exacerbam com Manobras que Aumentam a Pressão Intratorácica

- Cistos do mediastino superior ou do pescoço (higroma cístico, cisto branquial, hemangioma cavernoso, cisto dermóide, cisto tireoglosso).
- Laringocele.
- Divertículo laríngeo externo.
- Flebectasia.

ETIOLOGIA

Desconhecida. O aumento da pressão venosa intratorácica, por variações anatômicas ou fatores físicos, poderia ser transmitido ao bulbo da veia jugular interna (principalmente direita), causando dilatação persistente. O tronco braquiocefálico direito é curto (2 a 3cm), tem um trajeto quase vertical e contata com a pleura apical. Qualquer aumento de pressão intratorácica pode transmitir-se diretamente à veia jugular interna. O tronco braquiocefálico esquerdo é mais longo (6cm) e atravessa a linha média quase horizontalmente, ficando menos sensível às variações da pressão intratorácica.

Acredita-se também que a compressão da veia inominada pela cúpula do pulmão inflado contra a clavícula, possa causar dilatação da veia jugular interna ou possa sofrer algum grau de obstrução no nível do mediastino.

Outra hipótese baseia-se na escassa ou nenhuma camada elástica e muscular lisa presente na sua parede, com diminuição de sua espessura e perda primária da elasticidade da parede (provavelmente congênita).

INVESTIGAÇÃO DIAGNÓSTICA

- História e exame físico.
- Ultra-sonografia e eco-Doppler colorido: demonstra dilatação fusiforme da veia jugular aos esforços e fluxo vascular turbulento. Sempre comparar com o lado contralateral.

TRATAMENTO

Não necessita tratamento, exceto nas lesões cosmeticamente deformantes, sensação de constrição ou desconforto durante atividade física. Únicas complicações relatadas são trombose e síndrome de Horner. A flebectasia costuma sofrer redução com o crescimento da criança, com o fortalecimento da musculatura zonal.

A cirurgia consiste na remoção unilateral das veias jugulares interna e/ou externa.

BIBLIOGRAFIA RECOMENDADA

BALIK, E.; ERDENER, A.; TANELLI, C. et al. Jugular phlebectasia in children. *Eur. J. Pediatr. Surg.*, v. 3, p. 46-47, 1993.

CHAO, H. C.; WONG, K. S.; LIN, S. J. et al. Ultrasonographic diagnosis and color flow Doppler sonography of internal jugular venous ectasia in children. *J. Ultrasound*, v. 18, p. 411-416, 1999.

GILBERT, M. G.; GREENBERG, L. A.; BROWN, W. T.; PURANIK, S. Fusiform venous aneurysm of the neck in children: a report of 4 cases. *J. Pediatr. Surg.*, v. 7, p. 106-111, 1972.

PALERI, V. Jugular phlebectasia: theory of pathogenesis and review of literature. *Int. J. Pediatr. Otorhinolaryngol.*, v. 57, p. 155-159, 2001.

Seção 5

Tórax

35 Obstruções da Laringe e da Traquéia 201

36 Anéis e Fitas Vasculares 210

37 Persistência do Canal Arterial no Recém-nascido 216

38 Cisto Broncogênico 219

39 Enfisema Lobar Congênito 221

40 Malformação Adenomatóide Cística de Pulmão 224

41 Seqüestração Pulmonar 232

42 Quilotórax 236

43 Pneumotórax 240

44 Empiema Pleural 244

45 Abscesso Pulmonar 248

46 Bronquiectasias 250

47 Massas Mediastinais 253

CAPÍTULO 35

Obstruções da Laringe e da Traquéia

José Carlos Soares Fraga

OBSTRUÇÃO DA LARINGE

Laringomalácia

Conceito

- Definido como o distúrbio caracterizado pelo colapso das cartilagens laríngeas durante a inspiração, com obstrução da glote.

Quadro Clínico

- A laringomalácia é a anomalia mais comum da laringe, bem como a causa mais freqüente de estridor na criança.
- O estridor surge nas duas primeiras semanas de vida, é tipicamente inspiratório, exacerbando-se durante choro, agitação, alimentação e posição supina.
- A intensidade do estridor aumenta gradativamente até o 6º mês de vida e depois melhora progressivamente até desaparecer em torno de 18 a 24 meses.
- Laringomalácia também tem sido descrita em crianças com paralisia cerebral, que apresentam estridor inspiratório muito similar àquele do lactente. Esse tipo de laringomalácia é denominado *laringomalácia neurológica* e provavelmente resulte de algum distúrbio na inervação da musculatura da faringe e laringe.

Diagnóstico

- O diagnóstico definitivo é realizado por meio de endoscopia, com a criança em respiração espontânea: o colapso pode ser decorrente de aritenóide redundante uni ou bilateral, epiglote aumentada (forma de ômega) ou ligamentos ariepiglóticos curtos.

Tratamento

- O tratamento é usualmente conservador, visto que a maioria das crianças apresenta melhora do estridor aos dois anos de idade.
- Entretanto, 10% das crianças com laringomalácia apresentam obstrução ventilatória importante, com cianose, apnéia, dificuldade de alimentação com disfagia e perda de peso, obstrução respiratória completa intermitente com surgimento de *pectus excavatum* e *cor pulmonale*.
- Atualmente, realizamos oximetria e estudo polissonográfico para quantificar o grau de obstrução ventilatória e também para avaliar o resultado cirúrgico no pós-operatório.
- Até alguns anos atrás, a traqueostomia era indicada para esses pacientes; entretanto, em razão dos riscos e complicações desse procedimento, a laringoplastia endoscópica (supraglotoplastia) tornou-se a primeira opção para o tratamento de crianças com manifestações graves.
- Na supraglotoplastia endoscópica, dependendo da causa da obstrução, realiza-se um ou mais dos seguintes procedimentos: remoção da mucosa exuberante das cartilagens aritenóides e/ou incisão das pregas ariepiglóticas e/ou ressecção parcial da epiglote (Fig. 35.1). A cirurgia pode ser realizada com tesoura ou laser, devendo-se remover a menor quantidade possível de tecido necessária para permitir o alívio da obstrução. Nossa experiência mostra que a cirurgia tem melhores resultados em crianças com laringomalácia e sem lesão neurológica associada.

Paralisia de Cordas Vocais

Conceito

- A paralisia das cordas vocais é a segunda malformação congênita mais freqüente da laringe, sendo apenas ultrapassada pela laringomalácia.
- A paralisia pode ser unilateral ou bilateral, congênita ou adquirida.

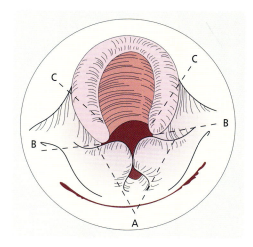

Figura 35.1 – Tipos de cirurgia endoscópica em crianças com laringomalácia grave. A = Remoção da porção lateral da epiglote. B = Secção do ligamento ariepiglótico. C = Excisão da mucosa redundante da aritenóide.

- A paralisia congênita das cordas vocais é decorrente de alguma doença neurológica. A paralisia bilateral é usualmente decorrente de alguma anormalidade do sistema nervoso central e está associada à hidrocefalia, encefalocele, com ou sem a malformação de Arnold-Chiari, bem como leucodistrofia e disgenesia nuclear ou cerebral. A paralisia unilateral é geralmente secundária à lesão do nervo laríngeo recorrente. Qualquer lesão neoplásica, traumática, isquêmica, ou inflamatória do nervo vago, desde sua origem até a laringe, pode ser responsável pela paralisia. O trajeto completo do nervo deve ser avaliado em casos de paralisia unilateral de corda vocal que persista após duas semanas.

Quadro Clínico

- Os sintomas de paralisia unilateral das cordas vocais podem estar presentes ao nascimento, ou podem surgir nas primeiras semanas de vida.
- Em geral, observa-se estridor leve, que piora ao esforço, choro rouco e fraco; raramente ocorre obstrução ventilatória. Dificuldade de alimentação, ou mesmo aspiração, também pode ocorrer.
- A paralisia bilateral das cordas vocais manifesta-se por obstrução aguda da via aérea. O choro é normal, e há um característico estridor inspiratório, que piora sensivelmente durante a agitação. A paralisia bilateral não é bem tolerada pelo recém-nascido e, embora a via aérea artificial não seja sempre necessária, a entubação de emergência, seguida da traqueostomia, é freqüentemente requerida para a estabilização da via aérea.

Diagnóstico

- O diagnóstico de paralisia de corda vocal é realizado por laringoscopia flexível com o paciente acordado, pois a anestesia geral pode afetar a mobilidade das cordas vocais.
- Broncoscopia deve ser realizada naquelas crianças com paralisia bilateral e naquelas com paralisia unilateral que apresentam dificuldade ventilatória, para descartar outras malformações concomitantes da via aérea.
- Crianças com paralisia bilateral das cordas vocais requerem avaliação do sistema nervoso central por meio de ultra-sonografia ou ressonância magnética.

Tratamento

- A paralisia unilateral resultante de lesão de parto tende a melhorar nas primeiras semanas de vida.
- As lesões bilaterais das cordas vocais secundárias a doenças do sistema nervoso central melhoram após tratamento da doença neurológica.

- A cirurgia geralmente não é necessária na paralisia unilateral. A paralisia bilateral geralmente requer a realização de traqueostomia e o tratamento definitivo da paralisia é retardado até os dois anos de idade.
- A cirurgia definitiva pode ser feita por meio de técnicas excisionais e de fixação das cordas vocais. O objetivo final é realizar a decanulação, sem alteração da voz ou aspiração pulmonar.

Atresia/Membrana de Laringe

- A atresia completa da laringe é extremamente rara. Consiste em oclusão completa do orifício da laringe por membrana ou cartilagem. Pode ser diagnosticada intra-útero pelo aumento significativo de ambos os pulmões, secundário à obstrução traqueal. Nesses pacientes deve-se planejar a realização de traqueostomia ao nascimento, com a criança ainda conectada à circulação materna pelo cordão umbilical. Sem diagnóstico pré-natal e traqueostomia planejada, a maioria das crianças com essa anomalia morre logo após o nascimento.
- A membrana laríngea é usualmente observada ao nascimento, localizando-se mais freqüentemente na comissura anterior da corda vocal. Tem espessura variável e, em geral, causa obstrução significativa da via aérea superior e alterações do choro e/ou da voz. O diagnóstico é realizado com endoscopia e o tratamento por meio da ruptura da membrana com instrumentação romba (tubo traqueal ou microtesoura) ou com laser.

Cisto de Laringe

- Pode ser ventricular ou subglótico. O primeiro origina-se de saculações do ventrículo laríngeo, que cheias de muco protraem e comprimem a via aérea supraglótica. O cisto pode ser simples e confinado à porção interna da laringe, ou pode ser complexo quando se estende para fora da laringe. O primeiro é tratado por meio de ressecção com laser e os outros necessitam de abordagem aberta, por laringofissura, para ressecção cirúrgica completa.
- Os cistos subglóticos são freqüentemente vistos em recém-nascidos com entubação prolongada. São tratados com marsupialização endoscópica com laser.

Hemangioma

- São os tumores benignos mais comuns da laringe na criança, usualmente provocando sintomas nos primeiros dois ou três meses de vida.
- Geralmente localizados na região subglótica, ocasionam estridor intermitente, que piora durante esforço ou choro.

Obstruções da Laringe e da Traquéia ▪ 203

- A resposta ao corticóide sistêmico é ótima. Utilização de laser tem sido realizada nos casos que não respondem ao corticóide. Traqueostomia deve ser utilizada somente como último recurso, já que essas lesões tendem a regredir espontaneamente até os dois anos de idade.

Papilomatose

- A papilomatose é ocasionada pelo papilomavírus humano, que provoca lesões vegetantes que obstruem a via aérea.
- Em geral, as lesões ocorrem na região supraglótica e raramente acometem traquéia ou brônquios.
- A manifestação clínica predominante é o estridor e a rouquidão e o diagnóstico é realizado por broncoscopia.
- Como é uma doença somente da mucosa, é tratada por meio de ressecções superficiais com laser.

Fenda Laringotraqueoesofágica

Conceito

- Definida como a comunicação na linha média entre laringe, traquéia e esôfago, a fenda laringotraqueoesofágica é uma anormalidade congênita rara, de difícil diagnóstico e tratamento e com alta mortalidade.

Conforme a extensão do defeito, a fenda é classificada em:

- Tipo I: limitada à região supraglótica interaritenóide, mas não abaixo.
- Tipo II: fenda através da porção posterior da cartilagem cricóide, mas sem alcançar a traquéia.
- Tipo III: estendendo-se através de toda a cartilagem cricóide, com ou sem envolvimento da traquéia cervical.
- Tipo IV: com envolvimento também da traquéia intratorácica.

Quadro Clínico

- A apresentação clínica usual é de dificuldade respiratória que piora com alimentação. Também podem estar presentes tosse, episódios de cianose, estridor, salivação excessiva e alterações do choro.
- Atresia de esôfago e fístula traqueoesofágica ocorrem em cerca de 20% dos pacientes. Outras anomalias associadas podem também estar presentes, tais como fenda palatina, estenose subglótica e malformações urinárias e cardiovasculares.

Diagnóstico

- O diagnóstico é confirmado pela endoscopia respiratória, que mostra separação das aritenóides com envolvimento da traquéia conforme a extensão da doença. Na maioria das vezes, o diagnóstico endoscópico é difícil e o médico endoscopista deve pensar na possibilidade dessa doença para que ela possa ser excluída durante o exame.
- Em geral, é útil a realização concomitante de laringoscopia, broncoscopia e esofagoscopia, com objetivo de demonstrar a integridade da porção posterior da laringe e traquéia. A endoscopia também é útil para determinar a extensão do defeito e assim planejar a abordagem cirúrgica adequada.

Tratamento

- A via aérea deve ser inicialmente intubada, a fim de permitir adequada ventilação e reduzir a possibilidade de aspiração. A correção cirúrgica deve ser realizada o mais breve possível e isso dependerá da presença e tipo de malformações associadas.
- Após estabilização clínica, deve-se decidir se há necessidade de realização de traqueostomia, gastrostomia, ou fundoplicatura. A traqueostomia é indicada na presença de estridor significativo ou comprometimento concomitante da via aérea por paralisia de corda vocal, estenose subglótica ou grave traqueobroncomalácia. A gastrostomia tem a vantagem de impedir alimentação oral, limitando a possibilidade de aspiração; entretanto, não previne a aspiração de saliva e de material decorrente de refluxo gastroesofágico. O refluxo gastroesofágico geralmente está associado e deve ser tratado para evitar problemas na área da correção cirúrgica. O tratamento pode ser inicialmente com medicamentos e, se necessário, fundoplicatura.
- O tratamento cirúrgico definitivo é realizado somente após estabilização clínica e melhora das condições pulmonares.
- Crianças com fenda tipo I podem ou não necessitar de intervenção cirúrgica. Nos casos sintomáticos, a cirurgia é preferentemente endoscópica, com secção de ambos os ligamentos ariepiglóticos, objetivando queda das aritenóides e aumento do diâmetro da região supraglótica.
- Fendas dos tipos II ou III podem ser reparadas por via anterior ou lateral. A via lateral (cervicotomia direita com ou sem toracotomia) permite a visualização simultânea dos defeitos laringotraqueal e esofágico, mas tem maior risco de lesão de estruturas vasculares ou nervosas. A via anterior, por meio de uma laringofissura, possibilita identificação completa do defeito, fechamento anatômico preciso, sem lesão de estruturas neurovasculares. A mucosa comum é incisada, realizando-se fechamento do esôfago anterior e a seguir da traquéia posterior com fio absorvível, tendo-se o cuidado de não deixar as suturas sobrepostas.

204 ■ *Tórax*

- Fendas do tipo IV são reparadas preferencialmente por cervicotomia e toracotomia.
- A mortalidade nessa anomalia é alta e depende fundamentalmente da extensão do defeito. Defeitos envolvendo a região intratorácica apresentam índices elevados de mortalidade (até 93%); defeitos limitados à laringe apresentam 43% de mortalidade.

OBSTRUÇÃO DA TRAQUÉIA

Estenose Subglótica

Conceito

- Estenose subglótica é definida como o estreitamento da região laríngea compreendida entre as cordas vocais verdadeiras e a margem inferior da cartilagem cricóide.
- As estenoses da região subglótica podem ser congênitas ou adquiridas. As adquiridas são responsáveis pela maioria dos casos de estreitamento subglótico em crianças, sendo geralmente secundárias à entubação traqueal prévia, especialmente quando associada a alguma hipóxia tecidual (choque, parada cardíaca) ou infecção grave da via aérea. As complicações da entubação traqueal na criança ocorrem mais na região subglótica, pois é o local mais estreito da via aérea nessa faixa etária.
- A associação entre entubação traqueal e estenose subglótica foi relatada primeiramente por Turner, em 1916[1]. A partir de então, vários estudos têm mostrado que os principais fatores que predispõem à formação de estenose subglótica em crianças são:
  - Entubação traumática.
  - Entubação prolongada.
  - Excessivo número de entubações.
  - Tamanho inadequado do tubo traqueal.
  - Infecção local.
- Recente revisão de estenose subglótica em nosso meio mostrou que apenas o fator número de entubações estava associado significativamente ao surgimento da estenose; o tempo de entubação e o tamanho do tubo traqueal não foram fatores estatisticamente significativos.
- Felizmente, o cuidado na entubação, bem como medidas preventivas mais agressivas (treinamento de técnicas de entubação, protocolos sobre o cuidado dos tubos traqueais, bem como a utilização de corticóide e adrenalina após extubação) têm diminuído a incidência da estenose do tipo adquirida.
- A estenose subglótica congênita ocorre devido à inadequada recanalização do lúmen da laringe na fase embrionária, podendo variar desde atresia, estenose e membrana até malformação da cartilagem cricóide. A estenose subglótica congênita é a terceira causa de anomalia laríngea, perdendo em freqüência apenas para a laringomalácia e a paralisia de cordas vocais.

Classificação

- De acordo com os achados endoscópicos, classifica-se a estenose subglótica em quatro tipos:
  - Estreitamento de até 50% da luz.
  - Estenose de 51 a 70%.
  - Obstrução de 71 a 99% da luz.
  - Obstrução completa, com ausência de qualquer orifício subglótico.

Essa classificação é importante para o planejamento terapêutico.

Quadro Clínico

- A principal manifestação clínica em crianças com estenose subglótica é o estridor inspiratório e expiratório; também podem estar presentes dispnéia, retrações esternais e intercostais e batimentos de asas do nariz.
- Qualquer acúmulo de secreção ou mínimo processo inflamatório na região subglótica ocasiona diminuição da passagem do ar, provocando piora da ventilação e dificuldade para alimentação. A mudança do decúbito não altera a dificuldade respiratória.
- Laringites recorrentes ou persistentes podem ser a manifestação de estenoses subglóticas menos severas.

Diagnóstico

- O diagnóstico é sugerido pela história de entubação prévia.
- Exame radiológico da região cervical, lateral, pode mostrar estreitamento da região subglótica.
- A tomografia computadorizada pode ser útil para demonstrar a extensão da estenose.
- A endoscopia respiratória rígida e flexível caracteriza a espessura e extensão da estenose, bem como avalia prolapso supraglótico ou da base da língua, mobilidade das cordas vocais e a presença de outras malformações concomitantes.
- Não é incomum encontrar estenoses glóticas associadas a lesões de subglote, também, secundárias a entubação traqueal.
- Também é importante a avaliação de refluxo gastroesofágico associado e do estudo da deglutição em crianças com distúrbios de deglutição ou com suspeita de aspiração. Acredita-se que o refluxo gastroesofágico e gastrolaringofaríngeo tenha papel importante no desenvolvimento e exacerbação da estenose subglótica e podem futuramente comprometer o resultado da laringotraqueoplastia cirúrgica.

Tratamento

- O tratamento da estenose subglótica na criança é difícil e deve ser individualizado para cada paciente. A abordagem depende de etiologia, extensão da estenose, idade e condições gerais da criança.
- A preferência é a realização de um reparo cirúrgico em um único tempo, sem a necessidade de traqueostomia.
- Estenose congênita com obstrução leve deve ser observada, já que o diâmetro da região subglótica aumenta gradativamente com o crescimento, permitindo melhora da obstrução.
- Estenoses graves são indicações de tratamento cirúrgico.
- Estenoses adquiridas menores, decorrentes da presença de tecido inflamatório, mas sem fibrose, podem responder bem à dilatação endoscópica ou aplicação de laser.
- Fissura cricóide anterior pode ser uma alternativa em recém-nascidos de baixo peso que não conseguem extubar, na tentativa de evitar a traqueostomia.
- Nos casos graves, com presença de tecido fibroso, prefere-se a laringotraqueoplastia com interposição de cartilagem na região anterior e/ou posterior da cricóide nas estenoses graus 2 ou 3. Em estenoses curtas utilizamos enxerto da porção alar da cartilagem tiróide (Fig. 35.2), que pode ser obtida por meio da mesma incisão cervical, sem necessidade da realização de outra abertura cirúrgica. Outras cartilagens que podem ser utilizadas são a costal e a auricular.
- Estenoses graves graus 3 e 4, especialmente quando associadas à malácia significativa da traquéia proximal, são melhores tratadas pela ressecção cricotraqueal. Para realização dessa técnica cirúrgica é fundamental que a estenose não comprometa a porção imediatamente abaixo das cordas vocais.
- Traqueostomia é realizada na falência de todas as alternativas anteriores, ou em crianças sem condições para o procedimento cirúrgico. Entretanto, deve-se evitar ao máximo sua realização devido às suas complicações imediatas e tardias.

Traqueomalácia

Conceito

- A traqueomalácia é definida como a oclusão da luz traqueal durante a ventilação, devido a uma flacidez anormal da parede traqueal. Esse processo pode ser localizado em apenas um segmento, ou pode envolver toda a traquéia.
- A traqueomalácia está freqüentemente associada à atresia de esôfago com fístula traqueoesofágica e a outras anormalidades torácicas, tais como anéis vasculares e tumores.

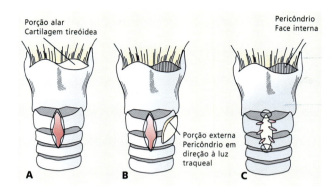

Figura 35.2 – Técnica de laringotraqueoplastia com cartilagem tireóidea. (*A*) Laringotraqueofissura e preparo da porção superior (alar) da cartilagem tireóidea. (*B*) Remoção da cartilagem e colocação desta na fissura, com o cuidado de manter a porção do pericôndrio internamente. (*C*) Aspecto final após sutura. Observar que a porção interna do pericôndrio é preservada no local de remoção da cartilagem.

- Também pode resultar de uma anormalidade congênita da estrutura cartilaginosa da traquéia, de doenças do tecido conetivo (condroplasias e policondrites), ou defeitos cartilaginosos resultantes de infecção ou ventilação mecânica com altas pressões.

Quadro Clínico

- As principais manifestações da traqueomalácia são o estridor expiratório e a tosse metálica.
- Muitas crianças não apresentam manifestações até dois ou três meses de idade. Entretanto, em algumas, a evidência de traqueomalácia grave já é observada logo após a correção cirúrgica de atresia de esôfago, devido à impossibilidade de extubação. Em um pequeno número de crianças com traqueomalácia difusa, as manifestações iniciam-se ainda no período neonatal.
- Benjamin *et al.*[2] classificaram as manifestações clínicas da traqueomalácia em leves, moderadas e graves. Nos casos leves, o colapso na expiração impede a eliminação adequada das secreções, sendo responsável por episódios ocasionais de infecção respiratória. Nos casos moderados, estridor e sibilância estão associados a infecções respiratórias mais freqüentes; algumas vezes, episódios de sufocação também estão presentes. Nos casos graves, as crianças apresentam obstrução respiratória, com cianose, estridor expiratório e quadros de apnéia (*dying spells*). A obstrução pode somente ser aliviada após a entubação traqueal. Os episódios de sufocação (*dying spells*) são as manifestações mais graves desse grupo, geralmente ocorrendo 5 a 10min após a alimentação. A criança continua a engolir apesar da cianose; se a alimentação não for interrompida, a sintomatologia progride para apnéia, bradicardia, paradas respiratória e cardíaca.

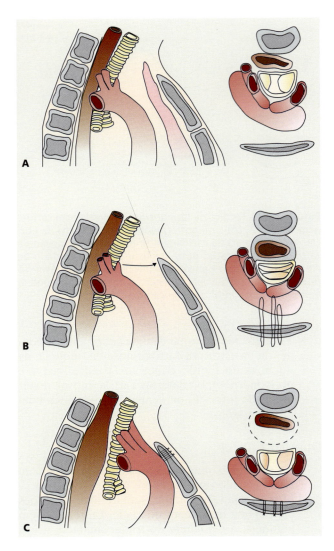

Figura 35.3 – Vista sagital da anatomia mediastinal em traqueomalácia. (*A*) Relação normal entre aorta, traquéia e esôfago. (*B*) Tosse ou dilatação esofágica, durante alimentação ou refluxo gastroesofágico, comprime a traquéia em direção à aorta. Na traquéia com malácia, isso ocasiona obstrução respiratória grave. (*C*) Aortopexia traciona anteriormente a aorta, junto com a parede anterior da traquéia, evitando a possibilidade de compressão traqueal.

Diagnóstico

- O diagnóstico de traqueomalácia deve ser suspeitado pela história clínica de respiração ruidosa, sibilância, tosse metálica, episódios de sufocação, pneumonia recorrente ou impossibilidade de extubação devido à obstrução expiratória da via aérea.
- Em crianças com episódio de sufocação (*dying spells*), devem-se realizar cuidadosas avaliações cardíacas, neurológica e esofágica, para excluir outras anormalidades.
- Estreitamento traqueal pode ser notado em radiografias laterais de tórax.
- Estudo contrastado de esôfago é fundamental não somente para avaliar a compressão da traquéia pelo esôfago, mas também para excluir outras anormalidades, tais como estenose esofágica, fístula traqueoesofágica recorrente e refluxo gastroesofágico, as quais podem produzir manifestações semelhantes.
- A broncoscopia continua sendo fundamental para o diagnóstico definitivo da traqueomalácia, pois permite informações precisas do lúmen traqueal durante a ventilação. O exame é usualmente realizado sob anestesia, com a criança em respiração espontânea. Na criança com traqueomalácia, o lúmen traqueal apresenta uma forma elíptica, com a porção membranosa aumentada e com colapso à expiração. Nos casos graves, observa-se colapso total da luz.

Tratamento

- A maioria das crianças com traqueomalácia pode ser tratada conservadoramente, visto que ocorre uma resolução espontânea das manifestações clínicas após um ano de idade.
- A correção cirúrgica deve ser realizada em crianças com ataques obstrutivos com risco de vida (*dying spells*), pneumonias repetidas (mais do que três episódios em um ano) e impossibilidade de extubação. Em crianças com essas manifestações, deve-se realizar cuidadosa distinção entre traqueomalácia, fístula traqueoesofágica recorrente e refluxo gastroesofágico grave.
- Traqueomalácia e refluxo gastroesofágico podem estar presentes concomitantemente. Nesses pacientes, caso os sintomas respiratórios predominem, deve-se realizar inicialmente a correção cirúrgica da traqueomalácia.
- A aortopexia é reconhecida como procedimento cirúrgico padrão na correção de traqueomalácia (Fig. 35.3). A tração e fixação da aorta junto ao esterno possibilitam abertura e estabilização traqueal em razão das aderências presentes normalmente entre a traquéia anterior e a aorta posterior. O procedimento também diminui a possibilidade de compressão da traquéia com malácia pelo esôfago ou por outras estruturas vasculares adjacentes.
- Em crianças cuja aorta já está localizada anteriormente, ou em casos de traqueomalácia de longa extensão, a aortopexia não é suficiente, devendo-se considerar a realização de traqueostomia. A colocação de órtese metálica intratraqueal tem mostrado sucesso variável e, em razão dos riscos de deslocamento, formação de tecido de granulação e dificuldade de remoção, deve ser realizada somente em crianças sem nenhuma outra alternativa cirúrgica e com perigo de vida iminente.

Estenose Traqueal Congênita

Conceito

- Os estreitamentos congênitos da traquéia são geralmente ocasionados pela ausência de toda ou da maior parte da membranosa traqueal.
- A predominância da porção cartilaginosa da traquéia ocasiona a formação de uma traquéia circunferencial, com diâmetro reduzido.
- As estenoses congênitas de traquéia estão freqüentemente associadas a outras malformações da árvore traqueobrônquica. A malformação mais comum, observada em cerca de 50% dos pacientes, é a presença de artéria pulmonar esquerda anômala, que se origina da artéria pulmonar direita e passa para o lado esquerdo por trás da traquéia, ocasionando algum grau de estreitamento dela. Outras malformações observadas são a agenesia ou hipoplasia pulmonar unilateral e brônquios lobares médio e inferior esquerdo originando-se do brônquio principal.

Classificação

- As estenoses traqueais congênitas basicamente se apresentam de três tipos:
  - Hipoplasia generalizada, que pode se estender até os brônquios.
  - Estenose em "funil", que geralmente se inicia no terço médio da traquéia e progride até a carina.
  - Estenoses segmentares, que podem ocorrer em qualquer ponto da traquéia.

Quadro Clínico

- As crianças, ainda nos primeiros meses de vida, apresentam estridor, pneumonia, ou ambos. Podem apresentar também sibilância, episódios de cianose, deficiência de crescimento, taquipnéia, ou tosse.
- A manifestação clínica depende da gravidade da obstrução. Estenoses leves podem ocasionar sintomatologia obstrutiva apenas durante o exercício; estreitamentos graves ocasionam obstrução importante desde o nascimento, com risco de vida iminente.

Diagnóstico

- Radiografias simples do tórax e da região cervical permitem avaliação inicial da via aérea.
- Esofagograma com contraste é útil para excluir anel vascular, anomalia da artéria pulmonar e tumores esofágicos ou traqueais.
- A tomografia computadorizada, com ou sem reconstrução tridimensional, é o melhor exame, pois possibilita avaliar a severidade e extensão da estenose, bem como a presença de anormalidades da artéria pulmonar, ramos traqueobrôn-

quicos anormais, anormalidades do arco aórtico e a maioria de outras causas raras de obstrução traqueal.
- Avaliação cardíaca completa deve ser realizada em crianças com defeitos cardíacos associados.
- Não se preconiza mais a realização de traqueobroncografia nessas crianças, devido ao risco de piora da obstrução respiratória.
- A broncoscopia somente é realizada quando há dúvida diagnóstica, sendo útil para confirmar o local e a gravidade da obstrução na porção superior da traquéia. Como o aparelho usualmente não pode ultrapassar a área estreitada, não permite a avaliação de toda a estenose.
- O diagnóstico diferencial dessa lesão é a traqueomalácia, anel vascular completo, hemangioma, ou tumores traqueais, cistos e infecção.

Tratamento

- A indicação de procedimento cirúrgico depende da gravidade da dificuldade respiratória, da extensão do estreitamento e da experiência do cirurgião com a técnica a ser utilizada.
- Os procedimentos cirúrgicos mais utilizados no tratamento da estenose traqueal congênita são a dilatação com balão, ressecção com anastomose e traqueoplastia.
- A dilatação endoscópica com balão tem sido usada por alguns autores, especialmente em estenoses traqueais que ocorrem após anastomose traqueal ou traqueoplastia. Entretanto, a utilização dessa técnica como tratamento primário de estenoses traqueais congênitas ainda não está bem estabelecida.
- A ressecção segmentar, com anastomose terminoterminal, é o tratamento de escolha para estenoses curtas. Em crianças, é possível anastomose traqueal após ressecção de até 50% do comprimento traqueal.
- A traqueoplastia é utilizada em crianças com estenoses traqueais longas, que não podem ser tratadas por meio de ressecção e anastomose terminoterminal.
Várias técnicas de traqueoplastia podem ser utilizadas: traqueoplastia com pericárdio ou cartilagem costal, traqueoplastia de deslizamento (*slide tracheoplasty*) e reconstrução com auto-enxerto traqueal. Na primeira, realiza-se uma incisão anterior longitudinal de toda a área estreitada, recobrindo-se o defeito com pericárdio e/ou cartilagem costal. Na traqueoplastia de deslizamento, a traquéia é seccionada no ponto médio da estenose. A porção superior é a seguir aberta longitudinalmente na parte posterior; a porção inferior é também aberta, só que na sua parte anterior. Realiza-se então um deslizamento da porção superior sobre a inferior, com anastomose traqueal. Nessa técnica, a traquéia original reduz o

SEÇÃO 5

208 ■ *Tórax*

tamanho à metade, mas aumenta o diâmetro quatro vezes. No auto-enxerto, a zona de estenose é aberta anteriormente por uma incisão longitudinal, removendo-se a seguir a zona de anéis traqueais completos. A traquéia restante é aproximada e o defeito anterior é recoberto com porção de traquéia previamente removida.

CORPO ESTRANHO EM VIA AÉREA

Conceito

- A presença de material estranho na via aérea da criança é uma importante causa de morbidade e mortalidade.
- Em alguns países, o corpo estranho é a principal causa de morte por acidente em crianças abaixo de um ano de idade.

Quadro Clínico

- Logo após a aspiração de material estranho, a criança pode apresentar tosse intensa, sibilância, vômito, palidez, cianose, ou episódios breves de apnéia.
- Após essas manifestações dramáticas iniciais, o quadro clínico geralmente se atenua ou mesmo desaparece completamente.
- A apresentação clínica da criança com aspiração de corpo estranho na via aérea, após o evento aspirativo, depende do tamanho e da localização do material aspirado. Um objeto localizado na laringe pode ocasionar morte por asfixia ou, em casos de pequenos objetos, rouquidão, estridor e tosse. Materiais estranhos localizados na traquéia provocam maior dificuldade do que quando localizados nos brônquios e a manifestação clínica pode variar desde a asfixia até a dispnéia, com tosse irritativa constante; nos brônquios, esses materiais geralmente ocasionam tosse persistente, com discreta dificuldade respiratória.
- Quanto ao tipo de material aspirado, pode-se observar tanto materiais vegetais como não vegetais. Entretanto, o material mais comumente aspirado é o grão de amendoim.

Diagnóstico

- Nas crianças com suspeita de aspiração de corpo estranho, após a obtenção de uma história e exame clínico detalhados, deve-se realizar estudo radiológico do tórax em inspiração e expiração (incidências ântero-posterior e lateral).
- Apesar de apenas 10% dos materiais aspirados serem radiopacos, podem-se observar alterações radiológicas decorrentes da obstrução da via aérea.
- A anormalidade radiológica clássica é a hiperinsuflação pulmonar localizada, secundária a um mecanismo valvular provocado pelo corpo estranho: o ar entra na inspiração, mas não consegue sair na expiração.
- Em cerca de 25% dos pacientes com aspiração, o corpo estranho obstrui totalmente a luz brônquica, ocasionando atelectasia.
- Algumas crianças com aspiração de corpo estranho podem apresentar exames clínico e radiológico de tórax totalmente normais. Portanto, a ausência de anormalidades clínicas e radiológicas *não exclui* a presença de corpo estranho na via aérea.
- A constatação de história sugestiva de aspiração já é suficiente para a indicação de broncoscopia.

Tratamento

- O tratamento de crianças com aspiração de corpo estranho é a retirada endoscópica desse material com equipamento rígido ou flexível.
- Raramente os materiais não podem ser retirados por endoscopia, tendo que ser removidos por traqueostomia ou broncotomia.

REFERÊNCIAS BIBLIOGRÁFICAS

1. TURNER, A. L. Stenosis of the larynx in children following intubation and tracheostomy. *J. Laryngol. Otol.*, v. 31, p. 313-316, 1916.
2. BENJAMIN, B. Tracheomalacia in infants and children. *Ann. Otol. Rhinnol. Laringol.,* v. 93, p.438-442, 1984.

BIBLIOGRAFIA RECOMENDADA

BACKER, C. L. Compression of the trachea by vascular ring. In: SHIELDS, T. W.; LOCICERO III, J. P.; PONN, R. B. *General Thoracic Surgery*. Philadelphia: Lippincott Williams & Wilkins, 2000. p. 919-934.

COTTON, R. T.; WILLGING, J. P. Airway malformations and reconstruction. In: ASHCRAFT, K. W.; MURPHY, J. P.; SHARP, R. J. et al. *Pediatric Surgery*. 3. ed. Philadelphia: W. B. Saunders, 2000. p. 256-272.

COTTON, R. T. Management and prevention of subglottic stenosis in infants and children. In: BLUESTONE, C. D.; STOOL, S. E. (eds.). *Pediatric Otolaryngology*. Philadelphia: W. B. Saunders, 1990. p. 1194-1204.

COTTON, R. T. Management of subglottic stenosis. In: JONG, A. L.; KUPPERSMITH, R. B. Update on the pediatric airway. *Otolaringol. Clin. North Am.*, v. 33, n. 1, p. 111-130, 2000.

FILLER, R. M.; FORTE, V.; FRAGA, J. C. et al. The use of expandable mettalic airway stents for tracheobronchial obstruction in children. *J. Pediat. Surg.*, v. 30, n. 7, p. 1050-1056, 1995.

FILLER, R. M.; FORTE, V. Lesions of the larynx and trachea. In: O'NEILL, J. A.; ROWE, M. I.; GROSFELD, J. L. et al. *Pediatric Surgery*. 5. ed. St Louis: Mosby-Year Book, 1998. p. 863-872.

FILLER, R. M.; FRAGA, J. C. Tracheomalacia. *Sem. Thorac. Cardiovasc. Surg.*, v. 6, p. 211-215, 1994.

FILLER, R. M. Congenital anomalies. In: PEARSON, F. G.; DESLAURIERS, J.; GINSBERG, R. J. et al. *Thoracic Surgery*. New York: Churchill Livingstone, 1995. p. 235-250.

FRAGA, J. C.; NOGUEIRA, A.; PALOMBINI, B. C. Corpo estranho em via aérea de criança. *Jornal Pneumologia*, v. 20, n. 3, p. 107-111, 1994.

FRAGA, J. C.; NOGUEIRA, A.; PALOMBINI, B. C. Estenose subglótica em crianças. *Rev. Bras. Otorrino*, v. 60, p. 35-38, 1994.

FRAGA, J. C.; SALLE, J. L. P.; BOHER, M. et al. Successful management of laryngotracheoesophageal cleft through an anterior approach. *Pediatr. Surg. Int.*, v. 10, n. 5-6, p. 376-378, 1995.

FRAGA, J. C.; SCHOPF, L.; FORTE, V. Thyroid alar cartilage (TAC) reconstruction for severe pediatric subglottic stenosis. *J. Ped. Surg.*, v. 36, n. 8, p. 1258-1261, 2001.

FRAGA, J. C.; SCHOPF, L.; VOLKER, V. et al. Supraglotoplastia endoscópica em crianças com laringomalacia grave com e sem doença neurológica associada. *Jornal Pediatria*, v. 77, n. 5, p. 420-424, 2001.

FRAGA, J. C. S.; NOGUEIRA, A.; PALOMBINI, B. C. Laringomalacia em criança – relato de 92 casos. *Revista AMRIGS*, v. 37, n. 3, p.145-148, 1993.

MYER, C. M.; HARTLEY, B. E. J. Pediatric laryngotracheal surgery. *Laryngoscope*, v. 110, p. 1875-1883, 2000.

ROTHSCHILD, M. A.; BRATCHER, G. O. Bilateral vocal cord paralysis and the pediatric airway. In: MYER, C. M.; COTTON, R. T.; SHOTT, S. R. *The Pediatric Airway – An Interdisciplinary Approach.* Philadelphia: J. B. Lippincott, 1995. p. 133-150.

RUTTER, M. J.; AZIZKHAN, R. G.; COTTON, R. T. Posterior laryngeal cleft. In: ZIEGLER, M. Z.; AZIZKHAN, R. G.; WEBER, T. R. *Operative Pediatric Surgery.* New York: McGraw-Hill, 2003. p. 313-320.

RUTTER, M. J.; COTTON, R. T.; AZIZKHAN. R. G. et al. Slide tracheoplasty for the management of complete tracheal rings. *J. Pediat. Surg.*, v. 38, p. 928-934, 2003.

THOMPSON, D. M.; COTTON, R. T. Lesions of the larynx, trachea and upper airway. In: GROSFELD, J. L.; O'NEILL, J. A.; CORAN, A. G. et al. 6. ed. *Pediatric Surgery.* Philadelphia: Mosby Elsevier, 2006. p. 983-1000.

WIATRAK, B. J. Congenital anomalies of the larynx and trachea. In: JONG, A. L.; KUPPERSMITH, R. B. Update on the pediatric airway. *Otol. Clin. Nor. Am.*, v. 33, n. 1, p. 91-110, 2000.

ZARZAL, G. H.; ANON, J. B.; COTTON, R. T. Epiglottoplasty for the treatment of laryngomalacia. *Ann. Otol. Rhinol. Laryngol.*, v. 96, p. 72-76, 1987.

SEÇÃO 5

CAPÍTULO 36

Anéis e Fitas Vasculares

João Carlos Ketzer de Souza

CONCEITO

Grupo de anomalias congênitas do arco aórtico e de seus ramos que causam compressão extrínseca da traquéia e esôfago. Podem ser subdivididas em anéis vasculares completos e anéis vasculares incompletos ou fitas vasculares. As anomalias dessa região resultam da persistência de segmentos arteriais que normalmente deveriam ter sofrido regressão, ou regressão de segmentos que deveriam permanecer patentes.

EPIDEMIOLOGIA

- Anéis vasculares correspondem a 1% de todas as malformações cardiovasculares congênitas.
- Não há predisposição sexual.
- Duplo arco aórtico é a causa mais comum de anel vascular completo.
- Arco aórtico esquerdo com artéria subclávia direita aberrante é a forma mais comum de anomalia do arco aórtico.
- Alguns anéis e fitas podem ocorrer isoladamente ou associados a outras malformações cardíacas. Anomalias traqueobrônquicas são freqüentes, quando associadas à fita da artéria pulmonar.
- Anéis vasculares, com arco aórtico direito e duplo arco aórtico, podem estar associados à deleção da banda do cromossomo 22q11 em, aproximadamente, 20% dos casos. Essa deleção também costuma estar presente nas síndromes: DiGeorge, velocardiofacial e outras. Portanto, pode haver outras manifestações junto com o anel vascular, como anormalidades palatais, anomalias laringotraqueais, anormalidades faciais, déficits neurológicos e outras. Ocasionalmente, pacientes com arco aórtico direito podem ter outras anomalias associadas, como as associações VACTERL [(vertebral, anal, cardíaco, traqueal, esofágico, renal e dos membros (*limbs*)] e CHARGE [coloboma do olho, anomalia cardíaca (*heart anomaly*), atresia de coanas, retardamento e anomalias genitais e do ouvido (*ear*)].

QUADRO CLÍNICO

O quadro clínico é variável de acordo com o tipo de anel ou fita vascular e a intensidade da obstrução.

Sintomas respiratórios e digestivos em geral:

- Quatro a oito por cento de estridor crônico na criança são causados por anéis ou fitas vasculares.
- O estridor costuma ser do tipo bifásico (inspiração e expiração), podendo ser permanente ou intermitente.
- A tosse é crônica e tem som de "latido de cão" ou de "trompete".
- Dificuldade respiratória é freqüente (tiragem, dispnéia, cianose).
- É freqüente a presença de pneumonias de repetição.
- Podem apresentar crises de apnéia reflexa (asfixia e cianose com bradicardia e convulsões hipóxicas).
- Ocasionalmente, podem apresentar-se com a impossibilidade de desmame da ventilação mecânica.
- Alimentação, choro, raiva e tosse pioram a dificuldade respiratória. A alimentação, principalmente quando sólida, pode agravar a dificuldade respiratória por sufocação durante ou após. O alimento, passando pela área estreitada, pressiona a parede posterior da traquéia, que está aprisionada ou comprimida pelo anel ou fita vascular.
- A alimentação pode desencadear disfagia e/ou tosse. Cerca de 10% das crianças só terão disfagia, sem dificuldades respiratórias.
- Os bebês costumam adotar uma postura com o pescoço hiperestendido (opistótono).
- Os sinais digestivos mais comuns são: disfagia, vômitos e regurgitação.
- Desnutrição e retardo de crescimento podem estar presentes.
- A criança maior com disfagia pode não ter outro sintoma associado.

INVESTIGAÇÃO DIAGNÓSTICA

- Radiografias de tórax (frente e lateral): sugestivas em 80% dos casos. Costumam mostrar os seguintes achados: hiperaeração dos campos pulmonares uni ou bilaterais, infiltrados pneumônicos ou atelectasias, compressão e desvios do ar traqueal. Podem localizar, mesmo que grosseiramente, a posição do arco aórtico.
- Esofagograma (ântero-posterior e lateral): quase sempre é diagnóstico em 90% dos casos. Mostra as compressões do esôfago pelos anéis e fitas vasculares. É mais efetivo quando acompanhado por cinerradiografias. Em crianças entubadas e em ventilação mecânica existe um maior número de exames falso-negativos. O esofagograma necessita ser realizado com bário de alta visco-

sidade. O enchimento esofágico não deve ser excessivo nem insuficiente. O arco aórtico e o brônquio esquerdo geralmente causam duas impressões fisiológicas no esôfago, que podem ser observadas na projeção ântero-posterior (AP). A visualização de outras impressões na projeção AP ou a visualização de qualquer impressão na projeção lateral, são sempre patológicas.

- Traqueobroncoscopia: demonstra as pulsações e compressões dos anéis e fitas vasculares, anomalias traqueais e brônquicas, se existentes, e graus de traqueomalácia. Tem-se indicado a broncoscopia intra-operatória com a finalidade de documentar os efeitos do reparo cirúrgico na árvore traqueobrônquica.
- Ecocardiografia bidimensional e com Doppler: é útil para a investigação de malformações cardíacas associadas e na compressão por fita pulmonar. Não é um bom exame para definir a anatomia das anomalias dos arcos aórticos, porque estruturas sem lúmen, como o ligamento arterial e arco aórtico atrésico, não têm fluxo sangüíneo e são, portanto, difíceis de serem identificadas.
- Ressonância nuclear magnética (RNM) com reconstrução multiplanar, angio-ressonância e a tomografia computadorizada espiral com multidetectores (MDCT), também denominada de tomografia computadorizada *multislice* com reconstrução multiplanar e tridimensional: definem a exata anatomia vascular, a presença de compressão traqueal e/ou esofágica, o padrão de ramificação vascular aórtica (artérias epiaórticas) e a doença anatômica intrínseca traqueal ou esofágica. São excelentes no planejamento pré-operatório da cirurgia a ser realizada, permitindo identificar os raros pacientes que deverão ser abordados por toracotomia direita (duplo arco aórtico com segmento posterior direito atrésico e arco aórtico esquerdo com aorta descendente direita e ligamento arterial direito). As vantagens da RNM sobre a tomografia computadorizada incluem a não necessidade do uso de contraste intravenoso e a ausência de exposição à radiação. As vantagens da tomografia computadorizada *multislice* em relação à RNM são a sua rapidez de execução e a não-necessidade de sedação.
- Arteriografia: é um método invasivo e deve ser indicada somente nos casos associados a cardiopatias complexas ou quando se suspeita de anel da artéria pulmonar.

DIAGNÓSTICO DIFERENCIAL

- Traqueobroncomalácia.
- Estenose traqueobrônquica.
- Duplicação esofágica.
- Cisto broncogênico.

CLASSIFICAÇÃO, APRESENTAÇÃO CLÍNICA, DIAGNÓSTICO E TRATAMENTO

Anéis Vasculares Completos (Anéis Vasculares)

Duplo Arco Aórtico

Quase todos são sintomáticos. É o tipo mais comum de arco aórtico completo e a lesão com maior grau de constrição. A aorta ascendente está em sua posição normal, dividindo-se no arco esquerdo (passando anteriormente e à esquerda da traquéia) e no arco direito (passando posteriormente e à direita da traquéia e esôfago) (Fig. 36.1). Em geral, o arco direito ou posterior é o arco dominante em 75% dos casos, a aorta descendente encontra-se à esquerda e o ligamento arterial está situado entre a parte distal do arco esquerdo e a artéria pulmonar esquerda. Geralmente, ambos os arcos são patentes, mas um deles pode ser hipoplásico, atrésico, ou aneurismático.

Os sintomas e sinais costumam estar presentes desde o nascimento ou iniciam logo após. Os principais são: estridor constante, posição de opistótono, pneumonias de repetição, crises de apnéia e cianose e disfagia. A crise de apnéia e cianose é de origem reflexa e costuma ser desencadeada pela passagem do bolo alimentar pelo esôfago comprimido. Em 20% dos casos, o duplo arco aórtico está associado a malformações cardíacas, como o defeito do septo ventricular e tetralogia de Fallot.

O esofagograma (na projeção ântero-posterior) mostra duas endentações de tamanhos desiguais em níveis diferentes de cada lado do esôfago, com a do lado direito um pouco mais alta (ao nível de T3) e maior do que à esquerda. A maior endentação é causada pelo arco dominante, geralmente o arco direito. Na projeção lateral aparece uma grande e arredondada impressão retroesofágica correspondente ao arco direito (Fig. 36.2).

O tratamento desses casos é sempre cirúrgico, mesmo se os sintomas são mínimos, pois a compressão prolongada da traquéia pode causar traqueomalácia. A via de acesso é por toracotomia póstero-lateral esquerda, 4º espaço intercostal, divisão do arco menor

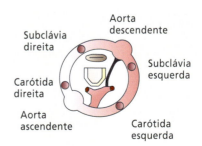

Figura 36.1 – Representação diagramática de duplo arco aórtico[1].

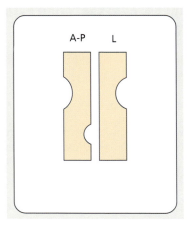

Figura 36.2 – Esofagograma (vistas ântero-posterior [A-P] e lateral [L]) em criança com duplo arco aórtico.

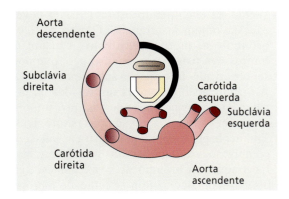

Figura 36.3 – Arco aórtico direito com aorta descendente direita e compressão pelo ligamento ou ducto arterial (anomalia de Neuhauser)[1].

e do ligamento ou ducto arterial. O arco aórtico direito é dominante em 75% dos casos, o arco esquerdo em 20% e em 5% há equivalência. Antes da divisão do arco, ele deve ser temporariamente ocluído e o anestesista deve checar os pulsos radiais e carotídeos. É essencial a completa dissecção e mobilização dos vasos, esôfago e traquéia. Todo tecido fibroso na superfície do esôfago é também dividido. Com arco aórtico direito dominante, o ligamento arterial também deve ser dividido. Se o arco aórtico esquerdo for o dominante, o ligamento arterial não necessariamente precisará de divisão. Se traqueomalácia for encontrada, deve-se pensar na realização de aortopexia.

Arco Aórtico Direito com Aorta Descendente Direita e Compressão pelo Ligamento ou Ducto Arterial (Variantes das Anomalias de Neuhauser)

O anel é formado pela aorta descendente direita e pela artéria pulmonar anteriormente, tendo o arco aórtico como limite direito e o ligamento ou ducto como limite esquerdo e posterior. O ligamento arterial estende-se da artéria pulmonar esquerda ao arco aórtico situado à direita. Resulta da persistência da aorta dorsal direita, regressão da aorta dorsal esquerda e regressão do 4º arco aórtico. O arco aórtico origina seqüencialmente a subclávia direita e a carótida direita. A carótida e subclávia esquerdas originam-se de um tronco braquiocefálico esquerdo (Fig. 36.3). Aproximadamente 10% estão associados a defeitos intracardíacos. O esofagograma pode ou não demonstrar na projeção ântero-posterior duas áreas de compressão, uma pequena no esôfago superior direito e outra mais inferior no esôfago inferior esquerdo. Na projeção lateral costuma mostrar uma endentação persistente no esôfago posterior (Fig. 36.4).

O acesso é feito por toracotomia esquerda e o tratamento baseia-se na divisão do ligamento arterial e excisão de todo o tecido fibroso junto à traquéia e ao esôfago.

Arco Aórtico Direito com Aorta Descendente Direita e Compressão pela Artéria Subclávia Esquerda Aberrante (Variantes das Anomalias de Neuhauser)

A artéria subclávia esquerda aberrante retroesofágica pode ter origem em um divertículo (divertículo de Kommerell), originando-se como último ramo do arco aórtico (distal à artéria subclávia direita). O primeiro ramo da aorta ascendente é a artéria carótida esquerda, seguida pela carótida direita e subclávia direita. Pode existir ou não o divertículo de Kommerell. O ligamento arterial completa o anel (Fig. 36.5) ao inserir-se na subclávia esquerda ou divertículo de Kommerell.

Os sintomas costumam ser muito variáveis. Costumam aparecer um pouco mais tardiamente (três a nove meses de idade), pois o anel é mais frouxo que no duplo arco aórtico e constituído pela artéria pulmonar (pressão mais baixa) e o ligamento arterial ou ar-

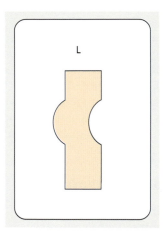

Figura 36.4 – Esofagograma lateral (L) da anomalia de Neuhauser.

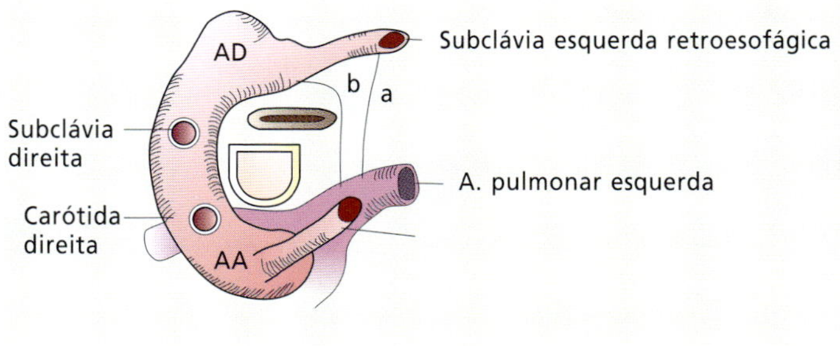

Figura 36.5 – Arco aórtico direito com subclávia esquerda retroesofágica[1]. a = ligamento arterial da subclávia; AA = aorta ascendente; AD = aorta descendente; b = ligamento arterial do istmo aórtico.

téria subclávia. Sintomas respiratórios são mais comuns do que os esofágicos. Tosse, respiração ruidosa, dispnéia e estridor são os sintomas mais comuns.

O esofagograma em projeção ântero-posterior mostra dupla endentação, a maior à direita e correspondente ao arco aórtico direito e outra menor e mais inferior à esquerda, correspondente ao ligamento arterial ou artéria subclávia de origem anômala. O esofagograma em projeção lateral mostra compressão posterior acentuada referente à origem da artéria subclávia esquerda aberrante (Fig. 36.6).

O tratamento é realizado por meio de toracotomia póstero-lateral esquerda com secção do ligamento ou ducto e divisão de qualquer tecido fibroso sobre a traquéia e esôfago. Quando existe divertículo de Kommerell, muitos autores recomendam sua secção com ligadura da artéria subclávia aberrante esquerda (verificar o pulso da artéria radial esquerda e oximetria de pulso).

Anéis Vasculares Incompletos (Fitas Vasculares)

Arco Aórtico Esquerdo com Artéria Subclávia Retroesofágica Direita Aberrante

É a forma mais comum de anomalia do arco aórtico. O termo disfagia lusória foi estabelecido para caracterizar esse grupo específico. A artéria subclávia direita passa por trás do esôfago, derivada da aorta localizada à esquerda (Fig. 36.7). Não deriva da artéria inominada e sim nasce como o vaso mais distal do arco aórtico. Anomalias congênitas associadas mais comuns são: coarctação da aorta e síndrome de Down associada com malformação cardíaca. A maioria dos pacientes é assintomática. Se sintomáticos, costumam apresentar sintomas digestivos (disfagia). O esofagograma, na projeção ântero-posterior é normal. O esofagograma, na projeção lateral, mostra uma endentação oblíqua posterior no esôfago, obedecendo a um curso ínfero-superior (Fig. 36.8).

O tratamento cirúrgico é realizado por meio de toracotomia póstero-lateral esquerda com divisão da artéria subclávia direita aberrante. Em crianças, não há a necessidade de reanastomosar a artéria. Fluxo sangüíneo para o membro superior direito é compensado por colaterais. O fluxo do membro superior deve ser monitorado com oxímetro de pulso.

Artéria Pulmonar Esquerda Anômala ou Fita Pulmonar

É o anel ou fita vascular de tratamento mais difícil. Associada à malformação cartilaginosa da via aérea. A artéria pulmonar esquerda cresce aberrantemente da artéria pulmonar direita, próxima à direita da traquéia e adjacente à carina. Segue posteriormente, passando sobre o brônquio direito proximal, atrás da traquéia, e então passa para a esquerda, entre a traquéia e o esôfago, para entrar no hilo pulmonar esquerdo. Esse

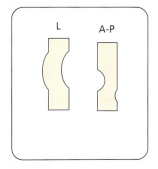

Figura 36.6 – Esofagograma com vistas lateral (L) e ântero-posterior (A-P).

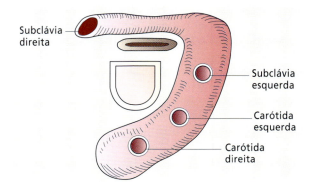

Figura 36.7 – Subclávia direita aberrante (disfagia lusória)[1].

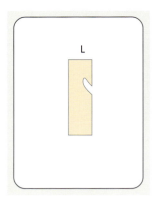

Figura 36.8 – Esofagograma lateral (L) em disfagia lusória.

curso da artéria pulmonar esquerda circunda a traquéia distal, o ângulo traqueobrônquico e o brônquio direito proximal.

O principal sintoma relaciona-se à obstrução da via aérea. Em 50% dos casos há estenose dos anéis cartilaginosos da traquéia. Se os anéis traqueais forem normais, a lesão produzirá obstrução da via aérea por pressão da parede posterior da traquéia e anterior do esôfago. Na maioria dos casos, é associado a defeitos intracardíacos, como defeitos do septo ventricular, tetralogia de Fallot, dextrocardia.

Os sintomas aparecem precocemente (primeiros meses de vida). Apnéia grave e estridor-sibilância grave estão presentes em 80% dos casos. A obstrução é maior na expiração, em contraste com as anomalias do arco aórtico, em que a obstrução maior é inspiratória.

Radiografias de tórax costumam mostrar traquéia inferior tortuosa e estreitada. Também se podem observar atelectasias, alçaponamento de ar no lobo superior direito, encurvamento esquerdo do brônquio direito, deslocamento inferior da carina ou massa mediastinal entre traquéia e esôfago. O esofagograma lateral é diagnóstico, mostrando endentação na parede anterior do esôfago, logo abaixo do nível do arco aórtico, por onde a artéria pulmonar esquerda aberrante passa. A traqueobroncoscopia é necessária para avaliar a extensão da malformação da via aérea e anomalias associadas. Outros meios diagnósticos que podem ser utilizados são: ecocardiografia bidimensional, tomografia computadorizada e ressonância nuclear magnética. O cateterismo cardíaco e a arteriografia são usados para definir o diagnóstico e investigar malformações cardíacas associadas.

Em 1/2 a 1/3 dos casos existem anomalias associadas, principalmente traqueobrônquicas (associação com traqueomalácia, membranas traqueais, atresia, estenose e anel traqueal completo) e cardiovasculares (principalmente comunicação intra-atrial, persistência do canal arterial, tetralogia de Fallot, estenose aórtica).

A cirurgia deve ser indicada quando feito o diagnóstico para evitar o desenvolvimento de lesão pulmonar crônica.

O tratamento é realizado por esternotomia mediana ou toracotomia póstero-lateral esquerda, usando circulação extracorpórea em alguns casos e naqueles em que há necessidade de corrigir o defeito cardíaco associado. A artéria pulmonar esquerda aberrante é dividida e reanastomosada, anteriormente à traquéia, no tronco da artéria pulmonar. É muito importante a realização de broncoscopia intra-operatória para afastar a presença de estenose traqueal ou traqueomalácia associadas.

Artéria Inominada Direita Anômala

Presença de artéria inominada anormalmente curta ou com origem anômala mais posterior, causando compressão anterior somente da traquéia. O arco aórtico normal dá origem a uma artéria inominada localizada à esquerda da linha média, cruzando quase horizontalmente a linha média da esquerda para a direita e na frente da traquéia.

Nem sempre causa compressão. Os bebês em risco são aqueles que sofreram reparo cirúrgico de uma atresia de esôfago. O esôfago dilatado e com dismotilidade pode deslocar a traquéia anteriormente contra a artéria inominada. Traqueomalácia é conseqüência comum da compressão anterior da traquéia. Não é uma fita vascular propriamente dita.

Nos casos sintomáticos, pode apresentar episódios de apnéia reflexa ou infecção respiratória recorrente. Tosse, estridor, pneumonia e, menos comumente, sibilância, cianose e respiração ruidosa, podem ser vistos.

Radiografias de tórax podem demonstrar compressão traqueal anterior. Esofagograma é normal. Broncoscopia faz o diagnóstico demonstrando compressão traqueal pulsátil 1 a 2cm acima da carina. Compressão anterior pelo broncoscópio costuma obliterar os pulsos arteriais radial direito e temporais.

Tratamento cirúrgico é indicado nos pacientes com sintomas graves como apnéia reflexa, infecções respiratórias recorrentes graves e quando a compressão diminui mais de 50% do diâmetro da traquéia na broncoscopia. A via de acesso costuma ser por meio de toracotomia anterior direita ou esquerda, 3º ou 4º espaço intercostal, podendo ser por via extrapleural ou transpleural. A aortopexia ascendente e arteriopexia da inominada (um ponto na origem da inominada) são realizadas pela fixação no esterno ou parede torácica anterior. O alívio da compressão é confirmado por broncoscopia intra-operatória.

Pós-operatório

Os sintomas, freqüentemente, não resolvem completamente no período inicial (principalmente por causa da traqueomalácia associada). Podem persistir por até seis meses após a cirurgia.

Os sintomas residuais podem estar relacionados a alterações na dinâmica traqueal, lesões crônicas do parênquima pulmonar, hiper-reatividade crônica das vias aéreas e infecções de repetição.

REFERÊNCIA BIBLIOGRÁFICA

1. LANGLOIS, J. Coeur et gros vaisseaux. In: PELLERIN, D.; BERTIN, P. *Techniques de Chirurgie Pédiatrique*. Paris: Masson, 1978. p. 129-150.

BIBLIOGRAFIA RECOMENDADA

BONNARD, A.; AUBER, F.; FOURCADE, L. et al. Vascular ring abnormalities: a retrospective study of 62 cases. *J. Pediatr. Surg.*, v. 38, p. 539-543, 2003.

HERNAN-SCHULMAN, M. Vascular rings: a practical approach to imaging diagnosis. *Pediatr. Radiol.*, v. 35, p. 961-979, 2005.

LANGLOIS, J.; BINET, J. P.; DE BRUX, J. L. et al. Aortic arch anomalies. In: FALLIS, J. C.; FILLER, R. M.; LEMOINE, G. *Pediatric Thoracic Surgery*. New York: Elsevier, 1991. p. 172-188.

LONGO-SANTOS, L. R.; MAKSOUD-FILHO, J. G.; TANNURI, U. et al. Anéis vasculares na infância: diagnóstico e tratamento. *Jornal de Pediatria*, v. 78, n. 3, p. 244-250, 2002.

MAKSOUD FILHO, J. G.; MAKSOUD, J. G. Anomalias do arco aórtico. In: MAKSOUD, J. G. (ed.). *Cirurgia Pediátrica*. 2. ed. Rio de Janeiro: Revinter, 2003. p. 601-608.

ODDONE, M.; GRANATA, C.; VERCELLINO, N. et al. Multi-modality evaluation of the abnormalities of the aortic arches in children: techniques and imaging spectrum with emphasis on MRI. *Pediatr. Radiol.*, v. 35, p. 947-960, 2005.

TURNER, A.; GAVEL, G.; COUTTS, J. Vascular rings – presentation, investigation and outcome. *Eur. J. Pediatr.*, v, 164, p. 266-270, 2005.

CAPÍTULO 37

Persistência do Canal Arterial no Recém-nascido

Elinês Oliva Maciel
Carlos André T. Gandara

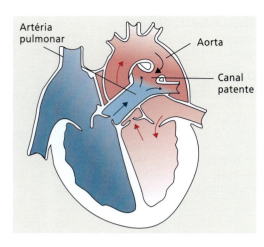

Figura 37.1 – *Shunt* esquerda → direita permitindo a entrada parcial de sangue oxigenado da circulação sistêmica para artéria pulmonar e circulação pulmonar.

CONCEITO

O canal arterial é uma comunicação vascular entre a aorta descendente e a artéria pulmonar, que se origina no sexto arco aórtico esquerdo e funciona, durante o período fetal, como uma via que leva o sangue da artéria pulmonar, proveniente do coração, até a aorta. Nessa etapa da vida, os pulmões não são utilizados porque a oxigenação do feto acontece por meio do circuito placentário.

O canal arterial é permeável em todos os recém-nascidos e deve fechar em 48h em neonatos a termo e em 72h nos prematuros. Quando isso não ocorre, é considerado persistência do canal arterial. É muito comum em prematuros e raro nos recém-nascidos a termo.

FISIOPATOLOGIA

Com o nascimento e o início da respiração efetiva, a resistência vascular pulmonar diminui e os níveis de oxigênio no sangue se elevam, ocorrendo o fechamento funcional do canal arterial. Esse fechamento depende de vários fatores, entre eles a tensão de oxigênio, os níveis de prostaglandinas circulantes e a musculatura circular disponível. O fechamento completa-se entre a segunda e terceira semanas de vida, por meio da degeneração tissular, proliferação da íntima e fibrose do canal arterial, sendo então denominado ligamento arterial. Os mecanismos responsáveis pelo fechamento do canal arterial estão relacionados ao efeito dilatador das prostaglandinas e ao efeito constritor do canal em resposta à tensão de oxigênio. A oxigenação do sangue tem efeito inibidor na formação de prostaglandinas, o que nos prematuros (com pulmões imaturos) não se processa convenientemente, mantendo o canal aberto.

A persistência do canal arterial produz um *shunt* da esquerda para a direita, permitindo que o sangue oxigenado da circulação sistêmica retorne parcialmente para a circulação pulmonar (Fig. 37.1).

QUADRO CLÍNICO

- Classicamente, o recém-nascido com persistência do canal arterial (PCA) apresenta sopro cardíaco sistólico crescente com epicentro no segundo espaço intercostal esquerdo junto ao esterno. O sopro contínuo clássico, descrito por Gibson, raramente é auscultado, a não ser em prematuros pequenos. Em crianças dependentes de ventilação mecânica, esse sopro pode estar ausente.
- Os pulsos periféricos são amplos (em martelo d'água) e a pressão arterial diferencial está aumentada acima de 30mmHg. Um impulso pré-cordial esquerdo hiperativo, proporcional ao tamanho do *shunt*, geralmente está presente.
- Se o *shunt* for muito grande, podemos ter o desenvolvimento de insuficiência cardíaca congestiva com taquicardia e taquipnéia, algumas vezes com ausculta de estertores em campos pulmonares (edema pulmonar). Se a insuficiência cardíaca congestiva piora, os prematuros apresentam bradicardia associada ou não a episódios de apnéia.
- A hepatomegalia desenvolve-se em estágios tardios da doença.
- Em prematuros pequenos, os sinais clínicos da PCA podem se tornar evidentes quando ocorre recuperação do quadro respiratório (síndrome de angústia respiratória) e um cuidado especial deve ser tomado para não interpretar esses sinais como recidiva ou piora da doença pulmonar.
- Um recém-nascido a termo com persistência do canal arterial geralmente não apresenta quadro de insuficiência cardíaca até a terceira semana de vida. O quadro clínico mais freqüente é taquipnéia, infecções respiratórias mais freqüentes e dificuldade de ganho ponderal.
- Se o canal arterial é pequeno, pode não causar sintomas e ser descoberto em uma avaliação tardia para um sopro cardíaco.

- Prematuros com insuficiência respiratória e menores do que 1.500g ao nascer apresentam canal arterial permeável em uma alta incidência (até 30%), devido a hipóxia e fechamento imaturo do canal. Esses pacientes são os que apresentam mais sintomas e têm maior risco de desenvolver doenças pulmonares crônicas, como a displasia broncopulmonar, pois necessitarão de maiores parâmetros no ventilador devido ao aumento do fluxo sangüíneo pulmonar.

INVESTIGAÇÃO DIAGNÓSTICA

- Radiografia de tórax: mostra cardiomegalia e aumento da vascularização pulmonar. A avaliação radiológica fica prejudicada em recém-nascidos com doença pulmonar associada.
- Eletrocardiograma: auxilia na avaliação do grau de resposta hemodinâmica causada pela PCA, demonstrando sobrecarga ventricular esquerda ou biventricular. Pode apresentar também alterações da repolarização ventricular.
- Ecocardiografia: é útil na avaliação do *shunt* esquerda-direita e para avaliar a relação entre o diâmetro do átrio esquerdo e da aorta. Se essa relação for maior que 1,15, provavelmente o canal é importante. A ecocardiografia bidimensional, o eco-Doppler e o mapeamento de fluxo a cores trouxeram avanços importantes na visualização direta do canal e de seu fluxo.
- Cintilografia: é um método não invasivo, pouco utilizado em prematuros. Permite a avaliação da contração ventricular e pode demonstrar pequenos *shunts* pelo reaparecimento de radioisótopos nas cavidades direitas ou nos pulmões.
- Cateterismo cardíaco: auxilia na investigação de outras anomalias cardíacas associadas e pode demonstrar a passagem do contraste da aorta para a artéria pulmonar. Porém, em prematuros, esse exame é tecnicamente difícil e, muitas vezes, as condições clínicas limitam o seu uso. É utilizado em pacientes que são selecionados para o fechamento percutâneo com próteses.

TRATAMENTO

O tratamento da PCA nos prematuros divide-se em:

- Tratamento da insuficiência cardíaca congestiva (ICC), que consiste em restrição hídrica, uso de diuréticos, principalmente furosemida (1mg/kg/dose), e, se necessário, digitálicos. Deve-se providenciar suporte respiratório adequado por meio de campânula ou ventilação mecânica. A manutenção de níveis de hemoglobina em torno de 14g/dL é importante, tendo em vista que a anemia leva a um aumento do trabalho cardíaco.
- Uso da indometacina em prematuros após 24h de tratamento clínico sem melhora da ICC.

A indometacina é administrada por sonda nasogástrica na dose de 0,2mg/kg/dose, a cada 12h, por até três doses. Em casos de reabertura do canal seguindo-se ao tratamento convencional, a indometacina pode ser mantida com uma dose diária por até cinco dias. A indometacina está contra-indicada em crianças com plaquetopenia, evidência de sangramento, insuficiência renal e sinais de enterocolite necrosante. Em casos de débito urinário menor do que 1mL/kg/h e creatinina maior que 2mg/dL, doença renal e infecção ativa, o uso de indometacina deve ser restringido. Como a indometacina diminui o fluxo sangüíneo gastrointestinal, os pacientes devem ser mantidos em jejum até 48h após o término da medicação. Existem protocolos do uso de indometacina profilática em prematuros com idade gestacional menor que 28 semanas. O uso de ibuprofeno (outro inibidor da síntese de prostaglandina) tem sido sugerido como tratamento alternativo à indometacina.

Tratamento Cirúrgico

É indicado nos prematuros sintomáticos em caso de falha do tratamento clínico, com contra-indicações ao uso de indometacina e na presença de enterocolite necrosante. O tratamento cirúrgico deve ser realizado precocemente, antes que os pulmões apresentem lesões, como a displasia broncopulmonar.

Esse procedimento pode ser realizado em unidades de terapia intensiva neonatal em prematuros extremamente pequenos e/ou em estado muito grave. O canal arterial é abordado através de uma incisão de toracotomia posterior esquerda no trígono auscultatório (4º espaço intercostal) por via extrapleural, o que possibilita uma maior proximidade ao canal, uma menor secção de planos musculares, diminuindo a dor pós-operatória e não necessitando de drenagem de tórax. A identificação do canal é feita após a liberação da pleura mediastinal, visualizando-se o nervo vago e laríngeo recorrente, o qual o envolve (Fig. 37.2). A maioria dos autores prefere uma incisão de toracotomia clás-

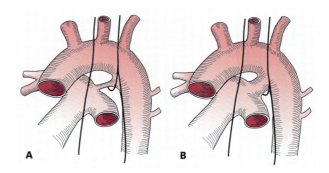

Figura 37.2 – Persistência do canal arterial. Canal arterial de diâmetro estreito (*A*) e largo (*B*). Relação do nervo laríngeo recorrente com o canal.

sica esquerda e abordagem transpleural. O canal é liberado e são feitas duas ligaduras com fio inabsorvível grosso (poliéster ou seda 2-0 ou 3-0), dependendo do tamanho da criança e do *shunt*, não permitindo a sobreposição. Podem ser utilizados clipes vasculares.

As complicações da cirurgia do canal arterial compreendem o pneumotórax esquerdo ou bilateral, efusão pleural serosa ou quilosa, lesão do nervo laríngeo recorrente ou frênico, sangramento excessivo e recidiva (reabertura?) do canal.

Cateterismo Cardíaco

Recentemente, dispositivos especiais (*Rashkind umbrella* e *Cook coil system*) foram desenvolvidos para oclusão do canal arterial patente, sem cirurgia, utilizando as técnicas de hemodinâmica e cateterismo cardíaco. O fechamento percutâneo por cateterismo do canal arterial pode ser feito, mas as contra-indicações para esse procedimento são: peso menor que 5kg, anomalias cardíacas associadas, resistência pulmonar vascular maior do que 8 e resistência vascular sistêmica maior do que 0,4.

Atualmente, a utilização de videotoracoscopia para ligadura do canal arterial tem sido relatada em crianças maiores.

PROGNÓSTICO

O prognóstico é bom em casos de PCA isolada. Os prematuros submetidos à intervenção cirúrgica têm tido uma evolução favorável, sem mortalidade transoperatória. Anomalias cardíacas associadas pioram o prognóstico.

BIBLIOGRAFIA RECOMENDADA

KNIGHT, D. B. The treatment of patent ductus arteriosus in preterm infants. A review and overview of randomized trials. *Seminars in Neonatology*, v. 6, p. 63-74, 2000.

LE BRET, E.; PAPADATOS, S.; FOLLIGUET, T.; CARBOGNANI, D.; PETRIE, J. et al. Interruption of patent ductus arteriosus in children: robotically assisted versus videothoracoscopic surgery. *J. Thorac. Cardiovasc. Surg.*, v. 123, n. 5, p. 973-976, 2002.

MAHAYNI, M. N.; PEPIN-DONAT, M.; SAILLANT, D.; POINSOT, J.; VAILLANT, M. C.; CHANTEPIE, A. Patent ductal arteriosus occlusion by Rashkind umbrella and by detachable coil. *Arch. Mal. Coeur Vaiss*, v. 95, n. 5, p. 418-424, 2002.

MENEZES, J. J.; MACIEL, E. O.; MENEZES, L. F.; BASTOS, J. C. Tratamento Cirúrgico do PCA em prematuros: nova abordagem. *Revista de Medicina da PUCRS*, 1999.

NEZAFATI, M. H.; MAHMOODI, E.; HASHEMIAN, S. H.; HAMEDANCHI, A. Video-assisted thoracoscopic surgical (VATS) closure of Patent Ductus Arteriosus: report of three-hundred cases. *Heart Surg. Forum*, v. 5, n. 1, p. 57-59, 2002.

O'DONNELL, C.; NEUTZE, J. M.; SKINNER, J. R.; WILSON, N. J. Transcatheter patent ductus arteriosus occlusion: evolution of techniques and results from the 1990s *J. Paediatr. Child Health*, v. 37, n. 5, p. 451-455, 2001.

ROWE, M. I.; O'NEILL JR., J. A.; GROSFELD, J. L.; FONLALSRUD, E. W.; CORAN, A. G. Cardiovascular disorders. In: ROWE, M. I. et al. *Essentials of Pediatric Surgery*. St. Louis: Mosby, 1995. cap. 94, p. 839-849.

SIEVERDING, L.; BREUER, J. Interventional occlusion of congenital vascular malformations with the detachable Cook coil system. *J. Interv. Cardiol.*, v. 14, n. 3, p. 313-318, Jun. 2001.

VELHO, F. P. Patência do ductus arteriosus no prematuro. In: *Acta Medica HUP – Periódicos Brasil*, p. 535-542, 1991.

CAPÍTULO 38

Cisto Broncogênico

João Carlos Ketzer de Souza

CONCEITO

Cisto congênito unilocular solitário derivado da árvore traqueobrônquica, constituído por elementos estruturais próprios da via aérea, anormalmente seqüestrados durante o desenvolvimento embriológico do intestino anterior primitivo. São aberrações de desenvolvimento do intestino anterior primitivo.

EMBRIOLOGIA

O sistema respiratório e o esôfago têm origem embriológica comum.

O sistema respiratório desenvolve-se a partir da formação de um divertículo ventral mediano do intestino anterior primitivo. Desse divertículo crescem a árvore traqueobrônquica e o epitélio respiratório do alvéolo. Se ocorrer brotamento anormal, surge o cisto broncogênico. A maioria desses cistos surge entre o 26º e o 40º dia. Se esse brotamento anormal permanecer ligado à primitiva árvore traqueobrônquica, o cisto em desenvolvimento será encontrado ao longo do mediastino (também denominado de cisto broncogênico central), ou dentro do parênquima pulmonar (também denominado de cisto broncogênico periférico).

Entretanto, se o brotamento anormal tornar-se separado da árvore traqueobrônquica, perdendo suas conexões embriológicas, o cisto se desenvolverá no local onde a separação ocorreu, a alguma distância da árvore respiratória, ou até em áreas mais longínquas se ocorrer migração do broto (cervical, pericárdio, paravertebral, mediastino anterior, parede torácica, diafragma, retroperitônio).

Se o brotamento ocorrer precocemente na gestação, antes do seu envolvimento pelo mesoderma formador do pulmão, irá localizar-se no mediastino. Se o brotamento anormal ocorrer mais tardiamente nos brônquios mais distais (já envolvidos pelo parênquima pulmonar), os cistos serão intrapulmonares.

EPIDEMIOLOGIA

- Cisto broncogênico corresponde a 20 a 30% das malformações císticas congênitas derivadas de estruturas broncopulmonares.
- Constituem, aproximadamente, 5% das massas mediastinais pediátricas.
- Sem predisposição sexual, ou levemente mais comum no sexo masculino.

- Sem predisposição pelo lado direito ou esquerdo, ou levemente mais freqüente à direita.
- Dois terços dos casos são mediastinais e 1/3 intrapulmonares.
- Os intrapulmonares têm predileção pelos lobos inferiores (2/3 dos casos).
- Situam-se de preferência no mediastino médio e, mais raramente, no mediastino posterior.
- Os mediastinais estão quase sempre aderidos à traquéia, brônquio fonte e carina. Não se comunicam com a árvore respiratória, exceto se infectados.
- Localizações.
  - Intrapulmonar.
  - Para-traqueal: ligado à parede da traquéia acima da carina, geralmente à direita.
  - Carinal: ligado à carina e muitas vezes à parede anterior do esôfago. Geralmente são os que causam sintomas mais intensos e precoces.
  - Hilar: junto ao brônquio fonte.
  - Localizações mais raras (ectópicas): diafragmática, pericárdica, mediastinal anterior, paravertebral, cervical e outras.
- Relação do cisto com a árvore traqueobrônquica.
  - Isolado ou separado (raros).
  - Aderidos intimamente à arvore traqueobrônquica (freqüente).
  - Aderidos à árvore traqueobrônquica por um pedículo obliterado (freqüente).
  - Aderido por comunicação patente à árvore traqueobrônquica (raro).
- Anomalias associadas: são raras e relacionadas ao sistema cardiorrespiratório (seqüestração extralobar, dextrocardia e outras).

FISIOPATOLOGIA

As principais repercussões do cisto broncogênico são:

- Compressão de víscera oca adjacente (via aérea, esôfago).
- Drenagem inadequada de secreções com infecção secundária.
- Malignização (casos descritos de aparecimento de rabdomiossarcoma e carcinoma broncogênico).

CRITÉRIOS MACROSCÓPICOS E MICROSCÓPICOS

Os cistos medem 2 a 10cm de diâmetro. Podem conter muco claro, pus, ou sangue.

São revestidos por epitélio colunar ciliado, ou cubóide, e contêm em sua parede: cartilagem, glândulas mucosas, tecido elástico e músculo liso. A parede muscular não é bem formada, nem possui plexo mioentérico. O epitélio pode estar destruído pela infecção.

Os cistos localizados no mediastino não costumam conter ar (raramente podem ter comunicação com o sistema respiratório), são únicos, uniloculares, esféricos, ou ovóides.

Os cistos intrapulmonares costumam ser únicos, grandes (muitas vezes ocupando todo o lobo), localizados principalmente nos lobos inferiores, contendo ar, fluido, ou ambos. O nível ar/fluido indica comunicação com a via aérea, que é a regra nos intrapulmonares.

QUADRO CLÍNICO

- Dois terços dos casos apresentam sintomas por efeito de massa ou infecção secundária.
- Nos recém-nascidos e crianças pequenas são mais freqüentes os sintomas respiratórios por compressão da traquéia ou brônquios (estridor, sibilância, dispnéia, taquipnéia, tosse, febre, crises de cianose, pneumonias).
- Nas crianças maiores, os sintomas são mais leves e tosse crônica é o sintoma mais comum.
- Disfagia, por compressão esofágica, não costuma ser comum.
- Em 2/3 dos cistos intrapulmonares ocorre infecção secundária.

INVESTIGAÇÃO DIAGNÓSTICA

- História e exame físico.
- Radiografia de tórax no cisto intrapulmonar: podem ser observados massa oval translucente, circunscrita, unilocular, comprimindo o parênquima adjacente e desvio do mediastino.
- Radiografia no cisto de mediastino: massa cística esférica, lisa, principalmente paratraqueal, carinal ou hilar sem calcificações, localizada preferencialmente no mediastino médio. Mostra aspecto de massa sólida. Pode-se observar deslocamento da via aérea adjacente e mesmo alçaponamento de ar distal com enfisema pulmonar ou lobar. Noventa por cento são visíveis na radiografia. A posição subcarinal é a mais difícil de visualizar.
- Tomografia computadorizada: excelente meio diagnóstico. Mostra a relação do cisto com as estruturas circunjacentes. O cisto de mediastino pode ter densidade compatível com água ou tecidos moles, dependendo da presença de material protéico ou oxalato de cálcio no conteúdo mucóide do cisto. Cinqüenta por cento dos cistos apresentam densidade compatível com a água e 50% têm densidade mais alta, compatível com tecidos moles. No último caso, o diagnóstico é mais difícil e pode ser necessária a realização de ressonância nuclear magnética (RNM).

TRATAMENTO

Sempre indicado o tratamento cirúrgico, mesmo nos assintomáticos, para obter diagnóstico definitivo, prevenir disfunção respiratória, prevenir infecção secundária e evitar degeneração maligna.

- Cisto intrapulmonar: toracotomia póstero-lateral e lobectomia.
- Cisto de mediastino: toracotomia póstero-lateral ou videotoracoscopia com remoção do cisto.

BIBLIOGRAFIA RECOMENDADA

BROOKS, J. V.; KRUMMEL, T. M. Tumors of the chest. In: CHERNICK, V.; BOAT, T. F. *Kending – Disorders of the Respiratory Tract in Children*. 6. ed. Philadelphia: W.B. Saunders, 1998. p. 754-787.

LANGSTON, C. New concepts in the pathology of congenital lung malformations. *Sem. Pediatr. Surg.*, v. 12, p. 17-37, 2003.

CAPÍTULO 39

Enfisema Lobar Congênito

João Carlos Ketzer de Souza

CONCEITO

Caracteriza-se pela hiperaeração e hiperdistensão pósnatal de um ou mais lobos de um pulmão histologicamente normal. O alçaponamento de ar é resultante de mecanismo valvular oriundo de obstrução brônquica parcial, doença alveolar, ou ambas. Estritamente falando, o termo enfisema é inapropriado porque não há destruição de paredes alveolares.

EPIDEMIOLOGIA

- Predisposição pelo sexo masculino: 2M:1F.
- É incomum em prematuros e negros.
- Freqüência aproximada de comprometimento dos lobos: lobo superior esquerdo (45%), lobo médio (30%), lobo superior direito (20%) e lobos inferiores (5% dos casos).
- O envolvimento de mais de um lobo e o envolvimento bilateral são raros.
- Anomalias congênitas associadas: doença cardiovascular congênita em 10 a 15% dos casos (defeito do septo ventricular, coarctação da aorta, ducto arterial persistente, tetralogia de Fallot). Outras anomalias são raras.

FISIOPATOLOGIA

O lobo enfisematoso costuma causar atelectasia de lobo ou lobos ipsilaterais, desvio do mediastino para o lado oposto e compressão do pulmão contralateral. O lobo enfisematoso pode herniar para o outro lado através do mediastino anterior.

O diafragma é deslocado para baixo.

O desvio das estruturas mediastinais e a pressão intratorácica aumentada dificultam o retorno venoso.

ETIOLOGIA

A etiologia permanece ainda não totalmente esclarecida.

Pode ser o resultado de obstrução brônquica, doença alveolar, ou ambos.

Algumas causas podem ser potencialmente reversíveis (rolha de muco, secreções, tecido de granulação).

Causas Brônquicas (Enfisema Lobar Clássico)

As causas de obstrução brônquica parcial podem ser intrínsecas ou extrínsecas.

- Causas intrínsecas (mais comuns, 35%): deficiência congênita das cartilagens brônquicas (broncomalácia), exsudato inflamatório, aspiração de muco, estenose brônquica, pregas mucosas redundantes.
- Causas extrínsecas: compressão vascular em 15% (principalmente pela artéria pulmonar dilatada ou ducto arterial patente), cisto broncogênico, tumores mediastinais, linfonodos aumentados, distorção brônquica por hérnia pulmonar.

Causas Alveolares

- Presença de estroma alveolar com espessamento (aumento das fibras colágenas nos septos alveolares). A rigidez do alvéolo impede o colapso do parênquima pulmonar durante a expiração. Forma muito rara, talvez inexistente.
- Lobo polialveolar com aumento anormal de alvéolos presentes (± cinco vezes maior em relação ao número de alvéolos normalmente presentes). Vias aéreas e artérias são normais em número, tamanho e estrutura. Aproximadamente 1/3 dos enfisemas lobares parecem estar associados a lobo polialveolar.

QUADRO CLÍNICO

A forma de apresentação clínica pode variar amplamente. Os sintomas e sinais estão relacionados à expansão enfisematosa do lobo. Em 50% dos casos, a manifestação clínica é no período neonatal.

As formas clínicas mais comuns são:

- Disfunção respiratória no recém-nascido. Corresponde à metade dos casos.
- Disfunção respiratória na faixa etária de um a seis meses de idade. O curso da doença costuma ser progressivo. Algumas vezes a disfunção respiratória é intermitente e precipitada por agitação, alimentação e choro.
- Lactentes com infecção respiratória persistente ou recorrente, retardo de crescimento, sibilância. Evolução crônica.

Sinais e Sintomas Gerais

- Dispnéia, taquipnéia, tosse, sibilância expiratória e cianose.
- Abaulamento do hemitórax comprometido.
- Diminuição da amplitude respiratória.
- Desvio do *ictus cordis*.
- Hiper-ressonância à percussão.
- Diminuição ou ausência de sons respiratórios.
- Retrações torácicas.
- Estertores sibilantes audíveis.

INVESTIGAÇÃO DIAGNÓSTICA

- Ultra-sonografia pré-natal: Pode mostrar lobo pulmonar aumentado repleto de fluido e desvio de mediastino.
- Radiografia de tórax com incidências ântero-posterior e lateral: é o exame que confirma o diagnóstico. Demonstra imagem de radiotransparência aumentada no hemitórax comprometido com esboço de fina trama broncovascular (Figs. 39.1 e 39.2). É possível confundir a zona radiolucente com pneumotórax, mas examinando a chapa com luz brilhante, são vistas as tramas bronco-vasculares dirigindo-se à pleura parietal. Essa imagem de hiperaeração não tem uma margem claramente demonstrada na radiografia, sendo difícil precisar a distribuição lobar. A inspiração e expiração mostram persistente hiperaeração do pulmão, compatível com o diagnóstico de enfisema obstrutivo.

No caso do lobo superior ser enfisematoso, nota-se pequena sombra triangular, representando o lobo inferior colabado, junto à margem inferior da borda cardíaca.

No caso do lobo médio ser enfisematoso, nota-se uma pequena área de densidade representando o lobo superior direito colabado, perto do ápice da cavidade torácica, e outra junto à margem inferior do coração.

Há desvio do mediastino para o lado contralateral, deslocamento para baixo do diafragma e alargamento dos espaços intercostais no lado comprometido.

Na incidência lateral pode ser visualizado o mediastino anterior com radiotransparência aumentada, revelando uma hérnia do lobo afetado e o coração deslocado posteriormente.

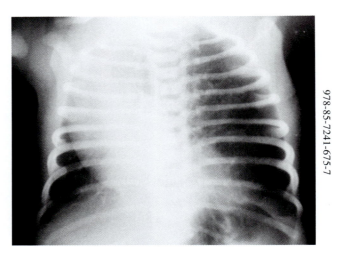

Figura 39.2 – Enfisema lobar superior esquerdo com desvio do mediastino e compressão do lobo inferior.

Logo após o nascimento, a radiografia de tórax pode demonstrar uma área de maior opacidade nesse lobo doente, causada por retenção anormal de fluido pulmonar fetal pela obstrução brônquica. Só após eliminar esse líquido ou absorvê-lo é que costuma surgir hiperaeração. Esse achado é mais comum no lobo polialveolar.

- Broncoscopia: é um procedimento com risco em crianças pequenas e disfunção respiratória e, quase sempre, contra-indicada. Há risco de retração maciça de ar com descompensação cardiorrespiratória.

Se indicada (para excluir lesões obstrutivas intrínsecas suspeitas ou eliminar obstrução endobrônquica presente), deve ser realizada com a sala e a equipe cirúrgica prontas para toracotomia imediata.

Em crianças maiores, sem disfunção respiratória importante, pode estar indicada broncoscopia visando estudar e afastar a presença de obstrução brônquica localizada (corpo estranho), rolhas de muco, ou obstrução intrínseca.

- Arteriografia: pode, raramente, ser necessária para demonstrar vasos anômalos causando obstrução extrínseca.
- Ecocardiografia: indicada na suspeita clínica de malformação cardiovascular associada.
- Cintilografia pulmonar (perfusão e ventilação): pode estar indicada no diagnóstico diferencial difícil, suspeita de doença adquirida, ou quando existirem áreas de envolvimento múltiplo.
- Esofagograma: pode ser solicitado para excluir compressão extrínseca do brônquio por vaso aberrante ou cisto broncogênico.
- Tomografia computadorizada com contraste: demonstra pequenas lesões causando enfisema e trama vascular amplamente separada. Na maioria das vezes desnecessária.

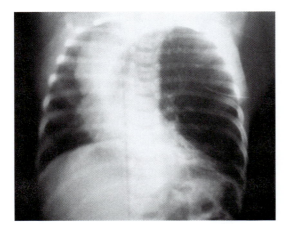

Figura 39.1 – Enfisema lobar superior esquerdo mostrando radiotransparência aumentada no hemitórax esquerdo com esboço de fina trama broncovascular visível. Observar desvio do mediastino e sombra de densidade aumentada junto ao bordo inferior cardíaco, compatível com compressão do lobo inferior.

- Ressonância nuclear magnética: indicada se vasos anômalos são suspeitos de compressão brônquica. Excelente exame diagnóstico, mas geralmente desnecessário.

DIAGNÓSTICO DIFERENCIAL

- Obstrução brônquica intrínseca adquirida por rolhas mucosas.
- Identificação de lesões extrínsecas que podem estar comprimindo o brônquio: anel vascular pulmonar, artéria pulmonar anômala, cisto broncogênico peri-hilar, ducto arterial persistente, gânglios mediastinais aumentados.
- Atelectasia com enfisema compensador.
- Cistos congênitos, pneumatocele e pneumotórax não apresentam tramas bronco-vasculares nas áreas radiolucentes. No pneumotórax, o pulmão fica colapsado no nível do hilo, não no ápice ou inferiormente.
- Pneumotórax.
- Malformação adenomatóide cística do pulmão com cisto simples grande.

TRATAMENTO

Lobectomia pulmonar para todos os pacientes sintomáticos. Estar atento no início da anestesia geral, pois pode ocorrer hiperinflação adicional do lobo. O primeiro ato cirúrgico é a liberação do lobo hiperdistendido para fora da incisão de toracotomia (Fig. 39.3).

Recém-nascido com disfunção respiratória grave pode requerer cirurgia de urgência devido à expansão progressiva e rápida do lobo comprometido (10% dos casos). A ventilação mecânica com pressão positiva pode ser catastrófica, pois pode induzir distensão lobar aguda. Usar técnica de ventilação mais gentil ou oscilatória de alta freqüência.

Somente divisão das anomalias vasculares que estão comprimindo o brônquio, na grande maioria dos casos, falha em aliviar completamente os sintomas.

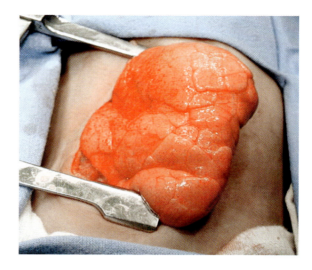

Figura 39.3 – Toracotomia esquerda com exteriorização do lobo superior esquerdo, que se encontra enormemente distendido.

Há uma persistente deformidade de desenvolvimento da cartilagem brônquica secundária à compressão extrínseca.

Nos pacientes assintomáticos tem sido sugerida a observação clínica rigorosa, sem cirurgia. Com o crescimento corporal, tem sido observado que a hiperdistensão desaparece e pode resolver completamente.

BIBLIOGRAFIA RECOMENDADA

EIGEN, H.; LEMENR, J.; WARING, W. W. Congenital lobar emphysema: long-term evaluation of surgically and conservatively treated children. *Am. Rev. Respir. Dis.*, v. 113, p. 823-831, 1976.

MANI, H.; SUAREZ, E.; STOCKER, J. T. The morphologic spectrum of infantile lobar emphysema: a study of 33 cases. *Pediatr. Resp. Rew.*, v. 5, suppl. A, S313-S320, 2004.

MURRAY, G. F. Congenital lobar emphysema. Collective review. *Surg. Gynecol. Obstet.*, p. 611-625, 1967.

OLUTOYE, O. O.; COLEMAN, B. G.; HUBBARD, A. M.; ADZICK, N. S. Prenatal diagnosis and management of congenital lobar emphysema. *J. Pediatr. Surg.*, v. 35, p. 792-795, 2000.

CAPÍTULO 40

Malformação Adenomatóide Cística de Pulmão

João Carlos Ketzer de Souza

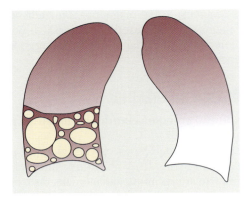

Figura 40.1 – Lesão tipo I. Muitos cistos com mais de 2cm de diâmetro.

CONCEITO

Massa multicística de tecido pulmonar, produzida por proliferação anormal, excessiva e descontrolada dos bronquíolos terminais, suprimindo quase completamente o desenvolvimento e função alveolar. Os cistos variam muito de tamanho e podem conter ar, líquido, ou ambos. Comunicam-se com a árvore traqueobrônquica. Recebem sua suplementação sangüínea da circulação pulmonar. Alguns casos de lesões tipo II e III podem, ocasionalmente, coexistir com seqüestração extralobar e, em tais casos, receber suplementação arterial sistêmica. Essas lesões são consideradas híbridas.

HISTOPATOLOGIA

É considerada um hamartoma verdadeiro. Segundo Kwittken e Reiner, os critérios para o diagnóstico histopatológico são:

- Crescimento adenomatóide das estruturas respiratórias terminais com formação de cistos intercomunicantes e de variados tamanhos, atapetados por epitélio pseudo-estratificado ciliado cubóide ou colunar.
- Crescimento polipóide da mucosa com aumento de tecido elástico na parede cística, abaixo do epitélio tipo brônquico.
- Ausência de cartilagem, exceto sob a forma de seqüestração de um brônquio normal.
- Ausência de processo inflamatório.
- Presença de tecidos musculares liso e elástico nas paredes dos cistos.
- Presença de células secretoras de muco.

CLASSIFICAÇÃO

Stocker classificou a doença em três tipos patológicos fundamentados nos achados macroscópicos (principalmente no tamanho dos cistos), microscópicos, clínicos e radiológicos[1].

- Tipo I: é a forma mais comum, mais diferenciada e consiste em uma massa macrocística de tecido pulmonar constituída de cistos múltiplos grandes medindo mais de 2cm de diâmetro. Mais raramente, pode ser constituída de um cisto gigante único. É revestida por epitélio colunar ciliado pseudo-estratificado, as paredes contêm músculo liso e tecido elástico, em um terço dos casos as células são produtoras de muco, cartilagem na parede é raramente vista e alvéolos normais ou estruturas semelhantes a alvéolos podem ser encontradas entre os cistos (Fig. 40.1). A prematuridade ocorre em 30% e natimortos estão presentes em 15%. Malformações congênitas estão associadas em somente 5%.
- Tipo II: presença de massa microcística de múltiplos pequenos cistos, medindo menos de 1cm de diâmetro. São revestidos de epitélio cubóide ciliado a epitélio colunar. Entre os cistos existem estruturas semelhantes a bronquíolos respiratórios e alvéolos distendidos. Células mucosas e cartilagens não estão presentes. Fibras musculares estriadas podem ser vistas raramente (Fig. 40.2). Prematuridade ocorre em 75% e natimortos estão presentes em 25%. Anomalias congênitas associadas são comuns em 55%. Anasarca fetal e poliidrâmnio são comuns.

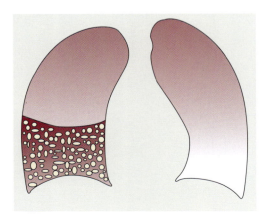

Figura 40.2 – Lesão tipo II. Cistos pequenos, não ultrapassando 1cm de diâmetro.

- Tipo III: caracteriza-se pela presença de uma grande massa sólida de tecido pulmonar adenomatóide com minúsculas estruturas císticas com menos de 0,5cm. Essas estruturas císticas são semelhantes a bronquíolos revestidos por epitélio cubóide ciliado e separados por massas sólidas de estruturas do tamanho de um alvéolo, semelhantes às estruturas pseudoglandulares presentes durante o desenvolvimento embriológico do pulmão (Fig. 40.3). Prematuridade ocorre em 67% e natimortos estão presentes em 33%. Anasarca fetal e poliidrâmnio são comuns e outras anomalias congênitas não estão relatadas.

As três classificações mais importantes estão sumarizadas a seguir, para comparação (Tabelas 40.1 a 40.3).

EMBRIOLOGIA

Ocorre pela cessação da maturação bronquiolar com hipercrescimento dos bronquíolos terminais às expensas do desenvolvimento de sáculos e alvéolos.

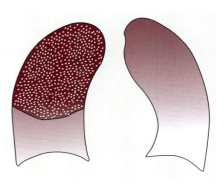

Figura 40.3 – Lesão tipo III. Massa sólida de tecido pulmonar adenomatóide sem espaços císticos ou com minúsculos cistos.

- O tipo I de Stocker, que tem o grau de maturação mais alto, desenvolve-se até a 10ª semana de gestação. As tentativas de maturação, vistas nesse tipo, são características. Nesse estágio de desenvolvimento, a arquitetura lobar já está estabelecida.

TABELA 40.1 – Classificação de Bale[2]

APRESENTAÇÃO CLÍNICA	LESÃO CÍSTICA	LESÃO INTERMEDIÁRIA	LESÃO SÓLIDA (ADENOMATÓIDE)
Idade	Recém-nascido a termo ou criança maior	Lactente	Natimorto ou prematuro
Anasarca fetal/ascite	Não	±	Às vezes presente
Poliidrâmnio materno	Raro	±	Comum
Outras anomalias	Raras	Raras	Comuns
Aspecto macroscópico	Cístico, alguma vezes há áreas sólidas	Ambos (cístico e sólido)	Sólido, algumas vezes há áreas císticas
Histopatologia			
• Proliferação bronquiolar	+	Vários graus	+++
• Aspecto alveolar	Maturo, cistos tipo bronquiolar separando	Vários graus	Imaturo
• Epitélio mucóide/cartilagem	Ocasional	Ocasional	Comum
Prognóstico	Bom	Bom	Pobre

TABELA 40.2 – Classificação de Stocker[1]

APRESENTAÇÃO CLÍNICA	LESÃO TIPO I	LESÃO TIPO II	LESÃO TIPO III
Idade	Termo, natimorto ocasional	Natimorto ou prematuro	Natimorto ou prematuro
Anasarca fetal/poliidrâmnio materno	Raro	Comum	Comum
Outras anomalias	Raras	Comuns	Não relatadas
Aspecto macroscópico	Cistos grandes simples ou múltiplos, 2cm de diâmetro	Cistos múltiplos, igualmente espaçados, 1cm de diâmetro	Massa grande, nenhum cisto ou cisto diminuto
Histopatologia			
• Proliferação bronquiolar	+	++	+++
• Epitélio mucóide/cartilagem	Células mucóides em 1/3 dos casos	Nenhum	Nenhum
• Parede do cisto	São raros cartilagem proeminente, músculo liso e tecido elástico	Músculos estriados dispersos na lesão em 30%	Ausência de cistos
Prognóstico	Bom	Pobre	Pobre

226 ■ *Tórax*

TABELA 40.3 – Classificação expandida de Stocker[3]

TIPO	INCIDÊNCIA PROPORCIONAL (%)	ASPECTO MACROSCÓPICO	MICROSCOPIA	OUTROS ACHADOS
0	1 – 3	Sólido; os pulmões são pequenos e firmes	Vias aéreas tipo brônquicas com cartilagem, músculo liso e glândulas separadas por tecido mesenquimatoso abundante	Recém-nascidos; outras malformações; mau prognóstico
1	60 – 70	Cistos grandes (até 10cm)	Cistos são revestidos por células ciliadas pseudoestratificadas e muitas vezes misturadas com fileiras de células mucosas	Apresentação pode ser tardia; ressecável; bom prognóstico; raros casos podem mostrar alterações carcinomatosas
2	10 – 15	Aspecto de esponja composto de múltiplos pequenos cistos (até 2cm) e tecido sólido pálido tipo tumoral	Cistos assemelham-se a bronquíolos dilatados separados por alvéolos normais. Há músculo estriado em 5%	Recém-nascidos; outras malformações; mau prognóstico
3	5	Sólido	Excesso de estruturas bronquiolares separadas por espaços aéreos pequenos, com revestimento cubóide, assemelhando-se a pulmão fetal em estágios tardios do desenvolvimento	Recém-nascidos; mau prognóstico
4	15	Cistos grandes (até 2cm)	Os cistos são revestidos por epitélio plano quiescente sobre tecido mesenquimatoso frouxo	Recém-nascidos e lactentes; bom prognóstico

O tipo 0 é descrito como brônquico (relatado previamente como displasia acinar); o tipo 1, como brônquico-bronquiolar; o tipo 2, como bronquiolar; o tipo 3, como bronquiolar-ducto alveolar e, o tipo 4, como periférico.

■ O tipo II é freqüentemente associado a outras malformações e isso pode sugerir a época em que ocorre o defeito embrionário, em torno da 5ª semana de gestação.

■ O tipo III, que tem o grau de maturação mais baixo, deve acontecer antes da 5ª semana, pois envolve todo o lobo e, portanto, significa que todas as células do broto lobar estão afetadas.

EPIDEMIOLOGIA

■ Corresponde a 25% das lesões císticas de pulmão e 30 a 40% das lesões de desenvolvimento do broto pulmonar.
■ Prevalência: 1:25.000 a 35.000 nascidos vivos.
■ Leve predominância no sexo masculino: 1,4M:1F.
■ Geralmente o comprometimento é unilobar.
■ Somente 2% de todos são bilaterais.
■ Todos os lobos podem estar comprometidos com igual freqüência.
■ Suplementação sangüínea anômala é rara.
■ Malformações congênitas são vistas raramente, à exceção do tipo II; mas em natimortos são vistas com freqüência. Mais comuns: agenesia renal, doença renal cística, atresia intestinal, malformações cardíacas, hidrocefalia, *pectus excavatum*.

■ Freqüência dos tipos: tipo I: 60%; tipo II: 30%; tipo III: 10%[1].
■ Ocorrência é esporádica, não relacionada à idade materna, raça, ou história genética.
■ Diagnóstico diferencial: enfisema lobar congênito, hérnia diafragmática, cisto broncogênico, seqüestração broncopulmonar, pneumatocele.

FISIOPATOLOGIA

A disfunção respiratória progressiva, que costuma aparecer logo após o nascimento, deve-se a uma paulatina substituição do líquido contido na massa multicística por ar durante os primeiros movimentos respiratórios. Há também aprisionamento significativo e progressivo de ar nas áreas císticas, em virtude de um apoio cartilaginoso deficiente, causando mecanismo valvular. Com a retenção de ar e aumento progressivo e enfisematoso dos cistos, surge atelectasia do lobo ou lobos adjacentes, desvio do mediastino, compressão e atelectasia do pulmão contralateral.

As lesões sólidas ou císticas com cistos diminutos costumam mais freqüentemente ocasionar anasarca fetal, ascite fetal, poliidrâmnio, prematuridade e hipoplasia pulmonar.

Hidropsia Fetal (ou Anasarca)

Pode ser explicada pela obstrução da veia cava mediastinal ou compressão cardíaca, conseqüente a um grande desvio do mediastino intra-útero pela massa mediastinal. Também pode ser explicada por perda protéica pelo tumor e fatores humorais que aumentariam a permeabilidade capilar. Aproximadamente 10% de todos os fetos com malformação adenomatóide cística congênita de pulmão (MACCP) desenvolvem hidropsia.

Poliidrâmnio

Podem ser encontrados em todos os tipos de MACCP, embora exista uma associação maior com hidropsia. A sua patogênese pode ser explicada por dois mecanismos:

- Diminuída deglutição fetal de líquido amniótico devido à compressão esofágica pela massa multicística.
- Aumento de produção ou menor reabsorção do fluido fetal pulmonar pelo tecido pulmonar anormal. O aumento de formação de líquido é mais comum nas lesões sólidas, ricas em pneumócitos tipo 2, célula que predomina no revestimento dos espaços tipo glandulares e alvéolos das lesões sólidas.

Prematuridade

Deve-se a uma hiperdistensão do útero grávido com o líquido amniótico não deglutido, precipitando o parto prematuro.

Hipoplasia Pulmonar

Pode acontecer devido à compressão da massa multicística (principalmente a sólida) sobre o pulmão adjacente, durante o desenvolvimento embrionário. No período perinatal, pode ocorrer o aparecimento de hipertensão pulmonar persistente, muito semelhante àquela que pode aparecer na hérnia diafragmática. Hipóxia e acidose perinatal levam a um aumento da resistência vascular pulmonar (muscularização anormal das artérias pré e intra-acinares), desenvolvimento de *shunts* direita → esquerda, hipoxemia e o estabelecimento de um ciclo vicioso.

FORMAS DE APRESENTAÇÃO CLÍNICA

Tamanho, tipo e complicações são os fatores mais importantes determinantes da época e gravidade da apresentação clínica. Grandes lesões ou lesões predominantemente sólidas produzem sintomas logo após o nascimento. Lesões pequenas não produzem sintomas, exceto se ocorrer infecção secundária.

- Diagnóstico pré-natal realizado por ultra-sonografia. O prognóstico dessas lesões vai depender do tamanho da massa pulmonar e desarranjos fisiológicos secundários, como: desvio do mediastino, hipoplasia do tecido pulmonar normal, poliidrâmnio e, principalmente, de hidropsia fetal. Aproximadamente 15 a 20% das MACCP diminuem de tamanho durante a gestação. O desenvolvimento de hidropsia fetal e placentomegalia associadas a grande massa pulmonar podem causar a grave síndrome do espelho materno (*mirror syndrome*). A mãe pode desenvolver sintomas progressivos de pré-eclâmpsia, incluindo vômitos, hipertensão, edema periférico, proteinúria e edema pulmonar. A fisiopatologia dessa condição não está bem esclarecida, mas pode resultar da liberação de fatores vasoativos da placenta edematosa. Essa síndrome pode desenvolver-se rapidamente e não é revertida pelo tratamento isolado da anomalia fetal. Logo, a presença de placentomegalia e dessa síndrome é considerada uma contra-indicação para a cirurgia fetal aberta.
- Natimorto ou morte neonatal precoce associado a anasarca, prematuridade, poliidrâmnio e hipoplasia pulmonar. Correspondem 1/3 a 1/6 dos fetos portadores de MACCP.
- Prematuridade e/ou desnutrição intra-uterina (50% dos nascidos vivos).
- Disfunção respiratória aguda de intensidade variada (moderada a grave), geralmente progressiva, ocorrendo durante o primeiro mês de vida. Aproximadamente 50 a 60% das MACCP são sintomáticas durante o período neonatal.
- Hipertensão pulmonar persistente, por muscularização anormal dos vasos pulmonares e hiperreatividade, refratária ao tratamento convencional, necessitando de tratamento muito semelhante ao da hérnia diafragmática.
- Episódios de infecção respiratória de repetição (pneumonias ou infiltrado pulmonar persistente ou recorrente, abscesso pulmonar). Podem ser assintomáticos por anos. Essa forma de apresentação aparece quando os cistos ou a malformação são pequenos e têm diminuta comunicação com a árvore traqueobrônquica. Sofrem infecção secundária devido à drenagem precária dentro dos bronquíolos anormais. As cavidades císticas infectadas podem simular pneumatoceles.
- O desenvolvimento de pneumotórax hipertensivo é uma complicação possível quando o paciente necessita de manobras de ressuscitação, ventilação mecânica, ou erro diagnóstico com indicação de drenagem de pneumotórax inexistente.

QUADRO CLÍNICO

Noventa por cento dos diagnósticos são estabelecidos no primeiro ano de vida. A maioria nos primeiros seis meses.

- Dispnéia, taquipnéia, retrações, cianose.

- Abaulamento do hemitórax comprometido.
- Hiper-ressonância do lado comprometido.
- Diminuição do murmúrio vesicular.
- Desvio do íctus.
- Aparente hepatoesplenomegalia secundária à hiperexpansão do tórax.
- Clínica de hipertensão pulmonar.
- Prematuridade.
- Ascite.
- Anasarca.

INVESTIGAÇÃO DIAGNÓSTICA

- Radiografia de tórax. Na MACCP os achados radiológicos podem ser muitos variados e dependem da extensão da lesão, tipo e se ela contém líquido, ar, ou ambos. Inicialmente, a lesão parece sólida pela presença de líquido alveolar dentro dos cistos. Posteriormente, com o início dos movimentos respiratórios, o ar vai substituindo o líquido intracavitário e múltiplas bolhas desenvolvem-se. Mais raramente, desde o início, o pulmão pode apresentar-se com múltiplas bolhas aéreas (Fig. 40.4). O diagnóstico diferencial deve ser feito com hérnia diafragmática e pneumatocele oriunda de pneumonia estafilocócica. Em alguns poucos casos, um cisto pode distender-se muito (cisto dominante ou cisto simples) sobre os outros (Fig. 40.5). Como a parede fica extremamente fina, torna-se difícil o diagnóstico diferencial com pneumotórax e enfisema lobar. A descrição radiológica clássica de MACCP é: presença de imagens bolhosas irregulares na forma e no tamanho, preenchendo parcialmente ou totalmente o hemitórax e áreas de atelectasia adjacentes correspondendo aos outros lobos pulmonares comprimidos. Pode haver desvio de mediastino. Os espaços intercostais estão alargados e há depressão do diafragma no lado correspondente.
- Radiografia de abdome: o padrão de distribuição de gás intestinal é absolutamente normal, enquanto que na hérnia diafragmática existe escasso gás visível em radiografias.
- Tomografia computadorizada (TC) com ou sem contraste: demonstra massa cística multilocular de paredes finas ou massa de aspecto cístico e sólido. Nas lesões infectadas, apresenta mistura de tecidos sólidos e císticos com definição variável das margens. Raramente necessária para diagnóstico. Pode estar indicada na criança maior, quando apresenta complicações infecciosas e como controle no paciente assintomático. A presença de artéria sistêmica aberrante pode ser demonstrada pela TC com contraste, ultra-sonografia com Doppler, ou ressonância nuclear magnética.
- Broncografia: indicada nas infecções respiratórias recorrentes. Pouco usada atualmente.
- Arteriografia e/ou cateterismo cardíaco: podem ser úteis quando se suspeita da presença de vasos anômalos.
- Ultra-sonografia pré-natal.
  - A descrição da lesão segue o critério morfológico de Stocker.
    - Tipo I: presença de um simples cisto grande ou múltiplos cistos medindo acima de 2cm, preenchidos por líquido.
    - Tipo II: cistos pequenos e numerosos.
    - Tipo III: massa pulmonar homogeneamente ecogênica, sem cistos individuais discerníveis.

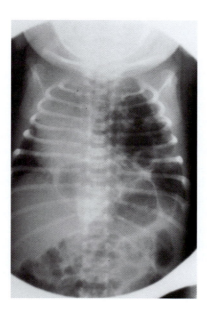

Figura 40.4 – Radiografia de tórax mostrando inúmeras imagens císticas no hemitórax esquerdo desviando o mediastino para a direita, compatíveis com malformação adenomatóide cística congênita de pulmão. A presença de alças intestinais normalmente situadas no abdome afasta o diagnóstico diferencial com hérnia diafragmática.

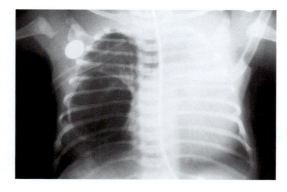

Figura 40.5 – Radiografia de tórax de malformação adenomatóide cística congênita de pulmão de lobo médio com cisto dominante. Há desvio do mediastino e compressão dos lobos superior e inferior do pulmão direito. Esse paciente foi submetido à drenagem de tórax em razão de um diagnóstico errôneo de pneumotórax.

Malformação Adenomatóide Cística de Pulmão ■ **229**

SEÇÃO 5

- Classificação de Adzick.
  - Lesões microcísticas (< 5mm): geralmente associadas a hidropsia fetal, mau prognóstico.
  - Lesões macrocísticas (> 5mm): não associadas a hidropsia, prognóstico favorável.
- Achados ultra-sonográficos sugestivos de mau prognóstico: poliidrâmnio, ascite, anasarca, desvio do mediastino, tipo III, tamanho e extensão da lesão.
- Quando identificadas intra-útero, 15 a 20% dessas lesões podem regredir espontaneamente durante o 3º trimestre de gravidez. Essa involução ocorre por razões desconhecidas, provavelmente pela maturação de suas células.
- Na procura do melhor parâmetro para predizer qual o feto que está em risco para desenvolver hidropsia, os autores têm calculado o volume da lesão por medidas ultra-sonográficas usando a fórmula da elipse (comprimento × altura × largura × 0,52). Parece que o tamanho da lesão é mais importante que o tipo na avaliação do prognóstico, sob o ponto de vista da ultra-sonografia. A relação de volume da malformação adenomatóide cística (CVR) é obtida pela divisão do volume da lesão pela circunferência da cabeça. Essa relação tem a finalidade de corrigir as diferenças de tamanho fetal. Uma CVR > 1,6 é preditiva de risco aumentado de hidropsia, desenvolvendo-se em 80% dos fetos com MACCP. A CVR pode ser útil para selecionar fetos em risco para desenvolver hidropsia e que necessitam de observação freqüente com ultra-sonografia e possível intervenção fetal.

MALIGNIZAÇÃO

Relatos mostram o desenvolvimento de blastoma pleuropulmonar (lactentes e crianças pequenas) e adenocarcinoma bronquíolo-alveolar (crianças maiores, adolescentes e adultos) em cistos pulmonares congênitos. Células embrionárias mesenquimais seqüestradas são suscetíveis de oncogênese, podendo degenerar em uma variedade de células neoplásicas. Porém, há risco baixo de degeneração maligna dentro do tecido pulmonar imaturo. As células presentes na MACCP não são atípicas ou malformadas, mas são imaturas.

O tipo IV de Stocker é similar histologicamente ao blastoma pleuropulmonar (BPP) grau 1. Parece haver uma progressão ou sobreposição entre cistos pulmonares e blastomas, com o ponto de corte ainda mal-definido entre neoplasia e proliferação reacional. O tipo I pode apresentar hiperplasia focal de células mucosas em, aproximadamente, 1/3 dos casos, mas a incidência de transformação carcinomatosa é muito baixa, < 1%.

O BPP muitas vezes exibe diferenciação muscular esquelética semelhante ao tipo II (misto) de Stocker. Por essa característica, foram denominados previamente de rabdomiossarcoma ou outros sarcomas.

É reconhecido que aproximadamente 10% dos tumores malignos de pulmão crescem em malformações císticas pulmonares.

A controvérsia existe se o tumor desenvolve-se dentro de um MACCP (seria um precursor) ou se a lesão cística representa um BPP desde o início.

TRATAMENTO

- O tratamento indicado é a ressecção do lobo afetado (lobectomia pulmonar). Não está indicada ressecção segmentar da massa adenomatóide pelo índice de complicações possíveis, como: persistência da doença no lobo restante, fístula aérea persistente, infecções recorrentes. No ato cirúrgico, estar atento para a possibilidade da existência de um ou mais vasos aberrantes em conexão com o lobo ou massa cística. No recém-nascido e lactente, os planos segmentares e a divisão dos tecidos ainda não estão completamente formados. Até os lobos não estão nitidamente demarcados. Toleram a lobectomia extremamente bem, com crescimento e expansão do tecido pulmonar remanescente. Ocorre hipertrofia dos alvéolos existentes e parece também que aumento no número de alvéolos (hiperplasia).
- A idade ótima para operar pacientes assintomáticos parece situar-se entre os três e seis meses de idade (risco de malignização e infecção). Tem sido essa a nossa escolha.
  Os argumentos para a ressecção cirúrgica são: risco de infecção, malignização, risco de pneumotórax, risco de aumento súbito do cisto com disfunção respiratória e o fato de a ressecção precoce permitir um crescimento pulmonar compensatório. Nos pacientes assintomáticos, os argumentos para a observação simples são: possível regressão, riscos da toracotomia e ressecção pulmonar.
  Não existe regressão pós-natal documentada de uma MACCP diagnosticada por TC.
  Alguns autores recomendam que, em MACCP pequena (< 3cm) e assintomática, a indicação cirúrgica deva ser discutida caso a caso com os pais, confrontando os riscos dos procedimentos cirurgia/anestesia com a possibilidade de resolução pós-natal espontânea e complicações da doença. Outros sugerem observar a lesão, se ela é visível somente na TC, se é pequena e não tem suplementação sangüínea arterial sistêmica significativa.
- Os pacientes com MACCP e disfunção respiratória grave que necessitam de entubação e ventilação mecânica devem ser considerados para toracotomia e lobectomia de urgência. A ventilação mecânica costuma causar alçaponamento de ar nos espaços císticos, hiperdistensão dos cistos, desvio do mediastino e alteração do retorno venoso pulmonar e sistêmico. Parece que a ventilação os-

cilatória de alta freqüência não costuma causar esses problemas.
- Nos casos com hipertensão pulmonar persistente, usar rotina de tratamento da hérnia diafragmática.
- Recomendações quando feito o diagnóstico ultra-sonográfico pré-natal.
  – Aguardar o parto a termo, pois é importante o estado de maturação do tecido pulmonar residual.
  – Encaminhar a mãe para centro terciário com atendimento de alto risco materno-infantil.
  – Dar preferência ao parto vaginal pelos benefícios da compressão torácica durante o parto.
  – Aguardar confirmação radiológica pós-natal da doença.
- Cirurgia. Toracotomia póstero-lateral com exteriorização precoce do lobo envolvido da cavidade torácica, evitando o alçaponamento de ar na indução anestésica e lobectomia regrada do lobo afetado (Figs. 40.6 a 40.8).

Possibilidades Terapêuticas Pré-natais

Fetos com hidropsia progressiva e com menos de 32 semanas de vida com MACCP devem ser avaliados para intervenção fetal.

- Lesões císticas solitárias ou predominantemente císticas são passíveis de *shunt* toracoamniótico descompressivo. É uma manobra salvadora de vida, porém seu efeito costuma ser temporário, com recorrência precoce por obstrução, deslocamento ou migração do cateter.
- Para os fetos hidrópicos com mais de 32 semanas de gestação, parto prematuro deve ser considerado após tratamento materno com betametasona.

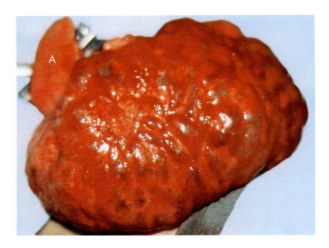

Figura 40.7 – Toracotomia com exteriorização do lobo comprometido com malformação adenomatóide cística congênita de pulmão. Notar o enorme volume do lobo afetado comparativamente ao lobo normal (A), também exteriorizado.

- Os fetos com menos de 32 semanas com hidropsia progressiva e massa multicística ou predominantemente sólida são candidatos à cirurgia fetal (lobectomia), em centros especializados. Anomalias anatômicas ou cromossômicas contra-indicam o procedimento.

FATORES PROGNÓSTICOS

- Depende principalmente do tamanho da lesão e extensão. Lesões maiores têm maior freqüência de desvio do mediastino, poliidrâmnio, hipoplasia pulmonar e hidropsia. O tipo III tende a ser mais compressivo. A presença de hidropsia é anunciadora de mau prognóstico fetal e neonatal. Manifesta-se por ascite fetal, quilotórax, derrame pericárdico e edema da pele e escalpo.

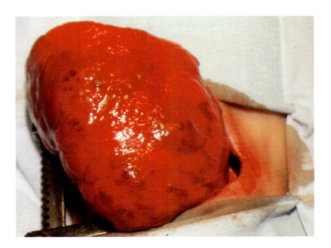

Figura 40.6 – Toracotomia com exteriorização do lobo comprometido com malformação adenomatóide cística congênita de pulmão. Observar o grande volume do lobo afetado.

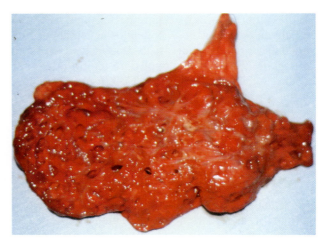

Figura 40.8 – Peça cirúrgica de lobo pulmonar ressecado em razão de doença adenomatóide. A peça encontra-se aberta e podem-se notar inúmeras cavidades vazias.

- Comprometimento bilateral.
- Prematuridade.
- Hipoplasia pulmonar.
- Malformações associadas.
- O tipo 0 da classificação expandida de Stocker é incompatível com a vida.

REFERÊNCIAS BIBLIOGRÁFICAS

1. STOCKER, J. T. Congenital pulmonary airway malformation: a new name and an expanded classification of congenital cystic adenomatoid malformations of the lung. *Histopathology*, v. 41, suppl., p. 424-431, 2002.
2. BALE, P. M. Congenital cystic malformation of the lung. *Am. J. Clin. Pathol.*, v. 71, p. 411-420, 1979.
3. STOCKER, J. T.; MADEWELL, J. E.; DRAKE, R. M. Congenital cystic adenomatoid malformation of the lung. *Human Pathol.*, v. 8, p. 155-171, 1977.

BIBLIOGRAFIA RECOMENDADA

ADZICK, N. S.; FLAKE, A. W.; CROMBLEHOLME, T. M. Management of congenital lung lesions. *Semin. Pediatr. Surg.*, v. 12, n. 1, p. 10-16, 2003.

LABERGE, J. M.; BRATU, I.; FLAGEOLE, H. The management of asymptomatic congenital lung malformations. *Pediatr. Resp. Rew.*, v. 5, suppl. A, S305-S312, 2004.

LABERGE, L. M.; PULIGANDLA, P.; FLAGEOLE, H. Asymptomatic congenital lung malformations. *Semin. Pediatr. Surg.*, v. 14, p. 16-33, 2005.

MACSWEENEY, F.; PAPAGIANNOPOULOS, K.; GOLDSTRAW, P. et al. An assessment of the expanded classification of congenital cystic adenomatoid malformations and their relationship to malignant transformation. *Am. J. Surg. Pathol.*, v. 27, p. 1139-1146, 2003.

MADEWELL, J. E.; STOCKER, J. T.; KORSOWER, J. M. Cystic adenomatoid malformation of the lung. Morphologic analysis. *Am. J. Roentgen. Ther. Nucl. Med.*, v. 124, n. 3, p. 436-447, 1975.

SAUVAT, F.; MICHEL, J. L.; BENACHI, A. et al. Management of asymptomatic neonatal cystic adenomatoid malformations. *J. Pediatr. Surg.*, v. 38, n. 4, p. 548-552, 2003.

SEÇÃO 5

CAPÍTULO 41

Seqüestração Pulmonar

João Carlos Ketzer de Souza

CONCEITO

Malformação congênita caracterizada pela presença de tecido pulmonar não-funcionante, isolado, usualmente sem comunicação com a árvore brônquica normal e que recebe suplementação sangüínea arterial e venosa através de vasos anômalos sistêmicos. O tecido é do tipo fetal e cístico. Pode estar, fisiológica ou anatomicamente, separada do resto do pulmão. Pode, ocasionalmente, apresentar comunicação fistulosa com o esôfago ou o estômago (20% dos casos). Antes da infecção, os espaços císticos contêm muco; após episódios infecciosos, freqüentemente, passam a conter ar e pus. O tamanho e extensão da seqüestração são variáveis.

CLASSIFICAÇÃO

As seqüestrações são divididas em:

- Seqüestração intralobar: aquela em que o tecido pulmonar anormal está incorporado dentro do pulmão normal e mostra uma pleura visceral comum.
- Seqüestração extralobar ou pulmão acessório: aquela em que o tecido pulmonar anormal está separado anatomicamente do pulmão normal, tendo sua própria pleura.

CARACTERÍSTICAS ANATÔMICAS

Comunicação Fistulosa

- A comunicação fistulosa com o esôfago ou estômago (esôfago superior 5%, esôfago médio 10%, esôfago inferior 70% e estômago 15%) é, geralmente, formada por um tubo muscular bem constituído e atapetado por epitélio estratificado escamoso ou colunar e cartilagem na parede. Ocorre em 10% dos casos, sendo em 75% no lado direito. Essa seqüestração é denominada de comunicante, ocorre em ambos os tipos (intra e extralobar) e sua etiologia é congênita. Essa condição recebe a denominação de malformação bronco-pulmonar congênita do intestino anterior (MBPCIA). Essa malformação foi dividida por Srikanth em quatro tipos[1]:
  - Tipo I (16%): ocorre em associação com atresia de esôfago ou fístula traqueoesofágica.

  - Tipo II (33%): um pulmão origina-se inteiramente do esôfago inferior.
  - Tipo III (46%): a seqüestração pulmonar comunica-se com o esôfago ou o estômago.
  - Tipo IV (5%): parte da árvore traqueobrônquica normal comunica-se com o esôfago.
- A comunicação com a árvore brônquica é rara, mas pode ocorrer mais freqüentemente com a seqüestração intralobar. Sua etiologia, provavelmente, decorre de infecção prévia.

Suplementação Vascular

A artéria aberrante costuma ser ramo da aorta torácica descendente ou abdominal (85%) ou de outros vasos torácicos ou abdominais, como tronco celíaco e artérias intercostais (15%).

Em 15 a 20% dos casos, múltiplas pequenas artérias podem originar-se acima ou abaixo do diafragma e irrigar a seqüestração.

A artéria aberrante geralmente é única, grossa, curta, tem trajeto retilíneo e costuma cursar dentro do ligamento pulmonar inferior.

A drenagem venosa do segmento intralobar é geralmente realizada pela veia pulmonar, estabelecendo um *shunt* arterial sistêmico até a aurícula esquerda (*shunt* E → E).

A drenagem venosa do segmento extralobar é geralmente realizada pela veia ázigo ou hemiázigo, estabelecendo um *shunt* E → D.

Em 60% das seqüestrações intralobares *direitas*, o retorno venoso é anômalo e compatível com a síndrome da cimitarra. Essa síndrome é caracterizada pela presença de um pulmão direito pequeno e malformado, com retorno venoso anômalo do pulmão para a veia cava inferior ou átrio direito (*shunt* E → D) e suplementação arterial sistêmica anômala. Essa drenagem venosa anômala aparece em radiografia como uma sombra, localizada na face medial do lobo inferior direito, com a forma de uma cimitarra. Geralmente a artéria pulmonar está ausente ou hipoplásica e a suplementação sistêmica é derivada da aorta torácica ou de vasos localizados abaixo do diafragma. Defeito do septo atrial está presente em 10% dos casos e há freqüência aumentada de outros defeitos cardíacos congênitos. A apresentação clínica pode aparecer sob quatro formas:

- Forma assintomática.
- Insuficiência cardíaca congestiva secundária à derivação E → D grande por suplementação arterial sistêmica anômala.
- Sintomas respiratórios graves relacionados à hipertensão pulmonar.
- Infecções respiratórias recorrentes na criança maior.

EMBRIOGÊNESE

A embriogênese não está completamente estabelecida, existindo diversas teorias.

Teoria de Cockayne e Gladstone

Haveria uma aderência das células embrionárias formadoras do pulmão a outros órgãos, que por tração, causada por um crescimento desigual, as separaria do tecido pulmonar. Essa teoria da aderência parece aplicar-se somente à seqüestração extralobar e, em especial, àqueles poucos casos de tecido pulmonar localizado debaixo do diafragma.

Teoria de Pryce

Haveria uma captura dos esboços brônquicos em desenvolvimento por uma artéria anômala, que com o crescimento do pulmão desprenderia o esboço de suas conexões brônquicas. A artéria anômala seria o defeito primário. Parece que os vasos sangüíneos em desenvolvimento do embrião não teriam possibilidade de exercer tal tração.

Teoria de Smith

Haveria uma deficiência da artéria pulmonar em desenvolver-se com suficiente rapidez para irrigar a totalidade do pulmão em crescimento e isso facilitaria a formação (ou persistência) de uma irrigação aórtica colateral suplementar. Uma zona assim irrigada poderia experimentar degeneração cística ou até fibrose depois do nascimento.

Teoria Derivada do Erro Embriológico de Eppinger e Schanenstein

É a teoria da formação do esboço pulmonar supranumerário derivado do intestino primitivo anterior. É a mais aceita atualmente. Na 5ª semana de vida embrionária, um pequeno esboço pulmonar desenvolve-se da parede ventral da faringe. Esse broto pulmonar formará o tubo laringotraqueal, que vai se bifurcar nos dois brotos pulmonares primitivos na 7ª semana de vida embrionária. Nesse período haveria o aparecimento de um broto pulmonar supranumerário, que cresceria caudal à posição do broto pulmonar normal e migraria caudalmente, acompanhando o crescimento do esôfago. Se esse broto pulmonar acessório aparecer muito precoce na vida embrionária, antes do desenvolvimento da pleura, ele é incorporado no pulmão normal adjacente, tornando-se um segmento intralobar.

Se o broto pulmonar acessório desenvolver-se mais tardiamente, quando a pleura já está formada, ele irá crescer separado do pulmão adjacente, tornar-se-á revestido por sua própria pleura e formará uma seqüestração extralobar.

Portanto, por essa teoria, é o tempo que determina as diferenças entre seqüestração intralobar e extralobar e não uma diferença qualitativa.

Nos pacientes em que o pedículo embrionário não involui, a seqüestração permanece em comunicação com o trato gastrointestinal através de um tubo muscular atapetado por epitélio. A separação do trato gastrointestinal é atribuída à involução do pedículo em-

briológico e à insuficiência de sua suplementação sangüínea.

Há estados intermediários do processo de involução em que a seqüestração é conectada ao trato GI por um pedículo fibroso.

A involução completa resulta em uma seqüestração simples.

Uma malformação mais complicada e embriologicamente interessante ocorre quando a seqüestração se associa a outras malformações do intestino primitivo (pâncreas ectópico, duplicação intestinal e outras).

EPIDEMIOLOGIA

- São mais freqüentes à esquerda (2/3).
- A seqüestração intralobar é três vezes mais freqüente do que a extralobar.
- Predominam em meninos. As extralobares são três vezes mais comuns em meninos e as intralobares têm a seguinte relação: 1,5M:1F.
- Em 75% dos casos a seqüestração intralobar ocorre no segmento basal posterior do lobo inferior perto da goteira paravertebral ou, mais raramente, no segmento basal médio.
- Em 10% os lobos superiores podem estar envolvidos.
- A seqüestração extralobar ocorre, freqüentemente, no mediastino posterior junto ao seio costofrênico ou na cavidade pleural. Podem ser encontrados incorporados ao diafragma, cavidade peritoneal e cavidade pericárdica junto à porção superior do tórax.
- Em 40 a 60% das extralobares existe alguma malformação congênita associada, principalmente de localização torácica. As mais freqüentes são: malformação adenomatóide cística congênita de pulmão, hérnia diafragmática (15%), cisto broncogênico, malformações cardíacas, eventração diafragmática, hipoplasia pulmonar, duplicação entérica, *pectus excavatum*, cisto pericárdico.
- Nas intralobares, as anomalias congênitas são mais raras (10%).
- Na MBPCIA não há predisposição sexual, o lado direito é envolvido em 75% dos casos e malformações associadas estão presentes em 40% das vezes (principalmente malformações das costelas ou vertebrais, atresia de esôfago, fístula traqueo-esofágica, hérnia diafragmática, atresia/estenose de duodeno, cisto broncogênico, duplicação do estômago ou esôfago).

HISTOPATOLOGIA

Segmentos seqüestrados são formados por múltiplos cistos de tamanhos diferentes. Raramente apresentam um cisto único. Histologicamente contêm elementos pulmonares normais em arranjo anormal e desordenado de cartilagens, glândulas brônquicas e parênquima alveolar. O cisto típico é revestido por epitélio respiratório ciliado e está repleto de material mucóide espesso, sangue, pus, ou ar. As paredes contêm todos os elementos de uma parede brônquica normal. Com infecção surge fibrose e inflamação. Setenta por cento das seqüestrações intralobares apresentam comunicação brônquica (em geral devido à erosão produzida pela infecção nos tecidos adjacentes).

QUADRO CLÍNICO

Pode haver uma gama muito variada de apresentação clínica.

Intralobar

Geralmente é sintomático. Embora mais freqüente em outras fases da vida, pode também apresentar-se durante o período neonatal (10% dos casos).

- Episódios persistentes ou recorrentes de infecção respiratória. Com o acúmulo de secreção mucóide dentro dos cistos do segmento seqüestrado, o pulmão normal circundante é comprimido. Surge pneumonite, que pode estender-se facilmente ao segmento adjacente. Com a erosão capsular forma-se uma comunicação com as vias aéreas. Em virtude da má drenagem do segmento seqüestrado, surge um ciclo episódico de febre, calafrios, hemoptise e tosse com escarro purulento e alterações bronquiectásicas na seqüestração. Febre e tosse são os sintomas mais freqüentes. A tosse fica produtiva quando uma comunicação livre estabelece-se entre a seqüestração e o tecido pulmonar normal adjacente. É a forma mais comum.
- Sintomas cardiovasculares devido aos *shunts* que podem desenvolver-se entre a suplementação vascular da seqüestração e o tecido pulmonar normal. Pode surgir insuficiência cardíaca congestiva pelo *shunt* E → D de uma artéria sistêmica com a veia pulmonar ou malformação cardíaca associada.
- Disfunção respiratória no recém-nascido. É raro. Comunicação brônquica pode permitir a distensão e hiperinflação de alguns cistos da seqüestração.

- Sintomas gastrointestinais nas comunicantes: vômitos, disfagia, hematêmese, regurgitação de alimentos.
- Hemorragia intrapleural espontânea ou traumática.
- Formação de abscesso pulmonar ou bronquiectasias.
- Hemoptise maciça.
- Achado incidental em radiografia de tórax.

Extralobar

Na maioria das vezes é assintomático.

- Achado incidental em radiografia de tórax.
- Achado incidental na ocasião do reparo cirúrgico de uma hérnia diafragmática.
- Raramente podem apresentar infecção pulmonar, insuficiência cardíaca congestiva por *shunt* E → D, sintomas gastrointestinais, hemorragia. Raríssimas vezes pode surgir disfunção respiratória no recém-nascido por compressão do pulmão e desvio do mediastino, quando aparece comunicação brônquica e os cistos distendem.

Malformação Broncopulmonar Congênita do Intestino Anterior

- A apresentação costuma ser o resultado de pneumonia, abscesso pulmonar ou dificuldade respiratória exacerbada pela alimentação.
- Apresentações menos comuns incluem refluxo gastroesofágico, hematêmese, anemia e insuficiência cardíaca.

INVESTIGAÇÃO DIAGNÓSTICA

- Radiografias de tórax (ântero-posterior e lateral). Freqüentemente são normais.
  - Intralobar: presença de densidade triangular no segmento basal posterior ou medial do lobo inferior com deslocamento da trama broncovascular (Figs. 41.1 e 41.2). Às vezes podem ser visíveis cistos repletos de ar, com presença ou não de níveis líquidos, se existe comunicação com a árvore traqueobrônquica.
  - Extralobar: presença de densidade de tecido mole triangular e homogênea junto ao mediastino (perto da cúpula diafragmática). Em 90%, localiza-se no hemitórax esquerdo. Muitas são pequenas e não visíveis em radiografias de tórax.
- Broncografia. Bastante útil, pouco usada atualmente. A seqüestração não se enche com contraste, porém sua periferia é esboçada por brônquios do tecido pulmonar normal, que se enchem de contraste e que são deslocados pela lesão.
- Arteriografia. Permanece o método diagnóstico padrão-ouro, mas os riscos associados não justificam a informação adicional obtida na maioria dos casos. Arteriografias torácica e abdominal superiores são muito boas nas lesões adjacentes

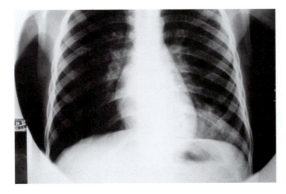

Figura 41.1 – Radiografia de tórax em projeção ântero-posterior mostrando imagem com maior densidade junto ao lobo inferior esquerdo, compatível com seqüestração intralobar.

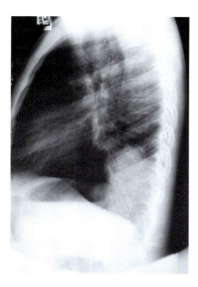

Figura 41.2 – Radiografia de tórax em projeção lateral mostrando imagem póstero-inferior de maior densidade junto ao lobo inferior esquerdo.

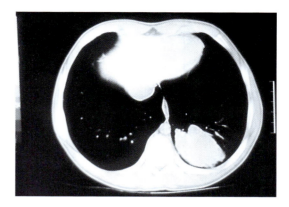

Figura 41.3 – Tomografia computadorizada mostrando seqüestração intralobar.

ao diafragma para delinear suplementação arterial anômala e também como auxiliar na cirurgia, ao mostrar número, calibre e localização dos vasos anômalos. A fase tardia mostra a drenagem venosa. Atualmente pouco usada. Se necessário, pode ser substituída pela angiografia digital por subtração.
- Broncoscopia. Pouco útil.
- Radiografias de esôfago, estômago e duodeno, para demonstrar comunicação entre a seqüestração e o trato gastrointestinal.
- Cintilografia pulmonar. Mostra má-ventilação e perfusão da área.
- Tomografia computadorizada com ou sem contraste. Excelente método diagnóstico (Fig. 41.3). O aspecto mais típico é de uma massa complexa com ou sem a presença de cistos. Ocasionalmente, pode apresentar-se como uma lesão cavitária com nível hidroaéreo.
- Ultra-sonografia torácica com Doppler. Pode revelar massa sólida e/ou cística, artéria sistêmica anômala e seu fluxo sangüíneo. Pela sua excelente acurácia e facilidade, tem sido o método mais utilizado.
- Angiorressonância nuclear magnética. Excelente método diagnóstico, mas de uso limitado pela necessidade de anestesia geral.

TRATAMENTO

Indicações cirúrgicas:

- Infecções recorrentes.
- Prevenção de malignização (raro).
- Tratamento do *shunt*.
- No caso de seqüestrações híbridas associadas a MACCP e presença de artéria sistêmica.

Técnica:

- Intralobar.
  - Lobectomia pulmonar. Identificar cuidadosamente o vaso ou os vasos nutrientes anômalos que geralmente costumam ser ramos diretos da aorta e que percorrem o ligamento pulmonar inferior. Só indicar separação cirúrgica da seqüestração (seqüestrectomia), quando houver uma nítida linha de demarcação entre a seqüestração e o pulmão normal. Ressecar comunicação fistulosa com o esôfago e estômago, quando presentes. Na seqüestração direita observar presença da síndrome da cimitarra (ideal a identificação pré-operatória).
  No tratamento, na maioria das vezes, é suficiente a ligadura simples da artéria anômala.
- Extralobar.
  - Ressecção do tecido pulmonar seqüestrado. Isolar e dividir cuidadosamente os vasos aberrantes. Atualmente, muitos autores têm proposto conduta conservadora nas seqüestrações extralobares. Só indicam cirurgia nas seguintes situações: presença de cistos grandes, *shunt* A-V, seqüestração aumentando de tamanho (neuroblastoma?). Alternativas à cirurgia: embolização, ligadura simples da artéria nutridora.

REFERÊNCIA BIBLIOGRÁFICA

1. SRIKANTH, M. S.; FORD, E. G.; STANLEY, P. et al. Communicating broncho-pulmonary foregut malformations: classification and embryogenesis. *J. Pediatr. Surg.*, p. 732-736, 1992.

BIBLIOGRAFIA RECOMENDADA

BRATU, I.; FLAGEOLE, H.; CHEN, M. F. et al. The multiple facets of pulmonary sequestration. *J. Pediatr. Surg.*, v. 36, p. 784-790, 2001.

CORBETT, H. J.; HUMPHREY, G. M. E. Pulmonary sequestration. *Paediatr. Resp. Rew.*, v. 5, p. 59-68, 2004.

LANGSTON, C. New concepts in the pathology of congenital lung malformations. *Sem. Pediatr. Surg.*, v. 12, p. 17-37, 2003.

WENLEY, D. F.; GOH, T. H.; MENAHEM, S. et al. Management of pulmonary sequestration and scimitar syndrome presenting in children. *Pediatr. Surg. Int.*, v. 4, p. 381-385, 1989.

SEÇÃO 5

CAPÍTULO 42

Quilotórax

João Carlos Ketzer de Souza

CONCEITO

Acúmulo de linfa extravasada na cavidade pleural por lesão congênita ou adquirida do ducto torácico.

Efusão pleural contendo, pelo menos, uma das seguintes características: aparência leitosa, presença de quilomícrons, nível de triglicerídeos no fluido pleural > 110mg/dL, predominância linfocitária no fluido com culturas estéreis.

ETIOLOGIA

- Quilotórax congênito ou espontâneo: provavelmente resulta de malformação do ducto torácico por falha na fusão dos canais linfáticos ou ruptura, durante o parto ou ressuscitação, de um ducto torácico congenitamente fraco.
- Quilotórax adquirido ou secundário.
  - Após cirurgias torácicas, principalmente cirurgias cardiovasculares (correção de coarctação de aorta, anéis vasculares e ducto arterial patente, *shunt* cavopulmonar, reparo de tetralogia de Fallot, procedimento de Fontan), correção de atresia de esôfago com arco aórtico direito, ressecção de higroma cístico mediastinal).
  - Após trombose de veia cava superior, veia inominada ou subclávia esquerda, principalmente se relacionada à presença de cateter em veia central. O aumento da pressão venosa sistêmica pode provocar dilatação e ruptura com extravasamento de linfa.
  - Associado a linfangiomatose pulmonar.
  - Trauma penetrante de tórax (raro) ou lesão direta do ducto no momento da punção percutânea de veia central.
  - Trauma contuso levando à hiperextensão da coluna e ruptura do ducto.
  - Episódios violentos de tosse.
  - Neoplasias intratorácicas (linfomas e neuroblastoma).

EPIDEMIOLOGIA

- Quilotórax congênito: mais comum em recémnascidos a termo.
- Geralmente não estão associados a outras anomalias.
- Mais raramente associados a síndromes: trissomia 21, síndrome de Turner e síndrome de Noonan.

- Predisposição sexual: 2M:1F.
- Prevalência após cirurgia cardiovascular: 0,5 a 3%.
- Aproximadamente 60% ocorrem no lado direito.
- Bilateralidade é incomum.
- É a causa mais comum de derrame pleural no período fetal e neonatal.
- Prevalência de quilotórax congênito: 1:10.000 a 15.000 nascidos vivos.

FISIOPATOLOGIA

- O acúmulo de linfa comprime o pulmão ipsilateral, desvia o mediastino e pode comprimir o pulmão contralateral, provocando insuficiência respiratória.
- Perda crônica de linfa: hipoproteinemia, depleção de gorduras, desnutrição, depleção de eletrólitos com desequilíbrio hidroeletrolítico, acidose metabólica e depleção imunológica (diminuição do número de linfócitos T).

ANATOMIA

Em 2/3 dos casos o curso anatômico do ducto torácico é típico. Começa no abdome na *cisterna chyli*, dirige-se ao mediastino, passando à direita do hiato aórtico. Depois se inclina à esquerda, no nível da 5ª vértebra torácica, e ascende à esquerda até penetrar no ângulo de junção entre a veia subclávia e a veia jugular interna esquerda.

COMPOSIÇÃO

- Líquido estéril e com qualidades bacteriostáticas.
- Não irritante à pleura, não evocando a formação de paquipleura ou membranas fibroelásticas.
- Corado pelo Sudan III (presença de quilomícrons).
- Alcalino com pH entre 7,4 a 7,8.
- Contagem celular total > 1.000 células/mL.
- Predominância nítida de linfócitos: 80 a 100%. A maioria é de células tipo T.
- Conteúdo eletrolítico igual ao plasma.
- Rico em gorduras, variando entre 0,4 a 5g/dL. Corresponde a 3/4 da concentração lipídica plasmática.
  - Colesterol: 60 a 220mg/dL.
  - Triglicerídeos > 110mg/dL (ou > 1,1mmol/L). Reflete 99% de chance de ser quilo.
  - Triglicerídeos < 50mg/dL refletem somente 5% de chance do fluido ser quilo e entre 50 a 110mg/dL o fluido deve ser pesquisado em busca de quilomícrons (teste do Sudan III). Bebês que nunca se alimentaram podem ter a taxa de triglicerídeos não elevada (geralmente < 50mg/dL) e líquido de aspecto não-leitoso.
  - Relação colesterol/triglicerídeos < 1.
- Concentração de proteínas variando entre 2,2 a 5,9mg/dL. Corresponde à metade da concentração protéica plasmática.
  - Albumina: 1,2 a 4,1g/dL.
  - Globulinas: 1,1 a 3,1g/dL.

QUADRO CLÍNICO

Antes do acúmulo de quilo aparecer clinicamente, há um intervalo de tempo latente de dois a dez dias, às vezes até semanas ou meses, tempo esse decorrente do intervalo entre a lesão do ducto, o acúmulo de linfa no mediastino posterior e a ruptura da linfa através da pleura mediastinal para a cavidade pleural.

- Época de aparecimento dos sintomas nos recém-nascidos: metade nas primeiras 24h de vida e 3/4 até o fim da 1ª semana de vida.
- Disfunção respiratória progressiva (taquipnéia, dispnéia, retração torácica e cianose). Intensidade depende da quantidade de linfa acumulada.
- Macicez no hemitórax comprometido, diminuição do murmúrio vesicular e desvio do íctus.

INVESTIGAÇÃO DIAGNÓSTICA

- História e exame físico.
- Radiografia de tórax: derrame pleural com compressão do parênquima pulmonar e desvio do mediastino (Fig. 42.1).
- Tomografia computadorizada de tórax: quando a causa não está bem definida.
- Flebografia e/ou eco-Doppler: para afastar obstrução das grandes veias torácicas, se teve cateter central, ou foi submetido a algum procedimento cirúrgico cardíaco.
- Toracocentese com análise do fluido pleural.
  - Antes de iniciar dieta láctea ou jejum prolongado: líquido claro ou amarelo.
  - Após iniciar dieta láctea: líquido leitoso opalescente.
  - Dosar triglicerídeos, linfócitos e corar pelo Sudan III.
- Dosagem dos eletrólitos séricos, albumina, hemograma, provas de coagulação.

TRATAMENTO

Objetivos do tratamento:
- Alívio da disfunção respiratória.
- Apoio nutricional.
- Fechamento do vazamento quiloso.

Tratamento Não Cirúrgico (Fig. 42.2)

- Inicialmente o tratamento é sempre conservador. Costuma ser efetivo em 70 a 80% dos casos.
- Toracocentese diagnóstica, evacuadora e terapêutica (Figs. 42.3 e 42.4). Em 15 a 20% dos casos resolverá definitivamente. Múltiplas toracocenteses são ineficazes e perigosas, pois não descomprimem adequadamente o pulmão, são dolorosas e têm risco de produzir pneumotórax e hemotórax.
- Caso o derrame quiloso se reacumular após uma ou duas toracocenteses, está indicada drenagem pleural em selo d'água. Se o pulmão não estiver reexpandindo adequadamente pelo excesso de linfa, colocar em aspiração contínua. É importante a

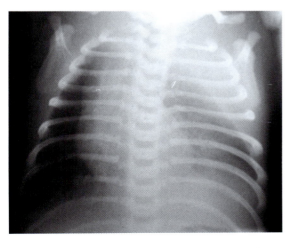

Figura 42.1 – Radiografia de tórax ântero-posterior mostrando quilotórax esquerdo com desvio de mediastino.

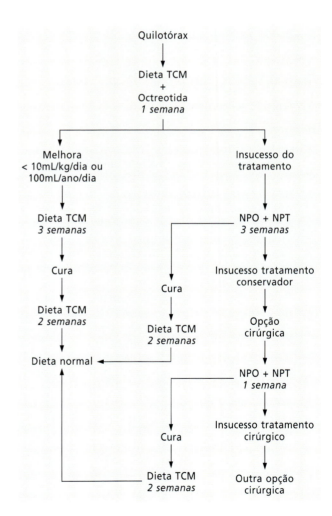

Figura 42.2 – Tratamento do quilotórax. NPO = *nil per os* (nada por via oral); NPT = nutrição parenteral total; TCM = triglicerídeos de cadeia média.

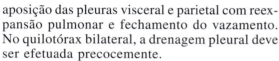

Figura 42.3 – Quilotórax esquerdo volumoso com importante desvio do mediastino.

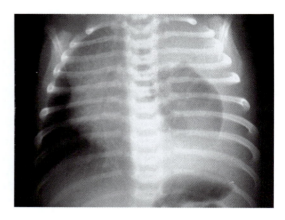

Figura 42.4 – Radiografia de tórax mostrando melhora da aeração pulmonar pós-toracocentese evacuadora.

aposição das pleuras visceral e parietal com reexpansão pulmonar e fechamento do vazamento. No quilotórax bilateral, a drenagem pleural deve ser efetuada precocemente.
- Esforços que aumentem muito a pressão intra-abdominal devem ser evitados (tosse, constipação intestinal, gargalhadas). Nesses casos, está indicado o uso de sedativos e antitussígenos.
- Leve elevação da cabeceira da cama ajuda a diminuir o fluxo de quilo no ducto.
- Iniciar dieta hiperprotéica, hiperglicídica e com triglicerídeos de cadeia média (TCM). Mantê-la por uma semana até reavaliação do caso (débito do vazamento). Se o vazamento estiver diminuindo, continuar com essa dieta. Manter ainda por duas a três semanas após o fechamento da fístula. As fórmulas enterais contendo TCM (seis a dez átomos de carbono) sofrem absorção direta para dentro da circulação porta, onde são transportadas como ácidos graxos livres ligados à albumina e funcionam como fonte lipídica e calórica sem aumentar o fluxo linfático. Alguns investigadores acreditam que a dieta com TCM não diminui o volume do líquido pleural.
- Se em uma semana não há sensível diminuição da drenagem, suspende-se a dieta enteral e indica-se: nada via oral (NPO, *nil per os*) + nutrição parenteral total (NPT). Antes de iniciar a NPT, verificar a permeabilidade da veia cava superior por flebografia e/ou ecocardiografia. Se houver obstrução, optar por NPT por via periférica ou por cateter colocado em cava inferior. O jejum diminui o fluxo quiloso, favorecendo o fechamento do vazamento. Até água via oral aumenta o fluxo pelo ducto torácico em aproximadamente 20%.
- Atualmente tem sido tentado, com bons resultados, o uso de octreotida (análogo sintético de longa duração da somatostatina) 1 a 4µg/kg/h intravenosa ou subcutânea na dose diária de 20 a 40µg/kg (dividida em duas a três doses). O fluxo linfático depende, entre outros fatores, do estado da circulação esplâncnica e motilidade gastrointestinal. A octreotida reduz o fluxo esplâncnico, hepático, portal e inibe a motilidade intestinal. Parece também reduzir a concentração dos triglicerídeos na linfa e causar aumento da contração dos vasos linfáticos. Tem sido usada associada a dieta rica em TCM, antes de decidir-se pelo NPO e NPT. A dose de somatostatina intravenosa é de 3,5µg/kg/h a 12µg/kg/h.
- O tratamento conservador é melhor no quilotórax congênito e pós-operatório e pior no quilotórax por obstrução de cava superior.
- Quilotórax associado a obstrução da cava superior é melhor tratado com drenagem de tórax em aspiração contínua, NPO e NPT por via periférica ou por cateter em cava inferior.

Tratamento Cirúrgico

- Indicações de tratamento cirúrgico.
  - Tratamento conservador por três a quatro semanas sem sucesso.
  - Drenagem quilosa de grandes volumes (> 100mL/dia no recém-nascido, ou > 100mL/ano de idade da criança/dia, ou > 1.500mL em adultos), conforme Selle[1] *et al.*, ou > 15mL/kg/dia de acordo com Beghetti[2] *et al.*: pensar em cirurgia mais precocemente. Acreditamos que o padrão da drenagem pode ser mais importante do que a quantidade absoluta. Drenagem que não diminui progressivamente em duas semanas, ou que varia muito em quantidade, com períodos de débito elevado, parece improvável de responder somente às medidas clínicas.
  - Complicações metabólicas e/ou nutricionais.

Opções Cirúrgicas

Ligadura do Ducto Torácico

- Objetivos.
  - Ligadura do ducto ou colateral no local do vazamento.

- – Ligadura do tronco principal abaixo e acima do vazamento.
- – Realizar múltiplas suturas com fios inabsorvíveis em locais de vazamento frágeis ou distorcidos por inflamação ou neoplasia.
- ■ Indicações: quilotórax congênito, adquirido por trauma ou cirurgia prévia.
- ■ Contra-indicações relativas: toracotomia, pleurodese ou pleurectomia prévias, linfangiomatose, más condições clínicas.
- ■ A toracotomia ou a toracoscopia videoassistidas devem ser realizadas no lado da efusão pleural.
- ■ Derrame pleural direito: toracotomia póstero-lateral direita no 6º EIC com ligadura do ducto principal junto ao hiato aórtico. Derrame pleural esquerdo: toracotomia póstero-lateral esquerda no 4º a 5º EIC com ligadura do ducto principal logo após sua penetração no hemitórax esquerdo. Derrame pleural bilateral: toracotomia pósterolateral direita com ligadura do ducto torácico junto ao hiato aórtico. Toracotomia esquerda está indicada, posteriormente, se não cessar o vazamento nesse lado.
- ■ A visualização do ducto e do local de extravasamento é facilitada pela administração via oral ou por sonda nasogástrica (SNG) de 2mL/kg de peso de azeite de oliva antes da cirurgia ou 150mL de creme de leite por sonda nasogástrica 3 a 4h antes de iniciar a cirurgia (são ácidos graxos de cadeia longa que aumentam o fluxo de quilo). Outra opção é a administração de 0,5mL/kg de suspensão de azul de Evans 1% subcutâneo na coxa no início da anestesia.
- ■ Quando os locais de vazamento não são perfeitamente identificáveis no transoperatório, pode ser necessária a ligadura adicional supradiafragmática do ducto torácico. A anatomia da região deve ser plenamente conhecida. O ducto torácico ou ductos encontram-se situados posteriormente ao esôfago, entre a veia ázigo e aorta. O ducto deve ser ligado em massa (no tecido entre ázigo e aorta) com diversos pontos.
- ■ Quando existir múltiplos pontos de extravasamento, após a ligadura do ducto, realizar pleurectomia parietal no local comprometido, ou pleurodese.

Pleurectomia

- ■ A pleurectomia pode ser realizada por toracotomia aberta ou toracoscopia videoassistida. Indicada adicionalmente à ligadura do ducto torácico, na linfangiomatose difusa e nos casos de neoplasia.

Pleurodese

- ■ Pleurodese química via dreno torácico, toracotomia, ou toracoscopia pode ser realizada com talco, tetraciclina, OK-432, ou cola de fibrina. Também pode ser usada para complementar a ligadura do ducto, linfangiomatose e quilotórax por neoplasia.

Drenagem Pleuroperitoneal

No caso de insucesso do tratamento cirúrgico (quilotórax refratário), más condições clínicas, bebês prematuros e crianças ventilador-dependentes: indicar a realização de *shunt* pleuroperitoneal. Após o *shunt*, fluxo pleuroperitoneal espontâneo costuma ocorrer em bebês que estão em ventilação mecânica. A colocação de um *shunt* de baixa pressão permite a drenagem espontânea, pois a pressão de abertura costuma ser mais baixa do que o pico de pressão inspiratória gerado pelo ventilador. A drenagem começa a cessar quando a pressão inspiratória se reduz no pós-operatório. Nesse caso, se tornará necessária a compressão manual da câmara do cateter.

Nos outros casos, por causa da diferença de gradiente de pressão negativa pleural em relação à pressão positiva da cavidade abdominal, não ocorrerá fluxo espontâneo, sendo necessária compressão manual da câmara de pressão do cateter pleuroperitoneal. É sugerida a compressão da câmara por 10min (aproximadamente 60 compressões), quatro vezes/dia. Não colocar a câmara debaixo da cicatriz, evitando traumatizá-la ou tornar o procedimento doloroso no momento da compressão. As válvulas são planejadas para prevenir movimento retrógrado do quilo através do sistema.

A versão original do *shunt* pleuroperitoneal baseia-se na colocação da câmara de pressão no subcutâneo sobre o arcabouço costal, contra o qual deve ser comprimida. A versão corrente possui câmaras de volume maior, externalizadas, evitando dor e desconforto quando comprimidas sobre as costelas, além de maior facilidade técnica em sua implantação.

Contra-indicações do *shunt* pleuroperitoneal: pressão venosa central (PVC) elevada (> 25mmHg), insuficiência cardíaca congestiva e trombose de cava inferior (impede absorção do quilo, resultando em ascite quilosa).

REFERÊNCIAS BIBLIOGRÁFICAS

1. SELLE, J. G.; SNYDER, W. H.; SCHREIBER, J. T. Chylothorax: indications for surgery. *Ann. Surg.*, v. 177, p. 245-249, 1973.
2. BEGHETTI, M.; LA SCALA, G.; BELLI, D. et al. Etiology and management of pediatric chylothorax. *J. Pediatr.*, v. 136, n. 5, p. 653-658, 2000.

BIBLIOGRAFIA RECOMENDADA

CHEUNG, Y.; LEUNG, M.; YIP, M. Octreotide for treatment of postoperative chylothorax. *J. Pediatr.*, v. 139, p. 157-159, 2001.

MURPHY, M. C.; NEWMAN, B. M.; RODGERS, B. M. Pleuroperitoneal shunts in the management of persistent chylothorax. *Ann. Thorac. Surg.*, v. 48, p. 195-200, 1989.

PATTERSON, G. A.; TODD, T. R. J.; DELARUE, N. C. et al. Supradiaphragmatic ligation of the thoracic duct in intractable chylous fistula. *Ann. Thorac. Surg.*, v. 32, n. 1, p. 44-49, 1981.

UPADHYAYA, P. Pleural effusion. In: PURI, P. (ed.). *Newborn Surgery*. Oxford: Butterworth-Heinemann, 1996. p. 187-195.

CAPÍTULO 43

Pneumotórax

João Carlos Ketzer de Souza

CONCEITO

Acúmulo de ar ou gás na cavidade pleural.

CLASSIFICAÇÃO

- Pneumotórax espontâneo (principalmente causado pela síndrome de aspiração de mecônio, ou prematuro com doença da membrana hialina).
- Pneumotórax secundário à aspiração traqueal, ou punção percutânea de veias centrais.
- Pneumotórax secundário à barotrauma [manobras de ressuscitação, ventilação mecânica (VM)].
- Pneumotórax secundário a pneumonias, principalmente estafilocócica.
- Pneumotórax secundário a trauma torácico aberto e fechado (não serão vistos neste capítulo).

EPIDEMIOLOGIA

- Presença de pneumotórax (PNT) assintomático em 1 a 2% dos recém-nascidos (RN).
- Freqüência de pneumotórax sintomático no recém-nascido: 0,07%.
- Freqüência de pneumotórax em RN em ventilação mecânica e pressão positiva: 10%.
- Freqüência de pneumotórax na doença da membrana hialina, sem assistência ventilatória: 5%, em pressão positiva não invasiva contínua (CPAP): 13%, em VM: 38%. Essa freqüência está em decréscimo, nos últimos anos.
- Enfisema pulmonar intersticial é precursor de pneumotórax em aproximadamente 25% dos RN em ventilação mecânica.

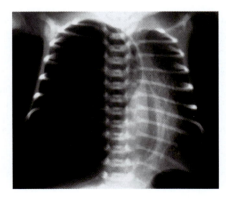

Figura 43.1 – Pneumotórax hipertensivo à direita, com retificação do diafragma e desvio do mediastino para a esquerda.

ETIOPATOGENIA

- Pneumotórax espontâneo tem como causa a distribuição desigual das altas pressões transpleurais geradas pelo esforço inspiratório. A entrada de ar em um pulmão ainda não aerado requer altas pressões para ultrapassar a viscosidade do fluido presente na via aérea, as forças de tensão superficial e a elasticidade do parênquima pulmonar. Se porções do pulmão estão ocluídas durante as primeiras inspirações por sangue, muco, ou mecônio, serão necessárias altas pressões transpulmonares para abrir esses alvéolos. Duas situações podem advir:
  - Esse ar pode ser desviado para outras áreas normalmente ventiladas, distendendo excessivamente os alvéolos ao ponto de causar sua ruptura.
  - A obstrução parcial dos alvéolos comprometidos pode desencadear um mecanismo valvular, retendo ar e dificultando sua saída na expiração, causando hiperinflação dos alvéolos e subseqüente ruptura. O alvéolo pode romper diretamente na cavidade pleural causando pneumotórax, ou no interstício junto às bainhas perivasculares produzindo enfisema intersticial e subseqüente pneumomediastino, com ou sem pneumotórax associado.
- Pneumotórax por barotrauma advém de pressões ventilatórias excessivas com ruptura de alvéolos.

FISIOPATOLOGIA

À proporção que o ar se acumula no espaço pleural, o pulmão colaba, a hemicúpula diafragmática se retifica, podendo chegar até a inversão completa (Fig. 43.1). O grau de colapso pulmonar vai depender não somente do volume de ar que está escapando, mas também da complacência do pulmão.

O acúmulo de ar faz-se às custas, primariamente, da redução do volume residual pulmonar com expansão da parede torácica costomuscular. A partir daí, o mediastino começa a desviar-se para o lado oposto. O mediastino rechaçado para o lado contralateral comprime as grandes veias e o átrio direito (tamponamento cardíaco extrapericárdico) com redução do débito cardíaco e volume pulmonar contralateral.

DIAGNÓSTICO DIFERENCIAL

- Enfisema lobar congênito.
- Malformação adenomatóide cística de pulmão.
- Hérnia diafragmática.

QUADRO CLÍNICO CLÁSSICO

- História prévia (doenças ou manobras associadas). Pacientes em risco para PNT: aqueles submetidos à ressuscitação, VM, principalmente com pressão positiva no final da expiração (PEEP),

síndrome de aspiração de mecônio, doença da membrana hialina, asma, fibrose cística, pneumonia estafilocócica.
- Irritabilidade, ansiedade.
- Taquipnéia (> 60rpm).
- Retrações, cianose, gemido respiratório.
- Abaulamento do hemitórax.
- Desvio do íctus.
- Diminuição ou ausência dos sons respiratórios.
- Hiper-ressonância à percussão.
- Hepatoesplenomegalia, distensão abdominal.
- Diminuição da freqüência cardíaca e da pressão arterial.

QUADRO CLÍNICO DO PACIENTE EM VENTILAÇÃO MECÂNICA

- Mesmos sinais clínicos.
- Piora clínica súbita (bradicardia, cianose, parada cardiorrespiratória].
- Rápida necessidade de aumentar o pico de pressão inspiratória (PIP).
- Piora da gasometria arterial ($\downarrow PaO_2$, $\uparrow PaCO_2$).
- ECG demonstrando diminuição súbita na amplitude do QRS (40% ou mais)..

INVESTIGAÇÃO DIAGNÓSTICA (Fig. 43.2)

- História e exame físico.

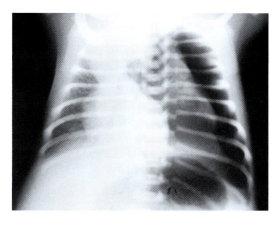

Figura 43.3 – Pneumotórax hipertensivo à esquerda, com colabamento parcial do pulmão e desvio do mediastino à direita.

- Radiografias de tórax.
  - Ântero-posterior (AP): desvio do mediastino, ausência da trama broncopulmonar, retificação ou inversão do diafragma (Figs. 43.3 e 43.4).
  - Lateral: anel de ar ao redor do pulmão colapsado.
  - Decúbito lateral com raios horizontais: manter lado com suspeita do pneumotórax para cima. É interessante nos casos de PNT de pequeno volume.
- Transiluminação torácica com fibra óptica junto à linha axilar posterior. Comparar com o lado contralateral.
- Gasometria arterial: PaO_2 diminuída e $PaCO_2$ aumentada.
- Observar monitoração eletrocardiográfica contínua.
- Punção-aspirativa (toracocentese) de emergência (Abbocath® preferentemente 20-22 conectado a equipo de soro submerso em cuba com soro ou *butterfly* 21-23 em cuba com soro) nos casos de PNT hipertensivo.

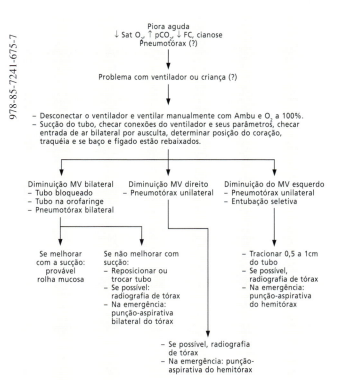

Figura 43.2 – Opções diagnósticas e terapêuticas para pneumotórax de uma criança em ventilação mecânica. FC = freqüência cardíaca; MV = murmúrio vesicular.

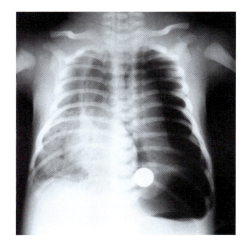

Figura 43.4 – Pneumotórax hipertensivo à esquerda com colabamento parcial do pulmão e desvio do mediastino.

TRATAMENTO

- Pneumotórax assintomático no paciente que não está em ventilação mecânica.
  - Observação + radiografia de controle a cada 8 a 12h, ou
  - Enriquecimento do ar pela inalação de O_2 a 100% por 8 a 12h. Contra-indicado no prematuro pelo risco de fibroplasia retrolental (retinopatia da prematuridade).
- PNT sintomático, PNT assintomático no paciente em VM, doença pulmonar associada, PNT bilateral: drenagem torácica.
- Local: 4º espaço intercostal (EIC), linha axilar anterior.
- Técnica: realização de túnel subcutâneo por dissecção romba (melhor vedação aérea, melhor fixação do dreno impedindo movimentos laterais que alargam o orifício, dificulta a chance de entrada de ar quando da remoção do dreno, evita infecção, ajuda a cicatrização) (Fig. 43.5), colocação de dreno de silicone, frasco selo d'água (Fig. 43.6), frasco regulador de pressão (nas drenagens em aspiração contínua), conexões adequadas, curativo com "mesentério" de Micropore.
- Calibre dos drenos: RN prematuro, 10 a 12F; RN a termo, 14F; lactentes, 16 a 20F.

CARACTERÍSTICAS DO DRENO TORÁCICO

- Dreno deve ser constituído de material radiopaco, não-trombogênico, não-tóxico e flexível.
- O calibre dos drenos e conexões obedece às leis de Poiseuille. O fluxo de ar é diretamente proporcional ao raio na 4ª potência e inversamente proporcional ao comprimento. Portanto, principalmente o raio e secundariamente o comprimento do dreno são importantes em determinar a resistência ao fluxo aéreo.

OBJETIVOS DA DRENAGEM TORÁCICA

- Retirada de todo ar ou gás do espaço pleural, permitindo a reexpansão pulmonar com aproximação da lesão da pleura visceral à pleura parietal, permitindo a sínfise pleural e cicatrização do local do vazamento.

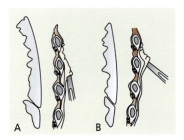

Figura 43.5 – (A e B) Técnica de drenagem torácica. O ideal é a realização de um túnel subcutâneo por dissecção romba desde abaixo do espaço intercostal, onde o dreno deve penetrar na cavidade pleural.

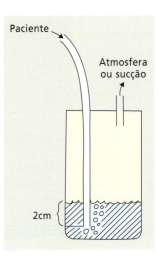

Figura 43.6 – Dreno de tórax em selo d'água. A haste do frasco deve ficar 2cm abaixo do nível de água.

INDICAÇÕES DE ASPIRAÇÃO CONTÍNUA (Fig. 43.7)

- Fístula broncopleural de grande débito (permanecendo ar residual na cavidade pleural não ocorre aposição das pleuras, o que não favorece o fechamento da fístula).
- Ventilação com pressão positiva expiratória final.
- Associação com derrame pleural.
- Pneumotórax bilateral.
- Pulmão não-complacente.
- Pneumotórax em paciente com traqueostomia.

TRATAMENTO DA FÍSTULA DE ALTO DÉBITO

- Diminuir o volume corrente.
- ↑ aspiração pleural, se possível e dentro dos limites de idade.

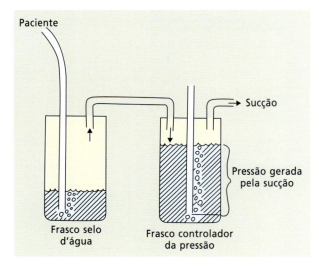

Figura 43.7 – Sistema de aspiração contínua constituído de frasco selo d'água e frasco regulador de pressão. A haste do frasco regulador de pressão deve ficar 10 a 12cm abaixo do nível de água.

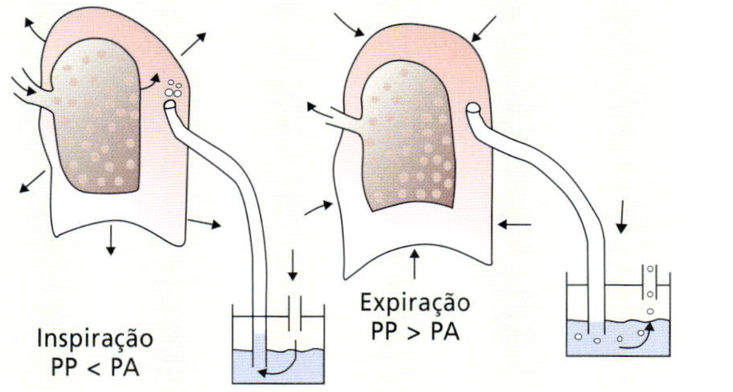

Figura 43.8 – Mecanismo de drenagem de pneumotórax em paciente com respiração espontânea. PA = pressão atmosférica; PP = pressão pleural.

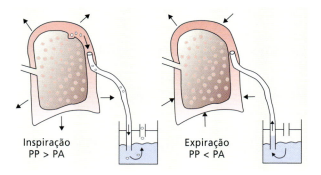

Figura 43.9 – Mecanismo de drenagem de um pneumotórax no paciente em ventilação mecânica. PA = pressão atmosférica; PP = pressão pleural.

- Utilizar modo de ventilação e parâmetros que minimizem o pico e o platô de pressão necessários para manter ventilação adequada.
- Minimizar a PEEP.
- O tempo inspiratório deve ser normal ou mais freqüentemente baixo em relação à idade.
- Colocação de dreno adicional se apesar de todas medidas anteriores persistir pneumotórax residual hipertensivo.

INDICAÇÕES DE RETIRADA DO DRENO TORÁCICO

- Parada da drenagem de ar e líquido.
- Menisco sem oscilação.
- Reexpansão pulmonar em exame físico e radiografia.
- Se estiver em aspiração e parar de borbulhar: manter em selo d'água por 24h. Após, realizar radiografia de tórax para detectar qualquer acúmulo de ar.
- Não retirar dreno enquanto estiver em VM e necessitando de parâmetros altos. O dreno pode ser retirado quando estiver em condições de desmame.
- Curativo compressivo por 48h.

MECANISMO DE DRENAGEM TORÁCICA

O ar entra no pulmão e cavidade pleural (através de um alvéolo ou bronquíolo rompido) em cada inspiração. O tórax se expande e a pressão pleural (PP) diminui (fica negativa ou subatmosférica). A reentrada de ar no espaço pleural, através do dreno torácico, é bloqueada pelo selo d'água. A água sobe no dreno a uma altura igual à pressão negativa intratorácica.

Durante a expiração, o tórax se contrai. A PP aumenta (torna-se positiva, ou seja, maior que a pressão atmosférica), forçando o ar a sair do pulmão através da boca e do espaço pleural pelo dreno. Essa PP maior que a pressão atmosférica (PA) faz com que o ar saia da cavidade pleural e borbulhe no frasco de drenagem (Fig. 43.8).

MECANISMO DE DRENAGEM NO PACIENTE EM VENTILAÇÃO MECÂNICA

Com ventilador de pressão positiva, a pressão no espaço pleural aumenta acima da PA na inspiração e costuma ser igual à pressão gerada no respirador (no pico inspiratório). Nesse ponto, o gás pára de entrar no pulmão. O ar da cavidade pleural é expulso durante a fase inspiratória.

Durante a expiração, a PP cai abaixo da PA (colocar selo d'água, senão o ar poderá retornar para dentro do tórax) e o ar não sai pelo dreno nessa fase expiratória (Fig. 43.9).

Se há fístula broncopleural grande e sobra ar na cavidade pleural na fase expiratória, a PP se eleva provocando eliminação do ar na inspiração e também na expiração. Nesses casos, a sucção ajuda a evitar o acúmulo de ar.

BIBLIOGRAFIA RECOMENDADA

MADANSKY, D. L.; LAWSON, E. E.; CHERNICK, V. et al. Pneumothorax and other forms of pulmonary air leaks in the newborn. *Am. Rev. Resp. Dis.*, v. 120, p. 729-737, 1979.

OGATA, E. S.; GREGORY, G. A.; KITTERMAN, J. A. et al. Pneumothorax in the respiratory distress syndrome: incident and effect on vital signs, blood gases and pH. *Pediatrics*, v. 58, p. 177-183, 1976.

ROWE, M. I.; O'NEILL JR., J. A.; GROSFELD, J. L. et al. Intrathoracic access and procedures. In: *Essentials of Pediatric Surgery*. St. Louis: Mosby, 1995. p. 152-156.

YU, V. Y. H.; LIEW, S. W.; ROBERTSON, N. R. C. Pneumothorax in the newborn: changing patterns. *Arch. Dis. Child.*, v. 50, p. 449-453, 1975.

CAPÍTULO 44

Empiema Pleural

João Carlos Ketzer de Souza

CONCEITO

Para alguns significa a presença macroscópica de pus na cavidade pleural. Para outros, é o acúmulo de líquido infectado (presença de bactérias no gram e/ou cultura positiva) no espaço pleural, sem ainda ter-se transformado em pus. Para outros, os critérios de Light já definem empiema: pH < 7,2, glicose < 40mg/dL, desidrogenase láctica (DHL) > 1.000UI/dL.

Derrame parapneumônico é definido como a presença de líquido no espaço pleural desencadeada por pneumonia, abscesso pulmonar e bronquiectasias.

EPIDEMIOLOGIA

- Pico de incidência: 0 a 3 anos.
- Aproximadamente 0,6 a 2% das pneumonias causam empiema.
- Aproximadamente 40% das crianças hospitalizadas com pneumonia apresentam algum grau de derrame pleural.
- São mais comuns em meninos.

CLASSIFICAÇÃO

A formação de um empiema pleural passa por três fases, que não são completamente distintas:

- Fase aguda ou exsudativa: caracterizada por líquido pleural transparente, baixa contagem de leucócitos e poucas bactérias presentes. Dura cerca de 24 a 72h.
- Fase fibrino-purulenta: caracterizada por líquido espesso, turvo, aparecimento de fibrina e pus e tendência a loculações. Estende-se até o 14º dia. Esse estágio é caracterizado pelo aumento do número de neutrófilos polimorfonucleares (PMN) e nível de glicose diminuída (pela glicólise aumentada provocada pelos PMN e metabolismo bacteriano). Os produtos finais do metabolismo da glicose são o dióxido de carbono e o ácido lático. Causam diminuição do pH. O nível de DHL aumenta, muitas vezes ultrapassando 1.000UI/L por causa da lise celular. Os níveis de interleucina-8 também se encontram elevados; é um importante fator quimiotáxico dos PMN. Há um aumento de deposição de fibrina na superfície pleural. Fibroblastos movem-se para o espaço pleural e começam a secretar colágeno. Fibrina e colágeno podem compartimentalizar o líquido pleural em loculações ao criar pontes entre as duas superfícies pleurais.
- Fase organizada ou crônica: caracterizada pelo aparecimento de espessa camada fibrosa junto às pleuras visceral e parietal, que pode encarcerar o pulmão. Essa membrana organiza-se pelo crescimento de capilares e fibroblastos. Costuma aparecer após o 14º dia do início do empiema.

O aparecimento dessa fase está geralmente associado a:

- Retardo diagnóstico e conseqüente retardo em iniciar o tratamento adequado.
- Escolha imprópria dos antibióticos.
- Cavidade pleural não-drenada, drenagem inadequada, ou drenada tardiamente.
- Remoção prematura da drenagem.

QUADRO CLÍNICO

- Febre.
- Piora da pneumonia.
- Taquipnéia, tosse, cianose.
- Dor torácica.
- Dor abdominal em 20% dos casos.
- Distensão abdominal por íleo paralítico.
- Egofonia: alterações da voz alta (voz caprina).
- Diminuição da amplitude dos movimentos respiratórios.
- Abaulamento do hemitórax.
- Desvio do íctus.
- Desvio da traquéia.
- Macicez à percussão.
- Diminuição ou ausência do frêmito toracovocal.
- Diminuição dos sons respiratórios.
- Sopro pleural (expiratório): é o sopro tubário modificado pela presença de camada líquida. É necessária, além do derrame, a presença de condensação pulmonar.
- Pectoriloquia afônica (com voz sussurrante): voz cochichada transmite-se perfeitamente, percebendo-se bem as sílabas.

INVESTIGAÇÃO DIAGNÓSTICA

- Radiografias de tórax (ântero-posterior, lateral, decúbito ipsilateral com raios horizontais): inicialmente aparece borramento do seio costofrênico. Após, o líquido pleural começa a se depositar junto à parede lateral do tórax, no decúbito supino. Distância ≤ 10mm entre a parede torácica interna e o parênquima pulmonar (distância P-P) sugere derrame parapneumônico em pequena quantidade (esse valor é referente ao paciente adulto e em decúbito lateral), não havendo necessidade de toracocentese, exceto quando se quer material para exame bioquímico, bacterioscópico e bacteriológico. Com a mudança de decúbito, o líquido

livre deve deslocar-se. Nos derrames maiores, o hemitórax fica opacificado, aparece alargamento dos espaços intercostais e desvio de mediastino. O aparecimento de pneumatoceles sugere pneumonia estafilocócica (Fig. 44.1).
- Ultra-sonografia torácica: ajuda a definir a existência de líquido livre, loculações, septos, espessamento pleural, quantifica a fibrina, orienta a toracocentese, ou drenagem torácica. Os achados ultra-sonográficos costumam ser divididos em:
  – Efusões de baixo grau de complexidade: presença de fluido anecóico ou loculação única.
  – Efusões de alto grau de complexidade: evidências de organização fibrinosa, com múltiplas septações e loculações. Há uma tendência atual para solicitar ultra-sonografia precoce, mesmo antes da toracocentese, objetivando a classificação do derrame e sua forma de tratamento.
  – Tomografia computadorizada: estuda espessamento pleural, loculação de fluidos e consolidação pulmonar.
  – Cintilografia de perfusão: hipocaptação por compressão do parênquima pulmonar.

GERMES MAIS COMUNS

Streptococcus pneumoniae (aproximadamente 25% dos casos), *Staphylococcus aureus* (25 a 30% dos casos, principalmente entre crianças < 2 anos de idade), *Haemophilus influenzae*, *Streptococcus pyogenes*, *Klebsiella* e *Pseudomonas*. Agentes anaeróbios não são comuns em crianças abaixo dos seis anos de idade.

TRATAMENTO

O tratamento é controverso, sem consenso sobre a forma de terapia ideal e o momento de realizá-la.

- Antibióticos devem sempre ter início precoce, dependendo do agente etiológico e de acordo com a rotina dos serviços de pediatria e cirurgia pediátrica.
- Agentes fibrinolíticos intrapleurais (estreptoquinase e uroquinase): indicados nos casos de empiema multiloculados e dreno torácico. Esses agentes são instilados pelo dreno torácico, que é mantido clampeado por 2 a 3h. A posição do paciente deve ser modificada freqüentemente. Podem ser usados por três a cinco dias. A dose diária de estreptoquinase é de 250.000UI diluída em 50 a 100mL de soro fisiológico (SF) e a da uroquinase é de 50.000/30mL de SF em crianças < 5 anos e de 100.000UI/40 a 50mL de SF em crianças > 5 anos de idade. Não temos experiência com essa modalidade de tratamento. A estreptoquinase é uma proteína derivada de uma bactéria que ativa, indiretamente, o sistema fibrinolítico. A uroquinase é um ativador plaminogênio direto.
- Toracocentese/drenagem torácica.

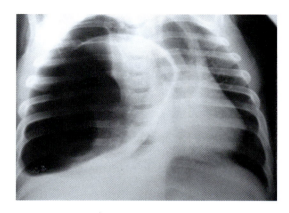

Figura 44.1 – Grande pneumatocele direita ocasionando desvio do mediastino e compressão do pulmão ipsilateral.

Toracocentese

Vantagens:

- Confirma a presença de líquido.
- Determina se o líquido é purulento.
- Providencia material para cultura e dosagens bioquímicas.
- Geralmente é a 1ª forma de tratamento.

Técnica

- Posição: decúbito supino com leve inclinação. Usa-se para punção cateter-sobre-agulha, tipo Abbocath®, nº 18, 16, ou 14, dependendo da idade da criança. O paciente pode ser rotado em direção à punção para que o cateter fique dependente. Se estiver em ventilador com pressão positiva, desconectar no momento da punção. Realizar anestesia local com lidocaína 1%. A punção deve ser realizada no 5º espaço intercostal (EIC), linha axilar média, junto ao bordo superior da costela inferior.
- Do líquido *purulento* devem ser enviados e solicitados:
  – 5mL em frasco sem heparina para coloração de Gram e cultura com teste. Coletar anaerobicamente, impedindo a penetração de ar na coleta. Obliterar a ponta da agulha com rolha de borracha estéril ou colocar em frascos já contendo meios de cultura para anaeróbios.
  – 5mL em frasco sem heparina para pesquisa de BAAR e fungos e coloração de Ziehl-Neelsen. Esse material purulento deve ser enviado imediatamente ao laboratório, podendo permanecer algumas horas em temperatura ambiente. Jamais colocar em refrigerador.
- Do líquido *não-purulento*.
  – 5mL em frasco não-heparinizado para coloração de Gram, cultura e teste.
  – 5mL em frasco não-heparinizado para pesquisa de BAAR, fungos e coloração de Ziehl-Neelsen.

- 5mL em frasco com 0,5mL de heparina fixado em álcool 70° ao meio ou citrato de sódio 3,8% (1mL para cada 5mL de líquido) para citológico.
- 5mL em frasco heparinizado e fixado para contagem de leucócitos, hemácias, coloração de Wright (contagem diferencial de leucócitos).
- 5mL em frasco heparinizado para bioquímica (glicose, proteínas, amilase e DHL). Para dosar a glicose, é ideal que se use alguma substância anti-glicolítica no frasco para evitar glicólise desencadeada pelos polimorfos nucleares. É aconselhável o uso de 0,1mL de uma substância contendo 2mg de fluoreto de sódio e 6mg de oxalato de potássio para cada 2mL de líquido pleural. Se coletados, armazenados, ou transportados inadequadamente, devem ser desprezados, pois seus resultados perderão fidedignidade, podendo confundir a conduta a ser adotada.
- 5mL em frasco heparinizado para medida do pH (coletar anaerobicamente e medir no hemogasômetro).

Todos os seis frascos devem ser esterilizados. Todo o líquido heparinizado deve ser mantido refrigerado a 4°C ou imerso em gelo, até que seja processado (no máximo por 6h).

Drenagem Torácica

- Confirmada a presença de pus, está indicada a drenagem pleural fechada, realizada no 5º EIC, linha axilar média, preferencialmente com anestesia geral e utilização de drenos adequados de silicone. Sistema com dois frascos é o ideal para drenagem de líquidos; o primeiro frasco tem a finalidade de captar o líquido drenado e o segundo age como selo d'água. Esse sistema com dois frascos tem a vantagem de evitar a manipulação freqüente do frasco selo d'água que necessita ficar, constantemente, 2cm abaixo do nível d'água (Fig. 44.2). O dreno deve ser retirado com a cessação da drenagem pleural purulenta, melhora clínica e radiológica.
- Confirmada posteriormente a presença de bactérias no líquido pleural ou pela bioquímica positiva, está também indicada a drenagem pleural fechada, dependendo da evolução clínica a partir do dia da toracocentese.

Após sete dias de drenagem pleural, ponderar alternativas nas seguintes situações, podendo significar falha do tratamento convencional (drenagem torácica):

- Empiema multiloculado persistente (pela ultrasonografia).
- Sem melhora clínica (sepse pleural persistente): febre persistente, recusa alimentar, disfunção respiratória persistente, leucocitose.
- Fístula broncopleural persistente.
- Falha de reexpansão pulmonar com colapso parcial.

Meios Alternativos de Tratamento Cirúrgico

- Debridamento pleural (empiemectomia) toracoscópico videoassistido. É a modalidade de tratamento mais atual e moderna preconizada e realizada em diversos serviços. Em alguns serviços é indicada precocemente. É sugerida como primeira forma de tratamento nos serviços que utilizam anestesia geral para a realização de drenagem torácica. Sua principal vantagem decorre da hospitalização menor em comparação com o tratamento convencional, cuja hospitalização é mais prolongada.
- Minitoracotomia descrita por Raffensperger, sem retirada de costela e evacuação do material fibrinoso e purulento, lise das loculações, desfazendo as adesões entre as pleuras visceral e parietal, lavagem da cavidade com soro fisiológico, colocação de dreno torácico em selo d'água (empiemectomia).
- Drenagem pleural aberta com dreno tubular (pleurostomia entubada pelo orifício da drenagem torácica prévia), aproveitando-se do dreno tubular primariamente utilizado na drenagem pleural fechada. Pelo dreno cortado são realizadas lavagens da cavidade. O dreno é trocado a cada 48h por um dreno mais curto e de menor largura. Utilizada nos casos de fístula broncopleural persistente.
- Drenagem pleural aberta não-entubada (pleurostomia de Eloesser) com costectomia. Faz-se a ressecção de um a dois segmentos de costela, lavagem e retirada dos *debris* e sutura da pele à pleura parietal. Pouco usada atualmente.

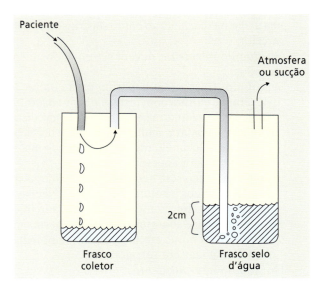

Figura 44.2 – Sistema de dois frascos para drenagem de um empiema pleural. Esse sistema é constituído de um frasco coletor e um frasco selo d'água.

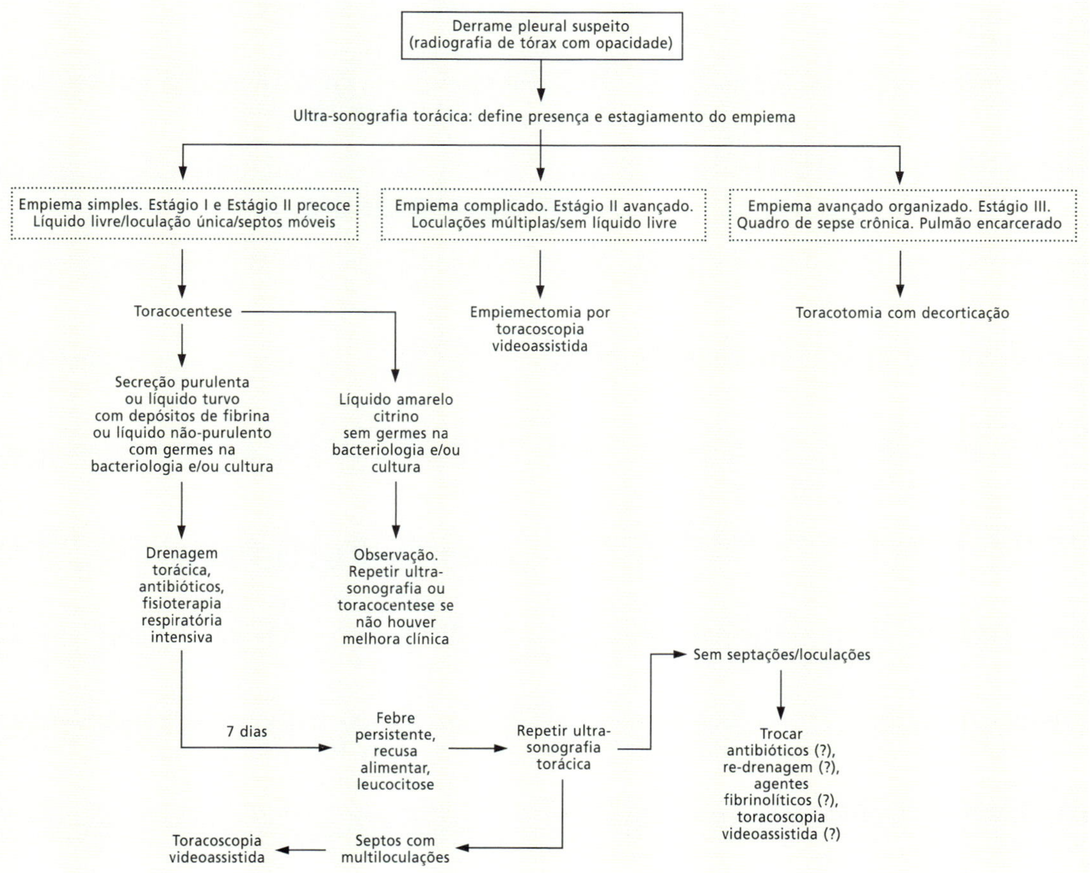

Figura 44.3

Figura 44.3 – Diagnóstico e tratamento do empiema pleural.

A Figura 44.3 mostra a rotina do nosso serviço no diagnóstico e tratamento do empiema pleural.

COMPLICAÇÕES

A complicação tardia mais comum, mas mesmo assim rara, é o encarceramento pulmonar, que costuma ser reversível ao longo de meses. Menos de 4% dos casos precisarão de decorticação pulmonar clássica por encarceramento pulmonar.

BIBLIOGRAFIA RECOMENDADA

BALFOUR-LYNN, I. M.; ABRAHAMSON, E.; COHEN, G. et al. BTS guidelines for the management of pleural infection in children. *Thorax*, v. 60, suppl. I, p. i1-i21, 2005.

CRUZ, A. O.; GONZÁLEZ, J. B.; GALDÓ, A. M. et al. Tratamiento de los derrames pleurales paraneumónicos. *Ann. Esp. Pediatr.*, v. 54, n. 3, p. 272-281, 2001.

GREWAL, H.; JACKSON, R. J.; WAGNER, C. W.; SMITH, S. D. Early video-assisted thoracic surgery in the management of empyema. Pediatrics, v. 103, n. 5, p. 63, 1999.

MEIER, A. H.; SMITH, B.; RAGHAVAN, A. et al. Rational treatment of empyema in children. *Arch. Surg.*, v. 135, p. 907-912, 2000.

QUADRI, A.; THOMSON, A. H. Pleural fluids associated with chest infection. *Paediatr. Resp. Rew.*, v. 3, p. 349-355, 2002.

RAMNATH, R. R.; HELLER, R. M.; BEM-AMI, T. et al. Implications of early sonographic evaluation of parapneumonic effusions in children with pneumonia. *Pediatrics*, v. 101, n. 1, p. 68-71, 1998.

SINGH, M.; SINGH, S. K.; CHOWDHARY, S. K. Management of empyema in children. *Ind. Pediatr.*, v. 39, p. 147-157, 2002.

CAPÍTULO 45

Abscesso Pulmonar

João Carlos Ketzer de Souza

CONCEITO

Infecção localizada do parênquima pulmonar com supuração, necrose e cavitação esférica circundada por parede fibrosa espessa.

CONDIÇÕES ASSOCIADAS E PREDISPONENTES

- Cirurgias do trato respiratório superior (amigdalectomias e extrações dentárias).
- Corpos estranhos.
- Coma prolongado.
- Infecções pulmonares específicas.
- Infecções de cistos congênitos.
- Infecções sistêmicas.
- Imunodeficiências congênitas e adquiridas.
- Endocardite.
- Refluxo gastroesofágico.
- Fibrose cística.
- Retardo mental.

LOCALIZAÇÃO

Setenta e cinco por cento estão localizados no segmento superior do lobo inferior direito, segmento posterior do lobo superior direito e segmento superior do lobo inferior esquerdo.

Noventa por cento dos abscessos são periféricos ou costais.

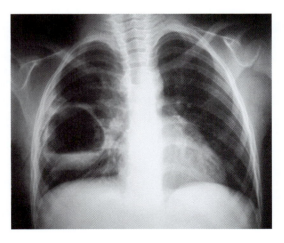

Figura 45.1 – Radiografia de tórax mostrando cavitação pulmonar delimitada por paredes espessas, compatível com abscesso pulmonar. Presença de níveis hidroaéreos.

GERMES MAIS COMUNS

As infecções geralmente são polimicrobianas (aeróbios e anaeróbios). Principalmente: *Staphylococcus aureus*, estreptococos α e β-hemolíticos, *Klebsiella pneumoniae*, *Pseudomonas*, *Escherichia coli* e anaeróbios.

QUADRO CLÍNICO

- Tosse é o sintoma mais comum.
- Expectoração purulenta nas crianças maiores.
- Dor torácica.
- Hemoptise.
- Anorexia, perda de peso.
- Febre, calafrios.
- Fraqueza.
- Diminuição de sons respiratórios focais à ausculta.
- Roncos e sibilos ipsilaterais.

INVESTIGAÇÃO DIAGNÓSTICA

- História e exame físico.
- Hemograma com leucocitose.
- Radiografia de tórax: inicialmente, pode não ser diagnóstico, só demonstrando áreas de consolidação. Posteriormente, passa a demonstrar a presença de cavidade ou cavidades esféricas com níveis hidroaéreos delimitados por paredes espessas (Fig. 45.1).
- Ultra-sonografia torácica: demonstração da cavitação.
- Tomografia computadorizada (TC): demonstra a cavidade do abscesso, localização e natureza da sua parede. Temos indicado nos abscessos de localização central.
- Broncoscopia diagnóstica: para coleta de material purulento para cultura e teste, para afastar presença de corpo estranho e para tratamento baseado em aspirações freqüentes, durante a vigência do tratamento clínico em crianças pequenas.

DIAGNÓSTICO DIFERENCIAL

- Pneumatocele da pneumonia estafilocócica (delimitada por paredes finas).
- Empiema septado com níveis hidroaéreos.

TRATAMENTO CLÍNICO

- Antibioticoterapia prolongada. Escolher antibióticos conforme cultura e teste (coleta de escarro ou por broncoscopia). Empiricamente, temos utilizado o seguinte esquema principal: clindamicina + aminoglicosídeo por via parenteral por duas a três semanas e antibióticos via oral (VO) por mais quatro a oito semanas.
- Nas crianças maiores (em geral crianças > 6 anos de idade) com possibilidade de tossir, indicamos: drenagem postural, fisioterapia respiratória vigorosa com percussão torácica e sucção da via aérea, expectorantes e agentes mucolíticos.

Abscesso Pulmonar ■ **249**

■ Nas crianças menores parece ser importante a broncoscopia com aspirações periódicas ou, nos casos mais difíceis, procedimentos de drenagem percutânea guiados por ultra-sonografia ou TC.

TRATAMENTO CIRÚRGICO

Indicações Cirúrgicas de Drenagem Percutânea ou Drenagem Externa Transtorácica

Somente utilizada nos abscessos de localização periférica.

A drenagem percutânea deve ser guiada por ultra-sonografia ou TC.

A drenagem aberta é realizada colocando-se sonda de Malecot nº 14 dentro da cavidade.

Manter drenagem até a contração radiológica do abscesso.

Indicações:

■ Quando não há resposta terapêutica em duas semanas, apesar de tratamento clínico adequado.
■ Quando há progressão rápida do abscesso, mesmo em vigência de tratamento clínico.
■ Abscesso grande (> 6cm), para evitar inundação purulenta do pulmão contralateral.

■ Abscesso > 4cm sob tensão, causando desvio do mediastino.
■ Imunodeprimidos, condições associadas que não podem ser melhoradas ou eliminadas (linfomas, diabetes, doença do colágeno) e recém-nascidos.

Indicações de Ressecção Cirúrgica (Segmentectomia, Lobectomia Pulmonar)

■ Abscessos múltiplos, centrais, ou fúngicos.
■ Abscesso crônico com paredes muito espessas. Todo abscesso com mais de três meses de evolução costuma apresentar metaplasia escamosa da sua parede, tornando sua contração e obliteração muito difícil.
■ Quando complica com empiema pleural.
■ Quando há hemoptise maciça ou recorrente.
■ Insucesso no tratamento com drenagem percutânea ou externa transtorácica.

BIBLIOGRAFIA RECOMENDADA

MAYER, T.; MATLAK, M. E.; CONDON, V. et al. Computed tomographic findings of neonatal lung abscess. *Am. J. Dis. Child*, v. 136, p. 39-42, 1982.

TAN, T. Q.; SEILHEIMER, D. K.; KAPLAN, S. L. Pediatric lung abscess: clinical management and outcome. *Pediatr. Infect. Dis. J.*, v. 14, p. 51-55, 1995.

CAPÍTULO 46

Bronquiectasias

João Carlos Ketzer de Souza

CONCEITO

Processo inflamatório destrutivo permanente do epitélio ciliado dos tecidos brônquicos (subsegmentares) e peribrônquicos. Há perda da elasticidade e do tono muscular e interferência no transporte de muco. A estase de secreção purulenta produz obstrução e pneumonite dos bronquíolos distais. Como resultado, surge dilatação cilíndrica, fusiforme ou sacular (cística) do brônquio. Somente o tipo sacular tem significância cirúrgica.

ETIOLOGIA

Multifatorial. Condições variadas, adquiridas e congênitas idiopáticas.

Principais condições adquiridas:

- Infecção pulmonar bacteriana, viral (principalmente sarampo, *influenza* e coqueluche) ou fúngica (principalmente infecção causada pelo *Aspergillus fumigatus*).
- Corpos estranhos.
- Sarcoidose, tuberculose com linfadenopatia (síndrome do lobo médio).
- Asma e alergias (aspergilose broncopulmonar alérgica).
- Síndromes aspirativas.

Condições congênitas:

- Fibrose cística (causa congênita mais freqüente).
- Síndrome de Kartagener (sinusite, bronquiectasias e *situs inversus*). Vinte por cento dos pacientes com sinusite e dextrocardia têm bronquiectasias. Essa síndrome apresenta anormalidade genética da motilidade ciliar em 50% dos casos.
- Seqüestração pulmonar.
- Deficiências imunológicas (IgG, IgM, IgA).
- Discinesia ciliar primária.

LOCALIZAÇÃO

- Localizações mais comuns: segmentos basais do lobo inferior esquerdo, segmentos basais do lobo inferior direito, todo lobo inferior, lobo médio e língula.
- Bilateralidade: 30%.
- Com envolvimento dos segmentos basais inferiores esquerdos, a língula é envolvida em 80% dos casos.
- Com envolvimento dos segmentos basais inferiores direitos, o lobo médio é envolvido em 60% dos casos.

GERMES MAIS FREQÜENTES

Pneumococos, hemófilos, estafilococos, *Pseudomonas aeruginosa* e *Escherichia coli*.

QUADRO CLÍNICO

- História prévia de infecção respiratória, aspiração de sangue ou corpo estranho.
- Tosse crônica produtiva permanente ou intermitente. A intensidade e freqüência da tosse dependem do grau, localização e posição da criança.
- Expectoração. Geralmente presente. Quando conseguem eliminar o escarro (crianças entre 6 e 8 anos de idade), tem aspecto purulento, espesso e abundante.
- Hemoptise costuma ser ocasional. Bronquiectasias são a causa mais freqüente de hemoptise em crianças.
- Febre.
- Dor torácica.
- Casos graves: abscesso cerebral e hepático, amiloidose, osteoartropatias.
- Ao exame físico: menor expansão pulmonar, crepitação fixa, sibilância, retração do hemitórax afetado e escoliose nas bronquiectasias mais graves, baqueteamento digital (25%). Em 75% dos casos existem alterações dos sons respiratórios.

INVESTIGAÇÃO DIAGNÓSTICA

- História e exame físico.
- Radiografia de tórax é anormal em quase todos os casos. Há aumento da trama broncovascular, espessamento bronquiolar, imagens tubulares e nos casos avançados, aspecto de favo de mel. Às vezes aparecem atelectasias segmentares ou lobares e pneumonias recorrentes, sempre na mesma localização (Fig. 46.1).
- Broncografia sob anestesia geral e extensiva aos brônquios de ambos os pulmões. Avalia tipo, distribuição, gravidade e extensão da lesão. Método invasivo que reduz, transitoriamente, a função pulmonar, impedindo a ventilação e difusão e que pode causar complicações como alergias e reações de corpo estranho. Atualmente, só tem sido indicada se a qualidade da TC for pobre e a suspeita clínica muito forte e, em alguns casos, no pré-operatório para estudo dos segmentos comprometidos.
- Tomografia computadorizada identifica bronquiectasias em nível segmentar e subsegmentar (como brônquios dilatados e espessados), extensão, padrão bronquiectásico, estuda alterações no parênquima adjacente e qualidade da secreção

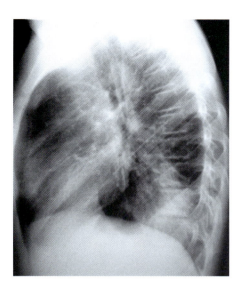

Figura 46.1 – Radiografia de tórax em projeção lateral mostrando atelectasia lobar inferior por bronquiectasias.

brônquica no lúmen dilatado. Atualmente é o método não-invasivo mais confiável para avaliar bronquiectasias. Achados: aumento da densidade brônquica, redução da trama vascular, dilatação das vias aéreas, impactação mucóide, espessamento das paredes bronquiolares, sinal do anel de sinete (relação entre o brônquio e artéria correspondente, em que o brônquio adquire tamanho aumentado em relação à artéria, > 1,5 vezes em relação ao diâmetro), perda do estreitamento da via aérea em direção à periferia, constrições varicosas ao longo da via aérea, expansão cística na terminação de um bronquíolo (Fig. 46.2).
- Broncoscopia. Pouco utilizada. Objetivos: aspirar secreções para cultura e pesquisar presença de corpo estranho (quando há história prévia sugestiva).
- Estudo da função pulmonar em crianças que cooperam (geralmente acima de 6 anos).
- Cintilografia ventilatória e perfusional em crianças menores de 6 anos e nas que não cooperam, quando há doença pulmonar bilateral, ou quando um pulmão inteiro deve ser removido.
- Avaliação laboratorial: hemograma, leucograma, quantificação das imunoglobulinas (IgA, IgG, IgM, e IgE), anti-HIV, teste cutâneo para o aspergilo, teste do suor, alfa-1-antitripsina.

COMPLICAÇÕES

- Hipodesenvolvimento físico e do intelecto.
- Pneumonias recorrentes.
- Abscesso pulmonar.
- Hemoptise.
- Metástases sépticas cerebrais e hepáticas.
- Osteoartropatias.

TRATAMENTO CLÍNICO

- Antibioticoterapia, mais específica possível. Realizar cultura da secreção para orientar o uso de antimicrobianos.
- Hiperidratação.
- Drenagem postural e fisioterapia.
- Alimentação hipercalórica e hiperprotêica.
- Broncoaspirações freqüentes.
- Uso de fármacos que facilitam a drenagem (agentes mucolíticos), diminuindo a espessura das secreções e também broncodilatadores.
- Inalação de esteróides com diminuição da quantidade de escarro e diminuição dos mediadores inflamatórios.

INDICAÇÕES CIRÚRGICAS

- Insucesso do tratamento clínico com sintomas intensos e doença localizada: tosse produtiva persistente; pneumonite recorrente; febre persistente; ausência crônica na escola; hemoptise repetida ou maciça; respiração fétida; hipodesen-

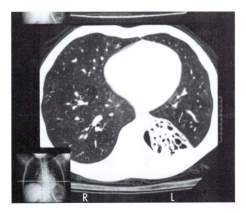

Figura 46.2 – Achados tomográficos característicos de bronquiectasia lobar inferior esquerda.

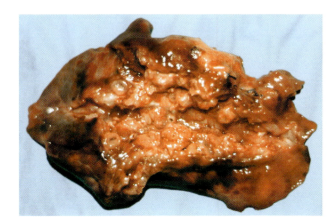

Figura 46.3 – Espécime cirúrgico de um lobo bronquiectásico removido com destruição do parênquima.

volvimento físico e perda de peso; escarro produtivo e abundante; infecção por fungos.

- Evidências broncográficas ou tomográficas de destruição irreversível do parênquima pulmonar.

TRATAMENTO CIRÚRGICO

Objetivos da cirurgia: remoção de corpos estranhos, eliminação de lobos e segmentos doentes, remoção de áreas sujeitas à hemorragia incontrolável e correção da doença de base.

- Ressecção segmentar ou lobar (Fig. 46.3).
- Se bilateral: operações devem ser espaçadas em três meses. O lado mais gravemente envolvido é operado primeiramente.

- Contra-indicações cirúrgicas: bronquiectasias difusa bilateral e difusa unilateral associadas à unilobar contralateral.
- Momentos antes da cirurgia, realizar toalete brônquica agressiva com aspiração endotraqueal. Pensar em entubação seletiva contralateral, objetivando prevenir a contaminação do pulmão contralateral com pus, sangue e muco.

BIBLIOGRAFIA RECOMENDADA

LEWISTON, N. J. Bronchiectasis in childhood. *Pediatr. Clin. North Am.,* v. 31, p. 865-878, 1984.

ROZOV, T.; VELHOTE, M. C. P. Abscessos de pulmão e bronquiectasias. In: MAKSOUD, J. G. (ed.). *Cirurgia Pediátrica.* 2. ed. Rio de Janeiro: Revinter, 2003. p. 615-623.

CAPÍTULO 47

Massas Mediastinais

João Alberto P. Grimm
Mário Rafael Carbonera

CONCEITO

São as massas congênitas ou adquiridas, císticas ou sólidas, benignas ou malignas, que ocorrem no mediastino.

EPIDEMIOLOGIA

- Na criança, os tumores do parênquima pulmonar são extremamente raros. O mediastino é o local mais comum de massas torácicas.
- Um terço das massas torácicas é assintomático e costuma ser descoberto acidentalmente.
- Tumores malignos antes dos dois anos de idade têm um melhor prognóstico. Nessa idade predominam os neuroblastomas e, nas crianças maiores, os linfomas não-Hodgkin e os sarcomas.

CLASSIFICAÇÃO

As massas mediastinais são classificadas de acordo com o compartimento anatômico que ocupam. Existem várias divisões do mediastino na criança. Adotamos a divisão do mediastino em três compartimentos, considerando o sulco paravertebral parte do mediastino posterior. A classificação de Fraser *et al.* também divide o mediastino em compartimentos anterior, médio e posterior, com base em radiografia torácica de perfil (Fig. 47.1).

- Tumores do mediastino anterior.
- Tumores do mediastino médio.
- Tumores do mediastino posterior.

O mediastino anterior compreende o espaço entre a face posterior do esterno e a face anterior da traquéia e pericárdio.

O mediastino médio compreende o espaço da traquéia à face anterior do esôfago e espaços paratraqueais, incluindo a traquéia, os brônquios principais, os grandes vasos, o coração e os espaços para-traqueais.

O mediastino posterior inclui o esôfago, a coluna vertebral e o sulco paravertebral.

Massas do Compartimento Anterior

- Linfomas.
- Tumores de células germinativas.
- Massas do timo.
- Linfangiomas.

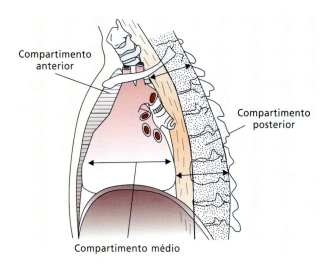

Figura 47.1 – Compartimentos cirúrgicos do mediastino.

- Cistos pericárdicos.
- Bócio mergulhante de tireóide.
- Lipomas.
- Fibromas.
- Fibrossarcomas.

Massas do Compartimento Médio

- Cistos broncogênicos.
- Linfomas.
- Cistos pericárdicos.
- Adenopatias.
- Massas vasculares.
- Cistos mesoteliais.
- Paragangliomas.
- Granulomas mediastinais.
- Feocromocitomas.
- Cistos do ducto torácico.

Massas do Compartimento Posterior

- Neuroblastomas.
- Ganglioneuroblastomas.
- Ganglioneuromas.
- Neurofibromas.
- PNET (tumor neuroectodérmico primitivo), no tórax (tumor de Askin).
- Duplicações esofágicas.
- Cistos neuroentéricos.
- Meningoceles.
- Feocromocitomas.

QUADRO CLÍNICO

O risco de compressão da via aérea e da veia cava superior e a alta incidência de tumores malignos requerem um rápido diagnóstico e tratamento.

A apresentação clínica depende da idade da criança e da localização do tumor no mediastino. Quanto

254 ■ *Tórax*

menor a criança, mais precoces são os sintomas respiratórios (brônquios mais elásticos).

Tumores e cistos de mediastino anterior e médio causam sintomas respiratórios pela compressão brônquica: dispnéia, estridor, retração esternal, cianose e sintomas cardiovasculares, por compressão do coração e dos vasos da base [síndrome da veia cava superior (SVCS)].

Tumores de mediastino posterior são geralmente volumosos e ocasionam sintomas neurológicos ao penetrarem no canal raquidiano comprimindo a medula espinhal. Também podem produzir sintomas respiratórios e SVCS.

Linfomas Mediastinais

Os linfomas do mediastino são basicamente de tratamento quimioterápico e radioterápico, cabendo ao cirurgião apenas a realização de biópsias para análise histopatológica.

No mediastino, os linfomas podem ser do tipo Hodgkin e não-Hodgkin.

Linfomas Tipo Hodgkin

Dividem-se em quatro subtipos:

- Predominância de linfócitos.
- Esclerose nodular (forma mais comum encontrada na criança).
- Celularidade mista.
- Depleção de linfócitos.

A sintomatologia inicial é do tipo inespecífica: mal-estar, anorexia, fraqueza, febre, prurido e exantema.

O surgimento de gânglios supraclaviculares firmes e indolores de crescimento progressivo nos alertam para a possibilidade de linfoma mediastinal.

Os linfomas tipo Hodgkin (LH) têm como características habituais serem mais localizados em mediastino anterior e região cervical e, mais freqüentemente, na criança maior. No adolescente, a sintomatologia costuma ser de tosse seca e SVCS.

Linfomas Não-Hodgkin

Os linfomas não-Hodgkin são subdivididos em três tipos histológicos:

- Linfoma linfoblástico.
- Linfoma indiferenciado (células pequenas não clivadas) de Burkitt e linfoma não-Burkitt.
- Linfoma de células grandes (histiocítico e Ki1).

Os linfomas que acometem o mediastino são geralmente do tipo linfoblástico, com fenótipo de célula T ou célula pré-B precoce e a citogenética 14q11 e 7q34. Se na medula óssea houver mais de 25% de linfoblastos, estaremos na presença de leucemia linfoblástica.

Os linfomas de células pequenas não clivadas (Burkitt e não-Burkitt) e os linfomas de células grandes (histiocítico e Ki1) não ocorrem no mediastino. Os linfomas de células grandes tipo histiocítico de localização extraganglionar podem ocorrer no pulmão, osso, face, ou pele.

Os linfomas linfoblásticos geralmente acometem o mediastino médio, porém podem acometer também o compartimento anterior.

Quadro clínico: massa mediastinal (fusão ganglionar, ou gânglios aumentados de volume, porém descontinuados), síndrome da veia cava superior, insuficiência respiratória aguda (IRA), derrame pleural, sinais de tamponamento cardíaco.

Neuroblastomas

A incidência de neuroblastomas no mediastino é de cerca de 10%, localizados no compartimento mediastinal posterior. Os tumores derivados da maturação do neuroblastoma são o ganglioneuroblastoma e o ganglioneuroma.

A origem desses tumores é na cadeia látero-vertebral do simpático, podendo ocorrer invasão intramedular.

O neuroblastoma torácico tem melhor prognóstico pelas características biológicas favoráveis:

- Estádio menos avançado.
- Aumento do conteúdo do DNA – índice de DNA > 1 – Tumor hiperplóide (nos lactentes).
- Ausência de amplificação do *MYCN*.
- Histologia de Shimada favorável.
- Níveis baixos de desidrogenase láctica (DHL).

No ganglioneuroblastoma ou ganglioneuroma, podemos encontrar a síndrome VIP (peptídeos intestinais vasoativos) e a encefalopatia cerebelar (síndrome da dança dos olhos) caracterizada por opsomioclonias e nistagmo. São sinais de bom prognóstico ou sinal de maturação tumoral para ganglioneuroma.

Manifestações clínicas:

- Síndrome de Horner (miose, ptose, heterocromia da íris no lado afetado); acomete o gânglio estrelado – 1º cervicotorácico.
- Dispnéia, disfagia e síndrome da veia cava superior.
- Compressão de raízes nervosas ou invasão em halter dando sintomas diversos: dor, escoliose, atrofia muscular, arreflexia ou hiper-reflexia e espasticidade.
- O diagnóstico normalmente é sugerido por radiografia de tórax em incidências ântero-posterior (AP) e perfil (P) e orienta a complementação dos exames de imagens e laboratoriais.
- O tratamento proposto é a ressecção tumoral, porém, em certos casos, é necessária a biópsia e a quimioterapia prévia.

Tumores de Células Germinativas

Os teratomas benignos mediastinais ocorrem mais no compartimento mediastinal anterior e têm um crescimento lento, causando sintomas com base no efeito de massa circundando estruturas anatômicas, podendo alcançar também os outros compartimentos.

Podem ser assintomáticos, de achado ocasional ao raios X de tórax (presença de massa mediastinal podendo estar acompanhada de calcificações), ou ocasionar sintomas de tamponamento cardíaco ou dispnéia por compressão. A dosagem de gonadotrofina coriônica (beta-HCG) e alfa-fetoproteína (alfa-FP) encontra-se nos limites normais.

O tratamento para o teratoma benigno é a ressecção cirúrgica.

Teratomas malignos (tumor do seio endodérmico, coriocarcinoma e germinoma) ocorrem ao redor dos três anos de idade; 1/3 dos casos apresentam calcificações em radiografia de tórax.

Podem ser assintomáticos ou ocasionar sintomas de compressão (tosse, dispnéia, dor e hemoptise).

Marcadores tumorais:

- Alfa-fetoproteína aumentada nos tumores do seio endodérmico
- Beta-HCG aumentada no coriocarcinoma.
- Fosfatase alcalina placentária aumentada no germinoma.

Massas Tímicas

Timomas

São tumores de origem epitelial, associados ou não a um componente linfóide. São raros na criança, possuindo crescimento lento; nos tumores malignos o crescimento é mais rápido. Podem atingir grandes volumes invadindo estruturas vizinhas com compressão de vasos e nervos.

A massa mediastinal tímica costuma ser um achado ocasional em radiografias de tórax e sua confirmação diagnóstica deverá ser realizada por ultra-sonografia ou tomografia torácica.

Manifestações clínicas: dor torácica, cansaço, tosse, dispnéia, síndrome da veia cava superior; pode ocorrer derrame pleural e pericárdico. Raros são assintomáticos.

Nos tumores benignos, a ressecção do timo pode ser curativa. Nos tumores malignos, além da ressecção ampla do timo, são necessárias quimio e radioterapia.

Cistos de Timo

São lesões císticas que ocorrem no timo tendo etiologia diversa:

- Restos embrionários dos ductos timofaríngeos.
- Degeneração de corpúsculos de Hassal.
- Neoplásicos.
- Inflamatórios.
- Associados a linfomas.

Podem em alguns casos surgir cistos tímicos após o tratamento de linfomas tipo Hodgkin, sendo necessária uma biópsia da lesão.

As manifestações clínicas habituais são: dispnéia, dor torácica, cansaço e disfagia.

O tratamento é a ressecção cirúrgica da lesão.

Linfangioma Cístico (Higroma Cístico)

Os linfangiomas são lesões benignas oriundas de malformações do sistema linfático.

Os linfangiomas císticos mediastinais são raros, sendo preferencialmente localizados no compartimento anterior. Cerca de 10% dos linfangiomas cervicais invadem o mediastino. Solicitar ultra-sonografia de toda a região cística cervical pela possibilidade de invasão mediastinal.

Manifestações Clínicas

Podem ser assintomáticos, de achado ocasional, ou apresentar sintomas respiratórios, tosse, febre, hemoptise, anorexia, dor epigástrica e disfagia.

O diagnóstico diferencial deve ser feito com outras massas mediastinais císticas, através de ultra-sonografia, tomografia computadorizada, ou ressonância magnética.

O tratamento é a ressecção cirúrgica do linfangioma cístico. A cirurgia deve ser cuidadosa, pois não há plano cirúrgico definido, o que aumenta o risco de lesão de outras estruturas.

INVESTIGAÇÃO DIAGNÓSTICA GERAL

História e Exame Físico

A história e o exame físico do paciente são de muita importância quando suspeitamos de massas mediastinais. Por exemplo: estridor e taquipnéia de longa duração em criança pequena e sadia nos fazem pensar em cisto broncogênico, ou teratoma maduro.

Por exemplo, a SVCS e sintomas respiratórios em crianças maiores sugerem linfomas não-Hodgkin.

Sintomas como febre, fraqueza, anorexia, perda de peso de início insidioso e persistente, sugerem linfoma de Hodgkin e doença infecciosa crônica (tuberculose, histoplasmose).

No exame físico, prestar atenção especial a:

- Gânglios supraclaviculares fixos, indolores, de crescimento progressivo (linfomas).
- Hemangiomas de pele.
- Sintomatologia própria de neuroblastoma (ataxia, síndrome de Horner, opsomioclonias, sintomas de compressão medular).

Síndromes, alterações endócrinas e sintomas associados a massas mediastinais:

- Opsoclono-mioclono: neuroblastoma.
- Síndrome de Claude Bernard-Horner: neuroblastoma.

- Diarréia aquosa: neuroblastoma, ganglioneuroblastoma, ganglioneuroma.
- Hipercalcemia: linfoma.
- Febre de origem obscura: linfoma.
- Hipoglicemia: teratoma, fibrossarcoma, neurossarcoma.
- Beta-HCG (beta-gonadotropina coriônica humana) ou alfa-fetoproteína aumentada, ginecomastia, estimulação das células de Leydig: tumores de células germinativas.
- Síndrome de Cushing: timoma.
- Anomalias vertebrais: duplicação neuroentérica.
- Miastenia grave: timoma.
- Hipogamaglobulinemia: timoma.
- Lúpus eritematoso sistêmico: timoma.
- Esclerodermia: timoma.
- Hipertensão arterial: feocromocitoma.

Exames por Imagem

- Radiografias de tórax ântero-posterior e perfil. A radiografia de tórax na incidência ântero-posterior e perfil detecta lesões no mediastino em 90% dos casos, podendo ser útil às vezes a projeção oblíqua.
- Ultra-sonografia torácica. A ultra-sonografia torácica na criança pequena é um exame mais sensitivo e específico do que a radiografia de tórax, sendo bastante utilizada para a definição entre massa sólida e cística, bem como sua localização. Tem bastante especificidade no diagnóstico de pequenas massas que não são evidenciadas pela radiografia de tórax e para a realização de biópsia por agulha orientada por ultra-sonografia.
- Tomografia computadorizada. A tomografia de tórax é um exame valioso e prioritário para avaliação de massa mediastinal, altamente sensitivo para distinguir lesões de tecido mole, gorduroso e de vasos sangüíneos. É um exame muito útil para a localização precisa da massa mediastinal, bem como sua extensão para estruturas próximas. A tomografia com uso de contraste define a extensão da perfusão da massa e a relação dela com os vasos mediastinais.
- Ressonância magnética. A ressonância magnética é muito útil no diagnóstico de lesões vasculares, na detecção de alguma anomalia de coluna vertebral e na diferenciação entre meningocele anterior e cisto neuroentérico.
- Esofagograma.
- Cintilografia com metaiodobenzilguanidina (MIBG).
- Cintilografia óssea com tecnécio.
- Ecocardiografia.

Exames Laboratoriais

- Hemograma completo.
- Beta-HCG.
- Alfa-fetoproteína.

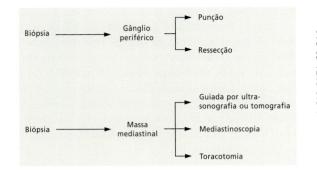

Figura 47.2 – Técnicas de biópsia.

- Ácido homovanílico (HVA)/ácido vanilmandélico (VMA).
- DHL.
- Ferritina.
- Fosfatase alcalina placentária.
- Neuroenolase específica.
- Mantoux.
- Lavado gástrico e brônquico.

Histologia/Citologia

- Análise da biópsia (Fig. 47.2) ou do tumor.
- Medulograma ou biópsia de medula.
- Citologia do líquido pleural.

Tratamento

A abordagem terapêutica dos tumores mediastinais depende de sua etiologia.

Os linfomas tipo Hodgkin, não-Hodgkin e as leucemias *sólidas* requerem do cirurgião apenas a realização de biópsias das massas e/ou de medula óssea para a formulação diagnóstica.

O tratamento para as adenopatias granulomatosas é clínico com antifúngicos e ou antibióticos, dependendo da doença diagnosticada.

As anomalias congênitas, os tumores benignos como o teratoma maduro e as neoplasias malignas em estádios iniciais requerem a ressecção cirúrgica da lesão.

As neoplasias malignas em estádios mais avançados são abordadas inicialmente com quimioterapia neo-adjuvante, com ou sem a associação de radioterapia, sendo as tumorações residuais submetidas à ressecção cirúrgica adequada.

REFERÊNCIA BIBLIOGRÁFICA

1. FRASER, R. S.; PARÉ, J. A. P.; FRASER, R. G. et al. The normal chest. In: FRASER, R. S.; PARÉ, J. A. P.; FRASER, R. G. et al., eds. *Synopsis of Diseases of the Chest*. 2 ed. Philadelphia: W. B. Saunders, 1994. p. 1-116.

BIBLIOGRAFIA RECOMENDADA

EURO, C. L. Massas mediastinais. In: MAKSOUD, J. G. (ed.). *Cirurgia Pediátrica*. 2. ed. Rio de Janeiro: Revinter, 2003. p. 508-526.

GLICK, R. D.; LA QUAGLIA, M. P. Lymphomas of the anterior mediastinum. *Sem. Pediatr. Surg.*, v. 8, p. 69-77, 1999.

Seção 6

Esôfago

48 Disfagia Orofaríngea 259

49 Atresia de Esôfago 262

50 Estenose Congênita de Esôfago 275

51 Acalásia 277

52 Lesões Cáusticas do Trato Gastrointestinal 279

53 Refluxo Gastroesofágico 284

54 Fundoplicatura 291

55 Ingestão de Corpo Estranho 296

CAPÍTULO 48

Disfagia Orofaríngea

João Carlos Ketzer de Souza

CONCEITO

Disfagia é a dificuldade de sucção e deglutição. Costuma ser dividida em dois grupos: disfagia orofaríngea e disfagia esofágica. Disfagia orofaríngea envolve a dificuldade na transferência do bolo alimentar da orofaringe para o esôfago superior (dificuldade em iniciar a deglutição).

MECANISMO NORMAL DE SUCÇÃO E DEGLUTIÇÃO

A passagem de alimento (líquido ou sólido) através da faringe é realizada por meio de mecanismos complexos, necessitando da ação integrada de muitos músculos e nervos.

As ações de sucção, deglutição e respiração ocorrem em seqüência sob forma padronizada e sob controle medular. Os movimentos de sucção precedem e aparecem para facilitar a ação da deglutição, que por seu turno inibe a respiração. Essa inibição serve efetivamente para evitar a aspiração durante a deglutição.

Na sucção, o líquido é obtido pelo bico da mamadeira como resultado combinado da sucção intra-oral e pressão externa sobre o bico. A mandíbula eleva-se e move-se para frente e o bico é comprimido entre o lábio superior e a ponta da língua. O líquido fica então coletado entre a língua e os palatos mole e duro. O palato mole forma um selo com o dorso da língua, prevenindo a penetração de líquido na faringe, até que o ato de deglutição ocorra.

Ao iniciar a deglutição, o líquido que está coletado entre a língua e o palato é transferido para a faringe por meio de movimentos de rolamento efetuados pela língua. Com a finalidade de prevenir o mau direcionamento do líquido na via aérea, a orofaringe mantém-se separada da nasofaringe pela elevação do palato e aproximação dos pilares faríngeos. A região da aritenóide move-se anteriormente abaixo da epiglote para fechar a laringe. Com o início da deglutição, a respiração cessa (durante a inspiração e expiração). O osso hióide move-se anteriormente e para cima (principalmente pela contração dos músculos geniohióideos), a laringe eleva-se e a via aérea laríngea se fecha. Essa ação coordenada do complexo hióide-laringe oculta a entrada da laringe debaixo da base da língua e a torna relativamente inacessível.

Nesse momento, a junção faringo-esofágica, permite a entrada do bolo no esôfago. A junção faringo-esofágica funciona como um esfíncter cricofaríngeo, permanecendo normalmente fechada e prevenindo a entrada de ar no esôfago durante a respiração. O movimento peristáltico de direção céfalo-caudal que empurra o bolo alimentar para dentro do esôfago inicia-se na porção superior da parede faríngea posterior. Há relaxamento do músculo cricofaríngeo e o bolo alimentar passa para o esôfago. O músculo cricofaríngeo mantém o esôfago superior em constante estado de tono. Quando a onda peristáltica alcança essa região, o músculo relaxa, a cartilagem cricóide se move para frente, permitindo a passagem do bolo e, logo após, o músculo se contrai, empurrando o bolo em direção ao esôfago.

Após a passagem do bolo alimentar, a junção faringo-esofágica se fecha (Fig. 48.1).

CONTROLE NERVOSO DA DEGLUTIÇÃO

O centro rombencefálico (bulbar) coordena todo o desenrolar da deglutição. O centro da deglutição pode ser ativado por impulsos aferentes do córtex cerebral (deglutição voluntária) e de receptores periféricos na boca e faringe (deglutição reflexa). O contato com o bolo alimentar estimula receptores táteis na base da língua, amígdalas, pilares anteriores e posteriores da fauce, palato e parede faríngea posterior. Esses estímulos são conduzidos via nervo glossofaríngeo (IX par craniano) e 2º ramo do nervo trigêmeo ao centro rombencefálico da deglutição e ao córtex frontal ipsilateral. O centro da deglutição integra os impulsos aferentes e coordena as atividades dos núcleos motores do V, VII, X e XII nervos cranianos. Durante a deglutição, outras atividades como mastigação, respiração, tosse e vômitos são fortemente inibidas. Essa inibição pode ser provocada por estímulos elétricos em diferentes níveis do cérebro: córtex, mesencéfalo e ponte.

CLASSIFICAÇÃO DOS DISTÚRBIOS DE DEGLUTIÇÃO

Defeitos Anatômicos (Estruturais) Congênitos

- Palato: fenda palatina, fenda submucosa.
- Lábios: lábio leporino.
- Língua: macroglossia, cistos, tumores, linfangioma.
- Espaço retronasal: atresia de coanas.
- Mandíbula: micrognatia, síndrome de Pierre-Robin.
- Articulação temporomandibular: anquilose congênita, hipoplasia.
- Faringe: cistos, tumores.

Causas Neuromusculares

- Maturação neuromuscular retardada (prematuro, deficiente mental, variação normal), paralisia bulbar e suprabulbar, paralisia cerebral, acalásia cricofaríngea,

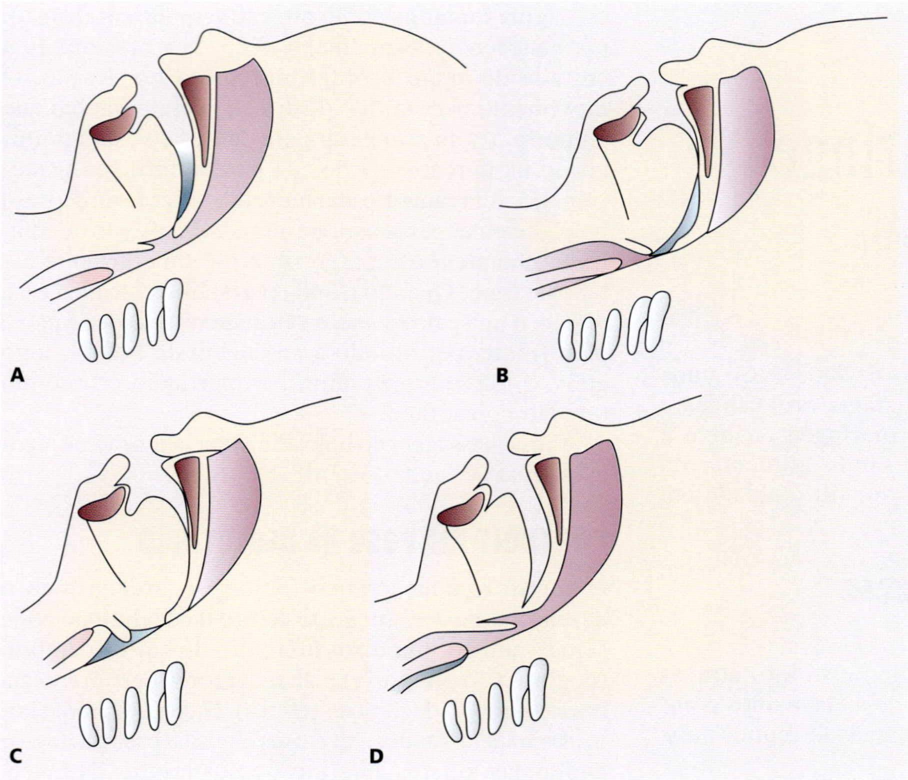

260 ■ Esôfago

Figura 48.1 – Deglutição normal de um alimento líquido, na posição supina. (*A*) O palato e a língua previnem a penetração do bolo na faringe, antes da ação de deglutição. (*B*) A língua faz um movimento de rolamento empurrando o bolo na faringe. (*C*) A língua e a parede da faringe convergem atrás do bolo e a aritenóide se move anteriormente debaixo da epiglote para fechar a via aérea. (*D*) A junção faringo-esofágica fecha-se atrás do bolo no esôfago e a via aérea torna-se novamente permeável[1].

síndrome de Cornélia de Lange, disautonomia familiar, paralisia isolada de nervos cranianos, síndrome de Möbius, miastenia grave, distrofia muscular, incoordenação faríngea, tétano, síndrome de Prader-Willi, doença de Werdnig-Hoffmann, poliomielite e outras. É um grupo difícil de avaliar. A deglutição é um mecanismo complexo e o prematuro pode não sugar ou deglutir adequadamente. O bebê a termo com deficiência mental assemelha-se ao prematuro e pode ter dificuldades muito similares na deglutição. Além disso, maturação retardada pode ser vista em muitas áreas do desenvolvimento da criança, podendo variar muito no tempo (respostas auditivas, visuais, deambulação, fala, controle esfincteriano, leitura, controle da deglutição e outros).

Causas Infecciosas

- Estomatite.
- Tireoidite.
- Abscesso retrofaríngeo.

QUADRO CLÍNICO

- História clínica pregressa: antecedentes perinatais: prematuridade, anóxia neonatal, aspiração de mecônio ou líquido amniótico, poliidrâmnios.
- História familiar: experiência da mãe em alimentar outros filhos e sua comparação, outras malformações familiares, ou anomalias neurológicas, ou musculares.

- Exame da alimentação com mamadeira é importante. Reflexos orais e reações ao estímulo com o bico são observados durante o procedimento, tão bem como a habilidade de obter o conteúdo da mamadeira. Devem ser avaliados o tono das estruturas orais, o ritmo da sucção, a coordenação da sucção, a função da deglutição e a respiração. Pesquisar se a mamadeira precisa ser removida freqüentemente para permitir a respiração ou se a alimentação é lenta e prolongada.
- Postura especial durante a alimentação: a extensão da cabeça, observada em certas doenças neurológicas, costuma melhorar a via aérea, mas não a deglutição. Em contraste, a criança com seqüência de Pierre-Robin beneficia-se de alguma extensão da cabeça e da posição prona ou decúbito ventral. O retorno de leite pelas narinas (regurgitação nasal) pode ocorrer intermitentemente na criança normal. É considerada significativa quando freqüente e persistente na ausência de vômito e quando causa sufocação. Em fenda palatina a causa é óbvia. Porém, em outros casos, significa uma separação inadequada das cavidades faríngea e nasal no momento da alimentação, por função palatal ou faríngea deficientes.
- Regurgitações ou engasgos.
- Cianose, tosse e engasgos nas mamadas.
- Vômitos.
- Estridor e/ou rouquidão.
- Retardo de crescimento.
- Pneumonias recorrentes.

- Convulsões.
- Obstrução da via aérea (atresia das coanas, seqüência de Pierre-Robin, tumor faríngeo).
- Testar permeabilidade das coanas com cateter nasal.
- Observar movimentos anormais da face e membros.
- Exame clínico intra-oral e faríngeo das estruturas anatômicas, observando a anatomia, posição e estabilidade da mandíbula, língua e osso hióide.
- Exame dos pares cranianos (paralisia do palato, fraqueza da língua, fasciculação da língua, incoordenação faríngea, fraqueza de outros músculos, paralisia facial).
- Observar atentamente a presença de contração dos lábios, tremores na mandíbula, movimentos laterais da língua e língua enroscada.
- Observar as respostas orais e reflexos à estimulação da sucção com o dedo. Avaliar o fechamento dos lábios e compressão da língua sobre o dedo. Teoricamente, esse teste pode definir se o problema é de sucção.
- Exame do palato pela palpação do palato duro procurando deformidades. Eleva-se o palato mole para estudar seu tono.
- Exame da língua observando debilidade dos movimentos e fasciculações.
- Exame dos músculos faciais e oculares.
- Exame neurológico em busca de sinais de paralisia cerebral.
- Medir circunferência da caixa craniana.
- Ausculta da faringe com estetoscópio mantido no lado da região cervical durante a alimentação. Provocar a deglutição com pequena quantidade de água estéril. Observar presença de sons característicos produzidos durante o ato de deglutir. A ausência desses sons significa falta de ação efetiva de engolir. Em contraste, sons repetitivos de deglutição, não separados pela respiração, podem significar que a criança é incapaz de esvaziar sua faringe com uma simples deglutição. Inspiração durante o ato de deglutir produz alteração característica do som.

Investigação Diagnóstica

- Radiografia lateral da região cervical para mostrar a via aérea.
- Laringoscopia (se há estridor).
- Faringoscopia.
- Videorradiografia lateral da deglutição com bário com controle fluoroscópico e gravação em *videotape*. Permite avaliação funcional com repetição das imagens de deglutição, a deglutição em *slow motion* e mesmo o congelamento de imagens.
- Avaliação ultra-sonográfica da deglutição. A ultra-sonografia permite excelente visualização dos tecidos moles da cavidade oral e da língua, permitindo imagens nos planos coronal e sagital, evitando os problemas criados pela sobreposição de imagens. É não-invasiva, não necessita de contraste, podendo ser repetida quantas vezes forem necessárias. Observar a deglutição de alimentos líquidos e sólidos.
- Eletromiografia.
- Eletroencefalograma.
- Tomografia cerebral.
- Biópsia muscular.

Tratamento

O tratamento vai depender da doença específica. Geralmente é complexo e, na maioria das vezes, de resultado tardio. Os procedimentos vão variar dependendo da causa, experiência de quem trata e da evolução do quadro. Técnicas especiais de alimentação deverão ser bem desenvolvidas com a ajuda de uma equipe multidisciplinar.

Em geral, as causas anatômicas devem ser tratadas por procedimentos específicos com o objetivo de corrigir ou melhorar o distúrbio de deglutição.

As causas neuromusculares têm tratamento mais difícil. A recuperação, parcial ou completa, poderá levar de semanas a muitos anos. Com lesões neurológicas graves poderá não haver recuperação. Muitas vezes é necessária a alimentação por gavagem ou gastrostomia. Isso é realidade para os casos crônicos em que o distúrbio vai perdurar por muito tempo ou mesmo indefinidamente e quando há episódios de aspirações laríngeas significativas durante a alimentação. Quando alimento sólido não é oferecido ao lactente no período sensitivo (sete meses), ele poderá, futuramente, recusar ou vomitar o alimento oferecido.

No caso de aspirações graves em que até as secreções orais são aspiradas, pensar em utilizar traqueostomia.

Na acalásia cricofaríngea (obstrução funcional da junção faringo-esofágica), a indicação de miotomia do músculo cricofaríngeo basear-se-á em estudos radiológicos e de motilidade (manometria esofágica) comprovadores do problema no nível do músculo cricofaríngeo. Se existir refluxo gastroesofágico, a miotomia cricofaríngea vai tornar o paciente mais sintomático com a perda da proteção do esfíncter esofágico superior.

REFERÊNCIA BIBLIOGRÁFICA

1. LOGAN, W. J.; BOSMA, J. F. Oral and pharyngeal dysphagia in infancy. *Pediatr. Clin. North Am.*, v. 14, p. 47-61, 1967.

BIBLIOGRAFIA RECOMENDADA

DUSICK, A. Investigation and management of dysphagia. *Semin. Pediatr. Neurol.*, v. 10, p. 255-264, 2003.

ILLINGWORTH, R. S. Sucking and swallowing difficulties in infancy: diagnostic problem of dysphagia. *Arch. Dis. Child.*, v. 44, p. 655-665, 1969.

ROGERS, B.; ARVEDSON, J.; BUCK, G. et al. Characteristics of dysphagia in children with severe spastic cerebral palsy. *Dysphagia*, v. 9, p. 69-73, 1994.

YANG, W. T.; LOVEDAY, E. J.; METREWELI, C.; SULLIVAN, P. B. Ultrasound assessment of swallowing in malnourished disabled children. *Brit. J. Radiol.*, v. 70, p. 992-994, 1997.

CAPÍTULO 49

Atresia de Esôfago

João Carlos Ketzer de Souza

CONCEITO

Anomalia congênita do esôfago com ausência de sua porção média, podendo ou não apresentar comunicação com a árvore traqueobrônquica.

EPIDEMIOLOGIA

- Prevalência: 1:3.000 a 4.500 nascidos vivos.
- Prevalência da fístula traqueoesofágica isolada: 1:50.000 a 80.000 nascidos vivos.
- Distribuição sexual similar ou leve predominância do sexo masculino (1,2M:1F).
- Freqüência de anomalias congênitas associadas: 50 a 70%.
- Prematuridade e retardo de crescimento intra-uterino são freqüentes (≅ 35%).
- Gemelaridade é mais comum do que na população em geral.
- Incidência familiar: 0,4 a 0,9%.

CLASSIFICAÇÃO

Classificação de Gross modificada (Fig. 49.1):

- Tipo A: atresia de esôfago sem fístula (8%).
- Tipo B: atresia de esôfago com fístula traqueoesofágica proximal (1%).
- Tipo C: atresia de esôfago com fístula traqueoesofágica distal (86%).
- Tipo D: atresia de esôfago com fístula traqueoesofágica proximal e distal (1%).
- Tipo E: fístula traqueoesofágica sem atresia (4%). Tradicionalmente denominada de fístula em H.

Sob o ponto de vista anatômico, essa fístula tem a forma de N. O nível da fístula está entre C7 e T4. A grande maioria está em T2 ou acima.

ANOMALIAS CONGÊNITAS ASSOCIADAS

- Coração e grandes vasos: 20 a 25%. Principais: persistência do ducto arterial, comunicação interventricular (CIV), comunicação intra-atrial (CIA), tetralogia de Fallot, coarctação da aorta, arco aórtico direito (5%).
- Trato gastrointestinal: 20 a 22%. Principais: anomalia anorretal (9%), atresia de duodeno (5%), má-rotação intestinal (4 a 4,5%).
- Urinárias: 15 a 20%. Principais: refluxo vesicoureteral, rim em ferradura, agenesia renal unilateral, hipospádia, hidronefrose. São raras nas atresias sem fístula.
- Anormalidades musculoesqueléticas: 15%. Principais: hemivértebras, anormalidades dos membros (mão torta radial, aplasia do rádio, anomalias digitais, luxação congênita do quadril, pé torto congênito, geralmente tipo eqüinovaro) (Fig. 49.2).
- Neurológicas: 10%. Principais: hidrocefalia (5,2%), defeitos do tubo neural (2,3%), holoprosencefalia (2,3%).
- Anormalidades cromossômicas: 5,5%. Principais: síndrome de Down, trissomias 18 e 13.
- Associação VACTER ou VACTERL (acrônimo): V (vértebra), a (anomalia anorretal), c (coração e grandes vasos), te (atresia de esôfago e fístula traqueoesofágica), r (renal), l (limb = membros). Freqüência: 20 a 25%. Para se ter uma associação VATER completa é necessária a presença de no mínimo três anomalias associadas, incluindo a atresia de esôfago. É mais comum nas atresias sem fístula.
Denominada também de VACTERL-H quando existe combinação com hidrocefalia.
A associação de malformações congênitas é um conceito introduzido para designar a tendência

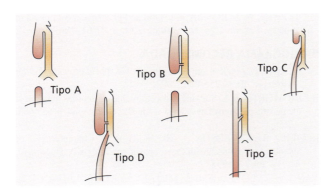

Figura 49.1 – Classificação de Gross modificada.

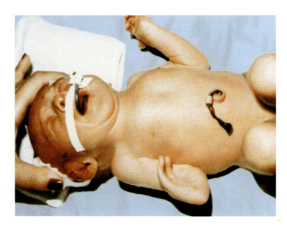

Figura 49.2 – Recém-nascido com atresia de esôfago, mão torta radial, aplasia de rádio e anomalias de dígitos.

não-randomizada de algumas malformações ocorrerem juntas, mais freqüentemente do que por acaso, sem serem componentes de síndromes conhecidas.
- Associação CHARGE: *C* (coloboma), *h* (*heart disease*), *a* (atresia de coanas), *r* (retardo de crescimento e desenvolvimento mental), *g* (hipoplasia genital, criptorquidia), *e* (*ear anomalies with deafness*). Freqüência: 2%.
- Associação esquizo: onfalocele, defeito do tubo neural, lábio leporino, fenda palatina e hipoplasia genital.
- Seqüência de Potter: agenesia renal, hipoplasia pulmonar e dismorfismo com fácies típica. Seqüência corresponde a um padrão de fenômenos múltiplos derivados de uma anomalia ou fator mecânico isolado, reconhecido ou suspeito, produzindo múltiplos efeitos secundários. A seqüência de Potter inicia por oligoidrâmnio, deficiência de líquido amniótico por ausência de função renal, que acarreta restrição da movimentação intra-uterina e compressão com alterações típicas (hipoplasia pulmonar, fácies dismórfica).

Algumas crianças com atresia de esôfago e agenesia renal bilateral não possuem as deformidades faciais da síndrome de Potter. Isso ocorre, provavelmente, porque o oligoidrâmnio da agenesia renal é contraposto pela tendência do poliidrâmnio da atresia de esôfago.

A denominação de síndrome relaciona-se à presença de múltiplas anomalias independentes, embora tenham causa única básica.

DIAGNÓSTICO PRÉ-NATAL

O diagnóstico pré-natal costuma ser difícil (sensibilidade apenas de 25 a 30%). Suspeitar de atresia de esôfago quando forem observados: poliidrâmnio, estômago pequeno ou ausente (atresia sem fístula), presença de coto esofágico superior dilatado (difícil observação) e anormalidade cromossômica tipo trissomia 18.

QUADRO CLÍNICO E INVESTIGAÇÃO DIAGNÓSTICA DO TIPO C DE GROSS

- Poliidrâmnio em até 30% dos casos.
- Salivação excessiva e aerada.
- Episódios espontâneos de cianose.
- Episódios de regurgitação, tosse e cianose na tentativa de alimentar.
- Distensão abdominal.
- Impossibilidade de passar sonda nasogástrica (SNG) semi-rígida nº 8 ou 10 com obstrução a aproximadamente 8 a 12cm das narinas.
- Piora gradual das condições respiratórias.
- Radiografia nas projeções ântero-posterior (A-P) e lateral do tórax e região cervical com as seguintes características:

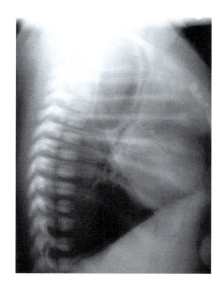

Figura 49.3 – Radiografia de tórax na projeção lateral. Visualiza-se coto esofágico superior baixo dilatado e repleto de ar em seu interior.

- Na A-P a ponta da sonda pode ser visualizada situada no fundo do coto superior ou enrolada dentro dele.
- A incidência lateral é ideal para localizar a altura do coto. Geralmente o fundo do coto alcança o nível entre o corpo da 2ª ou 3ª vértebra torácica (Fig. 49.3). Uma bolsa muito curta ou hipoplásica pode sugerir a presença de fístula proximal.
- Com a radiografia de tórax também é possível estudar o tamanho do coração, posição da aorta descendente e do arco aórtico em casos óbvios, presença de pneumonias e/ou atelectasias (Fig. 49.4) e defeitos vertebrais.
- Radiografia de abdome nos mostra ar abaixo do diafragma, comprovando a existência de uma fístula traqueoesofágica. Obstrução duodenal pode ser vista com o sinal da dupla bolha.

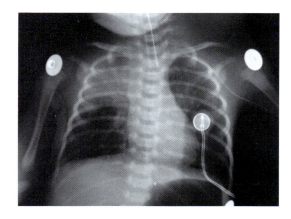

Figura 49.4 – Radiografia de tórax em recém-nascido com atresia de esôfago. Observar atelectasia do lobo superior direito.

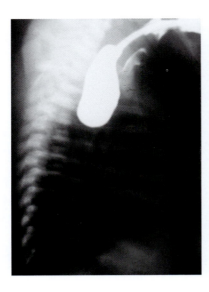

Figura 49.5 – Radiografia contrastada de esôfago demonstrando a extensão do coto e pequena aspiração de contraste para a via aérea.

- Esofagograma do coto superior com instilação < 1cm de bário diluído e aspiração imediata. É discutido seu emprego pelo risco de aspiração na via aérea, causando pneumonite (Figs. 49.5 e 49.6). As vantagens de seu uso baseiam-se na avaliação correta do tamanho e localização do coto superior e detecção de fístula proximal associada. Um coto superior pequeno e/ou alto sugere a presença de fístula proximal. Outra opção é a instilação de ar pela sonda possibilitando a delimitação do tamanho e localização do coto superior.

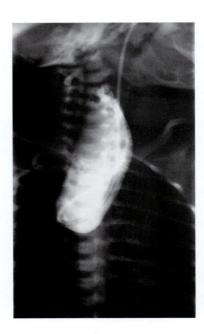

Figura 49.6 – Radiografia contrastada do coto esofágico superior. Observar sonda gástrica enrolada em seu interior.

- Broncoscopia pré-operatória pode ser realizada, principalmente quando os exames preliminares sugerem a presença de coto superior alto e/ou hipoplásico. Vantagens de seu uso: define o comprimento do esôfago proximal, identifica presença de fístula proximal e de fenda esôfago-laringo-traqueal, localiza a fístula distal (fístula na carina ou abaixo faz pensar em *long gap*) e diagnostica a presença de traqueomalácia.
- Ecocardiografia pré-operatória para determinar a posição do arco aórtico e da aorta descendente, a presença de veia cava inferior interrompida com drenagem através da ázigo até a cava superior direita (nesse caso, não dividir a veia ázigo no reparo da atresia de esôfago) e presença de anomalias cardíacas. A cateterização da artéria umbilical também pode localizar o arco aórtico. A ecocardiografia sugestiva de arco aórtico direito pode ser complementada por ressonância nuclear magnética (RNM) e, mais atualmente, por angiotomografia computadorizada tridimensional ou ângio-ressonância magnética (Fig. 49.7).
- Ultra-sonografia renal e uretrocistografia miccional (quando necessária) devem ser realizadas na 1ª admissão. Objetivo: identificar anomalias urinárias que possam causar morbidade a longo prazo, se não detectadas precocemente. Nos bebês que ainda não urinaram, realizar ultra-sonografia renal antes do reparo da atresia de esôfago, pois pode haver inadequado tecido renal funcionante para sobrevida a longo prazo (Fig. 49.8).

QUADRO CLÍNICO E INVESTIGAÇÃO DIAGNÓSTICA DO TIPO A DE GROSS

- Poliidrâmnio em 85% dos casos.
- Salivação excessiva e aerada.
- Abdome escavado.
- Maior incidência de prematuridade, síndrome de Down e atresia duodenal do que nos pacientes com fístula.
- Impossibilidade de passagem da SNG.
- Radiografia de tórax (ver achados do grupo C).
- Broncoscopia para detectar existência de fístula proximal.
- A radiografia de abdome mostrará ausência de ar abaixo do diafragma, sugerindo fortemente a não existência de fístula (Fig. 49.9).
- Esofagograma do coto superior quando indicado.
- Pesquisar a presença de atresia intestinal distal (geralmente duodenal) no transoperatório, quando da realização da gastrostomia ou posteriormente com radiografia contrastada do estômago.

QUADRO CLÍNICO E INVESTIGAÇÃO DIAGNÓSTICA DO TIPO E DE GROSS

Sintomas costumam aparecer nos primeiros meses de vida.

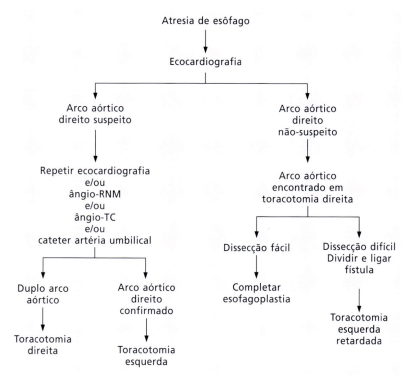

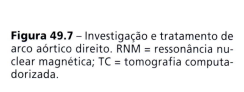

Figura 49.7 – Investigação e tratamento de arco aórtico direito. RNM = ressonância nuclear magnética; TC = tomografia computadorizada.

- História de sufocação e tosse com as alimentações.
- Episódios recorrentes de pneumonia.
- Distensão abdominal gasosa intermitente, principalmente relacionada com episódios de choro ou tosse.
- Radiografia de tórax e abdome demonstrando pneumonia de aspiração e distensão gástrica.
- SNG com conexão terminal colocada imersa em cuba com água e retirada lentamente pelo esôfago, observando-se o aparecimento de bolhas aéreas na água, quando a sonda passa pela fístula.

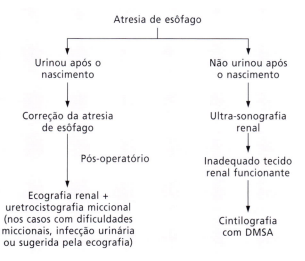

Figura 49.8 – Investigação urológica em atresia de esôfago. DMSA = ácido dimercaptossuccínico.

- Esofagograma com videofluoroscopia gravada é realizado com o bebê em posição de prona com contraste instilado em sonda colocada no esôfago distal, enquanto é retirada lentamente, sempre injetando contraste sob pressão para distender o esôfago (tomar precauções para evitar aspiração), observando o aparecimento da fístula.
- Broncoscopia rígida é mais confiável que a flexível. Esofagoscopia para identificar a presença de fístula não está indicada, pois o óstio da fístula é muito pequeno e costuma ficar escondido pelas pregas da mucosa esofágica. Em casos difíceis, azul de metileno diluído pode ser injetado no broncoscópio ou tubo endotraqueal e observada sua saída pela fístula no esofagoscópio.

CLASSIFICAÇÃO DOS GRUPOS DE RISCO DE WATERSTON (DESCRITA EM 1962)

- Peso > 2.500g e sem complicações (sem pneumonia e sem anomalias associadas).
- Peso entre 1.800 e 2.500g e sem complicações ou peso > 2.500g, moderada pneumonia e/ou anomalias congênitas moderadas.
- Peso < 1.800g e sem complicações ou peso > 1.800g, pneumonia grave e/ou anomalias congênitas graves.

Consideram-se pneumonia grave as seguintes condições: opacificação radiológica de um pulmão; opacificação de um lobo em cada pulmão; infiltrado pulmonar bilateral; opacificação de um lobo em um pulmão, ou infiltrado pulmonar unilateral, ou qualquer comprometimento pulmonar associados a sinais de dis-

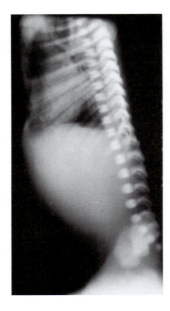

Figura 49.9 – Projeção lateral de um "bebegrama". Observar no tórax um coto superior com sonda em seu interior e ausência de ar no abdome, sugestivos de atresia de esôfago sem fístula traqueoesofágica.

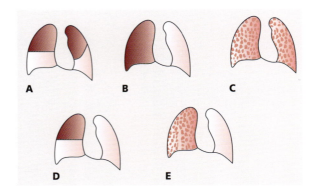

Figura 49.10 – (A – E) Classificação dos grupos de risco de Waterston. Comprometimento pulmonar considerado grave.

função respiratória importante (cianose, retrações, taquipnéia) (Fig. 49.10).

Consideram-se anomalias graves aquelas incompatíveis com a sobrevida (trissomia 18, agenesia renal bilateral, hipoplasia cerebral), aquelas que necessitam de correção cirúrgica prévia (doença cardíaca congênita ductodependente), aquelas que precisam de tratamento durante a correção cirúrgica da atresia de esôfago (atresia duodenal, anomalia anorretal) e aquelas que necessitam de medidas clínicas de tratamento intensivo.

Atualmente, doença pulmonar ventilador-dependente e presença de cardiopatia congênita parecem ser parâmetros prognósticos mais acurados do que a presença de pneumonia (Tabelas 49.1 e 49.2).

TRATAMENTO PRÉ-OPERATÓRIO

- Aspiração contínua e adequada do coto superior com sonda de duplo lúmen. Manter sonda desobstruída. Evitar o uso de cateter com muitos orifícios laterais distantes da ponta, pois pode fazer sucção do ar oxigenado da laringe causando hipóxia, além de permitir o vazamento de saliva pelos orifícios mais proximais com conseqüente aspiração traqueal.
- Posição semi-sentada em 45° a fim de evitar ou diminuir o refluxo de conteúdo gástrico através da fístula. Nos casos sem fístula, a posição correta é a de Trendelenburg.
- Oxigênio com umidificação.
- Fisioterapia respiratória. Manter aspirações freqüentes da orofaringe.
- Iniciar antibioticoterapia (ampicilina ou penicilina cristalina e gentamicina).
- Acesso venoso adequado. Não realizar acesso venoso central na região cervical direita, pois poderá haver necessidade de se fazer miotomia esofágica por essa via.
- Solicitar hemograma, tempo de protrombina, tempo de tromboplastina parcial ligada ao caolim (KTTP), glicose, bilirrubinas, eletrólitos, exame qualitativo de urina (EQU), uréia e creatinina.
- Sempre solicitar ecocardiografia para detectar malformações cardíacas estruturais, posição do arco aórtico e aorta descendente. Aproximadamente 8% dos bebês com atresia de esôfago têm anomalias do arco aórtico e 5% têm arco aórtico direito.

TABELA 49.2 – Classificação conforme os grupos de riscos cirúrgicos de Spitz

GRUPOS	CARACTERÍSTICAS
I	≥ 1.500g e sem doença cardíaca congênita
II	< 1.500g ou doença cardíaca congênita
III	< 1.500g e doença cardíaca congênita

TABELA 49.1 – Classificação conforme os grupos de risco de Montreal

	VENTILADOR-DEPENDENTE	ANOMALIAS ASSOCIADAS
Classe I (baixo risco)	Não	Não ou anomalias pequenas
	Não	Grandes anomalias
	Sim	Não ou anomalias pequenas
Classe II (alto risco)	Sim	Grandes anomalias
	Não ou sim	Incompatíveis com a vida a médio prazo

Desses, aproximadamente 45% têm anomalias cardíacas congênitas associadas, anel vascular e 45 a 70% são acompanhados por *long gap*. Malformações cardíacas mais comuns nesses casos: defeito de septo ventricular, tetralogia de Fallot, duplo arco aórtico, transposição dos grandes vasos.
- Entubação endotraqueal nos casos de insuficiência respiratória por pneumonia ou doença da membrana hialina.
- Solicitar avaliação cardiológica especializada nos seguintes casos: ausculta de sopros cardíacos, bebês sindrômicos (trissomia 18, síndrome de Down, associação VATER) e bebês ventilação-dependentes ou com cianose.
- A correção cirúrgica não é urgência, mas deve ser realizada o mais precocemente possível. Deve-se optimizar as condições gerais, primeiramente. A principal razão para retardar a cirurgia é a presença de problemas respiratórios que podem ser melhorados por medidas intensivas.
- Indicar correção cirúrgica da atresia antes que a doença da membrana hialina (DMH) esteja totalmente estabelecida (piora da complacência pulmonar) ou manter ventilação assistida até que a DMH esteja resolvida. Na presença de complacência pulmonar pobre, o trato gastrointestinal superior funciona em continuidade com a árvore traqueobrônquica. Se necessitar de altas pressões e a resistência da via aérea for maior que a resistência da fístula, ocorrerá desvio de ar pela fístula para dentro do estômago, ocasionando distensão gástrica intensa (risco de perfuração gástrica, pneumoperitônio e pneumomediastino) (Fig. 49.11). O tratamento recomendado nesses casos é: secção e ligadura da fístula e, dependendo do estado clínico, anastomose esofágica primária. A gastrostomia não está recomendada, pois facilita a fuga de ar pela fístula e gastrostomia. Outras medidas disponíveis são: posicionamento distal do tubo endotraqueal com o bisel anteriorizado, oclusão da fístula com balão insuflado do cateter de Fogarty introduzido por via anterógrada ou retrógrada, broncoscopia com colocação de cateter de Fogarty na fístula, bandagem do esôfago distal, divisão gástrica e outros. Esses métodos são considerados não-confiáveis, complicados e traumáticos. Ventilação de alta freqüência tem sido preconizada no tratamento da DMH associada a atresia de esôfago e fístula distal. Os resultados parecem alentadores. Emprega menor volume corrente, freqüência mais rápida, tempo inspiratório mais curto, minimizando o pico de pressão média das vias aéreas. Atualmente, tem sido recomendado o uso de surfactante em todos os RN prematuros com atresia de esôfago e fístula distal cujo peso seja < 1.500g ou gestação < 30 semanas.
- Reconhecer a presença de trissomia 18, síndrome de Potter e hemorragia intracranial extensa, já

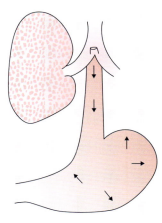

Figura 49.11 – Doença da membrana hialina, que necessita de altas pressões de ventilação, facilita a passagem do gás pela fístula distal, causando distensão gástrica.

que o mau prognóstico pode não justificar o reparo do esôfago.
- Os bebês com doença cardíaca são divididos em ducto-dependentes e não-ducto-dependentes do fluxo sangüíneo sistêmico ou pulmonar por lesões obstrutivas do coração esquerdo ou direito. A conduta nesses pacientes é a seguinte:
  - Em bebês não ducto-dependentes, o reparo da atresia de esôfago deve ser precoce enquanto a resistência vascular pulmonar for alta (os três a quatro primeiros dias de vida).
  - Em bebês ducto-dependentes, essas lesões costumam ser subdivididas em dois tipos:
    • *Tipo 1:* lesões que requerem ducto arterial patente para manter fluxo sangüíneo pulmonar (atresia de válvula pulmonar).
    • *Tipo 2:* lesões que requerem ducto arterial patente para manter fluxo sangüíneo sistêmico (coarctação grave de aorta, síndrome do coração esquerdo hipoplásico).
  - Em relação ao tratamento, também podem ser subdivididos em dois grupos:
    • Bebês em boas condições clínicas e com ducto permeável. Infusão de prostaglandinas-E (PGE$_1$) deve ser iniciada e reparo da atresia de esôfago realizada precocemente.
    • Bebês em más condições clínicas em que o ducto está fechando ou já fechou. Deve-se administrar prostaglandina-E e iniciar ressuscitação clínica; cirurgia deve ser adiada até estar estável. Ocasionalmente, pode estar indicada a gastrostomia, se há significante distensão gástrica. Se o paciente permanece acidótico por fluxo sangüíneo pulmonar ou sistêmico inadequado ou anúrico por baixa perfusão, apropriada cirurgia cardíaca paliativa ou reparativa deve ser indicada. Esse procedimento pode ser combinado com a divisão da fístula, gastrostomia e inserção de cateter peritoneal, se necessário.

- Os bebês prematuros de baixo peso com atresia de esôfago e ducto arterial patente com insuficiência cardíaca congestiva por *shunt* E → D (esquerda-direita) significante, hemorragia intra-ventricular, tratamento insatisfatório com indometacina ou contra-indicações ao seu uso: disfunção renal (creatinina sérica > 1,5mg/dL), coagulopatia, choque, enterocolite necrosante ou suspeita (distensão abdominal, resíduo gástrico aumentado, sangue nas fezes), ou eletrocardiograma demonstrando isquemia miocárdica devem ser tratados com ligadura cirúrgica do canal arterial. A ligadura do canal deve ser realizada antes da esofagoplastia, ou por toracotomia esquerda o canal arterial é ligado e a fístula traqueoesofágica dividida e ligada. Reparo esofágico posterior deverá ser realizado através de toracotomia direita, quando o bebê encontrar-se em melhores condições clínicas.
- Nos bebês com extremo baixo peso ao nascer (EBPN), ou seja, com peso < 1.000g, indicamos a toracotomia extrapleural e ligadura da fístula. Se os cotos estão próximos, deve-se realizar a anastomose esofágica com material delicado, lupa e o auxílio de luz fria. Os tecidos devem ser manipulados minimamente e com toda a delicadeza. Quando encontramos a presença de *long gap*, não se deve realizar nenhuma manobra de alongamento esofágico pela friabilidade dos tecidos. Nesse caso, é preferível a ligadura da fístula e gastrostomia, aguardando um tempo adequado para a anastomose esofágica.

TRATAMENTO CIRÚRGICO DO TIPO C DE GROSS

Esofagoplastia: Técnica Preferida

- Toracotomia posterior, 4º espaço intercostal direito, no nível do triângulo auscultatório (afastando as fibras dos músculos grande dorsal, trapézio e rombóide), conforme descrito por Marchese (Fig. 49.12).
- Acesso extrapleural.
- Utilizar afastadores de Deaver com luz fria acoplada. No momento da anastomose esofágica usar magnificação ótica de aproximadamente 2,5 a 3 vezes.
- Se na toracotomia direita for identificado arco aórtico direito, recomendamos adotar conduta mencionada na Figura 49.7.
- Divisão e sutura da fístula traqueoesofágica com fio de polipropileno ou polidioxanona (PDS) 5-0 ou 6-0, bem junto à traquéia (deixando 1 a 2mm de esôfago no lado traqueal), evitando a formação de divertículo ou estenose.
- Pesquisar a permeabilidade do esôfago distal.
- Nesse momento, o anestesista deve posicionar o cateter no coto superior, distando 1cm da anastomose e marcar nele (junto aos lábios ou narinas) a distância da anastomose, determinando em centímetros essa distância, retirando-o logo depois. Isso vai nos dar a distância correta que os cateteres podem ser introduzidos durante a aspiração pós-operatória da orofaringe.

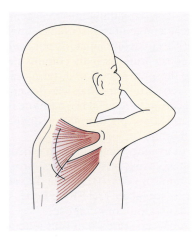

Figura 49.12 – Acesso posterior para correção de atresia de esôfago descrita por Marchese. Toracotomia posterior na região da escápula com afastamento dos músculos trapézio, grande dorsal e rombóide, expondo o gradeado costal[1].

- Anastomose término-terminal, plano total único, com fio de poligalactina 5-0 ou 6-0. A dissecção do coto superior deve ser feita até a região cervical. Evitar dissecção extensa do coto inferior. A sutura posterior é feita com os nós para dentro e a anterior com os nós para fora. É dada uma média de oito a dez pontos.
- Tubo transanastomótico de silicone pode ser colocado até o estômago antes da anastomose anterior e mantido no pós-operatório. Não o temos utilizado.
- Colocação de dreno intercostal extrapleural em selo d'água. Discutível o seu uso. Temos utilizado o dreno somente no caso de anastomose sob tensão excessiva.
- Quando a anastomose esofágica é feita com alguma tensão, costumamos reforçá-la com retalho de veia ázigo (azigoplastia) (Fig. 49.13).
- Nos casos com *long gap* (> 2,5cm ou ≥ 3cm de distância entre os dois cotos), as seguintes manobras podem ser tentadas:
  - Reparo primário com azigoplastia se os dois cotos podem ficar aproximados, apesar de alguma tensão. Também diminui a recidiva de fístula traqueoesofágica. Aplicar rotina pós-operatória de anastomose esofágica sob tensão (ver adiante).
  - Miotomia circular extramucosa de Livaditis no segmento esofágico proximal. Isso poderá acrescentar comprimento adicional de 1 a 1,5cm (Fig. 49.14). Um cateter de Fogarty nº 5 é colocado no coto para facilitar o procedimento. Se houver dificuldades técnicas para libe-

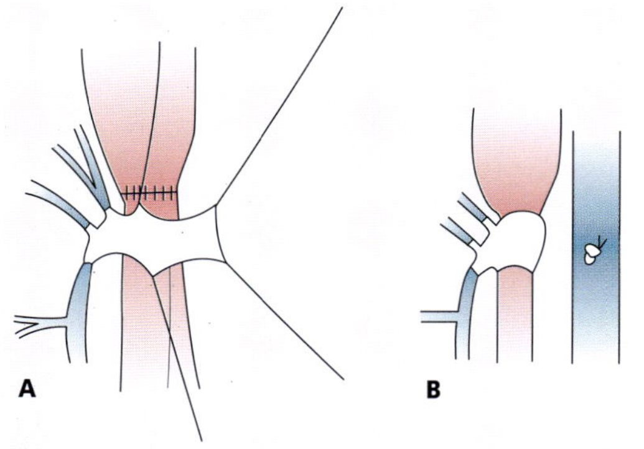

Figura 49.13 – (A e B) Técnica de azigoplastia para reforço da anastomose esofágica. Um segmento medindo de 1,5 a 2cm de veia ázigo é isolado entre ligaduras. A seguir, é realizada a ligadura de uma a duas veias intercostais que drenam nesse segmento escolhido. A veia ázigo é dividida, em sua porção medial da veia cava, formando um retalho retangular. Então, o retalho é colocado, sem tensão, sobre a anastomose esofágica em sua face ântero-lateral. O retalho é fixado superficialmente no esôfago com quatro pontos não-absorvíveis[2].

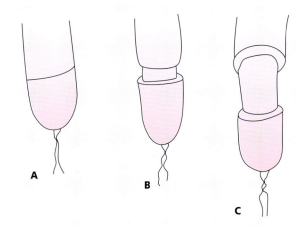

Figura 49.14 – Miotomia circular do coto superior do esôfago (técnica de Livaditis). (A) Colocar cateter de Fogarty número 5 no coto superior, inflar o balão e passar fio de tração na extremidade do coto. Incisão da miotomia deve ser aproximadamente 1,5 a 2cm acima da extremidade inferior do coto. (B) A incisão deve atingir somente as camadas musculares, deixando a camada submucosa íntegra. (C) Após incisar completamente toda a circunferência do coto esofágico superior no nível das camadas musculares, forças opostas devem ser exercidas com clampes atraumáticos, em ambas as metades, para distendê-las.

rar o coto proximal por ser curto, expô-lo pela região cervical, realizando a miotomia por essa via. Miotomia pode ser causa de pseudodivertículo de esôfago e piorar a dismotilidade esofágica própria da atresia.
– Múltiplas miotomias (duas ou três) podem ser realizadas no coto proximal; inclusive no coto distal pode ser realizada uma miotomia circular.
– Miotomia espiralada de Kimura. Pode inclusive ser suturada obliquamente, diminuindo o aparecimento de pseudodivertículo.
– Criação de retalho da parede anterior do coto proximal para alongamento esofágico (técnica de Gough) (Fig. 49.15).
– Construção de esofagostomia torácica descrita por Kimura[3]. É um procedimento multiestagiado de alongamento esofágico extratorácico, em que o esôfago superior é mobilizado a cada quatro semanas e translocado subcutaneamente e inferiormente na parede torácica anterior até que tenha comprimento suficiente para a realização de anastomose esofágica segura. Técnica efetiva, porém demorada, em que se alonga somente o coto superior (o coto inferior permanece hipoplásico), deixando uma série de cicatrizes na parede torácica anterior, o esôfago com dismotilidade e refluxo gastroesofágico em quase 100% dos casos.
– Técnica de alongamento gástrico (pequena curvatura) descrita por Schärli[4]. O alongamento esofágico distal é obtido pela ligadura e divisão da artéria gástrica esquerda e, se necessário, divisão transversa ou diagonal da pequena curvatura do estômago com mobilização do fundo gástrico no tórax para anastomose e fundoplicatura parcial (Fig. 49.16). Essa técnica é utilizada pelas vias torácica e abdominal combinadas, ou mesmo com anastomose cervical, sem toracotomia, utilizando a via retroesternal. Também deve ser citada a gastroplastia de Collis combinada com cirurgia anti-refluxo.
– Técnica de Foker: dissecção extensa do coto esofágico superior (se insuficiente, utilizar incisão cervical para mobilização adicional) com alguma mobilização do coto inferior[5,6]. São colocados pontos de apoio (sem penetrarem na mucosa) nos cotos superiores e inferiores para ajudar a aproximação. É realizada a colocação dos pontos na parede posterior do esôfago de ambos os cotos, sem atá-los. Al-

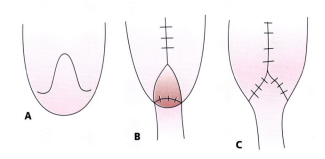

Figura 49.15 – (A – C) Retalho da parede anterior do esôfago para alongar o coto esofágico superior.

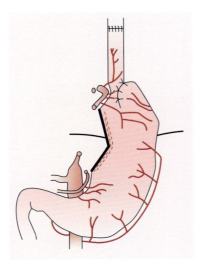

Figura 49.16 – Técnica descrita por Schärli com base na divisão da artéria gástrica esquerda e, se necessário, na divisão diagonal da pequena curvatura gástrica e fundoplicatura parcial[4].

guns minutos de tração são requeridos para que os cotos aproximem-se e os nós possam ser dados sem tensão. Anastomose anterior é realizada em seguida.

Se a tensão for considerada muito grande para uma anastomose imediata, os cotos devem ser fechados e tração interna deve ser instituída por três a quatro dias. Pontos de sutura horizontais (três ou quatro) com Prolene® 5-0 são colocados sobre material protético no esôfago e fixados sob tração na fáscia pré-vertebral acima e abaixo dos cotos e amarrados. Nova toracotomia deve ser realizada em três a quatro dias e anastomose realizada.

Nos casos em que não é conseguida a aproximação e nos *ultralong gaps* podem ser necessárias suturas de tração nos cotos superior e inferior (cujas extremidades devem ficar fechadas) com Prolene® 5-0, colocadas sobre pequenos pedaços de material protético (Teflon®, silicone). A sutura não deve entrar na luz esofágica (quatro pontos horizontais). Essas suturas são trazidas à superfície cutânea, acima e abaixo da incisão de toracotomia e serão tracionadas externamente e gradualmente nos próximos dias. A tensão deverá ser aumentada diariamente. O progresso da tração deverá ser seguido por radiografia (clipes foram colocados perto das extremidades dos cotos). Quando a distância for de apenas 1cm, o paciente submeter-se-á à retoracotomia para realização de esofagoplastia retardada.

- Nos casos em que é decidida operação retardada para melhorar as condições clínicas e/ou respiratórias da criança, gastrostomia pela técnica de Stamm pode estar indicada para diminuir a distensão gástrica e risco de refluxo de conteúdo gástrico. A sonda deve ser colocada a meia distância entre a pequena e a grande curvatura para não comprometer a vascularização do estômago (caso seja necessário, posteriormente, levantamento gástrico). Nos casos com fístula e disfunção respiratória grave, gastrostomia é contraindicada pois não permite ventilação efetiva, proporcionando escape aéreo para o estômago e para fora da gastrostomia.
- Novas técnicas vão se tornando mais familiares aos cirurgiões pediátricos e, em um futuro talvez precoce, tenderão a se popularizar: correção cirúrgica da atresia videoassistida por minitoracotomia e a correção cirúrgica totalmente videotoracoscópica.

TRATAMENTO CIRÚRGICO DO TIPO A DE GROSS

A atresia de esôfago sem fístula pode ser classificada em três grupos de tratamento, dependendo da avaliação da distância entre os segmentos esofágicos no momento da gastrostomia (Fig. 49.17), aos dois meses de idade e próximo dos três meses de idade (Fig. 49.18), antes da cirurgia definitiva.

- *Gap* ≥ do que duas vértebras.
- *Gap* > duas e ≤ quatro vértebras.
- *Gap* > 4 vértebras.
- Coto inferior ausente ou abdominal.
- A gastrostomia costuma ser um procedimento difícil pelo pequeno tamanho do estômago. Sempre indicar broncoscopia associada para avaliar existência de fístula proximal.
- O comprimento do *gap* pode ser medido em centímetros ou corpos vertebrais. O corpo vertebral mede aproximadamente 1cm no bebê a termo. Os

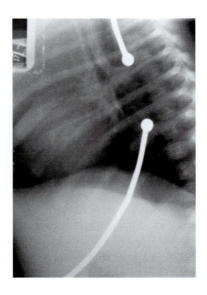

Figura 49.17 – Atresia de esôfago sem fístula traqueoesofágica. Medida da distância dos cotos no período neonatal.

Atresia de Esôfago ■ 271

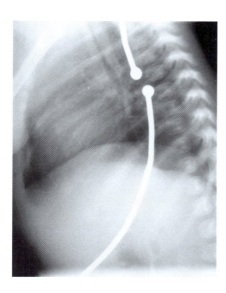

Figura 49.18 – Atresia de esôfago sem fístula traqueoesofágica. Medida da distância do coto aos três meses de idade. Observar a diminuição da distância entre as sondas metálicas.

- Quando indicado, o alongamento esofágico pela técnica de Foker não é aconselhado em bebês de baixo peso pela friabilidade do tecido esofágico e facilidade do ponto esofágico romper pela tração continuada. Nesse caso, aguardar um período de três meses, esperando um maior crescimento e aumento da espessura da parede esofágica e, só após, utilizar a técnica de Foker.
- Nos casos com *gap* maior do que 2cm, a conduta geral pode ser: aspiração contínua do coto superior, alimentação pela gastrostomia e manobras de distensão do coto superior uma vez/dia. Ultimamente, não temos achado necessário utilizar a manobra de distensão, aguardando o crescimento espontâneo do esôfago (que costuma crescer mais rápido do que a cavidade torácica) e distensão do esôfago inferior por refluxo do conteúdo gástrico. A distância entre os cotos é avaliada mensalmente até um total de três meses (Fig. 49.19).

corpos vertebrais crescem com a criança e passam a ser > 1cm. A distância em centímetros vai depender da idade e peso do bebê. Se o *gap* for menor ou igual a dois corpos vertebrais deve ser realizada anastomose primária. Podem ser usadas manobras cirúrgicas para diminuir a tensão da anastomose, conforme já descritas anteriormente.

TRATAMENTO CIRÚRGICO DO TIPO E DE GROSS

- Antes da cirurgia é colocada sonda nasogástrica e por broncoscopia passado cateter ureteral ou de Fogarty nº 2 pela traquéia através da fístula para o esôfago. O balão é deixado inflado dentro do esôfago. A presença de ambos os cateteres ajuda na identificação tátil da fístula no momento do ato operatório.

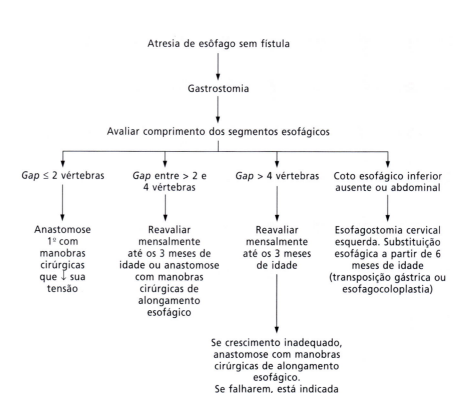

Figura 49.19 – Conduta terapêutica em atresia de esôfago sem fístula distal.

272 ■ Esôfago

- A cabeça e o pescoço são mantidos em extensão máxima com o intuito de trazer a fístula até a região cervical. O pescoço é rotado para o lado contralateral da incisão.
- O acesso cervical pode ser indiferentemente à esquerda ou à direita. O lado direito parece preferível por evitar lesão do ducto torácico. A incisão indicada é a transversa na prega cervical inferior.
- Fístula presente no nível ou abaixo da vértebra T3 (10 a 30% dos casos) é sinônimo de acesso por toracotomia direita.
- Após divisão da fístula, cada lado é fechado com fio inabsorvível (polipropileno ou polidioxanona 4-0 ou 5-0) e tecido cervical interposto entre as suturas (geralmente retalho muscular do músculo omoióideo). Dissecção deve ser cuidadosa, evitando lesão do nervo recorrente.
- Se houver recorrência da fístula, o acesso deve ser realizado pelo lado cervical oposto ao procedimento original.

CUIDADOS PÓS-OPERATÓRIOS GERAIS

- NPO (*nil per os*: nada por via oral) por cinco a sete dias até realizar o esofagograma.
- Posição semi-sentada.
- Manter antibióticos por aproximadamente cinco dias.
- Marcar no cateter a medida máxima de sua introdução para aspiração da orofaringe, que deverá ser de aproximadamente 7 a 8cm a partir das narinas (conforme medida transoperatória realizada pelo anestesista).
- Todos os bebês devem sair do bloco cirúrgico entubados, decidindo-se, na UTI neonatal, a real necessidade de continuarem assim.
- Bebês prematuros, com doença pulmonar, cardiopatia, tensão na anastomose, ou que permanecem instáveis no pós-operatório imediato devem permanecer entubados e em ventilação mecânica.
- Deve-se evitar a reentubação endotraqueal, pois esse procedimento poderá causar deiscência da anastomose pela hiperextensão excessiva do pescoço e trauma direto sobre a anastomose esofágica.
- No caso de anastomose sob tensão, devem ser tomadas as seguintes medidas de proteção da anastomose: flexão do pescoço para o lado direito 24h/dia, paralisia do bebê com relaxantes musculares e ventilação mecânica por cinco dias. Essas manobras previnem os esforços respiratórios no período pós-operatório imediato, diminuem o ato de deglutição (por paralisia dos músculos estriados do esôfago proximal) e tração diafragmática, mantendo em repouso a anastomose.
- NPT (nutrição parenteral total) deve ser mantida até conseguir via oral adequada.
- Com cinco a sete dias de pós-operatório é realizada a radiografia de esôfago, estômago e duodeno

(REED) com pesquisa de refluxo gastroesofágico. Se há alguma perda de saliva pelo dreno extrapleural, somente esofagograma deve ser realizado para estudar o débito da fístula. O objetivo da REED é estudar o reflexo de deglutição, motilidade esofágica, sítio da anastomose (estenose, divertículo, deiscência), esôfago distal (estenose distal associada), refluxo gastroesofágico, esvaziamento gástrico e posição do duodeno e ligamento de Treitz. Se não comprovar fístula, pode iniciar a via oral e retirar o dreno de tórax, caso eset esteja presente.

Complicações Pós-operatórias

A taxa de mortalidade precoce está em relação direta com a gravidade das malformações congênitas associadas (principalmente cardíacas).

A taxa de mortalidade pós-alta hospitalar é igual ou maior à mortalidade no período neonatal e deve-se, principalmente, às seguintes complicações.

Estenose da Anastomose: 10 a 20%

Definida como a necessidade de três ou mais dilatações esofágicas consecutivas e presença de sintomas (disfagia, aspirações recorrentes, ou corpo estranho na linha da anastomose). Outro conceito: presença de sintomas e estenose diagnosticada na endoscopia e/ou esofagograma. São mais comuns após deiscência da anastomose. Tratamento: dilatações a cada três a seis semanas por três a seis meses. Nas estenoses resistentes às dilatações deve se pensar na associação a refluxo gastroesofágico.

Traqueomalácia: 10 a 15%

Apresentam tosse característica devida à presença de traquéia muito flácida que colapsa ou é comprimida facilmente. Outras formas de apresentação são pneumonias de repetição, episódios de cianose e bradicardia e episódios graves de apnéia. Geralmente esses episódios estão associados a alimentação, tosse, ou choro. O diagnóstico costuma ser feito por radiografia lateral de tórax e broncoscopia sob anestesia geral leve e respiração espontânea que demonstra traquéia de forma elíptica na inspiração. O diagnóstico diferencial costuma ser difícil. Deve ser feito, principalmente, com: refistulização, esôfago proximal dilatado por estenose e refluxo gastroesofágico. Nos casos com sintomas leves a moderados não há necessidade de tratamento cirúrgico, pois melhoram com o tempo. Nos casos graves (bebês que não podem ser extubados, ou sofreram parada cardiorrespiratória, ou apresentam episódios de apnéia recorrentes) e nos casos com traqueomalácia persistente está indicada aortopexia. Recomendamos duas técnicas:

- Técnica de Filler[7]: paciente em decúbito ventral com coxim debaixo dos ombros, incisão anterior inframamária no 3º espaço esquerdo, adjacente ao esterno[7]. A artéria mamária pode ser deixada intacta ou dividida. O lobo esquerdo do timo deve ser afastado para expor o mediastino anterior e aorta ascendente. Três pontos com fio inabsorvível são colocados através da adventícia da aorta proximal e um ponto junto à saída da artéria inominada, passados através do esterno ou fixos ao periósteo posterior do esterno e amarrados (Fig. 49.20).

- Técnica de Bullard (*window approach*)[8]: mesma posição anterior, incisão transversa sobre a porção lateral esquerda do esterno no nível da 2ª ou 3ª cartilagem costal. As fibras do músculo peitoral são separadas e a 2ª e 3ª cartilagens expostas. O pericôndrio é aberto e a cartilagem ressecada. A aorta anterior é suturada ao esterno posterior.

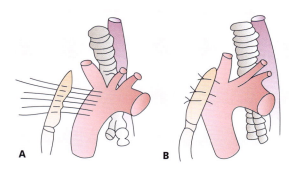

Figura 49.20 – Aortopexia. (*A*) Três pontos inabsorvíveis são colocados na adventícia da aorta proximal e um na adventícia da artéria inominada. Os pontos devem atravessar o esterno e ser amarrados. (*B*) Aspecto final mostrando a fixação da aorta no esterno e a via aérea livre de compressão.

Durante a realização da cirurgia, broncoscopia intraoperatória deve ser realizada para visualizar a luz traqueal e definir a necessidade de pontos complementares.

Broncodilatadores não devem ser usados nos casos de sibilância causada por traqueomalácia associada a atresia de esôfago, pois causam relaxamento do tono da musculatura lisa da traquéia, necessária para manter a via aérea patente.

Stents com balões expansíveis podem estar indicados nos casos graves recorrentes (após aortopexias). As principais complicações são formação de tecido de granulação, dificuldades na sua reposição ou remoção e migração do *stent*.

Fístula Traqueoesofágica Recorrente: 3 a 14%

A clínica da refistulização é caracterizada por pneumonias de repetição, tosse, sufocação e cianose com as alimentações. Na correção cirúrgica sempre interpor tecidos (pleura, músculo intercostal, ou pericárdio) entre a traquéia e o esôfago. Métodos diagnósticos já foram relatados anteriormente.

Deiscência de Anastomose: 5 a 15%

Na maioria das vezes são pequenas deiscências que vão cicatrizar espontaneamente com conduta expectante e drenagem torácica extrapleural adequada. Pode ser acrescida de aspiração contínua do coto superior, se a fístula for grande. As grandes deiscências geralmente são reconhecidas precocemente (24 a 72h) após reparo inicial, têm débito grande e costumam causar pneumotórax hipertensivo e mediastinite. Correspondem a 3 a 5% de todas as deiscências. Nesses casos, o tratamento adequado baseia-se na colocação de dreno extra, se o atual não estiver funcionando adequadamente e ventilação mecânica com pressão positiva no final da expiração (PEEP), quando não há expansão pulmonar adequada (providencia aposição das pleuras). Se não há melhora clínica rápida, o tratamento indicado é: toracotomia, sutura do coto inferior, esofagostomia cervical e gastrostomia. Em deiscência de anastomose nas primeiras 24 a 48h pode ser discutida a indicação de reanastomose esofágica.

Temos adotado a seguinte classificação:

- Vazamento incidental: pequeno vazamento radiológico, assintomático.
- Vazamento pequeno: saliva no dreno torácico, mas boa evolução clínica.
- Vazamento grande: mediastinite, pneumotórax, empiema, ou deiscência completa.

Os dois primeiros casos devem ser tratados conservadoramente e o terceiro, quase sempre, necessita de tratamento mais radical.

Refluxo Gastroesofágico: 30 a 60%

Causas: dismotilidade esofágica e incompetência do esfíncter esofágico inferior por distúrbio neuromuscular esofágico generalizado, *clearance* inadequado de ácidos, encurtamento do esôfago intra-abdominal.

Todos os casos necessitam primariamente de tratamento clínico. Destes, 30% poderão necessitar de correção cirúrgica. Quadro clínico: vômitos, disfagia, estenose recorrente da anastomose, sintomas respiratórios (estridor, episódios de cianose, pneumonia recorrente). Indicações cirúrgicas: falha no tratamento clínico, déficit de crescimento e esofagite, recorrência de estenose da anastomose. A recorrência de refluxo gastroesofágico (RGE) pós-correção de atresia de esôfago e fundoplicatura é alta (15 a 33%). Os riscos de complicações pós-reoperação são também altos (30 a 43%): obstrução intestinal por bridas, fundoplicatura exageradamente apertada, infecção da ferida operatória, evisceração, abscesso intra-abdominal e outros. A tendência clínica atual na esofagite com ou sem estenose esofágica ou falha na fundoplicatura é o uso de omeprazol em doses mais elevadas (variando de 2 a 3mg/kg/dia). Ainda está em estudos, pois tem-se observado o retorno da esofagite após a suspensão do omeprazol.

Considerações Finais

Em geral, os sintomas não ajudam a distinguir entre as diferentes causas de complicações que podem levar à disfunção respiratória.

O esofagograma costuma demonstrar a existência de refluxo, seu grau, estenose proximal ou distal e fístula traqueoesofágica recorrente.

A esofagoscopia pode identificar estenose, esofagite e presença de fístula.

REFERÊNCIAS BIBLIOGRÁFICAS

1. MARCHESE, L. T.; COSTA, F.; VILLARI FILHO, S.; KOMATSU, E. S.; PIETROBON, L. H. Toracotomia posterior no acesso cirúrgico ao esôfago atrésico – uma via simplificada. *Rev. Col. Bras. Cirur.*, v. 12, n. 4, p. 105-110, 1985.
2. KOSLOSKE, A. M. Azygous flap technique for reinforcement of esophageal closure. *J. Pediatr. Surg.*, v. 25, p. 793-794, 1990.
3. KIMURA, K.; NISHIJIMA, E.; TSUGAWA, C. et al. Multistaged extrathoracic esophageal elongation procedure for long gap esophageal atresia: experience with 12 patients. *J. Pediatr. Surg.*, v. 36, n. 11, p. 1725-1727, 2001.
4. SCHÄRLI, A. F. Esophageal reconstruction in very long atresias by elongation of the lesser curvature. *Pediatr. Surg. Int.*, v. 7, p. 101-105, 1992.
5. FOKER, J. E.; KENDALL, T. C.; CATTON, K.; KHAN, K. M. A flexible approach to achieve a true primary repair for all infants with esophageal atresia. *Sem. Pediatr. Surg.*, v. 14, p. 8-15, 2005.
6. FOKER, J. E.; LINDEN, B. C.; BOYLE, E. M.; MARQUARDT, B. S. Development of a true primary repair for the full spectrum of esophageal atresia. *Ann. Surg.*, v. 226, n. 4, p. 533-543, 1997.
7. FILLER, R. M.; ROSSELLO, P. J.; LEBOWITZ, R. L. Life-threatening anoxic spells caused by tracheal compression after repair of esophageal atresia correction by surgery. *J. Pediatr. Surg.*, v. 11, p. 739-748, 1976.
8. BULLARD, K. M.; ADZICK, N. S.; HARRISON, M. R. A mediastinal window approach to aortopexy. *J. Pediatr. Surg.*, v. 32, n. 5, p. 680-681, 1997.

BIBLIOGRAFIA RECOMENDADA

AL-QAHTANI, A. R.; YAZBECK, S.; ROSEN, N. et al. Lengthening technique for long gap esophageal atresia and early anastomosis. *J. Pediatr. Surg.*, v. 38, p. 737-739, 2003.

CHALINE, A. A.; RICKETTS, R. R. Esophageal atresia in infants with very low birth weight. *Sem. Pediatr. Surg.*, v. 9, p. 73-78, 2000.

CAPÍTULO 50

Estenose Congênita de Esôfago

João Carlos Ketzer de Souza

CONCEITO

Estreitamento intrínseco da luz esofágica, presente ao nascimento, embora não necessariamente sintomático, causado por malformação congênita da arquitetura da parede.

CLASSIFICAÇÃO

- Diafragma membranoso mucoso. Tipo mais raro.
- Hipertrofia fibromuscular. Há hipertrofia segmentar das camadas muscular e submucosa e fibrose difusa dessa área recoberta por epitélio escamoso normal.
- Coristoma. Presença de células e tecidos microscopicamente normais que se apresentam em localizações anormais (heterotopia). O coristoma caracteriza-se pela presença de restos traqueobrônquicos ectópicos (cartilagem, glândulas respiratórias mucosas e/ou epitélio ciliado) inclusos na parede junto ao 1/3 inferior do esôfago. Essa seqüestração de tecido traqueobrônquico na parede esofágica pode ocorrer no momento da separação do trato respiratório do esôfago primitivo, em torno do 25º dia embrionário. Acredita-se que a localização mais distal do tecido heterotópico seja atribuída à taxa maior de crescimento do esôfago em relação ao crescimento traqueobrônquico. É o tipo mais comum.

DIAGNÓSTICO DIFERENCIAL

- Estenoses esofágicas adquiridas: principalmente por refluxo gastroesofágico e cáustica.
- Compressão extrínseca do esôfago: compressão por anel vascular.
- Estenose funcional: acalásia.

EPIDEMIOLOGIA

- Não há predisposição sexual.
- Prevalência: 1:25.000 a 50.000 nascidos vivos.
- Malformações associadas: aproximadamente 25%. Mais comuns: principalmente atresia de esôfago com ou sem fístula traqueoesofágica, atresia intestinal, anomalia anorretal, má-rotação intestinal, malformações da cabeça, face e extremidades e anomalias cromossômicas, principalmente síndrome de Down.

QUADRO CLÍNICO

- Disfagia progressiva para alimentos semi-sólidos e sólidos. O início da disfagia pode coincidir com a introdução de alimentos mais sólidos em torno dos seis meses de idade. Porém, os sintomas podem ocorrer já no período neonatal.
- Vômitos ou regurgitação de partículas alimentares não digeridas durante a alimentação ou logo após.
- Salivação excessiva.
- Retardo de crescimento.
- Infecções recorrentes do trato respiratório por aspiração.

INVESTIGAÇÃO DIAGNÓSTICA

- Cine-esofagograma com contraste: pode demonstrar a localização, forma da estenose, motilidade esofágica e presença de refluxo gastroesofágico. Em geral demonstra o estreitamento de forma regular e gradual (estenose fibromuscular e membrana) ou irregular e abrupto (coristoma) com esôfago supra-estenótico bastante dilatado. Às vezes é possível identificar a presença de um diafragma. Mais de 90% dos coristomas estão localizados no 1/3 inferior ou no esôfago bem distal e a maioria das membranas e estenoses fibromusculares no 1/3 médio.
- Esofagoscopia: melhor método diagnóstico. Permite a realização de biópsia da área.
  - Nos coristomas a estenose é bastante irregular, abrupta, rígida e inflexível (dura).
  - No diafragma membranoso é visível uma membrana tênue e contornos regulares.
  - Na estenose fibromuscular a estenose é regular, gradual, bem centrada, flexível e facilmente dilatável.
- Ultra-sonografia endoscópica.

Nem sempre se obtém o diagnóstico preciso por esofagograma e endoscopia. Nesses casos, a ultra-sonografia endoscópica parece muito útil no diagnóstico diferencial. Pode visualizar uma área sonolucente na camada muscular, mostrando um componente cartilaginoso.

TRATAMENTO

Objetivos do tratamento: aliviar sintomas de estenose mantendo o mecanismo anti-refluxo da junção gastroesofágica.

Coristomas

Não está indicada a dilatação esofágica. Nos desnutridos com via oral difícil está indicada nutrição parenteral total (NPT), ou nutrição enteral via gastrostomia antes do procedimento cirúrgico definitivo. O tratamento definitivo baseia-se na excisão do segmento de esôfago que contém os restos traqueobrônquicos e anastomose primária término-terminal. O esôfago pode ser abordado por via torácica (toracotomia póstero-lateral direita nas lesões do 1/3 médio do esôfago e esquerda nas do 1/3 inferior), ou abdominal (esôfago abdominal junto à junção gastroesofágica), dependendo da localização do coristoma. Muitas vezes é difícil definir a extensão da estenose no transoperatório. Nesses casos, passa-se um cateter com balão além da estenose, infla-se o balão e ele é tracionado inferiormente, contra a estenose. No esôfago distal com abordagem abdominal, recomenda-se a realização de fundoplicatura associada para evitar refluxo gastroesofágico pós-operatório. Com estenose próxima à junção gastroesofágica está indicada a ressecção segmentar da área estenótica, gastroplastia de Collis associada a gastropexia posterior modificada de Hill ou fundoplicatura de Nissen, associadas ou não a piloroplastia.

Estenose Fibromuscular

Tem tratamento satisfatório com dilatação esofágica. A dilatação é realizada semanalmente, seguida por duas vezes/mês durante muitos meses, até ficar assintomática. Nos casos que não respondem às dilatações repetidas (até seis vezes) e na estenose fibromuscular extensa (> 3cm) está indicado o tratamento cirúrgico com base em ressecção segmentar e anastomose esofágica primária ou interposição de cólon ou jejuno, se os cotos forem muito distantes. Estar preparado para a necessidade desse procedimento, realizando preparo de cólon prévio.

Diafragma Membranoso

Por endoscopia, a membrana é incisada com eletrocautério ou laser, é colocada sonda nasogástrica (SNG) moldando e uma semana após deve iniciar as dilatações.

RECOMENDAÇÃO

Durante a correção cirúrgica de uma atresia de esôfago, é muito importante verificar a permeabilidade do esôfago distal através da passagem de SNG até o estômago. A não identificação de uma estenose esofágica pode ser causa de deiscência, aspiração com pneumonias recorrentes, ou apnéia.

BIBLIOGRAFIA RECOMENDADA

HARMON, C. M.; CORAN, A. G. Congenital anomalies of the esophagus. In: O'NEILL, J. A.; ROWE, M. I.; GROSFELD, J. L. et al. (eds.). *Pediatric Surgery*. 5. ed. St. Louis: Mosby, 1998. p. 941-967.

MAHOUR, G. H.; JOHNSTON, P. W.; GWINN, J. L.; HAYS, D. M. Congenital esophageal stenosis distal to esophageal atresia. *Surgery*, v. 69, p. 936-939, 1971.

NIHOUL-FEKÉTÉ, C.; DE BACKER, A.; LORTAT-JACOB, S.; PELLERIN, D. Congenital esophageal stenosis: a review of 20 cases. *Pediatr. Surg. Int.*, v. 2, n. 2, p. 86-92, 1987.

OHI, R.; TSENG, S. W. Congenital esophageal stenosis. In: PURI, P. (ed.). *Newborn Surgery*. Oxford: Butterworth-Heinemann, 1996. p. 237-240.

TAKAMIZAWA, S.; TSUGAWA, C.; MOURI, N. et al. Congenital esophageal stenosis: therapeutic strategy based on etiology. *J. Pediatr. Surg.*, v. 37, n. 2, p. 197-201, 2002.

TAKAMIZAWA, S.; TSUGAWA, C.; MOURI, N. et al. Congenital esophageal stenosis: therapeutic strategy based on etiology. *J. Pediatr. Surg.*, v. 37, p. 197-201, 2002.

ZHAO, L. L.; HSIEH, W. S.; HSU, W. M. Congenital esophageal stenosis owing to ectopic tracheobronchial remnants. *J. Pediatr. Surg.*, v. 39, p. 1183-1187, 2004.

CAPÍTULO 51

Acalásia

João Carlos Ketzer de Souza

CONCEITO

Obstrução funcional do esôfago distal caracterizada por falta ou incompleto relaxamento do esfíncter esofágico inferior relacionado à deglutição, combinada com dismotilidade e/ou hipomotilidade do esôfago. A pressão de repouso do esfíncter esofágico inferior encontra-se elevada.

ETIOLOGIA

- Ainda desconhecida.
- A teoria mais aceita baseia-se em alterações degenerativas das células nervosas ganglionares intramurais do esôfago, vago e núcleo motor dorsal do vago no sistema nervoso central (SNC).
- No Brasil, essas lesões podem ocorrer na doença de Chagas, em que o *Trypanosoma cruzi* lesa os gânglios intramurais esofágicos.

EPIDEMIOLOGIA

- Doença rara em crianças. Somente 5% dos casos ocorrem em crianças < 15 anos de idade.
- Leve predisposição para o sexo masculino: 1,6M:1F.
- Incidência anual em crianças: 1.100.000.
- A maioria ocorre como entidade isolada. A acalásia familiar é rara, herdada de forma autossômica recessiva.
- Tem sido encontrada associada a doenças autossômicas recessivas, como síndrome de Allgrove (caracterizada por insuficiência adrenocortical, alacrimia e acalásia), síndrome de Alport, ataxia cerebelar hereditária e disautonomia hereditária.
- Também há relatos de alguma relação com a trissomia 21.
- Câncer de esôfago pode ser uma complicação tardia da acalásia sem tratamento. Poderia ocorrer a progressão de hiperplasia escamosa para displasia e, eventualmente, para carcinoma.

QUADRO CLÍNICO

- Regurgitação de alimentos não-digeridos e halitose podem ser encontradas em mais de 80% dos casos.
- Disfagia (± 70%).
- Retardo de crescimento (± 55%).
- Sintomas respiratórios, como tosse noturna, pneumonia recorrente e crises de asma (± 40%).
- Dor torácica (± 25%).
- Os sintomas respiratórios são mais comuns nos lactentes e os relacionados a disfagia e regurgitação de alimentos não-digeridos nas crianças maiores.

INVESTIGAÇÃO DIAGNÓSTICA

- Radiografia de tórax: esôfago dilatado com nível hidroaéreo ou massa mediastinal.
- Radiografia contrastada de esôfago: esôfago dilatado que se estreita concentricamente na junção cardioesofágica, formando uma imagem de bico de passarinho ou cauda de rato (*bird beak ou rat tail*).
- Fluoroscopia: demonstra diminuída ou desordenada peristalse no esôfago proximal e esôfago proximal e médio dilatados.
- Esofagoscopia: esôfago dilatado com alimentos retidos, estenose concêntrica sem sinais de esofagite péptica. O esfíncter se relaxa com a passagem do esofagoscópio. Realizar biópsia do esôfago distal.
- Manometria esofágica: confirma a hipótese diagnóstica. Os achados são os seguintes:
  - Pressão de repouso elevada no esfíncter esofágico inferior (40mmHg).
  - Falha de relaxamento ou relaxamento incompleto do esfíncter esofágico inferior à deglutição.
  - Ondas peristálticas ausentes ou incompletas no corpo do esôfago.
  - Contrações terciárias incoordenadas.

TRATAMENTO

- Injeção endoscópica de toxina botulínica. Efetivamente reduz a pressão do esfíncter esofágico inferior. O alívio dos sintomas costuma durar 3 a 12 meses. As desvantagens desse tipo de tratamento baseiam-se no período limitado de sua efetividade e na necessidade de injeções repetidas, que podem causar esclerose da junção gastroesofágica.
- Dilatação pneumática sob anestesia geral e fluoroscopia. Tem obtido resultados insatisfatórios nas crianças. Nenhuma criança < 9 anos obteve alívio prolongado (> 1 ano de seguimento com esse tratamento).
- Esofagocardiomiotomia modificada de Heller com procedimento anti-refluxo (fundoplicatura de Thal). É realizada miotomia longitudinal anterior (estendendo-se 2cm na porção dilatada do esôfago e 1cm na parede anterior do estômago). Não necessita ressecção de músculo. Apenas a mucosa e a submucosa devem ser liberadas em cada lado da miotomia por 1/3 ou 1/2 da circunferência do esôfago. O procedimento é complementado pela fundoplicatura de Thal, suturando-se o fundo do estômago às margens da miotomia. O procedimento anti-refluxo, além de evitar o aparecimento de refluxo gastroesofágico, evita a reaproximação da miotomia.

278 ■ *Esôfago*

- Esofagocardiomiotomia videolaparoscópica de Heller com fundoplicatura de Dor ou Thal. Esse procedimento pode ser auxiliado por endoscopia intra-operatória.
- Não realizar fundoplicatura de Nissen pela peristalse diminuída do esôfago.
- Após miotomia simples, a incidência de refluxo atinge a taxa de 10 a 20%, em crianças.
  A esofagomiotomia pode ser realizada sob visão endoscópica do esôfago. Vantagens: identifica o esôfago com facilidade, observa a presença de perfuração e determina se a miotomia foi completa.
- Dar preferência pela via abdominal.

BIBLIOGRAFIA RECOMENDADA

DEL ROSARIO, J. F.; ORENSTEIN, S. R. Common pediatric esophageal disorders. *Gastroenterologist*, v. 6, p. 104-121, 1998.

KARNAK, I.; SENOCAK, M. E.; TANYEL, F. C.; BUYUKPAMUKCU, N. Achalasia in childhood: surgical treatment and outcome. *Eur. J. Pediatr. Surg.*, v. 11, p. 223-229, 2001.

LEMMER, J. H.; CORAN, A. G.; WESLEY, J. R. et al. Achalasia in children: treatment by anterior esophageal myotomy (modified Heller operation). *J. Pediatr. Surg.*, v. 20, p. 333-338, 1985.

PINEIRO-CARRERO, V. M.; SULLIVAN, C. A.; ROGERS, P. L. Etiology and treatment of achalasia in the pediatric group. *Gastrointest. Endosc. Clin. N. Am.*, v. 11, p. 387-408, 2001.

UPADHYAYA, M.; FATAAR, S.; AS JWANY, M. J. Achalasia of the cardia: experience with hydrostatic balloon dilatation in children. *Pediatr. Radiol.*, v. 32, p. 409-412, 2002.

CAPÍTULO 52

Lesões Cáusticas do Trato Gastrointestinal

Elinês Oliva Maciel

Carlos André T. Gandara

CONCEITO

A ingestão de substâncias cáusticas, sejam alcalinas ou ácidas, pode resultar em lesões sérias da orofaringe, esôfago e estômago. Uma grande quantidade dessas substâncias corrosivas pode ser encontrada por crianças, muitas vezes devido à negligência ou ignorância dos pais que deixam produtos domésticos em locais de fácil acesso ou guardados em recipientes inadequados.

INCIDÊNCIA

- A maioria dessas ingestões ocorre de maneira acidental por crianças menores de cinco anos de idade.
- Outro pico de incidência ocorre em adolescentes e adultos jovens, geralmente por tentativa de suicídio.
- A distinção entre ingestão acidental e intencional é importante, porque na última são usados corrosivos mais potentes e em maior quantidade, ocasionando lesões mais graves.

SUBSTÂNCIAS CÁUSTICAS

Compreendem uma grande variedade de elementos possuidores de propriedades diferentes, mas todas elas têm a capacidade de causar lesões diretas aos tecidos.

Os cáusticos, cujo maior exemplo é a soda cáustica, incluem tanto as substâncias de efeito alcalino (hidróxido de sódio ou potássio, carbonato de sódio ou potássio, amônia), como as de efeito ácido (ácidos: acético, bórico, clorídrico, fosfórico, fluorídrico, nítrico, ou sulfúrico) as quais têm uma ação química direta sobre as proteínas teciduais, formando proteinatos alcalinos ou ácidos.

Álcalis

Lixívia

Termo amplo para álcalis fortes usados nos produtos de limpeza. O hidróxido de sódio e potássio é usado em desentupimento e limpeza de fogões (em pasta ou líquido) e nos sabões domésticos (pó). As concentrações desses álcalis variam de 9,5 a 32% na forma líquida e até 100% na sólida. Produtos em concentração industrial, devido a sua alta densidade, aumentam o risco de lesão na parte inferior do esôfago e estômago.

Amônia ou Hidróxido de Amônia

Associada à produção de vapor, a ingestão da amônia resulta em queimaduras e ulcerações da mucosa esofágica e a inalação do vapor pode causar irritação pulmonar, podendo ocasionar edema pulmonar.

Clinitest®

São comprimidos usados para controle do nível de glicose na urina. Quando ingeridos, são substâncias alcalinas que causam significativa lesão térmica e cáustica no esôfago, produzindo lesões profundas.

Ácidos

Os ácidos são amargos, diferentes dos álcalis, que não têm sabor. No contato com a orofaringe provocam uma queimadura e geralmente são cuspidos, não havendo deglutição de grande quantidade.

Detergentes e Branqueadores

Também conhecidos como água de lavadeira (clorofila, água sanitária Super Candida® e Q-Boa®). São utilizados para os mais variados fins domésticos e constituem as substâncias mais ingeridas por crianças. São uma solução de hipoclorito de sódio em concentração de até 5%. O hipoclorito é considerado um irritante esofágico, mas não causa necrose e não produz lesão gástrica significativa. Quando entram em contato com os tecidos orgânicos, os hipocloritos liberam cloro, responsável pelas manifestações tóxicas.

Limpadores de Vaso Sanitário

São os ácidos sulfúrico, clorídrico, ou fosfórico. Exemplos também são os compostos antiferrugem, líquidos de bateria e líquidos para limpeza de piscinas.

LESÕES TÉRMICAS DO ESÔFAGO

São causadas por ingestão de água ou alimentos quentes e geralmente provocam apenas lesões superficiais sem grande morbidez.

INGESTÃO DE BATERIAS EM DISCO

São compostas de metais pesados, como mercúrio, zinco, cádmio em soluções eletrolíticas de hidróxido de potássio a 25 a 45%. As complicações esofágicas e gástricas devem-se ao vazamento de tais soluções. Os níveis séricos de mercúrio, nesses casos, encontram-se aumentados.

FISIOPATOLOGIA

A extensão da lesão do aparelho gastrointestinal depende do tipo de substância ingerida, da quantidade, da concentração, da duração da exposição, da forma física e do pH do agente corrosivo. Existem substâncias que tendem a aderir à orofaringe e ao esôfago superior, onde causam maiores danos, enquanto outras de alta densidade passam rapidamente através da orofaringe e lesam o esôfago distal e o estômago.

A ingestão de álcalis possui ação solvente sobre o revestimento lipoprotéico, produzindo necrose de liquefação com destruição do epitélio e da submucosa. Os álcalis mais freqüentemente produzem dano esofágico e, em grandes quantidades, podem lesar todo o trato gastrointestinal superior.

A ingestão de ácidos causa uma necrose de coagulação e produz escaras endurecidas, o que usualmente restringe a sua penetração e resulta em dano limitado à mucosa esofágica. As lesões mais importantes causadas pelos ácidos são cáusticas, onde permanecem por tempo maior devido a um pilorospasmo, ocasionando úlceras antrais e, algumas vezes, perfuração. A estenose pilórica pode ser uma complicação tardia.

Fases de Evolução

Aguda

Corresponde à morte celular que sobrevém à coagulação das proteínas intracelulares. Essa fase é vista nas primeiras 24h. É acompanhada de hemorragia, trombose e uma intensa reação inflamatória com edema dos tecidos adjacentes à zona de necrose. Dependendo da extensão da queimadura, pode existir comprometimento da camada muscular e ocasionar perfuração esofágica. A contaminação bacteriana está presente.

Subaguda ou Reparadora Precoce

Compreende a primeira e segunda semanas e corresponde à eliminação do tecido necrótico superficial entre os terceiro e quinto dias, sendo substituído por uma zona ulcerada intensamente inflamatória. Nessa fase, existe diminuição do edema, início de uma neovascularização e importante atividade fibroblástica. Durante esse período, a parede esofagiana é muito frágil. Se a lesão for moderada, a função do esôfago retorna.

Cicatrização e Estenose Cicatricial

Inicia-se na terceira semana após a queimadura. É a fase de cicatrização com proliferação de fibroblastos na submucosa e camada muscular da mucosa. Se ocorrer estenose esofágica, ela se iniciará nessa fase. A reepitelização começa na terceira semana e se completa na sexta semana após a lesão, ocorrendo diminuição da luz esofágica. Existe também uma degeneração dos tecidos musculares e nervosos adjacentes. Após o desaparecimento da reação inflamatória, a cicatrização se efetua através da substituição de sua mucosa e camadas musculares lesadas por um tecido fibroso denso. A maturação desse tecido progride lentamente, levando seis semanas. A reepitelização esofágica ocorre entre a quarta semana e o terceiro mês, por isso, a reavaliação do paciente à procura de estenose deve iniciar-se na terceira semana e terminar após o terceiro mês.

Gravidade das Queimaduras

A ingestão de uma substância cáustica provoca uma queimadura e não intoxicação. Hollinger classificou as lesões cáusticas esofágicas em um sistema similar às queimaduras de pele.

- *Grau I:* envolvimento mínimo, caracterizado por hiperemia de mucosa, edema e descamação superficial.
- *Grau II:* lesão mais profunda, envolvendo toda a parede do esôfago coberta por exsudato fibrinoso e ulcerações rasas limitadas à mucosa. Divide-se em II A se as lesões são esparsas à endoscopia e II B se a lesão é circunferencial.
- *Grau III:* ulcerações profundas do esôfago, podendo ser transmural, ou com perfuração esofágica em cavidade pleural, mediastinal, ou peritoneal.

Gravidade das Estenoses Cicatriciais

Fatti e Dafoe descreveram quatro graus de gravidade para as estenoses cicatriciais, que consistem em:

- *1º grau:* fibrose circunscrita menor do que a circunferência esofágica, causando disfagia discreta ou sem sintomas de disfagia.
- *2º grau:* estreitamento anular localizado, menor do que 1cm de comprimento. A fibrose atinge a submucosa e a diminuição da luz esofágica é moderada.
- *3º grau:* estenose expressiva de mais de 1cm de comprimento e que se estende através das camadas musculares.
- *4º grau:* estenose tubular devido a um tecido fibroso cicatricial e com uma luz esofágica filiforme.

QUADRO CLÍNICO

- A maioria das crianças com história de ingestão de substância corrosiva está em bom estado geral, ou assintomática, o que dificulta o diagnóstico.
- A presença de queimaduras químicas em mucosa oral, palato ou língua é uma forte indicação de que tenha havido lesão esofágica, mas a ausência delas não permite afirmar o contrário.
- Crianças com queimaduras orais geralmente têm dificuldade para deglutir e apresentam salivação abundante.

Lesões Cáusticas do Trato Gastrointestinal ■ **281**

SEÇÃO 6

- Vômito sanguinolento pode estar presente.
- Dispnéia, estridor, rouquidão e dificuldade respiratória são sintomas associados ao edema de faringe, lesão laríngea, ou presença de substâncias cáusticas no trato aéreo superior.
- Sinais de insuficiência respiratória podem iniciar em poucas horas, necessitando entubação.
- Sinais peritoneais, crepitação cervical e dor retroesternal com irradiação dorsal sugerem perfuração com mediastinite.
- Ingestão de substâncias corrosivas pode levar a pilorospasmo e atonia gástrica, impedindo a passagem para o duodeno.
- Instabilidade hemodinâmica com sinais sistêmicos, como febre, taquicardia e confusão mental, segue-se a ingestões maciças.

EXAME FÍSICO

- A criança deve ser cuidadosamente examinada. A orofaringe deve ser investigada à procura de secreções aumentadas, edema, ou ulcerações e o abdome para evidência de peritonite. Toxicidade e febre resultam da absorção de tecido celular necrótico, podendo sobrevir à septicemia. Colapso vascular pode ocorrer por extravasamento de líquido nos tecidos lesados e os sinais de choque devem ser constantemente monitorizados.

INVESTIGAÇÃO DIAGNÓSTICA

- A endoscopia deve ser realizada nas primeiras 24h após a lesão para determinar a gravidade das lesões do esôfago e a sua extensão. A endoscopia somente não é realizada se o paciente estiver instável ou com lesões de orofaringe que a contra-indiquem. Se não existir queimadura evidente à endoscopia, nenhum tratamento é indicado. Se a lesão esofágica for identificada durante uma endoscopia rígida, o exame é interrompido, pois a tentativa de avaliar todo o esôfago aumenta o risco de perfuração. A perfuração é a complicação mais grave da endoscopia e está associada à alta incidência de mediastinite. Com o uso de endoscópios flexíveis apropriados, pode-se tentar a avaliação de todo o esôfago e a extensão do dano para o estômago.
- Estudos radiológicos simples são úteis para identificar pneumonite e perfuração. O esofagograma é de pouco valor diagnóstico durante a fase aguda. O exame tardio é sempre indicado para avaliar a motilidade esofágica e a presença de estenose cicatricial.

TRATAMENTO

- Ressuscitação: o manejo inicial é direcionado para manter uma via aérea adequada e estabilidade cardiovascular. A identificação do cáustico é de grande valor para determinar o tratamento adequado.
- Hospitalização: o paciente deve ficar sob observação no mínimo por 24h, devido à possibilidade de desenvolver insuficiência respiratória horas mais tarde.
- Jejum por 48h se houver lesões em orofaringe e/ou esôfago. Após, é iniciada dieta líquida seguida de pastosa, se o paciente não apresentar distúrbio de deglutição. Em danos esofágicos severos, utilizamos nutrição parenteral, ou alimentação enteral por sonda. Gastrostomia pode ser necessária em casos selecionados.
- Evitar os vômitos, pois os materiais alcalinos são rapidamente neutralizados pelo ácido gástrico e as conseqüências da regurgitação dos ácidos são mais danosas do que sua permanência no estômago. O vômito pode reintroduzir o material corrosivo na epiglote, cordas vocais e laringe, levando a um dano mais severo, edema e obstrução respiratória. Se o material regurgitado for aspirado, poderá causar pneumonite química.
- Agentes neutralizantes para os ácidos, como a água e o leite, podem ser utilizados, mas não existem trabalhos comprovando sua eficácia. Podem ser mal tolerados, resultando em vômito e aspiração.
- Tratamento local das queimaduras orais com emolientes e analgésicos locais.
- Medicações.
  - Antibióticos (ampicilina e gentamicina) são dados para profilaxia de infecções dos tecidos lesados, ainda que a incidência seja baixa. São mantidos por 7 a 14 dias.
  - Corticosteróide (prednisona 2mg/kg/dia, ou dexametasona 1mg/kg/dia) é utilizado por três a quatro semanas na tentativa de diminuir a formação de cicatrizes e na presença de sintomas respiratórios, mas o seu uso permanece controverso.
  - Bloqueadores de H_2 ou inibidores da bomba de prótons devem ser usados em lesões de esôfago distal e estômago. A dismotilidade esofágica após a ingestão de um cáustico e o refluxo de ácido gástrico para o esôfago agravarão a lesão. Devem ser mantidos por seis a oito semanas.
  - Corticosteróide. Corresponde à infiltração de corticosteróide, sob controle endoscópico, na cicatriz da queimadura. Indicada apenas ao caso de estenose anular curta (< 1cm). Costuma ser utilizada a triancinolona 1% ou equivalente, 0,1mL por quadrante (quatro quadrantes) em quatro a cinco sessões espaçadas por três semanas.
- Reavaliação endoscópica em três semanas.
- Dilatações esofágicas precoces e freqüentes (a cada dez dias) utilizando-se dilatadores de Tucker, bugias de Canty-Rebhein, sondas de Savary, cateteres com balão (balão tipo angioplastia).

- Baterias em disco devem ser removidas prontamente do esôfago ou estômago, por endoscopia ou laparotomia. Mesmo quando a bateria está intacta, os álcalis fortes podem vazar e causar perfuração em menos de 8h. Se a bateria estiver no intestino, sua passagem deve ser monitorizada por radiografias freqüentes.
- Sonda nasogástrica (SNG). Em lesões esofágicas graus II e III, parece lógica a passagem de uma SNG (sonda de silicone 12 a 18F), mantendo o esôfago aberto e permitindo alimentação enteral. Em caso de estenose grave, poderá ser usada como guia durante as dilatações esofágicas.
- Gastrostomia pode ser necessária dependendo da permeabilidade residual do esôfago após a queimadura cáustica. Quando indicada é interessante a passagem de um fio inabsorvível grosso transesofágico entrando pela narina e saindo pela gastrostomia. Esse fio poderá ser usado no futuro como guia para dilatações anterógradas ou retrógradas.
- Cirurgia anti-refluxo. No caso de retração cicatricial do esôfago, o aparecimento de refluxo gastroesofágico (RGE) pode complicar e piorar a estenose corrosiva. Se RGE significativo for demonstrado por algum dos métodos diagnósticos acessíveis, é ilusório esperar a cura da estenose. Tentar sempre, primariamente, o tratamento médico do RGE com procinéticos e inibidores da bomba de prótons associados a dilatações esofágicas. Caso não resolva, está indicado o tratamento cirúrgico anti-refluxo.
- Laparotomia ou toracotomia podem ser necessárias em lesões muito graves como medida salva-vida. Se o estômago estiver muito lesado, a cirurgia é indicada para excluir necrose gástrica antes da perfuração. Realizar gastrostomia ou jejunostomia para alimentação nesses casos.
- Esofagoplastia. O fato de não se conseguir manter uma luz esofágica permeável em um período de 12 a 18 meses constitui um critério para decidir a necessidade de uma esofagoplastia. Antes de

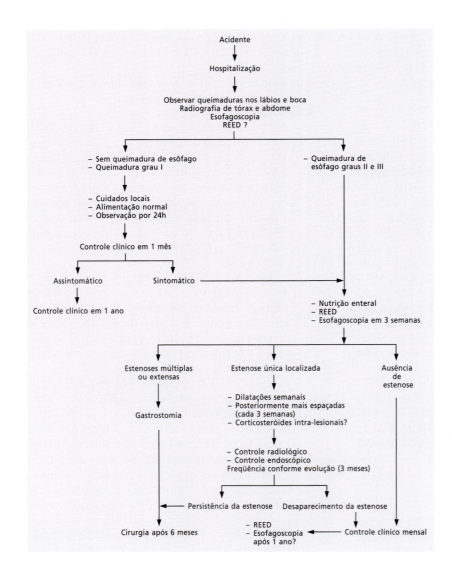

Figura 52.1 – Investigação e tratamento de lesão cáustica do esôfago. REED = radiografia de esôfago, estômago e duodeno.

decidir por alguma cirurgia no esôfago, devemos aguardar a estabilização da cicatrização diagnosticada por controle radiológico e endoscópico (no mínimo seis meses).

Ver Figura 52.1, um algoritmo para investigação diagnóstica e tratamento.

PROGNÓSTICO

A mortalidade é pequena, mas a morbidade é significativa. Um terço dos pacientes desenvolve estenose, mas somente em 5% ela é resistente e não responsiva às dilatações repetidas. Se a dilatação esofágica freqüente não produzir resultados dentro de um ano, a substituição esofágica pode ser necessária.

Fístula traqueoesofágica é uma complicação de reparo difícil, necessitando de uma esofagostomia cervical e gastrostomia.

O carcinoma de esôfago é uma complicação tardia (mais de 20 anos) nos pacientes que apresentaram estenose. Devido ao risco cirúrgico, a esofagectomia profilática não é indicada, sendo realizada apenas nos casos de substituição do esôfago.

BIBLIOGRAFIA RECOMENDADA

FISCHER, A. C. Caustic esophageal injuries. In: MATTEI, P. *Surgical Directives: pediatric surgery*. Philadelphia: Lippincott Williams & Wilkins, 2003. p. 211-218.

LEAPPE, L. L. Chemical Injuries of the esophagus. In: ASHCRAFT, K. W.; HOLDER, T. M. (eds.). *Pediatric Esophageal Surgery*. Orlando: Grune & Stratton, 1986. p. 73-88.

RAHDE, A. F.; SALVI, R. M. Semiologia toxicológica do aparelho digestivo – efeitos locais. *Revista de Medicina da PUCRS*, v. 1, p. 114-117, 1989.

REINBERG, O. Groupe de recherche en chirugie pédiatrique du sud-est. *Prise en Charge Initiale des Brulures Caustiques de L'esophage chez l Enfant*, 1997.

ROWE, M. I. et al. Esophageal stricture and replacement. In: *Essentials of Pediatric Surgery*. St. Louis: Mosby, 1995. p. 409-418.

WASSERMAN, R. L.; GINSBURG, L. M. Caustic substance Injuries. *J. Pediatr.*, v. 107, p. 169-174, 1985.

SEÇÃO 6

CAPÍTULO 53

Refluxo Gastroesofágico

João Carlos Ketzer de Souza

CONCEITO

Refluxo gastroesofágico (RGE) caracteriza-se pelo fluxo involuntário retrógrado de conteúdo gástrico para dentro do esôfago.

RGE ocorre intermitentemente, sendo considerado um evento fisiológico, principalmente durante o 1º ano de vida. Geralmente resolve-se espontaneamente no fim desse 1º ano, quando os mecanismos de barreira anti-refluxo sofrem maturação.

O esfíncter esofágico inferior (EEI) encontra-se, normalmente, em estado de contração tônica. Seu relaxamento ocorre com a deglutição e a peristalse.

Causas de refluxo no lactente:

- Segmento esofágico intra-abdominal muito curto.
- Imaturidade do EEI.
- A criança adota uma posição recumbente por mais tempo.

RGE patológico ou doença do refluxo gastroesofágico (DRGE) refere-se ao refluxo sintomático ou que apresenta complicações.

Principais complicações do RGE: esofagite, estenose de esôfago, esôfago de Barrett e manifestações extra-esofágicas (asma, apnéia do sono, bronquiectasias, sinusite e outras).

Refluxo duodenogastroesofágico (RDGE) caracteriza-se pelo refluxo de suco duodenal, através do estômago, para dentro do esôfago. O termo refluxo biliar é usado como sinônimo, já que os ácidos biliares e bilirrubinas são os componentes mais analisados em estudos experimentais. Os ácidos biliares e a tripsina, quando regurgitados no esôfago, podem ser nocivos a ele. Os ácidos biliares podem acumular-se nas células mucosas e alcançar uma concentração muito alta, onde podem lesar as membranas celulares e suas junções, tornando essas células suscetíveis aos efeitos deletérios do ácido clorídrico e pepsina. É opinião prevalente que a bile, na ausência de ácido, causa somente sintomas de refluxo, não produzindo lesão importante do esôfago. A combinação de refluxo ácido e biliar é associada a esofagite grave.

Regurgitação é definida como a passagem de conteúdo gástrico até a cavidade oral não precedida por esforço.

Vômito é a expulsão pela boca do conteúdo gástrico refluído precedido por esforço.

Esofagite de refluxo é a inflamação esofágica causada pelo material refluído.

Esôfago de Barrett é a presença de metaplasia intestinal no esôfago distal. É uma reação metaplásica da mucosa esofágica em resposta a uma agressão crônica causada pelo RGE ácido e biliar. O epitélio escamoso do esôfago distal é substituído por epitélio intestinal colunar. A etiologia não está totalmente esclarecida.

Relaxamento transitório do esfíncter esofágico inferior (RTEEI) refere-se a um fenômeno vagal em que o tono do EEI é perdido breve e inadequadamente, resultando em um episódio de refluxo. Freqüentemente ocorre no período pós-prandial em associação a distensão gástrica, secreção ácida e hiperosmolalidade. É o principal mecanismo de RGE em pacientes-controle e pacientes com DRGE. RTEEI é ativado por receptores de distensão do estômago proximal, que costumam relaxar o EEI.

EPIDEMIOLOGIA

- Metade dos bebês com três meses de idade apresenta RGE.
- O pico de prevalência é aos quatro meses, quando até 70% apresentam regurgitação.
- Aos 12 meses de idade, 95% dos lactentes já não apresentam mais refluxo.
- Predisposição pelo sexo masculino: 1,6M:1F.
- Quase 50% das crianças com DRGE apresentam *clearance* esofágico deficiente com peristalse não efetiva. Essa peristalse anormal pode ser primária do esôfago ou conseqüente a agressões repetidas e crônicas do refluxo ácido.
- Esôfago de Barrett é raro em crianças.
- Prevalência de RGE em distúrbios neurológicos: 65 a 70%.
- Prevalência de RGE pós-correção de atresia de esôfago: 60%.

FISIOPATOGENIA

A patogênese é multifatorial, envolvendo a freqüência dos episódios de refluxo, acidez gástrica, esvaziamento gástrico, mecanismo de *clearance* esofágico e barreira mucosa do esôfago. Inúmeros fatores fisiológicos e anatômicos contribuem na prevenção do RGE.

Fatores anatômicos que limitam o refluxo:

- *Ângulo de His:* é a angulação aguda entre esôfago e estômago. É comparável à função de uma válvula.
- *Esfíncter esofágico inferior:* todos os fatores citados a seguir contribuem para a zona de alta pressão do esôfago inferior: extensão do esôfago intra-abdominal, membrana freno-esofágica, roseta gástrica mucosa, hiato esofágico.

Essa zona de alta pressão forma o EEI, um esfíncter mais fisiológico do que verdadeiramente anatômico.

Fatores fisiológicos ou de proteção da mucosa esofágica:

- Motilidade esofágica coordenada.
- Neutralização do ácido pela saliva deglutida e secreções glandulares esofágicas. A salivação funciona como um diluidor e lavador alcalino.
- Ação da gravidade pela posição ortostática.
- Mecanismos próprios de defesa da mucosa (resistência da mucosa). As firmes junções mucosas intercelulares costumam ser resistentes aos movimentos iônicos. O esôfago é dotado de um epitélio estratificado escamoso parcialmente queratinizado e, portanto, bastante resistente às agressões do meio externo.
- Esvaziamento gástrico (contrações antrais).
- Função motora do fundo gástrico. Essa área, que é diretamente adjacente ao EEI, é responsável pela acomodação, permitindo o aumento da capacitância gástrica, sem aumento da pressão gástrica concomitante.
  Motilidade, gravidade, saliva e secreções esofágicas são as responsáveis pelo mecanismo denominado *clearance* esofágico.
- RGE secundário é aquele associado a outra doença.
  - Distúrbios neurológicos: fatores predisponentes são espasticidade abdominal, convulsões, motilidades esofágica e gástrica deficientes, posição supina crônica, flacidez diafragmática, escoliose, *retching*.
  - Atresia de esôfago: fatores predisponentes são esôfago intra-abdominal curto, desaparecimento do ângulo de His, motilidade esofágica deficiente.
  - Doença pulmonar crônica: fatores predisponentes são aumento da pressão intra-abdominal secundária à tosse e pressão negativa intratorácica gerada pela obstrução da via aérea.
  - Hérnia hiato: fatores predisponentes são desaparecimento do ângulo de His, desaparecimento do esôfago intra-abdominal com perda da função de compressão da pressão intra-abdominal sobre esse segmento e diminuição do tono do EEI.
  - Condições que causam obstrução da via aérea (traqueomalácia, anéis vasculares, asma), em que o fator predisponente é o desequilíbrio gerado pela diferença de pressões entre tórax e abdome por esforços respiratórios aumentados.
- A estimulação pela distensão de receptores mecânicos localizados no fundo gástrico desencadeia reflexos vagais, resultando no RTEEI. O fundo gástrico dilata em resposta ao aumento da pressão intragástrica quando o alimento entra no estômago. Ocorre, então, um relaxamento adaptativo. A distensão do fundo gástrico ativa os receptores mecânicos da mucosa gástrica, induzindo o relaxamento da musculatura circular do fundo. Esse relaxamento receptivo é mediado por fibras motoras vagais.

A pressão do EEI constitui um dos mais clássicos e relevantes mecanismos de defesa na prevenção do RGE. O RTEEI é um mecanismo protetor contra a hiperdistensão gástrica. Todos os episódios fisiológicos de refluxo estão relacionados ao RTEEI. Distensão gástrica e deglutição parcial ou incompleta induzem ao RTEEI. Quanto maior a alimentação, quanto maior o volume de secreção gástrica e osmolaridade, maior será o RTEEI.

Parte da eficácia dos inibidores da bomba de prótons (IBP) e antagonistas receptores da histamina está relacionada à diminuição do volume gástrico secretório. A cirurgia anti-refluxo resulta em um relaxamento parcial ou incompleto do EEI e redução do número de RTEEI (o fundo gástrico é utilizado na confecção da válvula anti-refluxo).

- O contato do ácido com a mucosa esofágica causa irritação, disfunção e inflamação das terminações nervosas vagais locais, aumentando os níveis locais de prostaglandinas, que causam pilorospasmo e diminuição da pressão do EEI. O óxido nítrico, liberado pela estimulação de receptores vagais, inibe a motilidade pilórica, altera a organização, mas não o número de ondas peristálticas antrais, e diminui o esvaziamento gástrico. Osmolaridade e volume alimentar aumentados diminuem o esvaziamento gástrico e aumentam o refluxo pós-prandial.
- Esôfago de Barrett (EB) é a situação em que o epitélio escamoso esofágico é substituído por epitélio intestinal colunar. Esses pacientes têm mostrado altos níveis de conteúdo gástrico e duodenal no material refluído para o esôfago. Parece que a agressão repetida por RGE crônico desempenha importante papel na patogênese. É muito raro na criança. O risco de aparecer EB em pacientes adultos com DRGE crônica é < 15%.

QUADRO CLÍNICO

Os variados sintomas e sinais costumam estar associados e apresentam uma gama muito diversificada de manifestações clínicas (digestivas, respiratórias, nutricionais, inflamatórias).

- Vômitos claros e repetidos. É a apresentação mais comum.
- Regurgitação com ou sem ruminação.
- Retardo de crescimento. Presente em 40% dos casos sintomáticos.
- Sinais e sintomas de esofagite (dor retroesternal ou choro, soluços por períodos prolongados, irritabilidade, recusa alimentar, anemia, disfagia, arqueamento do tronco). Presente em 10 a 20%.
- Irritabilidade.
- Sangramento gastrointestinal. Raro.
- Síndrome de Sandifer. Torcicolo voluntário com hiperextensão cervical e lateralização da cabeça

286 ▪ *Esôfago*

com a finalidade de melhorar a peristalse no esôfago inferior, evitar o refluxo e aliviar a esofagite.
- Disfagia por estenose esofágica. Presente em torno de 7% dos casos.
- Anemia por sangramento ou por diminuição da ingesta pelos vômitos.
- Em aproximadamente 55% dos casos há algum sintoma ou sinal respiratório.
- Pneumonias de aspiração crônica e/ou recorrente. Costumam comprometer diferentes lobos pulmonares.
- Infecção respiratória alta freqüente.
- Tosse crônica, tosse noturna.
- Sibilância. Laringospasmo/broncospasmo reflexo mediado pelo vago por irritação química da mucosa esofágica. Esôfago e via aérea possuem mesma linhagem embrionária.
- Síndrome da quase-morte súbita. Geralmente ocorre durante o sono por aspiração maciça ou após a alimentação por refluxo de suco gástrico no esôfago inferior, causando laringospasmo com bradicardia/apnéia reflexa. São episódios de morte iminente que necessitam de ressuscitação imediata. Quadro: apnéia prolongada (> 15s), bradicardia, cianose ou palidez, hipotonia, pele fria e vômitos.
- Asma atípica ou broncospasmo asmatiforme.
- Otite média aguda.
- Sinusite.
- Cáries dentárias.

INVESTIGAÇÃO DIAGNÓSTICA

- Teste terapêutico empírico com medicamentos. Determina se o RGE está causando um sintoma específico. Os inibidores da bomba de prótons (IBP) têm sido utilizados por período limitado (quatro a oito semanas) duas vezes/dia.
- Radiografia de esôfago, estômago e duodeno (REED) com pesquisa de refluxo. Não é exame confiável no diagnóstico da DRGE. A sensibilidade e a especificidade são de apenas 50%. A breve duração da REED resulta em falso-negativos, enquanto que a freqüente ocorrência de refluxo não-patológico resulta em falso-positivos. Portanto, não é teste útil para determinar a presença ou ausência de refluxo. É útil para afastar doenças anatômicas associadas (acalásia de esôfago,

estenose de esôfago, esofagite erosiva grave, fístula traqueoesofágica, membrana gástrica, estenose de piloro, má-rotação intestinal, estenose duodenal, hérnia de hiato) e observar a presença de disfunção orofaríngea (quando associado a estudo da deglutição) e o esvaziamento gástrico.
- Esofagoscopia com biópsia. O aspecto normal da mucosa esofágica durante o exame não exclui esofagite histopatológica. Sempre associar à biópsia. Tem pouco valor no diagnóstico de RGE. Somente 40% dos RGE mostram sinais endoscópicos de esofagite.
  - Indicações: informa se existe inflamação (esofagite), o grau de esofagite, se há estenose de esôfago, se existe epitélio colunar no esôfago inferior (esôfago de Barrett), permite a biópsia do antro gástrico (para detectar a presença de *Helicobacter pylori*) e exclui outras doenças (doença de Crohn, membranas esofágicas e esofagite eosinofílica).
  - Achados histopatológicos de esofagite: hiperplasia da zona basal (> 20 a 25% da espessura epitelial total), aumento da extensão papilar (> 50 a 75% da espessura epitelial) e presença de eosinófilos e neutrófilos intra-epiteliais.
- pHmetria (monitoração do pH esofágico pelo período de 24h). É o teste mais sensível (90%) e mais específico (100%) no nosso meio. O pH do esôfago distal é registrado usando um microeletrodo intraluminal e episódios de refluxo são identificados pela queda do pH abaixo de 4. A porcentagem do tempo total em que o pH permanece menor que 4, também denominado de índice de refluxo, é considerada a medida mais válida, pois reflete a exposição cumulativa do esôfago ao ácido (Tabela 53.1). Não nos informa sobre o volume refluído. Mostra a freqüência e duração. Um episódio de refluxo é definido pela presença do pH < 4, de duração mínima de 15s. Atualmente, dois eletrodos têm sido usados (esôfago proximal e distal). O eletrodo proximal detecta a altura que o refluxo ácido alcança e o distal, a presença de refluxo.
  - Indicações da pHmetria: estuda a presença de refluxo (principalmente do refluxo oculto) e gravidade, freqüência dos episódios, sua duração, avalia o *clearance* esofágico, avalia a

TABELA 53.1 – pHmetria: sistema de escores*		
% do tempo total com pH < 4	Positivo	Lactentes: > 12% Acima: > 6%
Número total de episódios de refluxo (quando o pH cai abaixo de 4)	Alterado	• 25 episódios em crianças • 45 episódios em adolescentes/adultos
Número de episódios de refluxo com duração > 5min	Alterado	• 9,7 episódios em lactentes • 6,8 episódios em crianças • 4 episódios em adultos

* As taxas dependem da idade.

adequação da dosagem dos IBP, determina se há associação temporal entre o refluxo ácido e o sintoma que está ocorrendo e sua relação com a alimentação.
– Falhas da técnica: não mede o volume que é refluído, não consegue detectar refluxo pósprandial porque o conteúdo do estômago é tamponado pelo alimento e não mede refluxo alcalino.

■ Cintilografia. É utilizada para avaliar o grau de esvaziamento gástrico, já que se espera que 50% do isótopo abandone o estômago dentro de 60min. É realizada pela ingestão oral ou instilação de fórmula ou outro alimento marcado com tecnécio no estômago. Estômago, esôfago e pulmões são mapeados com a finalidade de detectar a presença de RGE e aspiração. Episódios de refluxo são observados no período de 1h e em imagens tardias de até 24h.
– Objetivos: demonstra a presença de refluxo de conteúdo ácido e não-ácido, fornece informações sobre o esvaziamento gástrico, pesquisa aspiração broncopulmonar e estuda a efetividade do *clearance* esofágico.

■ Estudo videofluoroscópico da deglutição. É importante nos pacientes com distúrbios neurológicos e ajuda a definir se os problemas pulmonares são relacionados a aspiração por refluxo ou distúrbios de deglutição.

■ Aspirado traqueal de lavado broncopulmonar com pesquisa da presença de macrófagos alveolares saturados de lipídeos. Pode mostrar aspiração secundária ao RGE. Baixa sensibilidade e especificidade.

■ Impedanciometria elétrica intraluminal. Nova técnica que detecta a presença de episódios de refluxo ácido e não-ácido. Detecta o movimento de líquido em bolo dentro do esôfago, utilizando a propriedade de condutividade aumentada do líquido para detectar a presença de conteúdo refluído na luz do esôfago. A detecção do RGE é definida por mudanças na resistência à corrente elétrica entre dois eletrodos, quando um bolo de líquido ou gás move-se entre eles. A impedância ou resistência ao fluxo de corrente distribuída entre dois eletrodos depende da condutividade elétrica do ambiente que cerca os eletrodos (principalmente pelo conteúdo da luz esofágica). Quando um bolo de líquido de alta condutividade elétrica se posiciona entre dois eletrodos, a impedância diminui. Em contraste, com um bolo de baixa condutividade elétrica como o gás, a impedância aumenta.
A técnica baseia-se na colocação de um cateter flexível com sete eletrodos de impedância colocados em vários níveis do esôfago. Geralmente é combinada com a pHmetria.
– Indicações: RGE oculto, RGE no período pósprandial, pacientes em tratamento com IBP e

sintomas persistentes. Detecta qualquer tipo de refluxo, ácido, fracamente ácido e alcalino. Essa técnica mostrou que 75% dos refluxos ocorrem durante ou dentro de duas horas após a alimentação e isso não tem sido detectado na pHmetria, pois o pH pós-prandial é, geralmente, maior do que 4. A tecnologia está em desenvolvimento, os registros são complexos e ainda com muitos artefatos.

Tratamento

Tratamento Clínico

Medidas Gerais

■ Medidas posturais: não há evidências de que a elevação da cabeceira do leito seja uma medida efetiva. A melhor posição é a prona ou decúbito ventral, porém, sua associação à síndrome da morte súbita no lactente tem restringido seu uso. Até os 12 meses de idade o risco de síndrome da morte súbita do lactente ultrapassa os benefícios da posição prona, a qual é aceitável quando a criança está acordada, principalmente no período pósprandial e com colchão duro. Parece que o decúbito lateral esquerdo com a cabeceira elevada diminui o refluxo na criança maior.

■ Dieta: alimentos engrossados pela adição de cereais (preparações com sementes de alfarroba ou farinha de arroz) devem ser adicionados em cada alimentação. Reduzem a regurgitação, mas não melhoram o índice de refluxo (medido na pHmetria). Alimentações mais freqüentes e em menores quantidades. Item discutível, pois pode causar subnutrição. Nas crianças com vômitos freqüentes, deve-se trocar a fórmula usual por uma fórmula hipoalergênica como teste por uma a duas semanas.

Tratamento Farmacológico

■ Bloqueadores dos receptores H_2 da histamina. São usados nos casos de esofagite péptica e no preparo pré-operatório de cirurgia anti-refluxo.
– Cimetidina: 5 a 10mg/kg/dose quatro vezes/dia; antes dos alimentos três vezes/dia e uma após a alimentação noturna. Nas crianças maiores, a dosagem indicada varia de 10 a 20mg/kg/dia.
– Ranitidina: 2 a 4mg/kg/dia em uma a duas tomadas/dia.
– Nos asmáticos, a ranitidina é preferível à cimetidina. Contra-indicar o uso de teofilina, que tem função de relaxamento do EEI.

■ Inibidores da bomba de prótons atualmente são os fármacos de escolha para esofagite péptica. A eficácia dos IBP está bem estabelecida. Até 90% dos pacientes com DRGE tornam-se assintomáticos na vigência do uso de IBP.

Fármacos aprovados para os pacientes pediátricos: omeprazol e lansoprazol.

Muitos pacientes vão necessitar desses medicamentos por meses, anos, ou indefinidamente. Sintomas costumam melhorar após duas semanas de uso.

- Modo de ação. Os IBP, covalentemente, ligam-se e desativam a bomba gástrica H^+/K^+ ATPase (enzima adenosina trifosfatase H^+/K^+), inibindo-a permanentemente. Essa ligação inibe as enzimas das trocas de H^+ por K^+, passo final da secreção ácida. É o medicamento supressivo atual mais efetivo. Para serem ativados, os IBP necessitam da presença de ácido nos canalículos das células parietais e, portanto, são mais efetivos quando a célula parietal é estimulada por um período de jejum prolongado, seguido por uma alimentação. Os IBP só inibem bombas ativas. Além da ação ácida supressiva, eles aceleram o complexo motor migratório antral e duodenal, melhorando o esvaziamento gástrico e reduzem o refluxo duodenogastroesofágico. Esse último efeito parece ser secundário à redução no volume e acidez das secreções gástricas.

- Doses e meios de administração. A administração ótima deve ser dose adequada, uma vez/dia, 30min antes da primeira alimentação do dia.

- Doses: omeprazol: 0,7mg/kg/dia a 3,5mg/kg/dia. A cápsula oral contém microgrânulos de liberação retardada. Ao alcançar o duodeno (pH ≥ 5 a 6), a cápsula entérica dissolve-se e o princípio ativo é rapidamente absorvido. É levado pela circulação sistêmica até a célula parietal, difundindo-se nos canalículos secretórios ácidos, onde se liga covalentemente com a enzima adenosina trifosfatase H^+/K^+. Os microgrânulos não devem ser mastigados. São resistentes ao suco gástrico.

  Para crianças incapazes de deglutir, a cápsula deve ser aberta e os microgrânulos misturados em veículo fracamente ácido (pH < 5) como iogurte e suco de maçã ou laranja.

  A formulação líquida manipulada não é confiável e deve ser evitada.

- Necessidade de dose adicional: dose noturna pode ser administrada nos seguintes casos: esofagite grave, estenose péptica, desordens da motilidade esofágica, sintomas noturnos persistentes de refluxo, DRGE extra-esofágica, esôfago de Barrett. Essa segunda dose deve ser oferecida 30min antes da janta. A administração concomitante de antagonistas dos receptores da histamina pode inibir a eficácia dos IBP.

- Limitações do uso dos IBP:
  - Necessita de terapêutica de manutenção prolongada.
  - Falha na inibição de refluxo não-ácido.

- Quando há aumento da secreção ácida noturna.
- Pacientes sem esofagite (são relativamente refratários ao tratamento).

- Efeitos secundários. O tratamento de manutenção por tempo prolongado pode associar-se a:
  - Hipergastrinemia, hiperplasia das células argirofílicas, gastrite atrófica, pólipos gástricos. A supressão profunda da secreção ácida pode resultar em um nível alto de gastrina circulante. Até hoje, não se detectou, além de hiperplasia, nenhuma displasia ou neoplasia na vigência de tratamento de longo curso.
  - Absorção diminuída de vitamina B12.
  - Hipersecreção ácida como rebote após a retirada do tratamento.
  - Risco aumentado de infecção entérica.

■ Fármacos procinéticos: metoclopramida, domperidona, cisaprida e bromoprida.

- Metoclopramida (agente antagonista dopaminérgico). Ação: aumenta a pressão do EEI, melhora a peristalse e o esvaziamento gástrico. Há redução no índice de refluxo, mas não há melhora nos sintomas. Paraefeitos: são graves e podem ser irreversíveis (reações parkinsonianas e distonia aguda). Dose: 0,1mg/kg/dose, quatro vezes/dia. A dose diária não deve ultrapassar 0,5mg/kg/peso. Os paraefeitos são dependentes da dose. Risco de toxicidade aumentado quando associada a antipsicóticos, lítio e fenotiazinas.

- Domperidona (agente antagonista dopaminérgico). Ação: aumenta a pressão basal do EEI, diminui o refluxo pós-prandial e melhora o esvaziamento gástrico. Não mostra redução dos sintomas nas crianças. Paraefeitos: semelhante à metoclopramida (reações extrapiramidais e movimentos irregulares dos olhos), porém bem menos intensas. Dose: 0,6 a 1,2mg/kg/dia, dividida em três vezes. Certos medicamentos quando associados podem aumentar o risco de toxicidade pelo aumento dos níveis plasmáticos da domperidona. Os principais são: cetoconazol, fluconazol, miconazol, itraconazol, eritromicina e claritromicina.

- Cisaprida (agonista de receptor serotoninérgico). Ação: facilita a liberação da acetilcolina no nível das sinapses do plexo mioentérico, reduz o índice de refluxo. Uma revisão realizada pelo Cochrane não mostrou evidência definitiva na redução dos sintomas. Paraefeitos: distúrbios do ritmo cardíaco. Dose: 0,2 a 0,3mg/kg/dose, dividida em três a quatro doses. Pouco utilizada atualmente pelos riscos graves. Seu uso deve ser seletivo, no paciente apropriado, com dosagens corretas e evitando a associação e interação com outros medicamentos. Tem sido usada somente em crianças > 2 anos de idade com vômitos recorrentes, perda de peso, ou asma, cujo tratamento com fármacos anti-

secretórios não foi efetivo ou em pacientes com anormalidades graves documentadas de motilidade gastrointestinal. Risco de toxicidade aumentada quando associada a inibidores do sistema enzimático do citocromo P450, tais como antifúngicos azóis e antibióticos macrolídeos.
- Bromoprida (antagonista central e periférico da dopamina). Não deve ser associado a atropina ou digoxina. Paraefeitos: espasmo muscular, sonolência, cefaléia. Dose: 0,5 a 1mg/kg/dia, três a seis vezes/dia, 30min antes das refeições. Seu emprego no RGE é discutível.

Tratamento Cirúrgico

Indicações

- Estenose de esôfago.
- Esôfago de Barrett (EB). Somente pequena porcentagem de pacientes com DRGE crônico vai desenvolver EB. A causa exata da progressão do EB em adenocarcinoma não é bem entendida. Os objetivos do tratamento do EB são três: eliminar os sintomas de refluxo, curar a esofagite e prevenir complicações (degeneração para displasia e posteriormente para adenocarcinoma). A regressão ou reversão das lesões do EB é rara. A cirurgia reduz o conteúdo gástrico e biliar refluído, talvez até totalmente. Alguns autores acreditam que pode ajudar na reversão para mucosa esofágica normal. Entretanto, trabalhos têm mostrado que a cirurgia anti-refluxo não diminui a taxa de adenocarcinoma de esôfago.
- Defeito anatômico (hérnia de hiato, má-rotação etc.).
- Eventos ameaçadores da vida (episódios de apnéia/bradicardia, síndrome da quase-morte súbita, pneumonias de repetição, displasia bronco-pulmonar).
- Doença refratária ao tratamento clínico. Sintomas persistem apesar de tratamento clínico adequado (dose apropriada e tempo mínimo de tratamento de três a seis meses).
- Paciente intolerante ao uso de IBP devido aos efeitos secundários.
- Paciente que não deseja usar IBP indefinidamente.

Objetivos do tratamento cirúrgico (fundoplicatura):

- Estabelecer zona de alta pressão no esôfago inferior.
- Confeccionar válvula anti-refluxo tipo *flutter*.
- Alongar o esôfago intra-abdominal
- Acentuar o ângulo de His.
- Reparar o hiato esofágico pela reaproximação dos pilares diafragmáticos.

Parece que a eficácia da fundoplicatura diminui com o tempo. Aproximadamente 25 a 30% desses pacientes vão necessitar de tratamento complementar com IBP.

Técnicas

- Fundoplicatura de Nissen: baseia-se na confecção de um manguito completo de 360°, curto (2 a 3cm) e frouxo. Deve ser mobilizado aproximadamente a 3cm do esôfago intra-abdominal, os vasos curtos gástricos ligados e o manguito fixado ao diafragma.
- Fundoplicatura de Thal: confecção de manguito parcial anterior de 180°. Indicada a crianças com dismotilidade esofágica e disfagia pré-operatória.
- Fundoplicatura de Toupet: confecção de manguito parcial posterior de 270°. Indicada a crianças com dismotilidade esofágica e disfagia pré-operatória. A dismotilidade esofágica é causa ou conseqüência da doença do RGE? Isso é bastante controverso. Tem-se afirmado que o controle do refluxo pode restaurar a função motora do esôfago. Entretanto, é incerto se a cirurgia altera a motilidade esofágica ou se as técnicas cirúrgicas devem ser ajustadas, não somente aos defeitos anatômicos, mas também aos distúrbios motores associados. Parece que a dismotilidade esofágica reflete uma doença mais grave, não costuma ser corrigida pela fundoplicatura, não requer ajuste cirúrgico especial e pode ocorrer como conseqüência da fundoplicatura. Observação clínica sugere que a falha do esfíncter esofágico inferior é o primeiro evento na DRGE e a perda da contratilidade esofágica aparece com o passar do tempo.
- Gastrostomia: videolaparoscópica (VLP) ou percutânea endoscópica está indicada a crianças com refluxo e dificuldades adicionais de alimentação (em geral, crianças com distúrbios neurológicos).

Vias de Acesso

- Cirurgia aberta.
  - Via de acesso: laparotomia transversa supra-umbilical esquerda.
- Cirurgia videolaparoscópica.
  - *Vantagens*: melhor resultado cosmético, redução da dor pós-operatória, não formação de bridas pós-operatórias.
  - *Desvantagens*: maior taxa de disfagia pós-operatória e maior taxa de reoperação. Essas complicações estão intimamente relacionadas à experiência do operador. A cirurgia videolaparoscópica necessita de operador experiente. A curva de aprendizagem nesse tipo de cirurgia é de 25 a 30 casos.

Fatores Preditivos de Êxito da Fundoplicatura

- Experiência do cirurgião.
- Diagnóstico definitivo de RGE (pHmetria).
- Ausência de hérnia de hiato associada.
- Sem lesão ulcerosa de esofagite.
- Sem estenose.

290 ■ *Esôfago*

- Ao menos, resposta parcial ao uso de IBP.
- Sem doença pulmonar crônica, atresia de esôfago ou distúrbios neurológicos associados.

Complicações

A falha da fundoplicatura aparece sob a forma de sintomas de recorrência, aparecimento de novos sintomas, ou efeitos secundários.

Principais complicações da fundoplicatura: disfagia, incapacidade de eructar, diarréia, flatulência, distensão pós-prandial, *retching*. Ocorrem em 30% dos casos.

Grandes séries (crianças e adultos) mostram taxa significativa de falha e morbidade da fundoplicatura e pequena, mas relevante, taxa de mortalidade (0,8 a 1%). Relatam recorrência do refluxo, no período de um a três anos, mais de 30%, principalmente em crianças com distúrbios neurológicos, pós-correção de atresia de esôfago e doença pulmonar crônica.

Tratamento Endoscópico Endoluminal

Há três tipos básicos de tratamento endoscópico do refluxo:

1. Por injeção de material na submucosa.
2. Por sutura.
3. Por radiofreqüência.
   - Injeção de Material na Submucosa. Injeção de material inerte na camada submucosa profunda. Enteriyx®, é um bipolímero que deve ser injetado lentamente ao longo da camada muscular ou submucosa profunda do cárdia, permitindo a polimerização do material implantado.
   - Sutura. Gastroplicatura que se baseia na plicatura completa e total, transmural logo abaixo da junção gastroesofágica. Reproduz uma roseta mucosa na junção. EndoCinch® é um dos plicadores utilizados e que corresponde a um sistema de sutura multicomponente. Permite a colocação de suturas simples ou múltiplas na junção gastroesofágica, alterando sua anatomia ao aumentar a rigidez do cárdia e acentuar o ângulo de His.
   - Radiofreqüência. Gerador de radiofreqüência (Stretta®). Corresponde à aplicação de energia de radiofreqüência na junção gastroesofágica. Técnica:

é colocado um cateter com balão, que é inflado para posicionar o instrumento, e quatro eletrodos dispostos radialmente em torno do balão. As agulhas são posicionadas no músculo liso da junção gastroesofágica e a energia é liberada em cada eletrodo com a finalidade de causar uma série de lesões térmicas no músculo. O aquecimento das moléculas de água do músculo esofágico vai ocasionar contração do colágeno, remodelamento da junção gastroesofágica e ablação nervosa. A mucosa se espessa no nível do EEI. A ablação nervosa resulta em um menor número de relaxamentos transitórios do EEI. O procedimento parece alterar a atividade mioelétrica gástrica e o esvaziamento gástrico e causa denervação ablativa do corpo esofágico.

BIBLIOGRAFIA RECOMENDADA

BEDDOW, E. C. L.; WILCOX, D. T.; DRAKE, D. P. et al. Surveillance of Barrett's esophagus in children. *J. Pediatr. Surg.*, v. 34, p. 88-91, 1999.

FRESTON, J. W. Therapeutic choices in reflux disease: defining the criteria for selecting a proton pump inhibitor. *Am. J. Med.*, v. 117, p. 14S-22S, 2004.

GOLD, B. D. Gastroesophageal reflux disease: could intervention in childhood reduce the risk of later complications? *Am. J. Med.*, v. 117, p. 23S-29S, 2004.

HASSALL, E. Outcomes of fundoplication: causes for concern, newer options. *Arch. Dis. Child*, v. 90, p. 1047-1052, 2005.

METZ, D. C. Managing gastroesophageal reflux disease for the lifetime of the patient: evaluating the long-term options. *Am. J. Med.*, v. 117, p. 49S-55S, 2004.

PACILLI, M.; CHOWDHURY, M. M.; PIERO, A. The surgical treatment of gastro-esophageal reflux in neonates and infants. *Sem. Pediatr. Surg.*, v. 14, p. 34-41, 2005.

RUDOLPH, C. D.; MAZUR, L. J.; LIPTAK, G. S. et al. Pediatric gastroesophageal reflux. Clinical practice guidelines. *J. Pediatr. Gastroenterol. Nutr.*, v. 32, suppl. 2, p. S1-S31, 2001.

SHARMA, P. Barrett esophagus: will effective treatment prevent the risk of progression to esophageal adenocarcinoma? *Am. J. Med.*, v. 117, p. S79-S85, 2004.

SPITZ, L. et al. Gastroesophageal reflux. *Sem. Pediatr. Surg.*, v. 12, p. 237-240, 2003.

WETSCHER, G. J.; GADENSTAETTER, M.; KLINGER, P. J. et al. Efficacy of medical therapy and antireflux surgery to prevent Barrett's metaplasia in patients with gastroesophageal reflux disease. *Ann. Surg.*, v. 234, p. 627-632, 2001.

WILLMOTT, A.; MURPHY, M. S. Gastro-esophageal reflux. *Curr. Pediatr.*, v. 14, p. 586-592, 2004.

CAPÍTULO 54

Fundoplicatura

João Carlos Ketzer de Souza

A fundoplicatura é bastante valiosa no intuito de prevenir o refluxo e os vômitos. Porém, trata-se de um procedimento cirúrgico com uma taxa de complicações nada desprezível. Além do efeito mecânico da criação de uma válvula externa em torno do esôfago, ela também diminui a freqüência dos episódios de relaxamento transitório do esfíncter esofágico inferior ao diminuir o volume do fundo gástrico e causar denervação fúndica. Ao reduzir o estômago proximal (fundo gástrico) e a acomodação pós-prandial, a fundoplicatura também propicia um deslocamento mais rápido do bolo alimentar em direção ao antro gástrico, acelerando o esvaziamento gástrico, principalmente de líquidos.

EPIDEMIOLOGIA

- A recorrência de refluxo gastroesofágico pós-fundoplicatura, requerendo correção cirúrgica, é de menos de 6 a 12%.
- O êxito global da fundoplicatura de Nissen em crianças é de mais de 90%.
- A taxa de falha pós-cirurgia de Nissen, em pacientes com atresia de esôfago, é de 15 a 33%. A cirurgia de Nissen exacerba a pobre motilidade esofágica, diminuindo o *clearance* do ácido clorídrico.
- A taxa de fundoplicatura mal-sucedida em crianças com problemas neurológicos é de 16 a 25%.
- A taxa global de recorrência, após a primeira reoperação, é de 20 a 30%.

Há diversas formas pelas quais a fundoplicatura pode falhar. Os sintomas podem se tornar persistentes, recorrentes, ou aparecerem novos sintomas.

- Recorrência do refluxo gastroesofágico (RGE).
- Aparecimento de sintomas importantes: disfagia, *retching* (arcada de vômito ou esforço emético sem vômito), síndrome de *dumping*.
- Aparecimento de hérnia paraesofágica. Apresenta risco inerente de encarceramento e isquemia. Às vezes, é difícil o diagnóstico diferencial com deslizamento do manguito para dentro do mediastino.

AÇÕES DA FUNDOPLICATURA SOBRE O REFLUXO GASTROESOFÁGICO

- Sobre o esfíncter esofágico inferior: a fundoplicatura cria uma zona de alta pressão no esôfago inferior ao enrolar o fundo gástrico em torno do estômago. O estômago, principalmente quando cheio, exercerá pressão sobre o esôfago inferior.

- Sobre o ângulo de His: a fundoplicatura aproxima o fundo gástrico proximal ao esôfago, recriando o ângulo agudo, que na maioria dos casos havia se transformado em um ângulo obtuso.
- Sobre o esôfago: o esôfago distal é recolocado na cavidade abdominal. O esôfago distal fica exposto à pressão positiva intra-abdominal. Crianças com hérnia hiatal grande ou esôfago encurtado por uma estenose são freqüentemente acometidas por RGE.
- Sobre os pilares diafragmáticos: recriação do mecanismo crural diafragmático competente.
- Sobre a motilidade gastroesofágica: melhora a peristalse esofágica que faz a propulsão do alimento da boca até o estômago e ajuda a clarear, rapidamente, qualquer conteúdo ácido ou alimentar que reflui para o esôfago. Após a fundoplicatura, pacientes com motilidade esofágica anormal podem ter sintomas de disfagia.
- A fundoplicatura cria uma barreira anti-refluxo, mas não corrige a dismotilidade antro-duodenal e a dismotilidade esofágica.

PACIENTES EM RISCO DE FUNDOPLICATURA MALSUCEDIDA

- Diagnóstico errôneo de refluxo gastroesofágico. Algumas doenças (vômitos cíclicos, gastroparesia, esofagite eosinofílica, acalásia) podem mimetizar o quadro clínico da doença do RGE com piora dos sintomas no pós-operatório.
- Crianças com alterações da motilidade do trato gastrointestinal. A atresia de esôfago é acompanhada por motilidade esofágica anormal. Além da alteração intrínseca primária dessa anomalia, pode ocorrer lesão do nervo vago durante sua correção cirúrgica, encurtamento do esôfago intra-abdominal e abertura do ângulo de His.
- Crianças neurologicamente debilitadas. Esse grupo é composto por doenças muito heterogêneas, como: estado vegetativo, quadriplegia espástica, anormalidades cromossômicas, condições metabólicas, paralisia cerebral e outras. Os fatores predisponentes são: pressão intra-abdominal elevada pela espasticidade, deformidade física da junção gastroesofágica causada pela cifoescoliose, *clearance* ácido esofágico deficiente, hérnia de hiato, estado convulsivo freqüente, doença pulmonar crônica, motilidade gastrointestinal anormal, postura e posicionamento anormal devido a opistótono ou cifoescoliose.
- Crianças com doenças pulmonares crônicas.

MECANISMOS DE FALHA DA FUNDOPLICATURA

- A fundoplicatura pode herniar, sofrer ruptura, escorregar, pode ser mal-realizada (utiliza o corpo gástrico e não o fundo na confecção do manguito), torcer (o corpo gástrico não foi adequadamente

292 ■ *Esôfago*

mobilizado, mantendo os vasos curtos intactos), apertar no nível do hiato esofágico ou ser confeccionada muito apertada ou muito longa.

PREVENÇÃO DA FUNDOPLICATURA MALSUCEDIDA

- Seleção de pacientes: decisão coerente de tratamento conservador ou não-operatório e de tratamento operatório. Se operatório, qual a melhor técnica para aquele caso em particular.
- Considerações anatômicas: sempre solicitar radiografia de esôfago, estômago e duodeno (REED) com pesquisa de refluxo antes da cirurgia para identificar adequadamente a anatomia, complicações e presença de doenças associadas (esofagite com estenose, hérnia de hiato, membrana antral, estenose hipertrófica de piloro, estenose duodenal, má-rotação intestinal e outras).
- Conhecimento dos detalhes técnicos individualizados para cada tipo de fundoplicatura.
- Há necessidade de cirurgia para melhorar o esvaziamento gástrico? Esse assunto é bastante controverso. Na literatura atual há uma tendência em não realizar piloroplastia no momento da fundoplicatura. Os efeitos adversos desse procedimento baseiam-se no risco de deiscência ou vazamento da piloroplastia, aparecimento da síndrome de *dumping* e na observação de que a maioria dessas crianças melhora seu esvaziamento gástrico após a fundoplicatura.

TRATAMENTO DA FUNDOPLICATURA MAL-SUCEDIDA

Arcada de Vômitos (*Retching*)

Definida pela tentativa de vomitar sem a resultante saída de conteúdo do estômago.

O reflexo emético é ativado por uma variedade de estímulos periféricos e/ou centrais, incluindo infecções, obstrução intestinal, drogas e envolve respostas autônomas e somáticas. O reflexo emético é caracterizado por uma fase precursora associada a sinais e sintomas como náuseas, salivação aumentada, taquicardia, vasoconstrição periférica, seguida por uma fase motora de arcada ou ânsia para vomitar. Imediatamente após surge o vômito com expulsão forçada do conteúdo gástrico, em que a contração do diafragma e dos músculos da parede abdominal comprime o estômago relaxado. Esse reflexo, na criança normal, só é ativado ocasionalmente, mas na criança com distúrbios neurológicos, a sua inibição é perdida ou o reflexo torna-se hiperativo, sendo precipitado na atividade diária habitual.

Retching (arcada de vômito) não é um sintoma de RGE, mas sim um componente da ativação do reflexo emético. Seu aparecimento pós-fundoplicatura, principalmente nas crianças com distúrbios neurológicos, sugere que ele pode ter outra causa ou que a fundo-

plicatura, ao controlar o RGE e o vômito, pode mais facilmente revelar a ativação do reflexo emético que antes não era considerado. Provavelmente ele já existia pré-operatoriamente. Pode ocorrer em até 20% dos casos submetidos à cirurgia anti-refluxo. Arcadas de vômitos pós-operatórias repetidas podem ocasionar a migração da fundoplicatura para dentro do mediastino pelo hiato diafragmático ou ruptura dela e recorrência do RGE.

Um procedimento anti-refluxo não é o tratamento adequado para crianças com sintomas referentes ao reflexo emético. Ao impedir a fase terminal do reflexo emético (vômito), a fundoplicatura causa piora desses sintomas. Provavelmente, *retching* indica dismotilidade gástrica e perda da inibição central do reflexo emético.

Os sintomas pré-operatórios e pós-operatórios podem ser tratados com supressores do reflexo emético, como os antagonistas dos receptores da dopamina (domperidona) e antagonistas competitivos seletivos dos receptores S_3 da 5-hidroxitriptamina (5-HT$_3$) da serotonina (ondansetrona), alimentações freqüentes e em pequenas quantidades, alimentações gástricas contínuas e alimentações jejunais, evitando a passagem do alimento pelo estômago. Devido à pouca eficiência dessas medicações, tem sido preconizado o uso do medicamento conhecido como alimemazina, derivado da fenotiazina, com excelentes resultados. Esse medicamento tem propriedades antieméticas e efeito espasmolítico nas fibras da musculatura lisa entérica. A dose sugerida é baixa, 0,25mg/kg, três vezes/dia (dose máxima 2,5mg). Também é relatado que mais estudos são necessários para avaliar os efeitos secundários no uso continuado dessa medicação.

Síndrome de *Dumping*

A síndrome de *dumping* (SD) é um complexo de sintomas pós-prandiais, incluindo desconforto abdominal, transpiração excessiva, palidez, letargia e diarréia. Pode surgir após cirurgias gástricas. Pode ocorrer precoce ou tardiamente. Sintomas precoces ocorrem 10 a 20min após as alimentações e incluem queixas abdominais (dilatação gástrica, náuseas, eructação, cólicas e diarréia explosiva) e sintomas sistêmicos como fraqueza, transpiração excessiva, vertigem, palidez e palpitações. A SD tardia surge com hipoglicemia pós-prandial 1 a 4h após as alimentações e é associada a transpiração excessiva, palpitações, fraqueza, letargia. A fisiopatologia da síndrome é complexa e não totalmente entendida. A SD precoce ocorre mais freqüentemente quando a função do esfíncter pilórico é interrompida, resultando em um esvaziamento gástrico anormal de líquidos. A distensão rápida do jejuno e a hipertonicidade do conteúdo gástrico no jejuno causam alterações mediadas pelos vasopeptídeos neuronais, que aumentam o fluxo sangüíneo esplâncnico, diminuindo o volume sangüíneo circulante. A hipoglicemia tardia pós-prandial é causada por hiperinsulinemia e é evocada pelo aumento rápido da concentração de glicose no sangue.

A fundoplicatura de Nissen elimina ou diminui o fundo gástrico como uma área de armazenamento de conteúdo gástrico e ar. Nesse caso, qualquer dieta rica em carboidratos ou hiperosmolar pode provocar a SD. A piloroplastia e/ou gastrostomia são consideradas fatores de risco para SD. Tratamento sugerido: estratégias nutricionais com carboidratos complexos (maisena não cozida), emulsão de gordura (triglicerídeos de cadeia longa para retardar o tempo de esvaziamento gástrico) e mudanças na freqüência dos alimentos.

Disfagia (2 a 12%)

- Causas: fundoplicatura muito apertada ou longa, edema pós-operatório, dismotilidade esofágica primária, dismotilidade esofágica secundária à dissecção e mobilização do hiato, aproximação muito apertada dos pilares diafragmáticos, telescopagem do manguito no estômago proximal e manguito longo ou torcido.
- Tratamento: disfagia no pós-operatório imediato é comum. Geralmente curam-se espontaneamente. Casos persistentes (mais que seis a oito semanas após a fundoplicatura) beneficiam-se de dilatações esofágicas, principalmente pneumáticas. É fundamental a avaliação prévia por meio do REED e endoscopia.
- Indicações de reoperação: casos resistentes, fundoplicatura longa ou torcida, presença de pregas gástricas acima da fundoplicatura (observada pela endoscopia), significando que a fundoplicatura escorregou no estômago proximal.
  Se optar pelo Nissen, dividir os vasos curtos, se ainda não o foram, para providenciar uma fundoplicatura mais frouxa.

Hérnia Paraesofágica

Pequenas hérnias assintomáticas podem ser observadas. As outras devem ser reoperadas pelo risco de encarceramento do estômago herniado.

Deslizamento da Fundoplicatura para o Mediastino

Se assintomática, tratamento expectante. Se sintomática, por via abdominal, a fundoplicatura é liberada de suas aderências mediastinais (geralmente essa liberação não é difícil) e trazida para o abdome, onde é fixada ao diafragma e o hiato esofágico fechado. Algumas vezes é necessária a realização de uma nova fundoplicatura.

Refluxo Recorrente

As causas são: fundoplicatura muito frouxa, deiscência da fundoplicatura e migração dela.

- Tratamento medicamentoso da esofagite. A causa de esofagite erosiva é pelo contato prolongado da mucosa esofágica com o ácido. Mesmo quando existe refluxo alcalino, a esofagite erosiva só acontece quando também há o refluxo ácido. O tratamento é com omeprazol (inibidor da bomba de prótons) na dose de 0,7 a 3,0mg/kg/dia. Liga-se à enzima ATPase H^+/K^+, desativando-a. Para serem ativados, os inibidores da bomba de prótons necessitam da presença de ácido nos canalículos das células parietais e são mais efetivos quando a célula parietal é estimulada por alimento, após um período prolongado de jejum. Por isso, são mais efetivos quando administrados 30min antes do café da manhã. A administração concomitante de antagonistas receptores H-2 específicos pode inibir a sua eficácia. O tratamento com omeprazol é realizado por meses, anos ou, indefinidamente. Sua retirada ocasiona recorrência da esofagite e suas complicações. Efeitos secundários: pode causar profunda supressão da secreção ácida gástrica, resultando em altos níveis de gastrina circulante, com risco de aparecimento de hiperplasia das células parietais e pólipos gástricos benignos e deficiências de vitamina B12.
- Tratamento da dismotilidade esofágica e antro-duodenal. Metoclopramida: droga antagonista dopaminérgica que é um agente procinético bastante usado. Aumenta o tono do esfíncter esofágico inferior e melhora o esvaziamento gástrico. Dose: 0,1mg/kg/dose quatro vezes/dia. Domperidona: via intramuscular (IM) e intravenosa (IV), 0,1 a 0,2mg/kg/dose em três vezes e via oral (VO), 0,3mg/kg/dose em três vezes. Não atravessa a barreira cérebro-sangue.
- Tratamento cirúrgico (reoperação). Em pacientes com distúrbios neurológicos, a fundoplicatura de Nissen parece funcionar melhor que as parciais. Alguns autores sugerem, nesses casos, que a fundoplicatura não deva ser fixada ao diafragma pelo risco de distensão e ruptura. Em pacientes com atresia de esôfago e com recorrência de RGE, as fundoplicaturas de Thal e Toupet parecem funcionar melhor.

Síndrome do Alçaponamento de Ar (*Gas Bloating*) (4 a 10%)

A impossibilidade de eructar é comum após a cirurgia anti-refluxo. Isso não deve ser considerado alçaponamento de ar. Esse termo deve ser reservado para aqueles pacientes que não conseguem eructar e sentem grande desconforto com isso. A causa é desconhecida.

Causas Sugeridas

Fundoplicatura demasiadamente apertada, dismotilidade antro-duodenal, fundoplicatura deslizada no estômago proximal, dano do nervo vago durante a fundoplicatura e acomodação gástrica deficiente secundária ao uso do fundo gástrico na confecção do manguito.

Pode levar à ruptura da fundoplicatura ou à sua migração para o mediastino. Na urgência, o estômago deve ser descomprimido através de uma sonda oro ou nasogástrica. Pensar em gastrostomia nos casos persistentes, principalmente em crianças com déficits neurológicos. Em geral, beneficiam-se pela diminuição da ingesta de alimentos formadores de gases, drogas antifiséticas e agentes procinéticos. Tratar a causa específica.

CONSIDERAÇÕES GERAIS

Em todos os casos em que estiver indicada a reoperação (após tratamento adequado com dose máxima de inibidores da bomba de prótons), solicitar REED ou estudo contrastado pela gastrostomia, endoscopia digestiva alta e estudo cintilográfico do esvaziamento gástrico. Consideramos a endoscopia fundamental na avaliação e planejamento do tratamento. O endoscopista deve visualizar as pregas da fundoplicatura paralelas ao diafragma. Não deve observar a presença de pregas gástricas acima da fundoplicatura (deslizamento no estômago proximal), ou pregas não paralelas indicando que a fundoplicatura está torcida (geralmente causada pela mobilização inadequada do fundo gástrico). Deve observar também a presença de esofagite e de hérnia paraesofágica.

Como alternativa à reoperação, pensar na utilização das novas técnicas endoluminais que melhoram a barreira anti-refluxo, podendo evitar a necessidade de uma nova fundoplicatura.

As crianças com importante clínica de disfagia ou retenção de ar após a cirurgia de Nissen beneficiam-se de uma fundoplicatura parcial ou de um Nissen frouxo. Pacientes com recorrência do RGE pós-fundoplicatura parcial provavelmente irão beneficiar-se de uma cirurgia de Nissen.

Em regra geral, se houve recorrência do RGE na vigência de uma fundoplicatura parcial, fazer uma fundoplicatura completa. Se há retardo do esvaziamento gástrico, uma piloroplastia ou antromiotomia deve ser realizada. Independentemente se a fundoplicatura foi realizada aberta ou por laparoscopia, escolher o método que tem mais afinidade. Se não for um laparoscopista experiente, opte pela laparotomia.

A presença de uma hérnia hiatal grande implica em um fechamento cuidadoso do hiato esofágico. Pensar na colocação de pequenos remendos de algum tipo de prótese nos pontos, incluindo os pilares diafragmáticos. Quando o esôfago se encontra encurtado (geralmente nos casos de estenose de esôfago), a fundoplicatura pode deslizar para dentro do mediastino. Nesses casos (esôfago encurtado), pensar na utilização de uma gastroplastia de Collis, em que a pequena curvatura é tubularizada e a fundoplicatura realizada em torno do neo-esôfago (segmento tubularizado). O grampeamento da pequena curvatura pode estar associado ou não à incisão dela. Outra técnica utilizada para aumentar a porção intra-abdominal do esôfago é a hiatoplastia estendida com divisão da porção anterior do diafragma.

Os resultados da fundoplicatura aberta, tradicional e a videolaparoscópica são comparáveis.

As vantagens da fundoplicatura laparoscópica são: menos analgesia, período de recuperação mais curto, menor índice de infecção da ferida operatória e menor taxa de obstrução por bridas.

Nas crianças com distúrbios neurológicos e RGE recorrentes graves e fundoplicaturas malsucedidas, três técnicas cirúrgicas podem ser pensadas: desconexão esofagogástrica, jejunostomia em Y de Roux e separação laringotraqueal.

Desconexão ou Dissociação Esofagogástrica

É uma cirurgia de grande porte em crianças geralmente desnutridas e que não se alimentam por via oral (com incoordenação da deglutição). Pode ser oferecida para aqueles pacientes com distúrbios neurológicos graves que são incapazes de se alimentarem por via oral e cujos sintomas predominantes são o *retching*, vômito, falha de crescimento, desconforto pós-alimentar, infecções respiratórias recorrentes e a fundoplicatura foi malsucedida. O procedimento baseia-se na transecção do esôfago na junção gastroesofágica, fechamento do coto gástrico, confecção de esofagojejunostomia isoperistáltica término-terminal transmesocólica retrogástrica em Y-de-Roux, medindo a alça de jejuno aproximadamente 30 a 40cm, jejunojejunostomia término-lateral, preservação da gastrostomia preexistente e piloroplastia. (Fig. 54.1). Essa

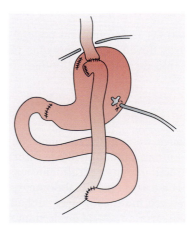

Figura 54.1 – Desconexão esofagogástrica. Após transecção da junção esofagogástrica (alguns autores sugerem realizar a transecção ± 1cm abaixo da junção esofagogástrica), o coto gástrico é fechado e uma alça de jejuno retrocólica (30 a 35cm de extensão) é anastomosada com o coto do esôfago distal. A reconstrução em Y de Roux é completada com anastomose jejuno-jejunal. Coloca-se uma gastrostomia tipo Stamm. Na maioria dos casos, a cirurgia é complementada com piloroplastia. Adaptado de Danielson et al.[1].

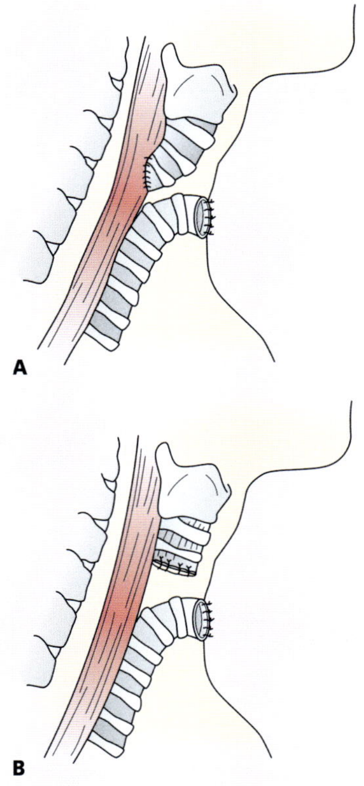

Figura 54.2 – Vista lateral da separação laringotraqueal (SLT) com (*A*) ou sem (*B*) laringoesofagostomia término-lateral. O coto terminal proximal é anastomosado ao esôfago ou fica completamente fechado[2].

técnica permite à criança a deglutição de sua saliva e receber alimentos via oral em pequenos volumes.

Jejunostomia em Y de Roux

A jejunostomia tipo Witzel cria um trajeto longo que pode dificultar a recolocação da sonda, caso seja necessária sua troca ou ela saia da posição.

A jejunostomia de Maydl é aquela em que o jejuno é trazido através da parede abdominal e anastomosado à pele formando um estoma maturo permanente. A alça é fixada aos planos da parede abdominal. As maiores complicações baseiam-se no prolapso da alça de Roux e vazamento no sítio de exteriorização.

A jejunostomia modificada de Maydl é, atualmente, a mais utilizada e a que apresenta menor morbidade. É similar à gastrostomia de Stamm, pois três bolsas invaginantes fixam o cateter com ponta tipo cogumelo, que é trazido através da parede abdominal. A alça é fixada ao peritônio parietal da parede abdominal anterior. A sonda poderá, posteriormente, ser trocada por um *button*. Essa técnica diminui o risco de vazamento junto ao sítio de saída e facilita a troca de sonda. Inconveniente maior: aparecimento de granuloma periostomal. O comprimento da alça em Y varia de

20 a 40cm e ela é confeccionada a 20 a 30cm do ângulo de Treitz.

Separação Laringotraqueal

A separação laringotraqueal (SLT) pode ser recomendada às crianças com distúrbios neurológicos graves e pneumonias de aspiração intratáveis e recorrentes (Fig. 54.2). Nos pacientes com refluxo gastroesofágico e com deglutição muito prejudicada e aspirações recorrentes, podem ser acrescentadas ao procedimento SLT fundoplicatura e gastrostomia. Nos pacientes que irão submeter-se à SLT e não têm refluxo e esofagite associados, a combinação dessa técnica com gastrostomia percutânea endoscópica é bastante interessante.

A SLT pode se associada a uma laringoesofagostomia; porém, a maioria dos autores não acha necessário.

Elegibilidade ao procedimento: paciente com distúrbio neurológico irreversível, sem comunicação verbal e com estudo videofluoroscópico da deglutição mostrando deglutição muito deteriorada e aspiração.

O procedimento deverá ser sempre discutido com os familiares e/ou cuidadores, pois essas crianças ficarão sem fonação, apesar da técnica ser passível de reversão.

REFERÊNCIAS BIBLIOGRÁFICAS

1. DANIELSON, P. D.; EMMENS, R. W. Esophagogastric disconnection for gastroesophageal reflux in children with severe neurological impairment. *J. Pediatr. Surg.*, v. 34, p. 84-87, 1999.
2. TAKAMIZAWA, S.; TSUGAWA, C.; NISHIJIMA, T. et al. Laryngotracheal separation for intractable aspiration pneumonia in neurologically impaired children: experience with 11 cases. *J. Pediatr. Surg.*, v. 38, p. 975-977, 2003.

BIBLIOGRAFIA RECOMENDADA

ANTÃO, B.; OOI, K.; ADE-AJAYI, N. et al. Effectiveness of alimemazine in controlling retching after Nissen fundoplication. *J. Pediatr. Surg.*, v. 40, p. 1737-1740, 2005.

BUSTORFF-SILVA, J.; MOREIRA, A. P.; CAVALARO, M. A. et al. Extended hiatoplasty: early experience with a simple technique to increase the intraabdominal esophageal length in complicated gastroesophageal reflux. *J. Pediatr. Surg.*, v. 36, p. 555-558, 2001.

CAULFIELD, M. E.; WYLLIE, R.; FIROR, H. V.; MICHENER, W. Dumping syndrome in children. *J. Pediatr.*, v. 110, p. 212-215, 1987.

HASSALL, E. Wrap session: is the Nissen slipping? Can medical treatment replace surgery for severe gastroesophageal reflux disease in children? *Am. J. Gastroenterol.*, v. 90, p. 1212-1220, 1995.

LANGER, J. C. The failed fundoplication. *Sem. Pediatr. Surg.*, v. 12, p. 110-117, 2003.

LORENZO, C.; ORENSTEIN, S. Fundoplication: friend or foe? *J. Pediatr. Gastroenterol. Nut.*, v. 34, p. 117-124, 2002.

RICHARDS, C. A.; MILLA, P. J.; ANDREWS, P. L. R.; SPITZ, L. Retching and vomiting in neurologically impaired children after fundoplication: predictive preoperative factors. *J. Pediatr. Surg.*, v. 36, p. 1401-1404, 2001.

VECCHIA, L. K.; GROSFELD, J. L.; WEST, K. W. et al. Reoperation after Nissen fundoplication in children with gastroesophageal reflux. *Ann. Surg.*, v. 226, p. 315-323, 1997.

YOSHIDA, N. R.; WEBBER, E. M.; GILLIS, D. A.; GIACOMANTONIO, J. M. Roux-en-Y jejunostomy in the pediatric population. *J. Pediatr. Surg.*, v. 31, p. 791-793, 1996.

SEÇÃO 6

296 ■ *Esôfago*

CAPÍTULO 55

Ingestão de Corpo Estranho

João Carlos Ketzer de Souza

Ingestão de corpo estranho (CE) é comum em crianças. Alguns dos corpos estranhos ingeridos representam real urgência, requerendo ação imediata. A maioria, entretanto, não apresenta complicações graves, permitindo uma conduta mais conservadora.

A maioria dos corpos estranhos atravessa o trato esofagogastrointestinal sem dificuldades, não requerendo nenhuma ação pelo médico assistente.

EPIDEMIOLOGIA

- Pico de freqüência: entre 2 e 3 anos de idade (idade em que já deambulam e são exploradores orais).
- Sem predisposição sexual ou leve predisposição pelo sexo masculino.
- Moedas são os objetos mais ingeridos.
- 90% dos corpos estranhos que passam pelo esôfago são eliminados espontaneamente.
- Aproximadamente 20% de todo corpo estranho (CE) alojam-se no esôfago, que apresenta contrações peristálticas fracas e constrições anatômicas.
- O sítio esofágico mais comum de impactação situa-se no 1/3 superior.

CONSIDERAÇÕES GERAIS

Os CE costumam impactar-se em áreas de estreitamento fisiológico ou patológico.

Pequenos objetos pontiagudos podem impactar-se na hipofaringe (valéculas) ou nos seios piriformes.

O esôfago tem três áreas principais de estreitamento fisiológico: esfíncter esofágico superior (no nível do músculo cricofaríngeo), arco aórtico e hiato esofágico (junção gastroesofágica).

No trato gastrointestinal, as áreas de estreitamento fisiológico são: piloro, arco duodenal, ligamento de Treitz e válvula ileocecal.

Deve-se conhecer a largura, comprimento, forma, localização e radiolucência do CE.

APRESENTAÇÃO CLÍNICA

- Sintomas esofágicos: odinofagia, disfagia, obstrução completa com regurgitação e sialorréia, sintomas respiratórios como tosse, sufocação, estridor (crianças pequenas têm anéis traqueais mais flexíveis, facilmente comprimíveis por corpo estranho esofágico adjacente).
- Sintomas gástricos: geralmente são assintomáticos. Grandes corpos estranhos podem estar associados a saciedade, vômitos pós-prandiais, anorexia, perda de peso.
- Sintomas intestinais: somente se apresentam como complicações de obstrução intestinal ou perfuração.

DIAGNÓSTICO POR IMAGEM

Estuda e fornece as características físicas, localização e complicações dos corpos estranhos.

- Radiografia de pescoço, tórax e abdome com projeções lateral e ântero-posterior. A radiografia lateral é importante para demonstrar pequenos objetos (ossos de peixe ou galinha) situados na região cervical. Na projeção ântero-posterior, o CE de forma plana (moeda) costuma estar orientado no plano frontal (coronal), quando se encontra no esôfago e no plano sagital, quando está localizado na traquéia.
- Radiografia com contraste: muitos corpos estranhos são radiolucentes (plásticos, vidros, madeira) e mesmo pequenos ossos e metal fino podem não ser observados na radiografia simples. Os estudos contrastados devem ser bem indicados, pois apresentam risco de aspiração e podem prejudicar exame endoscópico posterior. Novos contrastes não-iônicos, atualmente, são mais seguros.
- Tomografia computadorizada: pode estar indicada em suspeita de objetos radiolucentes. A imagem pode ser melhorada com reconstrução tridimensional. Raramente necessária.

INDICAÇÕES DE REMOÇÃO

Esôfago

Devem ser removidos imediatamente: corpo estranho impactado no 1/3 superior (sialorréia intensa e risco de aspiração), impactação de baterias, objetos pontiagudos, ou espiculados.

Baterias são os corpos estranhos mais tóxicos. O conteúdo pode vazar e causar corrosão da mucosa digestiva, inclusive com perfuração em até 4h. Baterias causam lesão de necrose por pressão, queimadura elétrica de baixa voltagem, ação alcalina corrosiva e toxicidade mercurial. São constituídas de metais pesados (mercúrio, zinco, cádmio, prata) e álcalis (hidróxido de potássio ou sódio).

- Moeda no 1/3 inferior: observação por 24h.
- Moeda no 1/3 médio e proximal: observação por 12h.

Outros objetos alojados no esôfago por mais de 24h ou com duração desconhecida, devem ser removidos por endoscopia.

Estômago

Objetos pontiagudos e lineares longos (> 3cm em lactentes e crianças pequenas e > 5cm nas crianças maiores), como palitos, alfinetes de segurança abertos ou objetos arredondados com diâmetro > 2,5cm, devem ser removidos por endoscopia.

Outros tipos de corpos estranhos podem ser observados por três semanas e depois removidos por endoscopia.

Baterias que alcançam o estômago costumam ser eliminadas com facilidade. Se permanecerem por mais de 48h, devem ser removidas.

Intestino

Observação. Radiografia de controle em 48h e depois em uma ou duas semanas, se o objeto não for encontrado nas fezes, pelos pais. Remoção deve ser considerada se o objeto sem ponta permanecer na mesma posição por mais de uma semana. Objetos com ponta devem ser removidos, se permanecerem na mesma posição por três dias consecutivos. Sintomas de febre, vômitos, dor abdominal, sangramento digestivo, sinais de peritonite são indicações de cirurgia de urgência.

TRATAMENTO

Remoção Endoscópica

É o tratamento de escolha.

Vantagens: remoção segura da maioria dos corpos estranhos, visualização de doença associada e de múltiplos corpos estranhos e/ou não radiopacos.

Geralmente, utiliza-se o endoscópio flexível. O endoscópio rígido ou laringoscopia direta têm indicação para remover objetos na hipofaringe, esôfago proximal e objetos pontiagudos impactados no esôfago.

Métodos Não-endoscópicos de Remoção

Uso de Dilatador de Esôfago (*Bouginage*)

É utilizado com o intuito de empurrar o corpo estranho (CE) do esôfago para dentro do estômago.

O CE deve ser arredondado ou liso (como moeda), a impactação deve ter menos de 24h e devem ser descartadas anomalias esofágicas associadas.

Uso de Cateter de Foley para Extração

O procedimento pode ser realizado com ou sem fluoroscopia. Há sempre um risco em potencial de aspiração do corpo estranho quando ele é trazido do esôfago para a orofaringe, pois pode deslocar-se para a traquéia. Contra-indicações: objeto impactado no esôfago por mais de 48h, objetos pontiagudos, objeto radiolucente, doença esofágica, obstrução completa da luz, objetos que se fragmentam (risco de aspiração), via aérea instável. Técnica: uma sonda de Foley lubrificada número 10 ou 12F é passada pelas narinas e avançada distal ao corpo estranho alojado no esôfago. Sob fluoroscopia, aproximadamente 5mL de bário diluído (3,5mL água: 1,5mL bário) são instilados no balão da sonda de Foley. A sonda com o balão inflado é cuidadosamente retirada sob fluoroscopia. Quando o corpo estranho alcança a faringe posterior, a criança deve ser rotada para o decúbito prono ou lateral direito e o corpo estranho removido com a ajuda do dedo do médico. Sucesso da técnica: 80% dos casos indicados. Deve ser somente realizada por médicos experientes em manuseio de via aérea.

Glucagon

Tem efeito inibidor no esfíncter esofágico inferior e pode aliviar o espasmo do músculo liso na área de impactação. O 1/3 superior do esôfago contém músculo estriado e, portanto, não é efetivo para CE localizado na porção proximal do esôfago. Efeitos secundários: náuseas, vômitos, tontura.

Dose: 0,02 a 0,03mg/kg intravenoso. Não exceder 0,5mg.

BIBLIOGRAFIA RECOMENDADA

ARANA, H.; HAUSER, B.; HACHIMI-IDRISSI, S. et al. Management of ingested foreign bodies in childhood and review of the literature. *Eur. J. Pediatr.*, v. 160, p. 468-472, 2001.

CHEN, M. K.; BEIERLE, E. A. Gastrointestinal foreign bodies. *Pediatr. Ann.*, v. 30, p. 736-742, 2001.

EISEN, G. M.; BARON, T. H.; DOMINITZ, J. A. et al. Guideline for the management of ingested foreign bodies. *Gastroint. Endosc.*, v. 55, p. 802-806, 2002.

LITTLE, D. C.; SHAH, S. R.; ST PETER, S. D. et al. Esophageal foreign bodies in the pediatric population: our first 500 cases. *J. Pediatr. Surg.*, v. 41, p. 914-918, 2006.

UYEMURA, M. C. Foreign body ingestion in children. *Am. Fam. Physician.*, v. 72, p. 287-291, 2005.

Seção 7

Diafragma

56 Hérnia Diafragmática Congênita 301
57 Hérnia Diafragmática de Morgagni 313
58 Eventração Diafragmática 315

CAPÍTULO 56

Hérnia Diafragmática Congênita

João Carlos Ketzer de Souza

CONCEITO

Defeito congênito do diafragma causado pela persistência do canal pleuroperitoneal com passagem de órgãos intraperitoneais para a cavidade torácica e conseqüente atelectasia e/ou hipoplasia de um ou ambos os pulmões (Fig. 56.1).

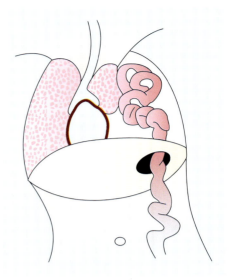

Figura 56.1 – Hérnia diafragmática congênita.

EMBRIOLOGIA DO DIAFRAGMA E HÉRNIA DIAFRAGMÁTICA

O diafragma é formado entre a quarta e oitava semanas de vida intra-uterina pela fusão da membrana pleuroperitoneal, septo transverso, mesentério dorsal do esôfago e parede do corpo (porção muscular circunferencial derivada da escavação dos músculos da parede).

O defeito diafragmático ocorre muito precocemente na gestação, no período em que o intestino está retornando à cavidade peritoneal (entre a oitava e décima semanas de vida intra-uterina) e o pulmão encontra-se no estágio pseudoglandular de desenvolvimento. Ocorre por falha ou fechamento incompleto das membranas pleuroperitoneais póstero-laterais do diafragma. Se a passagem das vísceras ocorrer antes do fechamento completo das membranas pleuroperitoneais, não haverá saco herniário. Entretanto, se a membrana pleuroperitoneal já estiver formada, mas ainda não muscularizada, saco herniário será observado em 10 a 20% dos casos. A passagem de vísceras abdominais para o tórax pode ocorrer precocemente, causando hipoplasia pulmonar grave, ou ocorrer tardiamente, causando pouca alteração no desenvolvimento pulmonar. O aparecimento de hipoplasia pulmonar vai depender também das vísceras que migraram e se a migração foi intermitente ou não.

Recente evidência experimental sugere que a hipoplasia pulmonar origina-se precocemente na embriogênese, antes da herniação visceral ocorrer. Logo, um defeito pulmonar primário poderia causar malformação do diafragma fetal[1,2].

EMBRIOLOGIA DO PULMÃO E HIPOPLASIA PULMONAR

Até o final da 16ª semana de vida intra-uterina (estágio pseudoglandular do desenvolvimento pulmonar) quase todas as ramificações da árvore traqueobrônquica (da traquéia aos bronquíolos terminais) estarão completamente desenvolvidas. Essas ramificações, denominadas pré-acinares, poderão aumentar em tamanho acompanhando o crescimento do pulmão, mas não poderão formar novas ramificações após a 16ª semana. Entre a 17ª e a 24ª semana intra-uterina (estágio canalicular) inicia-se a diferenciação das vias aéreas com gradual alargamento do lúmen e começam a se formar bronquíolos respiratórios, ductos e sacos alveolares. Qualquer compressão pulmonar no estágio pseudoglandular vai provocar diminuição no número e calibre das vias aéreas condutoras. A quantidade de alvéolos por ácino será normal, mas o número absoluto de alvéolos estará diminuído por causa do número reduzido de ramificações brônquicas.

Concomitantemente ao desenvolvimento pseudoglandular da árvore traqueobrônquica, há o desenvolvimento das artérias musculares denominadas pré-acinares. Até a 16ª semana, todos os ramos pré-acinares também deverão estar desenvolvidos. Essas artérias, posteriormente, só irão crescer em comprimento e diâmetro. O leito vascular pulmonar também estará reduzido devido à diminuição no número e tamanho. Os vasos que acompanham o desenvolvimento dos bronquíolos (até o bronquíolo terminal) são denominados de pré-acinares. Os vasos que acompanham os bronquíolos respiratórios, ductos alveolares e ácinos são denominados intra-acinares, sendo os mais proximais parcialmente muscularizados (muscularização espiralada). Os mais distais não são muscularizados. Na presença de hérnia diafragmática com hipóxia persistente, haverá um aumento anormal da espessura da camada média das artérias pré-acinares (artérias musculares) com a conseqüente diminuição do diâmetro externo delas e extensão da muscularização mais perifericamente em direção às artérias intra-acinares (não-musculares fetais) (Fig. 56.2).

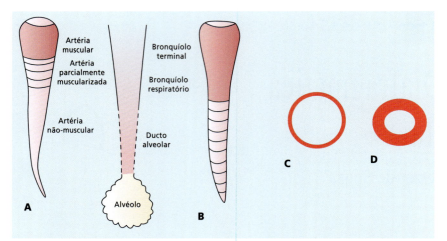

Figura 56.2 – Desenvolvimento da vascularização pulmonar acompanhando o crescimento das vias aéreas. (*A*) Vascularização pulmonar normal. Vasos pré-acinares são muscularizados e os intra-acinares proximais são parcialmente muscularizados. (*B*) Em hérnia diafragmática há aumento da espessura da camada média das artérias pré-acinares e extensão da muscularização em sentido distal. (*C*) Corte transversal de uma artéria pulmonar pré-acinar em paciente normal. (*D*) Corte transverso de uma artéria pulmonar pré-acinar em hérnia diafragmática, mostrando aumento da espessura da camada média e diminuição do calibre. Adaptado de Reid[3].

EPIDEMIOLOGIA

- Prevalência: 1:3.000 a 5.000 nascidos vivos. Essa estimativa ignora o significativo número de óbitos fetais e neonatais que não são reconhecidos ou que ocorrem antes da transferência para um centro de atendimento terciário.
- Hérnia diafragmática de Bochdalek corresponde a 90% de todas as anormalidades diafragmáticas que afetam o feto e o recém-nascido.
- Lado da hérnia: 85 a 90% esquerdas, 10 a 15% direitas e menos que 1% bilaterais.
- Sexo: 3M:2F.
- Anomalias associadas: 10 a 57%. As explicações para essa disparidade encontrada são: inclusão de anomalias diretamente relacionadas à hérnia diafragmática (hipoplasia pulmonar, persistência do ducto arterial, hipoplasia do coração, má-rotação intestinal), inclusão de natimortos, diferentes condutas diagnósticas e diferentes índices de necrópsias nos diversos serviços. As anomalias congênitas mais comuns, em ordem decrescente de incidência, são: cardíacas (10 a 30%), geniturinárias, gastrointestinais, sistema nervoso central (hidrocefalia, anencefalia, espinha bífida), esqueléticas e cromossômicas (trissomias 13, 18 e 21). São encontradas, freqüentemente, mais do que uma anomalia congênita associada. Os defeitos cardíacos mais comuns são hipoplasia cardíaca, defeitos do septo atrial, defeitos do septo ventricular, tetralogia de Fallot, *truncus arteriosus* e coarctação.
- Noventa e cinco por cento dos natimortos têm anomalias congênitas associadas.
- Sobrevida global: 40 a 70%.

QUADRO CLÍNICO

O início dos sintomas está relacionado ao grau de hipoplasia pulmonar e ao aparecimento de hipertensão pulmonar.

- Poliidrâmnio pode ser observado ao nascimento. É causado pela diminuição do volume de líquido amniótico deglutido pelo feto pela existência de obstrução digestiva causada pela hérnia.
- Noventa por cento das hérnias são sintomáticas nas primeiras 24h. Pode manifestar-se desde o nascimento, em minutos, horas, dias, semanas, meses e anos. Recém-nascido sintomático nas primeiras 6h de vida é considerado de alto risco e é fator prognóstico de mortalidade.
- Sinais de sofrimento respiratório (taquipnéia, retrações, cianose).
- Hemitórax afetado abaulado e abdome escafóide (Fig. 56.3).
- Dextrocardia para o lado contralateral ao da hérnia.
- Ausência ou diminuição do murmúrio vesicular.
- Diminuição dos ruídos hidroaéreos abdominais.
- As principais manifestações tardias da hérnia são: obstrução intestinal, retardo de crescimento, estrangulamento e/ou perfuração de víscera oca intratorácica (principalmente estômago), pneumonias de repetição.

DIAGNÓSTICO

Pré-natal

- Ultra-sonografia pré-natal: visualização de vísceras abdominais intratorácicas (alças intestinais, ou fígado), desvio de mediastino e coração da li-

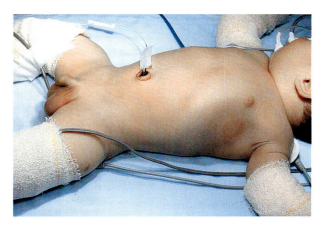

Figura 56.3 – Achado clínico característico da hérnia diafragmática: hemitórax afetado abaulado e abdome escafóide.

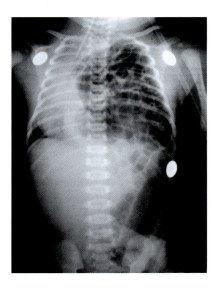

Figura 56.4 – Hemitórax esquerdo mostrando imagens císticas aéreas compatíveis com padrão radiológico de alças intestinais, desvio do mediastino e pouco ar no abdome (hemiabdome esquerdo).

nha média, ausência de bolha gástrica no abdome, presença de área de ecogenicidade aumentada na base do tórax, peristaltismo visível dentro do tórax, poliidrâmnio. O diagnóstico pode faltar em 40 a 50% dos casos. A visualização do fígado depende da informação indireta da presença das veias porta e hepática acima ou abaixo do diafragma.
- Ressonância nuclear magnética ultra-rápida é mais acurada na detecção do fígado herniado, fornecendo sua visualização direta intratorácica. É mais útil na avaliação de hérnia diafragmática direita. É usada sem sedação da mãe e o exame dura de 30 a 40min.

Pós-natal

- História e exame físico.
- Radiografia de tórax: desvio do mediastino para o lado contralateral, imagens císticas aéreas compatíveis com o padrão radiológico de alças intestinais no hemitórax comprometido (geralmente esquerdo) (Figs. 56.4 e 56.5). Com hérnia direita, alças intestinais podem também causar esse padrão de imagens císticas, embora o fígado possa bloquear a passagem delas para dentro do tórax e até herniar no hemitórax direito, mostrando imagem radiológica sugestiva de eventração diafragmática.
- Radiografia de abdome: diminuição de ar no abdome (Fig. 56.6).
- Na dúvida diagnóstica realizar radiografias contrastadas do tubo digestivo alto (esôfago, estômago e duodeno).

FISIOPATOLOGIA

Fetal

- A presença de poliidrâmnio pode ser explicada pela obstrução do esôfago ou duodeno. A posição intratorácica do estômago pode distorcer o duodeno, produzindo dificuldade no esvaziamento gástrico, que por sua vez causa poliidrâmnio e dilatação gástrica com significativo aumento de volume intratorácico e compressão pulmonar e do ducto arterial. O poliidrâmnio também pode ser causado por compressão direta do esôfago.
- A presença de compressão pulmonar pode levar à atelectasia ou hipoplasia pulmonar uni ou bilateral.
- A presença de distorção e compressão do ducto arterial fetal pela hérnia diafragmática pode causar hipóxia persistente pelo aumento do fluxo sanguíneo pulmonar em um leito vascular pequeno (hipoplasia adquirida pela compressão do leito vascular pulmonar em formação) e hipertensão

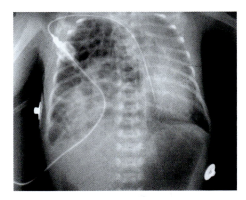

Figura 56.5 – Hemitórax direito com imagens sugestivas de alças intestinais, desvio do mediastino. Observar a imagem aérea do estômago no abdome.

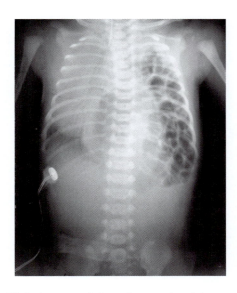

Figura 56.6 – Imagens císticas aéreas no hemitórax esquerdo. Ausência de imagens aéreas no abdome.

pulmonar fetal. Essa diminuição de oxigênio intrauterino pode causar constrição vascular pulmonar anormal e hipertrofia muscular excessiva.

- A presença de hérnia diafragmática no período fetal, principalmente esquerda, pode levar à hipoplasia do ventrículo esquerdo, ao causar compressão do átrio esquerdo, diminuição do shunt D → E (direita – esquerda) através do forame oval, aumento da pressão da artéria pulmonar e do fluxo sangüíneo em um leito vascular pequeno, aumento do diâmetro da artéria pulmonar e do ducto arterial. O hipodesenvolvimento do coração é causado pela compressão intra-uterina pelas vísceras herniadas e pela diminuição do shunt D → E pelo forame oval. O desenvolvimento das câmaras cardíacas depende do volume do fluxo sangüíneo. Fluxo reduzido resulta em hipodesenvolvimento.

Período Neonatal

Nos casos de hipoplasia pulmonar moderada (presença de parênquima pulmonar ainda compatível com a sobrevida) e leito vascular pulmonar também hipoplásico, notaremos lesão estrutural fixa e alteração funcional, potencialmente reversível: a *hipertensão pulmonar*. Pode haver períodos de adequadas oxigenação e ventilação.

Hipertensão pulmonar é causada por um leito vascular pulmonar hipoplásico e anormalmente muscularizado e, portanto, excessivamente reativo a fatores precipitantes de vasoconstrição (acidose, hipoxemia, hipotermia, hipotensão) e estímulos externos comuns em UTI pediátricas (aspiração endotraqueal, procedimentos dolorosos, tais como injeções intramusculares [IM] e venóclises, sons altos e mudanças freqüentes de posição).

A *hipoplasia ventricular esquerda* (no caso de hérnia esquerda) contribui para a diminuição do rendimento cardíaco, diminuição da pressão sangüínea sistêmica e conseqüente aumento do *shunt* direita → esquerda em níveis atrial e ductal, hipóxia e acidose.

Quando há *hipoplasia pulmonar grave*, com inadequado parênquima pulmonar e leito vascular, essas crianças apresentam lesão estrutural fixa e irreversível refratária a todas as formas de tratamento e incompatível com a sobrevida. O leito vascular pulmonar e o tecido pulmonar são inadequados e incompatíveis com a sobrevida. Hipoplasia pulmonar incompatível com a vida está presente em apenas 15% dos casos.

Classificação da Hipoplasia Pulmonar Conforme Berdon Modificada

- Grupo 1: pulmões bem desenvolvidos ipsilateral e contralateralmente, os pacientes apresentam-se clinicamente após as primeiras 24h de vida e invariavelmente sobrevivem.
- Grupo 2: hipoplasia pulmonar grave de ambos os pulmões e sobrevida extremamente pobre, apresentando-se clinicamente com menos de 6h de vida. PaO_2 pré e pós-ductal não ultrapassam 50mmHg.
- Grupo 3: hipoplasia pulmonar moderada a grave do pulmão ipsilateral associada a pulmão contralateral razoavelmente bem desenvolvido e hipertensão pulmonar lábil.

TRATAMENTO FARMACOLÓGICO PRÉ-NATAL

O parto é planejado para ocorrer quando o bebê estiver a termo ou próximo disso. A mãe recebe beta-metasona (12mg IM, divididos em duas doses de 24/24h, antes da 34ª semana de gestação). Melhora a maturação, complacência e morfogênese pulmonares e a produção de surfactante (aumenta o número e melhora as funções dos pneumócitos tipo II, responsáveis pela produção de surfactante), reduzindo a incidência de doença da membrana hialina, diminuindo a ocorrência de hemorragia intraventricular e enterocolite necrosante. Preocupações com seu uso: restrição do crescimento corporal e evidências de retardo na mielinização nervosa.

FATORES PROGNÓSTICOS PRÉ-NATAIS

Nenhum é uniformemente preditivo do prognóstico. Marcadores de mau prognóstico em ultra-sonografia fetal:

- Diagnóstico gestacional precoce.
- Desvio intenso do mediastino.
- Poliidrâmnio.
- Hipodesenvolvimento do coração esquerdo.
- Presença de estômago no tórax.
- Presença de fígado no tórax, em hérnia diafragmática esquerda.

Hérnia Diafragmática Congênita ■ 305

- Relação da área transversa pulmão-tórax (L/T = *lung-thorax*) com ultra-sonografia. Área pulmonar bilateral/área torácica. Seção transversa do tórax é avaliada no nível da vista das quatro câmaras cardíacas na fase final da diástole.
- Índice pulmão direito/cabeça fetal (LHR = *lung-to-head ratio*) baixo. É calculado pela medida bidimensional da área do pulmão direito (em milímetros quadrados), medida no nível das quatro câmaras cardíacas dividida pela circunferência da cabeça (em milímetros). Deve ser medida entre a 24ª e a 26ª semana de gestação. LHR < 0,6 tem mortalidade de 100%; LHR > 0,6 e < 1,35 tem sobrevida de 60% e LHR > 1,4 tem sobrevida de 100%. Permanece incerto se o índice LHR é acurado na hérnia diafragmática direita e após a 26ª semana de gestação.

TRATAMENTO CIRÚRGICO PRÉ-NATAL

Cirurgia Fetal

- Correção cirúrgica intra-uterina com redução das vísceras herniadas e reparo do defeito diafragmático em um período da gestação em que o crescimento pulmonar fetal possa realizar-se normalmente, fornecendo suficiente reserva pulmonar pós-natal. É um conceito teórico atrativo. Porém, os resultados têm sido desalentadores e está quase totalmente abandonada.
- Oclusão temporária da traquéia (OT) fetal, resultando em aumento do fluido pulmonar e conseqüente crescimento pulmonar. Técnica com base na observação de que uma traquéia obstruída previne o desenvolvimento de hipoplasia pulmonar. Reduz gradualmente as vísceras abdominais na cavidade abdominal. Os objetivos da técnica são:
  - Acelerar o crescimento pulmonar, levando a uma estrutura parenquimatosa mais normal em relação à densidade de bronquíolos terminais.
  - Reduzir gradualmente as vísceras abdominais intratorácicas na cavidade abdominal.
  - Estimular, talvez, a liberação de fatores de crescimento específicos.

Problemas com a técnica:

- Os pulmões distendem, mas não sofrem maturação, causando deficiência qualitativa e quantitativa do surfactante. A oclusão traqueal diminui o número e função dos pneumócitos tipo II, células responsáveis pela síntese e secreção de surfactante. Deve selecionar-se apropriadamente o período gestacional para realização da oclusão traqueal. Parece que oclusão tardia não causa dano de imaturidade. Ainda em estudo.
- A liberação da oclusão traqueal (OT) antes do nascimento parece que também não restaura a função respiratória normal pós-natal.

- A formação de um pulmão polialveolar com número aumentado de alvéolos por ácino. Após a 16ª semana de vida intra-uterina (estágio pseudoglandular), o aumento das ramificações da via aérea é bastante improvável de ser induzido pela OT.
- O crescimento pulmonar em resposta à OT costuma ser muito variável. Alguns não crescem, outros crescem tanto que causam compressão cardíaca e hidropsia.

A OT pode ser realizada por meio de três técnicas:

- OT aberta: em que pequena histerotomia expõe as extremidades superiores, deixando a cabeça fetal dentro do útero. A traquéia fetal é dissecada meticulosamente por meio de incisão cervical transversa e a traquéia ocluída por dois hemoclipes grandes. Risco: lesão do nervo recorrente.
- OT videofetoscópica (FETENDO) sem histerotomia em que os clipes são colocados por videoendoscopia. São necessários três a quatro portais. Tempo operatório costuma ser longo, é freqüente a lesão do nervo recorrente e vazamento do líquido amniótico.
- OT videofetoscópica com colocação de balão intratraqueal ou *plug*. Colocado de forma percutânea e endoscopicamente através de uma porta simples de trabalho.

Alguns autores preconizam a reversão da OT após quatro semanas, se necessário intra-útero ou logo ao nascimento. Em geral, a desobstrução traqueal deve ser realizada por parto cesáreo, antes da ligadura e secção do cordão umbilical por meio do procedimento conhecido como EXIT (*ex utero intrapartum therapy*) com *bypass* placentário. Nesse procedimento, a cabeça e os ombros são retirados pela histerotomia, preservando o volume uterino e amnioinfusão contínua é usada para evitar compressão do cordão umbilical. Relaxamento uterino é mantido por anestésico inalatório e tocolíticos. É preservada a circulação útero-placentária, permitindo a troca contínua de gases respiratórios.

Indicações: hérnia diafragmática isolada, diagnóstico antes da 25ª semana de gestação com fígado herniado e LHR < 1.

TRATAMENTO PRÉ-OPERATÓRIO PÓS-NATAL

Medidas Gerais

Hérnia diafragmática é uma emergência fisiológica, não cirúrgica.

- NPO (*nil per os*: nada via oral).
- SNG (sonda nasogástrica) nº 10 com aspirações freqüentes, reduzindo a distensão intestinal intratorácica.
- Posição semi-sentada.
- Manutenção da via aérea. Se necessário, realizar entubação endotraqueal. Não ventilar com

- máscara e balão pelo risco de distender alças intestinais intratorácicas.
- Manutenção da temperatura corporal.
- Manter hematócrito entre 35 e 45%.
- Acesso venoso adequado.
- Hidratação parenteral: 4mL/kg/h + reposição das perdas pela SNG.
- Cateter urinário para controle da diurese. Manter débito urinário acima de 1mL/kg/h.
- Antibióticos profiláticos (ampicilina + gentamicina). Discutível seu uso. Não temos usado de rotina.
- Bicarbonato de sódio é indicado somente para manter o pH > 7,20.
- Monitoração pré e pós-ductal da PaO_2 e $PaCO_2$ é realizada, respectivamente, por meio de cateteres colocados na artéria radial direita (ou punções arteriais repetidas no membro superior direito) e artéria umbilical. A saturação de oxigênio pré e pós-ductal é medida pela oximetria de pulso por sensores colocados no membro superior direito e em um dos membros inferiores. A forma de tratamento atual tem sido fundamentada nas dosagens e medidas pré-ductais (reflete a oxigenação cerebral). As pós-ductais sofrem o impacto e a influência de variáveis não-quantificáveis de hipertensão pulmonar, potencialmente reversíveis, tais como: hipotermia, hipotensão, anomalias cardíacas associadas e outras.
- Gasometria arterial, hemograma completo, provas de coagulação, perfil bioquímico.
- Pressão venosa central, se necessário. Deve ser mantida entre 5 e 10mmHg.
- Radiografia de tórax e de abdome para confirmar o diagnóstico, posição do tubo endotraqueal, posição da SNG, posição do cateter na artéria umbilical e em bebês com suspeita de pneumotórax.
- Ecocardiografia com Doppler (eco-Doppler) em todos os casos para identificar a presença de doença cardíaca estrutural, determinar se há hipoplasia do coração, estimar pressão da artéria pulmonar, grau de *shunt* e definir o momento ideal da cirurgia.
- Evitar fatores que possam desencadear aumento do vasoespasmo pulmonar e hipertensão pulmonar: hipóxia, hipotermia, acidose, aspiração endotraqueal, procedimentos dolorosos e outros.
- Uso de vasodilatadores pulmonares é problemático, pois causam também dilatação da circulação sistêmica, diminuindo a resistência vascular periférica. Os mais usados são: nitroglicerina, nitroprussiato de sódio, prostaglandinas e tolazolina.

Agentes Vasopressores

Utilizados para manter a pressão arterial sistêmica e melhorar a contratilidade miocárdica. Se há hipertensão pulmonar ou hipotensão sistêmica, agentes inotrópicos podem ser usados para elevar a pressão sistêmica acima da pressão pulmonar e assim diminuir o *shunt* D → E. Agentes e doses: dobutamina (5 a 10μg/kg/min) e dopamina (3μg/kg/min).

Estabilização Pré-operatória com Retardo do Reparo Cirúrgico

A hipertensão pulmonar reacional diminui durante os primeiros dias de vida. Uma cirurgia de urgência nas primeiras horas de vida seria realizada durante um período de risco aumentado para desencadear hipertensão pulmonar persistente, além da diminuição da complacência pulmonar que costuma ocorrer após o reparo operatório. É aconselhado o tratamento pré-operatório mais prolongado, seguido pelo reparo cirúrgico da hérnia de forma semi-eletiva, quando o bebê estiver mais estável hemodinamicamente (em relação à pressão arterial, freqüência cardíaca e perfusão periférica) e com um leito vascular pulmonar menos reativo. O momento adequado para a correção cirúrgica é controverso. Esse período de preparo pré-operatório deve ser acompanhado de diversos parâmetros clínicos, ecocardiográficos, gasométricos e ventilatórios. O período de preparo pré-operatório é muito variável e ainda em investigação (geralmente entre quatro e oito dias, podendo atingir até três semanas). A literatura, em geral, tem sido favorável ao reparo retardado. Porém, diversos pesquisadores do assunto não acreditam que o reparo retardado seja responsável pela melhora da sobrevida.

Achados ecocardiográficos e com Doppler seqüenciais providenciam evidência objetiva da regressão e estabilização da hipertensão pulmonar e incluem a *ausência* ou *diminuição* dos seguintes: *shunts* D → E (fluxo passa a ser E → D) pelo ducto arterial e forame oval, desvio do septo interventricular para a esquerda, insuficiência tricúspide, dilatação ventricular direita e pressão sistólica da artéria pulmonar > 2/3 da pressão sistêmica estimada (cálculo realizado por meio de eco-Doppler e com base na velocidade do jato de regurgitação tricúspide). Dados clínicos e laboratoriais podem também evidenciar essa estabilização hemodinâmica: pressão arterial e freqüência cardíaca estáveis, boa perfusão periférica, diminuição < 10mmHg na PaO_2 pré e pós-ductal entre dosagens simultâneas dos gases sangüíneos, nenhuma flutuação na oxigenação pré e pós-ductal notada com estímulos externos (aspiração endotraqueal, estímulos dolorosos e outros), PaO_2 aceitável (> 60mmHg), saturação do O_2 arterial ≥ 85mmHg presente em um período de 12h com tratamento adequado, acidose metabólica corrigida.

Não Curarização

Evitam-se os relaxantes musculares. Respiração espontânea é bem-vinda, pois diminui o barotrauma. Faz parte da estratégia utilizada de hipercapnia permissiva introduzida por Wung[4].

Sedação

Deve ser mínima e tem como objetivo minimizar os efeitos da estimulação ambiental e desconforto do tratamento.

Ventilação Mecânica Convencional

Ventilação mandatória intermitente (IMV), ventilação mandatória intermitente sincronizada (IMVs), sem hiperventilação, sem indução de alcalose, sem relaxantes musculares, com hipercapnia permissiva (tentando manter a $PaCO_2 < 60mmHg$) e oxigenação adequada, aceitando uma saturação de oxigênio pré-ductal (SaO_2) > 85% ou PaO_2 pré-ductal > 50mmHg. O objetivo dessa forma de ventilação suave é ventilar e oxigenar sem causar barotrauma, aguardando a remodelação da vascularização pulmonar. Ventilação gentil é a estratégia respiratória caracterizada pela preservação da respiração espontânea, *hipercapnia permissiva* e evitamento de altas pressões de ventilação.

Os parâmetros iniciais do ventilador (fluxo contínuo, ventilação limitada por pressão e ciclagem por tempo) costumam ser: FiO_2 1, o tempo inspiratório (Ti) de 0,5s, pico de pressão inspiratória (PIP) entre 20 e $25cmH_2O$ ajustado o suficiente para provocar excursões abdominais e torácicas visíveis, PEEP (pressão positiva no final da expiração) 3 a $5cmH_2O$, freqüência respiratória entre 30 a 50cpm e fluxo de gás entre 5 a 7L/min. Saturações pós-ductais baixas (60 a 70%) são aceitas desde que as saturações pré-ductais permaneçam $\geq 85\%$.

Se durante a utilização dessa técnica convencional de ventilação mecânica o paciente apresentar: SaO_2 pré-ductal entre 80 a 85%, $PaCO_2$ > 60 a 65mmHg e movimentos torácicos paradoxais e retrações, deve-se alterar a ventilação para um método não convencional com freqüência respiratória em 80 a 100cpm (VPPAF = ventilação por pressão positiva de alta freqüência), tempo inspiratório de 0,3s, PIP $20cm H_2O$, PEEP $0cm H_2O$ (evita a PEEP inadvertida gerada pelo curto tempo inspiratório) e fluxo de gás entre 10 e 12L/min. Tem o objetivo de aumentar a ventilação-minuto, suavizando os movimentos paradoxais da caixa torácica, sem aumentar o PIP.

A estratégia de usar hiperventilação pulmonar, alcalinização e paralisia com curarizantes está abandonada pelo comprometimento da fisiologia cardiopulmonar, barotrauma, desenvolvimento mais freqüente de dano no parênquima pulmonar e perda da audição.

Ventilação Oscilatória de Alta Freqüência

Ventilação oscilatória de alta freqüência (VOAF) parece ser uma técnica valiosa na estabilização pré-operatória e no tratamento respiratório trans e pós-operatório. É composta de uma fonte de gás contínua e de um pistão que produz oscilação de uma membrana, gerando ondas de pressão positiva e negativa (expiração também passa a ser ativa). Gera freqüências > 3Hz (1Hz = 60 ciclos). Tem sido preconizada nos casos não-respondentes à ventilação convencional e à VPPAF. Teoricamente, apresenta as seguintes vantagens no tratamento do bebê com hérnia diafragmática (HD):

- Consegue adequada oxigenação e ventilação com pequeno volume corrente. O volume corrente é menor que o espaço morto anatômico (1 a 3mL/kg).
- O baixo volume e a freqüência alta fazem efetiva troca de CO_2 e O_2 com pressões de pico em nível alveolar.
- Utiliza mínimas variações de pressão e de volume de ventilação, mantendo os pulmões com um volume relativamente constante, acima da capacidade residual funcional, minimizando a incidência de barotrauma, atelectrauma (subutilização da PEEP, permitindo o fechamento e a abertura de unidades alveolares de forma cíclica) e volutrauma (volumes correntes excessivos e supradistensão cíclica dos alvéolos).
- Recruta parênquima pulmonar com baixa pressão alveolar.
- Melhora a distribuição do surfactante durante a administração exógena e complacência pulmonar. Indicação: hipóxia (saturação pré-ductal persistente < 80% e/ou hipercarbia persistente: $PaCO_2$ > 65%) refratária ao tratamento com VPPAF.

Vasodilatação Pulmonar Seletiva com Inalação de Óxido Nítrico

A vasodilatação pulmonar seletiva com inalação de óxido cítrico (ON) pode ser usada nos casos que não estão evoluindo bem, necessitando de PIP > 30 com ventilação convencional, antes de ser indicada a oxigenação de membrana extracorpórea (ECMO).

ON endógeno é produzido a partir da L-arginina pela ação da enzima ON-sintetase, presente nas células endoteliais. ON endógeno difunde-se nos músculos lisos vasculares, estimulando a síntese de guanosina monofosfato cíclico (GMPc) que relaxa a musculatura lisa local dos vasos onde abundam (pulmões e corpos cavernosos). ON inalado difunde-se do alvéolo para dentro da musculatura lisa dos vasos pulmonares, onde aumenta a concentração de GMPc, produzindo vasodilatação pulmonar. As fosfodiesterases (PDE) degradam os monofosfatos, inativando seus efeitos. A GMPc é rapidamente desativada pela enzima fosfodiesterase tipo 5 (PDE-5), que é inibida por zaprinaste, dipiridamol e sildenafila (Fig. 56.7). Uma vez na circulação sistêmica, o ON é rapidamente ligado à hemoglobina e inativado, formando metaemoglobina com produção de nitratos. Esse mecanismo evita hipotensão sistêmica e limita o efeito vasodilatador pulmonar.

Parece ter papel significativo na hipertensão pulmonar persistente do recém-nascido, mostrando diminuição significativa da necessidade de ECMO. Estudos de metanálise mostraram que não melhora a sobrevida na hérnia diafragmática. Mesmo assim, continua sendo usado na esperança de algum sucesso e/ou redução da necessidade de ECMO nessas crianças.

Há limitada experiência clínica com o uso de ON em recém-nascidos com hérnia diafragmática. A dose ideal é a mínima efetiva (±20ppm). Efeitos tóxicos: diminuição da adesão e agregação das plaquetas, maior risco de sangramento, dano pulmonar por ação oxidante, ação mutagênica e disfunção do surfactante. Seus resultados podem ser melhorados quando usados em conjunto com surfactantes exógenos. O efeito do ON também pode ser aumentado e prolongado pela adição de inibidores da fosfodiesterase (sildenafila). Quando usado associado a VOAF, parece melhorar o *shunt* intrapulmonar pelo recrutamento e manutenção do volume pulmonar, favorecendo a liberação de ON no local de ação.

Embora o ON possa ser efetivo em alguns pacientes com hérnia diafragmática e hipertensão pulmonar, em geral a sua ação é muito pobre e ele não deve ser usado rotineiramente. Seu uso deve ser limitado aos pacientes com resistência vascular pulmonar supra-sistêmica e adequado rendimento do ventrículo esquerdo (sem fluxo sangüíneo ducto-dependente).

Vasodilatação Pulmonar Seletiva com Sildenafila (Viagra®)

Sildenafila é um inibidor da PDE-5 (fosfodiesterase tipo 5), sendo também um potente vasodilatador pulmonar seletivo. Promove um nível aumentado e sustentado de GMPc (Fig. 56.7). Além de causar diminuição da resistência vascular pulmonar, aumenta o rendimento cardíaco. O mecanismo que causa aumento do rendimento cardíaco é incerto. Talvez seja secundário à redução na pós-carga do ventrículo direito ou efeito miocárdico pelo aumento do GMPc. Não apresenta efeitos adversos em outros sistemas hemodinâmicos ou oxigenação. Melhora a ação do óxido nítrico, podendo, também, ser usado na retirada dele.

Pesquisa recente em modelo animal revelou que, quando a sildenafila foi utilizada em combinação com o ON, produziu deterioração inaceitável da oxigenação ao aumentar o *shunt* intrapulmonar e causar vasodilatação sistêmica e hipotensão.

O uso de sildenafila continua sendo debatido e novas pesquisas serão necessárias para definir sua utilidade em hérnia diafragmática.

Dose oral sugerida: 2mg/kg a cada 6h. Outros: 0,5 a 1mg/dose a cada 8h. O comprimido é esmagado e diluído em soro fisiológico e dado via SNG.

Vasodilatação Pulmonar Seletiva com Milrinona

Milrinoma que é um inibidor PDE-3. A vasodilatação pulmonar pode também ser produzida pelo aumento da concentração intracelular de adenosina monofosfato cíclico (AMPc) como resultado de sua produção aumentada (agonistas beta-adrenérgicos) ou de seu metabolismo diminuído (pela inibição da fosfodiesterase PDE-3). Os inibidores da PDE-3 aumentam a concentração de AMPc nos músculos cardíacos e musculatura vascular lisa, produzindo efeitos inotrópicos e vasodilatadores pulmonares. Os inibidores da PDE-3 são a anrinona, milrinona e teofilina.

Os agentes vasodilatadores que aumentam a AMPc incluem o isoproterenol, prostaciclina, prostaglandina E1, dobutamina e inibidores da fosfodiesterase. Porém, a maioria também funciona como vasodilator sistêmico.

Os vasodilatadores que aumentam a AMPc e a GMPc podem agir sinergicamente ou aditivamente para produzirem relaxamento da musculatura lisa vascular.

Recentes trabalhos têm mostrado em alguns pacientes com hérnia diafragmática que a massa ventricular esquerda também está diminuída, contribuindo para a hipertensão pulmonar e o rendimento ventricular esquerdo diminuído. Talvez esse seja o mais importante determinante da pouca, ou nenhuma, resposta ao ON. Esse rendimento ventricular esquerdo diminuído torna a circulação sistêmica dependente do ventrículo direito para a adequada perfusão sistêmica. Nesses casos, tem sido preconizado o uso de prostaglandinas (PGE1) para manter a permeabilidade do ducto arterial e a melhora farmacológica da contratilidade miocárdica e rendimento cardíaco do ventrículo esquerdo com milrinona, um dos inibidores da fosfodiesterase PDE-3.

Surfactante

Em adição à hipoplasia pulmonar, resistência vascular pulmonar elevada, vasorreatividade anormal e presença de mediadores vasoativos elevados, existe ain-

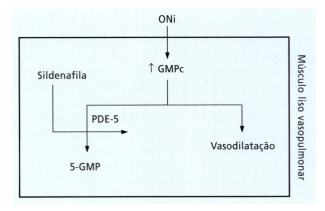

Figura 56.7 – Mecanismo de ação do óxido nítrico inalado (ONi) e ação da sildenafila. ONi ativa a enzima GMPc proteína cinase, que leva ao aumento da concentração de GMPc na musculatura lisa vascular. Aparece relaxamento da musculatura lisa. PDE-5 inativa a GMPc. A sildenafila inibe a ação da fosfodiesterase, aumentando a concentração de GMPc. GMPc = guanosina monofosfato cíclico; PDE-5 = fosfodiesterase tipo 5.

da deficiência relativa da produção de surfactante, necessitando de complementação exógena. O surfactante, usado profilaticamente, aumenta a capacidade pulmonar total, melhora a estabilidade dos alvéolos e bronquíolos respiratórios durante a fase expiratória evitando o colapso das vias aéreas distais e perda do volume pulmonar. Por causa disso, seu uso provocaria melhora da complacência pulmonar, redução na resistência vascular pulmonar e diminuição do fluxo sanguíneo pulmonar e do *shunt* extrapulmonar. Deveria ser administrado o mais precocemente possível, preferencialmente antes da primeira respiração, pois costuma ser inativado pelas proteínas séricas extravasadas nos alvéolos (fenômeno da inativação). A ventilação inicial do paciente com hérnia diafragmática pode produzir suficiente barotrauma e transudações de proteínas, inativando o surfactante exógeno. Por isso, deve ser enfatizada nesse momento a importância do diagnóstico pré-natal da hérnia diafragmática. O surfactante deve ser instilado a cada 6h (quatro doses), sendo a primeira dose administrada, preferencialmente, antes da primeira respiração (necessário o diagnóstico pré-natal). Dose: 100mg/kg de fosfolipídeos. Tem sido sugerido seu uso associado ao óxido nítrico.

Dados observacionais não sugerem benefício com o uso de surfactante nos pacientes com hérnia diafragmática. Seu uso é controverso.

Oxigenação de Membrana Extracorpórea

Tem sido indicada nos centros que a possuem para os bebês sem anomalias letais associadas e com saturação pré-ductal > 85% presente em algum momento do seu curso. Isso evidencia a presença de adequado parênquima pulmonar compatível com sobrevida. Indicações: saturação de oxigênio pré-ductal < 80% refratária às mudanças de técnicas ventilatórias e tratamento farmacológico. Excluir pacientes com anormalidades cromossômicas letais, anomalias cardíacas graves e hemorragia intracraniana significativa.

Tratamento Cirúrgico

- Recomendações anestésicas.
  - Evitar o uso de óxido nitroso, pois aumenta o volume de gás no intestino herniado dentro da cavidade torácica.
  - Verificar a permeabilidade do tubo endotraqueal se colocado previamente na UTI neonatal. Na dúvida, trocá-lo. Um tubo com obstrução parcial da luz poderá necessitar de troca durante o transoperatório, ou necessitar de altas pressões de ventilação.
  - Dar preferência aos ventiladores infantis convencionais em vez dos ventiladores de anestesia.
  - Evitar excessivas pressões de ventilação no esforço de expandir o pulmão atelectasiado e hipoplásico. Excessiva pressão ventilatória pode resultar em pneumotórax contralateral.
  - Anestesia geral é realizada, preferentemente, com hipnótico tipo fentanila 5µg/kg em bolo intravenoso (IV), até o total de 25 a 50µg/kg e curarização com relaxante muscular não-despolarizante.
  - Após a redução do conteúdo herniado para dentro da cavidade abdominal, geralmente hipodesenvolvida, o seu fechamento poderá causar pressão intra-abdominal muito aumentada, restringindo a função respiratória e comprimindo a cava inferior. O anestesista deve auxiliar o cirurgião a determinar o grau de restrição respiratória e a necessidade de criar uma hérnia ventral temporária.
- Laparotomia subcostal realizada dois centímetros abaixo do rebordo costal. Um pequeno coxim deve ser colocado debaixo da transição toracolombar ipsilateral para elevar a margem externa da incisão, permitindo melhor exposição.
- Campos operatórios são colocados de maneira a permitir fácil acesso ao hemitórax contralateral no caso de ocorrer pneumotórax contralateral intra-operatório.
- Objetivos cirúrgicos: definir precisamente a anatomia, dissecar tecidos meticulosamente, prestar atenção à hemostasia (principalmente pacientes em ECMO), o reparo deve ser feito sem tensão, tratar malformações associadas.
- Identificar adequadamente o defeito diafragmático, reduzir as vísceras herniadas com delicadeza, visualizar o pulmão hipoplásico. Caso não seja possível, pensar na possibilidade de existir um saco herniário que deva ser ressecado. A identificação do bordo posterior do diafragma requer dissecção precisa da membrana pleuroperitoneal que recobre o rim e supra-renal.
- No paciente estável, realizar o procedimento de Ladd e corrigir anomalias adicionais.
- Antes do fechamento do defeito, dreno torácico 12F ou 14F pode ser colocado sob visão direta no 8º espaço intercostal e retirado por contra-incisão. Atualmente, não temos mais utilizado dreno torácico.
- Defeitos pequenos e médios são fechados primariamente no sentido horizontal com pontos em U, com fios inabsorvíveis 3-0 (preferencialmente usamos fio de poliéster) (Figs. 56.8 e 56.9).

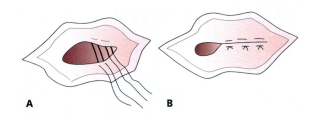

Figura 56.8 – (*A* e *B*) Defeito diafragmático corrigido por meio de pontos em U colocados no sentido horizontal. Adaptado de Puri[5].

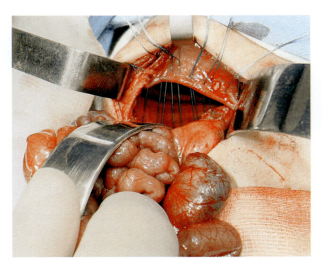

Figura 56.9 – Fechamento do defeito diafragmático com pontos em U de fio inabsorvível de poliéster 0-0.

- Nos casos em que o fechamento do defeito poderá causar uma sutura em tensão e nos casos com agenesia do hemidiafragma, está indicada a colocação de tela, promovendo um fechamento sem tensão e um contorno diafragmático mais côncavo (Fig. 56.10). Muitos materiais têm sido usados como as próteses de polipropileno monofilamentar (Marlex®), silicone (*reinforced* Silastic®), politetrafluoretileno (PTFE), Gore-Tex® (PTFE-expandido), dura-máter liofilizada e outros. A prótese mais recomendada atualmente tem sido o Gore-Tex®.
- No caso de recorrência da hérnia diafragmática pós-fechamento primário, está indicado o uso de retalhos musculoaponeuróticos. Os retalhos musculares mais utilizados são músculo intercostal, músculo oblíquo interno e transverso (o mais utilizado), reto abdominal e grande dorsal. A taxa de recorrência varia de 6 a 75% e é mais comum nos casos que necessitaram de telas. O crescimento normal da criança leva à tração e eventual deslocamento da prótese. O retalho do músculo grande dorsal tem sido usado nas grandes hérnias diafragmáticas recorrentes. É uma técnica complexa e propensa ao sangramento. O retalho muscular é transposto até a cavidade torácica pelo leito da 10ª costela, que é ressecada. Toracotomia é realizada sobre o 7º espaço intercostal, por onde o músculo é suturado circunferencialmente à parede torácica e qualquer bordo diafragmático, se existente. A suplementação sangüínea fica dependente dos vasos perfurantes paraespinhais e intercostais. É discutida a necessidade da anastomose entre o nervo frênico e o nervo toracoabdominal, objetivando o impedimento de atrofia muscular do retalho. A técnica utilizando retalho de músculo abdominal com rotação inferior dos músculos oblíquo interno e transverso é mais simples, efetiva e pode ser realizada primariamente nas grandes hérnias diafragmáticas.
- Quando inexistir a margem posterior do diafragma, a sutura deve ser colocada em torno da costela subjacente, tomando cuidado para evitar a lesão do seu feixe neurovascular.
- A parede abdominal é fechada com pontos absorvíveis subtotais interrompidos de poligalactina 3-0. Se o fechamento for sob tensão, com risco de restringir a ventilação e/ou de criar a síndrome do compartimento abdominal (compressão da cava inferior e diminuição do fluxo sangüíneo renal e mesentérico), deve-se realizar distensão digital da cavidade abdominal (como se faz nos casos dos defeitos da parede abdominal anterior) e indicar-se a colocação de tela de silicone reforçada fixa nos bordos musculoaponeuróticos da parede abdominal, ou o fechamento somente da pele, criando uma hérnia ventral.
- No caso de hérnia diafragmática direita, a via de acesso preferencial é por meio de laparotomia quando o conteúdo herniado for constituído também por intestino, além do fígado. Quando somente o fígado estiver herniado e tiver forma de ampulheta, o acesso transtorácico através do 8º espaço intercostal direito é o indicado.
- O dreno torácico é conectado em selo d'água com 2cmH$_2$O de pressão negativa. Preferimos deixar o dreno clampeado, aliviando o clampeamento por um curto período de tempo a cada seis horas, permitindo delicada expansão pulmonar e assim prevenindo balanço do mediastino. Quando a drenagem é colocada em selo d'água sem clampeamento, acontece expansão pulmonar muito rápida com risco de hiperinflação e barotrauma. Alguns autores preconizam a drenagem torácica bilateral profilática, enquanto outros preconizam a não utilização de drenagem torácica. Esses últimos argumentam que o ar pleural remanescente protege o pulmão da hiperdistensão, permitindo sua lenta expansão contra uma baixa pressão pleural positiva. Atualmente, temos preferido a não-colocação de dreno torácico.

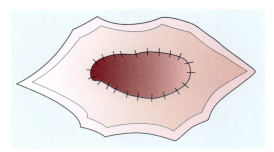

Figura 56.10 – Defeito diafragmático corrigido pela colocação de uma tela que substitui o diafragma em falta. Adaptado de Puri[5].

- Após o reparo cirúrgico do diafragma, certas situações indesejáveis costumam ocorrer pela desproporção de pulmões, tórax (bem desenvolvido) e abdome (pouco desenvolvido), causando diminuição da complacência pulmonar e risco de barotrauma (Fig. 56.11):
  – Deslocamento do diafragma para baixo, ficando retificado e sob tensão.
  – Depressão da caixa torácica, deformando o arcabouço costal flexível da criança.
  – Aumento da pressão intra-abdominal pela redução do conteúdo herniado para dentro do abdome, tornando o diafragma e a parede torácica menos complacentes.
  – Deslocamento do mediastino para a região central pós-descompressão da cavidade torácica, levando à hiperexpansão dos pulmões hipoplásicos.

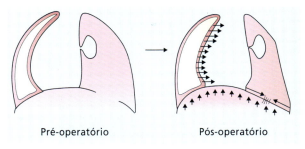

Figura 56.11 – A redução das vísceras abdominais do hemitórax e o fechamento do diafragma costumam piorar a função respiratória do paciente no pós-operatório imediato. Essas alterações são causadas por deslocamento do diafragma para baixo e sua retificação, deformação do arcabouço costal flexível, aumento da pressão intra-abdominal e deslocamento do mediastino, proporcionando hiperexpansão dos pulmões hipoplásicos. Reproduzido de Sakai et al.[6]

PROGNÓSTICO

O prognóstico dos bebês com hérnia diafragmática está associado ao grau de hipoplasia pulmonar presente e ao subseqüente desenvolvimento de hipertensão pulmonar persistente. Os principais indicadores prognósticos de mortalidade são:

- Peso de nascimento baixo.
- Sintomas ao nascer.
- Escore de Apgar baixo.
- Maior tempo necessitando de ventilação mecânica.
- Presença de pneumotórax.
- Anomalias associadas.
- Qualquer índice ventilatório existente alterado significativamente, como:
  – Índice de oxigenação (IO) = MAP × FiO_2/PaO_2 pós-ductal > 40. MAP ou PMVA = (PIP – PEEP) × (Ti/Ti-Te) + PEEP, em que MAP = pressão arterial média, PIP = pico de pressão inspiratória, PEEP = pressão expiratória final positiva, PMVA = pressão média da via aérea, Ti = tempo inspiratório e Te = tempo expiratório.
  – Índice ventilatório = pressão de via aérea média × freqüência respiratória / $PaCO_2$ > 1.000.
  – As determinações dos gases sangüíneos, especificamente o melhor pré ou pós-ductal PaO_2 e $PaCO_2$, têm sido relacionadas à hipoplasia pulmonar e têm sido usadas para excluir do ECMO pacientes com presumida hipoplasia pulmonar incompatível com a vida. Negar a terapêutica com ECMO na base da oxigenação pós-ductal pode ser criticado como inapropriado por causa do significativo, mas não quantificável, impacto da hipertensão pulmonar potencialmente reversível, com subseqüente *shunt* D → E e hipóxia pós-ductal não relacionada à hipoplasia pulmonar. Por esse motivo, valores pré-ductais, embora menos comumente usados, são mais indicativos do verdadeiro parênquima pulmonar existente. A maioria dos centros de neonatologia considera de alto risco aqueles com PaO_2 pré-ductal < 100mmHg, embora todos reconheçam que a melhor PaO_2 < 50 e/ou $PaCO_2$ > 60 representam hipoplasia pulmonar grave.
- Defeito diafragmático amplo necessitando de correção cirúrgica com telas ou retalhos de parede abdominal ou torácica.

PERSPECTIVAS FUTURAS DO TRATAMENTO

- Ventilação pulmonar intratraqueal ou ITG (insuflação traqueal de gás). Essencialmente, traduz-se pela infusão contínua de oxigênio umidificado na traquéia por meio de cânula colocada na extremidade distal do tubo endotraqueal, produzindo efeito tipo Venturi. Esse fluxo de gás reduz efetivamente o espaço morto fisiológico, facilita a expiração aumentando a eliminação de CO_2, não causa barotrauma e ventila os segmentos pulmonares normais sem o uso de altas pressões de inspiração.
- Ventilação líquida parcial com perfluorocarbono administrada de forma intratraqueal em volume equivalente, até que atinja a capacidade residual funcional do pulmão, seguida por ventilação mecânica convencional com 100% de O_2. A alta solubilidade do oxigênio e dióxido de carbono no perfluorocarbono providencia troca adequada de gás na membrana alvéolo-capilar. Tem como objetivo a lavagem dos *debris* da via aérea e dos alvéolos, reexpansão de alvéolos atelectásicos e pulmão consolidado, melhora da capacidade funcional residual, redistribuição do fluxo sangüíneo para regiões mais ventiladas do pulmão, diminuição da tensão superficial global (como o surfactante), ação citoprotetora do pulmão, proteção antiinflamatória e carreador eficiente do O_2 e CO_2.
- Crescimento pulmonar pós-natal induzido pelo preenchimento dos espaços aéreos pulmonares com perfluorocarbono, líquido não-absorvível,

Diafragma

administrado pós-natal nos bebês em oxigenação de membrana extracorpórea e ventilação mecânica.

- Transplante pulmonar utilizando enxertos de tamanho reduzido (lobos ou segmentos pulmonares) de cadáveres adultos ou doadores vivos, compatíveis com o hemitórax do recém-nascido. O lobo ou segmento transplantado é colocado no lado com hipoplasia e mantido com imunossupressão até que o pulmão contralateral sofra maturação, diminuindo a resistência vascular pulmonar, e trocas gasosas possam efetuar-se adequadamente. Nesse momento, o lobo transplantado deve ser retirado e a imunossupressão descontinuada.
- Uso de drogas que estimulam a maturação e crescimento pulmonar. Os mais testados são os corticosteróides, hormônio tireóideo e fatores de crescimento: fator de crescimento epidérmico (EGF), fator alfa de crescimento e transformação (TGF-α) e fator plaquetário-derivado (PDGF). O que faz crescer os pulmões são os fatores de crescimento, volume de líquidos e pressão dentro da via aérea (oclusão traqueal). O aumento de tensão estimula a cascata de fatores de crescimento local e parece que também aumenta a atividade mitótica dos tecidos.
- Uso da engenharia genética de tecidos fetais autólogos com enxerto de bioprótese de diafragma de tecido fetal mioblástico. Tem sido preconizada nos casos de recorrência da hérnia. Tem sido sugerida a retirada de material de todos os fetos que forem se submeter à OT, ou biópsia guiada por ultra-sonografia com a criação de um banco de células. A coleta de tecido fetal é realizada por meio de videofetoscopia com retirada de músculo esquelético. Recolhem-se os mioblastos que serão semeados em meio hidrogel colágeno.

SOBREVIDA

Principais causas de mortalidade: anomalias congênitas associadas, hipoplasia pulmonar, hipertensão pulmonar refratária a tratamentos instituídos, hemorragia do sistema nervoso central, barotrauma/volutrauma iatrogênico.

REFERÊNCIAS BIBLIOGRÁFICAS

1. IRITANI, I. Experimental study in embryogenesis of congenital diaphragmatic hernia. *Anat. Embryol.*, v. 169, p. 133-139, 1984.
2. KLUTH, D.; KEIJZER, R.; HERTL, M.; TIBBOEL, D. Embryology of congenital diaphragmatic hernia. *Sem. Pediatr. Surg.*, v. 5, p. 224-233, 1996.
3. REID, L. M. The pulmonary circulation: remodeling in growth and disease. *Am. Rev. Resp. Dis.*, v. 119, p. 531-546, 1979.

4. WUNG, J. Management of infants with severe respiratory failure and persistence of fetal circulation without hyperventilation. *Pediatrics*, v. 76, p. 488-494, 1985.
5. PURI, P. Congenital diaphragmatic hernia. In: FREEMAN, N. V.; BURGE, D. M.; GRIFFITHS, D. M.; MALONE, P. S. J. (eds.). *Surgery of the Newborn.* Edinburgh: Churchill Livingstone, 1994. p. 331-352.
6. SAKAI, H.; TAMURA, M.; HOSOKAWA, Y. et al. Effect of surgical repair on respiratory mechanics in congenital diaphragmatic hernia. *J. Pediatr.*, v. 111, p. 432-438, 1987.

BIBLIOGRAFIA RECOMENDADA

ADZICK, N. S.; KITANO, Y. Fetal surgery for lung lesions, congenital diaphragmatic hernia, and sacrococcygeal teratoma. *Sem. Pediatr. Surg.*, v. 12, n. 3, p. 154-167, 2003.

BOLOKER, J.; BATEMAN, D. A.; WUNG, J. T.; STOLAR, C. J. H. Congenital diaphragmatic hernia in 120 infants treated consecutively with permissive hypercapnea/spontaneous respiration/elective repair. *J. Pediatr. Surg.*, v. 37, n. 3, p. 357-366, 2002.

CACCIARI, A.; RUGGERI, G.; MORDENTI, M. et al. High-oscillatory ventilation versus conventional mechanical ventilation in congenital diaphragmatic hernia. *Eur. J. Pediatr. Surg.*, v. 11, p. 3-7, 2001.

DEB, B.; BRADFORD, K.; PEARL, R. G. Additive effects of inhaled nitric oxide and intravenous milrinone in experimental pulmonary hypertension. *Crit. Care Med.*, v. 28, p. 795-799, 2000.

FAUZA, D. O.; HIRSCHL, R. B.; WILSON, J. M. Continuous intrapulmonary distension with perfluorocarbon accelerates lung growth in infants with congenital diaphragmatic hernia: experience. *J. Pediatr. Surg.*, v. 36, n. 8, p. 1237-1240, 2001.

FINNER, N.; BARRINGTON, K. J. Nitric oxide for respiratory failure in infants born at or near term (Cochrane Review). In: *The Cochrane Library.* Oxford: Update software, 1999.

HARRISON, M. R.; SYDORAK, R. M.; FARRELL, J. A. et al. Fetoscopic temporary tracheal occlusion for congenital diaphragmatic hernia: prelude to a randomized, controlled trial. *J. Pediatr. Surg.*, v. 38, n. 7, p. 1012-1020, 2003.

KAYS, D. W.; LANGHAM, M. R.; LEDBETTER, D. J.; TALBERT, J. L. Detrimental effects of standard medical therapy in congenital diaphragmatic hernia. *Ann. Surg.*, v. 230, n. 3, p. 340-351, 1999.

KINSELLA, J. P.; IVY, D. D.; ABMAN, S. H. Pulmonary vasodilator therapy in congenital diaphragmatic hernia: acute, late, and chronic pulmonary hypertension. *Semin. Perinatol.*, v. 29, p. 123-128, 2005.

LEE, S. L.; POULOS, N. D.; GREENHOLZ, S. K. Staged reconstruction of large congenital diaphragmatic defects with synthetic patch followed by reverse latissimus dorsi muscle. *J. Pediatr. Surg.*, v. 37, n. 3, p. 367-370, 2002.

ROSENKRANTZ, J. G.; COTTON, E. K. Replacement of left hemidiaphragmatic by a pedicled abdominal muscular flap. *J. Thorac. Cardiovasc. Surg.*, v. 48, n. 6, p. 912-920, 1964.

SCAIFE, E. R.; JOHNSON, D. G.; MEYERS, R. L. et al. The split abdominal wall muscle flap – a simple, mesh-free approach to repair large diaphragmatic hernia. *J. Pediatr. Surg.*, v. 38, p. 1748-1751, 2003.

THE NEONATAL INHALED NITRIC OXIDE STUDY GROUP. Inhaled nitric oxide and hypoxic respiratory failure in infants with congenital diaphragmatic hernia. *Pediatrics*, v. 99, p. 838-845, 1997.

CAPÍTULO 57

Hérnia Diafragmática de Morgagni

João Carlos Ketzer de Souza

CONCEITO

Hérnia congênita que ocorre através de pequeno defeito subcostoesternal (forame), geralmente não causando sintomas ao nascimento e com presença constante de saco (95%).

ASPECTOS ANATÔMICOS

Tem localização ântero-medial, em ambos os lados da junção do septo transverso e parede torácica. Ocasionalmente, hérnias bilaterais podem comunicar-se na linha média, formando um grande defeito diafragmático anterior.

EPIDEMIOLOGIA

- Representa aproximadamente 1 a 6% de todas as hérnias diafragmáticas congênitas.
- Unilateral direita, 90%; unilateral esquerda, 3%; bilateral, 7%. A pouca freqüência do lado esquerdo tem sido atribuída ao efeito de reforço providenciado pelo coração e pericárdio.
- Mais comum em meninos: 4M:1F.
- Associação a defeitos cardíacos congênitos (55%), má-rotação intestinal (25%) e trissomia 21 (15 a 20%).
- Conteúdo da hérnia: cólon transverso, omento, fígado, intestino delgado, estômago, baço.
- Forma rara, como componente da pentalogia de Cantrell: onfalocele epigástrica, fenda esternal inferior, defeitos cardíacos (incluindo ectopia *cordis* toracoabdominal), defeitos pericárdicos e hérnia diafragmática anterior.

EMBRIOLOGIA

O diafragma tem quatro componentes: septo transverso, duas pregas pleuroperitoneais, miótomos cervicais e mesentério dorsal. O desenvolvimento embriológico começa na terceira semana de gestação e se completa entre a oitava e décima semanas. O tendão central do diafragma desenvolve-se do septo transverso, que é uma placa mesodérmica localizada anteriormente entre as cavidades pericárdica e peritoneal. Cresce dorsalmente e funde-se com o mesentério do intestino primitivo anterior. Lateralmente, o septo funde-se à membrana pleuroperitoneal, juntando-se ao componente muscular derivado do terceiro ao quinto miótomos cervicais.

Três elementos diferenciam-se dessa muscularização: partes esternal, costal e lombar. A parte esternal corresponde a uma larga porção ventromedial do septo transverso. A falha de fusão entre os elementos tendinosos da parte esternal e aqueles crescendo dos sete arcos costocondrais deixa uma área sem músculo, o trígono costoesternal, conhecido como forame de Morgagni. Esse forame estende-se do esterno medialmente à oitava cartilagem costal lateralmente. Isso forma um pequeno defeito subcostoesternal anterior, coberto por um saco constituído por uma camada de pleura acima e peritônio abaixo.

QUADRO CLÍNICO

- A maioria é assintomática. Geralmente como achado incidental.
- Sintomas inespecíficos que podem ocorrer: infecção respiratória recorrente, tosse crônica, taquipnéia, vômitos, desconforto epigástrico (náusea, dor), constipação intestinal.
- Raro: obstrução intestinal.
- Raríssimo: tamponamento cardíaco.

INVESTIGAÇÃO DIAGNÓSTICA

- Radiografias de tórax (ântero-posterior e lateral): massa anterior retroesternal e/ou presença de nível hidroaéreo mediastinal inferior (Fig. 57.1).
- Radiografia de esôfago, estômago e duodeno (REED), ou enema opaco para definir órgão herniado.
- Ultra-sonografia abdominal: indicada nos casos de diagnóstico difícil em que o saco encontra-se quase sempre vazio, ou contém omento ou fígado.

TRATAMENTO

- Indicação cirúrgica: para evitar encarceramento e estrangulamento e corrigir sintomas, quando existentes.
- Vias de acesso: subcostal, transversa supra-umbilical e mediana supra-umbilical. A via transabdominal tem sido indicada pela facilidade de redução

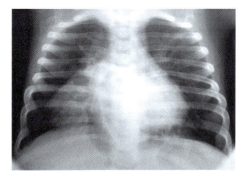

Figura 57.1 – Hérnia retroesternal. Radiografia de tórax em projeção ântero-posterior demonstrando alargamento do mediastino inferior, alças intestinais acima do diafragma e posteriores ao esterno e imagem sugestiva de saco herniário.

314 ■ *Diafragma*

do conteúdo herniário e correção da má-rotação associada (25%).

■ Técnica: o diafragma é suturado à bainha do reto posterior, junto à margem costal e o saco ressecado. Atualmente, alguns autores acham que não é necessária a ressecção do saco herniário.

■ Relatos atuais confirmam a possibilidade e relativa facilidade da correção dessa hérnia por via laparoscópica.

■ Recidiva: < 5%.

BIBLIOGRAFIA RECOMENDADA

AL-SALEM, A. H.; NAWAZ, A.; MATTA, H.; JACOBSZ, A. Herniation through the foramen of Morgagni: early diagnosis and treatment. *Pediatr. Surg. Int.*, v. 18, p. 93-97, 2002.

GEORGACOPULO, P.; FRANCHELLA, A.; MANDRIOLI, G.; STANCANELLI, V.; PERUCCI, A. Morgagni-Larrey hernia correction by laparoscopic surgery. *Eur. J. Pediatr. Surg.*, v. 7, p. 241-242, 1997.

THOMAS, G. G.; CLITHEROW, N. R. Herniation through the foramen of Morgagni in children. *Br. J. Surg.*, v. 64, p. 215-217, 1997.

CAPÍTULO 58

Eventração Diafragmática

João Carlos Ketzer de Souza

CONCEITO

Eventração diafragmática é o termo usado para definir a elevação anormal do diafragma, que pode ser congênita ou adquirida (paralisia diafragmática).

Eventração congênita é uma anormalidade de desenvolvimento do diafragma caracterizada por hipoplasia muscular causada por defeito da sua muscularização, podendo a espessura variar desde o normal até uma membrana muito fina, sem fibras musculares. Essa hipoplasia pode ser parcial ou completa. Eventração parcial pode ser indistinguível de uma hérnia diafragmática com saco.

A forma adquirida (paralisia) geralmente é secundária à lesão e paralisia do nervo frênico. O músculo diafragmático é normal em sua distribuição, mas é mais tênue e inativo.

ETIOLOGIA

A membrana embrionária pleuroperitoneal sofre muscularização entre a oitava e décima semanas de gestação pelo crescimento de fibras musculares oriundas do septo transverso e miótomos cervicais. A eventração congênita resulta da falha parcial ou completa dessa muscularização.

A paralisia diafragmática deve-se à lesão do nervo frênico na região cervical ou mediastinal. Denervação completa (rara) pode levar à atrofia das fibras musculares do diafragma, passando a assemelhar-se, micro e macroscopicamente, a uma eventração congênita. As principais causas de paralisia são:

- Trauma de parto, geralmente parto pélvico, freqüentemente acompanhado por paralisia de Erb devido à tração do terceiro, quarto e quinto nervos cervicais.
- Cirurgias no mediastino, principalmente para correção de defeitos cardíacos congênitos (tetralogia de Fallot, *shunt* de Blalock-Taussig, procedimento de Fontan).

EPIDEMIOLOGIA

- Eventração congênita predomina no lado direito.
- Eventração por paralisia afeta, indiferentemente, ambos os diafragmas.

- São mais freqüentes no sexo masculino.
- Prematuridade ocorre com moderada freqüência na eventração congênita.
- Prevalência após cirurgia cardíaca é de 0,3 a 12%.

MALFORMAÇÕES ASSOCIADAS

Comuns na eventração do tipo congênita.

- Hipoplasia pulmonar, segmentação pulmonar anormal, traqueomalácia.
- Defeitos cardíacos.
- Anomalias esqueléticas: defeitos de costelas, hemivértebras, pés tortos.
- Rins ectópicos, volvo gástrico.
- Hidrocefalia.
- Fenda palatina.
- Trissomias 13, 15 e 18 e síndrome de Möbius têm sido relatadas associadas a eventração bilateral.

FISIOPATOLOGIA

- A insuficiência respiratória é causada por hipoventilação alveolar (compressão do parênquima pulmonar pela eventração) e aparecimento de respiração paradoxal relacionada ao hemidiafragma contralateral. É mais grave no recém-nascido (RN) que necessita da excursão diafragmática para uma ventilação adequada.

Características do RN que pioram a hipoventilação:

- Musculatura intercostal pouco desenvolvida.
- Orientação horizontalizada do arcabouço costal.
- Extrema mobilidade do mediastino, que tende a piorar a respiração paradoxal.
- Musculatura ventilatória mais suscetível à fadiga (muitos desses bebês são de baixo peso).
- Facilidade de obstrução dos bronquíolos por secreção, principalmente na posição supina.
- Posição recumbente dominante, que reduz a capacidade vital, facilitando a retenção de secreções brônquicas.
  O bebê com eventração tem função pulmonar comprometida por redução do volume intratorácico e movimento paradoxal do diafragma. Cada esforço inspiratório do diafragma contralateral funcionante empurra o hemidiafragma paralisado do abdome para o tórax, comprimindo o pulmão ispsilateral. O mediastino extremamente móvel do recém-nascido é deslocado para o lado contralateral, limitando e comprimindo o pulmão contralateral normal.
- As alterações gastrointestinais (regurgitação, vômitos e alimentação deficiente), mais raras do que as respiratórias, geralmente estão relacionadas às alterações do ângulo gastroesofágico, esfíncter esofágico incompetente, ou alterações no eixo do estômago (volvo gástrico). Geralmente, são secundárias às eventrações esquerdas e volumosas.

QUADRO CLÍNICO

O quadro clínico vai depender do grau de paralisia ou hipoplasia do diafragma e pode variar desde sintomas respiratórios leves a graves com sofrimento respiratório intenso.

- Pesquisar história de parto difícil, apresentação pélvica, bebês a termo ou grandes para a idade gestacional, paralisia de Erb, cefalematoma, fratura de clavícula, paralisia facial, síndrome de Horner unilateral, torcicolo, cirurgias cervicais e torácicas prévias.
- Sinais e sintomas respiratórios: sibilância, taquipnéia, dispnéia, cianose, retrações, diminuição do murmúrio vesicular, infecções respiratórias de repetição, intolerância aos exercícios, dispnéia na alimentação, sofrimento respiratório, dependência de oxigênio, retenção de CO_2.
- Sinais e sintomas digestivos (mais raros): vômitos, regurgitação, perda de peso ou retardo de crescimento, distensão gástrica aguda.

INVESTIGAÇÃO DIAGNÓSTICA

- Radiografia de tórax em respiração espontânea: elevação do hemidiafragma comprometido e desvio do mediastino (Fig. 58.1). Na criança em ventilação positiva, o hemidiafragma afetado costuma ser deslocado para baixo até uma posição normal pela pressão positiva fornecida pelo ventilador, tornando o diagnóstico de eventração impossível.
- Fluoroscopia durante respiração espontânea: estuda dinamicamente a função diafragmática.
- Ultra-sonografia em respiração espontânea: é o método de escolha atual, pois permite o exame junto ao leito do paciente. Identifica o hemidiafragma elevado, sua espessura, presença de movimento paradoxal e outras doenças associadas.
- Pneumoperitoneografia e peritoneografia contrastada: métodos diagnósticos utilizados antigamente.
- Cintilografias de fígado ou pulmões separadas ou conjuntas, ou tomografia computadorizada (TC) podem ser solicitadas na dúvida da existência de lesões justadiafragmáticas.

DIAGNÓSTICO DIFERENCIAL

Principais:

- Pneumonia lobar inferior.
- Tumor de mediastino.
- Tumor hepático.
- Seqüestração lobar.
- Abscesso pulmonar.

TRATAMENTO

- Identificar doenças associadas que possam estar causando ou piorando o quadro clínico atual: pneumonias, doença da membrana hialina e anomalias cardíacas.
- Inicialmente o tratamento baseia-se no suporte ventilatório. Ocasionalmente, nos casos moderados e leves, só são necessárias oxigenoterapia e posição com decúbito elevado.
- Nas lesões traumáticas do nervo frênico há significativa tendência para a recuperação espontânea (80%) e tem-se recomendado ventilação com pressão positiva contínua (CPAP), aguardando um período de duas a três semanas para ocorrer a recuperação nervosa, antes de se decidir pela indicação cirúrgica. Alguns cirurgiões cardíacos têm proposto correção cirúrgica precoce com o intuito de evitar uma maior taxa de infecção respiratória e um maior tempo de ventilação mecânica e diminuir o tempo de hospitalização e custos.

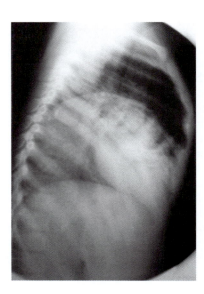

Figura 58.1 – Radiografia de tórax lateral mostrando a elevação de um hemidiafragma.

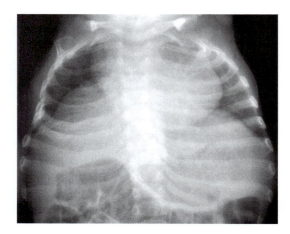

Figura 58.2 – Radiografia de tórax mostrando eventração diafragmática bilateral.

- Pacientes sem cirurgia intratorácica prévia e sem trauma de parto devem ser considerados portadores de eventração congênita.
- As indicações cirúrgicas são controversas. As principais são:
  - Crianças com insuficiência respiratória prolongada (14 dias) sem melhora com tratamento não-operatório prolongado e que não podem ser desmamadas do ventilador.
  - Reentubações recorrentes.
  - Crianças com insuficiência respiratória aguda que não melhoram com ventilação com pressão positiva.
  - Crianças com insuficiência respiratória sem cirurgia intratorácica prévia ou trauma de parto.
  - Presença de pneumonias de repetição.
  - Eventração bilateral (Fig. 58.2).
  - Volvo gástrico ou refluxo gastroesofágico intratável.
- Objetivo da cirurgia: imobilizar o diafragma em uma posição baixa para suprimir a respiração paradoxal, a compressão do pulmão ipsilateral e o desvio do mediastino.
- Vias de acesso: subcostal ou toracotomia pósterolateral, 6º a 7º espaço intercostal.
  - Hemidiafragma esquerdo: correção cirúrgica por via subcostal pelo risco de lesar estruturas situadas no lado oposto do diafragma (principalmente alças intestinais pela plicatura de um diafragma fino) e quando há volvo gástrico (pode ser necessária gastropexia).
  - Hemidiafragma direito: correção cirúrgica por toracotomia, pois o fígado costuma dificultar o procedimento cirúrgico pelo abdome.
  - Eventração bilateral: subcostal bilateral, ou transversa superior. Mobilizar totalmente o fígado.
  - Nos casos em que há necessidade de correção de defeito cardíaco associado: toracotomia.
  - Eventração com sintomatologia gastrointestinal, ou suspeita de má-rotação, deve ser acessada por laparotomia.
- Técnica cirúrgica mais utilizada atualmente: plicatura diafragmática com quatro a seis fileiras de fio inabsorvível nº 2-0. Técnica simples, não resseca músculo e a direção das suturas minimiza a possibilidade de lesar ramos do nervo frênico (Fig. 58.3). Geralmente, as margens diafragmáticas possuem boa musculatura. Caso essa musculatura seja deficiente, a sutura deve englobar a costela.
- Recorrência: repetir plicatura colocando prótese de politetrafluoretileno (PTFE) ou *flap* de músculo transverso abdominal sobre a plicatura para reforçá-la.

COMPLICAÇÕES

A morbi-mortalidade é dependente de anomalias associadas (principalmente hipoplasia pulmonar, cardíacas e cromossômicas), eventração bilateral, entubação prolongada, prematuridade e recorrência da eventração.

REFERÊNCIA BIBLIOGRÁFICA

1. LANGER, J. C.; HARRISON, M. R. Congenital diaphragmatic hernia and eventration of the diaphragm. In: PURI, P. *Newborn Surgery.* Oxford: Butterworth-Heinemann, 1996. p. 209-215.

BIBLIOGRAFIA RECOMENDADA

HALLER, J.; PICKARD, L.; TEPAS, J. Management of diaphragmatic paralysis in infants with special emphasis on selection pf patients for operative plication. *J. Pediatr. Surg.*, v. 14, p. 1779-1785, 1979.
SMITH, C. D.; SADE, R. M.; CRAWFORD, F. A.; OTHERSEN, H. B. Diaphragmatic paralysis and eventration in infants. *J. Thorac. Cardiovasc. Surg.*, v. 91, p. 490-497, 1986.
STONE, K. S.; BROWN, J. W.; CANAL, D. F.; KING, H. Long-term fate of the diaphragm surgically plicated during infancy and early childhood. *Ann. Thorac. Surg.*, v. 44, p. 62-65, 1987.
TOVAR, J. A.; BACHILLER, M. C.; BENAVENT, M. I.; MONEREO, J. Traitement chirurgical de la paralysie obstétricale du diaphragme. *Ann. Chir. Infant.*, v. 18, p. 443-451, 1977.

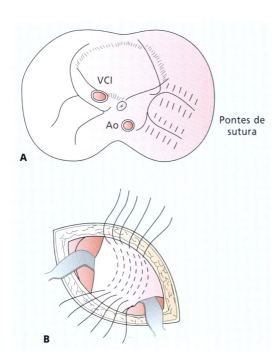

Figura 58.3 – (*A* e *B*) Técnica cirúrgica para correção de eventração diafragmática. Plicatura do diafragma afetado em fileiras. A direção dos pontos evita a lesão de ramos do nervo frênico. Adaptado de Langer *et al.*[1] Ao = aorta; VCI = veia cava inferior.

Seção 8

Parede Abdominal

59 Hérnia Inguinal 321
60 Hérnia Umbilical 330
61 Hérnia Epigástrica 332
62 Onfalocele e Gastrosquise 333
63 Abscesso do Psoas 342

CAPÍTULO 59

Hérnia Inguinal

João Carlos Ketzer de Souza

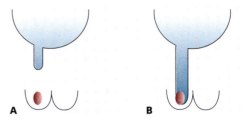

Figura 59.1 – Hérnia inguinal incompleta (A) e hérnia inguinal completa (inguinoescrotal) (B). Adaptado de Peterlini[1].

CONCEITOS

Hérnia inguinal na criança é a saída de uma víscera, ou parte dela, da cavidade abdominal para a região inguinal por meio de um defeito congênito (processo vaginal ou persistência do conduto peritoneovaginal) ou, mais raramente, por defeito da parede posterior.

Hérnia inguinal redutível: o conteúdo do saco herniário pode ser reintroduzido na cavidade abdominal com facilidade.

Hérnia inguinal encarcerada: o conteúdo do saco não pode, ou pode somente por meio de manobras especiais, ser reintroduzido na cavidade abdominal.

Hérnia inguinal estrangulada: o conteúdo não pode ser reintroduzido na cavidade abdominal, aparece comprometimento de sua irrigação sangüínea que, se irreversível, leva à sua necrose.

Hérnia inguinal incompleta: o conteúdo do saco herniário não está em contato direto com a túnica vaginal do testículo.

Hérnia inguinal completa (inguinoescrotal): o conteúdo do saco herniário está em contato direto com a túnica vaginal do testículo (Fig. 59.1).

Hérnia de deslizamento: parte de uma víscera abdominal constitui uma das paredes do saco herniário.

Hérnia recidivada: hérnia que reaparece após correção cirúrgica.

Hérnia de Richter: somente uma porção do conteúdo do saco herniário é aprisionada no anel herniário.

Hérnia de Littré: a porção do conteúdo herniário aprisionada no anel herniário é um divertículo de Meckel.

EMBRIOGÊNESE

O conduto peritoneovaginal origina-se de uma evaginação do peritônio (como se fosse um dedo de luva) que se inicia durante o terceiro mês de vida intra-uterina. Essa evaginação peritoneal é causada pelo aumento da pressão intra-abdominal derivada do crescimento mais rápido dos órgãos intra-abdominais do que a cavidade peritoneal. O conduto peritoneovaginal segue o curso do *gubernaculum testis*, um ligamento fibromuscular que orienta a descida do testículo intra-abdominal para dentro da bolsa escrotal, através da região inguinal em formação. Sua porção mais distal vai envolver o testículo e formar a túnica vaginal do testículo e o restante do conduto vai sofrer reabsorção e desaparecer. O processo vaginal, após a descida testicular estar completa, oblitera-se espontaneamente do anel inguinal interno até o testículo. Na menina, o conduto peritoneovaginal, é denominado de canal de Nuck. A obliteração incompleta predispõe à formação de hérnia inguinal, cisto de cordão, ou hidrocele.

Ao nascimento, a grande maioria dos condutos (80%) ainda permanece aberta. Após o nascimento, começam a obliterar-se e no fim do segundo ano de vida, 40% ainda estão permeáveis.

FISIOPATOLOGIA

A base fisiopatológica da hérnia inguinal na criança é a persistência do conduto peritoneovaginal, a qual é definida, classicamente, como a persistência do conduto com comprimento mínimo, sem tração, de 2cm e luz óbvia comprovada pela introdução de estilete ou ar injetado.

Hérnia inguinal só aparecerá quando entrar uma víscera ou parte de uma víscera dentro dessa persistência do conduto. Hidrocele e hérnia de cordão são caracterizadas pela presença de somente líquido dentro do processo vaginal. O processo vaginal patente é uma hérnia em potencial. A diferença entre hérnia inguinal, cisto de cordão e hidrocele está fundamentada no calibre do processo vaginal e conteúdo do saco, sendo no caso de hérnia o saco mais largo e contendo víscera intra-abdominal, ao passo que nos casos de hidrocele e cisto de cordão, o saco é estreito e só contém fluido peritoneal.

Existem certos fatores predisponentes que, agindo sobre o processo vaginal, podem favorecer o aparecimento de hérnia inguinal. Esses fatores são:

- Tonicidade diminuída da musculatura da região inguinal (prematuros, desnutridos, doenças musculares e do tecido conetivo).
- Aumento da pressão abdominal (ascite, massas abdominais).
- Diâmetro aumentado da porção proximal do processo vaginal.

As hérnias diretas, surgidas após a correção de uma hérnia indireta, têm como causa:

- Não reconhecimento do defeito de parede posterior durante o reparo cirúrgico de uma hérnia indireta.
- Lesão do assoalho posterior durante a correção cirúrgica prévia.

EPIDEMIOLOGIA

- Prevalência geral: 0,8 a 4,4% das crianças.
- Prevalência em prematuros: 5 a 25% (< 1.000g), dependendo da idade gestacional.
- Costuma ser seis até nove vezes mais freqüente nos meninos (a descida do testículo retarda o fechamento do conduto).
- A freqüência dos lados é a seguinte:
  - Em meninos: direito, 60%; esquerdo, 25 a 30%; bilateral, 10 a 15% (o testículo esquerdo desce primeiro que o direito).
  - Em meninas: direito, 60%; esquerdo, 30%; bilateral, 10%.
  Essa taxa de bilateralidade corresponde ao diagnóstico pré-operatório.
- História familiar: 11%.
- Bilateralidade nos prematuros: ± 40%.
- Em 15 a 20% das hérnias em meninas, o ovário (± 50% dos casos), a trompa de Falópio (12%), ovário e trompa (15%) e até o útero constituem uma das paredes da hérnia deslizada.
- Prevalência de hérnia direta (causada por defeito na parede posterior do canal inguinal): 0,5%.
- Prevalência de hérnia crural ou femoral: 0,2%, mais freqüente em meninas (2:1), mais freqüente no lado direito e bilateralidade de 10 a 15%.
- Aproximadamente 15% de todas as crianças com hérnia inguinal terão algum episódio de encarceramento. Setenta por cento dos encarceramentos ocorrem no primeiro ano de vida.

QUADRO CLÍNICO

- História de aumento de volume na região inguinal ou inguinoescrotal que aparece, principalmente, com os esforços.
- Hérnias costumam ser assintomáticas, até que encarcerem.
- Inspeção da região inguinal: observa-se abaulamento da região inguinal ou não (Fig. 59.2). No caso de não haver abaulamento da região inguinal, nas crianças que cooperam, solicita-se que façam esforços (manobra de Valsalva) como soprar na mão sem deixar o ar escapar ou tossir na posição de pé (Fig. 59.3). Nos lactentes, quando a hérnia inguinal não se torna visível à inspeção, pode-se colocá-los de pé (apoiados pela mãe) para facilitar o aparecimento da hérnia.
- Palpação da região inguinal e inguinoescrotal: massa na região inguinal de consistência mole, redutível com borborigmo e pólo superior não palpável por sua continuidade com a cavidade abdominal.
- A palpação de uma massa arredondada, firme, móvel, algo dolorosa, irredutível na região inguinal de uma menina é, mais provavelmente, causada por um ovário deslizado. Quinze a vinte por cento das meninas com hérnia, têm ovário ou trompa deslizada. O diagnóstico diferencial é com hidrocele do canal de Nuck, linfonodo aumentado, ou intestino encarcerado.
- Pesquisa do sinal da seda de Gross (sinal indireto da presença de um saco herniário). Com o dedo indicador deve-se palpar o cordão espermático em sua passagem sobre a crista do púbis, fazendo-se movimentos laterais (Fig. 59.4). Observar o espessamento do cordão e a sensação de seda determinada pelo deslizamento das paredes do saco uma sobre a outra.
- A não-visualização ou palpação de uma hérnia inguinal nos obriga a uma nova reavaliação em consulta posterior. A mãe deve ser orientada a observar se o testículo está dentro da bolsa escrotal, quando notar a presença de abaulamento.
- Se a presença de hérnia inguinal for testemunhada por pediatra e houver história compatível, pode

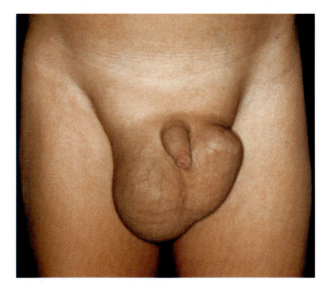

Figura 59.3 – Hérnia inguinoescrotal bilateral. Criança maior, em pé.

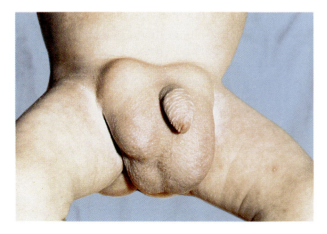

Figura 59.2 – Hérnia inguinal bilateral.

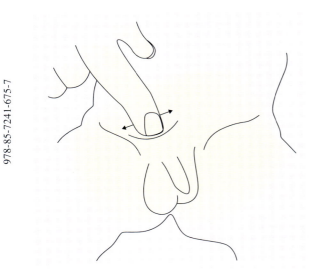

Figura 59.4 – Sinal da seda. Observar espessamento do cordão e sensação de seda.

ser indicada a correção cirúrgica dessa hérnia, mesmo sem confirmação diagnóstica pelo cirurgião. Assunto controverso. Aproximadamente 12% das hérnias observadas pelos pais ou encaminhadas pelos pediatras não estão presentes na exploração cirúrgica inguinal.

CONDIÇÕES ASSOCIADAS

- Fibrose cística do pâncreas.
- Derivação ventrículo-peritoneal.
- Defeitos pélvicos congênitos (extrofia de bexiga e de cloaca).
- Síndrome de Hurler-Hunter (defeito no metabolismo dos mucopolissacarídeos).
- Síndrome de Ehlers-Danlos (doenças do tecido conetivo).
- Diálise peritoneal.
- Luxação congênita do quadril.
- Criptorquidia.
- Anomalias congênitas da parede abdominal (extrofia de bexiga, extrofia de cloaca, onfalocele, gastrosquise).

TRATAMENTO

- A cirurgia está indicada a todos os casos quando feito o diagnóstico.
  Por quê?
  – Pela alta incidência de hérnia encarcerada com todas as suas implicações. Setenta por cento dos encarceramentos ocorrem nos primeiros 12 meses de vida.
  – Desaparecimento espontâneo da hérnia não ocorre.
  Exceções dessa conduta:
  – Doença intercorrente (infecção respiratória, diarréia, lesões infectadas pelo corpo, anemia).
  – Recém-nascido (RN) prematuro ainda no hospital. Quando obtiver peso suficiente para a alta hospitalar (geralmente entre 1.800 e 2.000g), está indicada a correção cirúrgica da hérnia, permanecendo 24h em monitoração contínua.
- Exploração contralateral.
  – Exploração inguinal contralateral de rotina em crianças com hérnia inguinal unilateral não está sendo mais recomendada, pela baixa incidência de hérnia contralateral após herniorrafia unilateral (10 a 15%). Exceções: todas as crianças com aumento da pressão intra-abdominal (derivação ventrículo-peritoneal, diálise peritoneal, ou ascite), doenças hematológicas (hemofilia, anemia falciforme), existência de riscos anestésicos na necessidade de um segundo procedimento (prematuro com doença pulmonar) e bebês prematuros (alta taxa de hérnia contralateral). Hérnia contralateral costuma ocorrer precocemente, geralmente entre um e dois anos pós-reparo unilateral inicial (80%).
- RN prematuro até 45 semanas pós-concepção (soma da idade gestacional + idade pós-natal) e outros prematuros com episódios de apnéia prévia ou história de doença pulmonar (doença da membrana hialina, displasia broncopulmonar) devem ser hospitalizados e monitorados por 24h pós-operatório. Têm risco de apnéia pós-operatória e bradicardia, pois apresentam o controle do centro respiratório pobremente desenvolvido, arcabouço costal cartilaginoso facilmente colapsável e deficiência nas fibras musculares fadiga-resistentes do diafragma. Evitar uso de narcóticos e relaxantes musculares. Pensar no uso de bloqueio caudal. Em pacientes que foram extubados recentemente após longo período de ventilação mecânica, sugere-se evitar a anestesia geral e colocação de tubo endotraqueal. Indicar anestesia regional (bloqueio caudal ou raquianestesia), ou uso de máscara laríngea.
- Quando se deve apressar a correção cirúrgica de uma hérnia inguinal?
  – Após redução manual com sucesso de hérnia encarcerada. A recidiva de encarceramento é alta (até 40%).
  – Menina com ovário encarcerado. O ovário poderá sofrer torção e necrose (Fig. 59.5). É complicação rara, mas existe, e a perda do ovário pode ser irreversível. Hérnia inguinal com ovário encarcerado e sinais de hiperemia, edema e sensibilidade tem indicação cirúrgica de urgência ou eco-Doppler para definir presença de irrigação parenquimatosa preservada. Um ovário encarcerado deve ser sempre reintroduzido no abdome, mesmo se estiver com coloração escura. Geralmente, a necrose não é completa e parte do ovário poderá se recuperar.

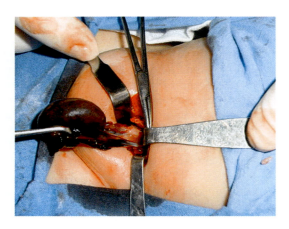

Figura 59.5 – Hérnia inguinal com torção de ovário e necrose.

- Técnica cirúrgica.
  - Bloqueio regional dos nervos ilioinguinal e ílio-hipogástrico. Infiltração anestésica em forma de leque 1cm para dentro e para baixo da crista ilíaca ântero-superior. Geralmente, a infiltração é realizada pré-operatoriamente. Mas pode ser realizada no transoperatório sob visão direta e no pós-operatório antes do curativo. Outra forma de bloqueio regional é por meio da instilação simples de anestésicos locais na ferida operatória antes do fechamento cirúrgico. Medicamentos e doses recomendadas:
    - Bupivacaína 0,25% (2,5mg/mL) e 0,5% (5mg/mL), na dose de 2mg/kg de peso. Regra prática: infiltrar bupivacaína 0,25%, 0,8mL/kg de peso e bupivacaína 0,5%, 0,4mL/kg de peso.
    - Ropivacaína com dose máxima recomendada de 2,5mg/kg de peso. A ropivacaína está associada a menor toxicidade.
    Vantagens do bloqueio regional.
    - Diminui a dor pós-operatória.
    - Diminui a necessidade dos analgésicos pós-operatórios e seus paraefeitos.
    - Reduz a quantidade de anestésicos gerais, quando infiltrado pré-operatoriamente.
    - Tem duração de ação de 6 a 8h.
  - Incisão transversa medindo aproximadamente 2cm de extensão, situada na prega abdominal inferior, lateral ao tubérculo púbico.
  - Abertura da aponeurose do músculo oblíquo externo, lateral ao anel inguinal externo e sem sua abertura, estendendo-se até o anel interno. Em lactente com hérnia pequena é possível a mobilização e tratamento do saco herniário sem a abertura da aponeurose do músculo oblíquo externo e do anel inguinal externo. Os anéis externo e interno, nessa idade, estão praticamente superpostos (técnica de Mitchell-Banks).
  - Dissecção da porção proximal do saco herniário até aparecer a gordura pré-peritoneal. Todo saco herniário deve ser aberto e seu interior inspecionado para detectar a presença de víscera aprisionada ou deslizada. A seguir, realiza-se torção do saco (para afastar estruturas próximas do local da transfixação) e ligadura alta por transfixação e fechamento em 8.
  - Na menina, o anel inguinal interno pode ser fechado e o coto do saco herniário, com o correspondente ligamento redondo, fixado na face posterior do músculo oblíquo interno e transverso (manobra de Barker). Tem o objetivo de evitar a rotação uterina pela perda de fixação bilateral do ligamento redondo. Essa manobra é válida para herniorrafia bilateral.
  - Se o anel inguinal interno estiver muito dilatado, situação comum nas grandes hérnias indiretas, deve-se estreitar o anel colocando dois a três pontos preguenando as margens da fáscia *transversalis* na porção inferior do anel (técnica de Marcy) ou realizar fechamento do anel pela técnica de Bassini.
  - Se o testículo é móvel e na dissecção subir até a região inguinal, demonstrando não haver fixação à bolsa escrotal pelo *gubernaculum testis*, ou se a fixação soltar durante a mobilização do saco herniário, deve-se realizar orquiopexia em bolsa subdartos, prevenindo torção ou criptorquidia.
  - Sempre antes de fechar os planos cirúrgicos, revisar a posição do testículo tracionando-o para a bolsa escrotal e assim evitando a formação de criptorquidia iatrogênica.
  - O fechamento da pele é preferencialmente realizado por meio de sutura intradérmica contínua com fio de *mononylon* 4-0 ou 5-0, ou Vicryl® (poligalactina 910) 5-0 incolor, ou por pontos subdérmicos interrompidos com poligalactina 5-0.
  - O curativo da herniorrafia pode ser plástico semitransparente permeável (Tegaderm® ou Bioclusive®), que permite o banho precoce e elimina o problema de contato da ferida cirúrgica com fezes e urina do lactente.
  - A revisão pós-operatória é realizada no segundo e sétimo dias (em que os pontos são removidos, se forem inabsorvíveis); a atividade física moderada não é restringida. Para evitar trauma direto sobre a incisão operatória evitam-se, durante duas semanas, o jogo de bola e andar de bicicleta.
  - Podem-se utilizar duas técnicas operatórias para corrigir hérnia deslizada. Geralmente, as vísceras deslizadas situam-se na porção póstero-medial do saco herniário (trompas, útero, bexiga).
    - Técnica das múltiplas bolsas invaginantes, sendo a última bolsa colocada ao redor do saco no nível do orifício inguinal interno. Com isso, a víscera deslizada é invertida através do anel profundo para dentro da cavidade peritoneal. O anel profundo é fechado com um a dois pontos colocados nas margens da fáscia *transversalis*.

- Técnica dos retalhos. Incisões longitudinais são realizadas na parede do saco herniário em ambos os lados da víscera deslizada até junto do anel interno. Forma-se um retalho (*flap*) de parede do saco de que a víscera deslizada faz parte. Após reduzir-se o retalho para a cavidade peritoneal, o saco é posteriormente fechado com ligadura alta. Se o componente da hérnia deslizada for o apêndice cecal, está indicada apendicectomia convencional com inversão do coto apendicular ou a técnica de Lilly e Randolph com completa desvascularização do apêndice e sua inversão total (somente indicada nos lactentes). Após, faz-se a ligadura alta do saco. O apêndice costuma deslizar na porção póstero-lateral da região inguinal direita.
- No caso de hérnia crural (femoral), a correção cirúrgica deve ser efetuada por meio da técnica de McVay (reparo da fáscia *transversalis* ao ligamento de Cooper), ou por acesso infra-inguinal com aproximação do ligamento inguinal à fáscia pectínea.
- No caso de hérnia direta, a correção cirúrgica pode ser feita por meio da técnica de Bassini (reparo da fáscia *transversalis* ao ligamento de Poupart), ou, preferentemente, pela técnica de McVay. Defeito muito extenso do assoalho inguinal posterior pode necessitar do uso de tela de Marlex®.
- Algumas situações necessitam de reforço de parede posterior, pelo risco de recidiva.
  As causas mais comuns de recidiva são:
  - Ruptura de um saco friável.
  - Não-fechamento de todo o saco herniário.
  - Não-ligadura alta do saco no nível do anel profundo.
  - Ligadura frouxa ou que escapa.
  - Anel inguinal profundo muito dilatado.
  - Não-reconhecimento da presença de uma hérnia direta.
  - Lesão iatrogênica do assoalho do canal inguinal.
  - Doenças associadas causando aumento da pressão intra-abdominal ou fraqueza (ascite, diálise peritoneal).
  - Inexperiência cirúrgica.
  - Distúrbios neurológicos (problemas relacionados à nutrição ou a espasmos e convulsões e derivação ventrículo-peritoneal).
  - Deficiência muscular e friabilidade dos tecidos: (síndrome de Ehler-Danlos, síndrome de Hurler-Hunter, anomalias da parede abdominal, fibrose cística do pâncreas, doença pulmonar crônica, desnutrição).
- Em doenças metabólicas e mesenquimais, além da ligadura alta do saco herniário devemos acrescentar o fechamento do anel inguinal interno. Se a fáscia *transversalis* estiver enfraquecida, colocar prótese de Marlex®.

- Ausência de vaso deferente indica investigação subseqüente dos rins (possível agenesia renal) e de fibrose cística.
- Aproximadamente 75% das meninas com insensibilidade androgênica completa apresentam-se com hérnia inguinal. A genitália externa delas é normal. A estimativa de incidência dessa síndrome, nessas meninas, é de aproximadamente 2%.
  Durante o transoperatório de uma herniorrafia inguinal em menina, é recomendável que o cirurgião tracione o ligamento redondo e visualize a trompa. Em hérnia inguinal bilateral, em criança com genitália externa feminina, a identificação das trompas bilateralmente afasta qualquer diagnóstico de intersexo.
  Embriologicamente, o desenvolvimento de uma trompa de Falópio está na dependência do fator inibidor mülleriano secretado ipsilateralmente pelo testículo em desenvolvimento. Logo, a ausência de secreção desse fator pela gônada só interfere com a presença da trompa de Falópio daquele lado.
  No caso de deslizamento dos ovários, o cirurgião deverá inspecionar cuidadosamente as gônadas para determinar se é ovário, testículo, ou *ovotéstis*. Se encontrada gônada anormal em meninas pré-púberes, ela não deve ser removida; devem-se realizar biópsia gonadal e correção cirúrgica da hérnia.

COMPLICAÇÕES

- Recidiva da hérnia: 0,5 a 1%.
- Infecção de ferida operatória: 1%.
- Lesão de deferente.
- Edema e hematoma de região inguinal.
- Criptorquidia iatrogênica.
- Hipotrofia testicular em hérnia encarcerada: 10 a 15%.
- Ressecção de alça intestinal em hérnia encarcerada com insucesso na redução manual: 10%.

HÉRNIA INGUINAL ENCARCERADA

Quadro Clínico

- Aparecimento súbito de tumor na região inguinal ou inguinoescrotal.
- Episódio anterior de encarceramento necessitando de hospitalização e/ou redução manual.
- Dor na região inguinal, inguinoescrotal, ou abdominal inferior na criança maior.
- Choro, irritabilidade e recusa alimentar no lactente.
- Constipação, mais raramente diarréia.
- Vômitos, inicialmente reflexos alimentares e, posteriormente, biliosos.
- Tumor visível e palpável na região inguinal ou inguinoescrotal, doloroso, sem pólo superior identificável, consistência endurecida e com edema e hiperemia da pele suprajacente (Fig. 59.6).

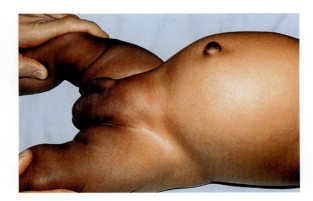

Figura 59.6 – Hérnia inguinal esquerda encarcerada. Notar significativa distensão abdominal.

Diagnóstico

- História e exame físico.
- Nos casos duvidosos, em lactentes, realizar exame bimanual. Fazer toque retal com o dedo indicador direito e com o dedo indicador esquerdo palpar sobre o anel inguinal interno, tentando identificar a presença de uma alça intestinal encarcerada aprisionada (Fig. 59.7).
- Nos casos ainda duvidosos, pode-se realizar radiografia da região inguinoescrotal (uma única incidência), com o objetivo de demonstrar níveis hidroaéreos nessa região.
- Radiografia de abdome: distensão de alças e imagens típicas de obstrução intestinal de causa mecânica.

Diagnóstico Diferencial Principal

- Torção de testículo inguinal ou de apêndice testicular.

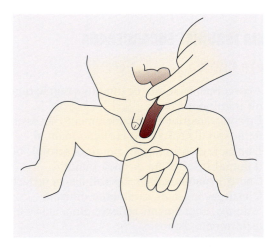

Figura 59.7 – Técnica de exame bimanual de uma hérnia encarcerada. Toque retal e palpação do anel interno para identificar a alça aprisionada.

- Linfadenite inguinal ou crural.
- Cisto agudo de cordão ou do canal de Nuck.

Tratamento

Sempre tentar a redução manual, que será efetiva em aproximadamente 90% dos casos, exceto:

- Sangue nas fezes.
- Sinais de irritação peritoneal.
- Sinais de toxicidade (febre, taquicardia, leucocitose > 15.000 leucócitos).
- Pneumoperitônio.
- Choque séptico.
- Criptorquidia associada.
- Acentuada distensão abdominal.

Lactentes com história de encarceramento prévio têm alto índice de novo episódio de encarceramento (± 40%).

Técnica de Redução Manual

- NPO (*nil per os*: nada por via oral).
- SNG (sonda nasogástrica) nos casos com vômitos repetidos ou distensão abdominal marcada.
- Linha intravenosa para sedação, nos casos com desidratação ou necessidade de antibióticos parenterais.
- Iniciar antibióticos profiláticos nos prematuros.
- Posição de Trendelenburg 30° a 40° com os pés delicadamente fixos na guarda da cama.
- Bolsa de gelo sobre gaze vaselinada na região inguinal. Vigiar hipotermia.
- Sedação com analgesia com meperidina 1 a 1,5mg/kg/dose ou, mais atual, com a associação de cetamina (Ketalar®) 1 a 2mg/kg/dose intravenoso (IV) e midazolam 0,1mg/kg/dose IV. Caso não estiver com acesso venoso, a sedação pode ser feita por via oral com cetamina 6mg/kg/dose e midazolam 0,6mg/kg/dose (ver Cap. 5).
- Controle rigoroso em unidade de cuidados intermediários (risco de vômitos, depressão respiratória e hipotermia).
- Após sedação, aguardar alguns minutos esperando redução espontânea. Caso não haja êxito, realizar redução manual com manobras suaves. O primeiro e o segundo dedos da mão esquerda fixam o anel inguinal interno, enquanto, com a mão direita, se comprime o conteúdo encarcerado para cima em direção ao anel inguinal interno, mantendo pressão constante.
- Se obtida redução manual, indicar, mantendo o paciente hospitalizado, reparo eletivo em 48h.
- Se não reduzir manualmente, indicar correção cirúrgica de urgência. O acesso e reparo cirúrgico devem ser realizados por via inguinal. Se houver dificuldade na redução, o anel interno deve ser alargado por incisão cranial do tendão conjunto. Caso houver necrose intestinal e for ne-

cessária ressecção intestinal, é conveniente realizar exploração abdominal separada por incisão no quadrante inferior direito.

HIDROCELE E CISTO DE CORDÃO

Conceito

Hidrocele é o acúmulo de líquido peritoneal dentro da túnica vaginal do testículo. Pode ser residual (não-comunicante) ou comunicante. Cisto de cordão é o acúmulo de líquido peritoneal dentro de porção do conduto peritoneovaginal que persistiu sem relação com a túnica vaginal do testículo. Também pode ser residual ou comunicante. Nas hidroceles e cistos de cordão não-comunicantes, o processo vaginal obliterou-se e certa quantidade de líquido peritoneal ficou aprisionada na túnica vaginal ou em qualquer outra porção do conduto peritoneovaginal. Esse tipo de hidrocele é comum nos primeiros meses de vida. Nas hidroceles e cistos de cordão comunicantes, o processo vaginal encontra-se aberto, podendo fluir livremente líquido peritoneal da cavidade abdominal para a túnica vaginal ou para qualquer outra porção do conduto que persistiu e vice-versa.

Classificação

São muitas as variedades anatômicas dos sacos das hidroceles e cistos de cordão (Figs. 59.8 a 59.11).

Quadro Clínico

- A anamnese com os pais deve ser objetiva e obter os seguintes esclarecimentos em relação ao aumento de volume da região inguinoescrotal:
  - Desde quando notaram a presença de aumento de volume.
  - Onde está localizado o aumento de volume (região escrotal, inguinal, ou inguinoescrotal)?
  - O aumento de volume se exacerba com os esforços? (Associação com hérnia inguinal?).
  - O aumento de volume não está sofrendo alterações de seu volume em semanas, meses? Ou foi sempre invariável? (Hidrocele ou cisto de cordão residual).
  - O aumento de volume vem diminuindo lentamente ao longo das semanas e meses? (Reabsorção de uma hidrocele ou cisto de cordão residual).
  - O aumento de volume sofre variações diurnas, sendo maior no fim do dia e menor pela manhã? (Hidrocele e cisto de cordão comunicante).
  - O aumento de volume apareceu subitamente? (Aparecimento agudo de uma hidrocele ou cisto de cordão comunicante).
- No exame físico, o diagnóstico diferencial entre hidrocele e cisto de cordão vai depender de sua

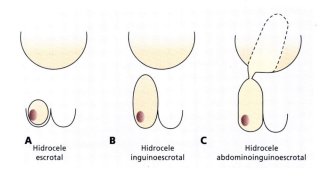

Figura 59.8 – (A – C) Hidrocele residual ou não-comunicante.

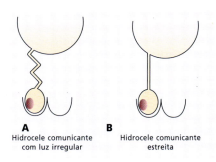

Figura 59.9 – (A e B) Hidrocele comunicante.

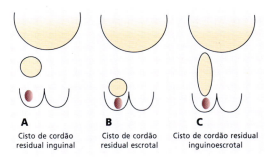

Figura 59.10 – (A – C) Cisto de cordão residual ou não-comunicante. Adaptado de Peterlini[1].

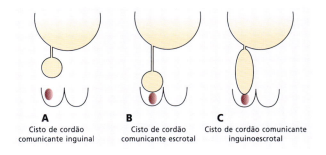

Figura 59.11 – (A – C) Cisto de cordão comunicante. Adaptado de Peterlini[1].

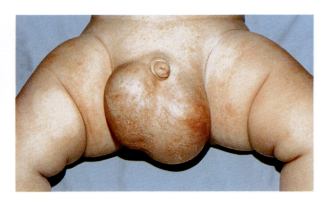

Figura 59.12 – Hidrocele comunicante bilateral.

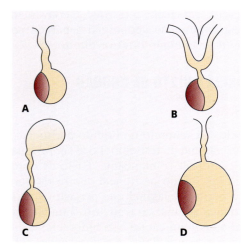

Figura 59.13 – Indicações cirúrgicas da hidrocele antes dos 18 meses de vida. (*A*) Hidrocele redutível. (*B*) Hidrocele associada à hérnia inguinal. (*C*) Hidrocele abdominoescrotal. (*D*) Hidrocele gigante.

localização anatômica. A palpação demonstra algumas características:
- A consistência do aumento de volume costuma variar do mole ao duro (sob tensão) dependendo da quantidade de líquido presente no momento do exame. Nas comunicantes, a consistência poderá variar durante o dia na dependência da quantidade maior ou menor de líquido que transita pela comunicação e que está intimamente relacionada à posição que a criança adota na maior parte do dia.
- O pólo superior do aumento de volume é palpável (Fig. 59.12).
- Habitualmente são irredutíveis à expressão. A comunicação, caso existente, costuma ser estreita e/ou sinuosa causando resistência e impossibilidade de redução do líquido pela expressão manual. As que costumam reduzir-se pela expressão manual quase sempre já se encontram associadas à hérnia inguinal.
- São transilumináveis.

Tratamento

Indicações Cirúrgicas

Geralmente não existe indicação cirúrgica para essas doenças até os 18 meses de vida. Nesse período, costuma ocorrer obliteração e reabsorção dos condutos e seus fluidos. As que persistem, aumentando, ou com seu volume estacionário após esse período, têm indicação cirúrgica.

Exceções a essa regra (Fig. 59.13):
- Hidrocele ou cisto de cordão que se reduz à expressão no exame clínico. O conduto apresenta diâmetro alargado e normalmente é o tipo de lesão dependente da persistência do conduto peritoneovaginal que costuma preceder ao aparecimento de uma hérnia inguinal.
- Quando já existe hérnia inguinal associada.
- Nos casos de hidroceles gigantes e tensas que trazem incomodo à criança e ansiedade aos pais.
- Nos casos de hidrocele abdominoescrotal.

Técnica Cirúrgica

- Mesma via de acesso e secção com ligadura alta por transfixação do conduto, como habitualmente realizado na hérnia inguinal.
- O saco da hidrocele é tratado apenas pela aspiração do líquido presente ou por excisão de pequena porção da túnica vaginal, após aspiração prévia do líquido. Qualquer quantidade de fluido que refaça tenderá a escapar para os tecidos regionais adjacentes e daí será melhor e mais rapidamente absorvido.
- No cisto de cordão é também realizada ligadura alta por transfixação do conduto, acompanhada pela remoção do saco do cisto.
- Nos casos em que o conduto não pode ser demonstrado durante a cirurgia, está indicada cuidadosa dissecção do cordão espermático, secção e ligadura por transfixação de qualquer cordão fibroso sugestivo de conduto peritoneovaginal obliterado.
- Algumas manobras táticas podem ser realizadas na tentativa de identificar um trajeto minúsculo e evitar dissecção extensa do cordão.
  - 1ª manobra: aplicação manual de pressão no abdome e no saco da hidrocele ou cisto de cordão para forçar a entrada de algumas gotas de fluido no trajeto e sua melhor identificação.
  - 2ª manobra: injeção de 1 a 2mL de azul de metileno, com agulha hipodérmica, na porção superior do saco da hidrocele ou cisto. Em

seguida é amarrada a sutura em bolsa em torno do local da punção, ou esse orifício é clampeado com pinça hemostática, realizando-se massagem delicada do saco por expressão. Antes da injeção de azul de metileno, costuma-se aspirar o excesso de líquido da hidrocele para tornar mais fácil a manobra e evitar o derramamento do corante nos tecidos circunvizinhos.

REFERÊNCIA BIBLIOGRÁFICA

1. PETERLINI, F. L. Afecções cirúrgicas da região inguinoescrotal. In: MARTINS, J. L.; CURY, E. K.; PINUS, J. (eds.). *Temas de Cirurgia Pediátrica*. São Paulo: Atheneu, 1997. p. 75-83.

BIBLIOGRAFIA RECOMENDADA

DECOU, J. M.; GAUDERER, M. W. L. Inguinal hernia in infants with very low birth weight. *Semin. Pediatr. Surg.*, v. 9, n. 2, p. 84-87, 2000.

EIN, S. H.; NJERE, I.; EIN, A. Six thousand three hundred sixty-one pediatric inguinal hernias: a 35-year review. *J. Pediatr. Surg.*, v. 41, p. 980-986, 2006.

GROSFELD, J. L. Current concepts in inguinal hernia in infants and children. *World J. Surg.*, v. 13, p. 506-515, 1989.

GROSFELD, J. L.; MINNICK, K.; SHEDD, F. et al. Inguinal hernia in children: factors affecting recurrence in 62 cases. *J. Pediatr. Surg.*, v. 26, p. 283-287, 1991.

KETZER DE SOUZA, J. C.; PETERSON, C. A. H. Hidroceles e cistos de cordão na criança. *AMRIGS*, v. 30, p. 116-122, 1986.

CAPÍTULO 60

Hérnia Umbilical

João Carlos Ketzer de Souza

CONCEITO

Defeito de fechamento das estruturas fibromusculares da aponeurose do anel umbilical permitindo a protrusão de órgãos intra-abdominais (geralmente alças intestinais) recobertos pelo peritônio, tecido celular subcutâneo e pele da cicatriz umbilical.

EPIDEMIOLOGIA

- Freqüência: 18,5% em brancos e 40% em negros com idade < 6 meses.
- Mais comum nos prematuros: 75 a 85% nos bebês entre 1.000 e 1.500g.
- A maioria fecha espontaneamente até os oito anos de idade (freqüência < 5% após essa idade).
- Não há predisposição sexual.

FISIOPATOGENIA

A cicatriz umbilical costuma sofrer contração progressiva fisiológica com completo fechamento do anel umbilical.

Uma falha na proliferação do denso tecido conetivo que preenche o anel umbilical resulta em zona enfraquecida patente que, associada à protrusão de vísceras intra-abdominais, formará uma hérnia umbilical.

A ausência de protrusão sacular, a despeito de defeito fascial, não indica presença de hérnia.

FATORES PREDISPONENTES

- Negros (cordão é mais espesso, infecção umbilical é mais comum, e fator genético herdado).
- Desnutridos, prematuros (distensão abdominal, hipotonia muscular).
- Hipotireoidismo (hipotonia generalizada).
- Síndrome Beckwith-Wiedemann.
- Gêmeos.
- Trissomias 13, 18 e 21.
- Bebês grandes com cordões largos.
- Infecção neonatal do umbigo.
- Mielomeningocele (hipotonicidade da parede abdominal).
- Aumento da pressão intra-abdominal (ascite, tumores e outras).
- Mucopolissacaridoses.
- Predisposição familiar.

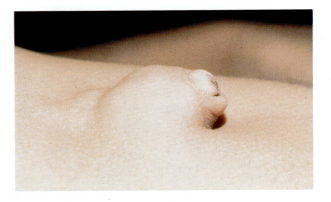

Figura 60.1 – Hérnia umbilical redutível.

QUADRO CLÍNICO

- Assintomático.
- Protrusão redutível, às vezes produzindo borborigmo (Fig. 60.1). Ocasionalmente, o defeito fascial é amplo, com pele redundante, adquirindo a forma de probóscide (Fig. 60.2).
- Aumenta aos esforços.
- Raramente apresenta complicações, como encarceramento (Fig. 60.3), estrangulamento, perfuração com evisceração e dor abdominal.
- O tamanho do saco e a quantidade de protrusão não são proporcionais ao diâmetro do orifício. É freqüente notar-se considerável protrusão através de um orifício pequeno e muito pouca através de um orifício largo.

TRATAMENTO

- Na grande maioria dos casos ocorre fechamento espontâneo do anel umbilical.
- Contra-indicado o uso de ataduras ou faixas sobre a cicatriz umbilical, pois a limitação dos movimentos espontâneos e livres da musculatura

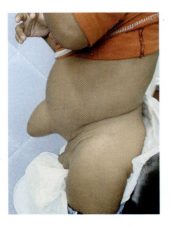

Figura 60.2 – Hérnia umbilical gigante com aspecto de probóscide.

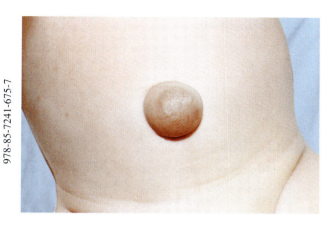

Figura 60.3 – Hérnia umbilical encarcerada. O encarceramento de uma hérnia umbilical é um achado raro.

abdominal ocasiona perda do tono muscular e inibe o estímulo local de maturação anatômica.
- Indicações cirúrgicas.
  - Crianças > 5 anos e anel ≥ 1,5cm de diâmetro.
  - Umbigo e hérnia com aspecto de probóscide, após os dois anos de idade.
  - Presença de complicações (encarceramento, estrangulamento, ruptura com evisceração, dor intensa e persistente), em qualquer idade.
  - Persistência da hérnia (qualquer diâmetro) além dos oito anos de idade.
- Técnica cirúrgica: incisão curvilínea intra-umbilical, na sua metade mais inferior, fechamento do saco herniário, fechamento do defeito fascial e inversão da pele umbilical. Curativo compressivo com fita umbilical deve permanecer por cinco a sete dias. Em hérnias muito grandes, nas quais há necessidade de excisão da pele redundante, é bastante interessante a técnica dos quatro retalhos triangulares de pele.

BIBLIOGRAFIA RECOMENDADA

BLUMBERG, N. Infantile umbilical hernia. *Surg. Gynecol. Obst.*, v. 150, p. 187-192, 1980.

KANEKO, K.; TSUDA, M. Four-triangular-skin-flap approach to umbilical diseases and laparoscopic umbilical port. *J. Pediatr. Surg.*, v. 39, p. 1404-1407, 2004.

MUSCHAWECK, U. Umbilical and epigastric hernia repair. *Surg. Clin. N. Am.*, v. 83, p. 1207-1221, 2003.

WOODS, G. E. Some observations on umbilical hernia in infants. *Arch. Dis. Child.*, v. 28, p. 450-462, 1953.

CAPÍTULO 61

Hérnia Epigástrica

João Carlos Ketzer de Souza

CONCEITO

Defeito da linha alba associado a herniação de gordura pré-peritoneal, em qualquer parte da linha média desde o apêndice xifóide até a cicatriz umbilical (Fig. 61.1). O defeito fascial mede em média $0,7 \pm 0,6$ cm.

ETIOLOGIA

Etiologia é desconhecida.

Defeito nos interstícios das fibras que formam a linha alba. A linha alba é constituída pelo entrelaçamento de fibras tendinosas. Qualquer defeito na continuidade dessas fibras (rompimento, ou falha de desenvolvimento) junto à entrada dos vasos sangüíneos pode predispor ao aparecimento de uma hérnia.

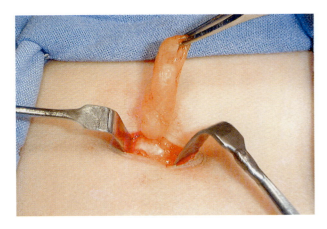

Figura 61.1 – Achado transoperatório de hérnia epigástrica, mostrando gordura pré-peritoneal herniada através do defeito aponeurótico da linha branca.

EPIDEMIOLOGIA

- Freqüência: 4% das hérnias pediátricas.
- Trinta por cento podem estar presentes logo após o nascimento.
- Podem ser múltiplas (10%), ou associadas a hérnia umbilical (10%).

QUADRO CLÍNICO

- Pesquisar história de dor local sobre a tumoração herniária, ou dor abdominal associada.
- A inspeção da linha média pode mostrar a presença de uma tumoração visível. Muitas vezes, para detectar a presença da hérnia, é necessário o exame do paciente em pé, solicitando que ele realize alguma manobra de Valsalva.
- A palpação da linha média deve ser feita com o dedo indicador passando sobre ela desde o apêndice xifóide até o umbigo e procurando um defeito na aponeurose, ou nódulo (mais freqüente) de linha média. Esse nódulo poderá ser redutível, irredutível, doloroso, ou não doloroso à palpação.

TRATAMENTO

- A cirurgia está indicada após os dois ou três anos, exceto se causar dor significativa. Não há história de cura espontânea. Acima de 50% dessas hérnias vão se tornar sintomáticas, ou crescer em tamanho desde a primeira apresentação.
- Demarcar o local da hérnia antes da anestesia, pois pode sofrer redução com o relaxamento da anestesia geral.
- Técnica: incisão transversa pequena sobre o defeito. A gordura pré-peritoneal presente é reduzida, ou ligada e excisada. O defeito aponeurótico de forma elíptica é corrigido com fio inabsorvível com nós internos.

BIBLIOGRAFIA RECOMENDADA

COATS, R. D.; HELIKSON, M. A.; BURD, R. S. Presentation and management of epigastric hernias in children. *J. Pediatr. Surg.*, v. 35, p. 1754-1756, 2000.

MUSCHAWECK, U. Umbilical and epigastric hernia repair. *Surg. Clin. N. Am.*, v. 83, p. 1207-1221, 2003.

CAPÍTULO 62

Onfalocele e Gastrosquise

João Carlos Ketzer de Souza

CONCEITO

Onfalocele

Defeito de parede abdominal no sítio do anel umbilical, recoberto por membrana avascular translúcida, composta internamente pelo peritônio, geléia de Wharton e âmnios externamente, íntegra ou não, que permite a saída de conteúdo do abdome para o exterior. O cordão umbilical encontra-se inserido no saco. O conteúdo, quase sempre, é formado pelo intestino delgado e grosso, estômago e fígado (35%) (Fig. 62.1). Dez por cento podem apresentar ruptura do saco. A ruptura pode ocorrer intra-útero, durante e após o parto.

Hérnia de Cordão Umbilical

Defeito no sítio do anel umbilical de pequeno diâmetro (geralmente < 2,5cm), recoberto por saco íntegro ou não, contendo uma ou duas alças de intestino delgado, ou divertículo de Meckel, ou ducto onfalomesentérico patente (Fig. 62.2).

Gastrosquise

Defeito de parede abdominal adjacente e lateral a um cordão umbilical de inserção normal, quase sempre à direita, não recoberto por saco membranoso e acompanhado pelo prolapso de alças intestinais de intestino delgado e parte do grosso. O diâmetro do defeito varia de 2 a 4cm. As vísceras prolapsadas costumam ser: intestino delgado (100%), intestino grosso (90%), estômago (50%), trompas e ovários (15%), bexiga (4%), testículos (6%) e fígado (1%). Os órgãos eviscerados ficam revestidos por exsudato espesso, edematosos, rígidos, encurtados e aglomerados (Fig. 62.3). Quando se trata de alças intestinais, essas alterações podem ser causadas pela prolongada exposição intra-útero ao líquido amniótico e/ou alterações isquêmicas do intestino secundárias a sua compressão e de seu mesentério nas margens do defeito da parede abdominal.

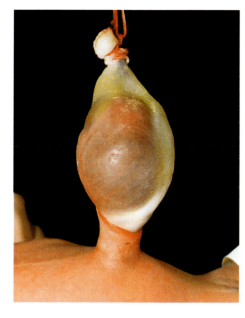

Figura 62.2 – Hérnia de cordão umbilical com membrana íntegra e diâmetro do defeito pequeno.

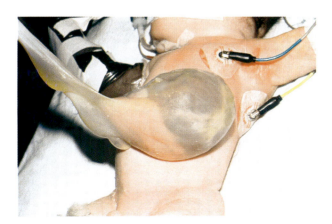

Figura 62.1 – Onfalocele com membrana íntegra. Cordão umbilical inserindo-se no ápice da onfalocele. Observar alças intestinais e fígado.

EMBRIOGÊNESE

- A embriogênese de ambos os defeitos de parede abdominal é controversa.
- A parede anterior do abdome forma-se pela fusão de quatro pregas abdominais (duas laterais, uma caudal, uma cefálica). Quando as pregas laterais falham em fundir-se centralmente, ocorre onfalocele central. A falha de fusão da prega cefálica forma a onfalocele epigástrica (celossomia superior) e a caudal (celossomia inferior) forma anormalidades cloacais e extrofia de bexiga.
- A gastrosquise pode ser originada por:
  – Involução prematura da veia umbilical direita, causando ruptura da somatopleura paraumbilical direita (teoria de De Vries, a mais aceita atualmente).
  – Oclusão/regressão intra-uterina prematura da artéria onfalomesentérica direita, levando a alterações isquêmicas da parede abdominal em desenvolvimento com necrose da base do cordão umbilical, por onde vão herniar vísceras abdominais.

334 ■ Parede Abdominal

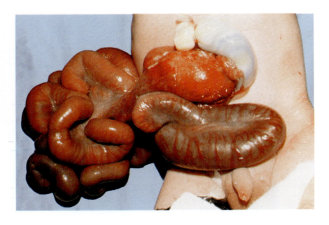

Figura 62.3 – Gastrosquise mostrando defeito paraumbilical com alças intestinais e estômago eviscerados. Alças com aparência edematosa.

- Ruptura intra-uterina de uma hérnia de cordão umbilical ou onfalocele pequena com absorção do saco e crescimento de uma ponte de pele entre o defeito de parede abdominal e cordão umbilical.

EPIDEMIOLOGIA

- Onfalocele e gastrosquise apresentam prevalência combinada de aproximadamente 1:2.000 a 3.000 nascidos vivos.
- Prevalência de onfalocele: 1:5.000 a 6.000 nascidos vivos.
- Prevalência de gastrosquise: 1:10.000 nascidos vivos e 7:10.000 nascidos vivos com mães < 20 anos.
- Atualmente, muitos estudos têm mostrado que a prevalência da gastrosquise está aumentando, já ultrapassando a da onfalocele, que se mantém igual.
- Muitos fatores de risco materno têm sido identificados em associação à gastrosquise, como idade materna abaixo de 20 anos, primípara, baixo nível social, baixo nível escolar, abuso de drogas (tabaco, álcool e cocaína) e outros teratógenos em potencial, como aspirina, ibuprofeno, pseudoefedrina e acetaminofeno. Essas substâncias podem ter efeitos vasoativos durante o desenvolvimento embrionário.
- Predisposição sexual: gastrosquise, 1M:1F; onfalocele, 1,5 a 2M:1F.
- Nas gastrosquises, 50 a 65% dos bebês são prematuros e/ou pequenos para a idade gestacional. O exato mecanismo fisiopatológico que ocasiona a falha de crescimento não é claro. As hipóteses baseiam-se na perda transmural de substâncias nutricionais do intestino, ou falha na absorção de nutrientes do líquido amniótico deglutido no intestino funcionalmente obstruído da gastrosquise.
- Nas onfaloceles, 10 a 15% dos bebês são prematuros e/ou pequenos para a idade gestacional.

- Freqüência de anomalias congênitas associadas nas gastrosquises: 15% (3/4 são originadas no intestino médio). As principais são: estenose intestinal, atresia intestinal e perfuração intestinal. Todas conseqüentes à isquemia mesentérica causada por um dos seguintes fenômenos:
  - Interrupção do suprimento sangüíneo do intestino exposto através de um defeito de parede muito estreito (estrangulamento).
  - Peso do intestino prolapsado com tração excessiva de seu mesentério.
  - Volvo intra-uterino.

  Outras anomalias associadas costumam ser raras. As mais comuns são: criptorquidia, artrogripose múltipla congênita (3 a 5% dos casos) (Fig. 62.4), divertículo de Meckel, malformações cardíacas (4%), geralmente mais simples do que nas onfaloceles. As mais comuns são: ducto arterial patente e defeitos septais do ventrículo.
- Freqüência de anomalias congênitas nas onfaloceles: > 50%. Podem ser divididas em:
  - Estruturais: cardiovasculares, 20% (as mais comuns são tetralogia de Fallot, 33%; defeitos septais, principalmente atriais, ventrículo único e *truncus arteriosus*), defeitos do tubo neural, divertículo de Meckel, anomalias musculoesqueléticas.
  - Associadas a anormalidades cromossômicas ou síndromes específicas (15 a 20%): trissomias cromossômicas 13, 15, 18, 21 (12%), síndrome de Beckwith-Wiedemann (gigantismo, macroglossia, onfalocele, hiperplasia das células das ilhotas pancreáticas em 12%), celossomia superior ou pentalogia de Cantrell (onfalocele epigástrica, hérnia diafragmática anterior, fenda esternal, ectopia do coração e defeitos cardíacos), celossomia inferior (pode incluir onfalocele inferior, extrofia de cloaca ou de bexiga, anomalia anorretal, anomalias de vértebras sacras, meningomielocele ou lipomeningocele).

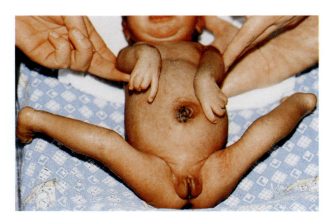

Figura 62.4 – Gastrosquise corrigida e achados clínicos de artrogripose múltipla congênita associada.

- Onfalocele com fígado extracorpóreo costuma apresentar mais anomalias congênitas estruturais graves associadas, principalmente cardíacas. Onfalocele menor, sem fígado extracorpóreo, apresenta mais anomalias cromossômicas associadas, síndromes e dismorfismo.

Classificação das Onfaloceles de Acordo com o Tamanho do Defeito (Fig. 62.5)

- Onfalocele pequena: < 4cm de diâmetro.
- Onfalocele grande: entre 4 e 8cm. Pode conter fígado no saco.
- Onfalocele gigante: > 8cm. Quase sempre apresenta fígado extracorpóreo de localização central. Pode ser chamada de hepatonfalocele (10% dos casos).

Outros autores classificam dessa forma:

- Onfalocele pequena: < 5cm de diâmetro (Fig. 62.6).
- Onfalocele grande: > 5cm.
- Onfalocele gigante: aquela > 5cm contendo fígado posicionado centralmente (Fig. 62.7).

Classificação das Gastrosquises de Acordo com a Variabilidade do Aspecto Intestinal (Fig. 62.8)

- Tipo I: alças intestinais pouco ou nada recobertas por membranas, pouco edematosas, não encurtadas.
- Tipo II: alças intestinais recobertas por membranas, edematosas, mas ainda mantendo um bom comprimento.
- Tipo III: alças intestinais recobertas por membranas, edematosas, complicada pela presença de atresia, estenose, volvo com necrose ou perfuração intestinal. Essas complicações podem ser simples ou múltiplas, assim como o intestino pode ser extremamente curto ou ter comprimento quase normal.
- Tipo IV: presença de atresia com formação de pseudocisto gelatinoso e fibrinoso distal à atresia e englobando a quase totalidade do intestino. Essa massa fibrinosa surge na tentativa de proteger-se dos efeitos tóxicos do líquido amniótico após a 30ª semana de vida intra-uterina (diminui a osmolalidade e concentração de sódio, mas aumenta a concentração da uréia, creatinina e ácido úrico e, principalmente, de mecônio).
- Um novo tipo tem sido descrito: a gastrosquise *fechada*, que se caracteriza por um defeito de parede abdominal cicatrizado, remanescentes intestinais paraumbilicais (muitas vezes mumificados) e, quase sempre, perda por necrose do intestino médio (*vanishing gut*). Seria causada por infarto do intestino médio eviscerado extra-abdominal (provavelmente por volvo). O intestino sofreria reabsorção e, sem a presença de intestino viável

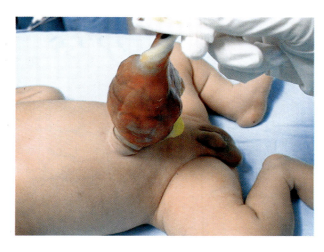

Figura 62.6 – Onfalocele pequena.

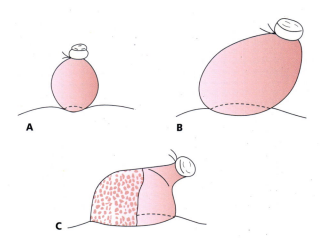

Figura 62.5 – Classificação das onfaloceles em pequenas (*A*), grandes (*B*) e gigantes (*C*); essas últimas freqüentemente associadas à presença de fígado. Adaptado de Jones[1].

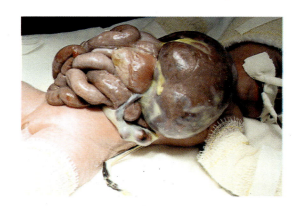

Figura 62.7 – Onfalocele gigante rota com exposição de fígado, alças intestinais e estômago.

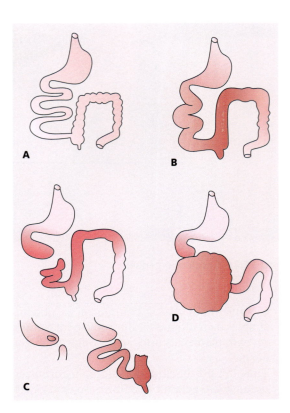

Figura 62.8 – Tipos de gastrosquise. (*A*) Tipo I: com alças pouco alteradas (*B*) tipo II: com alças edematosas, com membranas, mas ainda mantendo uma boa extensão de intestino (*C*) tipo III: aquelas associadas a complicações como atresia, estenose, volvo e perfuração e que, em geral, apresentam intestino encurtado (*D*) tipo IV: gastrosquise com pseudocisto fibrinoso distal e alguma área com atresia. O intestino encontra-se bastante encurtado.

para manter o defeito patente, o anel do defeito da parede abdominal fecharia, enquanto os remanescentes intestinais sofreriam reabsorção ou mumificação.

ULTRA-SONOGRAFIA PRÉ-NATAL E CONDUTA

- Diagnóstico de onfalocele: massa arredondada de linha média ventral, recoberta por membrana e com vasos umbilicais inserindo-se na massa. Pode ser visualizada a presença de fígado. Procurar anomalias do coração e do sistema nervoso central (SNC).
- Conduta nas onfaloceles → realizar ultra-sonografia detalhada, ecocardiografia e análise do cariótipo. Orientar transferência *in utero* para centro terciário.
- Diagnóstico de gastrosquise: presença de alças intestinais fora da cavidade abdominal fetal flutuando livremente no líquido amniótico, sem cobertura membranosa, cordão umbilical distinto e separado, não fazendo parte do defeito. Diagnóstico diferencial deve ser feito com onfalocele rota, extrofia de bexiga e extrofia de cloaca.
- Conduta nas gastrosquises: realizar *follow-up* ultra-sonográfico freqüente. Se aparecer dilatação de alças (dilatação de alça de delgado > 11mm em diâmetro) e/ou espessamento mural, pensar na possibilidade de ocorrência de complicações intra-útero; então, parto cesáreo após pulmões maduros. Nos casos sem complicações, orientar transferência *in utero* para centro terciário. Atualmente, trabalhos têm mostrado que o aparecimento pré-natal de dilatação intestinal deve ser considerado como fator de risco para obstrução intestinal pós-natal e maior tempo necessário para iniciar a via oral. O parto prematuro parece não melhorar os resultados nessa população de pacientes. Portanto, a conduta continua controversa. Também têm sido sugeridas infusão amniótica, ou troca de líquido amniótico como técnicas terapêuticas para melhorar a histologia intestinal, reduzir o tempo necessário para atingir a dieta completa e reduzir o tempo de hospitalização. A infusão amniótica consiste na injeção de soro fisiológico morno (37°C) e pode ser indicada na gastrosquise associada a oligoidrâmnios. A troca de líquido amniótico consiste na sua substituição volume por volume com soro fisiológico morno. Tem sido proposta para diminuir os efeitos adversos do líquido amniótico sobre a parede intestinal.

Indicações de Cesárea

- Indicações obstétricas.
- Onfalocele com fígado extracorpóreo.
- Gastrosquise com complicações.

TRATAMENTO

Pré-operatório

- Sonda nasogástrica (SNG) nº 8 ou 10 com aspirações freqüentes.
- Antibióticos (ampicilina + gentamicina).
- Vitamina K, 2mg.
- Acesso venoso periférico adequado (dispositivo tipo Abbocath®) em membro superior ou percutâneo periférico central (PICC, *peripherally inserted central catheter*, ou cateter central de inserção periférica).
- Exames laboratoriais: hemograma com plaquetas, KTTP, tempo de protrombina, glicemia.
- Reconhecer nas onfaloceles: associação à síndrome de Beckwith-Wiedemann (risco de hipoglicemia grave), insuficiência respiratória por hipoplasia pulmonar (nas onfaloceles gigantes), outras anomalias, principalmente cardíacas (solicitar ecocardiografia pré-operatória), solicitar cariótipo.
- Reconhecer nas gastrosquises: presença de alças isquêmicas ou escuras. Se for observado defeito constritivo de parede abdominal, realizar incisão fascial de urgência sob anestesia local. Se for observado volvo das alças, distorcê-las e apoiá-

las com compressas secas estéreis. Operar assim que for possível.
- Incubadora adequadamente aquecida.
- Colocar algodão laminado e ataduras de crepe nas extremidades e cabeça.
- Cobrir alças expostas ou saco com compressas mornas, secas e estéreis.
- Principalmente no transporte, cobrir a criança com saco plástico estéril até quase a região axilar.
- Bebê com gastrosquise deve ser posicionado, preferencialmente, em decúbito lateral direito para minimizar o encurvamento do intestino no defeito da parede abdominal.
- Hidratação necessária.
  - Em onfaloceles: manutenção.
  - Em gastrosquises e onfaloceles rotas: 1,5 a 2 vezes a manutenção = 6 a 8mL/kg/h de solução de Ringer lactato/glicose 5%.
  - A drenagem pela SNG deve ser reposta com RL + 1,5mEq de potássio para cada 100mL drenados, mililitro por mililitro.
- Solicitar, em onfaloceles: radiografia de tórax para diagnosticar associação a hérnia diafragmática, eventração diafragmática, hipoplasia pulmonar (pode ser encontrada nas onfaloceles gigantes).

Transoperatório

- Sala de cirurgia aquecida (27 a 28°C), colchão térmico, calor radiante junto à cabeça, algodão laminado + saco plástico nos membros.
- Em gastrosquises, realizar descompressão gastrointestinal por SNG e enemas com soro fisiológico morno.
- Anti-sepsia com solução aquosa morna de PVP-I 1% diluída (1:10) ou de clorexidina aquosa diluída.
- Anestésicos aquecidos. Não usar relaxante muscular e óxido nitroso.
- Reposição hídrica transoperatória: RL 8 a 10mL/kg/h.

Tratamento Cirúrgico Clássico da Gastrosquise

Medidas Gerais

- Revisão da cavidade e alças intestinais.
- Pesquisar e tratar bandas de Ladd e criptorquidia.
- Nos testículos não eviscerados, a conduta deve ser conservadora. Nos testículos eviscerados (Fig. 62.9), duas condutas podem ser adotadas:
  - Simples reposição na cavidade abdominal, próximo ao anel inguinal profundo, aguardando sua descida espontânea.
  - Orquidopexia naquele testículo que alcança facilmente a bolsa escrotal, sem a necessidade de liberação retroperitoneal extensa.
- Realizar manobras de distensão (*stretching*) da parede abdominal nos quatro quadrantes.

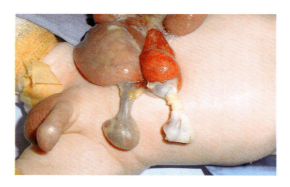

Figura 62.9 – Gastrosquise com testículo eviscerado.

- Distribuição sistemática e ordenada das alças intestinais nos quatro quadrantes.
- Não tratar áreas de estreitamento sugestivas de estenose ou atresia intestinal (difícil decidir no transoperatório a existência dessas complicações, pois o intestino encontra-se edematoso e recoberto por membranas). Tratar somente quando faltarem áreas óbvias de intestino.
- A técnica de fechamento do defeito é decidida dependendo dos seguintes parâmetros: condição do intestino, se há complicação associada, complacência pulmonar informada pelo anestesista, estado da perfusão periférica, estado clínico da criança (presença de choque ou acidose), aumento de 4mm da pressão venosa central (PVC) (se estiver sendo medida), diferença de saturação da hemoglobina medida por sensores colocados nos membros superiores e inferiores, medida da pressão intra-abdominal (pressão intragástrica e/ou intravesical, que parece ser mais fidedigna, não deve ultrapassar 20cmH$_2$O). O cateter de Foley ou sonda nasogástrica deve ser aspirado antes da medida, sendo, a seguir, preenchido com 2mL de soro fisiológico. A pressão é medida pelo sistema de PVC.
- O cordão umbilical deve ser sempre preservado (Figs. 62.10 e 62.11).

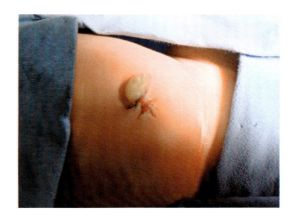

Figura 62.10 – Cicatriz cirúrgica pós-fechamento de gastrosquise. O cordão umbilical foi mantido.

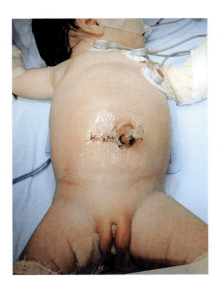

Figura 62.11 – Cicatriz de gastrosquise conservando o cordão umbilical.

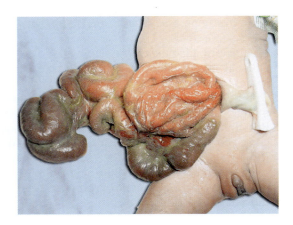

Figura 62.13 – Gastrosquise tipo II com alças edematosas, encurtadas e aglomeradas e muitas membranas.

- *Gastrosquise tipo I*, sem descoloração das alças na redução e sem diminuição da complacência pulmonar: fechamento primário (Fig. 62.12).
- Gastrosquise tipo I em pacientes chocados, pode-se confeccionar pequena hérnia ventral com *flap* de pele de apenas 1cm e fasciotomia cranial, evitando o fechamento primário (risco de aumento excessivo da pressão intra-abdominal), ou confecção de silo. Posteriormente é realizada correção dessa pequena hérnia.
- *Gastrosquise tipo II* (Fig. 62.13), ou tipo I com alterações hemodinâmicas na redução: fechamento com silo de silicone reforçado (ideal: folha externa de Dracon e interna de Silastic®). A tela é suturada na borda da aponeurose, confeccionando um silo em forma de cilindro (a base deve ter o mesmo diâmetro do ápice) (Fig. 62.14). Tem sido sugerida, como excelente alternativa, a criação de silo com o uso de bolsa plástica de cloreto de polivinil usada nas transfusões de sangue e hemoderivados. A bolsa é estéril, impermeável a microrganismos, transparente, flexível, resistente, econômica e lisa internamente, não aderindo às alças intestinais. No pós-operatório, o conteúdo do silo deve ser reduzido diariamente ou a cada dois dias até redução completa. O silo é fixado e suspenso à incubadora, evitando a angulação dele (tensão sobre a sutura e/ou compressão da cavidade torácica). Além disso, a suspensão do silo diminui o edema das vísceras e mesentério. O fechamento fascial deve ser realizado 24h após a redução completa do conteúdo do silo. Todos os silos devem ser reduzidos e removidos em dez dias. Após esse período, apresentam risco aumentado de deiscência com separação da parede e de sepse. Se a criança ainda não apresentar condições clínicas para o fechamento fascial, sugerimos a retirada do silo e o preenchimento do defeito com curativo plástico transparente (Tegaderm®) sobre a recém-forma-

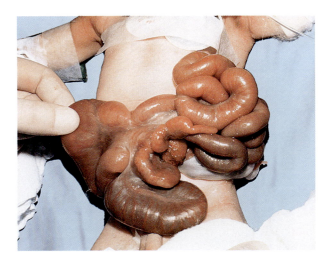

Figura 62.12 – Gastrosquise tipo I com pouco edema, poucas membranas e pouca aglomeração de alças.

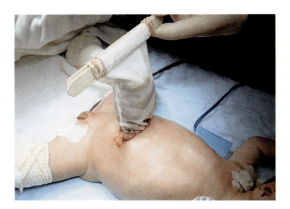

Figura 62.14 – Colocação do silo em gastrosquise.

da pseudomembrana. Após melhora das condições clínicas, deve ser realizado o fechamento da parede abdominal.
- *Gastrosquise tipo III*.
  - Enterostomia inicial: nos casos de intestino com gangrena por volvo ou perfuração isquêmica, dilatação ou edema maciço da alça proximal, viabilidade duvidosa da alça a anastomosar, múltiplas complicações intestinais, intestinos muito edematosos e se definições anatômicas não permitirem anastomose segura (Fig. 62.15).
  - Enteroanastomose primária ou enteroanastomose retardada (entre três e seis semanas após a operação) nos outros casos. O grau de espessamento das alças pode ser definido pela ultra-sonografia.
  - Gastrosquise com atresia de cólon: geralmente o diagnóstico é mais óbvio. Indicada colostomia inicial pela desproporção de calibre.
- *Gastrosquise tipo IV*: repor massa fibrinosa na cavidade abdominal. Proibida a tentativa de dissecá-la pelo risco de lesar porções extensas de intestino. Fechamento primário ou com silo.

Fechamento Primário sem Anestesia Geral

Técnica de redução do conteúdo da gastrosquise descrita por Bianchi e Dickson com algumas modificações[2]. Costuma ser realizada na UTI neonatal, sob condições assépticas (anti-sépticos diluídos, luvas e aventais estéreis), analgesia (fentanila), após período pós-natal de 4 a 5h e com duração de 20 a 60min.

A técnica de intervenção mínima, descrita por Bianchi e Dickson, deve ter critérios de seleção bem definidos, evitando resultados insatisfatórios e até catastróficos. O princípio da técnica baseia-se em tração superior aplicada no cordão umbilical (elevando a parede abdominal anterior), aguardando redução gradual dos intestinos na cavidade abdominal (só é permitido orientar a entrada das alças intestinais para dentro da cavidade abdominal), sem alargamento do defeito, sem anestesia geral e em leito de UTI neonatal. Após a redução, o cordão umbilical é suturado na fáscia do músculo reto abdominal. Contra-indicações da técnica: mau estado geral, anomalias associadas importantes, necessidade de ventilação mecânica (VM) prévia à redução, desproporção intestino-abdome (risco de síndrome compartimental abdominal), defeito aponeurótico muito pequeno em relação ao conteúdo eviscerado (haverá dificuldades na redução), circulação intestinal comprometida.

Fechamento Estagiado sem Anestesia Geral

É colocado um silo transparente pré-confeccionado de *Silastic* contendo um anel em sua base que é introduzido debaixo da fáscia, sem a necessidade de fixação com pontos (*Silastic spring-loaded silo*). Esse anel possui um diâmetro entre 3 e 5,5cm. O proce-

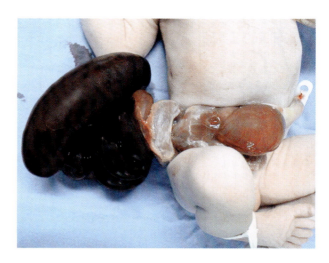

Figura 62.15 – Gastrosquise com atresia de intestino delgado e volvo.

dimento é realizado na UTI neonatal sob sedação e técnica estéril. O silo deve ser suspenso acima da criança. Nenhuma tentativa é feita de reduzir manualmente o conteúdo. A redução baseia-se na força da gravidade e diminuição do edema das alças. O intestino pode ser observado através do silo transparente. A redução espontânea costuma levar entre quatro e nove dias. Após obter-se a redução, o defeito pode ser fechado da forma tradicional (aproximando a fáscia muscular, aproximando a pele por meio de sutura circunferencial e preservando o cordão umbilical), ou o próprio cordão umbilical é usado para cobrir um defeito pequeno, fixado com Micropore e um curativo plástico transparente é colocado sobre eles.

Quando houver falha na redução espontânea (rara), está indicada a colocação de silo suturado na fáscia muscular.

Vantagens da técnica: não é necessária anestesia geral, o procedimento é simples e pode ser efetuado na UTI neonatal, a transparência do silo permite inspeção contínua, a suspensão do silo permite a diminuição do edema das alças facilitando a redução das vísceras. A redução é gradual, não necessitando de medidas de PVC, pressão intragástrica, ou pressão intravesical. Principal complicação da técnica: deslocamento temporário do silo, que pode ser reinserido facilmente.

Bustorff-Silva *et al.* apresentaram, no Congresso de Cirurgia Pediátrica de Natal (2004), técnica semelhante, mas que utiliza preservativo feminino como silo. O preservativo feminino apresenta anel maleável, deve ser cuidadosamente lavado com soro fisiológico para retirar o lubrificante e esterilizado em óxido de etileno.

Tratamento das Onfaloceles

- Onfalocele com ruptura do saco: quando possível, o saco amniótico deve ser suturado e a on-

falocele transformada em íntegra. Após, adotar conduta de acordo com as situações descritas a seguir.
- Onfaloceles pequenas: fechamento fascial primário com ou sem retirada do saco. O fígado é delicadamente reintroduzido debaixo do rebordo costal. Refazer umbigo com sutura subcuticular em bolsa (Fig. 62.16).
- Onfaloceles grandes e gigantes.
  - Técnica preconizada por Schuster, mantendo o saco intacto. A junção onfalocele-pele é incisada deixando 1 a 2mm de pele junto ao saco da onfalocele, material protético é suturado nas margens mediais do músculo reto, podendo ou não recobrir a tela com pele. Essa tela vai sendo reduzida diariamente até redução completa. Posteriormente, o material protético é removido, a fáscia muscular e a pele são aproximadas (Fig. 62.17).
  - Técnicas com base na inversão do âmnio (técnicas de Lorimier e de Yokomori). O silo de Silastic é suturado diretamente na pele, perto da junção pele–âmnio[4]. Membrana da onfalocele é deixada intacta (Fig. 62.18). O silo e o saco da onfalocele são reduzidos diariamente ou de dois em dois dias, invertendo vísceras e membrana para dentro da cavidade abdominal. Após a redução completa, sob anestesia geral, o silo é removido e são aproximadas as margens fasciais e da pele.
  - Nas onfaloceles associadas a anormalidades cromossômicas graves, ou estruturais inoperáveis, ou múltiplas é indicado o tratamento com substâncias escarificantes: álcool 70° (melhor escolha, pois não é absorvido), nitrato de prata 0,25%, sulfadiazina de prata.

Pós-operatório

- Suspeitar de complicação devido ao fechamento primário quando surgir: anúria, oligúria (urina < 0,5mL/kg/h), trombocitopenia (plaquetas < 50.000), colapso cardiovascular (reenchimento capilar pobre, extremidades frias), ou necessidade de suporte inotrópico. O rendimento cardíaco diminui pelo aumento da pós-carga imposta ao ventrículo esquerdo pelo aumento da pressão intra-abdominal, redistribuindo o fluxo sangüíneo para longe do abdome e também porque a pressão intra-abdominal elevada causa diminuição do retorno venoso das extremidades inferiores. Conseqüentemente, a pressão intra-abdominal elevada também diminui a circulação sangüínea renal e mesentérica. Pesquisar fluxo femoral com sonar (Doppler) ou ecografia com Doppler (eco-Doppler).
- Antes de cada redução do silo, realizada na UTI neonatal, certificar-se se a prótese está frouxa, se o abdome está sem tensão e se o estado cardiorrespiratório é estável.
- Iniciar via oral (VO) somente quando as funções gastrointestinais estiverem recuperadas (pouca drenagem clara pela SNG, início das evacuações, ausência de distensão abdominal).

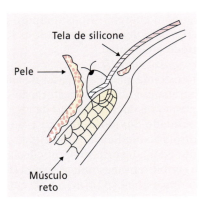

Figura 62.17 – Técnica de Schuster em que a pele é liberada do saco amniótico e da fáscia medial do músculo reto abdominal adjacente. O saco amniótico é mantido intacto e a tela é suturada nas bordas do músculo reto do abdome. Adaptado de Yokomori et al.[3]

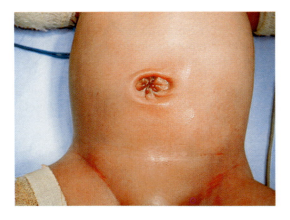

Figura 62.16 – Aspecto do umbigo após sutura subcuticular em bolsa em onfalocele.

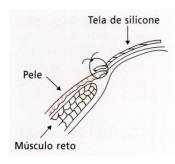

Figura 62.18 – Técnica de inversão do âmnio. Tela de silicone suturada diretamente na junção pele–âmnio que recobre a fáscia do músculo reto do abdome. Adaptado de Yokomori et al.[3]

- Manter nutrição parenteral total (NPT) até tolerar dieta enteral.
- Complicações pós-operatórias da gastrosquise: íleo prolongado por disfunção intestinal, sepse, infarto intestinal (por compressão), enterocolite necrosante (ECN), fístula enterocutânea, bridas pós-operatórias, refluxo gastroesofágico (até 40%). Algumas poucas crianças podem mostrar distúrbios prolongados de dismotilidade intestinal após a correção cirúrgica. Acredita-se que essa dismotilidade é causada pela diferenciação retardada das células intersticiais de Cajal. As células de Cajal regulam a atividade da musculatura lisa intestinal. Sua imaturidade pode causar uma falha no processo de despolarização e repolarização espontânea das células musculares lisas, ocasionando um padrão muito lento ou anormal de ondas peristálticas.
- Em onfalocele, além de ecocardiografia e cariótipo, é necessária a investigação de anomalias renais e neurológicas.

Prognóstico

- Sobrevida em gastrosquise: 85 a 90%. Causas principais de mortalidade estão relacionadas ao fechamento primário sob tensão, prematuridade e presença de malformações associadas.
- Sobrevida em onfalocele: 70 a 75%. Mortalidade baseia-se principalmente em anomalias congênitas associadas e insuficiência respiratória nas onfaloceles gigantes.

REFERÊNCIAS BIBLIOGRÁFICAS

1. JONES, P. Exomphalos (syn. Omphalocele). *Arch. Dis. Child*, v. 38, p. 180-187, 1963.
2. BIANCHI, A.; DICKSON, A. P.; ALIZAI, N. K. Elective delayed midgut reduction – no anesthesia for gastroschisis: selection and conversion criteria. *J. Pediatr. Surg.*, v. 37, p. 1334-1336, 2002.
3. YOKOMORI, K.; OHKURA, M.; KITANO, Y. et al. Advantages and pitfalls of amnion inversion repair for the treatment of large unruptured omphalocele: results of 22 cases. *J. Pediatr. Surg.*, v. 27, p. 882-884, 1992.
4. LORIMIER, A. A.; ADZICK, N. S.; HARRISON, M. R. Amnion inversion in the treatment of giant omphalocele. *J. Pediatr. Surg.*, v. 26, n. 7, p. 804-807, 1991.

BIBLIOGRAFIA RECOMENDADA

ANVEDEN-HERTZBERG, L.; GAUDERER, M. W. L. Paraumbilical intestinal remnant, closed abdominal wall, and midgut loss in a neonate. *J. Pediatr. Surg.*, v. 31, n. 6, p. 862-863, 1996.

BIANCHI, A.; DICKSON, A. P. Elective delayed reduction and no anesthesia: "minimal intervention management" for gastroschisis. *J. Pediatr. Surg.*, v. 33, p. 1338-1340, 1998.

DAVENPORT, M.; HAUGEN, S.; GREENOUGH, A.; NICOLAIDES, K. Closed gastroschisis: antenatal and posnatal features. *J. Pediatr. Surg.*, v. 36, n. 12, p. 1834-1837, 2001.

JONA, J. Z. The "gentle touch" technique in the treatment of gastroschisis. *J. Pediatr. Surg.*, v. 38, p. 1036-1038, 2003.

MINKES, R. K.; LANGER, J. C.; MAZZIOTTI, M. V. et al. Routine insertion of a silastic spring-loaded silo for infants with gastroschisis. *J. Pediatr. Surg.*, v. 2000; 35: 843-846.

MIRANDA, M. E.; TATSUO, E. S.; GUIMARÃES, J. T. et al. Use of plastic hemoderivative bag in the treatment of gastroschisis. *Pediatr. Surg. Int.*, v. 15, p. 442-444, 1999.

PIPER, H. G.; JAKSIC, T. The impact of prenatal bowel dilatation on clinical outcomes in neonates with gastroschisis. *J. Pediatr. Surg.*, v. 41, p. 897-900, 2006.

SCHLATTER, M.; NORRIS, C.; UITVLUGT, N. et al. Improved outcomes in the treatment of gastroschisis using a preformed silo and delayed repair approach. *J. Pediatr. Surg.*, v. 38, p. 459-464, 2003.

CAPÍTULO 63

Abscesso do Psoas

João Carlos Ketzer de Souza

CONCEITO

Abscesso comprometendo a bainha do músculo psoas e tecidos circunjacentes.

A situação anatômica particular do músculo psoas ilíaco, que se estende desde o tórax até o trocanter menor do fêmur, assim como sua rica vascularização, são os fatores que explicam sua suscetibilidade especial à colonização em forma direta desde um foco vizinho, assim como a chegada de germes por via hematogênica.

CLASSIFICAÇÃO

Abscesso Primário do Psoas

É a forma mais comum e sua patogênese é obscura. Causas possíveis: linfadenite supurativa, hematoma com infecção secundária, metástases pio-hematogênicas, celulite, infecções da pele, adenite ilíaca externa profunda.

A adenite ilíaca externa caracteriza-se pela presença de foco infeccioso junto aos tecidos circunjacentes à artéria ilíaca externa e músculo psoas-ilíaco.

Abscesso Secundário do Psoas

Causado por doenças do retroperitônio e da cavidade abdominal: apendicite aguda, doenças intestinais inflamatórias, pancreatite, pielonefrite, perfuração do duodeno, tuberculose de coluna vertebral.

GERMES MAIS COMUNS

- Abscesso primário: *Staphylococcus aureus* (85 a 90%).
- Abscesso secundário: Gram-negativos e anaeróbios.

QUADRO CLÍNICO

- Predisposição para o sexo masculino: 3M:1F.
- Inspecionar presença de ferimento infectado (membros inferiores principalmente pés e oco poplíteo, região perianal).
- Pesquisar história prévia de trauma, doenças renais, processo infeccioso intra-abdominal e outros.
- Dor abdominal baixa, fossa ilíaca, lombar, ou quadril.
- Pode ser identificada a presença de massa dura, dolorosa, localizada mais freqüentemente na fossa ilíaca direita. Na adenite ilíaca nota-se abaulamento por cima do ligamento inguinal (parece que está incorporado à sua parede, pois não se consegue identificá-lo), doloroso, firme.
- Febre (80%).
- O quadril permanece em posição de flexão e rotação externa (posição antálgica, pois o relaxamento do músculo alivia a tensão). Dor forte à tentativa de extensão do membro inferior correspondente.
- Dor à compressão do quadril.
- A dor é agravada pela deambulação e por isso adquire marcha claudicante característica.
- Escoliose do lado da lesão (85%).

INVESTIGAÇÃO DIAGNÓSTICA

- História e exame físico.
- Hemograma com leucocitose, desvio para a esquerda, anemia (15 a 20% dos casos) e velocidade de sedimentação globular (VSG) elevada.
- Radiografia de abdome: escoliose, presença de massa de tecidos moles, borramento da linha do psoas ipsilateral.
- Ultra-sonografia abdominal e/ou tomografia computadorizada (TC) ou ressonância nuclear magnética (RNM): mostram coleção de aspecto purulento junto à bainha, na intimidade do músculo e tecidos circunjacentes.

DIAGNÓSTICO DIFERENCIAL

Artrite séptica do quadril, osteomielite da extremidade superior do fêmur e osteomielite espinhal.

TRATAMENTO

Drenagem percutânea guiada por ultra-sonografia/TC ou drenagem cirúrgica extraperitoneal pelo flanco + antibioticoterapia (oxacilina + gentamicina).

A drenagem extraperitoneal percutânea está indicada no abscesso com cavidade uniloculada. Nos casos com cavidade multiloculada ou presença de pus muito espesso, a drenagem cirúrgica está mais indicada.

BIBLIOGRAFIA RECOMENDADA

BROWN, R. A.; CYWES, S. Abdominal wall and psoas abscess in children. *Pediatr. Surg. Int.*, v. 5, p. 402-405, 1990.

GILIO, A. E.; PAHL, M. M.; BARBOSA, R. B. et al. Primary psoas abscess in a child. Case report and review of the literature. *Rev. Hosp. Clin. Fac. Med. São Paulo*, v. 5, p. 267-270, 1997.

GONZÁLEZ, D.; RODRIGUEZ, G.; PLAZZOTA, C. Abscesos del músculo psoas ilíaco. *Patologia de Urgência*, v. 9, p. 23-26, 2001.

HOFFER, F. A.; SHAMBERGER, R. C.; TEELE, R. L. Ilio-psoas abscess: diagnosis and management. *Pediatr. Radiol.*, v. 17, p. 23-27, 1987.

KADAMBARI, D.; JAGDISH, S. Primary pyogenic psoas abscess in children. *Pediatr. Surg. Int.*, v. 16, p. 408-410, 2000.

KANG, M.; GUPTA, S.; GULATI, M.; SURI, S. Ilio-psoas abscess in the pediatric population: treatment by US-guided percutaneous drainage. *Pediatr. Radiol.*, v. 28, p. 478-481, 1998.

Seção 9

Trato Gastrointestinal

64	Estenose Hipertrófica de Piloro	345
65	Obstrução Congênita Antral e Pilórica	351
66	Úlcera Péptica	353
67	Necrose/Perfuração Gástrica Neonatal	359
68	Sangramento Gastrointestinal	362
69	Atresia de Duodeno	365
70	Má Rotação Intestinal	368
71	Atresias Jejunoileais	371
72	Íleo Meconial	375
73	Peritonite Meconial	380
74	Atresia de Cólon	382
75	Enterocolite Necrosante	385
76	Perfuração Intestinal Espontânea Idiopática	398
77	Síndrome do Intestino Curto	400
78	Anomalias Anorretais	407
79	Colostomia na Anomalia Anorretal	418
80	Malformações do Sistema Neuroentérico	421
81	Constipação Intestinal	444
82	Doença Polipóide do Trato Gastrointestinal	448
83	Enteropatia Neutropênica	456
84	Dilatação Segmentar do Intestino	458
85	Patologias do Conduto Onfalomesentérico	460
86	Duplicações do Trato Digestivo	467
87	Invaginação Intestinal	476
88	Obstrução Intestinal por Bolo de Áscaris	484
89	Ascite Neonatal	488
90	Cisto de Mesentério e de Omento	493
91	Apendicite Aguda	496
92	Torção do Grande Omento	507
93	Peritonite Primária	509
94	Fissura Anal	510
95	Abscesso e Fístula Perianais	513
96	Hemorróidas Externas	515
97	Prolapso Retal	516

CAPÍTULO 64

Estenose Hipertrófica de Piloro

João Carlos Ketzer de Souza

CONCEITO

Hipertrofia adquirida da musculatura pilórica (principalmente da camada circular), provocando obstrução progressiva ao esvaziamento gástrico. O canal pilórico torna-se estreitado, alongado e espessado.

ETIOLOGIA

Etiologia desconhecida. Provavelmente de causa multifatorial. Teorias incluem: hiperacidez gástrica induzindo espasmo pilórico e hipertrofia, pilorospasmo com liberação aumentada de gastrina e hipertrofia, imaturidade ou alterações degenerativas das células ganglionares mioentéricas, redução de fibras nervosas peptidérgicas causando deficiência da síntese de óxido nítrico (neurotransmissor da musculatura lisa), motilidade anormal secundária à diminuição de células tipo marca-passo e outras.

EPIDEMIOLOGIA

- Prevalência: 2 a 3:1.000 nascidos vivos.
- É a causa mais comum de vômito de tratamento cirúrgico em recém-nascidos e lactentes.
- É responsável por 30% dos vômitos não-biliosos persistentes em crianças < 1 ano de idade.
- Mais freqüente em meninos: 4M:1F.
- Mais comum nos primogênitos (aproximadamente 30%). Menos de 5% poderão estar presentes em prematuros. É rara a apresentação após a 12ª semana de vida.
- História familiar em 15% dos casos. É uma doença com predisposição familiar bem estabelecida.
- Malformações associadas: 7% (mais comuns: má rotação intestinal, uropatia obstrutiva, atresia esofágica).
- Síndromes associadas: Smith-Lemli-Opitz, trissomia 18, Turner e Cornelia de Lange.

DIAGNÓSTICO DIFERENCIAL

- Refluxo gastroesofágico.
- Síndrome adrenogenital perdedora de sal.
- Hipertensão endocraniana por lesões do sistema nervoso central.
- Membrana antral pré-pilórica.
- Atresia pilórica.
- Duplicação cística do piloro.

QUADRO CLÍNICO

- Vômitos alimentares ou claros sem bile que se iniciam entre a terceira e a sexta semana de vida. Geralmente são vômitos em jato e ocorrem 30 a 60min após a alimentação. Os vômitos podem conter sangue em 15% dos casos por gastrite associada. É a causa da alcalose hipoclorêmica, característica da hipertrofia de piloro. O desequilíbrio hidroeletrolítico é menos visto hoje em dia. Essa diminuição pode ser atribuída ao diagnóstico mais precoce associado ao uso da ultrasonografia. Alguns estudos atuais mostram desequilíbrios hidroeletrolíticos significativos em apenas 10% dos pacientes.
- Fisiopatologia da alcalose metabólica:
  - O estômago normalmente secreta grandes quantidades de ácido clorídrico. Pelos vômitos que acompanham a hipertrofia de piloro, grandes quantidades de ácido clorídrico costumam ser perdidas, assim como, em menores quantidades, sódio e potássio. As células parietais gástricas produzem ácido clorídrico pela divisão das moléculas de água ($H_2O \rightarrow H^+ + OH^-$). Para cada íon hidrogênio (H^+) secretado há um íon hidroxila (OH^-) que é tamponado da seguinte forma:

$$OH^- + H_2CO_3 \rightarrow HCO_3^- + HOH \text{ ou}$$
$$OH^- + Hbuf \rightarrow Buf^- + HOH$$

    Isso resulta no aumento da concentração plasmática de bicarbonato, excesso de base e pH alcalino, pois o bicarbonato retorna para o meio extracelular.
  - Além disso, há também perdas de cloro e, em menor quantidade, de sódio e potássio pelos vômitos. A correção dessa alcalose metabólica pelo rim faz-se em duas fases:
    - 1ª fase: a resposta inicial do rim, quando ainda não existe grande depleção corporal de sódio e potássio, é produzir urina alcalina, excretando bicarbonato em troca da reabsorção de sódio e potássio.
    - 2ª fase: com a continuação dos vômitos, as concentrações de sódio, potássio e cloro diminuem muito. O rim é agora forçado a escolher entre a conservação de sódio e potássio e a correção da alcalose. A reabsorção de sódio começa a ocorrer avidamente em troca de íons hidrogênio, principalmente, e cloro. A urina torna-se ácida (acidúria paradoxal).

O sódio, em circunstâncias normais, entra no filtrado glomerular com uma concentração de 140mEq/L e o cloro com 115mEq/L. Grande parte desse sódio filtrado é ativamente reabsorvida (115mEq/L) no lúmen do túbulo proximal para o plasma, sendo a eletroneu-

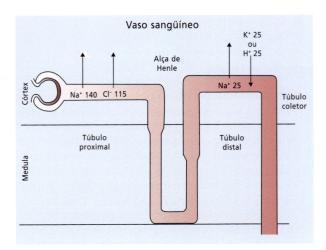

Figura 64.1 – Representação esquemática do mecanismo renal de regulação hidroeletrolítica.

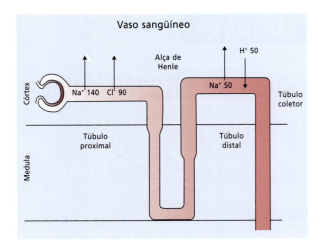

Figura 64.2 – Representação esquemática da influência da hipocloremia no mecanismo de transporte renal em estenose hipertrófica de piloro. Acidúria paradoxal.

tralidade mantida pela reabsorção de cloro. O sódio excedente (25mEq/L) é reabsorvido no túbulo distal, exigindo a troca por potássio e hidrogênio (Fig. 64.1).

Quando a concentração de cloro é reduzida no túbulo proximal (hipocloremia da hipertrofia de piloro), somente parte do sódio, que entra no túbulo proximal, será reabsorvida para manter a eletroneutralidade. O restante do sódio é então reabsorvido no túbulo distal pela troca com potássio ou hidrogênio. O potássio, também em depleção, não consegue competir com o hidrogênio e vai aparecer urina ácida. Para cada íon hidrogênio secretado no lúmen, um novo íon bicarbonato é adicionado ao plasma (Fig. 64.2).

- Perda de peso, ou peso estacionário.
- Desidratação, desnutrição (Fig. 64.3).
- Icterícia (à custa de bilirrubina indireta) é encontrada em aproximadamente 2 a 5% dos casos. Há duas explicações para a icterícia:
  – Diminuição da atividade da enzima hepática glicuronil-transferase por redução da ingesta calórica.
  – Aumento da circulação entero-hepática nos recém-nascidos. Em realidade há:
    • Mais bilirrubina conjugada para ser desconjugada (mecônio do recém-nascido é rico em bilirrubinas).
    • Presença de maior quantidade da enzima β-glicuronidase no lúmen intestinal dos recém-nascidos, aumentando a capacidade de conversão da bilirrubina conjugada em não-conjugada.
    • Retardo de trânsito intestinal na estenose hipertrófica de piloro, facilitando a maior conversão e absorção da bilirrubina não-conjugada. Essa bilirrubina em excesso é absorvida no intestino delgado distal.
- Constipação intestinal é freqüente.
- Distensão do andar superior do abdome (estômago dilatado).

- Podem existir ondas peristálticas visíveis, dirigindo-se do quadrante superior esquerdo para o quadrante superior direito do abdome (Fig. 64.4).
- Palpação do piloro hipertrofiado de forma ovóide e móvel, medindo 1 a 2cm de diâmetro, situado no quadrante superior direito ou epigástrio, em 85 a 90% dos casos. São necessárias paciência e experiência do examinador. A palpação de um piloro hipertrofiado relacionada a quadro clínico típico torna o exame radiológico e a ultra-sonografia desnecessários.
  – Técnicas de palpação.
    • O bebê deve estar relaxado, com todo o abdome despido e não deve estar chorando.
    • Muitas vezes, antes da palpação, é preciso passagem de sonda gástrica para esvaziar o estômago de ar e líquidos.
    • Durante a palpação, a alimentação com chá ou glicose costuma acalmar o bebê.
    • O examinador deve ficar à esquerda do bebê, enquanto a mãe oferece uma mamadeira de chá com a face do bebê fletida para o lado direito. O examinador deve segurar delicadamente os tornozelos do bebê com sua mão

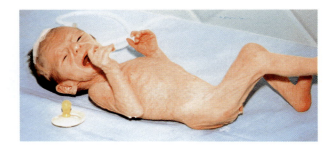

Figura 64.3 – Lactente gravemente desnutrido com estenose hipertrófica de piloro.

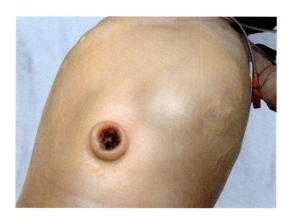

Figura 64.4 – Dilatação do hipocôndrio esquerdo. Ondas peristálticas dirigindo-se do quadrante superior esquerdo para o quadrante superior direito.

esquerda e manobrá-los para frente e para trás, a fim de relaxar a musculatura abdominal. As pontas do segundo e terceiro dedos da mão direita são colocadas sobre o quadrante superior direito e movimentadas em direção súpero-inferior em busca de um piloro hipertrofiado, que é móvel e apresenta consistência firme (como se estivesse palpando a ponta de um nariz).
- Outra técnica que pode ser usada consiste no posicionamento do examinador à direita do bebê. Com a mão esquerda ele eleva e apóia a cabeça e o dorso superior do bebê. Essa manobra permite que o piloro deslize para baixo das margens do fígado e que as pernas sofram uma flexão, ajudando a relaxar a musculatura abdominal. As pontas do segundo e do terceiro dedo são colocadas e movimentadas sobre o quadrante superior direito para palpar o piloro.

INVESTIGAÇÃO LABORATORIAL

Hemograma, plaquetas, provas de coagulação (tempo de protrombina, KTTP), eletrólitos, exame comum de urina, cálcio, gasometria arterial (são comuns alcalose metabólica hipoclorêmica e hipocalêmica), proteínas totais e fracionadas, uréia, creatinina.

INVESTIGAÇÃO POR IMAGEM

- Radiografia de abdome: distensão gástrica com pouco ar distal ao piloro (Fig. 64.5).
- Radiografia contrastada do trato gastrointestinal superior mostra imagens radiológicas características (Fig. 64.6). Detalhes anatômicos: a camada muscular circular torna-se espessada, estreitando e alongando o canal pilórico. A mucosa torna-se redundante e pode parecer hipertrófica. Com o alongamento e espessamento do músculo, o piloro desvia-se para cima em direção à vesícula.

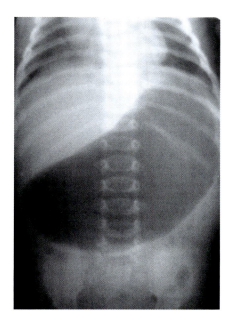

Figura 64.5 – Radiografia de abdome mostrando grande dilatação gástrica com pouco ar distal.

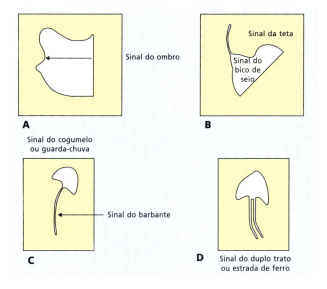

Figura 64.6 – Radiografia contrastada do trato gastrointestinal superior com imagens características de estenose hipertrófica de piloro. (*A*) Sinal do ombro: representa a pressão do piloro sobre a borda côncava da teta. Por causa da direção cefálica do músculo hipertrofiado, a porção superior do antro fica mais indentada que a porção inferior. (*B*) Sinal do bico de seio: representa a onda peristáltica no início do canal pilórico estreitado. (*B*) Sinal da teta: representa a onda peristáltica junto à pequena curvatura e a compressão do antro pelo piloro hipertrofiado. (*C*) Sinal do barbante ou fio: representa o canal antro-pilórico aperistáltico, longo e estreitado. O piloro curva-se para cima e para a esquerda. É representado por traço único, longo e central. (*C*) Sinal do cogumelo: representa a indentação convexa do bulbo duodenal pelo piloro hipertrofiado. (*D*) Sinal do duplo trato: formado pelo abaulamento da mucosa redundante dentro do canal pilórico estreitado que, por compressão, resulta na separação da coluna de contraste em dois traços longitudinais e paralelos.

Sensibilidade e especificidade ficam próximas de 100%.

Causas de falso-negativos: estômago hiperdistendido com leite e ar (piloro esconde-se atrás do antro), inexperiência do radiologista, bebê muito pequeno e apresentação muito precoce (piloro ainda pouco hipertrofiado). Causa de falso-positivo: pilorospasmo.

- Sinal do barbante: representa o canal antro-pilórico aperistáltico, longo e estreitado. É o sinal mais clássico. O canal pilórico curva-se para cima e para a esquerda. É representado por um traço único, longo e central, correspondendo à luz estreitada do piloro.
- Sinal da teta: representa a onda peristáltica junto à pequena curvatura e a compressão do antro pelo piloro hipertrofiado.
- Sinal do bico de seio: representa a onda peristáltica no início do canal pilórico estreitado. É mais proeminente quando a obstrução é completa.
- Sinal do cogumelo ou guarda-chuva: representa a indentação convexa do bulbo duodenal pelo piloro hipertrofiado. Depende da passagem de uma boa quantidade de contraste através do piloro para encher o bulbo duodenal.
- Sinal do duplo trato ou da estrada de ferro: formado pelo abaulamento da mucosa redundante dentro do canal pilórico estreitado que, por compressão, resulta na separação da coluna de contraste em dois traços longitudinais e paralelos de bário. Representa um grau menor de hipertrofia.
- Sinal do ombro: representa a pressão do piloro hipertrofiado sobre a borda côncava da teta. Por causa da direção cefálica do músculo hipertrofiado, a porção mais superior do antro fica mais indentada do que a porção inferior.
REED também pode nos mostrar: distensão gástrica, presença de refluxo gastroesofágico, tempo de esvaziamento gástrico retardado, presença de membrana antral pré-pilórica.
- Ultra-sonografia abdominal: o piloro é observado em relação à espessura da sua parede, diâmetro do piloro no corte transversal, comprimento do músculo pilórico no corte longitudinal e formas características. Quando necessário, é o exame indicado para investigação diagnóstica (Fig. 64.7).

As seguintes medidas definem hipertrofia de piloro (cuidado, pois as medidas podem ser idade-dependentes):
- Espessura do músculo pilórico ≥ 4mm (serosa à mucosa, inclusive);
- Diâmetro transverso do piloro ≥ 14mm (serosa à serosa);
- Comprimento do canal pilórico ≥ 17mm (da base do bulbo duodenal ao antro gástrico) (Fig. 64.8).

Forma característica da hipertrofia de piloro no corte transversal: sinal do alvo ou do biscoito em forma de rosca (*doughnut*). Observa-se um anel externo espesso hipoecóico (musculatura pilórica hipertrofiada) e anel interno menor hiperecóico (mucosa) (Fig. 64.9).

Outros sinais indiretos: falha de abertura do canal em 15min, contrações retrógradas ou hiperperistálticas, ecogenicidade não-uniforme do músculo pilórico.

Estudos seriados mostram que o piloro hipertrofiado diminui no final da primeira semana pós-operatória, retornando ao seu tamanho normal no final da quarta semana.

TRATAMENTO

Cuidados Pré-operatórios

- Nada via oral (NPO).
- Decúbito elevado.
- Sonda nasogástrica (SNG). Atualmente, existe forte tendência em não colocar sonda oro ou nasogástrica pelas seguintes razões: provoca desconforto para o paciente, estimula glândulas salivares e aumenta a salivação, desidrata o bebê ao retirar todo o conteúdo gástrico. O bebê tem estenose, não atresia e secreções gástricas costumam ultrapassar o músculo hipertrofiado. Somente colocar a sonda quando, mesmo em NPO, a criança apresentar vômitos. A passagem de SNG, acompanhada por lavagem com soro fisiológico e aspiração deve anteceder a indução anestésica.

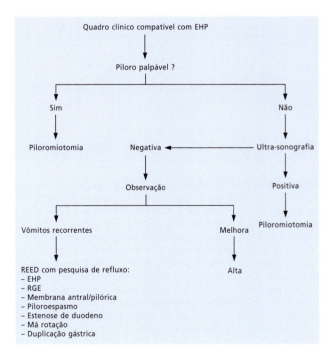

Figura 64.7 – Algoritmo diagnóstico da estenose hipertrófica de piloro. EHP = estenose hipertrófica de piloro; REED = radiografia de esôfago, estômago e duodeno; RGE = refluxo gastroesofágico.

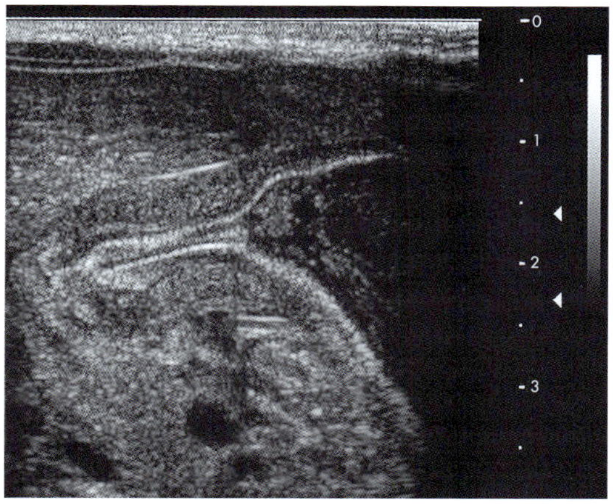

Figura 64.8 – Achados ultra-sonográficos em estenose hipertrófica de piloro. Vista longitudinal mostrando as paredes musculares em perfil. Estão separadas por duas linhas ecogênicas, que representam mucosa-submucosa e uma parte central hipoecogênica, que representa o lúmen do canal pilórico. O comprimento do canal pilórico e a espessura do músculo estão maiores.

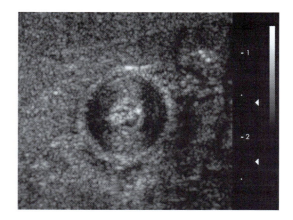

Figura 64.9 – Achados ultra-sonográficos da estenose hipertrófica de piloro. Corte transversal do piloro mostrando aumento da espessura da camada muscular circunferencial.

- Não existe nenhuma indicação cirúrgica de urgência na estenose hipertrófica de piloro.
- Corrigir previamente os déficits de líquidos, eletrólitos, hemoglobina e proteínas.
- A desidratação pode ser mínima, moderada ou grave, dependendo da duração e freqüência dos vômitos. Como somente secreções gástricas são eliminadas, as perdas eletrolíticas são principalmente de íons hidrogênio e cloro e relativamente menores de íons sódio e potássio. É por isso que acaba ocorrendo alcalose hipoclorêmica.
  - Bicarbonato de sódio normal do lactente (HCO_3^-): 18 a 25mEq/L.
  - Distúrbio eletrolítico moderado: 26 a 35mEq/L
  - Distúrbio eletrolítico grave: > 35mEq/L.
  - Correção dos distúrbios.
    • Distúrbio hidroeletrolítico leve: repor com líquidos e eletrólitos de manutenção.
    • Distúrbio hidroeletrolítico moderado a grave: ressuscitação inicial com 10 a 20mL/kg de soro fisiológico em duas horas. Depois:
      ♦ Em distúrbio moderado: repor com glicose a 5% 2:1 soro fisiológico, 1,5 o cálculo da manutenção.
      ♦ Em distúrbio grave, repor com glicose a 5% 1:1 soro fisiológico, 1,5 o cálculo da manutenção.
      ♦ Após o restabelecimento do débito urinário adequado (1,5 a 2,0mL/kg por hora), 3 a 5mEq/kg de potássio são acrescentados na solução que está sendo infundida. Não exceder 40mEq/24h.
- Perdas pela sonda nasogástrica devem ser repostas mililitro por mililitro com a seguinte solução: glicose a 5% 1:1 soro fisiológico + 30mEq/L de potássio.

- Desnutrição grave: nutrição parenteral total (NPT) por vários dias.
- Temos indicado profilaxia antibiótica (cefalosporina, dose única, 30min antes da incisão operatória), quando se utiliza a incisão circumbilical, com base no fato de que a região umbilical representa uma área de maior suscetibilidade à infecção e, conforme observação nossa e a literatura, de maior número de infecções da incisão operatória (cicatriz umbilical) com essa via de acesso.

Tratamento Cirúrgico

Muitas incisões foram descritas para a realização de uma piloromiotomia. Não existe nenhuma vantagem particular de uma sobre a outra. A escolha deve ser fundamentada na preferência e experiência do cirurgião.

- Via de acesso clássico: pequena laparotomia transversa no quadrante superior direito. Outra via de acesso bastante utilizada é a incisão de Robertson (pequena laparotomia subcostal direita paralela ao rebordo costal, lateral ao músculo reto abdominal, com separação das fibras musculares). Atualmente, temos dado preferência à incisão circumbilical (incisão curvilínea junto à prega umbilical superior), com abertura da fáscia na linha média no sentido longitudinal com amplas vantagens estéticas. O umbigo deve estar seco, sem secreção e o piloro hipertrófico móvel à palpação. Nesse caso, a anti-sepsia do umbigo deve ser minuciosa e, a antibioticoterapia, com cefalosporina de primeira geração, dose única, 30min antes da incisão cirúrgica. Outra opção no armamentário cirúrgico atual é a piloromiotomia por via videolaparoscópica.

Donnellan et al.[1] descreveram, para o tratamento de piloros hipertróficos grandes difíceis de ser exteriorizados, um tipo de piloromiotomia intracorpórea (sem exteriorização do piloro). Seus adeptos afirmam que ela diminui a força exercida sobre o antro gástrico, permitindo uma recuperação mais rápida do esvaziamento gástrico.

- Piloromiotomia clássica de Fredet-Ramstedt. Realizada na porção ântero-superior do piloro, área relativamente avascular, após sua exteriorização pela incisão abdominal. O piloro hipertrofiado termina abruptamente na extremidade duodenal e essa transição é demarcada externamente pela veia pilórica. A incisão na musculatura pilórica deve parar a aproximadamente 4mm do final do músculo hipertrofiado. Essa estratégia é adotada para evitar perfuração duodenal. As fibras musculares são separadas por dissecção romba até completo abaulamento da mucosa intacta pela incisão. Nenhuma tentativa deve ser feita para separar as poucas fibras musculares mais distais do piloro, evitando a perfuração duodenal. Essas fibras remanescentes se separarão espontaneamente durante as primeiras mamadas, devido ao peristaltismo gástrico e aos esforços de esvaziamento.
- Sempre pesquisar perfuração duodenal ordenhando distalmente a bile do duodeno em direção ao estômago.
- Caso houver perfuração duodenal pode-se utilizar uma dessas técnicas cirúrgicas.
  - Fechar completamente a piloromiotomia, girar o piloro 90 a 180° e refazer a piloromiotomia nessa nova área (Fig. 64.10).
  - Suturar a mucosa perfurada, colocando um remendo de epíplon sobre a área suturada (Fig. 64.11).
- Cuidados pós-operatórios.
  - Nada por via oral e sonda nasogástrica por 8 a 12h.
  - Hidratação parenteral: cálculo da manutenção com glicose a 5% 2:1 soro fisiológico + 20mEq/L de potássio + reposição das perdas pela sonda nasogástrica.

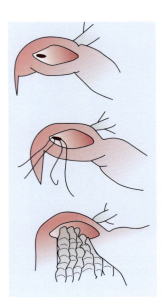

Figura 64.11 – Sutura-se a mucosa perfurada e se realiza omentoplastia sobre a perfuração.

  - Realimentação gradual após as primeiras 12h, iniciando já com leite materno ou fórmula diluída em pequenas quantidades, até atingir o volume e a concentração normais. Há diversos esquemas de realimentação. O importante é que a quantidade e a concentração sejam aumentadas gradualmente.
  - Se tiver havido perfuração, deverá ficar sem nada por via oral e com sonda nasogástrica por 48h.

COMPLICAÇÕES

- Perfuração de mucosa: 1 a 4%.
- Vômitos pós-operatórios: 3 a 31%. Complicação mais freqüente. A persistência de vômitos após o quinto dia de pós-operatório pode indicar divisão inadequada do piloro hipertrofiado.
- Infecção: 1 a 5%.

REFERÊNCIA BIBLIOGRÁFICA

1. DONNELLAN, W. L.; COBB, L. M. Intraabdominal pyloromyotomy. *J. Pediatr. Surg.*, v. 26, p. 174-175, 1991.

BIBLIOGRAFIA RECOMENDADA

BREAUX, C. W.; GEORGESON, K. E.; ROYAL, A. S.; CURNOW, A. J. Changing patterns in the diagnosis of hypertrophic stenosis. *Pediatrics*, p. 213-217, 1988.

FIGUEIREDO, S. S.; ARAÚJO JR., C. R.; NÓBREGA, B. B. et al. Estenose hipertrófica de piloro: características clínica, radiológica e ecográfica. *Radiol. Bras.*, v. 36, p. 111-116, 2003.

HULKA, F.; CAMPBELL, T. J.; CAMPBELL, J. R. Cost-efectiveness in diagnosing infantile hypertrophic pyloric stenosis. *J. Pediatr. Surg.*, v. 32, n. 11, p. 1604-1608, 1997.

SCHWARTZ, M. Z. Hypertrophic pyloric stenosis. In: O'NEILL JR., J. A.; ROWE, M. I.; GROSFELD, J. L.; FONKALSRUD, E. W.; CORAN, A. G. (eds.). *Pediatric Surgery*. 5. ed. St. Louis: Mosby, 1998. p. 1111-1117.

SPICER, R. D. Infantile hypertrophic stenosis: a review. *Br. J. Surg.*, v. 69, p. 128-135, 1982.

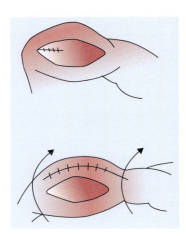

Figura 64.10 – Mucosa perfurada suturada e a camada seromuscular reaproximada. Gira-se o piloro e se faz nova piloromiotomia.

CAPÍTULO 65

Obstrução Congênita Antral e Pilórica

João Carlos Ketzer de Souza

CONCEITO

A obstrução pode ser parcial ou completa e costuma ser causada por diafragma mucoso, atresia com *gap* ou atresia segmentar com cordão fibroso conectando os cotos.

Diafragmas são membranas circunferenciais compostas de duas camadas de mucosa com uma camada de submucosa entre elas, geralmente com orifício central permeável.

ETIOLOGIA

- Desconhecida.
- Algumas hipóteses: catástrofe vascular intra-útero, proliferação endodérmica desordenada (teoria mais aceita atualmente), ou secundária à obstrução distal preexistente (junto ao piloro) em que pregas de mucosa redundantes se hipertrofiam na sua luta contra um obstáculo distal.

DIAGNÓSTICO DIFERENCIAL DE VÔMITO NÃO-BILIOSO DE ORIGEM CIRÚRGICA

- Hipertrofia de piloro.
- Refluxo gastroesofágico.
- Volvo gástrico.
- Úlcera péptica com obstrução distal.
- Obstrução junto à primeira porção duodenal causada por má rotação intestinal.

CLASSIFICAÇÃO (Fig. 65.1)

- Obstrução pilórica
  - Membrana.
  - Atresia: tipo I, atresia membranosa com estômago e duodeno intactos (58%); tipo II, cotos separados por cordão fibroso (34%); tipo III, completa separação dos cotos (8%).
- Obstrução antral ou pré-pilórica (lesão localizada, no mínimo, a 1cm do piloro)
  - Membrana.
  - Atresia.

EPIDEMIOLOGIA

- Membranas com orifícios são mais comuns do que as atresias.

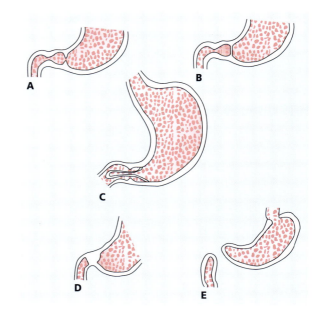

Figura 65.1 – Variedades anatômicas mais comuns das obstruções gástricas congênitas. (*A*) Membrana antral perfurada. (*B*) Membrana antral completa. (*C*) Membrana antral do tipo "biruta". (*D*) Atresia pilórica. (*E*) Atresia pilórica com cotos separados.

- Ordem decrescente de prevalência: diafragma pilórico (65%), atresia pilórica (25%), diafragma antral e atresia antral.
- Prevalência das obstruções gástricas congênitas distais: 1:100.000 nascidos vivos.
- Corresponde a menos de 1% de todas atresias e diafragmas do trato gastrointestinal.
- Sem predisposição sexual.
- Alta proporção de bebês com baixo peso ao nascer (50%). Quarenta e cinco por cento são prematuros.
- Anomalias associadas: 30%. Mais comum é a atresia de esôfago e outras atresias do trato gastrointestinal.
- Atresia pilórica pode ser encontrada associada a epidermólise bolhosa e aplasia congênita da cútis.
- Associação entre o diafragma antral e hipertrofia de piloro em 5% dos casos.

QUADRO CLÍNICO

A clínica depende do grau de obstrução. Os diafragmas completos e atresias apresentam-se nos primeiros dias de vida.

- História de poliidrâmnio em 50% dos casos.
- O quadro clínico da obstrução completa traduz-se por vômitos claros em jato persistentes, distensão do andar superior do abdome, salivação excessiva, disfunção respiratória e, algumas vezes, perfuração gástrica.
- Obstrução incompleta ou parcial, em crianças maiores, costuma causar sintomas vagos e ines-

pecíficos mais tardios: dor epigástrica, vômitos claros intermitentes, retardo de crescimento. Podem ser observadas ondas peristálticas deslocando-se do quadrante superior esquerdo para o quadrante superior direito.

INVESTIGAÇÃO DIAGNÓSTICA

- Ultra-sonografia pré-natal: poliidrâmnio, estômago e esôfago dilatados.
- História + exame físico.
- Radiografia de abdome: grande bolha gástrica única, sem ou com pouco ar distal.
- Radiografia de esôfago, estômago e duodeno (REED): delimita o septo radiolucente tênue, medindo ± 2 a 3mm de espessura (imagem de defeito de enchimento), projetando-se em sentido perpendicular em relação ao eixo longitudinal do estômago. O diafragma antral também pode produzir uma imagem radiológica de duplo bulbo (com contraste situado entre o piloro e uma câmara dilatada pós-passagem do contraste pelo orifício do diafragma) ou pode demonstrar passagem de pequena quantidade de bário pelo orifício do diafragma, delineando um canal pilórico aparentemente estreitado e bulbo duodenal pequeno, mostrando uma configuração semelhante à de hipertrofia de piloro. Faz o diagnóstico em 90% dos casos.
- Endoscopia digestiva alta com fibra óptica: o diagnóstico pode ser difícil. Necessita de muita experiência do operador. Podem ser encontrados estômago dilatado e membrana com pequeno orifício, não permeável ao gastroscópio, que pode ser interpretado erroneamente como o piloro. Essa membrana é lisa, circundada por mucosa gástrica e sem pregas, sem modificação do diâmetro do orifício com a peristalse.
- Ultra-sonografia abdominal: dilatação gástrica, ausência de piloro hipertrofiado, ausência de continuidade gastroduodenal (em atresia), presença do diafragma.

TRATAMENTO

- Pré-operatório: nada via oral, sonda nasogástrica, reposição hidroeletrolítica (aparece alcalose metabólica semelhante à causada pela hipertrofia de piloro).
- Via de acesso: laparotomia transversa supra-umbilical direita.
- Membrana: orientar, sob visão direta, a sonda nasogástrica introduzida pelo anestesista distalmente para afastar presença de membrana do tipo "biruta" (*windsock*). Ou introduzir sonda de Foley pela gastrotomia, inflar o balão e retirá-lo. Membranas pilóricas ou pré-pilóricas podem se tornar redundantes, após exposição a forças de pressão peristáltica propulsiva, prolapsando-se através do canal pilórico para dentro do duodeno e formando lesões do tipo "biruta". Sempre instilar soro fisiológico no intestino distal para afastar obstrução distal associada. Realizar gastrotomia longitudinal sobre a membrana, sua ressecção parcial ou completa e fechamento transversal como piloroplastia.
- A atresia de piloro curta pode ser tratada com excisão da membrana e piloroplastia de Finney.
- Atresia com cotos totalmente separados: gastroduodenostomia do tipo Billroth I.
- Atualmente, estão sendo preconizadas a gastroscopia com fibra óptica e a ablação da membrana com *laser* ou só por incisão da membrana com dilatações posteriores.

BIBLIOGRAFIA RECOMENDADA

ILCE, Z.; ERDOGAN, E.; KARA, C. et al. Pyloric atresia: 15-year review from a single institution. *J. Pediatr. Surg.*, v. 38, p. 1581-1584, 2003.

LUGO-VICENTE, H. L. Congenital antral membrane: prenatal diagnosis and treatment. *J. Pediatr. Surg.*, v. 29, p. 1589-1590, 1994.

MOORE, C. C. M. Congenital gastric outlet obstruction. *J. Pediatr. Surg.*, v. 24, p. 1241-1246, 1989.

SWEED, Y.; BAR-MAOR, J. A. Pyloric atresia and prepyloric antral diaphragm. In: PURI, P. *Newborn Surgery*. Oxford: Butterworth-Heinemann, 1996. p. 261-265.

CAPÍTULO 66

Úlcera Péptica

João Carlos Ketzer de Souza

CONCEITO

Lesão ulcerosa penetrante da mucosa gastroduodenal alcançando a camada muscular da mucosa, causada pela ação digestiva do ácido clorídrico e da pepsina. Representa o produto final de um desequilíbrio entre a agressão do ácido clorídrico e da pepsina sobre a mucosa gastrointestinal (GI) e as suas barreiras protetoras.

FATORES AGRESSORES

Secreção Ácida

A estimulação da secreção ácida produzida pelas células parietais é controlada pela histamina, acetilcolina e gastrina. A histamina exerce papel central na estimulação da secreção ácida produzida pelas células parietais. Impulsos vagais estimulam as células parietais a secretar ácido e as células principais a liberar gastrina e pepsinogênio. Também sensibilizam as células parietais, tornando-as mais responsivas à ação estimulante da gastrina, na sua função de secretar ácidos. O pepsinogênio em meio ácido é convertido em pepsina. A secreção de pepsina não é influenciada pela gastrina. Nem o ácido nem a pepsina, isoladamente, têm a capacidade de produzir lesões pépticas.

A úlcera péptica secundária ou de estresse não está associada a hipersecreção de ácido, exceto nos casos em que há estimulação vagal secundária ao aumento da pressão intracraniana (úlcera de Cushing).

No recém-nascido (RN), a secreção ácida começa no primeiro dia de vida. Durante os primeiros dias, os níveis de gastrina, em jejum, estão elevados. Durante as primeiras semanas, a secreção ácida aumenta, enquanto o nível de pepsina, que é muito baixo inicialmente, aumenta de forma lenta. A massa de células parietais costuma ser duas a três vezes maior que a do adulto, por unidade de área. A gastrina materna pode ser a responsável pelo aumento das células parietais e pela alta secreção ácida. Esta permanece alta até o fim da segunda semana, passando então a diminuir. O estímulo prolongado da gastrina sobre as células parietais leva à sua hipertrofia e à hipersecreção gástrica. Além disso, o nível elevado de gastrina pode influenciar a competência do esfíncter pilórico, permitindo o refluxo duodeno-gástrico.

Úlcera péptica em paciente urêmico pode ser causada pela hipergastrinemia associada, que costuma ser proporcional à insuficiência renal. O rim é importante na degradação ou excreção de gastrina.

Medicamentos Ulcerogênicos

A ingestão de alguns medicamentos como a indometacina, agentes antiinflamatórios não esteróides (AINE), ácido acetilsalicílico e corticosteróides costuma agredir a mucosa gastroduodenal. A aspirina tem ação local sobre a mucosa, diminuindo a espessura dessa camada. Os medicamentos antiinflamatórios não esteróides causam inibição sistêmica da síntese das prostaglandinas, diminuição da secreção de muco e de bicarbonato e interferência na regulação do fluxo sangüíneo da mucosa. Os corticosteróides costumam retardar a regeneração epitelial, dificultando a cicatrização de lesões da mucosa. Seu uso prolongado reduz a secreção de muco gástrico e altera sua composição.

Helicobacter pylori

Helicobacter pylori é um bastonete Gram-negativo de forma espiralada encontrado no muco gástrico e que apresenta predileção pelo antro gástrico. Seu metabolismo aerofílico faz com que sobreviva na camada semipermeável do muco que atapeta o lúmen do estômago. A forma espiralada, flagelos múltiplos, motilidade e aderência às células epiteliais concedem-lhe importante resistência à peristalse gástrica. Produz grandes quantidades de urease, facilitando a conversão de uréia em amônia e dióxido de carbono. A amônia neutraliza o ácido gástrico, tornando o ambiente adequado a seu crescimento. Essas bactérias facilitam a difusão retrógrada de íons H^+, fenômeno lesivo à mucosa. Além disso, produtos de seu metabolismo provocam aumento da degradação das glicoproteínas do muco, diminuindo-lhe a viscosidade e a função protetora. Parece também exercer efeito citotóxico direto sobre a mucosa. Pode levar semanas ou meses para desenvolver gastrite superficial crônica. Essa gastrite crônica pode, em anos, transformar-se em úlcera péptica, doenças linfoproliferativas, gastrite atrófica e adenocarcinoma gástrico. Sem tratamento antimicrobiano, o processo persiste por toda a vida. É discutida sua importância em crianças, parecendo não ser essencial na patogênese da úlcera gástrica, pois possui taxa de infecção similar àquela dos não-ulcerosos.

FATORES PROTETORES

Barreira Mucosa – Barreira Muco-bicarbonato

O estômago possui uma barreira mecânica de muco que o protege contra a digestão ácido-péptica e que tem considerável espessura, fornecendo uma barreira fisioquímica à difusão de íons hidrogênio do lúmen na superfície das células epiteliais. Essa camada protetora pode tornar-se mais delgada pelo uso de inibidores da secreção de muco (aspirina, compostos antiinflamatórios não esteróides, álcool e sais biliares). Isso permite que o ácido clorídrico e a pepsina penetrem na camada mucosa, erosando-a. A ação do corticosteróide ainda é discutida e debatida.

Em adição à barreira mucosa, existe também uma importante barreira alcalina (constituída pelo binômio muco-bicarbonato). O bicarbonato, secretado pelo epitélio gástrico, difunde-se pelo muco em direção ao lúmen, tornando o pH mais neutro na superfície epitelial, protegendo a mucosa contra os efeitos combinados do ácido e pepsina intraluminais. Os antiinflamatórios não esteróides inibem a produção do bicarbonato secretado. As prostaglandinas estimulam a secreção mucosa e alcalina e aumentam o fluxo sangüíneo da mucosa.

Fluxo Sangüíneo da Mucosa Gástrica

Além de ser responsável pela nutrição da mucosa gástrica, o fluxo sangüíneo contribui para a regulação ácido-básica, removendo e tamponando eventuais excessos de íons hidrogênio. Durante o choque hipovolêmico, costuma ocorrer vasoconstrição mesentérica e redistribuição do fluxo sangüíneo da mucosa gástrica. Essa redução na microperfusão gástrica, que pode ser regional ou global, resulta em deficiências na suplementação de oxigênio e outros nutrientes para um epitélio já metabolicamente estressado, causando morte celular acelerada. Há diminuição da secreção de bicarbonato, da formação de muco, da renovação celular e da remoção de substâncias nocivas à mucosa. Esses acontecimentos são comuns em casos de úlceras de estresse.

Reepitelização da Mucosa Gástrica

Células senescentes são removidas por extrusão ou por fagocitose efetuadas pelas células epiteliais adjacentes. Quando grandes áreas da superfície epitelial são lesadas por exposição ao ácido, elas são rapidamente substituídas por um processo denominado renovação celular, em que a camada epitelial é restaurada antes de ocorrer lesão ácido-péptica da membrana basal. A reparação do epitélio gástrico é fator protetor essencial. Sua proliferação é influenciada por fator de crescimento epitelial, somatostatina e gastrina.

CLASSIFICAÇÃO

As úlceras são classificadas em primárias e secundárias.

- Úlcera primária: ocorre sem doença sistêmica básica subjacente. Em geral, crianças com doença péptica primária são hipersecretoras, caracterizando o aumento das forças agressoras sobre a mucosa gastroduodenal.

- Úlcera secundária ou de estresse: ocorre com doença sistêmica básica aguda (sepse, lesões ou traumas cranioencefálicos, queimaduras, acidose, hipoglicemia, choque, insuficiência respiratória), doença sistêmica básica grave crônica (fibrose cística, doença de Crohn, diabetes melito, drepanocitose, síndrome de Zollinger-Ellison e lúpus eritematoso difuso), ou drogas ulcerogênicas (ácido acetilsalicílico, antiinflamatórios não esteróides e corticosteróides). Representa a quebra de resistência do epitélio às forças agressoras.

FISIOPATOLOGIA DA ÚLCERA DE ESTRESSE OU SECUNDÁRIA

O estresse envolve uma interação complexa entre os sistemas nervoso central, endócrino e imunológico. Doenças sistêmicas crônicas (cirrose, insuficiência renal, colagenoses, doença pulmonar crônica), insuficiência respiratória aguda, choque séptico ou hemorrágico, lesões intracranianas que causam aumento de pressão (úlcera de Cushing), queimaduras (úlcera de Curling), politraumatismo, drogas ulcerogênicas e outras, tornam as mucosas gástrica e duodenal mais suscetíveis ao ácido clorídrico e à pepsina.

Recentemente, chegou-se à conclusão de que a úlcera de estresse não está associada à hipersecreção de ácido, exceto nos casos em que há aumento da estimulação vagal secundária ao aumento da pressão intracraniana. O estresse causa hipotensão arterial sistêmica, distúrbios na microcirculação da mucosa gástrica e duodenal com isquemia da mucosa e diminuição da resistência das células da mucosa (Fig. 66.1).

EPIDEMIOLOGIA

- Há uma grande dificuldade em se determinar a verdadeira freqüência da doença péptica entre

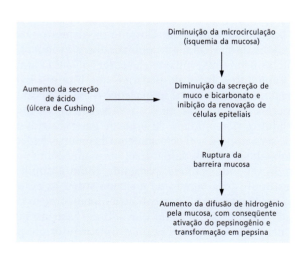

Figura 66.1 – Algoritmo da fisiopatologia da úlcera secundária.

criança, principalmente devido à diversidade de sintomas e sinais. Sua freqüência parece estar aumentando nos últimos anos, o que pode ser atribuído à maior lembrança da ocorrência dessa doença nessa faixa etária e maior uso de endoscopia digestiva alta. Desordens pépticas são responsáveis por menos de 5% dos casos de dor abdominal.

- A estimativa é de 1:2.500 admissões pediátricas hospitalares.

Úlcera Péptica Primária

- Representa 70% de todas as lesões pépticas após o segundo ano de vida.
- Maior freqüência a partir dos dez anos de idade.
- Predominam as úlceras duodenais, caracterizadas por lesão crônica solitária na parede anterior da primeira porção duodenal (90%). Úlcera gástrica primária é rara e localiza-se, geralmente, na região pré-pilórica e em associação com úlcera duodenal.
- Existe predisposição ao sexo masculino, com relação de 2,5M:1F, sendo nula essa diferença entre recém-nascidos e lactentes.
- A história familiar costuma variar entre 40 e 75%.
- Úlcera gástrica primária não tem predisposição à recorrência.
- A úlcera duodenal primária tem caráter recidivante, com alto índice de recorrência na vida adulta. Com tratamento e erradicação do *Helicobacter pylori*, essa recorrência tende a ser menor.
- Sessenta por cento das crianças com úlcera duodenal primária são *Helicobacter pylori*-positivas.

Úlcera Péptica Secundária

- Aproximadamente 80% das doenças pépticas nos dois primeiros anos são secundárias.
- Úlcera secundária tem igual taxa de freqüência em estômago e duodeno.
- A úlcera secundária habitualmente é única, profunda. Ocasionalmente pode ser múltipla.
- Não existe predisposição sexual em relação à úlcera gástrica. Em úlcera duodenal secundária existe leve predisposição ao sexo masculino (1,5M:1F).
- As úlceras gástrica e duodenal secundárias não se tornam crônicas e não apresentam episódios de recorrência.

QUADRO CLÍNICO

Úlcera Secundária

O diagnóstico é mais difícil e obtido somente quando surgem complicações (hemorragia ou perfuração). Tem apresentação clínica aguda.

- A dor ulcerosa secundária clássica ocorre em apenas 10% dos pacientes > 6 anos de idade. Dor atípica ocorre em 10% das crianças < 6 anos e em 40% das crianças > 6 anos.
- Os vômitos estão presentes em 90% das crianças < 6 anos e em 55% das crianças > 6 anos.
- Pode haver sangramento digestivo em 90% das crianças < de 6 anos e em 75% das crianças > 6 anos.
- Perfuração pode ser observada em aproximadamente 25% dos casos.
- Em significativa porcentagem, o sangramento digestivo precede a perfuração. Logo, o sangramento pode ser um aviso de perfuração iminente.
- Outros achados clínicos: distensão abdominal (peritonite ou pneumoperitônio), bradicardia, hipotermia, palidez, febre, irritabilidade e outros.

Úlcera Primária

As crianças maiores podem apresentar quadro clínico mais semelhante ao do adulto.

- Até 75% das crianças com úlcera duodenal têm um parente de primeiro grau acometido.
- A dor abdominal está presente em até 70% dos casos, aumentando sua freqüência com a idade. As crianças maiores podem ter dor epigástrica típica com intervalos assintomáticos. A presença de dor noturna é maior, atingindo a taxa de 60% dos casos. Mais raramente, a dor pode ser mínima ou até ausente.
  Em crianças menores, a dor é vaga, difícil de descrever e intermitente, com alívio por dias ou semanas, seguido por período de recorrência.
- Recusa alimentar, choro persistente e vômitos são os achados clínicos mais comuns em crianças pequenas.
- Vômito é o sintoma predominante quando existe obstrução pilórica.
- Aproximadamente 20 a 25% terão alguma forma de sangramento do trato gastrointestinal alto e 5 a 10%, perfuração.
- Média de idade no aparecimento de sintomas está entre 5 e 12 anos, com pico de incidência aos 8,5 anos.

INVESTIGAÇÃO DIAGNÓSTICA

- Atualmente, as radiografias contrastadas de estômago e duodeno são pouco utilizadas por sua baixa acurácia e alto grau de radiação. Havendo hemorragia é difícil interpretar, pois os coágulos sangüíneos mascaram a lesão ulcerosa. Tem falso-negativo aproximado de 45 a 75%. No duodeno, o único sinal patognomônico é a falha de enchimento de forma ovalada representando o nicho ulceroso. Outros sinais sugestivos são: deformação bulbar por retração cicatricial, espas-

356 ■ *Trato Gastrointestinal*

ticidade do bulbo, excentricidade do canal pilórico e formação de pseudodivertículos. Pouco utilizadas atualmente, exceto para os raros casos de obstrução da saída gástrica.

■ A endoscopia digestiva alta com endoscópios flexíveis é a melhor forma de diagnóstico, controle de evolução do tratamento clínico (três a seis meses) e na recorrência de sintomas. Também torna possível a realização de biópsias com pesquisa de *Helicobacter pylori*, estudo histopatológico e tratamento do sangramento agudo.

■ Diagnóstico da infecção por *H. pylori*: há vários métodos para sua detecção. Os mais utilizados em nosso meio são: teste da urease, cultura, histologia, teste respiratório com uréia marcada com C^{13} (seu uso em crianças ainda está em estudo) e a reação em cadeia da polimerase (PCR). Exceto o teste respiratório, todos os outros são realizados em fragmentos da mucosa gástrica (fundo e antro) coletados por endoscopia. O teste da urease é o mais utilizado atualmente por ser menos dispendioso e pelas altas sensibilidade e especificidade. *H. pylori* produz grandes quantidades de urease. O fragmento de mucosa, potencialmente rico em urease, quando colocado em solução de uréia vai provocar a hidrólise da uréia em amônia, tornando o meio alcalino com mudança da cor da solução.

■ A angiografia pode ser útil para localizar sangramento de uma úlcera com ritmo de hemorragia, no mínimo de 0,5mL/min. Pouco utilizada.

TRATAMENTO CLÍNICO

O tratamento inicial da úlcera péptica não-complicada é de natureza clínica. Os objetivos desse tratamento são:

■ Neutralizar os ácidos presentes no estômago.
■ Diminuir a secreção clorídrico-péptica.
■ Aumentar os fatores de defesa, protegendo ou estimulando a barreira muco-bicarbonato.
■ Dieta: restringir os alimentos que estimulam a secreção clorídrico-péptica ou que retardem o esvaziamento gástrico.
■ Devem-se evitar fármacos lesivos para a mucosa GI: antiinflamatórios não esteróides, ácido acetilsalicílico, aminofilina, corticosteróides.
■ Antiácidos: com o aparecimento dos bloqueadores H2 e omeprazol, os antiácidos passaram a ser considerados medicamentos complementares no tratamento da úlcera péptica. Não existem, em crianças, esquemas de dosagens bem estudadas no sentido de titular a acidez gástrica acima de um pH desejado. Não reduzem a formação de ácido. Os antiácidos induzem à produção de prostaglandinas e, conseqüentemente, aumentam a secreção de muco e bicarbonato. Os diversos preparados comerciais diferem em sua capacidade neutralizante. A maioria dos produtos

contém hidróxido de alumínio e de magnésio. A mistura dos dois diminui a diarréia e a constipação intestinal. A quantidade e o intervalo devem ser adequados para manter o pH gástrico ≥ 5.

– Esquema principal: sete doses diárias, 1 e 3h após as alimentações (café, almoço e jantar) e ao deitar. Dose: 0,5 a 1,0mL/kg/dose. Parece que a dose de 0,5mL/kg tem excelente eficácia e só estaria indicado seu aumento para 1,0mL/kg se as alimentações fossem de grande volume.

– Outro esquema: quatro doses/diárias, ou seja, 2h após café, almoço, jantar e ao deitar. Em caso de hemorragia grave, 0,5mL/kg até um máximo de 30mL/dose de antiácido deve ser dado a cada 1 a 2h para manter o pH ≥ 4,5.

■ Antagonistas dos receptores H2 específicos ou antagonistas da ação da histamina nos receptores H2 (cimetidina e ranitidina).

– Ação: inibição da secreção gástrica estimulada pela histamina ou outro agonista H2.

A histamina é o ativador final da secreção do ácido clorídrico. Estimula a secreção gástrica afetando os receptores celulares H2. Os antagonistas dos receptores H2 antagonizam a ação da histamina e reduzem a secreção clorídrica basal quando estimulada pela alimentação, pela gastrina e insulina.

A absorção dos antagonistas H2 é inibida pela administração concomitante de antiácidos. Terapia combinada somente está indicada a pacientes sem resposta terapêutica à monoterapia ou nos casos da síndrome de Zollinger-Ellison. Portanto, não se justifica usar essa associação em situações comuns, já que aumenta o custo, aumenta os efeitos adversos potenciais, seus efeitos podem anular-se e não trazem vantagens adicionais. Atenção: se usados, antagonistas H2 e antiácidos não devem ser dados no mesmo horário.

Tempo de tratamento com os antagonistas H2: seis a oito semanas.

Tem sido indicada, após cura do processo ulceroso, dose de manutenção com metade da dose total, ao deitar, durante seis meses. Em caso de recorrência, a dose de manutenção deve ser estendida por 12 a 18 meses.

– Cimetidina: uso seguro em crianças, inclusive recém-nascidos. Esquema de cimetidina por via oral: 20 a 30mg/kg/dia divididos em duas doses iguais, em oito semanas. Têm-se usado duas tomadas em vez de quatro.

Formas de apresentação: 2 comprimidos de 200, 300 e 400mg; líquido com 200mg/5mL e ampola para injeção intramuscular/intravenosa com 300mg/2mL.

Em lactentes, doses menores podem ser adequadas e mais seguras (10mg/kg/dia divididas em quatro doses).

Efeitos adversos: erupções cutâneas, prurido, cefaléia, tontura, mialgias, trombocitopenia, granulocitopenia, diarréia ou constipação, zumbido nos ouvidos, agitação, ginecomastia e redução do *clearance* das seguintes drogas: fenitoína, diazepam e teofilina.

- Ranitidina: Esquema de ranitidina: 6 a 8mg/kg/dia divididos em duas doses, em oito semanas. RN: 2 a 4mg/kg/dia divididos em três a quatro doses.

  Formas de apresentação: comprimidos de 75 a 150mg, xarope (15mg/mL), grânulos efervescentes (150mg), ampola para injeção IM/IV com 25mg/mL.

  Efeitos adversos: cefaléia, tontura, erupções cutâneas, diarréia ou constipação. Menor efeito sobre o metabolismo hepático e menor efeito antiandrogênico do que a cimetidina.

  No tratamento da úlcera recorrente, na fase de manutenção, após a cura da ulceração, usa-se a metade da dose, à noite, por período prolongado.

- Inibidores da bomba de prótons (omeprazol): potente droga anti-secretória que age pela inibição da bomba gástrica de prótons (ATpase H^+/K^+) na célula parietal. Inibe a enzima ATpase hidrogênio-potássio, impedindo a célula parietal de bombear o ácido clorídrico no lúmen gástrico em troca de potássio. Inibe a secreção ácida basal e estimulada.

  São mais potentes do que os antagonistas H2.

  Indicações atuais: tratamento da esofagite de refluxo, síndrome de Zollinger-Ellison, úlceras causadas por *H. pylori* e úlceras pépticas resistentes aos antagonistas H2.

  Esquema de tratamento: 0,7 a 2,5mg/kg/dose de 12 em 12h antes das refeições. Tratamento de manutenção: seis meses. Também pode ser usado em dose única matinal, 30min antes da primeira refeição do dia.

  Formas de apresentação: suspensão (2mg/mL), cápsulas (10 e 20mg; abrir a cápsula e colocar os grânulos em substância ácida, como suco de maçã), ampolas injetáveis.

- Medicamentos para tratamento da contaminação por *Helicobacter pylori*.

  Associações propostas para uso em crianças:
  - Omeprazol 0,7 a 1,2mg/kg/dia, uma a duas vezes por dia + claritromicina 15 a 30mg/kg/dia, duas vezes por dia + amoxicilina 50 a 60mg/kg/dia, duas vezes por dia ou metronidazol 20 a 30mg/kg/dia, duas vezes por dia, durante 10 a 14 dias. No Brasil, há preferência pelo esquema com amoxicilina, devido ao alto percentual de cepas resistentes ao metronidazol.

TRATAMENTO CIRÚRGICO

Como regra geral, as crianças respondem bem a um procedimento cirúrgico simples e não mutilante.

Indicações Cirúrgicas

- Sangramento intratável ou maciço corresponde, aproximadamente, à perda sangüínea (em 24h) igual ao total estimado da volemia em criança menor de dois anos de idade ou mais de 50% da volemia em 8h ou metade da volemia estimada em uma criança maior.
- Perfuração gastroduodenal.
- Úlcera primária com falha no tratamento clínico (episódios recorrentes e intratáveis de dor e sangramentos).
- Úlcera primária com obstrução pilórica.

Estratégias Cirúrgicas e Endoscópicas

- O tratamento cirúrgico das complicações da úlcera péptica é controverso. Geralmente são lesões solitárias que podem ser adequadamente manipuladas com procedimentos cirúrgicos conservadores. O primeiro tratamento para úlcera sangrante deve ser medicamentoso com irrigações gástricas com soro gelado e endoscopia com eletrocoagulação ou injeção esclerosante do ponto sangrante em caso de sangramento ativo e quando os vasos são visíveis.
- A úlcera duodenal primária necessita de vagotomia + cirurgia de drenagem (piloroplastia ou antrectomia). A vagotomia é a base do tratamento cirúrgico da úlcera duodenal, pois elimina a fase cefálica e hormonal. Em crianças, a piloroplastia é preferível à antrectomia.
- A úlcera sangrante primária tem indicação de sutura-ligadura ou plicatura do vaso + piloroplastia de Heinecke-Mikulicz + vagotomia troncular. Em úlcera sangrante prefere-se a vagotomia troncular à vagotomia gástrica proximal (menos efetiva em urgência, principalmente se o ponto de sangramento não for identificado ou ligado).
- A úlcera sangrante secundária necessita de plicatura do ponto de sangramento, que geralmente é curativa, associada à terapêutica clínica com inibidores da bomba de prótons. A sutura-ligadura deve ser em quatro quadrantes e é, algumas vezes, necessária para parar o sangramento. Ocasionalmente, quando a sutura-ligadura falha em estancar o sangramento, é necessária a ligadura da artéria gastroduodenal cranial e inferiormente ao duodeno. Se a causa de estresse não estiver resolvida e nem o for por um período prolongado (principalmente queimaduras ou lesões intracranianas), indica-se vagotomia + piloroplastia.
- A perfuração por úlcera primária necessita de sutura da perfuração com epiploplastia + redução da acidez (vagotomia troncular + piloroplastia ou vagotomia gástrica proximal), se as condições clínicas da criança permitirem.
- Em caso de perfuração por úlcera de estresse, está indicada sutura da perfuração com epiploplastia (remendo de Graham-Steele).
- A úlcera gástrica pré-pilórica e a de canal pilórico comportam-se como úlceras duodenais.

- Na úlcera duodenal primária com obstrução pilórica está indicada vagotomia troncular + piloroplastia de Finney ou Jaboulay (gastroduodenostomia).
- Úlcera duodenal primária crônica com falha de tratamento clínico: todos os pacientes operados por úlcera péptica devem ser mantidos com tratamento clínico medicamentoso com antagonistas H2 ou omeprazol por seis meses.

Com os avanços do tratamento clínico e da endoscopia, tornou-se rara a necessidade de tratamento operatório para a úlcera péptica em crianças. Ainda é desconhecido qual o melhor prognóstico quando se comparam crianças submetidas à vagotomia e piloroplastia e suas complicações potenciais (diarréia crônica e a síndrome de *dumping*) com crianças submetidas a procedimentos menores (fechamento da perfuração ou ligadura-sutura de uma úlcera sangrante) seguidos pela erradicação de *Helicobacter pylori* e uso a longo prazo dos inibidores da bomba de prótons.

Recorrência

- Recidiva após a cura não costuma ser observada em úlcera gástrica.
- A taxa estimada de recidiva na úlcera duodenal de tratamento clínico é de 50%, sem erradicação de *H. pylori*.

BIBLIOGRAFIA RECOMENDADA

CARVALHO, A. S. T. Úlcera péptica. *J. Pediatr.*, v. 76, supl. 2, S127-S134, 2000.

CHELIMSKY, G.; CZINN, S. Peptic ulcer in children. *Pediatr. Rev.*, v. 22, p. 349-355, 2001.

DRUM, B.; RHOADS, J. M.; STRINGER, D. A. et al. Peptic ulcer disease in children: etiology, clinical findings and, clinical course. *Pediatrics*, v. 82, p. 410-414, 1988.

ROCHA, R. F. C. Doença péptica na criança. In: MAKSOUD, J. G. (ed.). 2. ed. *Cirurgia Pediátrica*. Rio de Janeiro: Revinter, 2003. p. 747-758.

TSANG, T. M.; SAING, H.; YEUNG, C. K. Peptic ulcer in children. *J. Pediatr. Surg.*, v. 25, p. 744-748, 1990.

CAPÍTULO 67

Necrose/Perfuração Gástrica Neonatal

João Carlos Ketzer de Souza

CONCEITO

Necrose com ou sem perfuração gástrica é um evento abdominal raro, catastrófico e com alta morbi-mortalidade. Gastrite necrosante é uma entidade nosológica desencadeada pela distensão mecânica aguda do estômago, induzindo a trombose venosa, gangrena secundária e perfuração.

EPIDEMIOLOGIA

- A causa atual mais comum de perfuração gástrica é a gastrite necrosante.
- Leve predominância no sexo masculino.
- Local mais comum de doença: grande curvatura, perto do fundo gástrico e na parede anterior (± 80%). As perfurações costumam ser grandes (> 1cm).
- Mortalidade aproximada: 25%.

ETIOLOGIA

Necrose e/ou perfuração gástrica no período neonatal pode ser causada pelas seguintes situações: defeito congênito da musculatura gástrica, trauma por manobras de ressuscitação respiratória ou sonda nasogástrica, obstrução distal por atresia de piloro ou de duodeno, bandas da má-rotação, enterocolite necrosante aguda, ulceração péptica aguda causada por indometacina ou dexametasona, hiperinflação do estômago por atresia esofágica, complicações mecânicas locais (volvo gástrico, encarceramento gástrico em defeito de hérnia diafragmática), gastrite necrosante e perfuração gástrica por distribuição anormal das células intersticiais de Cajal, causando hipomotilidade, distensão gástrica e hipercrescimento bacteriano.

FISIOPATOLOGIA DA GASTRITE NECROSANTE E HIPOMOTILIDADE POR DEFICIÊNCIA DE CÉLULAS DE CAJAL

O estômago possui uma rica suplementação vascular e uma rede anastomótica generosa. Essa é a razão pela qual, durante um episódio de hipotensão, o estômago é a primeira área a desenvolver isquemia e a última a se recuperar dela. Estudos experimentais comprovam que a área mais distensível do estômago é junto à grande curvatura. Uma distensão gástrica excessiva e rápida (condição que pode ocorrer em recém-nascido submetido à ressuscitação ventilatória) pode causar angulação do duodeno e obstrução distal. Isso provocará aumento da pressão intragástrica e retardo no esvaziamento gástrico. Situações de estresse perinatal podem iniciar ou piorar a situação, causando um estado de baixa perfusão esplâncnica. Como conseqüência, haverá lesão vascular (pressão intragástrica ultrapassa a pressão dentro das anastomoses arteriais), congestão venosa e estase que pode induzir à trombose venosa nos vasos murais e iniciar a gangrena. Como a mucosa torna-se isquêmica e aparece necrose em algumas áreas, há diminuição da secreção de muco protetor, surgindo pequenas ulcerações devido ao efeito da acidez gástrica sobre a camada mucosa basal desprotegida. Úlceras pépticas podem surgir nessas áreas. Nos casos sem manobras de ressuscitação, uma situação de estresse perinatal com asfixia, hipovolemia, choque hemodinâmico e outros pode diminuir o fluxo vascular para o estômago e causar êmbolos nos vasos sangüíneos murais. Isso leva a um dano extenso da mucosa gástrica, deixando a parede desprotegida de agentes corrosivos como o ácido clorídrico.

Em alguns casos de perfuração, pode ser encontrado um número diminuído de células intersticiais de Cajal (células que funcionam como marca-passo do trato gastrointestinal), proporcionando hipomotilidade gástrica, distensão gástrica, hipercrescimento bacteriano, invasão bacteriana da parede do estômago, necrose e perfuração. Causa uma gastrite semelhante à enterite associada a desordens de motilidade intestinal, como a doença de Hirschsprung. As células de Cajal podem ser pesquisadas por imunoistoquímica, usando anticorpos C-Kit (marcador das células de Cajal).

QUADRO CLÍNICO DA GASTRITE NECROSANTE

- Mais freqüente em bebês prematuros e de baixo peso, mas também pode ocorrer, embora rara, em bebês a termo.
- Geralmente apresentam escore de Apgar baixo no primeiro minuto (< 5).
- Quase todos apresentam algum grau de disfunção respiratória ao nascer, necessitando de ressuscitação vigorosa ou ventilação por máscara.
- Em geral há alguma história de estresse perinatal.
- A doença ocorre na primeira semana de vida (média: 72h). Oitenta e cinco por cento ocorrem nos primeiros cinco dias de vida.
- Em geral, ainda não receberam nada por via oral.
- O primeiro sinal é o aparecimento de hematêmese, que começa insidiosamente.
- Outros sinais e sintomas são: distensão abdominal progressiva (presente em 100% dos casos e originada pela distensão do estômago com gangrena ou pneumoperitônio), piora do esta-

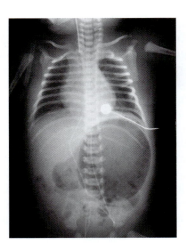

Figura 67.1 – Radiografia simples de abdome mostrando grande dilatação gástrica.

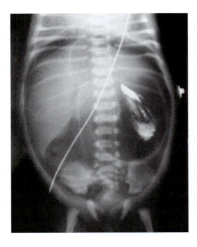

Figura 67.2 – Radiografia de abdome mostrando pneumoperitônio por perfuração gástrica

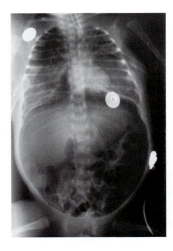

Figura 67.3 – Radiografia de abdome mostrando grande pneumoperitônio por perfuração gástrica. Observar desaparecimento da bolha gástrica, doença da membrana hialina e drenagem torácica bilateral.

do geral, letargia, disfunção respiratória, intolerância alimentar.
- Ausência de edema e hiperemia da parede abdominal ou de coloração azulada.

INVESTIGAÇÃO DIAGNÓSTICA

- História e exame físico.
- Radiografia de abdome: dilatação gástrica significativa (Fig. 67.1), podendo ser visualizados pneumatose gástrica ou pneumoperitônio (Fig. 67.2), quando houver perfuração. O desaparecimento da dilatação gástrica e o aparecimento de pneumoperitônio (Fig. 67.3) são bem sugestivos de perfuração gástrica.
- Endoscopia digestiva alta: para afastar outras causas de hematêmese e confirmar doença gástrica. Sua indicação é controversa pelo risco clínico desses bebês instáveis, pela fragilidade da parede gástrica e necessidade de aspiração gástrica e insuflação gasosa. Não utilizamos. Somente deve ser realizada por endoscopista experiente.

TRATAMENTO

- Pré-operatório: ressuscitação clínica, antibióticos, sonda nasogástrica, antagonistas H2.
- Cirurgia indicada em vigência de pneumoperitônio ou necrose gástrica detectada por endoscopia.
- Via de acesso: laparotomia transversa supraumbilical esquerda.
- Perfurações pequenas: sutura do defeito após debridar bordas (Fig. 67.4).
- Perfurações grandes: ressecção segmentar.
- Necroses extensas: gastrectomia subtotal.
- Em gastrectomia total: interposição de cólon transverso ou esofagojejunoanastomose em Y de Roux.
- As necroses extensas, com necessidade de gastrectomia subtotal ou total, não são comuns.
- Completamos o procedimento com uma gastrostomia, na maioria dos casos. Também pode ser opção uma sonda nasogástrica bem posicionada e fixada.

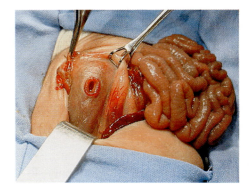

Figura 67.4 – Transoperatório mostrando perfuração localizada na parede anterior do estômago.

- Pós-operatório: antibióticos, antagonistas de H2; iniciar VO somente após melhora clínica (em geral seis a sete dias) e depois de comprovar integridade gástrica com radiografias contrastadas.

ASPECTOS MICROSCÓPICOS

Presença de áreas com necrose transmural circundadas por hemorragia, trombose venosa e ruptura muscular (na área com perfuração). Pode haver pneumatose submucosa e o epitélio e glândulas costumam estar preservados nas áreas sem necrose. Há ausência de bactérias na submucosa e de células inflamatórias.

BIBLIOGRAFIA RECOMENDADA

JAWAD, A. J.; AL-RABIE, A.; HADI, A. et al. Spontaneous neonatal gastric perforation. *Pediatr. Surg. Int.*, v. 18, p. 396-399, 2002.

LAPILLONNE, A.; CLARIS, O.; LACHAUX, A. et al. Les nécroses gastriques néonatales. *Arch. Fr. Pediatr.*, v. 49, p. 891-893, 1992.

OHSHIRO, K.; YAMATAKA, A.; KOBAYASSHI, H. et al. Idiopathic gastric perforation in neonates and abnormal distribution of intestinal pacemaker cells. *J. Pediatr. Surg.*, v. 35, n. 5, p. 673-676, 2000.

PELIZZO, G.; DUBOIS, R.; LAPILLONNE, A. et al. Gastric necrosis in newborns: a report of 11 cases. *Pediatr. Surg. Int.*, v. 13, n. 5-6, p. 346-349, 1998.

362 ■ *Trato Gastrointestinal*

CAPÍTULO 68

Sangramento Gastrointestinal

João Carlos Ketzer de Souza

CONCEITO

Perda de sangue proveniente do trato gastrointestinal (GI) e seus anexos.

Pode manifestar-se clinicamente pelo vômito de sangue (hematêmese) ou pela eliminação de sangue pelo ânus (melena ou hematoquezia). O sangue eliminado pelo ânus pode apresentar-se sob a forma de melena (fezes pretas, pegajosas e fétidas), ou de hematoquezia (sangue misturado ou não com as fezes e de coloração variando entre marrom, vermelho-escuro e vermelho-vivo). Melena geralmente é proveniente de sangramento acima do ângulo de Treitz. Às vezes, pelo efeito irritante do sangue no lúmen do tubo digestivo e aumento do trânsito intestinal, até sangramentos oriundos do trato GI alto podem não se manifestar sob a forma de melena.

As causas mais comuns e as características do sangramento digestivo estão listadas nas Tabelas 68.1, 68.2 e 68.3.

EPIDEMIOLOGIA

- Apenas 10 a 15% dos sangramentos estão situados acima do ângulo de Treitz.
- Noventa por cento dos sangramentos cessam espontaneamente.
- Em 90% será encontrada uma causa e 10% ficarão sem diagnóstico.

- Dos sangramentos conhecidos, 15% estão acima do Treitz, 35% no jejuno-íleo e 50% no intestino grosso.
- A maioria dos recém-nascidos (RN) sangra nas primeiras 48h de vida. O sangramento costuma parar em 24h.
- Aproximadamente 50% desses RN ficam sem diagnóstico.

QUADRO CLÍNICO

Ao avaliarmos uma criança com sangramento digestivo, devemos pesquisar: idade, quantidade do sangramento e sua repercussão no estado geral, caráter do sangramento, relação com as fezes, condições associadas e se existe hematêmese.

A informação mais importante, em relação à quantidade de sangramento, advém do estado hemodinâmico da criança. Crianças toleram bem a perda menor que 10% da volemia, podendo ou não apresentar somente mínima elevação da freqüência cardíaca. Maior aumento maior da freqüência cardíaca e hipotensão ortostática sugerem perda entre 10 e 20%. Os achados de hipotensão e deficiente reenchimento capilar são associados a perdas acima de 30% da volemia.

HISTÓRIA

- Se houver hematêmese, pesquisar tosse, epistaxe, refluxo gastroesofágico, úlcera péptica ou, se RN, deglutição de sangue materno e deficiência da vitamina K.
- Idade da criança.
- História materna (hemorragia excessiva no parto, ingestão de drogas, descolamento prematuro da placenta, púrpura e outras).
- História do RN (prematuridade, estresse perinatal, início do aleitamento e qual o leite, exsangüino-transfusão, sondagens, enemas, toque retal, termômetro retal, vitamina K, onfalite neonatal, cateterização da veia umbilical e outros).
- História anterior de refluxo gastroesofágico, transfusões sangüíneas, aftas (sugerem doença de

TABELA 68.1 – Causas mais comuns e características do sangramento digestivo em recém-nascidos				
DOENÇA	**CARÁTER**	**QUANTIDADE**	**CONDIÇÕES ASSOCIADAS**	**DIAGNÓSTICO**
Doença hemorrágica	Variável, desde melena até sangue vermelho-vivo	Variável	Sangramento difuso	Provas de coagulação
Sangue deglutido	Melena a marrom	Variável	–	História do parto, teste APT
Trauma anorretal	Vermelho-vivo	Pequena	Dor anal	Inspeção, anoscopia
Diarréia infecciosa	Vermelho, podendo conter muco	Pequena a moderada	Dor abdominal, febre	Coprocultura
Úlcera péptica ou gastrite secundária	Melena	Abundante	Assintomáticas, exceto choque hipovolêmico	Endoscopia digestiva alta
Enterocolite necrosante	Marrom a vermelho-vivo	Pequena a moderada	Distensão abdominal, diarréia, vômitos	Radiografia de abdome

Sangramento Gastrointestinal ■ **363**

TABELA 68.2 – Causas mais comuns e características do sangramento digestivo em crianças até os dois anos de idade

DOENÇA	CARÁTER	QUANTIDADE	CONDIÇÕES ASSOCIADAS	DIAGNÓSTICO
Verminose	Variável de marrom até vermelho-escuro	Moderada a abundante	Desnutrição, cólicas, tenesmo e outras	EPF, tubagem duodenal, retossigmoidoscopia
Diarréia infecciosa	Vermelho, podendo conter muco	Pequena a moderada	Dor abdominal, vômitos, febre	Cultura das fezes, presença de leucócitos fecais
Fissura anal	Vermelho-vivo por fora das fezes, durante ou após a evacuação	Pequena, podendo ser em estrias	Pode haver dor	Inspeção anal
Invaginação intestinal	Vermelho-escuro, aspecto de geléia de groselha	Pequena a moderada	Dor abdominal, vômitos, massa abdominal	Enema opaco ou ecografia abdominal
Divertículo de Meckel	Marrom, vermelho-escuro ou vermelho-vivo	Geralmente abundante	Geralmente indolor	Cintilografia com tecnécio e/ou ecografia abdominal

EPF = exame parasitológico de fezes.

Crohn), torcicolo (síndrome de Sandifer), equimoses (púrpura de Henoch-Schönlein).
■ Se houve febre, diarréia, trauma.
■ História familiar de sangramentos anormais ou equimoses.
■ Uso de medicamentos que podem causar diátese hemorrágica (aspirina, aminofilina, antiinflamatórios não esteróides, corticosteróides).
■ Uso de alimentos (beterraba, gelatina vermelha, amoras, chocolate), corantes ou medicamentos (ferro, bismuto) que, quando excretados com as fezes, podem sugerir sangramento digestivo.
■ Doença familiar do tipo polipose, úlcera péptica.
■ Enfermidade aguda ou crônica associada (hepatopatia).
■ Sintomas abdominais: dor pós-prandial (úlcera), episódios de dor há dois ou três dias (mucosa gástrica ectópica), dor em cólicas (invaginação intestinal),

dor anorretal (fissura anal), sintomas de obstrução intestinal (volvo, invaginação intestinal).
■ Quantidade da perda sangüínea.
– Mínima (geralmente só anemia) a moderada: sugerindo refluxo gastroesofágico, tumor intestinal, doença inflamatória intestinal, fissura anal, pólipos.
– Maciça: sugerindo varizes esofágicas, úlcera péptica, divertículo de Meckel e duplicações intestinais.
■ Natureza (caráter) do sangramento. Depende de localização, volume e ritmo da perda sangüínea:
– Melena: sugere sangramento acima do Treitz.
– Sangue marrom, misturado com as fezes: sugerindo sangramento alto e hipomotilidade intestinal e intestino delgado.
– Sangue vermelho-escuro: sugere lesões até o cólon direito, inclusive.

TABELA 68.3 – Causas mais comuns e características do sangramento digestivo em crianças maiores

DOENÇA	CARÁTER	QUANTIDADE	CONDIÇÕES ASSOCIADAS	DIAGNÓSTICO
Verminose	Variável de marrom até vermelho-escuro	Moderada a abundante	Desnutrição, cólicas, tenesmo e outras	EPF, tubagem duodenal, retossigmoidoscopia
Diarréia infecciosa	Vermelho, podendo conter muco	Pequena a moderada	Dor abdominal, vômitos, febre	Cultura das fezes, presença de leucócitos fecais
Pólipo juvenil	Geralmente vermelho-vivo, dependendo da localização	Leve a moderada	Assintomáticas	Anoscopia, retossigmoidoscopia, enema com duplo contraste
Úlcera péptica	Melena	Abundante	Dor epigástrica, hematêmese. Geralmente associada a situações de estresse	Radiografia de estômago e duodeno, endoscopia digestiva alta
Varizes esofágicas	Melena	Abundante	Hematêmese, doença hepática crônica, hepatoesplenomegalia	Radiografia de esôfago, endoscopia digestiva alta

364 ■ *Trato Gastrointestinal*

- Sangue vermelho-vivo: sugere lesões no cólon esquerdo. Lesões acima do ângulo esplênico geralmente apresentam sangue misturado com as fezes e lesões de retossigmóide e canal anal, com sangue por fora das fezes.
- Sangue com muco (tipo geléia de groselha): invaginação intestinal ou doença inflamatória.

EXAME FÍSICO

- Estado geral.
- Associação com hemangiomas cutâneos.
- Pigmentação mucocutânea.
- Hepatoesplenomegalia.
- Palpação abdominal.

- Exame anorretal.
- Massas abdominais.
- Ausculta abdominal.
- Sondagem nasogástrica. Aspirado sanguinolento confirma origem gastrointestinal alta do sangramento. Entretanto, aspirado gástrico claro pode ser encontrado em até 10% dos sangramentos causados por úlcera duodenal quando regurgitação duodeno-pilórica está ausente.

BIBLIOGRAFIA RECOMENDADA

CARVALHO, E.; NITA, M.; PAIVA, L.; SILVA, A. R. Hemorragia digestiva. *Jornal de Pediatria*, v. 76, supl. 2, S135-S146, 2000.

RACADIO, J. M.; AGHA, A. K. M.; JOHNSON, N. D.; WARNER, B. W. Imaging and radiological interventional techniques for gastrointestinal bleeding in children. *Sem. Pediatr. Surg.*, v. 8, p. 181-192, 1999.

CAPÍTULO 69

Atresia de Duodeno

João Carlos Ketzer de Souza

CONCEITO

Atresia

Obstrução completa do lúmen duodenal quase sempre no nível da ampola de Vater. Estenose: obstrução parcial geralmente no nível da ampola de Vater, com pequeno orifício comunicando os dois segmentos comprometidos.

EPIDEMIOLOGIA

- Prevalência: 1:5.000 a 10.000 nascidos vivos.
- Leve predisposição ao sexo feminino.
- Aproximadamente 50% pesam menos do que 2.500g (prematuros e/ou pequenos para a idade gestacional – PIG) e, destes, 20% pesam menos do que 2.000g.
- Em 80% dos casos, a atresia é distal à ampola de Vater e, em 20%, proximal.
- Aproximadamente 50% possuem anomalias congênitas associadas.
- Pâncreas anular é encontrado associado à atresia duodenal com cotos separados em 20 a 30% dos casos, embora não seja considerado causa primária de obstrução.

ULTRA-SONOGRAFIA PRÉ-NATAL

Detecção pré-natal de atresia duodenal é uma indicação de análise cromossômica pré-natal pela alta associação com a síndrome de Down. Cerca de 15 a 20% das crianças com atresia de duodeno podem ter o diagnóstico sugerido por ultra-sonografia pré-natal.
Sinais ultra-sonográficos:

- Poliidrâmnio (a quantidade de fluido amniótico deglutido excede a capacidade absortiva do estômago e duodeno proximal).
- Sinal da dupla bolha (estômago e duodeno preenchidos com líquido).

ANOMALIAS CONGÊNITAS ASSOCIADAS

- Trissomia 21: 25 a 30%.
- Gastrointestinais: 30% (atresia de esôfago 7%; má rotação intestinal 20%; anomalia anorretal 3%; atresia jejunoileal e divertículo de Meckel).
- Cardiovasculares: 20%.
- Geniturinárias: 8%.

CLASSIFICAÇÃO

Estenose e atresia de duodeno estão limitadas, quase totalmente, às primeira e segunda porções duodenais. Pâncreas anular pode estar associado e quase sempre não é causa da obstrução (Fig. 69.1).

- Tipo I (86%): são constituídas por um diafragma ou membrana formada por mucosa e submucosa. São divididas em:
  - Membrana completa.
  - Membrana com pequeno orifício central.
  - Membrana do tipo "biruta" (windsock). Esse tipo de membrana alongada surge por influência direta da peristalse. O local de origem dessa membrana pode estar muitos centímetros proximais ao nível de obstrução.
- Tipo II (2%): fundos cegos são conectados por curto cordão fibroso e têm mesentério intacto.
- Tipo III (12%): não há cordão fibroso conectando os cotos, que são separados por alguma distância. Mesentério está ausente em defeito com forma de V.

QUADRO CLÍNICO

- Vômitos biliosos nas primeiras 24h em atresias e entre 24 e 48h, em estenoses.
- Resíduo gástrico: > 30mL.
- Distensão do epigástrio e restante do abdome escavado.
- Presença de icterícia: 50%. Normalmente, os recém-nascidos, principalmente prematuros ou pequenos para a idade gestacional, apresentam icterícia por hiperbilirrubinemia indireta. Isso se deve ao aumento da produção de bilirrubina, meia-vida mais curta dos eritrócitos, maior formação de bilirrubinas de origem não-hemoglobínica do heme, diminuição da concentração da albumina

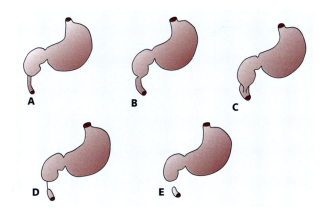

Figura 69.1 – Representação esquemática dos tipos anatômicos mais freqüentes de atresias e estenoses duodenais. (A) Atresia membranosa. (B) Membrana perfurada. (C) Membrana tipo "biruta". (D) Atresia com cotos conectados por cordão fibroso. (E) Atresia com cotos separados.

sérica resultando em menor capacidade de ligação e maior ciclo enteroepático. O mecônio do recém-nascido contém bilirrubina e β-glicuronidase, uma enzima que hidrolisa a bilirrubina conjugada à forma não-conjugada. Pode ser reabsorvida e voltar ao fígado pelo ciclo enteroepático, que costuma estar aumentado nos recém-nascidos. Em obstruções intestinais congênitas, principalmente do duodeno, a alimentação retardada e a motilidade intestinal diminuída favorecem maior atividade da β-glicuronidase.
- Poliidrâmnio: 50 a 60%, em atresias e 10 a 15%, em estenoses.
- Constipação ou eliminação de mecônio anormal.
- Prematuridade ou PIG: 45 a 50%.

INVESTIGAÇÃO DIAGNÓSTICA

- História e exame físico.
- Radiografia de abdome.
  - Atresias: visualização de dupla bolha (estômago e bulbo duodenal) (Fig. 69.2).
  - Estenoses: dilatação do estômago, duodeno proximal e pouco gás visível abaixo da obstrução.
- Trânsito intestinal e/ou enema opaco: para afastar má rotação intestinal, que deve ser considerada emergência.

TRATAMENTO

- Reequilíbrio hidroeletrolítico e sonda nasogástrica nº 8-10.
- Solicitar hemograma com plaquetas, provas de coagulação, glicose, bilirrubinas, uréia, creatinina, eletrólitos, cálcio, gasometria arterial e ecocardiografia.
- Acesso: laparotomia transversa supra-umbilical direita.
- Liberação do ângulo hepático do cólon e manobra de Kocher.
- Tratar bandas de Ladd ou outra forma de má rotação, se houver.
- Observar aspecto da vesícula biliar (associação com atresia de vias biliares é de 1 a 2%).
- Certificar-se de que não existe veia porta pré-duodenal (4% dos casos).
- A observação de continuidade preservada na parede do duodeno faz o diagnóstico de membrana. Colocar sonda de Foley por gastrotomia ou solicitar ao anestesista que introduza a sonda nasogástrica até o duodeno, guiada pelo cirurgião. Essa manobra pode diagnosticar membrana do tipo "biruta" ao distendê-la e provocar indentação proximal, definindo o ponto de sua inserção.
- A permeabilidade do restante do duodeno e do jejunoíleo é comprovada pela injeção intraluminal de ar ou soro fisiológico. A coexistência de uma segunda membrana duodenal é de 1 a 3%.
- Tratamento da membrana.
  - Duodenotomia longitudinal sobre a inserção da membrana.
  - Identificar a localização da ampola de Vater em relação à membrana. Comprimir a vesícula biliar para observar a saída de bile pela ampola. Usar magnificação óptica. Havendo orifício na membrana, a ampola quase sempre estará localizada na sua margem póstero-medial.
  - Ressecar porções anterior e lateral da membrana em forma de V (membranectomia parcial em forma de V). Deixar porção medial intacta.
  - Realizar sutura fina contínua bem próximo das margens ressecadas para controlar sangramento, se necessário. Nunca usar cautério para isso.
  - Fechamento duodenal no sentido transversal.
  - No caso de diafragma ou membrana duodenal, também pode ser feita duodenoplastia do tipo Heinecke-Mikulicz, sem ressecção da membrana. Também é possível a ressecção da membrana por via endoscópica, por operadores experientes (riscos: perfuração duodenal, lesão da papila de Vater).
- Tratamento da atresia sem continuidade ou pâncreas anular associado. Sempre fazer sutura em plano único.
  - Duodenojejunostomia látero-lateral: pouco utilizada atualmente.
  - Duodenoduodenostomia látero-lateral.
  - Duodenoduodenostomia látero-lateral em forma de diamante (*diamond-shape*), conforme descrição de Kimura: incisão transversa no coto proximal do duodeno e longitudinal no coto distal. A anastomose inicia-se aproximando as extremidades da incisão proximal à porção média da

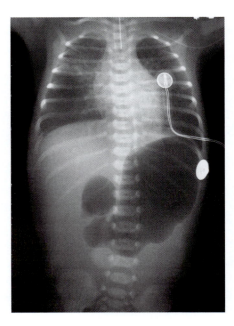

Figura 69.2 – Radiografia simples em posição supina mostrando distensão gástrica e duodenal proximal, sem ar distal.

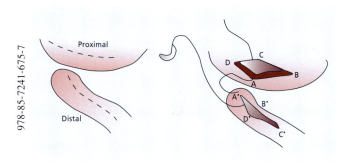

Figura 69.3 – Anastomose de Kimura em forma de diamante. A extremidade proximal da incisão longitudinal (distal) deve ser aproximada ao ponto médio da borda inferior da incisão transversa (proximal). Os pontos médios da incisão longitudinal devem ser aproximados às extremidades da incisão proximal transversa[1].

incisão distal. É a técnica mais utilizada atualmente (Fig. 69.3).
- Duodenoplastia redutora pode ser indicada primariamente durante o primeiro ato operatório, ou no pós-operatório tardio complicado por vômitos recorrentes, com radiografia demonstrando duodeno extremamente dilatado (megaduodeno) e atônico. Pouco usada.
- Gastrostomia: pouco usada atualmente.

- Pós-operatório:
  – A maioria pode ser alimentada em sete a dez dias usando-se a técnica de Kimura. Porém, têm sido observadas até três semanas de obstrução funcional.
  – A realimentação, em geral, pode ser iniciada quando a drenagem da SNG tornar-se clara e < 30 a 35mL/dia.

REFERÊNCIA BIBLIOGRÁFICA

1. KIMURA, K.; MUKOHARA, N.; NISHIJIMA, E. et al. Diamond-shaped anastomosis for duodenal atresia: an experience with 44 patients over 15 years. *J. Pediatr. Surg.*, v. 25, p. 977-979, 1990.

BIBLIOGRAFIA RECOMENDADA

BAILEY, P. V.; TRACY JR., T. F.; CONNORS, R. H. et al. Congenital duodenal obstruction: a 32-year review. *J. Pediatr. Surg.*, v. 28, p. 92-95, 1993.

ESCOBAR, M. A.; LADD, A. P.; GROSFELD, J. L. et al. Duodenal atresia and stenosis: long-term follow-up over 30 years. *J. Pediatr. Surg.*, v. 39, p. 867-871, 2004.

GROSFELD, J. L.; RESCORLA, F. J. Duodenal atresia and stenosis: reassessment of treatment and outcome based on antenatal diagnosis, pathologic variance, and long-term follow-up. *World J. Surg.*, v. 17, p. 301-309, 1993.

MARCHESE, L. T. Obstrução duodenal. In: MAKSOUD, J. G. (ed.). *Cirurgia Pediátrica*. 2. ed. Rio de Janeiro: Revinter, 2003. p. 759-767.

NAKAYAMA, D. K. Duodenal atresia and stenosis. In: NAKAYAMA, D. K.; BOSE, C. L.; CHESCHEIR, N. C.; VALLEY, R. D. (eds.). *Critical Care of the Newborn*. New York: Futura, 1997. p. 321-333.

SEÇÃO 9

CAPÍTULO 70

Má Rotação Intestinal

João Carlos Ketzer de Souza

CONCEITO

É a rotação incompleta ou anormal do trato gastrointestinal e seu mesentério em torno da artéria mesentérica superior. É uma das poucas doenças neonatais que pode se apresentar sob a forma de emergência cirúrgica (no caso de volvo).

EPIDEMIOLOGIA

- Prevalência: 1:500 nascidos vivos tem anomalia de rotação e fixação.
- Prevalência nos casos sintomáticos: 1:6.000 nascidos vivos.
- Levemente mais freqüente no sexo masculino.
  - Freqüentemente associada a anomalias congênitas da parede abdominal e diafragma (onfalocele, gastrosquise, síndrome *prune-belly* e hérnia diafragmática).
  - Outras anomalias associadas em 30 a 60%, principalmente atresias e estenoses intestinais (duodeno e jejuno alto), doença de Hirschsprung, invaginação intestinal, refluxo gastroesofágico, volvo gástrico, divertículo de Meckel, veia porta pré-duodenal e anomalias dos canais biliares extra-hepáticos.
  - Presença de má rotação associada em 30% das atresias e estenoses duodenais.

FORMAS MAIS COMUNS DE MÁ ROTAÇÃO INTESTINAL

Tipo Não Rotação

Nesse caso, a alça proximal gira somente 90° de um total de 270° de rotação normal, ficando a junção duodenojejunal à direita da coluna vertebral, enquanto a alça distal (alça cecocólica) também deixa de rotar 90º da rotação normal, ficando o cólon ascendente à esquerda com ceco próximo à linha média. Essa configuração é encontrada nos defeitos da parede abdominal e hérnia diafragmática.

Má Rotação Tipo I ou Rotação Incompleta

A parada de rotação acontece próximo à rotação de 180°, sem atingir a de 270°. A alça duodenojejunal fica na linha média abaixo da artéria mesentérica superior (plano sagital) e a alça cecocólica fica situada também na linha média, na frente da artéria mesentérica superior (plano sagital). O volvo é uma complicação comum.

Bandas peritoneais, estendendo-se do cólon direito à goteira peritoneal superior direita (abaixo do fígado) e passando sobre o duodeno, formam as bandas de Ladd.

Má rotação Tipo II ou Rotação Mista e Reversa

São menos comuns e um grupo muito variado de anomalias de rotação. A mais corrente é a não rotação da alça duodenojejunal seguida pela rotação normal e fixação da alca cecocólica. A junção duodenojejunal e alça cecólica ficam separadas satisfatoriamente e o risco de volvo é baixo.

A rotação reversa é rara e pode causar volvo. Implica em algum grau de rotação na direção horária em torno da artéria mesentérica superior. Rotação reversa da alça duodenojejunal resulta em duodeno anterior à artéria mesentérica superior.

A alça cecocólica pode sofrer rotação inversa ou rotar normalmente.

FORMAS DE APRESENTAÇÃO CLÍNICA

- Obstrução intestinal (duodeno) aguda por bandas de Ladd.
- Obstrução intestinal (duodeno) crônica por bandas de Ladd.
- Volvo de intestino médio.
- Volvo intermitente de intestino médio.

QUADRO CLÍNICO

Volvo Agudo do Intestino Médio

Atinge todo o segmento intestinal suplementado pela artéria mesentérica superior (do ligamento de Treitz à porção média do cólon transverso).

- Trinta por cento dos volvos ocorrem na primeira semana de vida. Setenta e cinco por cento no primeiro mês e, 90%, no primeiro ano.
- Início abrupto de vômitos biliosos.
- Eliminação de mecônio (todos os pacientes).
- Dor abdominal (em criança maior) e choro persistente no lactente. Sensibilidade abdominal varia de acordo com o grau de comprometimento vascular.
- Sangramento retal, anemia.
- Distensão abdominal, principalmente quando surge gangrena intestinal.
- Massa abdominal palpável.
- Mau estado geral, desequilíbrio hidroeletrolítico, toxemia, hipovolemia, choque.

Volvo Crônico de Intestino Médio

O volvo pode ser intermitente ou parcial e resulta em obstrução linfática e venosa e em aumento dos linfonodos mesentéricos.

- Dor abdominal intermitente.
- Vômitos biliosos ou não-biliosos intermitentes.
- Constipação ou diarréia crônicas.
- Falha de crescimento.
- Pode surgir má nutrição protéica. A absorção e o transporte podem ser impedidos pelas estases linfática e venosa.

Obstrução Duodenal Aguda por Bandas de Ladd

Causada por compressão da terceira porção do duodeno por bandas peritoneais. A obstrução intestinal costuma ser incompleta.

- Vômitos biliosos.
- Distensão do andar superior do abdome.
- Pode ter eliminado mecônio normalmente.
- Icterícia freqüente.

INVESTIGAÇÃO DIAGNÓSTICA – EXAMES POR IMAGEM

- Radiografia de abdome. Pode demonstrar nenhuma anormalidade (20%), obstrução duodenal completa (muito rara), obstrução duodenal parcial (muito mais comum), obstrução intestinal baixa (volvo com gangrena).
  - Sinal da dupla bolha com pouco gás intestinal distal (escassas pequenas bolhas distais). Deve ser feito diagnóstico diferencial urgente entre estenose duodenal intrínseca e má rotação intestinal. Indicada radiografia contrastada do tubo digestivo superior.
  - Sinal da dupla bolha sem gás intestinal distal: geralmente é causado por atresia duodenal. A obstrução completa não é sugestiva de má rotação, mas se deve ter precaução.
  - Quadro radiológico simulando obstrução intestinal baixa (principalmente se acompanhado por distensão abdominal): pensar na possibilidade de volvo de intestino médio já com gangrena intestinal. Na obstrução em alça fechada (volvo da má rotação), o ar costuma ser reabsorvido quando a drenagem linfática ainda está intacta. Essa reabsorção de ar cessa quando o volvo é bastante apertado, obstruindo também o fluxo linfático.
- Radiografia contrastada do tubo digestivo superior (estômago, duodeno e jejuno proximal). Mais efetiva do que o enema opaco. Se existirem dúvidas diagnósticas, deve-se aguardar a passagem do contraste e seguir o exame até o bário chegar ao ceco. Características:
  - Posição anormal do ligamento de Treitz situando-se na linha média ou à direita da coluna vertebral (Fig. 70.1).
  - Jejuno proximal localizado no abdome direito (Fig. 70.1).
  - Aparência do duodeno adquirindo a forma de bico de pássaro ou cone no nível da segunda ou terceira porção, principalmente (volvo estrangulante).
  - Aparência de espiral ou saca-rolha, com a coluna de bário estendendo-se para dentro do jejuno (volvo não totalmente estrangulante). A projeção oblíqua pode mostrar essa imagem projetando-se para frente, afastando-se da parede abdominal posterior.
  - Em atresia duodenal, a obstrução é mais proximal e o contorno é liso, sem o aspecto espiralado ou de bico.
- Enema opaco. Características:
  - Localização anormal do ceco. Ceco subepático (alto) é encontrado em aproximadamente 6 a 7% da população em geral, podendo ser móvel em cerca de 35% dos lactentes. Ceco normalmente situado pode ser encontrado em 5 a 20% dos casos de má rotação.
  - Obstrução do transverso causada por volvo produzindo imagens de obstrução completa ou incompleta.
  - Deslocamento medial e superior do ceco (Fig. 70.2). Simples posicionamento medial do ceco não é indicativo de volvo. Deve estar deslocado para cima. O grau de deslocamento do ceco vai depender do número de torções. Quanto maior o número de voltas, mais alto e mais deslocado o ceco.
- Ultra-sonografia: busca a visualização e localização da veia mesentérica superior, que normalmente se situa à direita da artéria e é encontrada à esquerda ou anterior, em casos de má rotação. Em torno de 30% dos pacientes com má rotação podem apresentar posição vascular normal. O eco-

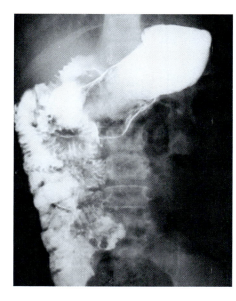

Figura 70.1 – Trânsito intestinal em paciente com má rotação sem volvo, demonstrando o ângulo de Treitz à direita da coluna vertebral e todo o intestino delgado no lado direito do abdome.

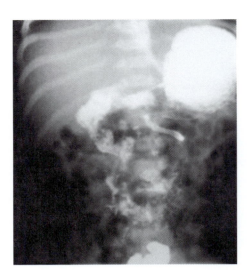

Figura 70.2 – Radiografia contrastada do trato digestivo mostrando ceco e apêndice vermiforme na região epigástrica.

Doppler pode mostrar artéria mesentérica superior hiperdinâmica, dilatação distal da veia mesentérica superior e o sinal do redemoinho, baseado no aspecto espiralado da veia mesentérica superior em torno do eixo da artéria mesentérica superior (esse sinal sugere volvo).

TRATAMENTO PRÉ-OPERATÓRIO

- Correção do desequilíbrio hidroeletrolítico e ressuscitação urgente, se houver suspeita de volvo. Se existirem sinais de choque, estão indicados transfusão sangüínea e vasopressores. Dopamina é a primeira escolha, por aumentar o fluxo sangüíneo esplâncnico. Iniciar no pré-operatório com dopamina 3µg/kg/min, continuando no pós-operatório.
- Nada por via oral + sonda nasogástrica.
- Antibióticos.
- Adequado acesso venoso.
- Cirurgia sem perda de tempo havendo suspeita de volvo intestinal.

TRATAMENTO CIRÚRGICO

- Laparotomia transversa supra-umbilical direita.
- Reconhecimento da patologia com completa evisceração dos intestinos.
- Redução do volvo no sentido anti-horário. Aguardar melhora da cor dos intestinos.
- Realizar o procedimento de Ladd com os seguintes passos:
  - Lise completa das aderências entre os intestinos, permitindo a separação do mesentério, alargando a sua base. Lise das bandas de Ladd, inclusive liberando todo o duodeno, com a manobra de Kocher estendida.
  - Tratamento da obstrução duodenal intrínseca, quando houver. Sempre testar a permeabilidade do duodeno passando sonda intraluminal com balão (sonda de Foley) até o jejuno e retirada com o balão inflado.
  - Apendicectomia. No período neonatal, alguns autores preferem a técnica de desvascularização e inversão do apêndice. Após esse período, está indicada a apendicectomia clássica com ligadura simples e bolsa invaginante. Algumas complicações oriundas da técnica de inversão em crianças maiores são hemorragia intestinal, cabeça para invaginação e lesões cecais causando confusão diagnóstica.
  - Estabilização do intestino colocando o ceco no quadrante superior esquerdo e o duodeno e o restante do intestino delgado à direita.
- Dúvida sobre viabilidade.
  - Área segmentar: ressecção + anastomose.
  - Múltiplas áreas de viabilidade questionável ou quando todo intestino em volvo tem viabilidade questionável: redução do volvo + lise das bridas + fechamento da laparotomia com reexploração cirúrgica em 24h + tratamento clínico intensivo; manter antibióticos, descompressão adequada do trato gastrointestinal, hiper-hidratação com 150 a 160mL/kg, reposição de sangue e plasma fresco, ventilação assistida; Dextran 40, 10mL/kg/de 6 em 6h até a reexploração cirúrgica e dopamina. O Dextran tem efeito antitrombótico, diminuindo a adesividade das plaquetas. Agentes citoprotetores, como as prostaglandinas (PGE), podem ser usados pelos seus efeitos antitrombóticos e de vasodilatação esplâncnica.
- Má rotação como achado incidental: recomenda-se o procedimento de Ladd, dependendo da cirurgia e das condições da criança.

BIBLIOGRAFIA RECOMENDADA

CLARK, L. A.; OLDHAM, K. T. Malrotation. In: ASHCRAFT, K. W. *Pediatric Surgery*. 3. ed. Philadelphia: W.B. Saunders, 2000. p. 425-434.

FORD, E. G.; SENAC, M. O.; SRIKANTH, M. S.; WEITZMAN, J. J. Malrotation of the intestine in children. *Ann. Surg.*, v. 215, p. 172-178, 1992.

NAKAYAMA, D. K. Malrotation of the intestine. In: NAKAYAMA, D. K.; BOSE, C. L.; CHESCHEIR, N. C.; VALLEY, R. D. (eds.). *Critical Care of the Surgical Newborn*. New York: Futura, 1997. p. 367-382.

RESCORLA, F. J.; SHEDD, F. J.; GROSFELD, J. L.; VANE, B. W.; WEST, K. W. Anomalies of intestinal rotation in childhood: analysis of 447 cases. *Surgery*, v. 108, p. 710-716, 1990.

CAPÍTULO 71

Atresias Jejunoileais

João Carlos Ketzer de Souza

CONCEITO

Atresia

Obstrução congênita completa do lúmen de algum segmento jejunoileal.

Estenose

Obstrução congênita intrínseca incompleta de algum segmento jejunoileal.

EPIDEMIOLOGIA

- Prevalência: 1:3.000 a 5.000 nascidos vivos.
- Sem predisposição sexual.
- Freqüência: de atresia, 95%; de estenose, 5%.

LOCALIZAÇÃO DAS ATRESIAS E ESTENOSES

- Jejuno proximal: 31%.
- Jejuno distal: 20%.
- Íleo proximal: 13%.
- Íleo distal: 36%.

ULTRA-SONOGRAFIA PRÉ-NATAL

Presença de segmentos de intestino delgado dilatados proximais ao sítio da atresia, geralmente com poliidrâmnio e visualizados após a 24ª semana de vida. Sempre pensar no diagnóstico diferencial entre volvo e íleo meconial.

ANOMALIAS ASSOCIADAS

- Anomalias extra-intestinais são raras.
- Outras anomalias congênitas associadas de intestino ou parede abdominal que podem ser causas de atresia ou estenose (27%): má rotação intestinal, volvo, duplicação intestinal, íleo meconial e gastrosquise.
- Anomalias do tubo digestivo associadas em 5%: atresia de cólon, atresia de esôfago e anomalia anorretal.
- Complicações da atresia em 6%: peritonite meconial.
- Fibrose cística associada em 12% dos casos.

CLASSIFICAÇÃO

Nosso serviço apresenta a seguinte classificação e porcentagem (Fig. 71.1):

- Tipo I (18%): diafragma mucoso obstrutivo com parede intestinal intacta. Mesentério e parede intestinal estão em continuidade. Comprimento intestinal normal.
- Tipo II (25%): fundos cegos do intestino conectados por cordão fibroso. O mesentério correspondente e o comprimento intestinal são, geralmente, normais.
- Tipo III A (31%): fundos cegos do intestino separados por defeito mesentérico em forma de V. Os cotos são completamente separados (Fig. 71.2). Comprimento intestinal é sempre reduzido em extensão variável.
- Tipo III B (20%): cotos estão sempre separados e defeito mesentérico é grosseiro. Intestino distal e seu mesentério adquirem forma espiralada em torno da artéria ileocecal. Denominado *apple peel* ou *christmas tree* (casca de maçã ou árvore de natal). Deve ter havido alguma catástrofe vascular intra-uterina causando oclusão proximal da

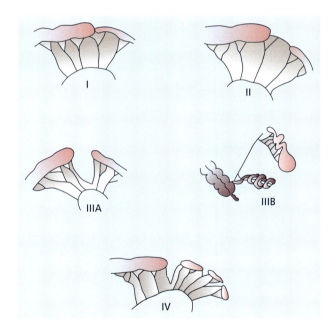

Figura 71.1 – Classificação das atresias jejunoileais. Tipo I = atresia membranosa com parede intestinal e mesentério intactos. Tipo II = cotos conectados por cordão fibroso e mesentério intacto. Tipo IIIA = cotos atrésicos totalmente separados, sem cordão fibroso entre eles e defeito mesentérico em forma de V. Tipo IIIB = atresia de jejuno proximal perto do ligamento de Treitz, ausência da artéria mesentérica superior além da origem da artéria cólica média, ausência do mesentério dorsal, perda significante de comprimento intestinal. O intestino delgado distal adquire uma configuração helicoidal em torno de uma artéria simples crescendo das arcadas da artéria ileocólica ou cólica direita. Tipo IV = múltiplos segmentos atrésicos. Adaptado de Grosfeld[1].

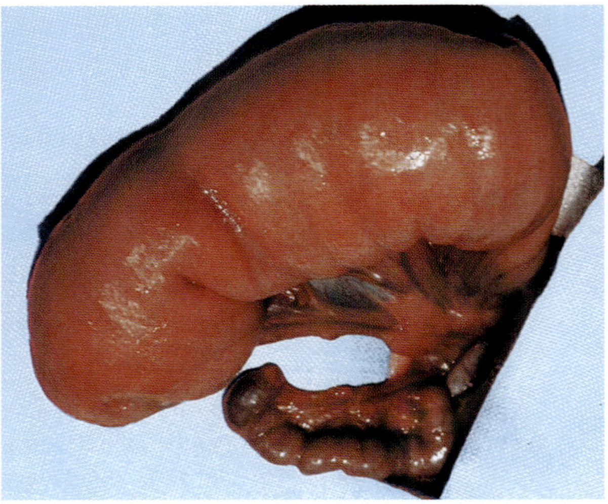

Figura 71.2 – Achado transoperatório mostrando cotos intestinais atrésicos completamente separados, acompanhados por defeito mesentérico em forma de V.

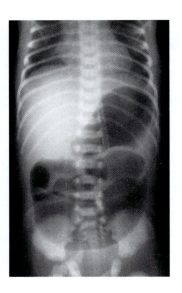

Figura 71.3 – Radiografia de abdome em posição supina. Alças de delgado dilatadas.

artéria mesentérica superior, com o íleo distal permanecendo viável. A suplementação vascular passa a ser realizada pela artéria ileocólica por fluxo sangüíneo retrógrado. Longo segmento do intestino proximal está ausente (jejuno proximal atrésico). Geralmente, associam-se a baixo peso ao nascimento, malformações aumentadas e predisposição familiar. Há sempre redução no comprimento intestinal.
- Tipo IV (6%): múltiplas atresias. Intestino sempre está reduzido em comprimento.

QUADRO CLÍNICO

- Prematuridade ou pequenos para a idade gestacional (PIG) são freqüentes. Freqüência de 33% em atresia de jejuno, 25% em íleo, 50% em atresias múltiplas e > 50% no tipo árvore de natal.
- Vômitos biliosos após as primeiras 24h de vida, em atresia e após as primeiras 48h, em estenose.
- Artéria umbilical única: suspeita.
- Poliidrâmnio em 40% em atresia de jejuno e 15% em atresia de íleo.
- Icterícia, principalmente em atresia de jejuno (30%) e na de íleo (20%).
- Distensão abdominal alta, média ou generalizada, de acordo com o local da atresia. Maior distensão em atresias mais baixas.
- Constipação e/ou eliminação de mecônio anormal.

INVESTIGAÇÃO DIAGNÓSTICA

- Radiografia de abdome: alças de delgado dilatadas (Fig. 71.3) e múltiplos níveis hidroaéreos (Fig. 71.4). Quanto mais distal a obstrução, maior será o número de níveis e de alças dilatadas. Em 12% podem ser observadas calcificações de alguma peritonite meconial associada ou massa abdominal de pseudocisto meconial associado.
- Enema opaco: demonstra microcólon, principalmente em atresias mais distais e ajuda a localizar a posição do ceco e a afastar má rotação intestinal, que pode estar presente em 10% das atresias jejunoileais (Fig. 71.5).
- Trânsito intestinal: indicado a obstruções parciais (estenose) do intestino delgado. Demonstra o local da obstrução e a sua natureza.

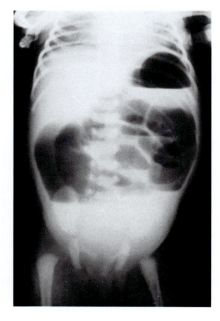

Figura 71.4 – Radiografia de abdome em posição ortostática. Múltiplos níveis aéreos.

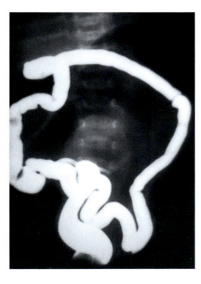

Figura 71.5 – Enema opaco mostrando microcólon em atresia de íleo.

DIAGNÓSTICO DIFERENCIAL

- Doença de Hirschsprung de segmento longo.
- Íleo meconial.

TRATAMENTO

- Reequilíbrio hidroeletrolítico, sonda nasogástrica nº 10 e antibióticos (ampicilina + gentamicina).
- Solicitar hemograma com plaquetas, provas de coagulação, glicose, bilirrubinas, uréia, creatinina, eletrólitos, cálcio e gasometria arterial.
- Acesso: laparotomia transversa supra-umbilical direita e supra-umbilical esquerda (em obstruções de jejuno alto).
- Avaliar todo o intestino: outras atresias ou estenoses, defeitos mesentéricos, presença de má rotação intestinal.
- A permeabilidade do jejunoíleo restante é comprovada pela injeção intraluminal de ar ou soro fisiológico no coto distal, observando sua progressão até o ceco (Fig. 71.6).
- Para distender o intestino distal, antes da anastomose, aplicar clampe do tipo *bulldog* cerca de 8cm distais à área da anastomose e injetar soro fisiológico sob pressão.
- O intestino proximal muito dilatado não tem peristalse efetiva e costuma causar obstrução funcional pós-operatória muito prolongada: ressecar área atrésica e intestino proximal dilatado em uma extensão de 10 a 15cm (em ângulo reto) e 4 a 5cm do distal (em ângulo oblíquo de 45° e incisão continuada sobre o bordo antimesentérico), isso tudo se não houver intestino curto (Fig. 71.7). Esses segmentos junto à área atrésica são isquêmicos, muito dilatados e possuem dismotilidade intrínseca.
- Realizar anastomose término-oblíqua (dorsal) em plano total único com fio 5-0 ou 6-0 e magnificação óptica (Fig. 71.7).
- Gastrostomia tipo Stamm com sonda de Pezzer nº 14 a 16 pode estar indicada a prematuros e/ou atresias jejunais altas com jejunoplastia redutora. Não a costumamos usar.
- Caso haja membranas associadas, elas devem ser ressecadas e complementadas com enteroplastias pela técnica de Heinecke-Mikulicz, mantendo um diâmetro aproximado de 1,5cm.
- Caso houver extensão intestinal residual limitada, pode ser realizada enteroplastia antimesentérica redutora, ao invés de ressecar seguimento intestinal dilatado.
- Técnica de enteroplastia redutora do bordo antimesentérico descrita para atresias jejunais próximas ao ligamento de Treitz:
  – Ressecção redutora descrita por Thomas + anastomose término-oblíqua ou plicatura redutora simples sem ressecção descrita por De Lorimier + anastomose término-oblíqua. Grosfeld preconiza a ressecção redutora com grampeadores mecânicos colocando sonda moldadora de Pezzer nº 22 a 24F no lado mesentérico[2] (Fig. 71.8).

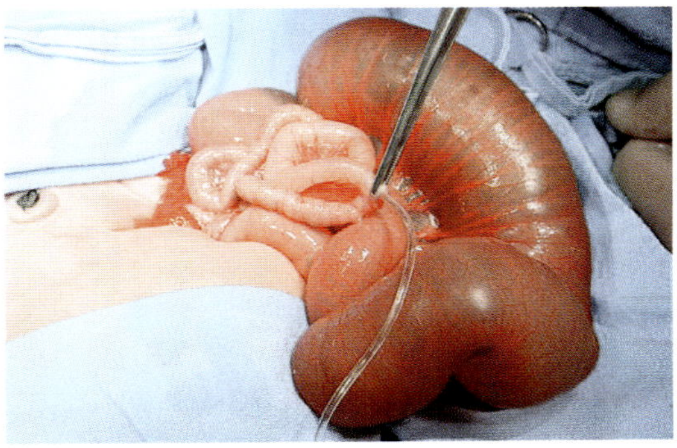

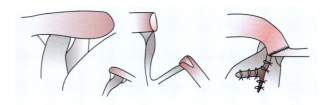

Figura 71.6 – A permeabilidade do intestino distal à atresia deve ser testada com injeção de soro fisiológico.

Figura 71.7 – O segmento intestinal proximal dilatado é ressecado num ângulo de 90°. O intestino distal, de pequeno calibre, é ressecado obliquamente em ângulo de 45°. Uma incisão ao longo do bordo antimesentérico deve ser efetuada para uma anastomose término-dorso-oblíqua. O mesentério do intestino proximal deve ser incisado longitudinalmente, para evitar acotovelamento junto à anastomose. Adaptado de Nixon[1].

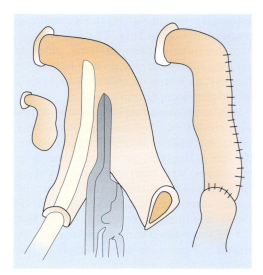

Figura 71.8 – Atresia de jejuno proximal. Redução do calibre do jejuno proximal por duodenojejunoplastia redutora. Uma sonda é colocada no lado mesentérico do lúmen, com ressecção antimesentérica com grampeador e anastomose término-terminal. Adaptado de Grosfeld[2].

— A enteroplastia redutora pode ser realizada até a segunda porção duodenal, após mobilização do cólon direito, divisão do ligamento de Treitz e liberação da porção retrocólica do duodeno.

■ Em atresias do tipo III B, realizar jejunoplastia redutora com ressecção antimesentérica com grampeador mecânico até o ligamento de Treitz, conforme preconizado por Grosfeld. A linha grampeada é reforçada com sutura contínua e anastomose término-terminal completa o procedimento. Outros autores preconizam jejunostomia proximal em chaminé tipo Bishop-Koop, que anastomosa o coto proximal a ± 1,5 a 2,0cm de uma enterostomia distal.

REFERÊNCIAS BIBLIOGRÁFICAS

1. NIXON, H. H. Causas individuales de obstrucción intestinal neonatal orgánica. In: *Procesos Quirurgicos em Pediatria*. Londres: Butterworths, 1981. p. 31-59.
2. GROSFELD, J. L.; BALLANTINE, T. V. N.; SHOEMAKER, R. Operative management of intestinal atresia and stenosis based on pathologic findings. *J. Pediatr. Surg.*, v. 14, p. 368-375, 1979.

BIBLIOGRAFIA RECOMENDADA

KUMARAN, N.; SHANKAR, K. R.; LOSTY, P. D. Trends in the management and outcome of jejuno-ileal atresia. *Eur. J. Pediatr. Surg.*, v. 12, p. 163-167, 2002.

NAKAYAMA, D. K. Jejunoileal atresia. In: NAKAYAMA, D. K.; BOSE, C. L.; CHESCHEIR, N. C.; VALLEY, R. D. (eds.). *Critical Care of the Surgical Newborn*. New York: Futura, 1997. p. 335-346.

TOULOUKIAN, R. J. Diagnosis and treatment of jejunoileal atresia. *World J. Surg.*, v. 17, p. 310-317, 1993.

TOULOUKIAN, R. J. Intestinal atresia. *Clin. Perinatol.*, v. 5, p. 3-19, 1978.

CAPÍTULO 72

Íleo Meconial

João Carlos Ketzer de Souza

CONCEITO

Obturação do íleo médio e distal por mecônio alterado em portadores de fibrose cística. O íleo médio encontra-se dilatado pela presença de mecônio espesso e pegajoso, ao passo que os 10 a 30cm distais são estreitos e preenchidos com pérolas de mecônio dessecado (Fig. 72.1).

ETIOLOGIA

A fibrose cística caracteriza-se por anormalidades na secreção das glândulas exócrinas. O mecônio formado costuma ser extraordinariamente viscoso, aderindo-se firmemente à mucosa do intestino delgado. O íleo médio fica distendido por massa de mecônio viscoso, pegajoso, aderente e de coloração verde-escura. O íleo terminal (10 a 30cm da válvula ileocecal) é estreitado e nele acumulam-se pérolas de mecônio dessecado de coloração acinzentada, como se fossem contas de um rosário.

A composição desse mecônio é anormal. O muco secretado pelas glândulas mucosas intestinais anormalmente dilatadas tem conteúdo protéico muito alto (principalmente albumina), mucoproteínas anormais e menor quantidade de água. A falta de enzimas pancreáticas e a motilidade intestinal anormal (peristalse diminuída com aumento da reabsorção de água) contribuem para a anormalidade do mecônio.

EPIDEMIOLOGIA

- Prevalência de fibrose cística nos Estados Unidos: 1:2.000 a 3.000 nascidos vivos.
- Prevalência de íleo meconial: 1:15.000 a 20.000 nascidos vivos ou 10 a 15% dos casos de fibrose cística.
- Aproximadamente 10 a 15% dos bebês com íleo meconial não têm fibrose cística.
- Cinco por cento dos bebês com íleo meconial têm muito baixo peso ao nascer (MBPN) e não possuem fibrose cística.
- Predisposição sexual: 2M:1F.
- Condição herdada autossômica recessiva. História familiar de fibrose cística tem sido notada em 10 a 40% dos pacientes com íleo meconial.
- Anomalias associadas são raras.

CLASSIFICAÇÃO

- Íleo meconial não-complicado (50 a 60%): simples obturação intraluminal no nível do íleo.
- Íleo meconial complicado (40 a 50%): relacionado a complicações mecânicas do acúmulo de mecônio alterado – volvo, atresia, perfuração, pseudocisto meconial, peritonite. O segmento intestinal repleto de mecônio alterado, proximal ao segmento estreitado e preenchido com concreções intraluminares pode torcer, causando volvo. O volvo resulta em necrose isquêmica e atresia intestinal ou perfuração com extravasamento de mecônio para a cavidade abdominal, podendo, algumas vezes formar pseudocisto meconial.

QUADRO CLÍNICO

- Incomum em prematuros.
- Poliidrâmnio: 15 a 20%.
- Distensão abdominal nas primeiras horas de vida é comum em íleo meconial não-complicado. Esses bebês já costumam nascer com distensão abdominal.
- Vômitos biliosos precoces são freqüentes. Mais de 3/4 dos casos apresentam vômitos biliosos nas primeiras 48h de vida.
- A ausência de eliminação de mecônio nas primeiras 24h de vida atinge aproximadamente 100%.
- Pode-se detectar alça visível e/ou palpável (mecônio espessado de consistência pastosa), principalmente no hemiabdome direito em 1/3 dos casos.
- Pode ser observada eliminação de mecônio pela vagina. Em casos complicados com perfuração e peritonite meconial, o mecônio pode passar através de trompas e útero e ser eliminado pela vagina.

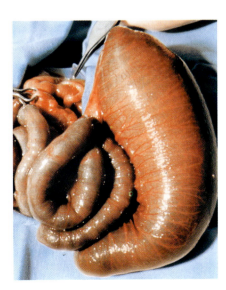

Figura 72.1 – Espécime cirúrgico característico de íleo meconial. O íleo médio encontra-se dilatado por mecônio espesso e pegajoso e o íleo distal, estreitado com pérolas de mecônio em seu interior.

- Mecônio na bolsa escrotal.
- Palpação de pseudocisto meconial.
- Prolapso retal.
- Ânus e reto estreitos ao toque retal.
- Eliminação de mecônio seco ou viscoso acinzentado pelo ânus.
- Aproximadamente 15 a 25% dos bebês com rolha meconial podem apresentar fibrose cística.
- Têm sido descritos, na literatura, alguns casos de obstrução meconial em bebês de baixo peso. Observou-se maior concentração de albumina no mecônio, responsável pela sua maior viscosidade. Esse aumento pode ser explicado pela maior e anormal concentração de albumina no líquido amniótico associada a uma atividade intestinal proteolítica reduzida em prematuros. Não são associados à fibrose cística. Pode ser considerada uma rolha meconial ou microcólon da prematuridade? O tratamento clínico é o mesmo do íleo meconial não-complicado. As indicações cirúrgicas baseiam-se em distensão abdominal progressiva, piora clínica e perfuração.

INVESTIGAÇÃO DIAGNÓSTICA

- Ultra-sonografia pré-natal.
  - Massa hiperecóica intra-abdominal (mecônio espessado e impactado), intestino dilatado e impossibilidade de visualizar a vesícula biliar. O mecônio fetal normal, quando visualizado no segundo e no terceiro trimestre, geralmente é hipo ou isoecóico. Ascite ou calcificações abdominais sugerem íleo meconial complicado.
  - Presença freqüente de poliidrâmnio.
- Teste do pezinho ampliado. Observa-se elevação da tripsina imunorreativa (IRT). Normal: até 110μg/mL.
- Concentração elevada de cloro no suor (> 60mEq). Obtém-se quantidade adequada de suor para a realização do exame aproximadamente com três semanas de vida. O suor deve ser obtido de um único local, não de múltiplos sítios.
- Identificação de marcadores genéticos cromossômicos de fibrose cística por análise genética do DNA, pesquisando-se mutação tipo ΔF508 (mutação no braço longo do cromossomo 7) pela reação em cadeia da polimerase (PCR). Essa mutação é responsável por aproximadamente 70% dos genes anormais da fibrose cística. A análise da mutação é feita em células bucais ou sangüíneas.
- História e exame físico.
- Radiografia de abdome.
  - Tipo não-complicado.
  Alças intestinais dilatadas com pouco ou nenhum nível hidroaéreo. Esse achado se deve à presença de mecônio espessado aderente e à diminuição de conteúdo líquido intestinal (sinal de White). Ar deglutido misturado com mecônio pegajoso costuma dar aspecto de bolha de sabão, granu-

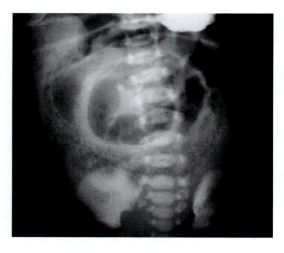

Figura 72.2 – Radiografia de abdome com imagens de vidro moído ou de bolhas de sabão causadas por mecônio e ar deglutido.

lar ou de vidro moído (Fig. 72.2) no hemiabdome direito (sinal de Neuhauser).
  - Tipo complicado.
    - Calcificação peritoneal (sugere perfuração e extravasamento de mecônio intraperitoneal).
    - Massa abdominal (pseudocisto).
    - Alças intestinais proximais dilatadas (relacionadas à atresia intestinal).
    - Efeito de massa (pode ser causado por volvo).
    - Ascite (perfuração em cavidade livre).
    - Esses sinais radiológicos sugerem complicações.
    - Enema opaco: significativo microcólon, podendo revelar pérolas de mecônio espessado no íleo terminal (Figs. 72.3 e 72.4).

TRATAMENTO

Não Cirúrgico

- Indicado a casos não complicados.
  Realizar enema terapêutico com gastrografina (diatrizoato de meglumina) diluída em água (3:1 ou 4:1) ou diatrizoato de sódio (Hypaque®) 25 a 40% ou, atualmente, com agentes isosmolares (compostos hidrossolúveis) que provocam menor lesão de mucosa e menos hipovolemia. Técnica descrita por Nobblet.
  Objetivo do enema terapêutico: amolecer e diluir o mecônio; o fluido do enema deve passar para dentro do íleo, misturando-se com as pérolas de mecônio, liquefazendo-as e também separando o mecônio viscoso da parede intestinal e provocando sua eliminação pelo aumento da peristalse intestinal.
  - Hidratar a criança antes e durante o enema (100 a 150mL/kg/dia).
  - Iniciar antibioticoterapia com ampicilina e gentamicina.

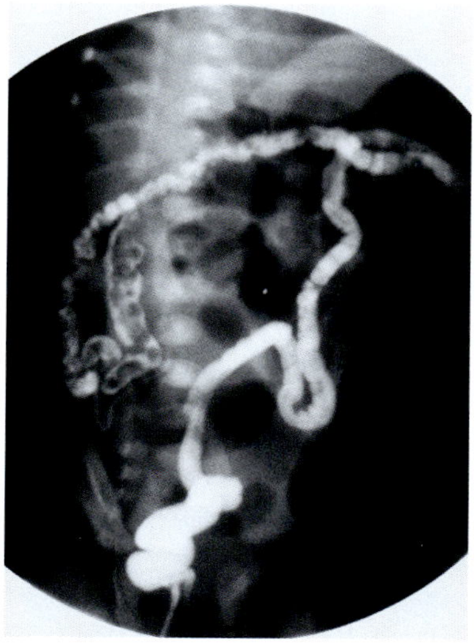

Íleo Meconial ■ 377

a 24h. Se necessário, outro enema pode ser feito 12 a 24h após o primeiro, para completar a eliminação de todo o mecônio e aliviar a distensão abdominal. Depois do alívio da obstrução, administrar N-acetilcisteína a 4 a 5% por sonda nasogástrica.
Índice de sucesso: 50%.

Cirúrgico

O tipo de reconstrução intestinal vai depender da viabilidade do intestino a ser anastomosado, de existência e grau de peritonite, êxito da evacuação do mecônio alterado, comprimento do intestino residual, estado geral do paciente e preferência cirúrgica individual.

Indicações cirúrgicas: tratamento malsucedido com enema terapêutico e íleo meconial complicado.

Tratamento Malsucedido com Enema Terapêutico

Enterotomia com Remoção do Mecônio (Fig. 72.5)

Objetivos da cirurgia: evacuação do mecônio perolado espessado do íleo distal e, do mecônio pegajoso, do íleo proximal. É a técnica mais utilizada atualmente.

- Via de acesso: laparotomia transversa supraumbilical direita.
- Enterotomia junto ao bordo antimesentérico do íleo dilatado, próximo à transição com o segmento de íleo estreitado.
- Cateter calibre 12F colocado em direção ao íleo proximal dilatado, onde é fixado por bolsa invaginante; irrigações repetidas com soro fisiológico ou N-acetilcisteína a 4 a 5%. Depois, o cateter é recolocado distalmente e são repetidas as irrigações no íleo estreitado.
- Após algum tempo (15 a 30min para amolecer), o mecônio proximal e as pérolas distais são ordenhados pela enterotomia. As pérolas mais distais podem ser ordenhadas em direção ao cólon. Se as pérolas estiverem muito impactadas, pode pas-

Figura 72.3 – Enema opaco mostrando significativo microcólon e defeitos de enchimento no íleo terminal por pérolas de mecônio.

- Sonda nasogástrica funcionando.
- Colocar cateter retal nº 12 a 14F, sem balão. Glúteos são aproximados com esparadrapo.
- Cerca de 30 a 50mL da solução são injetados com delicadeza, sob controle fluoroscópico, até alcançar o íleo terminal. Se o material refluir para dentro do íleo dilatado, o procedimento é considerado bem-sucedido. Retira-se o cateter, deixando o contraste em contato com o mecônio e obtém-se radiografia simples de abdome. Após algum tempo, o bebê deve começar a eliminar as pérolas obstrutivas, acompanhadas de mecônio semilíquido, diminuindo a distensão abdominal. Nova radiografia de abdome em 12

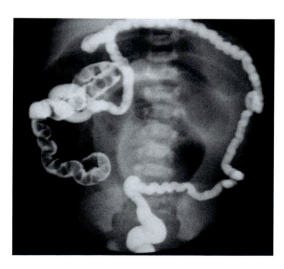

Figura 72.4 – Enema opaco mostrando microcólon, pérolas de mecônio dessecado e distensão de alças de delgado.

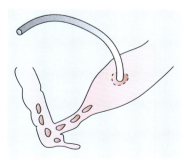

Figura 72.5 – Enterotomia sobre o íleo distendido, irrigação proximal e distal. Depois, retiram-se o mecônio pegajoso e o mecônio perolado.

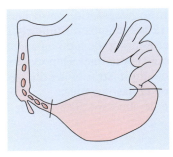

Figura 72.6 – Ressecção do íleo distendido e remoção do mecônio perolado. Observar as linhas demarcatórias da ressecção.

sar, no íleo distal até a válvula ileocecal, cateter Fogarty nº 5, inflar seu balão e retirá-lo inflado trazendo junto as pérolas mais espessas. Esse procedimento costuma ser menos traumático do que a ordenha do mecônio perolado muito impactado.
- Enterotomia é fechada no sentido transversal em um ou dois planos.

Ressecção Intestinal, Remoção do Mecônio e Anastomose Intestinal (Fig. 72.6)

Também se pode optar pela ressecção do segmento intestinal muito distendido, remoção do mecônio alterado e anastomose intestinal término-dorsal. É importante, antes da anastomose, evacuar completamente o mecônio de ambos os segmentos.

Ressecção Intestinal, Remoção do Mecônio e Enterostomia (Fig. 72.7)

Caso houver dúvidas quanto à viabilidade intestinal, está indicada a ressecção do íleo dilatado e de viabilidade questionável (se não houver intestino curto) e enterostomia. Podem ser usadas as enterostomias dos tipos Mikulicz, Bishop-Koop e Santulli. A tipo chaminé de Bishop-Koop é realizada por meio de ileostomia da boca distal e anastomose em Y de Roux da boca proximal à parede lateral da alça distal (anastomose término-lateral). A tipo chaminé de Santulli é feita por ileostomia da boca proximal e anastomose em Y de Roux da boca distal à parede lateral da alça proximal (anastomose látero-terminal).

Antes da ileostomia, retirar todo o mecônio alterado possível. Manter irrigações pós-operatórias de N-acetilcisteína.

Íleo Meconial Complicado

- Com atresia intestinal: ressecção intestinal + anastomose primária.
- Com perfuração intestinal, volvo, peritonite difusa: ressecção do intestino não-viável + enterostomia (a preferência, nos casos complicados, é pela enterostomia do tipo Mikulicz).

PÓS-OPERATÓRIO

- Nada por via oral.
- Sonda nasogástrica. Podem ser injetados 5mL de N-acetilcisteína a 5% de 6 em 6h por cinco dias.
- Terapia respiratória: umidade máxima, mudanças de decúbito de hora em hora e fisioterapia pulmonar.
- Iniciar via oral com dieta à base de hidrolisados de proteínas, pois não requerem enzimas pancreáticas para digestão e absorção + suplementação de enzimas pancreáticas, quando fórmula comum ou leite forem iniciados + vitaminas lipossolúveis (A, D, E e K). Após boa aceitação da dieta semi-elementar, trocá-la por fórmula normal quando o bebê estiver ganhando peso (aproximadamente com seis semanas de vida), sempre monitorando o aparecimento de intolerância alimentar (distensão abdominal, fezes líquidas ou semilíquidas, sangue nas fezes, vômitos).

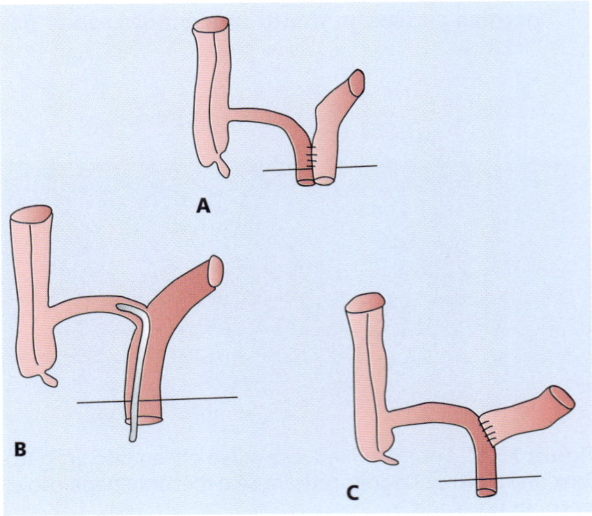

Figura 72.7 – Tipos de enterostomias. (*A*) Mikulicz. (*B*) Santulli. (*C*) Bishop-Koop.

Enzimas pancreáticas devem ser iniciadas na dose de 2.000 a 4.000 unidades de lipase para cada 120mL de fórmula antes das mamadeiras ou refeições. Isso corresponde a cerca de 250 a 500U/kg antes das refeições. As cápsulas contêm microesferas revestidas. O conteúdo da cápsula pode ser misturado com suco (maçã) e administrado por via oral. Não esmagar as microcápsulas, pois essa manobra irá expor as enzimas ao ácido clorídrico, levando à sua destruição.

■ Se houver ileostomia: irrigar boca distal com N-acetilcisteína.

■ Enema opaco deve ser realizado sempre antes do fechamento da enterostomia (para excluir obstrução persistente).

BIBLIOGRAFIA RECOMENDADA

KRASNA, I. H.; ROSENFELD, D.; SALERNO, P. Is it necrotizing enterocolitis, microcolon of prematurity, or delayed meconium plug? A dilemma in the tiny premature infant. *J. Pediatr. Surg.*, v. 31, n. 6, p. 855-858, 1996.

O'NEILL, J. A.; GROSFELD, J. L.; BOLES, E. T.; CLATWORTHY, H. W. Surgical treatment of meconium ileus. *Am. J. Surg.*, v. 119, p. 99-104, 1970.

RESCORLA, F. J.; GROSFELD, J. L. Contemporary management of meconium ileus. *World J. Surg.*, v. 17, p. 318-325, 1993.

SEÇÃO 9

CAPÍTULO 73

Peritonite Meconial

João Carlos Ketzer de Souza

CONCEITO

Condição cirúrgica que resulta de perfuração intestinal ocorrida antes do nascimento (antenatal). É uma peritonite química asséptica causada pelo extravasamento de mecônio na cavidade abdominal, resultante de perfuração gastrointestinal ocorrida entre o quarto mês de vida fetal e o desenvolvimento da flora bacteriana do trato gastrointestinal (até horas após o nascimento). É o resultado da perfuração intra-uterina do intestino delgado ou, mais raramente, de outros sítios do trato gastrointestinal, associada a lesões obstrutivas e malformações. Em menos de 50% dos casos, uma lesão obstrutiva bem definida pode ser demonstrada. A perfuração intestinal pode fechar antes do nascimento ou persistir depois.

EPIDEMIOLOGIA

- A principal causa de peritonite meconial é o íleo meconial (15 a 40%).
- Prevalência: 1:20.000 a 25.000 nascidos vivos.
- Sem predisposição sexual.

ETIOLOGIA

As causas são muito variadas.

- Obstrução intestinal distal: atresia e estenose intestinal, má rotação intestinal com volvo, íleo meconial, hérnia interna, invaginação intestinal. Corresponde a 95% dos casos.
- Sem obstrução intestinal distal: ausência de parede muscular, oclusão vascular, hipóxia fetal generalizada, perfuração espontânea, perfuração por divertículo de Meckel ou apêndice cecal.

Em 2/3 dos casos, a perfuração ocorre no intestino delgado proximal e médio.

FISIOPATOLOGIA

O mecônio é formado durante o terceiro mês de vida intra-uterina e é composto de líquido amniótico, células escamosas, sais biliares, pigmentos e enzimas pancreáticas e intestinais. O extravasamento de mecônio estéril na cavidade peritoneal causa intensa reação química e de corpo estranho, com calcificações características. Muitas vezes, a perfuração fecha antes do nascimento. Qualquer tendência a um desequilí-brio de água e eletrólitos é prevenida pelo equilíbrio com a circulação materna.

A peritonite meconial costuma ser classificada em três tipos: fibroadesiva (60%), cística (25%) e generalizada (15%).

O tipo depende do tempo de perfuração pré-natal (em relação ao nascimento) e se ela fechou espontaneamente ou não.

Se a perfuração ocorreu precocemente e já cicatrizou, a maioria dos líquidos é reabsorvida, aparece intensa reação fibroblástica em resposta à peritonite química causada pelas enzimas digestivas do mecônio e densas aderências poderão se formar na cavidade abdominal (*fibroadesiva*). Geralmente, a intensa reação fibroblástica ocasiona cicatrização da perfuração.

Se a perfuração ocorreu e não cicatrizou precocemente na gestação, forma-se uma densa membrana fibrosa em torno da área de perfuração e da maior concentração de mecônio (*pseudocisto meconial*). A parede do pseudocisto, além das membranas fibrosas e fibrinosas, também é formada por alças intestinais adjacentes fixas e até o segmento gangrenoso perfurado pode se projetar, como uma roseta, no lúmen do pseudocisto. Em geral, a formação de pseudocisto previne a comunicação da perfuração com o restante da cavidade abdominal. Porém, em alguns casos, o mecônio extravasa para a cavidade peritoneal, podendo estender-se, através de um processo vaginal permeável, para a bolsa escrotal, para o tórax (por um defeito diafragmático) e pela vagina. Ocasionalmente, a parede do pseudocisto conterá cálcio ou calcificações finas serão encontradas dispersas na cavidade abdominal.

Se a perfuração ocorreu poucos dias antes do nascimento, enorme ascite meconial costuma se formar (*generalizada*). Líquido meconial pode ser encontrado dentro da bolsa escrotal. A perfuração pode já ter cicatrizado ao nascimento.

As calcificações que aparecem em radiografias de abdome são ocasionadas por perfurações ocorridas pelo menos dez dias antes do nascimento.

QUADRO CLÍNICO

- Poliidrâmnio é raro.
- Pequeno para a idade gestacional é comum, dependendo da etiologia.
- História obstétrica de distocia.
- Anomalias congênitas associadas são freqüentes.
- A grande maioria apresenta sinais e sintomas de obstrução intestinal (80 a 90%).
- Vômitos biliosos em 70% dos casos, geralmente no primeiro ou segundo dia de vida.
- Distensão abdominal significativa e progressiva ou massa são encontradas em quase 100% dos casos, geralmente já presentes ao nascimento ou surgindo logo após. As causas são distensão de alças obstruídas, pneumoperitônio, ascite ou pseudocisto.
- Não eliminação de mecônio no primeiro dia de vida em 75% dos casos.

- Disfunção respiratória é freqüente (pela grande distensão abdominal).
- Abdome com hiperemia e edema.
- Ascite com os flancos abaulados e macicez móvel à palpação.
- Hidrocele meconial com edema escrotal.
- Pneumoescroto.
- Saída persistente de mecônio pela vagina (na ausência de anomalia anorretal). Mecônio disperso na cavidade abdominal pode drenar para a porção fimbriada da trompa de Falópio, o útero e a vagina.
- Hipovolemia e pré-choque secundários a perdas do terceiro espaço podem estar presentes.

INVESTIGAÇÃO LABORATORIAL

- Hemograma, plaquetas, provas de coagulação (tempo de protrombina, tempo parcial de tromboplastina ativada por caolim [KTTP]), exame comum de urina, creatinina, uréia, eletrólitos, gasometria arterial.
- Teste do suor deverá ser realizado em todas as crianças com peritonite meconial no pós-operatório e/ou análise genética do DNA com pesquisa de mutação tipo ΔF508.

INVESTIGAÇÃO POR IMAGEM

- Radiografia de tórax.
- Radiografia de abdome: diferentes níveis aéreos demonstrando padrão obstrutivo, calcificações intraperitoneais (65% dos casos) (Fig. 73.1), ascite, pneumoperitônio, calcificações na bolsa escrotal, aspecto difuso de vidro moído pela cavidade abdominal (pseudocisto), grande nível hidroaéreo persistente (pseudocisto).
- Enema opaco pode auxiliar o diagnóstico.
- Ultra-sonografia abdominal: demonstra pseudocisto, calcificações e ascite.

TRATAMENTO

Cuidados Pré-operatórios

- Nada por via oral.
- Sonda nasogástrica.
- Correção do desequilíbrio hidroeletrolítico e da anemia, se houver.
- Antibioticoterapia.
- Ventilação mecânica, quando necessário.

Tratamento Cirúrgico

- Indicações cirúrgicas:
  - Obstrução intestinal.
  - Perfuração intestinal que não fechou no período pré-natal.
  - Pseudocisto meconial.
  - Celulite localizada ou generalizada da parede abdominal.
  - Sepse com piora clínica, apesar de tratamento clínico adequado.

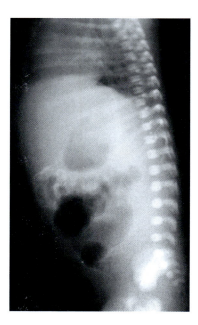

Figura 73.1 – Radiografia de abdome em projeção lateral mostrando calcificações, distensão aérea do intestino e ausência de ar no reto.

- Cirurgia com peritonite fibroadesiva: lise das bridas e aderências, não sendo, na maioria das vezes, necessária a ressecção intestinal.
- Cirurgia do pseudocisto meconial: evacuação do mecônio, decorticação do pseudocisto com debridamento das membranas inflamatórias, ressecção da perfuração e dos intestinos não viáveis e enterostomia.
- Crianças com calcificações intraperitoneais assintomáticas não necessitam de cirurgia.
- Crianças com ascite, assintomáticas e com padrão de distribuição aérea normal no intestino até o reto também não necessitam de cirurgia.

PROGNÓSTICO

O prognóstico vai depender:

- Da época em que ocorreu a perfuração.
- De ter havido fechamento espontâneo pré-natal.
- Da localização da perfuração.
- De doença primária.
- De diagnóstico tardio da perfuração no período pós-natal.

BIBLIOGRAFIA RECOMENDADA

BIRTCH, A. G.; CORAN, A. G.; GROSS, R. E. Neonatal peritonitis. *Surgery*, v. 61, p. 305-313, 1967.

CARESKEY, J. M.; GROSFELD, J. L.; WEBER, T. R.; MALANGONI, M. A. Giant cystic meconium peritonitis: improved management based on clinical and laboratory observations. *J. Pediatr. Surg.*, v. 17, p. 482-489, 1982.

LORIMIER JR., W. S.; ELLIS, D. G. Meconium peritonitis. *Surgery*, v. 60, p. 470-475, 1966.

MILLER, J. P.; SMITH, S. D.; NEWMAN, B. et al. Neonatal abdominal calcification: is it always meconium peritonitis? *J. Pediatr. Surg.*, v. 23, p. 555-556, 1988.

REYNOLDS, E.; DOUGLASS, B.; BLEACHER, J. Meconium peritonitis. *J. Perinatol.*, v. 20, p. 193-195, 2000.

CAPÍTULO 74

Atresia de Cólon

João Carlos Ketzer de Souza

CONCEITO

Atresia é a obstrução congênita completa do cólon. Estenose é a obstrução congênita incompleta do cólon.

EPIDEMIOLOGIA

- Prevalência: 1:40.000 a 60.000 nascidos vivos.
- Leve predominância no sexo masculino.
- Atresia de cólon corresponde a 5 a 10% de todas as atresias intestinais.

ETIOLOGIA

- Evento vascular primário intra-uterino.
- Evento mecânico (exemplos: volvo, hérnia interna, intussuscepção) com comprometimento vascular secundário intra-uterino.

CLASSIFICAÇÃO

Descrita por Bland Sutton.

- Tipo I: continuidade exterior com diafragma intraluminal, que pode ser imperfurado (atresia) ou perfurado (estenose) (Fig. 74.1). Pode existir um tipo de membrana imperfurada com forma de "biruta" (*windsock*) junto ao ceco e à válvula ileocecal.
- Tipo II: lumens proximal e distal fisicamente separados, conectados por cordão fibroso e com mesentério intacto.
- Tipo III: hiato entre segmentos colônicos com defeito mesentérico.

LOCALIZAÇÃO

- Proximal ao ângulo esplênico: é mais comum o tipo III.
- Distal ao ângulo esplênico: são mais comuns os tipos I e II.
- Locais mais freqüentes de atresia: cólon ascendente, seguido pelo transverso.

ANOMALIAS ASSOCIADAS

- Anomalias associadas: 8 a 20%.
- Atresia colônica isolada freqüentemente é associada a anomalias esqueléticas: sindactilia, polidactilia, ausência de rádio e pés tortos.

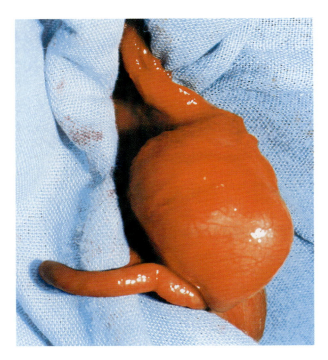

Figura 74.1 – Transoperatório mostrando o ceco distendido, apêndice cecal e segmento de cólon atrésico.

- Associação com anomalias oculares e cardiovasculares, atresias de intestino delgado, principalmente jejunais, gastrosquise e extrofia de cloaca, má rotação intestinal, doença de Hirschsprung.

QUADRO CLÍNICO

- Achados clássicos de obstrução intestinal neonatal baixa: vômitos biliosos, constipação intestinal e grande distensão abdominal difusa progressiva.
- Se associados à obstrução jejunal: quadro clínico aproxima-se de obstrução intestinal neonatal alta.

INVESTIGAÇÃO DIAGNÓSTICA

- História e exame físico.
- Radiografia de abdome: múltiplas alças dilatadas com níveis hidroaéreos, grande alça intestinal distendida representando o intestino proximal ao segmento atrésico (a elevada pressão intraluminal surgida entre a válvula ileocecal competente e o coto atrésico pode causar obstrução do tipo alça fechada), pneumoperitônio por perfuração colônica.
- Enema opaco: microcólon com enchimento colônico incompleto e terminando em fundo cego (Fig. 74.2). O microcólon, em visão lateral, pode apresentar configuração do tipo *apple peel*. Sinal radiológico de "biruta" pode ser visto quando o contraste sob pressão empurra proximalmente a membrana no tipo I (Fig. 74.3). O enema opaco deve ser com contraste solúvel não-iônico (contra-indicado o uso de bário), pelo risco de ocorrer perfuração durante o exame radiológico.

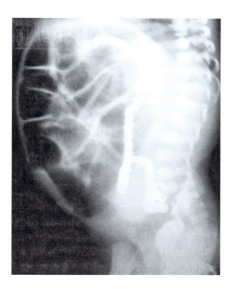

Figura 74.2 – Enema opaco (vista lateral) mostrando atresia no nível do cólon transverso. O segmento distal à atresia aparece com aspecto de microcólon e o proximal, distendido com ar.

DIAGNÓSTICO DIFERENCIAL

- Íleo meconial. Sinal radiológico pode sugerir íleo meconial por sua semelhança: imagem do tipo vidro moído no quadrante inferior direito. Porém, níveis hidroaéreos em radiografia lateral com raios horizontais sugerem atresia e não íleo meconial.
- Microcólon com não-refluxo do contraste para o íleo terminal pode sugerir atresia de íleo ou de válvula ileocecal.
- Síndrome da rolha meconial. Síndrome do pequeno cólon esquerdo.
- Doença de Hirschsprung.

TRATAMENTO

- Nada por via oral e sonda nasogástrica.
- Reposição hidroeletrolítica.
- Antibióticos: gentamicina + metronidazol.
- Cirurgia de urgência para evitar perfuração (obstrução do tipo alça fechada).
- A escolha do tipo de tratamento cirúrgico vai depender do local da atresia, de extensão e calibre do intestino, estado geral, presença de peritonite e de outras anomalias.
- Atresia proximal à flexura esplênica, extensão intestinal adequada e sem dilatação grosseira (< 3 vezes a diferença entre o calibre das alças): ressecção de segmento proximal dilatado, ressecção limitada do distal (± 3cm) e anastomose primária término-dorsal.
- Atresia distal à flexura esplênica, qualquer local com dilatação grosseira, mau estado geral, presença de peritonite, presença de perfuração: ressecção de segmento proximal dilatado e ressecção limitada com colostomia dupla-boca do tipo Mikulicz e anastomose tardia (dois a seis meses depois). Atualmente, alguns autores preconizam a anastomose primária em casos de atresia distal à flexura esplênica sem dilatação grosseira e em bebês em boas condições clínicas.
- Se o intestino for curto, evitar ressecção de qualquer segmento dilatado do cólon proximal e distal. Nesses casos, o cólon dilatado pode ser reduzido no seu bordo antimesentérico com grampeadores mecânicos (remodelamento).
- Colostomia em ceco é propícia a dificuldades no esvaziamento fecal e a prolapso (geralmente da válvula ileocecal) de difícil manipulação. Nesses casos, é mais adequada a ileostomia.
- Atresia de cólon distal, próxima à ampola retal: realizar colostomia do tipo Hartmann. O coto distal deve ser progressivamente dilatado com irrigação de soro fisiológico por várias semanas ou meses antes da anastomose definitiva.
- Atresias jejunoileal e de cólon associadas são tratadas com anastomose jejunoileal primária e colostomia do tipo Mikulicz.
- Atresia de cólon com gastrosquise associada: reparo da parede abdominal + colostomia.
- Atresia do tipo I sem grande distensão colônica pode ser tratada com membranectomia complementada por enteroplastia do tipo Heinecke-Mikulicz ou enteroanastomose em forma de diamante (*diamond-shape*).
- Alguns autores preconizam biópsia retal de congelação antes da anastomose primária, devido à co-ocorrência de doença de Hirschsprung. Nos casos em que é realizada derivação, a biópsia deveria ser a convencional (fixação em hematoxilina-eosina e inclusão em parafina), durante a colostomia.

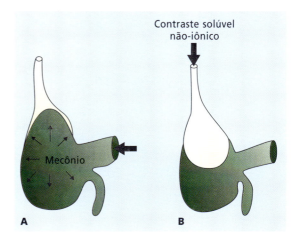

Figura 74.3 – Atresia de cólon (ceco e cólon ascendente) com membrana do tipo "biruta". (*A*) Membrana é empurrada distalmente pelo mecônio distendendo muito o ceco, que poderá sofrer ruptura. (*B*) O enema opaco com contraste solúvel não-iônico faz o diagnóstico ao empurrar a membrana proximalmente. Adaptado de Cohen e Hutson.

384 ■ *Trato Gastrointestinal*

■ A sobrevida está mais relacionada às anomalias associadas e ao tempo gasto para o diagnóstico. Retardo diagnóstico leva à distensão do cólon proximal, seguido por necrose, perfuração e peritonite.

REFERÊNCIA BIBLIOGRÁFICA

1. COHEN, R. C.; HUTSON, J. M. Type I atresia of the caecum. *Pediatr. Surg. Int.*, v. 2, p. 65-66, 1987.

BIBLIOGRAFIA RECOMENDADA

COX, S. G.; NUMANOGLU, A.; MILLAR, A. J. W.; RODE, H. Colonic atresia: spectrum of presentation and pitfalls in management. *Pediatr. Surg. Int.*, v. 21, p. 813-818, 2005.

DAVENPORT, M.; BIANCHI, A.; DOIG, C. M.; GOUGH, C. S. Colonic atresia: current results of treatment. *J. R. Coll. Surg.*, v. 35, p. 25-28, 1990.

ETENSEL, B.; TEMIR, G.; KARKINER, A. et al. Atresia of the colon. *J. Pediatr. Surg.*, v. 40, p. 1258-1268, 2005.

KARNACK, I.; CIFTCI, A. O.; SENOCAK, M. E. et al. Colonic atresia: surgical management and outcome. *Pediatr. Surg. Int.*, v. 17, p. 631-635, 2001.

POWELL, R. W.; RAFFENSPERGER, J. G. Congenital colonic atresia. *J. Pediatr. Surg.*, v. 17, p. 166-170, 1982.

WATTS, A. C.; SABHARWAL, A. J.; MACKINLAY, G. A.; MUNRO, F. D. Congenital colonic atresia: should primary anastomosis always be the goal? *Pediatr. Surg. Int.*, v. 19, p. 14-17, 2003.

CAPÍTULO 75

Enterocolite Necrosante

João Carlos Ketzer de Souza

CONCEITO

Doença de origem multifatorial que atinge o trato gastrointestinal do recém-nascido, provocando necrose parcial ou completa da parede intestinal com ou sem perfuração franca, quadro clínico inespecífico, quadro radiológico patognomônico e alterações histológicas características (necrose de coagulação, inflamação, pneumatose intestinal, áreas reparativas/fibróticas alternadas com áreas com necrose de coagulação e/ou inflamação em campos histológicos adjacentes).

ETIOPATOGÊNESE

Os conhecimentos relacionados à patogênese da enterocolite necrosante neonatal (ECN) dependem de estudos epidemiológicos, avaliação histológica do intestino doente removido e estudo de modelos animais, que podem não ser completamente representativos da doença.

A patogênese da ECN continua incerta, com causa ou causas ainda desconhecidas. Estudos epidemiológicos apontam para a prematuridade como o único fator comprovado. Outros estudos acrescentam a alimentação por fórmula como outro fator epidemiológico importante. As evidências sustentam o conceito de que ECN é o resultado da interação de um ou de uma combinação de muitos fatores de diferentes graus com um hospedeiro vulnerável (prematuro – barreira intestinal imatura).

A etiologia é considerada multifatorial e dependente de:

- Eventos hipóxico-isquêmicos sustentados ou intermitentes e episódios de reperfusão-oxigenação.
- Colonização e invasão bacteriana e suas toxinas.
- Alimentação por fórmula.

A contribuição relativa de cada um, como eles interagem e por que não se desenvolve ECN em pacientes com os três fatores sugerem que a etiologia é extremamente complexa.

Além desses fatores tradicionais, tem-se estudado muito a *função de barreira da mucosa intestinal*, como ela pode ser rompida, o papel das *endotoxinas* e do *óxido nítrico*, a *ativação de cascata pró-inflamatória* e *fatores genéticos relacionados*.

Acredita-se que o entendimento da função da barreira mucosa intestinal é essencial para desvendar os mistérios dessa doença letal, cuja freqüência continua a aumentar. Para se entender a barreira mucosa intestinal devem-se conhecer os fatores mecânicos que contribuem para sua integridade, processos e funções. Não esquecer que essas defesas de barreira são inadequadas no recém-nascido prematuro.

FATORES MECÂNICOS E IMUNIDADE INATA DA BARREIRA MUCOSA INTESTINAL

Secreções Ácidas Gástricas e Pancreatobiliares

As secreções ácidas e pancreatobiliares diminuem o número de microorganismos viáveis e de antígenos.

Peristaltismo Intestinal

Motilidade imatura causa maior estase e subseqüente hipercrescimento bacteriano. A peristalse ativa limita o tempo de exposição dos antígenos à mucosa intestinal, inibe a adesão de bactérias e promove a expulsão dos complexos antígenos-anticorpos.

Epitélio Intestinal

As células epiteliais mantêm-se interligadas por firmes junções impermeáveis à difusão de macromoléculas. Constituem uma camada simples, mas dinâmica, servindo como barreira física ao transporte microbiano e de antígenos.

Muco Intestinal

As células caliciformes são aquelas que secretam muco/mucina, que é um protetor não-específico do intestino. O muco é um gel complexo que cobre a superfície vilosa do epitélio. É secretado no lúmen intestinal pelos vacúolos de armazenamento das células caliciformes que se encontram dispersas entre os enterócitos ao longo do eixo vilosidades/criptas. O muco é composto de água, eletrólitos, mucina, glicoproteínas, glicolipídeos, imunoglobulinas, albumina e peptídeos *trefoil*. A função do muco é limitar a adesão de antígenos patogênicos e micróbios com o epitélio intestinal.

Reparo, Restituição e Regeneração Epitelial

Normalmente, os defeitos da mucosa intestinal são reparados por um processo de restituição intestinal, que envolve a migração de enterócitos de áreas saudáveis adjacentes para as margens de áreas lesadas, com o intuito de cobrir as áreas desnudadas e restabelecer a continuidade epitelial. O reparo ocorre em duas fases:

- Restituição epitelial que se caracteriza pela migração de enterócitos viáveis de uma área sem doença para o sítio da lesão.

386 ■ *Trato Gastrointestinal*

■ Regeneração formada pela proliferação e diferenciação epitelial, em que novos enterócitos crescem de células-tronco situadas nas criptas intestinais.

Fatores Humorais

Há numerosos fatores humorais que são secretados pelas glândulas exócrinas na superfície da mucosa intestinal. Correspondem àquelas proteínas capazes de realizar funções protetoras na ausência de anticorpos específicos. Protegem a mucosa contra agentes patogênicos e outros ataques antes do sistema imunológico ter tempo de organizar respostas específicas. Os mais comuns são: lactoferrina, lisozima, peróxidos, peptídeos *trefoil*, angiogeninas, defensinas, criptinas, IgA polimérica. A família *trefoil* (TFF1, TFF2 e TFF3) compreende três peptídeos secretados pelas células caliciformes que, juntamente com as glicoproteínas, vão fazer parte do muco que recobre toda a superfície mucosa intestinal. Há uma hiper-regulação de sua expressão nos estágios iniciais de reparo da mucosa em uma variedade de doenças inflamatórias do trato gastrointestinal, inclusive na ECN. Alguns trabalhos mostram a expressão TFF3 deficiente no recém-nascido prematuro que desenvolve ECN. As moléculas TFF medeiam um mecanismo que permite à célula desprender-se de outra e migrar sem apoptose. Admite-se que essa ação ocorra por meio de uma série de mecanismos.

Ecossistema Intestinal

O ecossistema intestinal é composto da interação de três componentes: células do hospedeiro, nutrientes e microflora. A redução do número de bactérias comensais no contexto da infecção ou após tratamento com antibióticos pode interferir na resposta imunológica gastrointestinal e selecionar flora. A microflora do bebê alimentado com fórmula é rica em enterobactérias e organismos Gram-negativos devido ao meio mais alcalino e à ausência dos fatores prebióticos e probióticos do leite materno. No recém-nascido, as bactérias indígenas colonizam as superfícies mucosas intestinais em um padrão típico denominado sucessão, que é dividido em fases. Na primeira, que dura do nascimento até duas semanas, predominam as bactérias Gram-positivas e anaeróbios não formadores de esporos (bifidobactérias e lactobacilos). A segunda fase ocorre desde o fim da primeira até o consumo de alimentos sólidos. Nessa fase, os bacteróides aumentam progressivamente até que a flora fique semelhante à do adulto. Devido à escassez de anaeróbios na primeira fase da sucessão, bactérias patogênicas podem colonizar o intestino neonatal e contribuir para a patogênese da ECN.

Sinalização e Reconhecimento dos Lipopolissacarídeos pelos Receptores Toll-like

O receptor *toll-like* (TLR) é expresso nas células epiteliais e tem um papel importante na defesa da mucosa contra bactérias patogênicas. Desses, o principal é o TLR4, o primeiro membro descrito da família das moléculas TLR transmembranas. Tem papel central na ativação transcricional dos mecanismos de defesa do hospedeiro. O padrão microbiano mais estudado é o do lipopolissacarídeo (LPS), um constituinte essencial da membrana celular de todas as bactérias Gram-negativas. Os TLR funcionam como sensores da infecção microbiana e são críticos para o início das defesas inflamatória e imunológica.

O TLR4 localiza-se no citoplasma perinuclear identificado como aparelho de Golgi. Essa localização adiciona uma barreira reguladora extra com o intuito de prevenir estimulação não controlada. É claramente demonstrado ser necessário contato físico entre o LPS e o TLR4 para mediar a ativação celular. A internalização e colocalização do LPS com o TLR4 indicam que a captação do LPS representa um passo obrigatório no processo de reconhecimento da endotoxina.

Os TLR iniciam uma cascata intracelular de sinalização, levando à degradação de inibidor IκB, translocação nuclear de fator nuclear-κB (FN-κB) e ativação transcricional de genes de resposta pró-inflamatória.

Fator Nuclear-κB de Regulação e Modulação da Inflamação Intestinal

O FN-κB é um fator de transcrição que tem papel-chave na regulamentação de muitos genes pró-inflamatórios nos enterócitos. A ativação do FN-κB é regulada pelo seu inibidor IκB, que se liga ao FN-κB e o retém no citoplasma, prevenindo a transcrição nuclear do FN-κB. A degradação de IκB causa liberação e ativação de FN-κB, que entra no núcleo e ativa a transcrição genética dos genes responsáveis pela expressão de mediadores inflamatórios. É importante saber que, no recém-nascido prematuro, encontra-se reduzida a expressão do fator inibidor IκB, uma proteína que, quando ligada ao FN-κB, inibe a translocação FN-κB para o núcleo da célula. Como resultado dessa situação, células epiteliais imaturas podem mostrar inflamação excessiva quando a rota TLR é ativada tanto por bactérias patogênicas como por comensais.

Inibição da Migração do Enterócito

A adesão e a migração celular são processos dinâmicos que requerem componentes integrados e precisamente regulados.

Para uma célula migrar, ela deve, inicialmente, desprender-se de suas ligações com a matriz extracelular subjacente. As ligações da célula com a matriz fazem-se por meio da formação de fibras de estresse de actina e são mediadas por adesões focais, que são estruturas de adesão célula-substrato que ancoram as terminações dos microfilamentos de actina e medeiam as fortes ligações com o substrato.

A migração celular é regulada pela *ras homolog gene family, member* A (Rho-A-GTPase), uma pro-

Enterocolite Necrosante • 387

teína de baixo peso molecular. RhoA é necessária para a formação de fibras de estresse nos enterócitos.

A migração celular requer uma baixa regulação da RhoA, que facilita a ruptura das fibras de estresse e a perda das adesões focais.

A endotoxina LPS, assim como outras citocinas pró-inflamatórias, parece ter a capacidade de impedir a migração do enterócito pelo aumento da atividade da Rho-A-GTPase. A endotoxina também aumenta a expressão das integrinas nos enterócitos, que servem para aumentar diretamente a integração do enterócito com a matriz subjacente, ocasionando uma inibição da migração do enterócito e da restituição epitelial.

Modulação do Trocador Sódio/Hidrogênio (Na^+/H^+) no Enterócito

A função normal de um enterócito necessita do controle quase absoluto do pHi (pH intracelular), pois sua alteração causa distúrbios na atividade celular. Em prematuros, a hipoperfusão sistêmica causa acidose metabólica e difusão passiva de prótons para o interior do enterócito, causando acidificação citoplasmática. Para contrabalançar essa situação, mecanismos reguladores do pH celular começam a agir, transportando os prótons para fora da célula. O mecanismo regulador mais conhecido está relacionado ao trocador Na^+/H^+ (NHE), que é expresso no epitélio. A endotoxina costuma impedir esses mecanismos reguladores. O NHE mantém o pH citoplasmático pela troca eletroneutra de próton intracelular por sódio extracelular. O efeito da endotoxina pode ser diferente nas diversas isoformas de NHE, dependendo de sua posição celular. No ápice celular, o NHE3 costuma ser a isoforma predominante, enquanto na face basolateral predomina o NHE1. Com a acidificação citoplasmática, ocorre inibição da atividade de NHE1, mas não do NHE3. Parece que o NHE3, localizado no ápice celular, está sendo continuamente exposto ao LPS e por isso não sofre alteração. O NHE1, localizado na superfície basolateral, só é exposto ao LPS após translocação patológica de LPS que, ao impedir sua função, causa acidificação citoplasmática.

Liberação da Cicloxigenase 2

A cicloxigenase 2 (COX-2) é a enzima que catalisa o metabolismo do ácido araquidônico em prostaglandinas, leucotrienos e tromboxano. A forma induzível COX-2 normalmente é indetectável na maioria dos tecidos; entretanto, maior expressão dessa isoforma tem sido encontrada em condições inflamatórias do trato gastrointestinal, como a enterocolite necrosante. A expressão de COX-2 é aumentada pelas citocinas pró-inflamatórias como interleucina 1 (IL-1), interleucina 6 (IL-6) e fator de necrose tumoral alfa (FNT-α). A prostaglandina E1 é um vasodilatador potente do leito esplâncnico e estimula a proliferação das células das criptas dos enterócitos. Em contraste, o tromboxano, outro bioproduto da cicloxigenase, é um potente vasoconstritor e medeia muitas respostas prejudiciais associadas à inflamação.

O fator nuclear pró-inflamatório FN-κB é que vai ativar a indução da transcrição do gene da COX-2.

Observou-se acentuada indução da expressão da proteína COX-2 em segmentos intestinais doentes com enterocolite necrosante, sugerindo um importante papel na sua patogênese. Entretanto, outra possibilidade tem sido apontada, lembrando que a indução de COX-2 pode ser um mecanismo protetor do intestino inflamado, prevenindo a lesão do epitélio intestinal e estimulando a reparação celular.

PAPEL DO ÓXIDO NÍTRICO NA PATOGÊNESE

Propriedades Bioquímicas do Óxido Nítrico

O óxido nítrico (ON) é um radical livre de vida curta que reage a uma grande variedade de substâncias biologicamente ativas. A síntese de ON é regulada pela sintetase do ON (SON) que catalisa a oxidação do aminoácido L-arginina, liberando citrulina e ON. A reação biológica mais relevante do ON é com o superóxido, produzindo o potente oxidante peroxinitrito, que é gerado nos locais inflamatórios e pode causar lesão tecidual por peroxidação lipídica.

Durante um período isquêmico, o ATP celular é catabolizado para produzir hipoxantina. O estresse hipóxico também estimula a conversão de xantina desidrogenase (XD) em xantina oxidase (XO), produtora de radicais de oxigênio. Durante a isquemia, gradientes de íons transmembrana são dissipados, permitindo elevação das concentrações de cálcio intracelular. Esse aumento de cálcio vai ativar a protease cálcio-dependente, que vai converter XD em XO. Durante a reperfusão, oxigênio molecular é reintroduzido no tecido, onde reage com hipoxantina e XO, produzindo radicais livres de oxigênio (ânion superóxido $= O_2^-$) e peróxido de hidrogênio (H_2O_2). O O_2^- é um radical de baixa energia, mas é responsável pela produção de um radical altamente reativo e prejudicial, o radical hidroxila ($OH^\bullet$) (Fig. 75.1).

Isoformas do Óxido Nítrico

Existem três isoformas: neuronal (nNOS) e endotelial (eNOS), que são expressas constitutivamente e a forma induzível (iNOS). A duas primeiras isoformas geram baixa concentração de ON e são reguladas pelo fluxo de cálcio intracelular.

A isoforma iNOS é induzida por uma variedade de citocinas, fatores de crescimento e inflamação, levando à liberação de altos níveis de ON. É cálcio-independente. Todas as três isoformas são expressas no trato gastrointestinal. A expressão e a atividade do iNOS normalmente são baixas, mas podem aumentar até 15 vezes quando estimuladas pelo LPS. A indução da expressão iNOS por mediadores inflama-

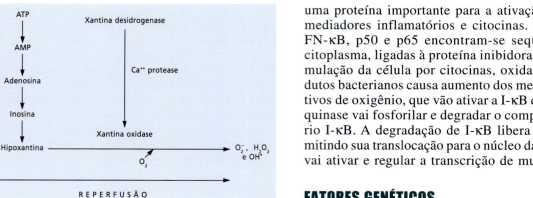

Figura 75.1 – Mecanismo de geração de espécies reativas de oxigênio em lesão de isquemia-reperfusão.

tórios sugere que o ON participe da patogênese da enterocolite necrosante.

Enquanto níveis mínimos de ON formados pelas isoformas de SON têm papel homeostático no trato gastrointestinal, a liberação continuada de ON, como resultado da hiper-regulação de iNOS, pode causar dano celular e falha na barreira mucosa.

Papel do Óxido Nítrico na Patogênese

O ON pode lesar a barreira mucosa diretamente, pela apoptose de enterócitos e pela inibição de reparo da camada epitelial.

No evento isquemia-reperfusão, a reação mais rápida e biologicamente relevante é do ON com o superóxido, produzindo o potente oxidante peroxinitrito (ONOO$^-$).

Pensa-se que a hiperexpressão sustentada de ON, e talvez mais especificamente do ONOO$^-$, medeiam a morte celular *diretamente* pela interrupção da função da mitocôndria e inibição da respiração celular.

O peroxinitrito (ONOO$^-$) pode induzir *apoptose* acelerada nas extremidades das vilosidades intestinais por ativação da maquinaria pró-apoptótica das células. O ON também pode impedir a capacidade de cicatrização da mucosa. A migração e a proliferação do enterócito são inibidas, causando profunda *redução na restituição celular*. O ONOO$^-$ tem a capacidade de interromper a cascata de sinalização dos mecanismos de reparo tecidual (proliferação e diferenciação celular).

Essa interrupção na cascata de sinalização da proliferação celular associada à apoptose ONOO$^-$-independente pode contribuir para formação e persistência de áreas desnudadas de epitélio nas extremidades apicais das vilosidades, onde bactérias podem se ligar facilmente à membrana basal desnudada e atravessar a barreira mucosa.

Papel do Oxidante na Ativação de Fator Nuclear-κB

O fator FN-κB de transcrição é normalmente encontrado no citoplasma da célula sob a forma inativa. É uma proteína importante para a ativação de muitos mediadores inflamatórios e citocinas. As proteínas FN-κB, p50 e p65 encontram-se seqüestradas no citoplasma, ligadas à proteína inibidora I-κB. A estimulação da célula por citocinas, oxidantes, ou produtos bacterianos causa aumento dos metabólitos reativos de oxigênio, que vão ativar a I-κB quinase. Essa quinase vai fosforilar e degradar o complexo inibitório I-κB. A degradação de I-κB libera FN-κB, permitindo sua translocação para o núcleo da célula, onde vai ativar e regular a transcrição de muitos genes.

FATORES GENÉTICOS

Tem sido postulado que a criança com ECN tem um genótipo pró-inflamatório que pode elicitar um fenótipo pró-inflamatório quando exposto aos estresses ambientais (hipóxia, alimentação por fórmula). Ocorreria uma hiperprodução de mediadores inflamatórios, ou diminuição da expressão de citocinas antiinflamatórias.

QUADRO CLÍNICO

- Em 90% dos casos, o início da doença ocorre nos dez primeiros dias, embora possa se manifestar em crianças com menos de 24h e com mais de três meses de idade. A idade de início da ECN é inversamente proporcional ao peso de nascimento e à idade gestacional.
- O início pode ser súbito ou insidioso.
- Primeiro, os sinais e sintomas são sutis e inespecíficos até aparecerem sinais e sintomas gastrointestinais mais específicos (diarréia, vômitos, hematoquezia, distensão abdominal, celulite de parede abdominal). As manifestações clínicas iniciais podem ser indistinguíveis daquelas da sepse neonatal. A ECN apresenta um quadro clínico muito amplo, podendo variar de leve intensidade com recuperação completa e sem seqüelas até uma forma mais grave de doença caracterizada por necrose e perfuração intestinal.
- Distensão abdominal é o achado clínico mais comum, ocorrendo em 70 a 90% dos casos.
- Outros achados: retenção gástrica ou vômitos (70%), sangue nas fezes (50%), diarréia (21%), hiperemia da parede abdominal (25%) (Fig. 75.2), sensibilidade abdominal (70%).
- Os achados clínicos inespecíficos representam um estado de instabilidade fisiológica e incluem: letargia, instabilidade térmica, apnéia recorrente, episódios de bradicardia, perfusão periférica deficiente e choque.
- A maioria dos casos de ECN ocorre em bebês hospitalizados na unidade de cuidados intermediários, que não estão recebendo ventilação mecânica e não possuem cateter venoso umbilical ou central. Estão se recuperando de sua doença que necessitou de tratamento na UTI, ou não estão suficientemente doentes para precisarem de cui-

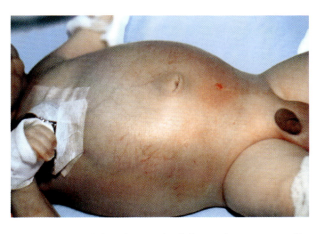

Figura 75.2 – Celulite de parede abdominal por enterocolite necrosante neonatal.

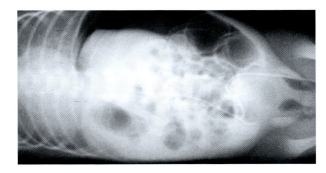

Figura 75.3 – Radiografia de abdome em decúbito lateral esquerdo mostrando grande pneumoperitônio. Visualiza-se também ar dentro do saco herniário, bilateralmente.

dados intensivos. Geralmente, esses bebês convalescentes já estão se alimentando por via oral. A ECN também pode manifestar-se em bebês agudamente doentes na UTI. Sinais e sintomas podem ser obscurecidos pela condição que determinou sua internação na UTI.

INVESTIGAÇÃO DIAGNÓSTICA

- História e exame físico.
- Radiografia de abdome. Alguns achados radiológicos de ECN são não-específicos, porém muito sugestivos quando associados. Os achados são: distensão de alças intestinais, edema de parede das alças, ascite, alça intestinal fixa aperistáltica em radiografias seriadas, massa, geralmente localizada no quadrante inferior direito do abdome, pneumoperitônio, perda do padrão de gás intestinal simétrico para um padrão assimétrico, irregular, desorganizado. O sinal radiológico mais precoce e comum é a distensão de alças intestinais. Pneumoperitônio não é um sinal radiológico característico da ECN. Porém, esta é a causa mais comum de pneumoperitônio no recém-nascido (Fig. 75.3). Perfurações ocultas podem ser encontradas em 30 a 50% dos casos operados. Aproximadamente 70% das perfurações intestinais ocorrem dentro das primeiras 30h do início do quadro de ECN. Pneumatose intestinal e presença de gás na veia porta são sinais indicativos de ECN. Pneumatose intestinal pode estar presente na submucosa (múltiplos cistos) e/ou na subserosa (aspecto linear), delineando o contorno da alça (Figs. 75.4 e 75.5). Está presente em 40 a 90% dos casos. A freqüência de pneumatose é muito variada na literatura e isso se deve à dificuldade de distingui-la do ar misturado com mecônio ou material fecal dentro do lúmen intestinal e à sua característica de ser efêmera.

  Gás no espaço porta é encontrado em 10 a 20% dos casos de ECN e costuma indicar doença avançada e pior prognóstico (Figs. 75.6 e 75.7). É um sinal radiológico tardio que pode aparecer e desaparecer rapidamente.
- Ultra-sonografia abdominal pode ser usada para detectar pneumatose intestinal, gás no sistema porta e quando aparece quadro radiológico de ascite. A ascite pode representar uma perfuração intestinal. É importante avaliar o caráter da ascite, pois a presença de partículas pode indicar perfuração. A sensibilidade da ultra-sonografia em detectar gás no sistema porta é maior do que a radiografia de abdome e pode fornecer uma evidência precoce e específica de ECN antes do aparecimento dos sinais radiológicos. A presença de gás é demonstrada dentro da veia porta e do parênquima hepático por partículas altamente ecogênicas (microbolhas de gás), sem a conseqüente produção de sombra acústica.

Ultra-sonografia pode detectar bolhas de gás hiperecogênicas na parede das alças. Talvez seja um sinal mais precoce que seu equivalente radiológico, porém necessita de um examinador treinado.

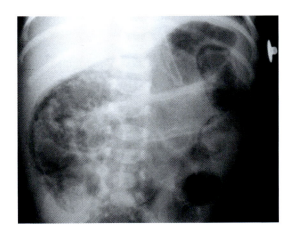

Figura 75.4 – Radiografia de abdome mostrando pneumatose do tipo granular e linear.

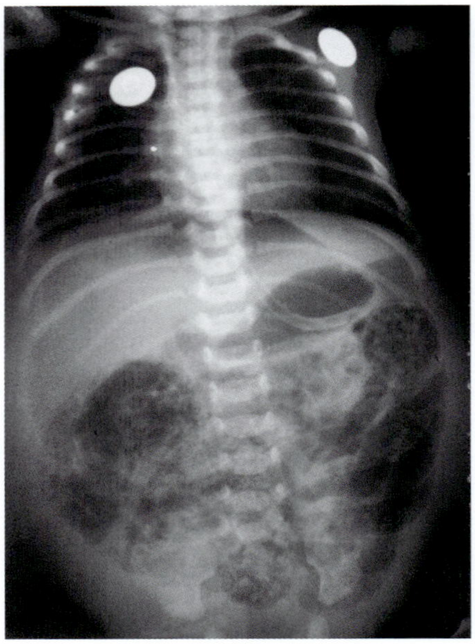

Figura 75.5 – Radiografia de abdome mostrando pneumatose difusa (nos quatro quadrantes).

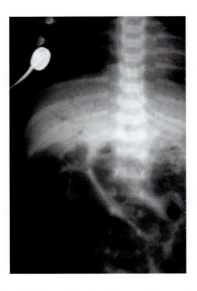

Figura 75.6 – Radiografia de abdome demonstrando ar no espaço porta (imagens radiadas sobre a opacidade hepática).

HISTOLOGIA

Achados histológicos mais comuns por ordem decrescente de freqüência: necrose de coagulação ou isquêmica, inflamação, ulceração, hemorragia, alterações regenerativas (regeneração epitelial, tecido de granulação, fibrose), presença de bactérias no lúmen e na parede intestinal, pneumatose intestinal (submucosa e/ou serosa), edema submucoso, abscesso de criptas, pseudomembranas, hipercrescimento fúngico.

Necrose de coagulação é o achado histológico dominante e o mais intenso. Corresponde à necrose tecidual com perda do detalhe celular e preservação "fantasma" da estrutura celular e tecidual. As vilosidades mantêm o arcabouço, apesar de quase totalmente acelulares.

Alterações regenerativas teciduais (regeneração epitelial, formação de tecido de granulação e fibrose) sugerem dano tecidual de vários dias. É uma fase de transição que ocorre após a destruição da superfície epitelial, mas antes do aparecimento de enterócitos maturos.

TRATAMENTO

A ECN pode ser tratada conservadoramente com tratamento clínico ou por cirurgia, nas formas mais graves em que o tratamento clínico for insuficiente.

O tratamento cirúrgico está indicado a casos em que há necrose intestinal, ou perfuração. O momento ideal da intervenção cirúrgica é antes de ocorrer perfuração e após a instalação da gangrena intestinal. A percentagem de pacientes que necessitam de intervenção cirúrgica varia entre os diversos serviços e instituições e oscila entre 20 e 63%.

Para selecionar o tratamento adequado, clínico ou cirúrgico, medir sua efetividade e determinar a influência da terapêutica na sobrevida, é utilizada a classificação de Bell *et al.*, fundamentada em achados de história, manifestações sistêmicas e gastrointestinais e achados radiológicos[1] (Tabela 75.1).

Indicações Cirúrgicas

Ainda não há consenso nas indicações cirúrgicas. O pneumoperitônio é considerado indicação absoluta de intervenção cirúrgica. Porém, sua ausência não ex-

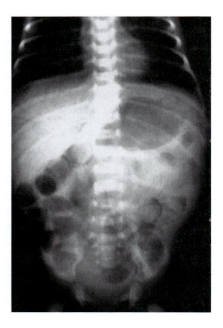

Figura 75.7 – Radiografia de abdome mostrando ar no espaço porta e pneumatose intestinal.

Enterocolite Necrosante

TABELA 75.1 – Classificação dos estágios de enterocolite necrosante neonatal conforme Bell et al.[1]

ESTÁGIOS	FATORES DE ESTRESSE PERINATAL	MANIFESTAÇÕES CLÍNICAS	RADIOGRAFIA DE ABDOME
I (suspeito)	Um ou mais fatores predisponentes	Instabilidade térmica, letargia, apnéia, bradicardia Recusa alimentar, resíduo gástrico aumentado, vômitos, distensão abdominal leve, sangue oculto nas fezes	Distensão com íleo paralítico leve
II (definitivo)	Um ou mais fatores predisponentes	Idem estágio I + sangue nas fezes ou oculto persistente, distensão abdominal marcada	Distensão intestinal significativa, separação de alças do intestino delgado (edema de parede de alças ou fluido intraperitoneal), alça fixa persistente, pneumatose intestinal, gás na veia porta
III (avançado)	Um ou mais fatores predisponentes	Idem estágio I + piora dos sinais vitais, choque séptico, hemorragia gastrointestinal significativa	Idem estágio II + pneumoperitônio

clui perfuração, já que perfuração oculta ocorre em até 50% dos pacientes operados.

Para caracterizar gangrena intestinal ou perfuração oculta, são utilizados variados indicadores e critérios. Consideramos indicações cirúrgicas relativas os seguintes achados: massa abdominal fixa; celulite de parede abdominal; piora clínica com dois ou mais desses achados: hipotensão, oligúria, letargia, episódios de apnéia/bradicardia, acidose metabólica persistente com pH < 7,2, apesar de adequada ressuscitação volumétrica; alça fixa persistente em radiografias seriadas, pneumatose difusa (quatro quadrantes), portograma aéreo. Paracentese abdominal também serve para detectar gangrena intestinal, perfuração bloqueada ou perfuração não evidenciada radiograficamente. A paracentese abdominal não está indicada ou é considerada desnecessária nas seguintes situações: RN com suspeita de ECN (estágio I de Bell), RN com ECN definitiva (estágio II de Bell) que estão melhorando sob terapêutica clínica e RN que já apresentam pneumoperitônio em radiografias de abdome. É um método seguro e eficaz que costuma predizer de forma acurada o aparecimento de gangrena intestinal.

Técnica da paracentese: um dispositivo com agulha de calibre 20 a 22 (Abbocath®) é introduzido em um dos flancos (o mais doente clínica e radiologicamente) e mantido em aspiração intermitente até a retirada de 0,5mL ou mais de líquido peritoneal. Caso haja dificuldade na retirada do líquido, o bebê é então delicadamente rotado para o lado da punção com o objetivo de se obter líquido peritoneal mais facilmente. Caso não haja líquido nesse flanco, o processo é repetido no flanco oposto. Quando nenhum líquido é obtido, a paracentese é denominada seca. Paracentese abdominal é considerada negativa quando são retirados 0,5mL ou mais de líquido peritoneal cor amarelo-citrino ou sero-hemático e com ausência de germes na coloração pelo método de Gram. Paracentese abdominal é considerada positiva quando é retirada a quantidade de 0,5mL de líquido peritoneal de cor marrom (gangrena intestinal) (Fig. 75.8), geralmente de odor fétido, ou de líquido peritoneal com aspecto de mecônio ou de fezes (perfuração não identificada pela radiografia) e/ou presença de germes na coloração pelo método de Gram. Bactérias são vistas pelo Gram somente quando atingem altas concentrações (1×10^5/mL).

Nosso serviço adota o algoritmo de indicações cirúrgicas mostrado na Figura 75.9.

O resultado de uma paracentese negativa ou seca deve ser cautelosamente interpretado em relação ao curso clínico, laboratorial e radiológico do paciente, pois não garante completamente a viabilidade intestinal. Se necessário, a paracentese poderá ser repetida a cada 6 a 8h.

Tratamento Clínico

- NPO (*nil per os*, nada via oral), sondas naso ou orogástrica. Nos casos de tratamento clínico, NPO deve ser mantido por 7 a 14 dias, dependendo da rotina do serviço.
- Adequados suportes ventilatório e circulatório. Suporte cardiocirculatório com dopamina (até 5μg/

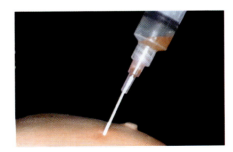

Figura 75.8 – Paracentese abdominal com retirada de líquido de cor marrom.

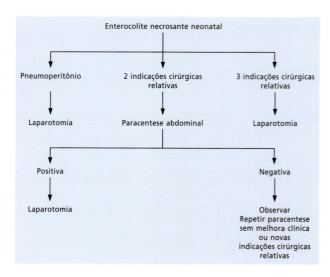

Figura 75.9 – Indicações cirúrgicas para enterocolite necrosante.

kg/min) e/ou dobutamina (2 a 10µg/kg/min). Repor adequadamente sangue e derivados. Manter hematócrito em 35 a 40%.
- Repor perdas para o terceiro espaço (volume aproximado de 150 a 200mL/kg/dia). Manter débito urinário em 1 a 2mL/kg/h. Corrigir acidose metabólica e trombocitopenia quando houver.
- Antibióticos: em geral é necessária a cobertura para Gram-negativos, positivos e anaeróbios. Antes do nascimento, o intestino é estéril. Logo após, ele se torna colonizado com a flora materna e do meio ambiente local. O prematuro costuma ser exposto à microflora da Unidade de Terapia Intensiva Neonatal (UTIN), com colonização freqüentemente afetada pelo uso de antibióticos de largo espectro. O bebê em UTIN costuma ter uma colonização tardia, com número mais limitado de espécies bacterianas que tendem a ser mais virulentas.
Uma relação entre ECN e algumas bactérias patogênicas específicas foi demonstrada e muitas espécies, incluindo membros da família das enterobactérias (principalmente *Escherichia coli, Klebsiella pneumoniae, Serratia*), clostrídios, enterococos e estafilococos coagulase-negativos, têm sido observadas associadas à doença. A flora gastrointestinal de bebês com ECN parece ser diferente dos bebês sem ela, com variações determinadas pela microflora predominante na UTIN e pelo uso de antibióticos.
Nas epidemias, os seguintes germes costumam ser mais prevalentes: *Staphylococcus epidermidis, Escherichia coli* e espécies de *Clostridium* (clostrídios) e de *Salmonella*.
 – 1º esquema: ampicilina, gentamicina e metronidazol. Outros esquemas alternativos dependendo de cultura pré-operatória do bebê (nasofaringe, cordão umbilical, líquido cefalorraquidiano, urina, sangue, fezes e região perianal), cultura do líquido peritoneal, flora bacteriana predominante vigente na UTI e evolução clínica: vancomicina + cefotaxima ou vancomicina + amicacina + metronidazol.
 – Manter antibióticos por 14 dias ou até curar a infecção.
- Nutrição parenteral total (NPT).
- Isolamento de contato em casos epidêmicos.
- Retirada de cateter de artéria umbilical.
- Controle radiológico intensivo (vista supina em ântero-posterior e em decúbito lateral esquerdo) a cada 6 ou 8h nos primeiros três dias. Após o terceiro dia, essa rotina pode ser reduzida para cada 12h e 24h.
- A via oral deve ser reiniciada em 7 a 14 dias (dependendo da rotina do serviço) com dieta semi-elementar até o intestino recuperar-se da agressão sofrida pela doença.

Tratamento Cirúrgico

Ainda não há consenso na literatura sobre qual o procedimento cirúrgico mais indicado. O tratamento cirúrgico clássico, adotado na maioria dos serviços, tem sido ressecção do intestino não viável e exteriorização, como estomas, de segmentos relativamente bem vascularizados do intestino remanescente.

Anastomose primária só está indicada a situações específicas, como doença limitada, perfuração bloqueada sem peritonite e necessidade de enterostomia muito proximal.

Em geral, a técnica cirúrgica preconizada é:

- Explorar o abdome por laparotomia transversa supra-umbilical com eletrocautério e coagulação bipolar para reduzir a perda de sangue e o tempo cirúrgico.
- Revisar sistematicamente todo o trato gastrointestinal em busca de áreas perfuradas e gangrenadas que devem ser ressecadas.
- Ressecar somente a área perfurada e o tecido necrótico inquestionável.
- Tentar preservar a válvula ileocecal.
- A necessidade de uma reexploração cirúrgica em 24 a 36h deve ser definida no momento da laparotomia primária. É utilizada nos casos de pan-comprometimento intestinal com áreas de viabilidade duvidosa, que são mantidas para avaliação cirúrgica posterior.
- Criar múltiplos estomas quando existirem múltiplas áreas de necrose separadas por intestino viável de comprimento adequado (no mínimo 12cm entre as áreas de necrose) (Fig. 75.10). Outras técnicas podem ser adotadas no lugar dos múltiplos estomas:
 – A técnica utiliza múltiplas anastomoses intestinais protegidas por um estoma proximal (Fig. 75.11).

– A técnica de clipagem de múltiplas alças e anastomose retardada em 48 a 72h, sem enterostomia proximal. Múltiplos segmentos necróticos são ressecados, deixando segmentos viáveis intraperitoneais clipados para serem reanastomosados posteriormente (Fig. 75.12).
– A técnica que usa um *stent* intraluminal complementada por múltiplas anastomoses espontâneas com ou sem estoma de proteção.

- Medir, nos casos de ressecções extensas, o comprimento do intestino delgado remanescente ao longo do seu bordo antimesentérico com fio número 3.
- Criar enterostomias com bocas viáveis.
- Exteriorizar os estomas juntos pela mesma contra-incisão, situada, preferencialmente, abaixo da laparotomia.
- Exteriorizar os estomas separados, quando as bocas não puderem ser fixadas juntas na parede abdominal por causa da tração exagerada do mesentério.
- Optar, no caso de estoma distal muito curto (em reto) ou com mesentério contraído que não permita alcançar a parede abdominal, pela técnica de Hartmann (enterostomia terminal proximal com sepultamento da boca distal). Se possível, fixar o coto distal no peritônio parietal junto à boca proximal exteriorizada.
- Fechar a parede abdominal com pontos subtotais. Usar pontos de ancoragem (totais) em RN de muito baixo peso ao nascer (MBPN), choque séptico, peritonite difusa e reoperação.
- Indicar reexploração cirúrgica em: estomas com necrose, piora clínica e sinais de peritonite, evisceração e reexploração cirúrgica planejada.

Pós-operatório

- Repouso intestinal no mínimo por dez dias.
- Condições para reiniciar a via oral: estoma funcionante, resíduo gástrico claro e menor que 30mL, ausência de distensão abdominal.
- Adição de sódio à dieta. Os bebês com enterostomia de delgado sofrem, freqüentemente, de hiponatremia e acidose metabólica. A hiponatremia é causada pela perda de sódio pelo estoma. A acidose metabólica é causada pelas perdas da ileostomia (dependendo do seu débito) e inabilidade do rim de secretar ácido (íons hidrogênio) em troca do sódio (que está depletado). Com depleção grave de sódio, a aldosterona estimula a absorção maciça do sódio filtrado no túbulo proximal. Isso ocasiona um sódio bastante limitado para as trocas entre ele e íons hidrogênio que ocorrem no túbulo distal. A enterostomia que requer suplementação é aquela cujo débito é ≥ 30mL/kg/dia. Em toda enterostomia de delgado deve ser solicitada a medida do seu débito e dosagens séricas de sódio e cloro e de bicarbonato e sódio urinário. A reposição de sódio, em geral, é realizada por meio da ingestão ou por via parenteral, de 6 a 12mEq/kg/dia ou pela fórmula:

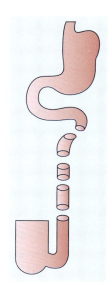

Figura 75.10 – Representação diagramática da técnica de criação de múltiplos estomas.

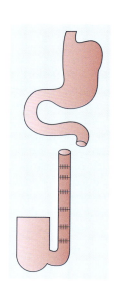

Figura 75.11 – Representação diagramática da técnica de múltiplas anastomoses protegidas por estoma proximal.

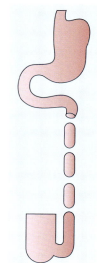

Figura 75.12 – Representação diagramática da técnica de clipagem de múltiplas alças intestinais e anastomose tardia.

1,2mEq/kg/dia + (0,13 × débito da enterostomia). Recomenda-se a reposição de sódio e bicarbonato quando o sódio urinário é < 10mEq/L, o bicarbonato sérico < 20mEq/L e o cloro sérico > 108mEq/L.
- Quando a enterostomia começa a funcionar, a pele ao redor deve ser protegida com a colocação de placa adesiva protetora e bolsa.

Drenagem Peritoneal

Técnica proposta para ser empregada sem anestesia geral e na UTIN, em bebês criticamente doentes, pesando menos de 1.000g e com marcada instabilidade cardiovascular e homeostática. Se não houvesse melhora em 24h, deveriam submeter-se à laparotomia exploradora. A técnica foi descrita como medida de ressuscitação pré-operatória dos bebês pequenos de alto risco, com peritonite, insuficiência respiratória e choque. Essa técnica é controversa e não aceita indistintamente, por violar princípios cirúrgicos estabelecidos no manuseio de isquemia intestinal, perfuração e sepse intra-abdominal. Seus adeptos inicialmente não a consideravam definitiva, porém se observa que em aproximadamente 1/3 dos casos não há necessidade de cirurgia definitiva.

Estudo americano recente, randomizado e multicêntrico, comparando drenagem peritoneal primária com laparotomia e ressecção intestinal nos recém-nascidos prematuros < 1.500g com ECN perfurada, concluiu que o tipo de cirurgia não afeta significativamente a sobrevida, a dependência de nutrição parenteral total ou o tempo de hospitalização.

Nossos critérios de inclusão são:

- Bebês < 1.000g e criticamente doentes (instáveis hemodinamicamente).
- ECN perfurada (pneumoperitônio ou paracentese com saída de líquido fecal ou meconial).

Nossos critérios de exclusão:

- Bebês > 1.000g e estáveis.
- Perfuração intestinal sem evidências clínicas e radiológicas de ECN, principalmente se não puder ser descartada perfuração gástrica.
- ECN sem evidências de perfuração.

O princípio da técnica baseia-se na drenagem de gases intestinais, fluido peritoneal infectado e fezes extravasadas, descomprimindo a cavidade abdominal (evitando a síndrome compartimental) e permitindo melhor ventilação pulmonar, sem necessidade de anestesia geral ou transporte ao Centro Cirúrgico com seus riscos inerentes: hipotermia, interrupção da monitoração, extubação acidental, dificuldades ventilatórias durante o trajeto.

Desvantagens da técnica:

- Não confirma a doença.
- Não consegue avaliar extensão e localização da doença; viola princípios cirúrgicos já longamente estabelecidos e comprovados.

Não somos entusiastas da técnica e a indicamos somente a situações bem específicas, sempre observando um rígido protocolo.

O procedimento é realizado na UTIN, sob anestesia local e sedação. Faz-se pequena incisão (1cm) no quadrante inferior mais doente (em geral no quadrante inferior direito) com remoção de gás, fluidos e fezes. Lava-se a cavidade com 10 a 20mL de soro fisiológico morno e coloca-se um dreno de Penrose em direção à área doente e que é fixo à pele (Fig. 75.13). É importante obter-se drenagem adequada no momento do procedimento.

- Decidir precocemente a necessidade de laparotomia. Após o quarto ou quinto dia, a cavidade costuma obliterar-se pela formação de aderências, reação fibroplástica, vascularidade exuberante e angiogênese, que vão dificultar a laparotomia.
- Nos primeiros dias, se a drenagem cessa ou diminui, o dreno pode ser movimentado ou reposicionado.
- Observar piora clínica e radiológica seguindo os seguintes parâmetros: necessidade de inotrópicos, aumento dos parâmetros ventilatórios, acidose, coagulopatia difusa, plaquetopenia, letargia, instabilidade térmica, distensão abdominal progressiva, aparecimento de massa abdominal, celulite persistente, perfusão deficiente, oligúria.
- Radiografia de abdome a cada dois dias pós-drenagem e quando houver piora clínica ou laboratorial. Observar, principalmente, reaparecimento de pneumoperitônio.
- Ultra-sonografia a cada dois ou três dias pós-drenagem e quando houver piora clínica ou laboratorial. Observar, principalmente, reacúmulo de coleção líquida intraperitoneal.
- Checar funcionamento dos drenos diariamente, correlacionando o seu funcionamento aos quadros clínico, laboratorial, radiológico e ultra-sonográfico (Fig. 75.14).

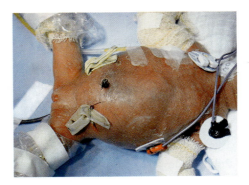

Figura 75.13 – Recém-nascido prematuro < 1.000g e hemodinamicamente instável. Drenagem peritoneal bilateral com drenos de Penrose.

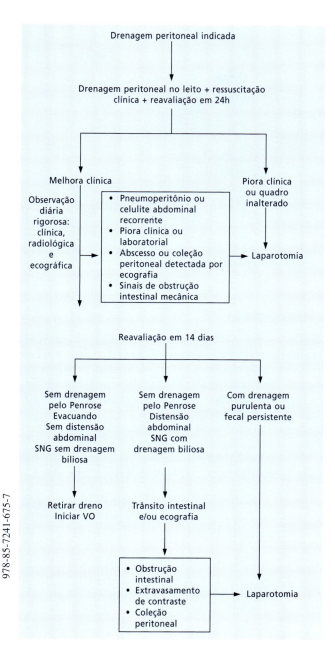

Figura 75.14 – Condutas diagnóstica e cirúrgica e seguimento de uma drenagem peritoneal. SNG = sonda nasogástrica; VO = via oral.

Fechamento da Enterostomia

Em geral, seguimos as recomendações seguintes relacionadas à idade de fechamento da enterostomia.

- Ileostomia de baixo débito e colostomia: em geral não há pressa para seu fechamento. O bebê pode receber alta para casa (se não houver necessidade de reposição parenteral) e submeter-se ao fechamento após três meses. Sempre, nas enterostomias de delgado, devem ser repostas as perdas de sódio com grânulos de sal ou solução de cloreto de sódio a 20%, diluídos nas mamadeiras.
- Se houver diarréia, retardo de crescimento, disfunção do estoma, se for uma jejunostomia ou uma ileostomia de alto débito, é aceitável o fechamento em seis semanas. Essas crianças costumam necessitar de internação para correção de seus déficits hidroeletrolíticos.

O fechamento nunca deve ser feito antes de completar quatro semanas, tempo necessário para a recuperação de sua doença e para o estabelecimento de áreas de estenose em locais de cicatrização que venham a aparecer.

Complicações Tardias

- Retardo do desenvolvimento neurológico: 25 a 30%.
- Estenose intestinal: 15%.
- Síndrome do intestino curto: 8 a 10%.

ENTEROCOLITE NECROSANTE EM RECÉM-NASCIDOS A TERMO

Epidemiologia

- Cinco a 25% dos casos de ECN podem ocorrer em RN a termo.
- Sessenta por cento não apresentam fatores de risco identificáveis.
- Os principais fatores de risco conhecidos são: doença cardíaca congênita acompanhada por um estado de hipofluxo e/ou insuficiência cardíaca, asfixia perinatal, hipoglicemia, policitemia, exsangüinotransfusão, bebês pequenos para a idade gestacional (PIG), disfunção respiratória, pré-eclâmpsia materna, diarréia grave, uso materno de cocaína (propriedades vasoconstritoras da cocaína), cateter na artéria umbilical com risco de trombose ou embolização. Os bebês a termo costumam ter um sistema intestinal e imunológico mais maturo e é mais provável que necessitem de um evento predisponente mais intenso para provocar ECN.

Quadro Clínico

- O quadro clínico costuma iniciar logo após o nascimento. Geralmente após começo da VO.
- Noventa por cento desenvolvem ECN nos primeiros quatro dias de vida.
- A apresentação clínica, em geral, é semelhante à de todos os casos de ECN.

Características da Doença

Predominância em intestino grosso; costuma ser mais localizada; a perfuração ocorre mais cedo e aproximadamente 50% das ocorrências requerem cirurgia.

ENTEROCOLITE NECROSANTE E DOENÇA CARDÍACA CONGÊNITA

Classificação

As doenças cardíacas que podem causar ECN são divididas em:

- Grupo cianótico: todas as anomalias que causam obstrução do fluxo pulmonar (principalmente estenose grave ou atresia pulmonar com defeito de septo ventricular) e transposição dos grandes vasos.
- Grupo acianótico: todas as anomalias que produzem *shunt* da esquerda para a direita (defeito do septo ventricular, defeito do septo atrial, ducto arterial patente e outras), ou que causam obstrução do fluxo ventricular esquerdo (estenose aórtica, coarctação da aorta, síndrome do coração esquerdo hipoplásico).

Epidemiologia

- A incidência de ECN em RN com doença cardíaca congênita sintomática é de 3,5 a 7%, em comparação com 0,1 a 0,3% dos bebês nascidos vivos sem doença cardíaca.
- Aproximadamente 75% são a termo. A doença costuma ser difusa em 30%.

Fisiopatologia

A doença cardíaca congênita e/ou a insuficiência cardíaca podem levar à hipóxia e hipoperfusão esplâncnica (estado de baixo fluxo na artéria mesentérica superior), provocando isquemia intestinal. Bactérias e substrato alimentar completam o ciclo que poderá ocasionar o aparecimento de uma ECN.

ESTENOSE INTESTINAL ADQUIRIDA PÓS-ENTEROCOLITE NECROSANTE

Conceito

São seqüelas de lesões necróticas parciais do intestino pós-enterocolite necrosante atingindo, principalmente, as camadas submucosa e muscular e causando obliteração do lúmen intestinal (Fig. 75.15).

Epidemiologia

- Freqüência dos casos tratados apenas clinicamente: 15 a 25%; dos cirúrgicos, 30%.
- Localização: 80% ocorrem no cólon, 60% no cólon esquerdo, 20 a 25% no cólon direito e 15 a 20% no íleo terminal.
- Sítio mais comum: ângulo esplênico (21%).
- Forma mais comum: estenose simples. Estenoses múltiplas são mais observadas pós-tratamento cirúrgico associadas a enterostomias.

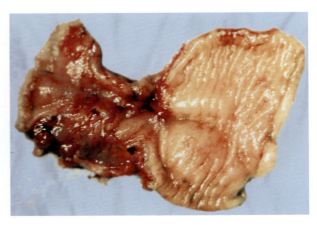

Figura 75.15 – Aspecto cirúrgico de estenose intestinal adquirida pós-enterocolite necrosante.

Fisiopatologia

Graus mínimos de isquemia intestinal regeneram com boa cicatrização da mucosa. Uma lesão mais grave da mucosa pode causar redução em número e altura das vilosidades intestinais, resultando em má absorção.

O fenômeno reparativo mais precoce é o aparecimento de tecido de granulação.

A camada submucosa encontra-se espessada e fibrótica em todas as estenoses.

Em estenose moderada, a mucosa e a muscular permanecem intactas e, a submucosa, com granulação e fibrose.

Estenose grave caracteriza-se pela substituição de submucosa e muscular por tecido de granulação, fibrose e obliteração do lúmen.

Quadro Clínico e Investigação Diagnóstica

Quadro clínico costuma ser variável. Pode ter aparecimento gradual ou abrupto.

- Sinais clínicos precoces: história prévia de ECN, intolerância alimentar ou VO irregular, vômitos biliosos ocasionais ou aumento do aspirado gástrico, distensão abdominal, hematoquezia episódica, diarréia, falha de crescimento, constipação.
- Média de aparecimento clínico da estenose: sete semanas após início da ECN (quatro a dez semanas depois). Porém, pode variar de 10 dias a 20 meses. O processo de cicatrização da doença dura três a quatro semanas, mas a contração e o aparecimento de estenose cicatricial levam mais tempo.
- Radiografia de abdome: distensão generalizada com múltiplos níveis hidroaéreos.
- Enema opaco: em casos com suspeita faz o diagnóstico de estenose colônica (Figs. 75.16 e 75.17).
- Diagnósticos diferenciais principais.
  – Doença de Hirschsprung.
  – ECN recorrente.

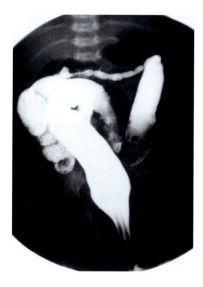

Figura 75.16 – Enema opaco em estenose pós-enterocolite de tratamento clínico. Observar estenose de parte do cólon transverso.

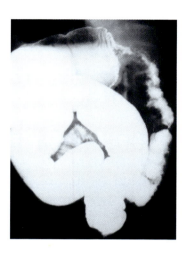

Figura 75.17 – Enema opaco mostrando estenose intestinal pós-tratamento clínico de enterocolite necrosante. Observar estenose do ângulo hepático esquerdo e descendente.

- Complicação da estenose pós-ECN.
  - Obstrução mecânica completa, perfuração, sepse.

Recomendações

A recomendação atual é não indicar enema opaco rotineiro a pacientes assintomáticos pós-episódios de ECN clínica.

Os argumentos são: possibilidade de resolução espontânea, a estenose pode passar sem ser notada no estudo limitado ao cólon (falso-negativo pela existência de estenose de delgado ou estenose tardia), baixa frequência de estenose sintomática, uso de radiação em crianças assintomáticas.

Os pacientes submetidos à enterostomia, mesmo que assintomáticos, necessitam de enema opaco antes do fechamento da estomia.

Tratamento

A conduta vai depender do estado geral da criança e de o episódio ter sido recente.

Estenoses ressecadas antes de oito semanas podem ainda ter doença inflamatória residual. Todo tecido inflamado deve ser ressecado. Doença residual pode causar estenose na anastomose ou deiscência. Na maioria das vezes, é possível preparar o intestino antes da ressecção da estenose e realizar anastomose primária.

Porém, a crianças agudamente doentes ou com obstrução completa indica-se enterostomia com anastomose tardia.

REFERÊNCIA BIBLIOGRÁFICA

1. BELL, M. J.; TERNBERG, J. L.; FEIGIN, R. D. et al. Neonatal necrotizing enterocolitis. Therapeutic decisions based upon clinical staging. *Ann. Surg.*, v. 187, p. 1-7, 1978.

BIBLIOGRAFIA RECOMENDADA

BÜTTER, A.; FLAGEOLE, H.; LABERGE, J. M. The changing face of surgical indications for necrotizing enterocolitis. *J. Pediatr. Surg.*, v. 37, n. 3, p. 496-499, 2002.

CHANDLER, J. C.; HEBRA, A. Necrotizing enterocolitis in infants with very low birth weight. *Sem. Pediatr. Surg.*, v. 9, p. 63-72, 2000.

EIN, S. H.; SHANDLING, B.; WESSON, D.; FILLER, R. M. A 13-year experience with peritoneal drainage under local anesthesia for necrotizing enterocolitis perforation. *J. Pediatr. Surg.*, v. 25, p. 1034-1037, 1990.

HÖLLWARTH, M. E.; SCHOBER, P.; PFLEGER, A.; SAUER, H. Necrotizing enterocolitis. Results of surgery. *Pediatr. Surg. Int.*, v. 7, p. 421-427, 1992.

HORWITZ, J. R.; LALLY, K. P.; VAZQUEZ, W. D. et al. Complications after surgical intervention for necrotizing enterocolitis: a multicenter review. *J. Pediatr. Surg.*, v. 30, p. 994-999, 1995.

KETZER DE SOUZA, J. C.; MOTTA, U. I. C.; KETZER, C. R. Prognostic factors of mortality in newborn with necrotizing enterocolitis submitted to exploratory laparotomy. *J. Pediatr. Surg.*, v. 36, p. 482-486, 2001.

KOSLOSKE, A. M.; GOLDTHORN, J. F. Paracentesis as an aid to the diagnosis of intestinal gangrene. *Arch. Surg.*, v. 117, p. 571-575, 1982.

KOSLOSKE, A. M. Indications for operation in necrotizing enterocolitis revisited. *J. Pediatr. Surg.*, v. 29, p. 663-666, 1994.

MOSS, R. L.; DIMMITT, R. A.; BARNHART, D. C. et al. Laparotomy versus peritoneal drainage for necrotizing enterocolitis and perforation. *N. Engl. J. Med.*, v. 354, p. 2225-2234, 2006.

VAUGHAN, W. G.; GROSFELD, J. L.; WEST, K. et al. Avoidance of stomas and delayed anastomosis for bowel necrosis: "clip and dropback" technique. *J. Pediatr. Surg.*, v. 31, p. 542-545, 1996.

CAPÍTULO 76

Perfuração Intestinal Espontânea Idiopática

João Carlos Ketzer de Souza

CONCEITO

Doença de etiologia desconhecida com necrose e perfuração focal de um pequeno segmento de intestino delgado (mais comum), geralmente distal, em intestino de aspecto normal, sem características macro e microscópicas de enterocolite necrosante.

EPIDEMIOLOGIA

- Causa mais comum de perfuração intestinal neonatal: enterocolite necrosante.
- Segunda causa mais comum de perfuração intestinal neonatal: perfuração intestinal espontânea idiopática.
- Local mais freqüente de doença: íleo terminal; secundariamente, o cólon transverso e o cólon descendente.
- Dificuldades diagnósticas clínica, laboratorial e radiológica.

ETIOPATOGÊNESE

- Desconhecida.
- Tem sido associada a:
  - Indometacina para apressar o fechamento do ducto arterial, causando inibição da síntese das prostaglandinas, potente vasodilator esplâncnico.
  - Ducto arterial patente ocasionando menor fluxo sangüíneo na aorta abdominal e maior resistência vascular relativa nas artérias celíaca e mesentérica superior.
  - Ventilação mecânica por máscara.
  - Doença da membrana hialina.
  - Cateter de artéria umbilical, com formação de trombos e sua liberação sob a forma de pequenos êmbolos.
  - Defeitos congênitos da musculatura intestinal e outras causas.
  - Episódios de hipóxia e isquemia, causando hipoperfusão mesentérica regional, isquemia intestinal transitória, ulceração de mucosa e submucosa, necrose transmural e perfuração. Por sua vascularização característica, o íleo terminal é mais suscetível à isquemia local.
- Pode representar uma manifestação diferente e mais benigna de enterocolite necrosante.

QUADROS CLÍNICO E LABORATORIAL

- Geralmente em prematuros de muito baixo peso (< 1.000g).
- Freqüente em bebês que necessitaram de ventilação mecânica.
- Início dos sintomas: começo da segunda semana de vida.
- Apresentam-se em melhores condições clínicas do que os bebês com enterocolite necrosante (ECN).
- Distensão abdominal é o sinal mais comum e precoce.
- Abdome costuma apresentar coloração azulada em 70% dos casos, podendo iniciar pela bolsa escrotal ou região inguinal (mecônio dentro de persistência do conduto peritoneovaginal). Partículas de mecônio e pigmentos biliares tornam-se visíveis através da parede abdominal.
- Ausência de celulite na parede abdominal.
- Vômitos biliosos ou drenagem biliosa pela sonda nasogástrica.
- Sem relação com o início da via oral.
- Leucocitose com desvio à esquerda e ausência de trombocitopenia.

EXAMES POR IMAGEM

- Radiografia de abdome: pneumoperitônio, mais bem observado em decúbito lateral esquerdo. Ausência de pneumatose intestinal e de gás na veia porta. Como a perfuração pode sofrer bloqueio (processo de penetração gradual e disseminação limitada), pode aparecer ascite e/ou abdome com poucos níveis aéreos intestinais (*gasless abdomen*).
- Ultra-sonografia: indicada nos casos com ascite, pois determina o aspecto do conteúdo (geralmente coleção com partículas) e o local de paracentese.

TRATAMENTO

- Laparotomia transversa supra-umbilical direita.
- Enterostomia em alça expondo a perfuração externamente ou ressecção limitada e anastomose primária. Dependerá do estado geral do bebê, do grau de prematuridade e da presença de peritonite difusa.

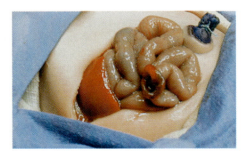

Figura 76.1 – Perfuração espontânea idiopática do íleo terminal. Perfuração única estando o restante do intestino com aspecto normal.

- Achados cirúrgicos: doença limitada (no máximo 3cm de extensão), com perfuração solitária no íleo médio ou distal, medindo aproximadamente 5 a 10mm de diâmetro, com o resto do intestino normal (Fig. 76.1).
- Não indicamos drenagem peritoneal a esses casos. Alguns autores preconizam seu uso.
- Mortalidade aproximada: 15%.

HISTOPATOLOGIA

Necrose hemorrágica confinada ao sítio da perfuração e intestino adjacente normal. Ausência de pneumatose intestinal intramural e necrose de coagulação.

BIBLIOGRAFIA RECOMENDADA

HARMS, K.; LÜDTKE, F. F.; LEPSIEN, G.; SPEER, C. P. Idiopathic intestinal perforations in premature infants without evidence of necrotizing enterocolitis. *Eur. J. Pediatr. Surg.*, v. 5, p. 30-33, 1995.

PUMBERGER, W.; MAYR, M.; KOHLHAUSER, C.; WENINGER, M. Spontaneous localized intestinal perforation in very-low-birth-weight infants: a distinct clinical entity different from necrotizing enterocolitis. *J. Am. Coll. Surg.*, v. 195, n. 6, p. 796-803, 2002.

RAGHUVEER, G.; SPEIDEL, B.; MARLOW, N.; PORTER, H. Focal intestinal perforation in preterm infants is a emerging disease. *Acta Paediatr.*, v. 85, p. 237-239, 1996.

RESH, B.; MAYR, J.; KUTTNIG-HAIM, M. et al. Spontaneous gastrointestinal perforation in very-low-birth-weight infants – a rare complication in a neonatal intensive care unit. *Pediatr. Surg. Int.*, v. 13, p. 165-167, 1998.

SÍNDROME DO INTESTINO CURTO

CAPÍTULO 77

Síndrome do Intestino Curto

João Carlos Ketzer de Souza

CONCEITO

Desordem nutricional resultante da inadequada extensão funcionalmente ativa de intestino delgado para manter o processo normal de peristalse, digestão e absorção dos nutrientes enterais necessários para crescimento e desenvolvimento normais. Geralmente corresponde àqueles pacientes que necessitam de nutrição parenteral total (NPT) por mais de seis semanas após ressecção extensa do intestino delgado.

É definida por Cooper *et al.* pela presença de menos de 50% da extensão do segmento jejunoileal (JI) esperado na conclusão da cirurgia inicial, ou alterado funcionalmente por doença intestinal[1].

Para Galea *et al.* é definida pela presença de menos de 25% da extensão do segmento jejunoileal esperado para a idade gestacional[2].

A Associação Canadense de Cirurgiões Pediátricos define como síndrome do intestino curto o intestino delgado residual menor que 25% do previsto pela idade gestacional, ou a necessidade de nutrição parenteral pós-operatória por mais de 42 dias.

Como regra geral, crianças com mais de 25cm de intestino delgado com válvula ileocecal e mais de 40cm sem essa válvula têm chances de sobrevida razoáveis.

EXTENSÃO DO SEGMENTO JEJUNOILEAL NO RECÉM-NASCIDO

Touloukian comprovou, em necrópsias, que a extensão do intestino remanescente em recém-nascidos varia diretamente com a idade gestacional. O prognóstico não pode ser baseado na extensão absoluta do intestino remanescente, mas sim na *porcentagem* desse intestino relacionada à idade gestacional.

ROTINA PARA O CÁLCULO DE INTESTINO RESIDUAL

- Determinar a idade gestacional, se RN.
- Ver tabela para definir a extensão de segmento jejunoileal normal para a idade gestacional determinada, se RN, ou altura corporal nas outras crianças (Tabelas 77.1 e 77.2).
- Medir o segmento jejunoileal residual não esticado ao longo do bordo antimesentérico.

- Calcular a porcentagem do segmento jejunoileal residual, dividindo a extensão desse segmento pelo comprimento normal:

Extensão JI residual ÷ extensão JI normal.

CAUSAS DE INTESTINO CURTO

- Perda anatômica de segmentos intestinais. As mais comuns são: enterocolite necrosante (ECN), atresias jejunoileais (múltiplas atresias ou deformidades do tipo "árvore de natal"), má rotação intestinal com volvo de intestino médio, gastrosquise complicada com atresia jejunoileal ou volvo, íleo meconial complicado, ressecção de duplicação jejunoileal longa, intestino curto congênito, invaginação com gangrena jejunoileal.
- Defeitos de absorção da mucosa: pós-ECN, má rotação intestinal com volvo crônico, linfangiectasia intestinal.
- Intestino curto funcional: aganglionose colônica total com extensão jejunoileal, pseudo-obstrução intestinal crônica idiopática, enterostomia proximal.

FATORES PROGNÓSTICOS DE RESSECÇÃO INTESTINAL MACIÇA

- Extensão do intestino ressecado ou do intestino remanescente.
- Local do intestino delgado ressecado (jejuno e/ou íleo).
- Capacidade funcional do intestino delgado remanescente.
- Potencial de crescimento do intestino delgado remanescente.
- Integridade da motilidade intestinal.
- Preservação da válvula ileocecal.
- Extensão do cólon residual.

VANTAGENS DA PRESERVAÇÃO DA VÁLVULA ILEOCECAL

Funções da válvula:

- Prevenção do refluxo de bactérias do cólon para o íleo.
- Redução da motilidade do intestino delgado por um fator de 3.

A perda da válvula ileocecal não tem efeito para a sobrevida, mas sim para a adaptação intestinal e o desmame da NPT por um fator 2 a 3.

POTENCIAL DE CRESCIMENTO DO INTESTINO REMANESCENTE

- Prematuros podem tolerar maior extensão de ressecção intestinal do que RN a termo, graças à capacidade de o intestino crescer com o tempo e sofrer adaptação mais precoce.

TABELA 77.1 – Extensão jejunoileal normal em recém-nascidos de diferentes idades gestacionais

EXTENSÃO JEJUNO-ILEAL (cm)	EXTENSÃO DE CÓLON	SEMANAS DE IDADE GESTACIONAL
115 ± 21	69 ± 12,6	19 – 27
172 ± 29	103 ± 17	27 – 35
248 ± 40	148 ± 24	> 35

TABELA 77.2 – Extensão jejunoileal normal relacionada à altura corporal

EXTENSÃO JEJUNOILEAL	ALTURA (cm)
4 – 5 vezes a altura	40 – 70
3 – 4 vezes a altura	70 – 140
420cm	100 – 140

IMPORTÂNCIA DO SEGMENTO INTESTINAL RESSECADO

- O íleo pode assumir as funções do jejuno, mas o reverso não é verdadeiro.
- Só o íleo e o cólon podem absorver sódio contra um gradiente de concentração.
- A ressecção do íleo tem maior efeito sobre o volume e a tonicidade dos conteúdos intestinais que alcançam o cólon.

IMPORTÂNCIA DA EXTENSÃO DE CÓLON RESIDUAL

- A remoção do cólon afeta a absorção de água e eletrólitos, incluindo a absorção de sais divalentes como magnésio e cálcio e parece ter algum efeito na absorção de nutrientes ao causar redução da absorção de ácidos graxos de cadeia curta.
- Na síndrome do intestino curto, a presença do cólon é valiosa porque aumenta a área de absorção de água e sódio, diminuindo a diarréia.

CAPACIDADE FUNCIONAL DO INTESTINO REMANESCENTE

Algumas doenças, além da perda anatômica de um segmento intestinal, podem causar diminuição da capacidade funcional e/ou adaptativa do intestino residual, se adversamente afetado pela doença primária.

SÍNDROME DO INTESTINO CURTO REFRATÁRIA

Quando em seis ou mais meses de evolução não houver aumento progressivo da tolerância aos alimentos enterais. Corresponde a 10 a 25% de todos os casos de síndrome de intestino curto. Nesses casos, deve-se avaliar a necessidade de alguma forma de cirurgia.

FISIOPATOLOGIA

A resposta do estômago à perda intestinal maciça é pela hipersecreção secundária à hipergastrinemia. A hiperacidez resultante impede a formação de micelas, diminui a digestão intraluminal de amido e proteínas, inativa a lipase pancreática e pode causar ulcerações no duodeno, jejunoíleo e diarréia osmótica.

O jejuno é o local onde a maioria dos nutrientes é absorvida e é especialmente importante para a absorção de cálcio, magnésio, folatos e ferro, juntamente com o duodeno. O jejuno secreta colecistocinina e secretina. A perda de jejuno pode resultar em deficiências minerais e nutricionais, esteatorréia e colestase.

O íleo tem uma função muito especializada, que não pode ser assumida pelo jejuno. É o local primário da absorção de ácidos biliares, sais biliares conjugados, vitamina B12, vitaminas lipossolúveis (A, D, E, K) e zinco. A perda de íleo resulta em deficiências vitamínicas, colorréia ou esteatorréia. O excesso de ácidos biliares, ao alcançar o cólon, não somente impede a absorção de água e íons, mas age como secretagogo, produzindo diarréia aquosa. Se a perda de sais biliares conjugados torna-se excessiva, o ciclo enteroepático diminui, ocasionando problemas com a digestão intraluminal de gorduras, causando esteatorréia. A depleção de sais biliares pode tornar a bile litogênica e proporcionar o aparecimento de colelitíase. Em pacientes com esteatorréia, os ácidos graxos não absorvidos costumam se ligar ao cálcio, em vez de se ligarem ao oxalato da dieta. O excesso de oxalato livre é absorvido pelo cólon e excretado na urina, podendo causar nefrolitíase.

ADAPTAÇÃO INTESTINAL

A perda intestinal maciça estimula um processo adaptativo no intestino remanescente. Por mecanismos ainda pobremente entendidos, o intestino sofre mudanças morfológicas e funcionais que, muitas vezes, permitem uma autonomia enteral.

A adaptação intestinal se dá por uma série de respostas fisiológicas que surgem como resultado da ressecção intestinal maciça. A superfície de área do intestino remanescente aumenta gradualmente por hiperplasia mucosa (aumento da taxa de produção de células da cripta e aumento celular por cripta), alongamento das vilosidades, aprofundamento das criptas intestinais, aumento em extensão e diâmetro do intestino remanescente e mudanças hormonais. O processo de renovação celular é relacionado às taxas de proliferação das células das criptas, migração celular ao longo do eixo cripta-vilosidade e morte via apoptose. Os mecanismos responsáveis pela adaptação intestinal não

TRATAMENTO CLÍNICO

Os cinco objetivos principais são:

- Correção das anormalidades hidroeletrolíticas.
- Providenciar suporte nutricional.
- Controle da diarréia.
- Promoção da adaptação intestinal.
- Tratamento das complicações.

Fase Aguda

Essa fase costuma durar de um a dois meses. O tratamento baseia-se na estabilização de fluidos e eletrólitos, reposição parenteral de calorias, iniciando NPT tão cedo quanto possível e tratamento da hipersecreção gástrica (pode causar diarréia secretória) com antagonistas dos receptores H2 (por um a dois meses). Dose de cimetidina: 10 a 40mg/kg/dia, VO ou IV, de 6 em 6h.

Se um agente mais potente for necessário, está indicado o uso de inibidores da bomba de prótons VO ou IV. Dose de omeprazol: 0,7 a 2mg/kg/dose, uma a duas vezes por dia.

Fase Tardia

- Alimentação enteral deve ser logo instituída para estimular o crescimento da mucosa. Após a função gastrointestinal melhorar e a diarréia estabilizar, os alimentos enterais devem ser gradualmente introduzidos. Embora o mecanismo não seja claro, o uso de alimentação enteral, pelo menos 20 a 30% da necessidade calórica diária, ajuda a prevenir significativamente as doenças hepáticas NPT-dependentes.

  Iniciar com dietas semi-elementares diluídas ao meio ou ao terço (para diminuir a osmolaridade e carga de nutrientes). Iniciar com fórmulas contendo hidrolisados de proteínas, com triglicerídeos de cadeia média (hidrolisados mais facilmente digeridos pela lipase pancreática e transportados pela veia porta até o fígado para oxidação e não pelos vasos linfáticos intestinais) e polímeros de glicose (baixa osmolalidade e hidrolisados pelas enzimas pancreáticas). Esses hidrolisados de proteínas são pouco alergênicos e, portanto, bem tolerados. As fórmulas com aminoácidos são ainda menos alergênicas.

  Os triglicerídeos de cadeia média (TCM) apresentam excelente solubilização em água, permitindo maior absorção e maior captação de calorias. Por outro lado, apresentam maior osmolaridade e menor estímulo para adaptação intestinal. Dependendo da tolerância do paciente, o volume deve ser aumentado semanalmente 5 a 10%, até que 3/4 do volume de manutenção sejam alcançados. Nesse momento, mantém-se esse volume e maior concentração.

  Dietas mais complexas são mais tróficas e tendem a induzir mais adaptação intestinal do que as dietas elementares. Os triglicerídeos de cadeia curta (pectina) e longa estimulam a hiperplasia mucosa e devem ser introduzidos gradualmente, assim como proteínas intactas. Atualmente, muitos autores preconizam seu uso precoce. Acreditamos que essa é a tendência nutricional atual para os pacientes com intestino curto.

  Em geral, a alimentação contínua por sonda ou gastrostomia costuma ser mais bem tolerada do que *in bolus*, intermitente. Por outro lado, a alimentação *in bolus* em pequenas quantidades, três a quatro vezes por dia, assim como algum alimento sólido, permite que a criança aprenda a mastigar e a deglutir.

  As fórmulas semi-elementares mais utilizadas no nosso meio são: Alfaré® e Pregomin® (Tabela 77.3).

  A tolerância alimentar é definida pela não-existência de distensão abdominal, ausência de vômitos, freqüência das evacuações inalterada e ausência de substâncias redutoras nas fezes. Pacientes com intolerância aos alimentos devem ter o volume de sua alimentação diminuído até o nível previamente tolerado, permanecendo nesse estágio por duas semanas e, então, aumentado na base de 5% por semana.

  Monitorar rigorosamente o volume e a consistência das fezes e a presença de substâncias redutoras nelas. Essas substâncias nas fezes indicam absorção incompleta com fermentação secundária de carboidratos. Se o aumento da alimentação enteral causar eliminação de fezes > 50% do habitual, ou > 10 evacuações/dia, ou o débito da enterostomia ultrapassar 40 a 50mL/kg/dia, ou houver presença significativa de substâncias redutoras nas fezes (> 1%), ou fezes com pH < 5, a alimentação deve ser diminuída até parar a diarréia. Lentamente a quantidade vai sendo aumentada de novo, até alcançar as necessidades calóricas adequadas.

- Continuar NPT periférica e, posteriormente, colocar cateter central de longa duração (geralmente usam-se cateteres semi-implantáveis).

  O número de horas da NPT deve diminuir gradualmente, assim que a dieta enteral for introduzida. Passa a ser usada de forma intermitente, diminuindo 2h a cada 48h, até atingir a duração de 12h (NPT cíclica). Controlar o aparecimento de hipoglicemia. Essa forma de NPT reduz as doenças hepáticas NPT-dependentes.

Síndrome do Intestino Curto ■ 403

TABELA 77.3 – Fórmulas

	ALFARÉ® A 15%	PREGOMIN®
Valor calórico (Kcal/100mL)	72	75
Densidade calórica (Kcal/mL)	0,73	
Calorias não-protéicas (g/nitrogênio)	158:1	205:1
mOsmol/L	220	180
Proteínas (g/100mL)	2,5	2
Fonte protéica	Hidrolisado de proteínas do soro do leite (peptídeos 80% e AA livres 20%)	Proteína de colágeno (40%) e soja (40%) extensamente hidrolisada + aminoácidos livres
Lipídeos (g/100mL)	3,6	3,6
Fonte de lipídeos	Óleo de milho 20%, gordura láctea 30%, TCM 50%	Óleos vegetais (100%)
Carboidratos (g/100mL)	7,8	8,6
Fonte de carboidratos	Maltodextrina 88%, amido 12%	Maltodextrina 84%, amido de milho pré-gelatinizado 16%
Distribuição calórica percentual	Proteínas: 14% Lipídeos: 42,5% Carboidratos: 43,5%	Proteínas: 11% Lipídeos: 43% Carboidratos: 46%

AA = aminoácidos; TCL = triglicerídeos de cadeia longa; TCM = triglicerídeos de cadeia média.

- Monitorar cuidadosamente e repor: cálcio, magnésio, ferro, vitamina B12, vitaminas lipossolúveis e zinco.
- Em diarréia persistente podem ser usados: loperamida (1 a 2mg/dose, três vezes/dia), colestiramina e análogos da somatostatina. A *loperamida*, ao diminuir o trânsito intestinal, pode aumentar a absorção de nutrientes, proporcionando maior contato do nutriente com a mucosa residual. Porém, pode facilitar o hipercrescimento bacteriano em pacientes com intestino dilatado e dismotilidade, ou que perderam a válvula ileocecal.
  Como segunda droga, que pode ser adicionada à loperamida, usa-se *codeína* (0,5 a 1,0mg/kg/dose a cada 6h). Retarda a motilidade do intestino delgado. A *colestiramina* pode ser útil a alguns pacientes com diarréia líquida, ao reduzir a entrada no cólon de ácidos biliares em forma ativa. A colestiramina diminui a perda fecal pela troca de íons cloreto por ácidos biliares, formando complexos não-absorvíveis que são excretados nas fezes.
  Dose: 100 a 200mg/kg/dia ou 0,25 a 0,75g/kg/dia, quatro vezes/dia. Usar somente quando houver cólon.
- *Somatostatina* e *octreotida* reduzem a secreção ácida do estômago, o esvaziamento gástrico, a contração da vesícula, a função pancreática exócrina, a motilidade intestinal e as secreções do intestino delgado. Porém, parece diminuir a proliferação celular e inibir a adaptação estrutural do intestino em ratos. Devem ser evitadas em intestino curto.
- *Glutamina* (0,6g/kg/dia), hormônios de crescimento e fibras hidrossolúveis e não-celulósicas (pectina) estimulam a adaptação intestinal e devem ser acrescentadas na dieta.
- Contra hipercrescimento bacteriano podem ser usados *gentamicina* ou *metronidazol*, ambos VO.

Alguns serviços utilizam antibióticos enterais em sistema de rodízio, alternando ampicilina (20mg/kg/dia), gentamicina (5mg/kg/dia) e metronidazol (10mg/kg/dia), em duas a três doses diárias e, alternativamente, a cada sete dias.

- Fatores peptídeos de crescimento aceleram a proliferação celular e diminuem a apoptose celular. Muitos investigadores acreditam que, no futuro, esses fatores terão papel primordial na adaptação intestinal pós-ressecção maciça.
- Tratamento das complicações: sepse, colestase relacionada à NPT e problemas mecânicos e infecciosos causados pelos cateteres centrais.

PRINCIPAIS ESTRATÉGIAS CIRÚRGICAS PREVENTIVAS

- Usar mais liberalmente a reexploração cirúrgica em 24 a 48h (*second look*) no caso de viabilidade intestinal questionável em doenças como enterocolite necrosante e volvo intestinal.
- Não realizar ressecções heróicas.
- Usar ressecções segmentares múltiplas, evitando a perda de intestino viável entre as ressecções.
- Uma enterostomia, logo acima do limite proximal do intestino macroscopicamente comprometido, pode manter descomprimido e em repouso o intestino doente, diminuindo as demandas metabólicas e a contaminação bacteriana. Aplicando medidas de ressuscitação e suporte, podemos melhorar a circulação esplâncnica, talvez diminuindo a necessidade de ressecções amplas.
- Nos casos em que há necessidade de múltiplas ressecções, intercaladas com áreas de viabilidade duvidosa, a construção de diversos segmentos intestinais de alça fechada, com ou sem enterostomia proximal, pode evitar múltiplas enterostomias e a perda de preciosos centímetros.

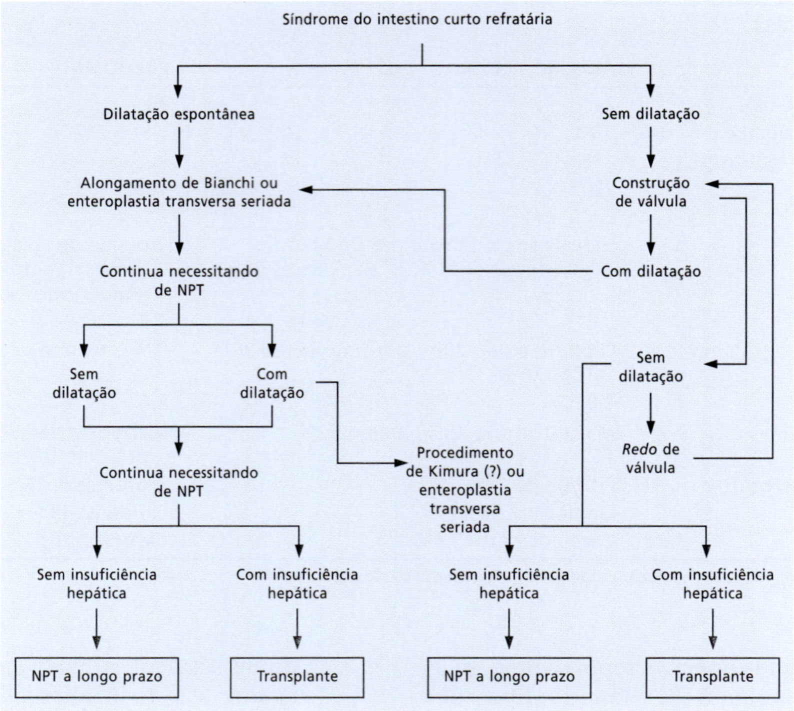

Figura 77.1 – Algoritmo para tratamento da síndrome do intestino curto refratária. NPT = nutrição parenteral total.

- Evitar o fechamento fascial sob pressão em gastrosquise, pois se pode criar uma síndrome compartimental intra-abdominal e gangrena de grandes extensões de intestino.
- Em atresias intestinais com extensão remanescente inadequada de intestino, realizar enteroplastia redutora (*tapering*) do segmento proximal, em vez de ressecar a porção dilatada (10 a 15cm).
- Às duplicações longas de intestino delgado, indicar ressecção de mucosa e submucosa duplicada por incisões longitudinais ou transversas, em seqüência, sem necessidade de grandes ressecções.
- Tentar, quando possível, salvar a válvula ileocecal por meio do fechamento do íleo distal, tal qual um procedimento de Hartmann, em vez de usar 2 a 3cm do íleo distal como fístula mucosa.

TRATAMENTO CIRÚRGICO

Indicações

Síndrome do intestino curto refratária, obstrução parcial (por bridas, estenose isquêmica), segmentos intestinais localizados com grandes dilatações (Fig. 77.1).

Objetivos Principais

Diminuir trânsito intestinal, reduzir o hipercrescimento bacteriano, aumentar a superfície de área de mucosa, corrigir complicações cirúrgicas.

- Corrigir a obstrução mecânica associada à dilatação proximal com lise de bridas, ressecção intestinal ou plastia da estenose.
- Erradicar os segmentos intestinais dilatados não-funcionais e que causam trânsito intestinal retardado com enteroplastia redutora do tipo *tapering* (útil para segmentos intestinais dilatados e curtos, mas não para segmentos com pobre motilidade) (Fig. 77.2), plicatura da alça, ressecção de segmento dilatado de pequena extensão (no caso de intestino curto, mas não tão excessivamente curto).

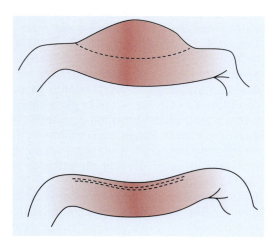

Figura 77.2 – Enteroplastia redutora em segmento intestinal dilatado. Adaptado de Vernon[3].

Plicaturas e enteroplastias redutoras de alças dilatadas para diminuir a estase (aumentando a contratilidade intestinal) e evitar o hipercrescimento bacteriano. Segmentos dilatados podem causar dismotilidade, hipercrescimento bacteriano, enterite, translocação bacteriana e má-absorção intestinal.

- Diminuir o trânsito intestinal com válvulas e esfíncteres intestinais, interposição de segmentos intestinais antiperistálticos, interposição de cólon e alças recirculantes. Válvulas e segmentos reversos têm como finalidade dificultar o trânsito, diminuindo o peristaltismo e provocando dilatação de segmentos proximais, compatibilizando a possibilidade de utilizar outros procedimentos, como o alongamento intestinal de Bianchi[4]. Os segmentos reversos podem causar obstrução intestinal progressiva quando alongam, acompanhando o crescimento da criança.
- Aumentar a população de células mucosas e área de absorção por meio de alongamento intestinal (duplicação isoperistáltica de Bianchi) (Fig. 77.3) e modificações de Chaline (Fig. 77.4), estímulo de crescimento de neomucosa (duplicação de

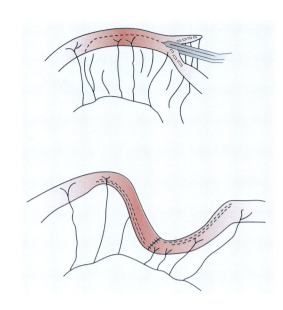

Figura 77.4 – Técnica de Chaline (modificação da técnica de Bianchi) em que o *stapler* é colocado obliquamente no momento da divisão intestinal. Essa manobra vai permitir o alongamento intestinal com apenas uma anastomose. Adaptado de Vernon[3].

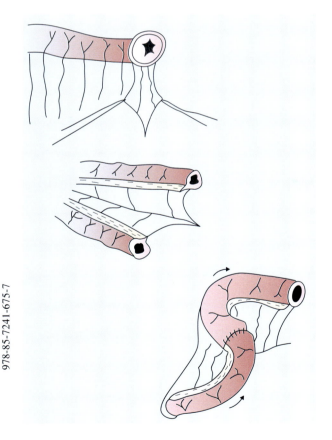

Figura 77.3 – Alongamento intestinal pela técnica de Bianchi. O segmento dilatado é separado em dois segmentos, cada um com sua vascularização própria. Depois, faz-se reanastomose isoperistáltica dos segmentos intestinais duplicados. Adaptado de Bianchi[4].

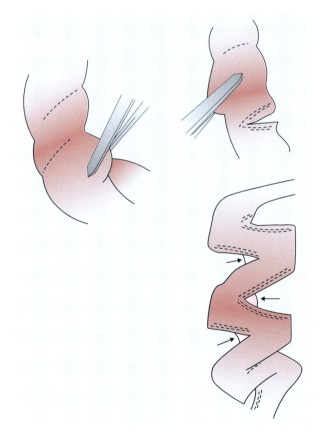

Figura 77.5 – Enteroplastia transversa seriada (STEP) de Kim. Com o grampeador linear em direções alternadas e opostas, cria-se um tubo intestinal alongado em forma de ziguezague de aproximadamente 2 a 2,5cm de diâmetro. Reproduzido de Kim[6].

406 ■ *Trato Gastrointestinal*

segmentos intestinais isolados de Kimura) e transplante intestinal. O procedimento de Kimura é realizado em dois tempos[5]. No primeiro retira-se fita seromuscular antimesentérica do intestino (ficando área cruenta), que é fixada em área também cruenta do peritônio parietal. O objetivo desse tempo é a criação de circulação colateral. No segundo tempo, três a quatro meses depois, o intestino é dividido em dois segmentos paralelos, um irrigado pela circulação colateral da parede abdominal e outro pelos vasos do mesentério.

A enteroplastia transversa seriada de Kim é uma técnica que otimiza melhor peristalse e maior exposição do conteúdo intestinal à mucosa que, verdadeiramente, continua a mesma após o procedimento[6,7] (Fig. 77.5).

REFERÊNCIAS BIBLIOGRÁFICAS

1. COOPER, A.; FLOYD, T. F.; ROSS III, A. J. et al. Morbidity and mortality of short bowel syndrome acquired in infancy: an update. *J. Pediatr. Surg.*, v. 19, p. 711-718, 1984.

2. GALEA, M. H.; HOLLIDAY, H.; CARACHI, R. et al. Short bowel syndrome: a collective review. *J. Pediatr. Surg.*, v. 27, p. 592-596, 1992.

3. VERNON, A. H.; GEORGESON, K. E. Surgical options for short bowel syndrome. *Sem. Pediatr. Surg.*, v. 10, p. 91-98, 2001.

4. BIANCHI, A. Intestinal loop lengthening – a technique for increasing small intestinal length. *J. Pediatr. Surg.*, v. 15, p. 145-151, 1980.

5. KIMURA, K.; SOPER, R. T. A new bowel elongation technique for the short-bowel syndrome using isolated bowel segment Iowa models. *J. Pediatr. Surg.*, v. 28, p. 792-794, 1993.

6. KIM, H. B.; FAUZA, D.; GARZA, J. et al. Serial transverse enteroplasty (STEP): a novel bowel lengthening procedure. *J. Pediatr. Surg.*, v. 38, n. 3, p. 425-429, 2003.

6. KIM, H. B.; LEE, P. W.; GARZA, J. et al. Serial transverse enteroplasty for short bowel syndrome: a case report. *J. Pediatr. Surg.*, v. 38, p. 881-885, 2003.

BIBLIOGRAFIA

CANADIAN COLLABORATIVE STUDY GROUP PROTOCOL (1999). http//www.caps.ca.

COLLINS, J. B.; GEORGESON, K. E.; VICENTE, Y. et al. Short bowel syndrome. *Sem. Pediatr. Surg.*, v. 4, p. 60-73, 1995.

REYES, J. Intestinal transplantation for children with short bowel syndrome. *Sem. Pediatr. Surg.*, v. 10, p. 99-104, 2001.

CAPÍTULO 78

Anomalias Anorretais

João Carlos Ketzer de Souza

CONCEITO

Grupo de anomalias congênitas derivadas de erros do desenvolvimento do intestino primitivo posterior provocando defeito estrutural do reto e/ou canal anal, podendo ou não se comunicar por uma fístula com o períneo ou o trato geniturinário.

EPIDEMIOLOGIA

- Prevalência: 1:4.000 a 5.000 nascidos vivos.
- Mesma predisposição sexual ou leve predominância no sexo masculino: 1,25M:1F.
- Anomalias altas são mais comuns em meninos (2M:1F) e baixas em meninas (2,3F:1M).
- Anomalias altas ou intermediárias: 45%.
- Anomalias baixas: 55%.
- Anomalias congênitas associadas estão presentes em mais de 60%.
- Em aproximadamente 15% dos meninos e 8% das meninas o reto termina em fundo cego, sem fístula. Outras séries mostram freqüência de 5% (sem fístula) e, destes, metade sofre de síndrome de Down.
- No sexo masculino, os defeitos mais comuns são as fístulas retouretral e perineal. As fístulas retovesicais representam apenas 10% das anomalias em meninos.
- No sexo feminino, o defeito mais comum é a fístula retovestibular e, secundariamente, a fístula perineal. O terceiro defeito mais freqüente é a persistência de cloaca.

EMBRIOLOGIA

O mecanismo exato é controverso e hipotético.

Tradicionalmente, a diferenciação normal da cloaca em segmento anorretal dorsal e trato urogenital ventral era atribuída ao processo de septação determinado pelo septo urorretal. Estudos atuais sugerem que a membrana cloacal dorsal e a cloaca dorsal são essenciais para o desenvolvimento embriológico normal do orifício anal e do reto inferior. Qualquer alteração dessas estruturas pode causar *imperfuração anal*. Estudos adicionais são necessários para a determinação correta da embriologia dessa região.

ANOMALIAS CONGÊNITAS ASSOCIADAS

- Anomalias geniturinárias estão presentes em 20% das baixas e 50% das altas. Quanto mais alta a anomalia anorretal, mais freqüente a anomalia geniturinária associada. Anomalias mais freqüentes: refluxo vesicoureteral (± 20% nas altas), refluxo vesicoureteral (5 a 12% nas baixas), agenesia renal (18% nas altas), outras anomalias ureterais, criptorquidia (27% nas altas), vagina e útero septados (28% nas altas) (Tabela 78.1).
- Anomalias do sacro aparecem em 30% dos casos (forma de borboleta, hemivértebras, displasia e ausência de vértebras) com ou sem disrafismo associado. Suspeitar de lesões espinhais quando houver massa subcutânea na região dorsal, seio, hemangioma, nevo ou área de hipertricose. Disrafismo espinhal é formado por um espectro de malformações ocorridas pelo incompleto fechamento do tubo neural primitivo (meningocele oculta, medula presa, diastematomielia, cisto neuroentérico, lipomielomeningocele). Pode levar ao déficit neurológico progressivo e/ou à incontinência fecal.
- Bebês com cloaca têm hidrocolpo associado em ± 50% dos casos.
- Associação com atresia de esôfago: 5 a 8%.
- Síndromes.
  - Síndrome de Down: é mais comum nas anomalias baixas e intermediárias sem fístula perineal ou geniturinária (agenesia anal e anorretal sem fístula, estenose anorretal, ânus coberto e membrana anal imperfurada). Mais de 2% das anomalias anorretais ocorrem em crianças portadoras de síndrome de Down.
  - Tríade de Currarino: condição autossômica dominante com penetrância variável. Consiste em anomalia anorretal, anomalias sacras e massa pré-sacra (meningocele anterior, teratoma, ou lipoma).
  - Síndrome do olho de gato (*cat-eye syndrome*): consiste em coloboma da íris e coróide, microftalmia, hipertelorismo e ânus imperfurado.
  - Síndrome de Kaufman-McKusick: formada por hidrometrocolpo, polidactilia e doença cardíaca congênita. Pode haver associação com atresia ou estenose anal.

TABELA 78.1 – Anomalias urológicas conforme Peña

ANOMALIA	FREQÜÊNCIA (%)
Fístula perineal	Rara
Ânus imperfurado sem fístula	Rara
Fístula uretral bulbar	25 – 30
Fístula prostática	65
Fístula vestibular	30
Fístula vaginal	70
Cloacas	65 – 90
Fístula vesical e colo vesical	90
Média	20 – 54

408 ■ *Trato Gastrointestinal*

SEÇÃO 9

QUADRO 78.1 – Classificação de Wingspread

Meninas	Meninos
Alta	*Alta*
• Agenesia anorretal	• Agenesia anorretal
– Com fístula retovaginal	– Com fístula retoprostática
– Sem fístula	– Sem fístula
• Atresia retal	• Atresia retal
Intermediária	*Intermediária*
• Fístula retovestibular	• Fístula retobulbar
• Fístula retovaginal	• Agenesia anal sem fístula
• Agenesia anal sem fístula	
Baixa	*Baixa*
• Fístula anovestibular	• Fístula anocutânea
• Fístula anocutânea	• Estenose anal
Malformações cloacais	*Malformações raras*
Malformações raras	

QUADRO 78.2 – Classificação de Peña

Meninos	
• Fístula perineal	Sem colostomia
• Fístula retouretral	Colostomia
– Bulbar	Colostomia
– Prostática	Colostomia
• Fístula retovesical	Colostomia
• Ânus imperfurado sem fístula	Colostomia
• Atresia retal	Colostomia
Meninas	
• Fístula perineal	Sem colostomia
• Fístula vestibular	Com ou sem colostomia
• Cloaca persistente	Colostomia
– < 3cm de canal comum	Colostomia
– > 3cm de canal comum	Colostomia
• Ânus imperfurado sem fístula	Colostomia
• Atresia retal	Colostomia
• Defeitos complexos	Colostomia

QUADRO 78.3 – Classificação de Krickenbeck

Grandes grupos clínicos	Variantes regionais/raras
• Fístula perineal (cutânea)	• Bolsa de cólon (*pouch*)
• Fístula retouretral	• Atresia retal/estenose
– Prostática	• Fístula retovaginal
– Bulbar	• Fístula em H
• Fístula retovesical	• Outras
• Fístula vestibular	
• Cloaca	
• Sem fístula	
• Estenose anal	

– Regressão caudal e sirenomelia: caracteriza-da pela fusão das extremidades inferiores em grau variado, acompanhada de malformação anorretal, parada ou ausência do desenvolvimento da genitália, rins císticos ou ausentes, alterações vertebrais, cardiopatias.

CLASSIFICAÇÃO

Numerosas classificações têm sido apresentadas no decorrer dos anos. As malformações anorretais ocorrem dentro de um amplo espectro de defeitos e, por isso, existe essa grande dificuldade em encontrar uma classificação que possa ser adotada universalmente.

As principais classificações são:

■ De Stephens (1963): baseia-se em observações clínicas, conceitos e associações embriológicas.
■ De Melbourne (1970): fundamentada na configuração anatômica das deformidades viscerais em relação aos músculos da continência, principalmente o músculo puborretal. As lesões foram divididas em altas, baixas, intermediárias e mistas.
■ De Wingspread (1984) (Quadro 78.1): com base na relação do coto retal com o elevador do ânus, dividindo as lesões em altas, baixas, intermediárias, cloacais e raras.
■ De Peña (Quadro 78.2): classifica as lesões de acordo com o sexo, procurando identificar quais as que poderiam se beneficiar de uma colostomia[1].
■ De Krickenbeck (2005) (Quadro 78.3): essa nova classificação é mais simples que a de Wingspread e foi organizada por 26 autoridades internacionais em malformações anorretais.

CONSIDERAÇÕES ANATÔMICAS RELATIVAS À MUSCULATURA ESFINCTERIANA

Os músculos que participam da continência fecal e da defecação são esfíncter interno, esfíncter externo estriado e elevador do ânus.

O esfíncter interno, formado pelo espessamento distal da musculatura circular lisa distal do reto, tem a função de manter o fechamento contínuo do canal anal.

Os músculos estriados apresentam um padrão contínuo em forma de funil em torno do reto e do canal anal, cujas porções podem ser identificadas, mas não separadas. O elevador do ânus, a porção superior desse funil, é formado pelos músculos pubococcígeo, iliococcígeo, isquiococcígeo e puborretal. A porção intermediária do funil recebe a denominação complexo muscular estriado (fibras de orientação vertical), criada para designar a combinação da porção mais inferior do músculo puborretal com a porção mais profunda do esfíncter externo. A porção mais inferior desse funil é denominada esfíncter externo superficial e é constituída pelas fibras parassagitais do pubococcígeo e do puborretal, que se estendem para frente em direção ao músculo transverso do períneo e para trás, em direção ao cóccix.

QUADRO CLÍNICO

É essencial o diagnóstico acurado e o delineamento completo da anatomia pré-operatória.

Devem-se identificar:

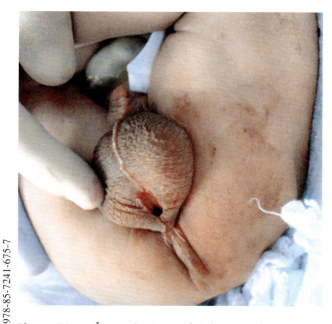

Figura 78.1 – Ânus coberto por fístula escrotal.

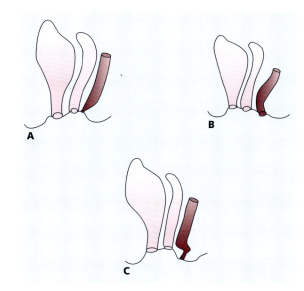

Figura 78.2 – Representação diagramática das anomalias anorretais baixas e intermediárias em meninas. (*A*) Fístula vestibular. Orifício é estreitado e situado dentro do vestíbulo. Totalmente circundado por mucosa úmida. (*B*) Ânus perineal anterior. Ânus de calibre normal situado anteriormente ao sítio anal normal e totalmente circundado por pele. (*C*) Fístula perineal. Orifício estenosado circundado por pele e localizado entre o sítio anal normal e o bordo posterior do vestíbulo. Em fístula perineal muito anterior, a margem anterior do orifício pode ser circundada por mucosa úmida.

- Forma do períneo: se arredondado com sulcos interglúteos ou plano sem pregas interglúteas.
- Limites do esfíncter: presença de zona mais escurecida, impressão anal.
- Ausência de ânus ou fístula.
- Trajetos fistulosos: rafe mediana do períneo, rafe mediana do escroto (Fig. 78.1), períneo, vestíbulo vaginal (vestíbulo localiza-se entre o hímen e a pele perineal), vagina (fístula atrás do hímen) (Fig. 78.2).
  - Terminologia
    • Fístula perineal (FP): abertura do reto em orifício com estenose, localizado entre o sítio anal normal e o prepúcio em meninos (Fig. 78.3) e o epitélio epidérmico da vulva na menina (Fig. 78.4). A fístula é totalmente circundada por pele. As fístulas localizadas muito próximas ao vestíbulo podem ter sua porção anterior limitada por epitélio úmido (Fig. 78.5).
    • Ânus perineal anterior (APA): ânus de calibre normal localizado anteriormente ao sítio anal normal (raro). O centro do ânus (localização normal do ânus) é determinado com a criança em posição de litotomia. Deve corresponder a 40% da distância entre o vestíbulo posterior e cóccix, em meninas e a 50% da distância entre a margem posterior do escroto e o cóccix, em meninos. Praticamente, o ânus deve situar-se a menos de 2/3 de distância entre o cóccix e a fúrcula vaginal. Deve estar totalmente circundado por epitélio seco (Fig. 78.6), ter linha pectínea em toda a sua circunferência e estar completamente circundado pelo esfíncter.
    • Fístula vestibular (FV): abertura do reto em orifício estreitado, localizado no vestíbulo vaginal, na frente do hímen, totalmente circundada por epitélio úmido (Fig. 78.7).
- Calibre da fístula: normal (ânus anterior), estenose. Colocar estilete ou sonda de Foley no trajeto para definir largura e comprimento.
- Calibre do ânus: estenose, coberto por pele (ânus coberto), tipo alça de balde, membrana anal.
- Aspecto da genitália: hipospádia e/ou escroto bífido (geralmente anomalia anorretal intermediária ou alta), fusão labial e/ou hipoplasia da genitália feminina, ausência de hímen (cloaca).
- Saída de mecônio pela uretra, em meninos.

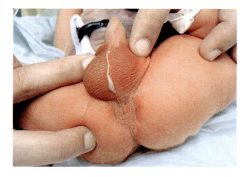

Figura 78.3 – Ânus coberto com trajeto fistuloso superficial coberto por pele fina transparente estendendo-se anteriormente e com lúmen preenchido por tampões epiteliais.

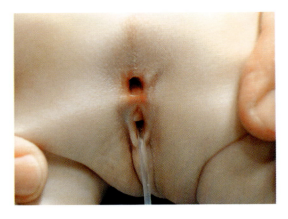

Figura 78.4 – Fístula perineal em menina.

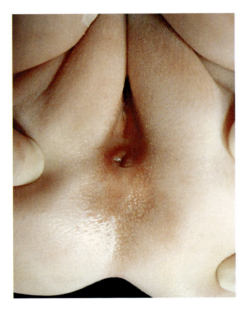

Figura 78.5 – Fístula perineal muito próxima do vestíbulo.

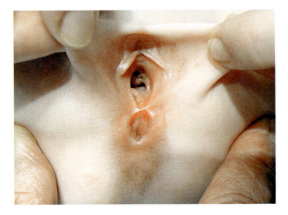

Figura 78.6 – Ânus perineal anterior (?). Observa-se calibre anal normal (passou vela de Hegar número 12 com facilidade) e presença de linha pectínea em toda a circunferência anal. Como apresentava epitélio úmido em sua face anterior, poderia corresponder a uma lesão híbrida entre ânus perineal anterior e ânus vulvar da classificação de Melbourne de 1970.

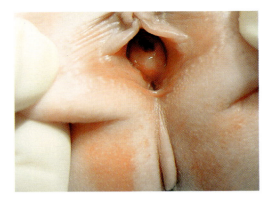

Figura 78.7 – Fístula vestibular localizada dentro do vestíbulo e posterior ao hímen.

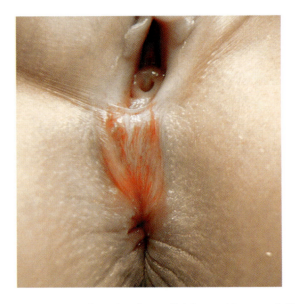

Figura 78.8 – Fenda perineal superficial revestida por epitélio úmido estendendo-se do ânus ao vestíbulo vaginal.

- Número de orifícios perineais, em meninas:
  - um orifício: cloaca.
  - dois orifícios: fístula vaginal (rara).
  - três orifícios: fístulas perineal e vestibular.
- Existe uma forma não rara de malformação perineal congênita (*cleft*, ou *groove*, ou fenda perineal) em que se observa um sulco revestido por epitélio úmido e avermelhado estendendo-se entre o ânus e o vestíbulo vaginal (Fig. 78.8). Essa malformação geralmente não necessita de tratamento cirúrgico. Somente os casos com sintomas (dor, prurido, sangramento) ou sulcos muito largos vão precisar de correção cirúrgica.
- Testes clínicos de controle urinário (expressibilidade da bexiga, reflexos anais e cremastéricos e sensação perineal) podem dar evidência indireta da integridade dos nervos e desenvolvimento dos músculos da continência.

INVESTIGAÇÃO DIAGNÓSTICA

Exames por Imagem

Invertografia de Wangesteen-Rice ou Radiografia Lateral em Posição Prona e com os Quadris Elevados (*Prone Crosstable Lateral View*) de Narashimba

Objetivos

Determinar a distância entre o coto retal cego e o períneo, relacionando sua altura com diafragma pélvico e complexo muscular estriado e marcas ósseas da pelve ou com marca radiopaca colocada no períneo.

Indicações

Ausência de fístula e nenhum mecônio visível no períneo, vagina ou uretra (ar escapa pela fístula prejudicando os achados radiológicos).

Parâmetros

- Linha pubococcígea (PC): traçada do centro do osso púbis à articulação sacrococcígea (logo abaixo da quinta vértebra sacra). Não havendo vértebra sacra, uma linha reta deve ser traçada do centro do osso púbis, passando no nível da junção do 1/4 superior do osso ísquio com os 3/4 inferiores (Fig. 78.9).
- Linha isquiática (I): paralela à linha PC, passando pelo ponto mais inferior do osso ísquio, que forma uma vírgula (Fig. 78.9).

Técnica

- Realizar o exame somente após as primeiras 24h de vida.
- O bebê é colocado em posição prona com elevação dos quadris (coxim debaixo do abdome inferior eleva os quadris) ou de cabeça para baixo com membros inferiores para cima e membros superiores estendidos acima da cabeça, durante um período mínimo de 3min, permitindo que o ar intestinal preencha o reto distal, deslocando o mecônio.
  No momento do invertograma, os quadris podem ser levemente estendidos em ângulo de aproximadamente 45° (expõe melhor o osso púbis), ou as coxas flexionadas em ângulo de ± 90° (expõe melhor o ísquio) (Fig. 78.10). A radiografia lateral em posição prona elevada expõe melhor o púbis.
- Radiografia lateral centrada nos grandes trocanteres.
- Significado dos achados radiológicos:
  – Sombra gasosa acima da linha PC: anomalia alta.
  – Sombra gasosa entre a linha PC e a linha I: anomalia intermediária.
  – Sombra gasosa abaixo da linha I → anomalia baixa (Fig. 78.11).
  Segundo Peña, sombra gasosa < 1cm do períneo (marca radiopaca colocada no provável sítio anal normal): anomalia baixa; sombra gasosa > 1cm do períneo: anomalia não-baixa.
  – Ar na bexiga: fístula retourinária.
- Erros diagnósticos: presença de mecônio impactado impedindo o ar de alcançar a porção mais distal do reto, presença de fístula que pode descomprimir o coto, contração do diafragma pélvico durante o exame, como por exemplo, pelo choro.

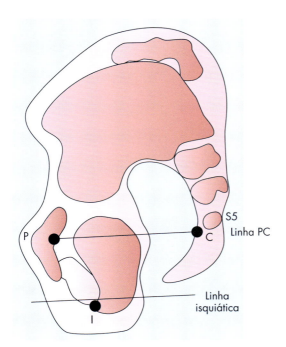

Figura 78.9 – Marcas e linhas ósseas importantes para invertografia. Linhas paralelas PC (pubococcígea) e I (isquiática) e ponto I. Adaptado de Kelly[2].

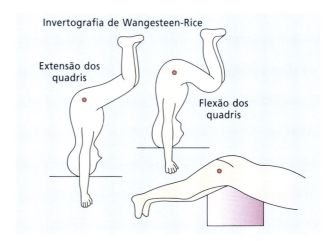

Figura 78.10 – Posições para a invertografia. A posição com os quadris estendidos em ângulo de 45° e a posição prona mostram melhor o osso púbis. A posição com as coxas flexionadas em ângulo de 90° mostra melhor o osso ísquio.

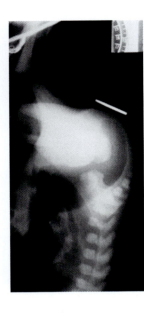

Figura 78.11 – Invertografia com as coxas flexionadas. Bolsa retal repleta de ar estende-se abaixo do ponto I.

- Vantagens da posição lateral prona elevada: facilidade de posicionamento, evita riscos de aspiração brônquica e evita dificuldade respiratória pela posição invertida.

Radiografia de Abdome

Identifica distensão abdominal, imagens características de outras anomalias gastrointestinais, gás na bexiga, complicações como hidrometrocolpo, anomalia vertebral associada.

Radiografia de Coluna Lombossacra

Identifica ausência de vértebras, vértebras displásicas, em forma de borboleta e hemivértebras. Deve ser sempre solicitada. Requer-se um mínimo de três vértebras normais para continência normal. Havendo disrafismo espinhal, deve-se solicitar ultra-sonografia da coluna (ideal até os seis meses de idade) ou ressonância nuclear magnética (RNM) (maior sensibilidade).

Peña calcula a relação sacral, que na criança normal é de 0,76 e 0,77 na projeção lateral. Crianças com anomalias anorretais sofrem diferentes graus de hipodesenvolvimento sacro e essa relação pode variar de 0 a 1. Obtêm-se duas projeções: ântero-posterior e lateral (mais confiável). São traçadas três linhas.

- 1ª linha: porção mais superior da cristas ilíacas.
- 2ª linha: ponto mais inferior das articulações sacroilíacas (espinha ilíaca posterior) à outra.
- 3ª linha: paralela às outras duas e atingindo o ponto, radiologicamente visível, mais inferior do sacro.

A relação é obtida dividindo-se a distância entre as duas linhas inferiores pela distância entre as duas linhas superiores (BC/AB) (Fig. 78.12).

Uretrocistografia Miccional

Indica a posição e o calibre da fístula retourinária, refluxo vesicoureteral, outras anormalidades do trato urinário e diâmetro da uretra.

Colostograma sob Pressão na Boca Distal da Colostomia

É o melhor exame atual para localizar fístula retourinária. A boca da colostomia é obstruída pelo balão da sonda de Foley e o contraste injetado distalmente sob pressão. Não usar bário e sim contraste hidrossolúvel.

Devem ser observadas imagens nas projeções ântero-posterior e lateral, incluindo sacro e cóccix e impressão anal demarcada com objeto radiopaco. É ideal a observação da entrada de contraste nas vias urinárias (até o enchimento da bexiga) e início da micção. Evitar pressão exagerada, pois há risco de perfuração.

Ultra-sonografia do Coto Retal

Indicada a casos sem fístula. Mede-se a distância entre o coto retal (distendido por mecônio ecogênico) e

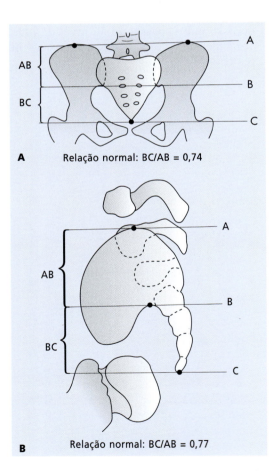

Figura 78.12 – Relação sacral descrita por Peña em projeções ântero-posterior e lateral. Adaptado de Peña[3].

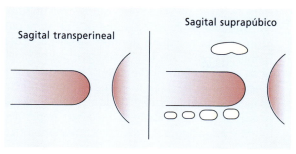

Figura 78.13 – Ultra-sonografia do coto retal nas projeções sagital transperineal e sagital suprapúbica.

o períneo. O exame é realizado com o bebê em posição supina, obtenção de imagens transversais e sagitais, acesso pelo períneo (através do escroto ou da vulva) e abdominal (infra e suprapúbico) (Fig. 78.13). Um dos dedos do examinador, coberto por luva cirúrgica e gel para ultra-sonografia, ao endentar a marca anal, ajuda a identificar o nível da pele. Evitar endentação mais forte que possa diminuir a distância entre a pele e o coto.

Resultados

Distância do reto ao períneo (R-P) ≤ 10mm: anomalia baixa.

Distância R-P entre 10 e 15mm: altura indefinida. Provavelmente intermediária.

Distância R-P > 15mm: anomalia alta.

Ultra-sonografia Abdominal

Para visualizar rins e bexiga. É obrigatória pré-operatoriamente em todos os casos, exceto na presença de fístulas cutâneas, sacros bem formados e períneos arredondados. Nesses casos é realizada eletivamente antes da alta hospitalar.

Ressonância Nuclear Magnética

Proporciona imagem multiplanar (tridimensional) com excelente contraste e resolução. Pode ser indicada para avaliar a altura do coto retal (mecônio impactado dentro do cólon age como contraste), existência e localização de fístulas. Mas é usada com mais freqüência no pós-operatório para avaliar adequação e simetria da musculatura pélvica e se o reto foi bem colocado dentro dos músculos estriados da continência (posição central ou excêntrica).

Também avalia outras lesões insuspeitas, como deformidades sacras, anormalidades urinárias e alterações intra-espinhais, como síndrome da medula presa e lipoma do *filum terminale*.

Planos utilizados: coronal, sagital e transverso.

O plano transverso permite a identificação da linha PC e ponto I.

O uso de óleo de milho pela colostomia, como contraste positivo, facilita a delimitação do reto distal.

Cintilografia Renal com Ácido Dimercaptossuccínico (DMSA)

Para casos com anormalidades urinárias associadas.

Ecocardiografia

Para bebês com suspeita de anomalias cardíacas.

Genitografia (Cloacograma)

Para casos de cloaca. Contraste também pode ser injetado pela vaginostomia ou vesicostomia.

Endoscopia do Seio Urogenital e Urinária

Para casos de cloaca. Serve para medir o canal comum e definir com mais detalhes a anatomia da região.

TRATAMENTO

- Pré-operatório das anomalias sem fístula, com fístula retourinária, cloaca e com fístulas perineais ou vulvares estreitas ou bloqueadas com mecônio: nada por via oral, sonda nasogástrica, hidratação parenteral, antibioticoterapia.
- Anomalias baixas: técnicas indicadas são anorretoplastia sagital posterior mínima (mais anatômica e funcional) e anoplastia tipo *cut-back* (em bebês de alto-risco e hemodinamicamente instáveis).
- Fístula vestibular: anorretoplastia sagital posterior limitada ou transposição anal clássica. Quinze por cento têm vagina dupla. Peña só admite a correção desse tipo de anomalia sem colostomia em recém-nascidos, com NPO de dez dias e nutrição parenteral total (NPT).

Temos corrigido as fístulas vestibulares e perineais próximas ao vestíbulo no *período neonatal* e sem colostomia, baseando-nos em um bom preparo pré-operatório, antibióticos profiláticos e NPO de três a cinco dias. A colostomia é imprescindível em bebês de baixo peso, com dermatite perineal e naqueles de baixo nível social, pelas dificuldades que terão nos cuidados pós-operatórios.

- Anomalias altas.
  - 1º tempo: colostomia em alça dividida e separada no sigmóide proximal ou no descendente.
  - 2º tempo: anorretoplastia sagital posterior ou anorretovaginouretroplastia sagital posterior na cloaca.

  Quando na cloaca o canal comum tem menos de 3cm de comprimento, a sua correção pode ser realizada por mobilização urogenital total.
- Vantagens da colostomia dividida separada: desfuncionaliza somente a porção distal do có-

lon (com fístula retourinária ampla pode haver passagem de urina para dentro do cólon com sua absorção e risco de acidose metabólica). Um estoma distal facilita a sua saída, simplifica o preparo mecânico do intestino, permite um colostograma distal (para localizar fístula), dificulta o aparecimento de prolapso (raríssimo) e protege o abaixamento de contaminação e infecção. A colostomia em alça permite a passagem de fezes do estoma proximal para o distal, produzindo infecção urinária (se houver fístula retourinária) e dilatação da bolsa retal distal (que poderá ser irreversível) levando à hipomotilidade colônica e à constipação grave.

- A colostomia pode ser no nível do cólon transverso esquerdo (indicada a casos de cloaca com vagina alta) ou sigmóide proximal junto ao descendente (atualmente considerada a localização ideal).
- Desvantagens da colostomia em transverso: conteúdo mais líquido com maior incidência de dermatite na pele circunjacente, maior tendência ao prolapso, preparo pré-operatório do intestino mais difícil, o reto pode distender muito e formar megarreto.
- As Figuras 78.14 e 78.15 mostram os algoritmos clínico-terapêuticos dos recém-nascidos.
- No período de observação nas primeiras 24h de vida, a conduta a ser adotada deve ser a seguinte (exceto nos casos com fístula perineal permeável que não necessitam de tratamento prévio): NPO; sonda nasogástrica se houver distensão abdominal; solicitação de hemograma, KTTP, tempo de protrombina e exame comum de urina; ultra-sonografia renal e vesical; radiografia de abdome (para estudar distribuição gasosa intestinal e presença de ar na bexiga); manter gaze sobre o pênis no menino (para detectar saída de mecônio por fístula retourinária); observação de mecônio no períneo; hidratação parenteral (manutenção); antibióticos profiláticos; detectar malformações associadas.
- Desde 1985 temos realizado e preconizado a colostomia em alça dividida com túnel subcutâneo. Essa técnica associa as vantagens de uma colostomia em alça (mais rápida e de mais fácil confecção) com as vantagens de uma colostomia em boca dividida e separada (já descritas).
- Anorretoplastia sagital posterior: é a técnica considerada padrão atualmente.
Seus princípios baseiam-se na preservação da maior porção possível de reto distal, dissecção retal limitada ao plano medial evitando lesão dos nervos da região, colocação do novo canal anorretal anterior ao músculo elevador do ânus através do centro do complexo muscular estriado, fixação do intestino à musculatura esfincteriana para prevenir prolapso e construção de um novo canal anal parcialmente revestido por pele perineal.
- Crianças com estenose anal podem ser tratadas com dilatações anais progressivas até o ânus adquirir um calibre satisfatório. Em estenoses persis-

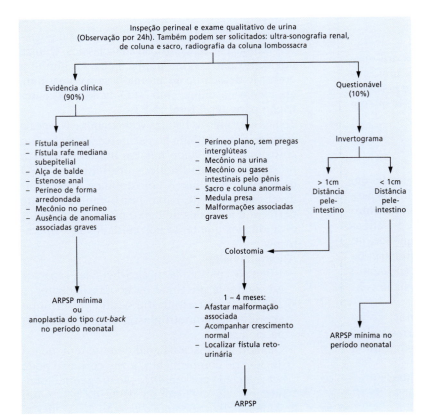

Figura 78.14 – Algoritmo clínico-terapêutico do recém-nascido do sexo masculino. ARPSP = anorretoplastia sagital posterior.

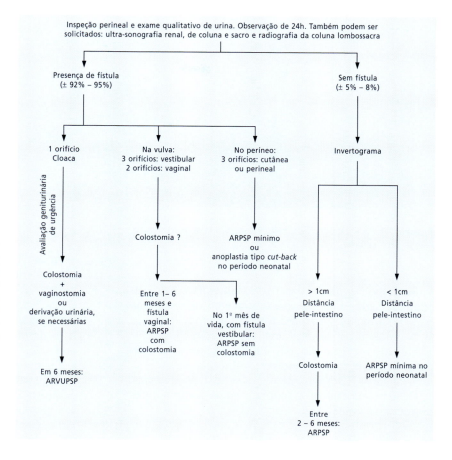

Figura 78.15 – Algoritmo clínico-terapêutico do recém-nascido do sexo feminino. ARPSP = anorretoplastia sagital posterior; ARVUPSP: anorretovaginouretroplastia sagital posterior. [Tentar a técnica de mobilização urogenital total (o reto é separado da vagina; uretra e vagina são mobilizadas conjuntamente) nas cloacas c/ ≤ 3cm de extensão].

tentes pode-se associar um procedimento cirúrgico do tipo *cut-back*.
- Meninos com fístulas perineais curtas (1 a 1,5cm anterior à abertura normal do ânus) podem ser tratados com procedimento do tipo *cut-back*.
- Meninos com fístulas subcutâneas longas são melhores manejados com abertura do trajeto fistuloso e ARPSP mínima.
- Cloaca: quando reto, vagina e uretra terminam em um canal cloacal comum. A genitália é hipoplásica, com pequena estrutura rudimentar fálica e orifício perineal único (Figs. 78.16 e 78.17).
  – Prevalência: 1:40.000 a 50.000 nascidos vivos.
  – Associação freqüente com duplicação ou agenesia de estruturas genitais e anomalias de posição e número dos rins.
  – Trinta por cento são acompanhados por hidrometrocolpo (Fig. 78.18).
  – Cinqüenta por cento têm duplicação do sistema mülleriano.

A presença de massa abdominal inferior pode representar bexiga e/ou vagina dilatada. Se o trato urinário não for descomprimido precocemente, pode-se desenvolver acidose metabólica.

Existem dois tipos de hidrocolpo associados à cloaca:
– Hidrocolpo secretório: coleção de material mucóide produzido pelas glândulas uterinas quando há seio urogenital estreito.
– Hidrocolpo urinário (urinocolpo): coleta-se urina na vagina e/ou útero por fluxo retrógrado durante a micção.

O hidrocolpo pode comprimir a bexiga causando obstrução da junção ureterovesical.

Se houver dilatação vaginal (hidrocolpo) por refluxo de urina ou obstrução de sua drenagem e ausência de obstrução uretral intrínseca, estão indicadas vaginostomia entubada, se o hidrocolpo não for grande e marsupialização sem cateter, se o hidrocolpo for grande.

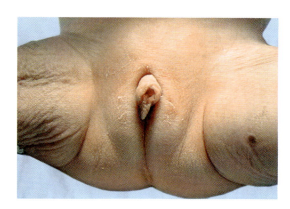

Figura 78.16 – Cloaca. Genitália hipoplásica.

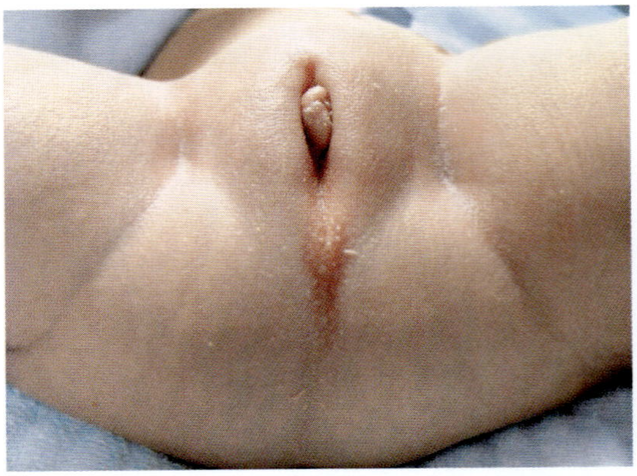

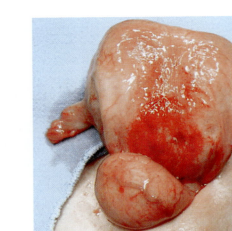

Figura 78.17 – Cloaca. Genitália hipoplásica e ausência da prega interglútea.

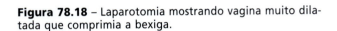

Figura 78.18 – Laparotomia mostrando vagina muito dilatada que comprimia a bexiga.

Se houver evidências de esvaziamento vesical incompleto, atresia ou estenose uretral e/ou vaginostomia não funcionante, proceder à vesicostomia.

A colostomia sempre deve ser precoce.

Se a cloaca for curta, não é necessária a separação entre uretra e vagina (anorretovaginoplastia).

A sonda de Foley deve permanecer por duas semanas.

Sempre realizar cistoscopia e vaginoscopia antes de fechar a colostomia.

CUIDADOS PÓS-OPERATÓRIOS IMEDIATOS

- Em meninos com fístula retourinária, a sonda de Foley deve permanecer por sete dias.
- Em meninas com cloaca, a sonda de Foley deve permanecer por 10 a 14 dias.
- Antibióticos profiláticos são usados por 48 a 72h.

CUIDADOS PÓS-OPERATÓRIOS TARDIOS

- Observação do crescimento e desenvolvimento da criança.
- Investigação de anomalias congênitas associadas.
- Antibióticos profiláticos em refluxo vesicoureteral, lesões renais ou fístula retourinária.
- Cintilografia renal e exames comuns de urina seriados quando existir doença do trato urinário associada.
- Dilatações anais pós-operatórias devem ser realizadas duas vezes/dia (inicia-se com a vela apropriada ao tamanho do neo-ânus), duas a três semanas após a cirurgia. O calibre das velas deve ser aumentado, semanalmente, até atingir um calibre anal apropriado (Tabela 78.2).
  A freqüência das dilatações após atingir calibre anal desejado será uma vez/dia por 15 dias; a cada três dias por um mês; duas vezes/semana por um mês e uma vez/mês por um mês.
- Prolapso mucoso pode ser encontrado em pós-operatório. Sua causa é discutida, porém, parece estar relacionado à musculatura deficiente ou má fixação do reto no complexo muscular estriado. Muitas técnicas têm sido sugeridas para sua correção. Uma forma simples de resolver o prolapso é o uso de múltiplas ligaduras com anéis elásticos (usados em hemorroidectomia) na mucosa prolapsada. Os prolapsos maiores ou recorrentes podem ser tratados pela técnica do retalho em forma de diamante (Fig. 78.19). Essa técnica também pode ser usada em estenoses pós-operatórias persistentes.
- Colostomia pode ser fechada em três a seis meses.
- Nos casos de incontinência fecal e ânus mal posicionado, bom sacro, bons esfíncteres, as crianças podem se beneficiar de outra anorretoplastia sagital posterior.
- Nos casos de incontinência fecal com ânus bem posicionado, pobres esfíncteres e sacro e tipo de anomalia de mau prognóstico em relação à continência, as crianças podem se beneficiar de um esquema de tratamento médico de sua incontinência com enemas diários ou, mesmo, apendicostomia continente com lavagens intestinais anterógradas (técnica de Malone). Nunca usar laxantes em incontinência fecal.
- Nos casos de incontinência fecal e constipação com reto bem posicionado, bons esfíncteres e sacro e presença de megarreto, as crianças podem se beneficiar da sua ressecção.

TABELA 78.2 – Diâmetro das velas/dilatadores de acordo com a idade

IDADE	CALIBRE DA VELA DE HEGAR
1 – 4 meses	12
4 – 8 meses	13
8 – 12 meses	14
3 – 12 anos	16
> 12 anos	17

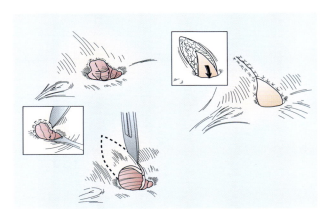

Figura 78.19 – Técnica de retalho de pele em forma de diamante. Inicia-se pela ressecção do prolapso e confecção de retalho de pele, cuja vascularização será mantida por vasos subcutâneos. O retalho deve ser incisado em todas as suas margens através do subcutâneo e mobilizado em direção intra-anal, onde deverá recobrir a área cruenta originada pela ressecção do prolapso. Adaptado de Caplin[4].

- As crianças com mais de 6 anos beneficiam-se de técnicas de *biofeedback* e fisioterapia dos músculos pélvicos. Objetivo: melhorar a função esfincteriana voluntária, aumentando o poder contrátil do complexo muscular. Também melhora o condicionamento da sensação retal. Os pacientes que podem se beneficiar do *biofeedback* são aqueles que possuem adequada pressão anal de repouso em manometria anorretal (esfíncteres não acentuadamente hipoplásicos e que circundem o canal anal).

REFERÊNCIAS BIBLIOGRÁFICAS

1. PEÑA, A. *Atlas of Surgical Management of Anorectal Malformations*. New York: Springer-Verlag, 1990.
2. KELLY, J. H. The radiographic anatomy of the normal and abnormal neonatal pelvis. *J. Pediatr. Surg.*, v. 4, p. 432-444, 1969.
3. PEÑA, A. Anomalias anorretais. In: MAKSOUD, J. G. (ed.). *Cirurgia Pediátrica*. 2. ed. Rio de Janeiro: Revinter, 2003. p. 841-867.
4. CAPLIN, D. A.; KODNER, I. J. Repair of anal stricture and mucosal ectropion by simple flap procedures. *Dis. Colon Rectum*, v. 29, p. 92-94, 1986.

BIBLIOGRAFIA RECOMENDADA

HOLSCHNEIDER, A.; HUTSON, J.; PEÑA, A. et al. Preliminary report on the International Conference for the development of standards for the treatment of anorectal malformations. *J. Pediatr. Surg.*, v. 40, p. 1521-1526, 2005.

JARAMILLO, D.; LEBOWITZ, R. L.; HENDREN, W. H. The cloacal malformations: radiologic findings and imaging recommendations. *Radiology*, v. 177, p. 441-448, 1990.

PEÑA, A. Anomalias anorretais. In: MAKSOUD, J. G. (ed.) *Cirurgia Pediátrica*. 2. ed. Rio de Janeiro: Revinter, 2003. p. 841-867.

PEÑA, A. Surgical management of anorectal malformations: a unified concept. *Pediatr. Surg. Int.*, v. 3, p. 82-93, 1988.

PEÑA, A.; HONG, A. Advances in the management of anorectal malformations. *Am. J. Surg.*, v. 180, p. 370-376, 2000.

CAPÍTULO 79

Colostomia na Anomalia Anorretal

João Carlos Ketzer de Souza

A realização de colostomia em crianças, principalmente recém-nascidas, é um ato cirúrgico complexo, que requer técnica apurada, indicação precisa, experiência do cirurgião e, ainda assim, apresenta uma taxa significativa de complicações. Colostomias em crianças são propícias a complicações, pois apresentam certas particularidades: pouca cooperação por parte da criança, pressão abdominal elevada pelo choro, parede abdominal delgada por onde vão se exteriorizar cólons dilatados pelas doenças de base, desproporção entre o defeito fascial e o diâmetro do intestino após descompressão adequada ao longo do tempo, presença de outras doenças e freqüente associação com prematuridade, bebê pequeno para a idade gestacional (PIG) e desnutrição (Figs. 79.1 e 79.2). Portanto, são necessárias uma técnica meticulosa, indicação precisa e escolha adequada do tipo de colostomia.

Peña, em 1982, ao descrever sua técnica cirúrgica para correção de anomalias anorretais, enfatizou a necessidade de colostomia prévia com derivação completa do fluxo retal.

Ein[1], em 1984, publicou sua técnica de colostomia tunelizada em alça dividida.

Com base na experiência e nos conceitos preconizados por esses dois autores, começamos, em 1985, a adotar essa técnica de colostomia com algumas modificações em todas as crianças portadoras de anomalias anorretais altas e intermediárias.

Essa técnica associa as vantagens de uma colostomia em alça às de uma colostomia em boca dividida. É um tipo de colostomia temporária, derivativa total e que foi denominada colostomia em alça dividida com túnel subcutâneo.

TÉCNICA

Para realizar-se colostomia em sigmóide ou descendente, utiliza-se uma incisão transversa no quadrante inferior esquerdo, imediatamente medial ao bordo externo do músculo reto abdominal. As fibras mais laterais desse músculo são divididas (1/4 a 1/3 externo) e os músculos oblíquo externo, oblíquo interno e transverso são separados na direção de suas fibras, sem seccioná-las. O segmento distal do descendente deve ser liberado de sua inserção peritoneal. Também é adequada a exteriorização do cólon por via transretal com divulsão de suas fibras musculares.

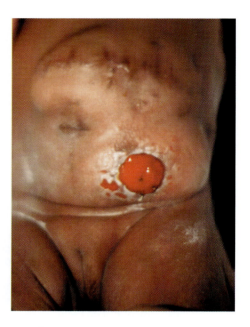

Figura 79.2 – Hérnia paraostomal.

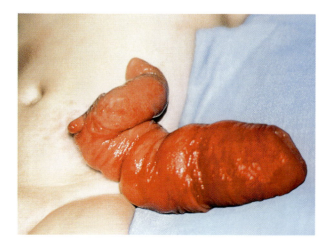

Figura 79.1 – Prolapso de colostomia.

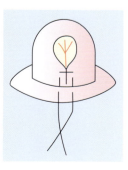

Figura 79.3 – Ponto em U mediano.

Colostomia na Anomalia Anorretal ■ 419

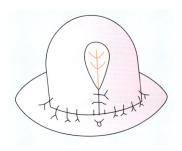

Figura 79.4 – Sutura-fixação circunferencial entre alça, peritônio e aponeurose-músculo, como na colostomia em alça.

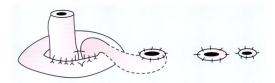

Figura 79.6 – Representação da tunelização do segmento distal e sua fixação à pele.

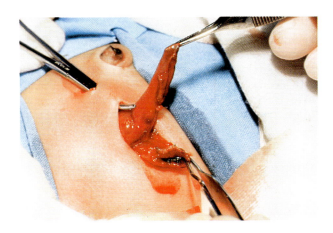

Figura 79.7 – Transoperatório da tunelização subcutânea.

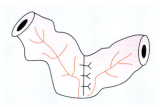

Figura 79.8 – As alças devem ser aproximadas junto ao mesocólon, evitando a evisceração entre ambas.

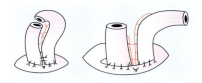

Figura 79.5 – Divisão da alça ao nível do 1/3 proximal e 2/3 distais.

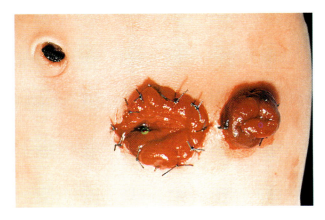

Figura 79.9 – Resultado final pós-maturação das bordas do estoma à pele.

Na transversostomia esquerda, utiliza-se incisão transversa no quadrante superior esquerdo, no meio da distância entre o umbigo e o apêndice xifóide, sobre o músculo reto abdominal e suas fibras devem ser separadas no sentido longitudinal. A transversostomia deve ser realizada somente nos casos em que a alça de sigmóide está extremamente dilatada e em que dissecção e liberação do descendente com uma incisão relativamente pequena iriam tornar o procedimento difícil e com risco de a colostomia ser colocada erroneamente em um sigmóide muito distal. Nas transversostomias, a inserção colônica do epíplon gastrocólico deve ser cuidadosamente liberada.

A fixação da colostomia inicia-se com um ponto em U invertido (sutura quadrangular) que deve ser colocado de cada lado (junto ao mesocólon), com a finalidade de aproximar a parede seromuscular da alça distal e da alça proximal ao peritônio e à margem fascial (peritônio e fáscia – alça – alça – peritônio e fáscia). A distância entre a entrada e a saída do ponto em U é de aproximadamente 0,7cm (Fig. 79.3). O cólon exteriorizado é submetido a uma meticulosa sutura-fixação circunferencial de sua parede seromuscular ao peritônio e à fáscia muscular com pontos inabsorvíveis interrompidos (poliéster 4-0 ou 5-0), como normalmente se efetua uma colostomia em alça (Fig. 79.4). A seguir, faz-se secção completa (divisão) da alça exteriorizada no nível do 1/3 proximal e 2/3 distais (Fig. 79.5). A boca distal da colostomia é fechada com sutura contínua total, evitando o vazamento de material fecal na sua passagem pelo túnel subcutâneo. Faz-se uma pequena incisão transversa, na mesma altura da original, à direita (no caso de descendostomia ou sigmoidostomia) e à esquerda (no caso de transversostomia), através dos planos da pele e

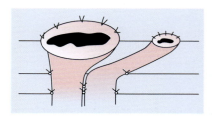

Figura 79.10 – Representação diagramática do resultado final da colostomia dividida com túnel subcutâneo.

subcutâneo e distando aproximadamente 1 a 1,5cm (no máximo) da original. Com uma pinça hemostática é feito, por dissecção romba, um túnel subcutâneo entre as duas incisões. A boca distal da colostomia é, então, tracionada através do túnel subcutâneo e suturada às margens da pele da incisão contralateral com pontos interrompidos de poligalactina 910 ou poliéster (4-0 ou 5-0) (Figs. 79.6 e 79.7). Logo após, na incisão original, devem ser colocados cerca de três pontos seromusculares entre as alças no nível do mesocólon (Fig. 79.8). A borda da boca proximal (funcionante) é então maturada à borda da pele da incisão original, fazendo com que ocupe toda a extensão da incisão (Figs. 79.9 e 79.10). Às vezes, é necessária uma secção de relaxamento de uma das extremidades da alça para facilitar a completa ocupação da incisão.

REFERÊNCIA BIBLIOGRÁFICA

1. EIN, S. H. Divided loop colostomy that does not prolapse. *Am. J. Surg.*, v. 147, p. 250-252, 1984.

BIBLIOGRAFIA RECOMENDADA

AL-SALEM, A. H.; GRANT, C.; KHAWAJA, S. Colostomy complications in infants and children. *Int. Surg.*, v. 77, p. 164-166, 1992.

NOUR, S.; BECK, J.; STRINGER, M. D. Colostomy complications in infants and children. *Ann. R. Coll. Surg. Engl.*, v. 78, p. 526-530, 1996.

CAPÍTULO 80

Malformações do Sistema Neuroentérico

João Carlos Ketzer de Souza

Existe um número grande de malformações neuroentéricas que podem mimetizar a doença de Hirschsprung (DH), entidade relativamente comum, quando se estudam causas de obstrução intestinal neonatal ou de constipação grave em criança maior.

Porém, internacionalmente, a única entidade reconhecida e aceita sob os pontos de vista clínico e histopatológico por todos os investigadores é a doença de Hirschsprung, havendo falta de unanimidade quanto à existência das outras entidades, permanecendo sempre a seguinte pergunta: são malformações verdadeiras ou fenômenos adquiridos?

Em contraste com a variedade de formas morfológicas de inervação intestinal anormal, os sintomas clínicos são muito semelhantes, geralmente consistindo em obstrução intestinal neonatal, constipação grave e distensão abdominal.

O sistema nervoso entérico é derivado do vago e do plexo sacral. O nervo vago coloniza todo o intestino, ao passo que o plexo sacro coloniza somente o intestino pós-umbilical.

Os neuroblastos migram ao longo de todo o trato gastrointestinal em direção craniocaudal. Adicionalmente, os neuroblastos vão migrar das camadas mais externas da parede intestinal para as mais internas. O plexo mioentérico desenvolve-se primeiro. A forma menos grave afeta a mucosa e a mais grave atinge o plexo mioentérico.

EMBRIOGÊNESE E ETIOPATOGENIA

Durante o desenvolvimento do sistema nervoso entérico, as células ganglionares parassimpáticas (neuroblastos imaturos) migram da crista neural para o plexo mioentérico do trato digestivo (a partir da quinta à sexta semana), seguindo as fibras vagais, no sentido craniocaudal, do esôfago ao ânus. Alcançam a porção distal do tubo digestivo na 12ª semana de gestação, quando se inicia a fase de maturação, que pode durar até os dois anos de idade. O desenvolvimento do plexo submucoso é um pouco mais tardio (um mês após o mioentérico), formando-se a partir da migração de neuroblastos do plexo mioentérico até a submucosa, através da camada muscular circular. Adicionalmente, aparece inervação extramural de fibras nervosas oriun-das do plexo sacral que crescem dos segmentos espinhais S2-S4, que estará completa no final da sétima semana.

Para ocorrer inervação normal do intestino, as células da crista neural devem ser capazes de migrar, diferenciar e sobreviver. Todos esses processos dependem da competência das células e do microambiente onde se encontram. Durante o processo de desenvolvimento, o plexo neuroentérico pode sofrer agressões, como:

- Parada prematura da migração craniocaudal dos neuroblastos entéricos (teoria tradicional da doença de Hirschsprung).
- Destruição dos neuroblastos por um microambiente local hostil.
- Presença da laminina-1 (uma das moléculas da matriz extracelular que ajuda na aderência das células derivadas da crista neural) que, atuando precocemente e/ou em excesso no mesênquima colônico, pode provocar diferenciação neuronal prematura, bloqueando a migração neuronal (neurônio diferenciado perde a capacidade de migrar) antes da colonização intestinal estar completa. Quanto mais cedo ocorrer a parada da migração, maior será o segmento aglgliônico. O tempo de aparecimento e a intensidade da expressão da laminina podem causar o início mais precoce da diferenciação dos neuroblastos prematuros do plexo mioentérico. Isso explica a variabilidade de extensão do segmento aglgliônico.
- Recentemente, demonstrou-se que a apoptose representa um importante mecanismo na morte de células ganglionares. Muitos genes podem afetar a apoptose das células ganglionares. Mutações sofridas pelo protooncogene *RET* causariam o desenvolvimento da doença. Os genes *RET* induziriam à apoptose das células ganglionares durante a migração da crista neural.

HISTOLOGIA

O plexo mioentérico (plexo de Auerbach) ocupa o espaço intermuscular entre as duas camadas musculares. A malha constituída pelos gânglios e seus fascículos interganglionares forma um plexo primário e outro secundário. No plexo mioentérico do cólon também existem células intersticiais de Cajal e células ganglionares do plexo não-adrenérgico não-colinérgico (NANC).

O plexo submucoso é menor e menos regularmente distribuído. Contém duas camadas de gânglios e fascículos nervosos interconectados, o plexo de Meissner (logo abaixo da muscular da mucosa) e o plexo de Henle (junto à camada muscular circular).

HISTOPATOLOGIA DAS MALFORMAÇÕES DO SISTEMA NEUROENTÉRICO

Biópsia de Mucosa e Submucosa

Técnica

As biópsias devem ser obtidas por cápsula de sucção pressionada contra a parede dorsal e/ou as paredes

422 ■ *Trato Gastrointestinal*

laterais do reto, pressão de 25 a 30mmHg, pinça de biópsia endoscópica, pinça saca-bocado ou tesoura (neste caso é necessária a aproximação dos bordos com um ponto). Devem ser retiradas três a quatro amostras medindo 3 a 5mm³ de diâmetro e 1 a 2mm³ de espessura, incluindo submucosa.

O material deve ser submetido a exame histológico convencional (fixação com solução de formalina, inclusão em parafina e coloração pela hematoxilina-eosina (H-E), no mínimo 50 cortes seriados), técnicas histoquímicas [estudo da atividade enzimática da acetilcolinesterase pelo método de Karnovsky e Roots, desidrogenase láctica (DHL) e desidrogenase succínica (DHS)] e técnicas imunoistoquímicas.

Localização

Biópsias realizadas a menos de 10cm da linha pectínea podem, eventualmente, causar perfuração em cavidade livre.

Biópsias de sucção para aganglionose: 2 a 3cm, 5 a 6cm, 8 a 9cm.

Biópsias de sucção para displasia neuronal intestinal (DNI): 6cm, 8 a 9cm, 10 a 12cm. Costuma ser encontrada a mais de 6 a 8cm da linha pectínea.

Causas de dificuldade diagnóstica: espécime sem submucosa, edema da mucosa por enema ou enterocolite, nível de sucção muito baixo.

Transporte do Material a Curta Distância Relacionado a Técnicas Histoquímicas

Tempo de intervalo: até 6h.

Cada biópsia deve ser colocada em um tubo de poliacril ou em placa de Petri úmida. Não a colocar em soro fisiológico ou formalina. Dispor os tubos separadamente, entre cubos de gelo, em uma caixa de poliestireno pré-gelada em refrigerador.

Manipulação dos Espécimes Cirúrgicos Relacionada a Técnicas Histoquímicas

Nitrogênio líquido para congelamento dos espécimes cirúrgicos é desaconselhado, porque destrói a integridade dos tecidos, assim como o congelamento em *freezer* comum (-25°C), pois os cristais de gelo também destroem os tecidos. Os tecidos devem ser congelados a -80°C em gelo seco. O tecido congelado deve ser colocado em um saco de poliacril para *freezer* e armazenado em gelo seco. Cada biópsia é preparada com cortes histológicos múltiplos seriados com aproximadamente 12 a 15μm (espessura final: 4 a 5μm), 120 a 160 cortes por biópsia e distribuídas em lâminas de vidro. Número de secções ideais para histoquímica: acetilcolinesterase (AChE) (40), DHL (40), DHS (30). Cada lâmina recebe um total de 20 a 30 cortes. Lâminas alternadas costumam ser coradas alternadamente.

Reações Histoquímicas

■ Reação AChE: cora todas as estruturas parassimpáticas. Assim não é possível diferenciar células nervosas e células gliais de sustentação (neuróglia). É ideal para definir a densidade das estruturas neurais da mucosa e submucosa (indicada à investigação da doença de Hirschsprung). Reação AChE marcadamente elevada na muscular da mucosa e lâmina própria faz o diagnóstico da doença, mesmo se nenhum tecido submucoso for incluído. É tão diagnóstico quanto a biópsia de parede total. Tempo de reação: 80 a 120min a 37°C.

■ Reação DHL (desidrogenase láctica): cora seletivamente células nervosas na submucosa e na muscular, diferenciando-as das células de Schwann (gliais). Permite definir tamanho do gânglio, número de células nervosas por gânglio e tamanho das células nervosas. Tempo de reação: 10 a 13min a 37°C.

■ Reação DHS (desidrogenase succínica): diferencia células nervosas maturas (células DHS-positivas) de imaturas e hipogenéticas (células DHS-negativas). Tempo de reação: 90min a 37°C.

■ Reação NADPH-diaforase (diaforase fosfato do dinucleotídeo adenina-nicotinamida): reação alternativa à DHL. Método que mostra a expressão dessa enzima nas células neuronais da camada muscular própria. Pode ser usada em displasia neuronal intestinal.

Reações Imunocitoquímicas

Secções desparafinizadas (medindo 5μm) de biópsias fixadas em formalina a 4% são incubadas com anti-soro enolase neurônio-específica, proteína S-100 e outras.

São mais difíceis, consomem mais tempo e são menos específicas do que o exame histoquímico. Estuda-se a imunoistoquímica das proteínas específicas do sistema nervoso entérico. Dois grupos de proteínas parecem específicos para o tecido neuroentérico: marcadores para células gliais (glial-específicos) e para células nervosas (neurônio-específicos).

■ Enolase neurônio-específica (ENE): para visualização de células neuronais.

■ Proteína S-100: para visualização de células gliais.

■ NCAM (molécula de adesão da célula neuronal): marcador da junção neuromuscular. Usada em displasia neuronal intestinal e sugerida na hipoganglionose.

■ GFAP (*glial fibrillary acidic protein*): marcador das proteínas gliais.

■ PGP 9% (*protein gene product*): marcador neuronal.

■ NFP 200 (*neurofilament protein*): marcador neuronal.

■ Azul cuprolínico (*cuprolinic blue*): marcador neuronal e de maturação do neurônio.

Biópsia de Parede Total

Material é retirado da parede posterior do reto a ± 2cm da linha pectínea, fixado em formalina, incluído em parafina e corado pela H-E. Os cortes devem medir aproximadamente 4 a 5µm de espessura. As células nervosas são reconhecidas pelo seu núcleo grande com nucléolo proeminente cercado por citoplasma amplo, granular, anfótero.

Whole-mount Preparation (Preparados de Células e Plexos Nervosos)

Considerados por alguns investigadores o modo mais adequado de avaliação histopatológica. Mostram o sistema nervoso entérico de forma tridimensional nas diferentes camadas da parede intestinal. As camadas mucosa, submucosa, muscular circular e muscular longitudinal são separadas por microdissecção. Revelam a morfologia do plexo como um todo; a rede neuronal, ramificações e fibras nervosas interconectadas. São sujeitos a estudos histoquímicos e imunoistoquímicos.

Biópsia Transoperatória Seromuscular

Fragmentos seromusculares da parede do cólon são retirados durante laparotomia ou laparoscopia e células neuronais e nervos anormais são analisados por técnicas de congelação.

DOENÇA DE HIRSCHSPRUNG

Conceito

Obstrução intestinal funcional congênita causada por segmento distal aganglônico não-propulsivo e espástico. A atividade peristáltica cessa na zona de transição (zona hipoganglônica). O intestino proximal à zona aganglônica torna-se distendido e suas paredes se hipertrofiam pelo esforço para vencer um obstáculo (Fig. 80.1).

Epidemiologia

- Prevalência: 1:5.000 nascidos vivos.
- Freqüência de aganglionose total com comprometimento ileal: 1:50.000 nascidos vivos.
- Distribuição sexual na forma clássica (retossigmóide): 4M:1F.
- Distribuição sexual nas formas com segmentos longos: 1,5M:1F.
- Doença de Hirschsprung corresponde a 1/3 de todos os casos de obstrução intestinal neonatal.
- Predominância no recém-nascido a termo. Freqüência em prematuros: 3 a 6%.
- Rara em negros.
- Segmentos ultracurtos correspondem 3 a 5% dos casos.
- Aganglionose colônica total (síndrome de Zuelzer-Wilson) corresponde a aproximadamente 8% dos casos.

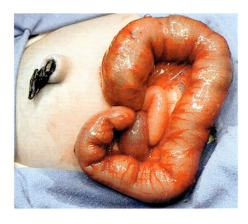

Figura 80.1 – Doença de Hirschsprung de segmento longo. Achado cirúrgico. Observa-se intestino aganglônico espástico, zona de transição e distensão do intestino proximal.

- Fatores genéticos têm sido implicados no aparecimento da doença de Hirschsprung. Sabe-se que a doença pode ocorrer em famílias. O defeito genético mais comum é a deleção no braço longo do cromossomo 10 (10q).
- História familiar global: 5 a 6%. Algumas famílias apresentam alta penetrância e associação maior com anomalias congênitas.
- História familiar de aganglionose colônica total com ou sem envolvimento do intestino delgado: 15 a 20%.
- Risco de ocorrer doença de Hirschsprung em crianças de famílias com aganglionose clássica: 1:20 crianças do sexo masculino e 1:100 crianças do sexo feminino.
- Nos segmentos longos o risco é de 1:10, independentemente do sexo.

Anomalias Congênitas Associadas

- Freqüência de anomalias associadas: 5 a 30%.
- Síndrome de Down: 5%. É a anormalidade cromossômica mais comum.
- Surdez neurossensorial congênita.
- Diabetes.
- Anomalias geniturinárias: < 5%.
- Anormalidades visuais: 10%. Mais comuns: microftalmia, anoftalmia.
- Anormalidades do trato gastrointestinal. Principais: atresia intestinal, má rotação intestinal, divertículo de Meckel, anomalia anorretal.
- Disganglioneses do tipo displasia neuronal intestinal: 6 a 10%.
- Associação com neurocristopatias: < 5%. Como é uma malformação derivada da crista neural, a doença de Hirschsprung pode ser considerada como neurocristopatia.
  - Síndrome de Smith-Lemli-Opitz (microcefalia, hidrocefalia, hipoplasia cerebelar, anomalias cardíacas, anomalias genitais, polidactilia,

anomalias faciais como fenda palatina, hemangioma, micrognatia).
- Síndrome de Waardenburg (surdez neurossensorial congênita, implantação larga do nariz, disfunção intestinal, anormalidades de pigmentação: topete esbranquiçado, hipopigmentação das sobrancelhas e heterocromia da íris, manchas hipocrômicas na pele).
- Neurofibromatose (Síndrome de von Recklinghausen).
- Neuroblastoma.
- Carcinoma medular da tireóide. É o principal componente da síndrome das neoplasias múltiplas do tipo 2A (NEM 2A).
- Feocromocitoma.
■ Anomalias cardíacas: 2,5%. Principais: defeitos septais e ducto arterial patente.

Aspectos Genéticos

Muitos avanços foram obtidos na determinação do defeito genético associado à doença de Hirschsprung. Sabe-se que essa doença costuma afetar mais de um membro da mesma família em 4 a 8% dos casos. Um defeito genético específico foi encontrado no braço longo do cromossomo 10, mais especificamente uma mutação entre 10q11.2 e q21.2. Posteriormente, na procura de um gene da doença de Hirschsprung, encontrou-se o possível gene na região 250 Kb. A localização dessa deleção sobrepõe-se à região do protooncogene *RET*. O *RET* é um receptor transmembrana com atividade tirosina-quinase. O protooncogene *RET* tem grande papel no desenvolvimento do sistema nervoso entérico e sua deleção também costuma ser encontrada em pacientes com neoplasia endócrina múltipla (NEM 2A). Isso pode explicar por que alguns poucos pacientes com doença de Hirschsprung também podem ter NEM 2A. O defeito genético nos pacientes com história familiar parece se relacionar à mesma mutação, entretanto a expressão fenotípica (extensão da aganglionose) parece ser muito variada.

Fisiopatologia (Fig. 80.2)

Ainda não está totalmente conhecida a exata inervação intestinal na doença de Hirschsprung. As principais características são:

■ Ausência de células ganglionares nos plexos mioentérico e submucoso (visualizadas pela reação DHL). O estreitamento do segmento aganglônico pode ser explicado pela falta de células ganglionares. Normalmente, a excitação intramural colinérgica do plexo de Auerbach produz contração da musculatura proximal circular e relaxamento da musculatura longitudinal. A onda de relaxamento, que precede a onda propulsiva, torna possível o transporte de conteúdo intestinal.

■ Hipertrofia dos troncos nervosos extrínsecos não-mielinizados na muscular da mucosa, lâmina própria e camada muscular circular (visualizadas pela reação AChE). A maioria dessas fibras é colinérgica (excitatória), conforme demonstrado por exames histoquímicos. A ação das fibras hiperplásicas parassimpáticas e fibras adrenérgicas pós-ganglionares não está completamente esclarecida. Talvez as fibras parassimpáticas hiperplásicas possam causar excitação permanente da musculatura circular.

■ Ausência ou diminuição do sistema nervoso autônomo intrínseco inibidor não-adrenérgico não-colinérgico (NANC). O óxido nítrico (ON) é o neurotransmissor liberado no intestino pela estimulação dos nervos entéricos NANC. Estão situados no plexo mioentérico e mantêm contato com os neurônios do sistema colinérgico. O ON media o relaxamento da musculatura lisa do trato gastrointestinal. Anormalidades ou diminuição de fibras nervosas produtoras de óxido nítrico causam falhas no relaxamento da musculatura lisa do trato gastrointestinal. Não ocorre a onda de relaxamento que normalmente precede cada contração propulsiva, ficando a musculatura contraída. Isso também resulta em contração continuada do esfíncter interno e falta do reflexo de relaxamento em resposta à distensão retal. O esfíncter interno não se torna hipercontinente, mas sim contraído.

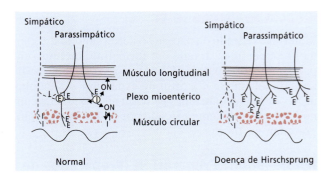

Figura 80.2 – Representação esquemática da inervação do intestino terminal normal e do aganglônico. O intestino normal tem fibras adrenérgicas pós-ganglionares que terminam no músculo liso e nas células ganglionares do sistema parassimpático. Essas fibras adrenérgicas têm ação inibidora. As fibras parassimpáticas pré-ganglionares sinapsam com as células ganglionares do mesmo sistema e, possivelmente, com células ganglionares do sistema não-adrenérgico não-colinérgico (NANC). Fibras pós-ganglionares do sistema parassimpático dirigem-se à musculatura lisa e, possivelmente, às células ganglionares NANC. Essas fibras parassimpáticas exibem atividade excitatória. As fibras NANC dirigem-se à musculatura lisa e têm ação inibidora. O óxido nítrico (ON) é o mediador NANC que tem ação inibidora. O intestino aganglônico tem fibras adrenérgicas pós-ganglionares e fibras parassimpáticas pré-ganglionares hipertróficas e perda do sistema inibidor NANC e seu mediador ON. As fibras parassimpáticas pós-ganglionares, não encontrando células ganglionares para fazer as suas sinapses, sofrem hipertrofia e adquirem uma atividade motora liberada excitatória. Adaptado de Teitelbaum et al.[1]

O distúrbio fisiopatológico básico é causado por disfunção da motilidade intestinal, falta de propagação das ondas peristálticas no segmento aganglônico, presença de segmento contraído e reflexo de abertura do esfíncter anal interno anormal ou ausente. A falha de relaxamento do intestino aganglônico deve-se, predominantemente, à ausência de neurônios produtores de óxido nítrico.

A obstrução intestinal funcional é causada por segmento de cólon aganglônico espástico e com atividade propulsora insatisfatória. Há coordenação deficiente da peristalse com falha de transmissão das ondas peristálticas do intestino ganglônico para o aganglônico com conseqüente falta de propulsão do material fecal e gasoso e falha no relaxamento do segmento aganglônico e esfíncter anal interno. A contração do segmento aganglônico é produzida pela inervação colinérgica, marcadamente aumentada no tecido aganglônico e pela diminuição da inervação intrínseca (inibitória), causando diminuição da enzima requerida para a produção de óxido nítrico. O intestino proximal fica dilatado e espessado devido à hipertrofia muscular e aparece zona de transição gradual ou abrupta para um intestino de calibre aparentemente normal ou estreitado (mais comum). A zona de transição tem forma de funil ou cone. Pode haver impactações fecais no segmento dilatado.

Menor densidade de nervos parassimpáticos na muscular da mucosa e lâmina própria do reto pode indicar aganglionose total. Na aganglionose total de cólon existe *hipoplasia da inervação parassimpática extramural* oriunda do plexo sacro. Cólon descendente, sigmóide e reto normalmente possuem inervação parassimpática extramural adicional oriunda de fibras nervosas do plexo sacro, que cresce dos segmentos espinhais (S2-S4). A densidade da rede da inervação parassimpática extrínseca diminui exponencialmente do esfíncter anal à flexura colônica esquerda.

A inervação parassimpática do cólon aganglônico acima do ângulo esplênico é de origem vagal e não costuma apresentar aumento nas fibras parassimpáticas extrínsecas. Do ângulo esplênico até o esfíncter anal há um aumento acessório na densidade das fibras nervosas oriundas do plexo sacro. Fezes e gases, nos segmentos longos, podem migrar continuamente por um cólon menos contraído (hipoplasia do plexo sacro), podendo manter preservado o reflexo inibidor. Também apresentam uma transição menos nítida e súbita do segmento aganglônico para o normoganglônico. Como o reto tem alto potencial contrátil e é o principal responsável por todos os achados clínicos da doença aganglônica do cólon, isso pode explicar a similaridade dos sinais e sintomas causados por segmentos de diferentes extensões de aganglionose.

Classificação

A doença de Hirschsprung pode ser classificada, conforme sua extensão, em: aganglionose clássica (± 75%),

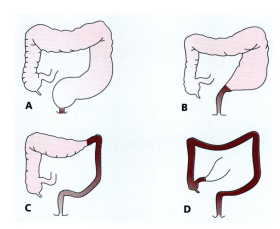

Figura 80.3 – Classificação da aganglionose relacionada à sua extensão. (*A*) Segmento ultracurto. (*B*) Segmento clássico (retossigmóide). (*C*) Segmento longo (entre o ângulo hepático e o descendente). (*D*) Segmento ultralongo com ou sem comprometimento do íleo.

aganglionose de segmento ultracurto (± 3%), aganglionose de segmento longo (± 14%) correspondendo a qualquer segmento entre o ângulo esplênico e descendente e aganglionose de segmento ultralongo ou aganglionose colônica total (TCA) até 30cm de íleo distal à válvula ileocecal (± 8%) (Fig. 80.3).

Quadro Clínico

A doença de Hirschsprung pode ter várias apresentações clínicas. A gravidade do caso independe da extensão do segmento aganglônico. Paradoxalmente, as manifestações clínicas observadas em recém-nascidos e lactentes com aganglionose colônica total podem ser menos dramáticas ou mais intermitentes do que nos casos clássicos. Isso leva a um diagnóstico mais tardio e aumento das complicações (enterocolite e perfuração intestinal). A sintomatologia independe da extensão do cólon afetado.

Recém-nascidos

Em 25% dos casos, o diagnóstico é feito nos primeiros 30 dias de vida.

- Retardo da eliminação de mecônio nas primeiras 24h de vida (90%), em 48h (45%) e nas primeiras 24h em 60% dos segmentos longos.
- Geralmente em recém-nascidos a termo. Rara em prematuros: 6%.
- Quadro de obstrução intestinal com distensão abdominal generalizada gradual ou súbita e vômitos biliosos. O quadro obstrutivo pode desaparecer espontaneamente ou após enema ou introdução de supositório.
- Diarréia com fezes líquidas e fétidas pode ser o primeiro sintoma e significar enterocolite (20%).

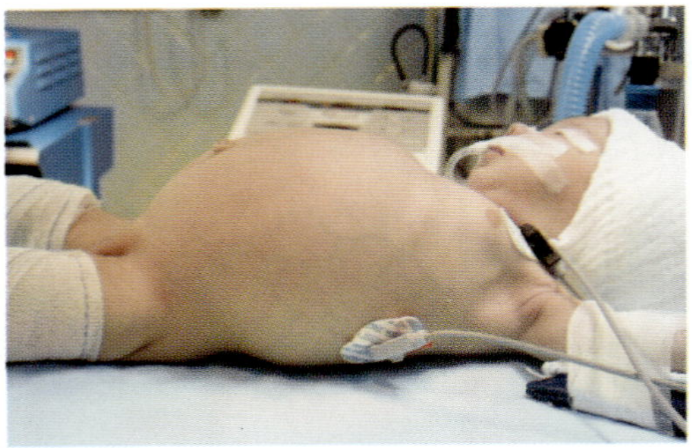

Figura 80.4 – Lactente com doença de Hirschsprung e grande distensão difusa abdominal.

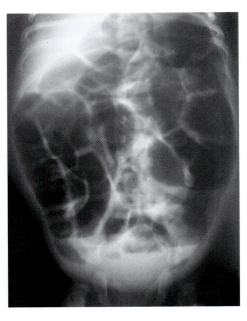

Figura 80.5 – Radiografia simples de abdome mostrando distensão difusa de alças intestinais e ausência de ar no reto.

- Constipação intestinal.
- Perfuração cecal com pneumoperitônio: 3 a 6%. Cinqüenta por cento ocorrem em casos de segmento longo.
- Apendicite aguda neonatal.
- Síndrome da rolha meconial está associada à doença de Hirschsprung em 1/3 dos casos.

Lactentes

Em 2/3 dos casos o diagnóstico é obtido nos primeiros três meses de vida.

- Repetidos episódios de obstrução intestinal aliviados espontaneamente ou por enemas. São crianças cronicamente doentes, necessitando de múltiplas internações por vômitos, desidratação e impactação fecal.
- Início abrupto de enterocolite com diarréia, febre, distensão abdominal, vômitos e prostração. Pode estar presente em 30% dos casos nos primeiros dois a três meses de vida. Após o terceiro mês, diminuem os episódios de enterocolite.
- Quadro de constipação e distensão abdominal gasosa (Fig. 80.4).
- Diarréia crônica pode ser o único sinal clínico.
- Retardo de crescimento.

Crianças Maiores

- Crises obstrutivas são bem menos freqüentes.
- Constipação intestinal crônica e volumosa distensão abdominal gasosa com ondas peristálticas visíveis e fecalomas palpáveis.
- Má-nutrição.

Investigação Diagnóstica

História e Exame Físico

- História e exame físico completo.
- Toque retal: normal ou estreitado. Muitas vezes há a eliminação explosiva de fezes e gases após a retirada do dedo do examinador.

Exames por Imagem

Radiografia de Abdome

Distensão gasosa generalizada de alças intestinais ou quadro obstrutivo baixo com níveis hidroaéreos (Figs. 80.5 e 80.6). Ocasionalmente, pode ser observada pequena quantidade de ar em um reto sem distensão. Posição lateral prona com os glúteos elevados, por 10min,

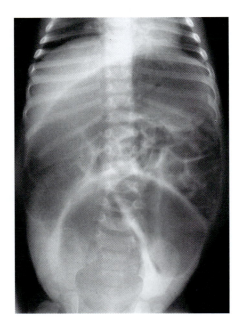

Figura 80.6 – Radiografia simples de abdome mostrando grande dilatação do cólon por aganglionose de segmento curto de reto.

pode facilitar o aparecimento de um cone de transição gasoso entre a zona dilatada e a contraída. Em aganglionose colônica total podem aparecer sinais radiológicos de obstrução ileal com níveis hidroaéreos ou simples distensão de alças de delgado. Nos casos com enterocolite, pode ser observada dilatação intestinal com súbita parada do ar no nível da pelve (*intestinal cut-off sign*).

Enema Opaco

- Imagem clássica: passagem de contraste de segmento distal contraído para segmento de cólon proximal dilatado através de zona de transição em forma de funil ou cone (Fig. 80.7). A vista lateral é melhor para detectar a zona de transição (Fig. 80.8). O enema opaco deve ser realizado sem preparo de cólon e sem toque retal antes do exame, pois podem distorcer o aspecto da zona de transição e provocar falso-negativo. Geralmente, esse exame tem boa acurácia, dependendo, porém, da idade da criança e da extensão do segmento aganglônico. Consideramos mais útil ao planejamento cirúrgico que para confirmar diagnóstico. Em crianças com menos de um mês, o intestino proximal pode ainda não se ter dilatado suficientemente, sendo difícil observar a zona de transição. É causa de erro em 20% dos recém-nascidos.
- Para um adequado enema opaco sugerimos:
  - Contraste hidrossolúvel.
  - Introdução não demasiada da sonda no reto (± 1,5cm).
  - Não utilização de pressão exagerada.
  - A técnica deve ser efetuada sem pressa, observando atentamente a entrada de contraste em todos os segmentos do cólon.
  - Não esquecer da projeção lateral.
- No caso de enterocolite provocada pela doença de Hirschsprung, o segmento distal vai apresentar espasmo, edema de mucosa e ulceração, com imagem de mucosa irregular, serrilhada.
- Em aganglionose colônica total, o enema opaco pode mostrar:
  - Cólon normal em calibre e extensão (25 a 75%).
  - Aspecto de microcólon, não tão intenso como em íleo meconial e atresia de íleo.
  - Falsa zona de transição sugerindo a forma clássica.

Às vezes, o segmento longo pode ser confundido com um segmento mais curto, pelo aparecimento de falsa zona de transição no cólon transverso ou cólon mais distal. Os aspectos radiológicos mais típicos, porém nem sempre encontrados, são (Fig. 80.9):

- Encurtamento do cólon.
- Arredondamento das flexuras colônicas.
- Forma de vírgula do pequeno cólon desusado, sem a sua usual redundância.

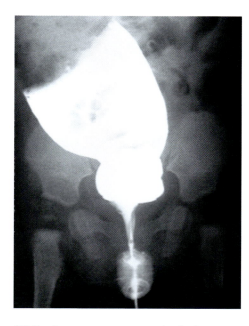

Figura 80.7 – Enema opaco em projeção ântero-posterior, mostrando reto aganglônico contraído, zona de transição e segmento proximal dilatado.

- Aspecto de jejunolização, que é a conversão das haustrações colônicas em endentações circunferenciais simulando as plicas circulares do intestino delgado.

Radiografia Simples de Abdome

Obtida 24h após o enema opaco costumam demonstrar retenção de bário. Nos segmentos longos, o retardo de esvaziamento de bário, além de dois a três dias, é a regra.

Manometria Anorretal

Falta de peristalse progressiva, falha no relaxamento do esfíncter interno anal em resposta à distensão retal

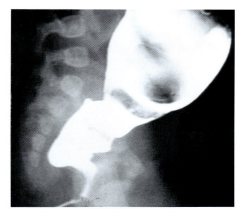

Figura 80.8 – Enema opaco em projeção lateral, mostrando aganglionose do reto e uma zona de transição bem delineada.

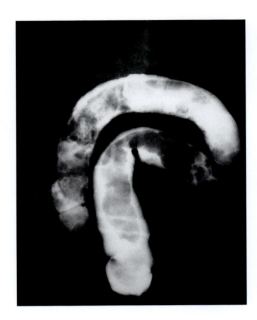

Figura 80.9 – Enema opaco de aganglionose colônica total. O cólon aparece encurtado, em forma de vírgula, as flexuras colônicas arredondadas e sem haustrações.

(ausência do reflexo inibidor retoanal). Em aganglionose colônica total, o reflexo inibidor anal pode parecer normal em 50 a 85% dos casos.

Biópsia de Mucosa e Submucosa por Sucção

O número de células nervosas diminui no reto distal e a densidade de fibras nervosas colinérgicas aumenta. O nível de hipoganglionose fisiológica geralmente é mais extenso no plexo submucoso, quando comparado com o plexo mioentérico. As biópsias de sucção devem ser realizadas a partir de 2cm da linha pectínea.

Exame Histológico Convencional (Mucosa e Submucosa)

Nos cortes corados por H-E procuram-se identificar troncos nervosos submucosos hipertróficos ou proeminentes e ausência de células ganglionares. A grande dificuldade desse método é reconhecer se uma determinada célula representa, verdadeiramente, uma célula ganglionar ou não. É melhor procurar nervos hipertróficos. Nervos mais estreitos do que 10μm são difíceis de identificar e avaliar pela H-E. Nervos > 20μm já podem ser vistos em microscopia óptica. Nervos > 40μm em diâmetro são considerados proeminentes ou hipertróficos. Esses nervos hipertróficos, em segmentos aganglônicos, representam fibras colinérgicas não-mielinizadas de origem extrínseca, que terminam cegamente no intestino. Esse exame é de difícil interpretação. Só confiar quando realizado por patologista experiente.

Suas desvantagens são: difícil interpretação (principalmente em recém-nascidos e em segmentos longos), maior freqüência de espécimes inadequados com insuficiente quantidade de submucosa e necessidade de um patologista experiente para interpretar os achados.

Técnicas Histoquímicas

Estudam as reações histoquímicas na visualização por acetilcolinesterase (AChE), desidrogenase láctica (DHL) e desidrogenase succínica (DHS). Biópsia retal de sucção, com estudo da atividade colinesterásica é o procedimento de escolha para diagnóstico de aganglionose. A biópsia ideal é aquela que inclui suficiente camada submucosa para demonstrar o plexo submucoso. No estudo da atividade colinesterásica, a doença de Hirschsprung clássica demonstra maior atividade das fibras colinérgicas da muscular da mucosa, lâmina própria da mucosa e ausência de células ganglionares. Essa técnica é realizada em 2h.

Com a reação AChE, todas as estruturas colinérgicas (gânglios, células neuronais, células gliais e principalmente fibras nervosas) são coradas. Dessa forma, nenhuma diferenciação é possível entre células nervosas e gliais. Em aganglionose colônica total, a atividade da AChE apresenta padrão um pouco diferente das formas clássicas, pois as fibras colinérgicas encontradas na lâmina própria e muscular da mucosa apresentam menor densidade. Biópsias de cólon transverso e cólon ascendente não mostram estruturas AChE-positivas. O aumento da atividade AChE só costuma ser observado em aganglionose, comprometendo retossigmóide e descendente.

Com uma etapa suplementar de oxidação, a técnica pode ser modificada, produzindo coloração das fibras nervosas colinérgicas em apenas 10min. Denominada avaliação rápida da acetilcolinesterase, essa técnica é excelente para avaliação intra-operatória da extensão do segmento aganglônico e das disganglionoses.

Falso-negativos são mais freqüentes em RN e aganglionose colônica total.

A introdução da reação histoquímica da AChE tornou o diagnóstico da doença de Hirschsprung mais fácil e confiável.

O uso paralelo da reação da desidrogenase láctica (DHL) permite melhor identificação das células neuronais.

Técnicas Imunocitoquímicas

As mais usadas são as que localizam a enolase neurônio-específica e a proteína S-100. A reação para detectar enolase neurônio-específica é apropriada para demonstrar corpos neuronais, ao passo que a localização da proteína S-100 permite a visualização das células de Schwann.

Biópsia de Parede Total do Reto (Mucosa, Submucosa e Muscular) sob Anestesia Geral

O espécime é fixado em formalina, incluído em parafina, corado com hematoxilina-eosina (H-E) e preparado com cortes de espessura entre 4 e 5μm. A biópsia deve ser realizada 1,5 a 2cm da linha pectínea e ainda é o método diagnóstico mais utilizado em nosso meio. Suas desvantagens baseiam-se na necessidade de anestesia geral, no fato de criarem dificuldades técnicas na cirurgia definitiva e nos riscos de hemorragia e perfuração. Os achados característicos são ausência de células ganglionares e hipertrofia grosseira do plexo mioentérico e submucoso.

Mapeamento Histológico

Para avaliar a extensão do segmento aganglônico e outras disganglionoses sugere-se o *mapeamento* histológico com fixação e coloração pela H-E ou por técnicas histoquímicas do segmento colônico doente com biópsias sucessivas retiradas por *videolaparoscopia*. As biópsias podem ser extra ou intraperitoneais. Essa técnica também pode ser usada nos casos de constipação crônica e enterocolite recorrente pós-abaixamento de cólon.

Tratamento da Doença de Hirschsprung Clássica

Tratamento Estagiado

Colostomia e posterior abaixamento de cólon. Desvantagens da técnica estagiada: complicações relacionadas ao estoma (prolapso, estenose, retração) e necessidade de um procedimento posterior.

Colostomia

Colostomia em alça acima da zona de transição e biópsia de congelação transoperatória examinada por patologista experiente. As biópsias são retiradas da zona estreitada, do cone de transição, da colostomia e do segmento dilatado, acima da zona de transição. A colostomia costuma ser aberta em 24h, exceto em casos de enterocolite ou distensão volumosa de alças, quando é aberta no momento de sua realização. Colostomia do tipo Hartmann também pode ser usada. Costumamos indicá-la quando existe grande distensão de cólon.

Abaixamento de Cólon

As técnicas mais utilizadas em nosso meio são: abaixamento retrorretal de Duhamel modificado com o uso de aparelho de auto-sutura gastrointestinal (7,5mm *stapler*), abaixamento endorretal de Soave-Boley e, mais raramente, o procedimento de Swenson. Costumam ser feitos entre 6 e 12 meses de idade.

Preparo do Cólon

Esquema com Lavagens Mecânicas Exclusivas do Cólon

Preparo pré-operatório.

1º dia:

- Dieta sem ou com poucos resíduos (dieta elementar ou semi-elementar).
- Lavagens intestinais com soro fisiológico e glicerina 5:1, 20mL/kg/dia, três vezes/dia, pelas duas bocas da colostomia e pelo ânus.

2º dia (dia anterior ao procedimento):

- Dieta com líquidos claros. Iniciar NPO (*nil per os*, nada por via oral) 12h antes da cirurgia.
- Lavagem intestinal pela manhã com 20mL/kg/dia. À tarde, iniciar lavagens intestinais repetidas, até saída de líquido limpo. A boca distal deve ser lavada com dois a três enemas prévios (20mL/kg).
- Iniciar reposição parenteral adequada, quando começarem as lavagens repetidas.

Esquema com Polietilenoglicol

- Iniciar com dieta sem resíduos dois dias antes. Até 4h antes da cirurgia está liberada a ingesta de líquidos claros.
- Vinte e quatro e 18h antes da cirurgia devem ser feitas duas lavagens intestinais com soro fisiológico e glicerina 5:1, 20mL/kg cada uma.
- Doze horas antes do procedimento cirúrgico deve ser iniciado o preparo com polietilenoglicol (PEG) com eletrólitos por via oral ou sonda gástrica. Diluir oito sachês de Muvinlax® (macrogol 3350) em 1L de água. Cada sachê contém 13g de macrogol 3350. Administrar 15 a 20mL/kg/h por 4h. Repetir o procedimento se o líquido fecal não estiver claro e limpo ou ainda contiver partículas sólidas.
- Iniciar antibioticoterapia profilática 30min antes da cirurgia com gentamicina 5mg/kg/dia em dose única e metronidazol 30mg/kg/dia de 8 em 8h (protocolo utilizado em nosso serviço). Este esquema deve ser mantido por 48h.

Tratamento Primário

Abaixamento de cólon realizado primariamente sem necessidade de colostomia. Técnicas utilizadas: técnicas clássicas modificadas (Duhamel, Soave, Swenson) (Figs. 80.10 e 80.11), abaixamento transanal endor-

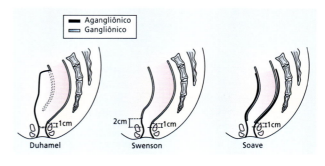

Figura 80.10 – Representação esquemática das técnicas cirúrgicas clássicas para correção da doença de Hirschsprung. Adaptado de Teitelbaum *et al*.[1]

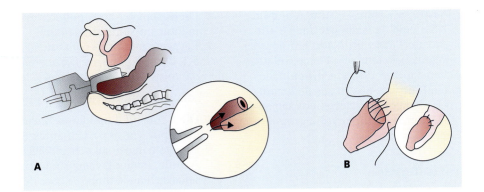

Figura 80.11 – Técnica de Duhamel modificada com uso de grampeador. (*A*) O grampeador é introduzido por via anal, colocando-se uma lâmina no coto retal e a outra no cólon abaixado. O disparo do grampeador deve obter a divisão completa do septo entre o reto e o cólon e uma anastomose retocolônica látero-lateral. (*B*) A extremidade superior do coto retal pode ser anastomosada com a parede lateral do cólon abaixado com sutura contínua, formando uma anastomose retocolônica término-lateral. Adaptado de Talbert *et al*.[2]

retal videoassistido por laparoscopia (Soave-Georgeson), abaixamento via transanal exclusivo (De La Torre), abaixamento via transanal com minilaparotomia e abaixamento retrorretal de Duhamel modificado com grampeador Endo-GIA® desenvolvido para videolaparoscopia.

Na técnica de abaixamento transanal exclusiva, é nossa rotina aguardar o bebê alcançar o peso de 4kg; não temos aconselhado seu uso em crianças acima de cinco anos de idade.

Contra-indicações à técnica transanal exclusiva: segmento intestinal proximal muito dilatado, presença de enterocolite grave e má-nutrição, perfuração intestinal, zona de transição mal-definida, segmentos aganglônicos longos, biópsia de congelação duvidosa ou não-disponível, descompressão intestinal difícil por lavagens e/ou incapacidade de os pais realizarem as lavagens intestinais.

O abaixamento transanal endorretal com minilaparotomia ou videolaparoscopia tem sido utilizado para segmentos aganglônicos situados acima do sig-

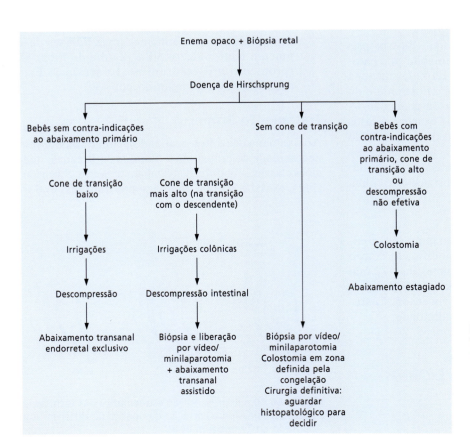

Figura 80.12 – Algoritmo para tratamento cirúrgico da doença de Hirschsprung.

móide, a fim de permitir biópsia de congelação sob visão direta e liberação do cólon descendente e flexura esplênica (Fig. 80.12).

Preparo pré-operatório do abaixamento transanal exclusivo:

- Lavagens intestinais diárias com 20mL/kg/dia de soro fisiológico e/ou dilatação anal diária com vela de Hegar nº 10 ou 12, que deverão ser efetuadas pelos pais até dois dias antes do abaixamento primário.
- No dia anterior ao procedimento.
  - Dieta sem resíduos.
  - NPO e hidratação parenteral 8h antes da cirurgia.
  - Lavagens intestinais com soro fisiológico e glicerina 5:1, 20mL/kg, 3 vezes ao dia.
  - Iniciar antibioticoterapia profilática 30min antes de começar a cirurgia, conforme protocolo de cada serviço; mantê-la por 48h.

Tratamento da Aganglionose Colônica Total (Fig. 80.13)

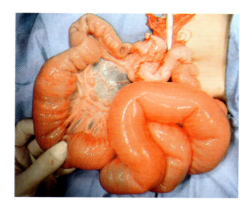

Figura 80.13 – Achado cirúrgico de aganglionose colônica total com comprometimento do íleo terminal. Podem-se observar o cólon e o íleo terminal contraído e espástico, a zona de transição e o íleo proximal dilatado.

É essencial o diagnóstico precoce.

Nutrição parenteral total (NPT) combinada com dieta semi-elementar e de baixa osmolaridade são importantes em segmentos longos comprometendo alguma extensão ileal.

- Ileostomia deve ser realizada como tratamento primário. Como a ileostomia será de longa permanência, deverá ser com técnica adequada, evitando complicações (principalmente prolapso).
- A partir dos dois anos de idade está recomendado o abaixamento ileoanal. O ideal é quando a criança adquirir controle esfincteriano urinário. Diversas técnicas têm sido utilizadas. As mais usadas pelo serviço são:
  - Abaixamento ileoanal retrorretal de Duhamel modificado com sutura mecânica sem *patch* (bolsa).
  - Abaixamento ileoanal endorretal de Soave-Boley sem bolsa.

Os abaixamentos podem ser realizados sem ou com bolsa (segmento de cólon aganglônico mantido como bolsa para aumentar a absorção de água). As técnicas mais empregadas com bolsa são:

  - Bolsa medindo 15 a 20cm de cólon direito aganglônico (técnica de Kimura, em que o íleo é anastomosado látero-lateral com o cólon direito aganglônico como 2º estágio; como 3º estágio é abaixado pela técnica de Swenson). O 1º estágio corresponde a uma ileostomia. Seis a sete semanas após a ileostomia, confecciona-se uma ileocolostomia com anastomose látero-lateral entre a ileostomia prévia e o cólon ascendente aganglônico (que fica parasitado pela circulação do intestino delgado). Cinco a quinze meses posteriores ao último procedimento, realiza-se abaixamento de Swenson.
  - Bolsa de cólon esquerdo aganglônico (técnica de Martin-Duhamel em que o íleo é anastomosado látero-lateral com variados comprimentos de reto, sigmóide e descendente aganglônicos). Utilizamos a técnica de Duhamel com coto retal longo, descrita por Ein e Shandling, em que todo o reto, até sua junção com o sigmóide, é mantido. A técnica baseia-se na impossibilidade de formação de fecaloma, mesmo com coto retal longo, pois não há cólon presente para absorver água e dessecar as fezes[3].

De qualquer maneira, após um ano de pós-operatório, todos conseguem o mesmo tipo de continência e o mesmo número de evacuações com ou sem o uso de bolsa. Não temos utilizado bolsa.

Cuidados Pós-operatórios Gerais

- NPO e sonda nasogástrica são mantidas até o restabelecimento das funções intestinais, que costuma levar três a cinco dias, em abaixamento tradicional estagiado ou primário e um a dois dias, em abaixamento primário por via transanal.
- Sonda de Foley é retirada em 24 a 48h.
- Mantém-se antibioticoterapia por 48h.
- Com duas semanas de pós-operatório, na técnica endorretal, realiza-se exame anal. Caso o ânus permita a introdução de vela de Hegar número 12, não haverá necessidade de dilatações pós-operatórias. Esse exame retal deve ser repetido a cada 15 dias até o fim do terceiro mês pós-operatório. Nessas ocasiões não será necessária anestesia geral. Se o ânus não permitir a entrada de uma vela número 12, serão iniciadas dilatações anais com velas de Hegar uma vez a cada dois dias, pelos pais, durante dois meses. Em abaixamento pela técnica de Duhamel, o exame anal objetiva certificar-se da separação das linhas de corte do grampeador mecânico. Não há necessidade de dilatações pós-operatórias.

Trato Gastrointestinal

■ O aparecimento freqüente de dermatite perianal pós-abaixamento de cólon costuma ser tratado com gel de sucralfato de sódio 33%, com excelentes resultados. O desaparecimento da dermatite pode levar até seis meses.

A drenagem de secreção gastrointestinal ao redor de gastrostomia, enterostomia ou região perineal pós-abaixamento de cólon pode causar irritação química e desnudação cutânea.

O sucralfato tem sido usado no tratamento das úlceras pépticas do trato gastrointestinal. É um sal contendo hidróxido de alumínio e sacarose sulfatada. A carga negativa do grupo sulfato liga-se à carga positiva das proteínas para formar complexos estáveis na base desnudada da úlcera. Esse complexo fornece uma barreira física para proteger a base da úlcera do ácido e outros tóxicos irritantes, produzindo cicatrização e reepitelização. Adicionalmente, o sucralfato absorve diretamente pepsina e sais biliares, neutralizando os efeitos irritativos. Além dessas propriedades citoprotetoras, ele possui atividade bacteriana e tem efeito direto na proliferação epitelial (estimula a produção do fator de crescimento epitelial). Esses efeitos podem agir similarmente nas áreas escoriadas periestomais e perineais.

Uso: deve ser aplicado a cada 4 a 6h e toda vez que a camada esteja fina.

O pó do sucralfato é obtido pela pulverização dos comprimidos e deve ser aplicado nas áreas desnudadas e secretantes. Quando começa a cicatrização, o sucralfato deve ser aplicado sob a forma de emoliente (sucralfato 4g% numa base de água e glicerina).

Não tem efeito contra a dermatite causada por fungos.

Enterocolite Associada à Doença de Hirschsprung

Enterocolite continua a ser a maior causa de morbidade e mortalidade em pacientes com doença de Hirschsprung. Freqüência: 15 a 20% dos casos. Evidências histológicas comprovam que enterocolite ocorre em ambos os segmentos (agangliônico e gangliônico). Episódios recorrentes de enterocolite podem ser explicados pela persistência de alterações histopatológicas da mucosa por longos períodos, mesmo após colostomia descompressiva ou abaixamento de cólon. Pacientes que desenvolvem enterocolite são suscetíveis a episódios recorrentes. Existem dois períodos propícios ao desenvolvimento da enterocolite: antes do diagnóstico de doença de Hirschsprung e após o abaixamento definitivo de cólon.

Etiologia

A etiologia ainda não está totalmente esclarecida. Diversos fatores podem ser desencadeadores de enterocolite: mudanças qualitativas na composição da mucina e/ou quantitativas, obstrução intestinal mecânica parcial e estase colônica com proliferação bacteriana, infecção pelo *Clostridium difficile* ou retrovírus, reação do tipo Schwartzman, deficiência de imunoglobulinas (IgA secretora) na mucosa do trato digestivo e outros.

Patogenia

Fatores ambientais como dilatação intestinal, estase fecal e proliferação bacteriana podem causar inibição da renovação celular, resultando em anormalidades da composição das frações de mucina (qualidade) e quantidade (talvez o fator mais importante) e sua retenção, tanto no segmento agangliônico como no gangliônico. O muco é formado por muitas glicoproteínas e pela imunoglobulina secretora A (S-IgA). A mucosa torna-se mais vulnerável à infecção por bactérias intestinais aderentes (*Clostridium difficile*, *E. coli* e outras) devido às mucinas alteradas e diminuição das IgA secretadas pela mucosa. As toxinas liberadas por essas bactérias podem induzir a uma reação inflamatória localizada no cólon e resposta sistêmica (Fig. 80.14). Parece também que a porção agangliônica da doença de Hirschsprung tem uma diminuição progressiva da produção de óxido nítrico, resultando em uma barreira imunológica deficiente, contribuindo para o aparecimento de enterocolite. O óxido nítrico apresenta muitas ações não-específicas de defesa contra agentes bacterianos, micobactérias e vírus.

A enterocolite é um estado progressivo que, se não for tratado, evolui para quadros mais graves. A persistência histológica de enterocolite, na ausência de doença clínica, indica que o dano intestinal é crônico e se resolve incompletamente com a colostomia.

Recentemente, foi demonstrado que o MUC2 (expressão do gene da mucina no intestino humano) se encontra significativamente mais baixo em pacientes com doença de Hirschsprung. Esse defeito parece ser conseqüente a um problema intrínseco, alteração que tornaria mais fáceis a aderência bacteriana e a translocação. Com base no MUC2, sugere-se o uso profilático de probióticos para aumentar a expressão epitelial de MUC2 e diminuir a translocação bacteriana.

Complicações da Enterocolite

Pneumatose intestinal, abscesso pericólico, perfuração intestinal e septicemia.

Fatores Predisponentes

■ Retardo diagnóstico.

■ Segmentos longos (25%). Atualmente, têm surgido trabalhos que não confirmam essa relação.

■ Síndrome de Down. Predisposição causada por deficiência imunológica intestinal intrínseca.

■ Fatores genéticos. História familiar parece predispor à enterocolite.

Agliglionose

Estase intestinal levando a:
- Hipercrescimento bacteriano
- Retenção de mucina, alterações na sua composição e quantidade
- Dilatação das criptas
- Diminuição do tecido linfóide intestinal

Bactérias enteroaderentes ligam-se ao epitélio intestinal não protegido

Invasão de bactérias para dentro do epitélio + liberação de toxinas

Desenvolvimento de enterocolite clínica

Aparecimento de sintomas locais (abscesso de criptas, ulceração, perfuração) + sintomas sistêmicos com sepse e coagulopatia

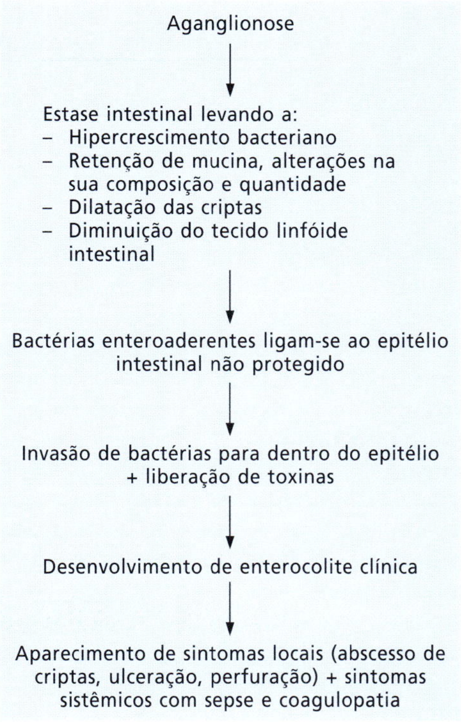

Figura 80.14 – Base fisiopatológica para o desenvolvimento de enterocolite.

Quadro Clínico

- Diarréia em DH é sempre considerada um sintoma de enterocolite. A diarréia em enterocolite tem sido relatada em 90% dos casos, distensão abdominal em 80%, vômitos em 50%, febre em 35%, sangramento retal em 5 a 10% e perfuração intestinal em 2,5 a 3%.
- Perfuração intestinal é mais comum no segmento aganglônico da aganglionose longa e no segmento ganglônico da aganglionose clássica.

O quadro clínico pode mostrar diferentes graus de intensidade. Os mais intensos podem apresentar febre, prostração, distensão abdominal maciça, vômitos biliosos, diarréia explosiva fétida com eliminação de gases e fezes pútridas que podem ser sanguinolentas, grande perda de líquidos e eletrólitos e choque hipovolêmico.

Elhalaby *et al.* desenvolveram um sistema de graduação clínica, com base em critérios clínicos[4] (Tabela 80.1).

Exames radiológicos

- Radiografia de abdome: espessamento da parede intestinal, distensão do cólon proximal e alças de delgado, níveis hidroaéreos múltiplos, sinal do *cut-off* na região retossigmóide com ausência de ar distal, pneumatose intestinal (rara), pneumoperitônio (3%). Metade das perfurações

TABELA 80.1 – Graduação clínica da enterocolite

GRAU	SINTOMAS
I	Diarréia explosiva leve, distensão abdominal leve ou moderada, ausência de manifestações sistêmicas
II	Diarréia explosiva moderada, distensão abdominal moderada a grave, sintomas sistêmicos leves
III	Diarréia explosiva grave, acentuada distensão abdominal, pré-choque ou choque

espontâneas ocorre em pacientes com DH de segmento longo.
- Enema opaco: devido ao risco de perfuração, não deve ser realizado se houver enterocolite clínica. Os achados de uma enterocolite subclínica são mucosa intestinal com edema, espasmo, ulcerações e imagens de irregularidades e espiculações, dilatação colônica e estenose anorretal ou retal. O achado radiológico característico de DH, a zona de transição, não costuma estar presente devido ao impedimento da função muscular pela inflamação.

Histopatologia

A enterocolite é manifestada pelo aparecimento de neutrófilos dentro das criptas do intestino e retenção de muco. O sistema de graduação histopatológica é mostrado na Tabela 80.2.

Tratamento

Forma grave

- Nada por via oral.
- Nutrição parenteral total em casos de enterocolite grave.
- Sonda nasogástrica.
- Ressuscitação hidroeletrolítica.
- Plasma fresco.
- Dilatação anal antes da irrigação colônica.
- Sonda retal nº 14 ou 16 para irrigação colônica cuidadosa. Preferencialmente, a sonda deve ser posicionada acima da zona de transição. Vinte a cinqüenta mililitros de soro fisiológico são insti-

TABELA 80.2 – Graduação histopatológica da enterocolite

GRAU	ACHADOS PATOLÓGICOS
0	Mucosa normal
I	Dilatação das criptas; retenção de mucina
II	Criptite ou ≤ 2 abscessos de criptas por campo
III	Múltiplos abscessos das criptas por campo
IV	*Debris* fibrinopurulentos e ulceração de mucosa
V	Necrose transmural ou perfuração

lados no reto, repetitivamente, até que comecem a retornar gases e fezes líquidas e a diminuir a distensão abdominal (em geral são necessários 100 a 150mL). Esse procedimento pode ser repetido duas a três vezes/dia.

- Se o intestino não puder ser descomprimido efetivamente e/ou não houver melhora clínica, está indicada a colostomia.
- Metronidazol 30mg/kg/dia de 8 em 8h, VO ou IV, dependendo da gravidade. Nas formas graves pode-se acrescentar de gentamicina ou cefotaxima. O metronidazol deve ser mantido profilaticamente por até seis meses. Alguns autores sugerem o uso de vancomicina por sonda nasogástrica ou pelo estoma, se existente.
- Em doença de Hirschsprung de segmento longo, a descompressão colônica com irrigações retais costuma ser ineficiente, sendo necessária a colostomia de urgência.

Enterocolite Pós-abaixamento Intestinal

Costuma estar relacionada à obstrução distal crônica (Fig. 80.15).

- Caso sem problemas mecânicos: irrigações retais.
- Tono esfincteriano aumentado à manometria anorretal ou em exame anal. O uso da manometria anorretal é controverso, pois toda criança operada ou não na doença de Hirschsprung não tem reflexo inibidor anorretal. Também é controverso, na manometria, o valor absoluto da pressão do esfíncter anal em repouso.

Tratamento Farmacológico

- Pasta de nitroglicerina ou de mononitrato ou dinitrato de isossorbida. Esses nitratos orgânicos costumam ser degradados pelo metabolismo celular, liberando óxido nítrico. Este é o mensageiro químico da inervação intrínseca não-adrenérgica não-colinérgica do esfíncter anal interno, mediando o seu relaxamento. A pasta é preparada baseando-se no cálculo da dose apropriada (1mg/kg/dia de isossorbida, duas doses separadas). Um comprimido é esmagado até se tornar pó fino. Depois é misturado com 6mL de parafina líquida, que é incorporada com lanolina aquosa. Protegê-la da luz. Talvez possa ser usada como teste terapêutico ao determinar se a hipertonicidade do esfíncter interno é a causa dos sintomas obstrutivos.
- Toxina botulínica tipo A (Botox®), 2 a 5U/kg ou 15 a 60U injetadas no esfíncter interno (identificado por palpação) no nível da linha pectínea,

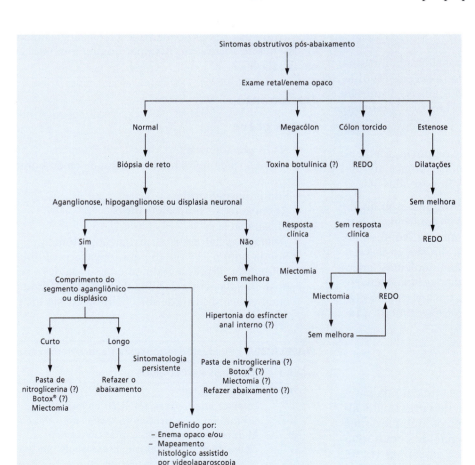

Figura 80.15 – Algoritmo diagnóstico do aparecimento de sintomas obstrutivos pós-abaixamento de cólon. REDO = reoperação.

TABELA 80.3 – Esquema de diluição do frasco-ampola da toxina botulínica

U/0,1mL	U/FRASCO	
	50	100
	VOLUME DO DILUENTE (mL)	
10	0,5	1
5	1	2
4	1,25	2,5
2,5	2	4
1,25	4	8

em quatro quadrantes. Tem duração temporária (pode necessitar de nova aplicação a cada três a seis meses). Também pode ser usado como teste terapêutico. Existem frascos-ampolas de 50U e 100U. Se diluirmos um frasco-ampola de 100U em 2mL de diluente (soro fisiológico), obteremos 5U em cada 0,1mL ou 50U em 1mL. Sugerimos pequenas quantidades de diluente para evitar grande difusão da toxina botulínica. Ver Tabela 80.3.

– Agitar o frasco suavemente após a adição da solução salina estéril normal para completar a dissolução. A solução reconstituída deve ser usada imediatamente ou armazenada em refrigerador entre 2° e 8°C e usada em 4 a 6h. Alguns autores afirmam que essa solução não perde sua eficácia se usada em até sete dias.

– A toxina botulínica age pelo bloqueio da liberação da acetilcolina na junção neuromuscular, causando paralisia flácida por três a seis meses. A injeção da toxina no esfíncter anal interno é segura e uma alternativa menos invasiva que a miectomia. A ação costuma ser melhor nos segmentos mais curtos da doença, talvez porque os sintomas obstrutivos nos segmentos longos possam ser causados pela associação com displasia neuronal ou outras doenças de motilidade. Esse parece ser o único fator preditivo da resposta à toxina. Metade dos pacientes vai necessitar de múltiplas injeções. Tem sido relatado o desenvolvimento de anticorpos contra a toxina, que pode diminuir ou prevenir a resposta terapêutica. E, em adição à sua ação terapêutica, a injeção de toxina botulínica vai mostrar os pacientes que irão se beneficiar de uma miectomia.

Tratamento Cirúrgico

- Miectomia anorretal posterior.
- Casos intratáveis de aganglionose adquirida ou persistente, estenose intensa, displasia neuronal e outras causas: reabaixamento. Qual a melhor técnica? A resposta é muito controversa, pois depende da experiência do cirurgião nas diferentes técnicas.

Em geral, a técnica endorretal em pacientes submetidos previamente à técnica de Duhamel ou de Swenson costuma ser difícil no nível das linhas de sutura ou dos grampos. Se for indicada a técnica de Duhamel em abaixamento endorretal prévio, sugere-se o uso de grampos maiores, pois muitas camadas intestinais deverão ser grampeadas juntas (novo segmento gangliônico, camada muscular agangliônica original e segmento original abaixado previamente) ou a técnica tradicional com pinças de Kocher longas colocadas em forma de V. O comprimento médio dos grampos utilizados costuma ser de 3,85mm e o comprimento sugerido dos grampos extralongos é de 4,5mm.

Sintomas Obstrutivos Relacionados à Cirurgia de Abaixamento de Cólon/Íleo

Sintomas obstrutivos pós-abaixamento de cólon/íleo ocorrem em aproximadamente 10% das crianças e estão relacionados à enterocolite (já comentada anteriormente), aganglionose recorrente ou adquirida, obstrução mecânica (estenose, torção do segmento abaixado, esporão do abaixamento de Duhamel), displasia neuronal associada, acalásia do esfíncter interno. Ver Figura 80.15.

A aganglionose adquirida (comprovada pela existência de células ganglionares na margem proximal do espécime ressecado) tem explicação controversa. Têm sido postuladas como causas a isquemia do segmento abaixado, o abaixamento da zona de transição ou uma margem proximal com distribuição circunferencial desigual de células ganglionares, confundindo o resultado das biópsias realizadas.

Acalásia do Esfíncter Anal Interno

Incapacidade do esfíncter em relaxar. Doença restrita ao esfíncter interno.

A apresentação clínica mais comum é a de constipação intestinal crônica. A manometria anorretal costuma ser anormal, existindo falta de relaxamento do esfíncter interno. Esse relaxamento é conduzido pelos nervos NANC, que liberam óxido nítrico como neurotransmissor. Os neurônios NANC estão ausentes nos 2/3 inferiores (agenesia ou hipotrofia dessas células).

Diagnóstico

- Quadro clínico: constipação intestinal crônica. Fezes palpáveis no reto são comuns. Quadro clínico semelhante ao da aganglionose de segmento ultracurto.
- Manometria anorretal: ausência do reflexo retoesfincteriano à inflação de balão retal e esfíncter interno hipertônico.

436 ■ *Trato Gastrointestinal*

■ Biópsia na junção mucocutânea: maior atividade da AChE nas fibras nervosas parassimpáticas do músculo esfíncter interno. Também pode ser notada ausência ou diminuição da atividade histoquímica da NADPH-diaforase (diaforase fosfato do dinucleotídeo adenina-nicotinamida) e da atividade imunoistoquímica da NCAM (molécula de adesão de células neuronais).

Tratamento

■ Anorretomiectomia posterior (miectomia do esfíncter interno).
■ Não havendo melhora ou existindo sintomas recorrentes: abaixamento clássico.

Aganglionose de Segmento Ultracurto

Aquela que atinge no máximo 4cm de extensão a partir da linha pectínea. Deve-se estar atento, pois esse segmento pode crescer com a criança, podendo alcançar 5 a 6cm aos 18 meses de idade e se transformar em aganglionose de segmento curto. Sempre se acompanha de acalásia do esfíncter interno distal.

Diagnóstico

■ Mais freqüente no sexo masculino: 4 a 6M:1F.
■ O primeiro sintoma costuma aparecer aos seis meses de idade e corresponde a uma constipação crônica persistente e resistente ao tratamento clínico. Quadro clínico semelhante ao da acalásia do esfíncter interno.
■ Manometria anorretal: alterada. Ausência do reflexo inibidor retoesfincteriano.
■ Enema opaco deve ser sempre realizado, para excluir doença de Hirschsprung clássica.
■ Biópsia retal por sucção e reação AChE: observa-se maior atividade na muscular da mucosa e na submucosa adjacente, mas não na lâmina própria da mucosa[5]. Também pode mostrar aumento da reação AChE nas fibras musculares do corrugador da pele anal. Esse músculo corresponde à terminação distal da musculatura longitudinal do esfíncter interno. Algumas formas de ultracurto podem estar limitadas exclusivamente ao anel anal, mostrando somente características de aganglionose do músculo corrugador.
■ Biópsias devem ser realizadas na linha denteada e a 1, 2, 4 e 6cm proximais.

Tratamento

■ Miectomia parcial do músculo esfíncter interno.

Controvérsias

■ Existe acalásia do esfíncter interno?
■ Existe aganglionose de segmento ultracurto?

■ Acalásia do esfíncter interno e aganglionose de segmento ultracurto são a mesma doença? Ou são entidades nosológicas diversas?

Até o momento, ainda não possuímos respostas definitivas para esses questionamentos.

Síndrome da Rolha Meconial

Conceito

Dismotilidade intestinal transitória do recém-nascido, que apresenta quadro de obstrução intestinal baixa causada por tampão de mecônio espessado situado no cólon distal e no reto. A literatura tende a usar diversos termos como sinônimos (inércia colônica, rolha meconial, imaturidade funcional do cólon e outros). A síndrome do pequeno cólon esquerdo parece ser uma subclassificação, caracterizando-se por cólon esquerdo de pequeno calibre e aparente zona de transição no ângulo hepático. O diagnóstico costuma ser de exclusão.

Etiopatogênese

■ Ainda não está bem entendida. Algumas causas são conhecidas.
  – Hipermagnesemia causando diminuição da liberação da acetilcolina e depressão mioneural. A hipomotilidade permitiria aumentar a absorção de água e formação de um tampão.
  – Hipoglicemia em crianças de mães diabéticas. Haveria aumento da secreção de glucagon com diminuição da motilidade do cólon esquerdo.
  – Estresse perinatal com aumento da liberação do glucagon.
  – Imaturidade dos plexos mioentéricos ou seus receptores hormonais, principalmente em bebês prematuros.

Quadro Clínico

■ Costumam apresentar sinais e sintomas de obstrução intestinal baixa, surgindo entre o primeiro e o terceiro dia de vida.
■ História de diabetes materna, uso materno de sulfato de magnésio para tratamento de toxemia ou septicemia.
■ Vômitos biliosos tardios, distensão abdominal generalizada e não-eliminação de mecônio. O toque retal demonstra canal anal e reto de calibre normal, podendo ocorrer a eliminação de fezes meconiais ou da rolha logo após o toque (Fig. 80.16). Se o canal anal e o reto forem de pequeno calibre e não houver eliminação de fezes após o toque retal, pensar na possibilidade de aganglionose de cólon associada. Aproximadamente 10 a 30% dos casos de rolha meconial podem estar associados ou ser confundidos com aganglionose colônica.

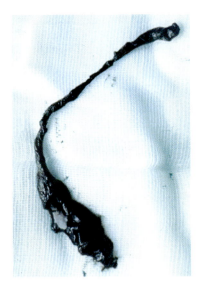

Figura 80.16 – Rolha meconial eliminada após toque retal.

Exames por Imagem

- Radiografia de abdome (supino e decúbito lateral esquerdo): presença de múltiplas alças dilatadas e ausência de ar no reto.
- Enema opaco: no caso da síndrome do pequeno cólon esquerdo, pode ser encontrada zona de transição na flexura esplênica ou no cólon esquerdo proximal. O reto quase sempre tem calibre normal. O cólon transverso é duas a três vezes maior em diâmetro do que o sigmóide. O cólon distal estreitado tem contornos lisos, sem contrações terciárias.
  — O quadro radiológico da rolha mostra contraste delimitando o defeito de enchimento causado pela rolha radiolucente. Após o enema, muitas vezes há passagem de grande quantidade de fezes meconiais com gradual ou pronto alívio dos sintomas.

Tratamento

- O tratamento é quase sempre não operatório. Quando houver dúvida diagnóstica ou a criança mantiver o quadro obstrutivo, deve-se repetir o enema opaco (com contraste hidrossolúvel), sob controle fluoroscópico e, se necessário, continuar com lavagens com soro fisiológico.
- Aos casos com persistência da constipação intestinal, indica-se biópsia retal.
- Colostomia é indicada a complicações, como perfuração colônica (geralmente localizada no ceco).

DISPLASIA NEURONAL INTESTINAL

Conceito

Malformação congênita da inervação gastrointestinal causada por desenvolvimento embrionário displásico do sistema nervoso autônomo. Doença ainda pouco entendida, na qual há deficiência na maturação e diferenciação das células e fibras nervosas. Pode ser desencadeada por mecanismo auto-imune, produção deficiente de fatores tróficos ou expressão anormal da laminina-1. O tipo B é uma doença do plexo submucoso e não do plexo mioentérico. Descrita por Meier-Ruge em 1971.

Amplo espectro de achados histológicos e é por essa razão que existem grandes diferenças relatadas quanto à incidência e à apresentação clínica.

Epidemiologia

- Distribuição sexual: 1M:1F.
- Geralmente afeta segmentos de cólon mais longos do que a doença de Hirschsprung.
- É observada em 6% dos pacientes com doença de Hirschsprung. É mais rara a combinação com segmento ultracurto ou com aganglionose colônica total.
- Displasia neuronal tipo B é identificada em aproximadamente 3% das crianças acima de um ano de idade que sofreram biópsia durante a investigação de constipação crônica.

Formas de Apresentação Clínica

Sintomas, sinais e formas de apresentação são muito semelhantes aos da doença de Hirschsprung. A gravidade dos sintomas também não está relacionada à extensão do intestino displásico.

- Displasia neuronal de inervação simpática ou tipo A (5%). Devido à aplasia ou hipoplasia congênita da inervação simpática, o plexo mioentérico falha em despolarizar, resultando em aumento da liberação da acetilcolina. Por causa dessa atividade colinérgica não-modulada, aumenta o tônus parassimpático na musculatura circular e longitudinal, o cólon permanece contraído e há secreção de muco diminuída ou ausente. O quadro clínico característico é de diarréia grave com fezes sanguinolentas (enterocolite), no período neonatal. Maior incidência de perfuração de cólon, além de distensão acentuada e constipação intestinal grave. Forma mais grave e mais comum em pacientes de pouca idade. Há uma falha na inibição simpática da camada muscular circular, aumentando a contração espástica.
- Displasia neuronal do plexo submucoso ou tipo B (95%). É uma malformação do plexo parassimpático submucoso. A mucosa colônica perde os receptores de pressão e a atividade propulsora é reduzida ou incoordenada. Em 3/4 dos casos o relaxamento reflexo do esfíncter interno está ausente ou patológico (1/4 normal, 1/4 reflexo ausente e 2/4 reflexo patológico). O quadro clínico característico é de constipação crônica que pode estar associada a megacólon, fecalomas e abdome muito distendido. O cólon doente apre-

Trato Gastrointestinal

senta-se com hipomotilidade em contraste com o cólon agangliônico, que se mantém em espasmo. Forma bem mais moderada do que a anterior.

Investigação Diagnóstica

Não existe critério diagnóstico preciso e por isso apresenta incidência variável.

- Enema opaco: os achados costumam ser equívocos ou mostram distensão leve, moderada ou grave do retossigmóide ou todo o cólon e falta do segmento típico de estreitamento da aganglionose.
- Manometria anorretal: reflexo retoesfincteriano ausente ou alterado em 75% dos casos.
- Biópsia retal: as biópsias devem ser obtidas 6 a 10cm acima da linha pectínea, em crianças com mais de quatro anos de idade.
  - Características histológicas atuais da displasia neuronal intestinal: desde sua descrição original, os critérios diagnósticos têm mudado. O diagnóstico pode ser obtido com:
    - Biópsia de sucção pela coloração convencional com hematoxilina-eosina (aumento do número de células ganglionares pode ser identificado pela coloração H-E convencional em secções de parafina; exame limitado pela difícil interpretação). Teoricamente, é possível o diagnóstico, porém é muito difícil o reconhecimento das células imaturas e há falta de controles válidos para essa coloração.
    - Biópsia de mucosa-submucosa e reação DHL mostrando gânglios com número elevado de células DHL-positivas.
      A análise histológica deve se basear em secções com criostato de tecido congelado medindo 15mm de espessura (= 4,7mm após descongelar e secar), que devem ser coradas histoquimicamente com o intuito de visualizar os neurônios entéricos. Atualmente, o diagnóstico da displasia neuronal tipo B baseia-se no aumento relativo da densidade de gânglios submucosos gigantes. Critérios diagnósticos correntes:
      - Um mínimo de 25 gânglios submucosos deve ser analisado.
      - Mais de 20% dos gânglios submucosos analisados devem ser gânglios gigantes.
      - Gânglio gigante é aquele que contém mais que oito células nervosas ao corte transversal de um único gânglio submucoso. O número de células nervosas presentes em um gânglio submucoso normal é de 4 ± 2 células nervosas por gânglio.
  - Características histoquímicas.
    - Tipo A
      - A atividade da acetilcolinesterase está moderadamente elevada e a inervação simpática dos plexos submucoso e mioentérico costuma ser aplásica ou hipoplásica. Sinais de inflamação são encontrados na mucosa.

Também há aumento moderado das fibras nervosas parassimpáticas na lâmina própria, muscular da mucosa e músculo circular, hiperplasia do plexo mioentérico.

- Tipo B
  Reação AChE isolada não é suficiente para o diagnóstico de displasia neuronal intestinal. O diagnóstico costuma ser confirmado pela reação DHL, ao mostrar > 7 células ganglionares/gânglio.
  Essa displasia não necessita de biópsia de parede total. Somente os casos terapia-resistentes estão sujeitos a esse tipo de biópsia. Pensar em associação com hipoganglionose, hipoplasia do plexo mioentérico ou desmose da camada muscular.
  Em razão dos vários consensos das técnicas clássicas de coloração (H-E, AChE, DHS, DHL), têm-se investigado novos marcadores da estrutura neuronal.
  - NCAM (molécula de adesão de célula neuronal): marcador imunocitoquímico da junção neuromuscular. Glicoproteína de superfície envolvida na adesão célula-célula durante o desenvolvimento. Pacientes com displasia neuronal intestinal têm inervação reduzida na junção neuromuscular do intestino afetado. Com isso, o número de fibras nervosas na lâmina própria e muscular da mucosa encontra-se acentuadamente diminuído. Na biópsia de parede total também há menor expressão na musculatura circular e longitudinal.
  - NADPH-diaforase (diaforase fosfato do dinucleotídeo adenina-nicotinamida): método histoquímico que mostra menor expressão na musculatura circular e longitudinal.

Correlação entre Achados Histológicos e Sintomas Clínicos

Do ponto de vista clínico, existem muitas dúvidas quanto à existência de displasia neuronal intestinal como uma entidade clínica distinta. Ela parece ser uma entidade histopatológica distinta que mostra uma grande variabilidade. Sabe-se hoje que não existe nenhuma correlação entre os achados histológicos e os sintomas clínicos. Alguns achados histológicos podem ser secundários à obstrução funcional ou mecânica, ou até refletir fenômenos de crescimento normal de maturação do sistema nervoso entérico. No primeiro ano de vida, o diagnóstico desse tipo de displasia deve ser visto reservadamente. Em crianças menores de um ano, os gânglios costumam conter um número alto de células por gânglio. Essa característica é atribuída à imaturidade ou à falta de diferenciação entre as células neuronais e as células gliais. Os gânglios gigantes podem desaparecer por apoptose ou maturação dos plexos submucosos. Por isso, é conveniente fazer o diagnóstico somente com três anos de idade.

Tratamento

Displasia Neuronal Intestinal Tipo A

Ressecção subtotal do cólon afetado com abaixamento por uma das técnicas clássicas.

Displasia Neuronal Intestinal Tipo B

- Tratamento conservador com irrigações colônicas.
- Indicação cirúrgica: falha no tratamento clínico (aguardar aproximadamente até três a quatro anos de idade, tempo que o plexo nervoso intestinal pode levar para sua maturação fisiológica). Algumas situações clínicas poderão necessitar de alguma outra forma de tratamento mais precoce: abolição do reflexo inibidor retoanal, alta pressão de repouso anorretal à manometria anorretal e megacólon grave com trânsito acentuadamente tardio. Casos com sintomatologia precoce são mais difíceis de resolver espontaneamente.
- Técnica cirúrgica: esfincterectomia posterior. Sua indicação parece ser muito discutível. Os casos com sintomas graves que não melhoram espontaneamente ou com esfincterectomia, poderão se beneficiar com colostomia e/ou ressecção do cólon afetado e abaixamento por uma das técnicas clássicas.
- Crianças pequenas com grave dismotilidade podem necessitar de enterostomia transitória como forma de tratamento do íleo adinâmico. Na maioria delas o fechamento da enterostomia será possível após maturação do sistema nervoso entérico.

Displasia Neuronal Intestinal Sintomática Associada à Doença de Hirschsprung

Ressecção do segmento aganglônico e do segmento de cólon displásico que mostra o maior distúrbio de motilidade (geralmente até o ângulo esplênico). Tem-se sugerido, atualmente, que a displasia neuronal intestinal, quando associada à aganglionose já operada e constipação pós-operatória, pode ser um problema transitório, com tendência à resolução espontânea em meses.

SÍNDROME DA HIPOPERISTALSE DA MUSCULATURA LISA INTESTINAL OU SÍNDROME DA PSEUDO-OBSTRUÇÃO INTESTINAL CRÔNICA

Conceito

A pseudo-obstrução intestinal crônica (CIPO, *chronic intestinal pseudo-obstruction*) é uma síndrome clinicopatológica caracterizada por propulsão intestinal inefetiva e sinais e sintomas recorrentes de obstrução intestinal, sem oclusão mecânica. É uma doença primária do cólon, que pode atingir qualquer porção do trato gastrointestinal. É a forma mais grave de obstrução intestinal funcional. Causada por miopatia visceral (exemplo mais típico é o da síndrome da megabexiga, hipoperistalse e microcólon) ou neuropatia visceral (displasia neuronal intestinal generalizada).

SÍNDROME DA MEGABEXIGA-MICROCÓLON-HIPOPERISTALSE INTESTINAL

Berdon, em 1976, descreveu essa síndrome, observando pacientes com megabexiga, hipoperistalse ou aperistalse e microcólon, com células ganglionares normais. Pode ser acompanhada por má rotação intestinal.

Características

Síndrome caracterizada por bexiga distendida não-obstrutiva, microcólon, rotação intestinal incompleta, peristalse intestinal ausente ou diminuída e falha na eliminação de mecônio. Outras características:

- Motilidade intestinal pobre.
- Motilidade esofágica pobre.
- Esvaziamento gástrico tardio.

Etiopatogenia

Etiologia desconhecida. Provável doença degenerativa das células musculares lisas, provocada por inflamação intramural fetal ou decorrente de um desequilíbrio entre as muitas espécies de peptídeos intestinais. É uma forma de miopatia visceral. A combinação entre filamentos musculares lisos reduzidos e degeneração vacuolar das células musculares lisas contribui para a obstrução hipoperistáltica do intestino. O achado de menor expressão da actina do músculo liso sustenta a hipótese da inabilidade de sintetizar quantidades adequadas de fibras contráteis apropriadamente estruturadas e arranjadas na musculatura lisa.

Quadro Clínico

- Predileção pelo sexo feminino: 4F:1M.
- Hereditariedade: sugerido padrão autossômico recessivo.
- Episódios recorrentes de oclusão intestinal: dor abdominal, vômitos biliosos, perda de peso e múltiplas hospitalizações.
- Distensão abdominal maciça (85% dos casos) causada por megabexiga não obstruída e alças do intestino delgado distendidas. Algumas vezes a síndrome pode se associar a megacólon, em vez de microcólon.
- Vômitos biliosos ocasionais e impossibilidade de ingerir alimentos.
- Disfagia.
- Má nutrição.
- Constipação intestinal crônica.
- Diminuição ou ausência dos ruídos hidroaéreos.

- Presença de musculatura abdominal laxa.
- Alças intestinais podem ser visíveis ou palpáveis.
- Em 40% estão associados à má rotação intestinal.
- Megabexiga: 35 a 85%.

Investigação Diagnóstica

- Diagnóstico pré-natal: o achado ultra-sonográfico mais precoce é bexiga dilatada (16 semanas de gestação); outros achados: hidronefrose, poliidrâmnio, distensão de alças intestinais.
- Radiografia de abdome: bexiga extremamente dilatada e alças de delgado distendidas ou abdome com pouco ar (Fig. 80.17).
- Ultra-sonografia abdominal: bexiga aumentada.
- Enema opaco: microcólon com ou sem má rotação intestinal ou, algumas vezes, dilatação colônica maciça sem obstrução mecânica, trânsito intestinal tardio.
- Radiografia de esôfago, estômago e duodeno (REED) e trânsito intestinal: podem ser encontrados dilatação esofágica, dilatação gástrica, esvaziamento gástrico tardio, intestino delgado dilatado com trânsito intestinal tardio.
- Ecocistografia e urografia excretória: bexiga extremamente dilatada sem obstrução distal, megaureter e hidronefrose uni ou bilateral.
- Cintilografia gástrica: retardo de esvaziamento quando há comprometimento do trato digestivo superior.
- Manometria anorretal: normal.
- Manometria esofágica e antro-duodenal: oferece informação prognóstica e pode sugerir intervenção farmacológica. A presença de complexo migratório motor (MMC) durante o repouso é associada à habilidade de tolerar alguma forma de nutrição enteral em mais de 80% dos casos, a despeito de ondas com propagação incoordenada, de baixa amplitude, ou ausentes.
- Histopatologia: alguns estudos não referem alterações histológicas nas camadas musculares de intestino e bexiga. Outros, a maioria, mostram anormalidades significativas nas células musculares lisas à microscopia óptica e, principalmente, à microscopia eletrônica.
- As colorações por H-E e AchE não costumam mostrar anormalidades no plexo submucoso ou no mioentérico.
- Microscopia eletrônica: adelgaçamento da camada muscular longitudinal e alterações vacuolares degenerativas nas células da musculatura lisa de intestino e bexiga, com abundante tecido conetivo entre elas. Há desorganização e redução das fibras musculares lisas contráteis, principalmente das longitudinais, mas também observadas nas fibras circulares. Há acentuada proliferação das fibras colágenas em torno das células musculares lisas. Inervação neuronal de intestino e bexiga é normal.
- Imunoistoquímica com anticorpo anti-alfa-actina do músculo liso. O maior componente dos filamentos musculares lisos é a actina. A actina do músculo liso costuma estar fortemente expressa nas camadas musculares do intestino (longitudinal, circular e muscular da mucosa). Nos casos com síndrome da megabexiga-microcólon-hipoperistalse intestinal (MMIHS, *megacystis-microcolon-intestinal hypoperistalsis syndrome*), a imunorreatividade da actina do músculo liso costuma estar bastante diminuída nas camadas muscular circular e muscular da mucosa e ausente na camada muscular longitudinal.

Tratamento

- Sem tratamento específico.
- O tratamento operatório é controverso, geralmente desaconselhado. Só parece indicado a situações específicas como acesso vascular central, biópsia intestinal, enterostomia descompressiva, enterectomia em doenças mais localizadas.
- Nutrição parenteral total e, talvez, gastrostomia que deve ser aberta em episódios obstrutivos. Alguns pacientes se beneficiam da combinação de nutrição parenteral total e dieta enteral por gastrostomia com fórmulas elementares ou semi-elementares por infusão contínua ou *in bolus*. Evitar alimentos produtores de gases.
- Antibióticos de amplo espectro quando há piora do quadro (sempre associar metronidazol).
- Drogas pró-cinéticas: cisaprida ou eritromicina, domperidona (Motilium®).
- Outras possibilidades terapêuticas raramente utilizadas: vesicostomia (risco de prolapso por dilatação e ausência de tonicidade) e ileostomia.

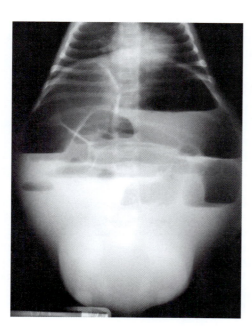

Figura 80.17 – Radiografia simples de abdome mostrando alças intestinais extremamente distendidas e megabexiga.

- Identificação futura dos genes responsáveis pelos vários tipos de miopatia e neuropatia viscerais.

HIPOGANGLIONOSE

Conceito

Entidade clínica variante das desordens colônicas relacionadas ao binômio gânglio-célula nervosa, que apresenta sinais e sintomas similares aos da doença de Hirschsprung e se caracteriza por plexos nervosos mioentéricos hipogangliônicos (poucas células DHL-positivas) e escassos, nível baixo de atividade da AChE na camada muscular da mucosa, na lâmina própria e na muscular própria. Um segmento hipogangliônico curto está sempre presente, acompanhando o segmento agangliônico da doença de Hirschsprung e é denominado zona de transição.

Essa doença é ainda pobremente definida com referência ao número de células nervosas, seu tamanho e a distância entre os gânglios. O diagnóstico é controverso porque os seus critérios não estão completamente definidos; ele costuma ser mais bem definido por investigação morfológica.

Etiologia

Muito se tem especulado sobre sua etiologia. Provavelmente se deve à hipoplasia do plexo mioentérico parassimpático ou expressão anormal dos fatores tróficos da parede muscular própria.

Classificação

- Isolada (5% dos defeitos congênitos de inervação do cólon).
  - Segmentar.
  - Disseminada.
- Associada a um segmento típico de doença de Hirschsprung ou de displasia neuronal. As zonas hipogangliônicas costumam ser proximais às zonas agangliônicas.

Investigação Diagnóstica

- Quadro clínico.
  - Clinicamente os sintomas são similares aos da doença de Hirschsprung, com retardo de eliminação de mecônio e constipação intestinal grave, muitas vezes respondendo somente ao uso de enemas. Com o passar do tempo, fecalomas podem ser palpados pela parede abdominal em cólon extremamente dilatado. Retenção de gases causa cólicas intestinais intermitentes e distensão progressiva do cólon. Pode haver perda de fezes por hiperfluxo e aparece constipação intestinal crônica refratária a qualquer tipo de tratamento clínico.
- Radiografia de abdome: dilatação colônica.
- Enema opaco: pode haver segmento estreitado sem zona de transição ou só cólon dilatado.

- Os parâmetros entre número e tamanho dos gânglios, a distância entre eles, número e tamanho das células nervosas e a atividade da acetilcolinesterase não foram ainda totalmente definidos.
- Manometria anorretal: sem valor diagnóstico. Pode ser observada, mais comumente, ausência do reflexo de relaxamento.
- Biópsia de mucosa e submucosa por sucção e técnica histoquímica: nenhuma ou muito baixa atividade de acetilcolinesterase na lâmina própria e muscular da mucosa costuma ser a regra. Os nervos entéricos extrínsecos são hipoplásticos e, portanto, a atividade da AChE é baixa ou ausente. Não há proliferação nervosa parassimpática. A morfologia do plexo submucoso não tem sido descrita em detalhes.
- Biópsia de parede total: geralmente por laparotomia ou por videolaparoscopia.
  A biópsia de parede total é essencial ao diagnóstico, já que a doença é detectada com confiabilidade somente no sistema parassimpático do plexo mioentérico. Recomendam-se pelo menos três biópsias de parede total ou seromuscular.
  - Achados da biópsia com *coloração pela H-E*: diminuição de número e tamanho das células nervosas e gânglios mioentéricos e submucosos, maior distância entre os gânglios, ausência de proliferação nervosa. Algumas vezes é difícil a discriminação entre as células ganglionares e as células gliais (difícil a estimativa acurada do volume dos componentes neurais e estroma glial, principalmente em espécimes pequenos de biópsia).
  - Achados da biópsia corada por *técnicas histoquímicas* (AChE e DHL): redução no número de células nervosas DHL-positivas no plexo mioentérico e rede pouco desenvolvida de fibras nervosas parassimpáticas na musculatura circular e longitudinal, com baixa atividade da AChE.
  - Achados de biópsia com *medida bidimensional* do plexo nervoso mioentérico. Essa técnica usa imunoistoquímica fluorescente para proteína S-100 em secções congeladas aplanadas por compressão e depois seccionadas paralelamente à superfície serosa. O espécime é fixado em formalina, preparado e incubado com anti-soro S-100. Mostra imunorreatividade à proteína S-100 nos plexos mioentéricos e feixes nervosos interconectados. Esses feixes nervosos conectam-se a outros gânglios vizinhos e estendem-se à camada muscular. Normalmente, as células ganglionares aparecem como pequenos discos arredondados com fraca coloração, estroma nervoso rico em proteína S-100 e nervos divergentes espessos. Em pacientes com hipoganglionose, os gânglios são menores, pobremente distribuídos e dispersos e os nervos mais delgados. Somente as células ganglionares são definidas como áreas de fluorescência negativa. Áreas de fluorescência positiva são relacionadas somente à presença de estroma glial e células

gliais, que são o principal componente do plexo mioentérico.

- Exame morfométrico: casos de difícil interpretação necessitam da análise morfométrica do plexo mioentérico. Geralmente *diminuem*:
  • O número de células nervosas no plexo mioentérico por unidade de comprimento longitudinal (cm de comprimento).
  • A superfície de área do plexo por unidade de área.
  • O tamanho das células nervosas e do gânglio.
  • O desenvolvimento de fibras nervosas.
  Aumenta:
  • A distância interganglionar.

Em resumo, existe um número reduzido de pequenos gânglios com grandes distâncias interganglionares.

Tratamento

Idem ao da aganglionose. Pelo maior espessamento da camada seromuscular, a técnica de Soave é a ideal.

IMATURIDADE GANGLIONAR

Observada em biópsias de prematuros com obstrução funcional.

A biópsia de sucção demonstra pequenos gânglios e células ganglionares. Entretanto, a maioria das técnicas histoquímicas tem dificuldade em distinguir células nervosas ganglionares de células nervosas de sustentação (células gliais).

Obstrução intestinal funcional em razão da imaturidade do sistema nervoso entérico é um achado relativamente comum em prematuros. A maturação costuma ocorrer em algumas semanas.

A imaturidade do sistema nervoso entérico em bebês maturos tem um curso completamente diferente, muitas vezes simulando aganglionose. Plexo submucoso imaturo em bebês a termo costuma sofrer um processo de maturação mais prolongado que, muitas vezes, chega até o segundo ou o quarto ano de vida.

A imaturidade do plexo submucoso (também pode ser observada no plexo mioentérico) pode ser identificada pelas reações DHL e DHS. Os gânglios são fracamente corados pela reação DHL. As células nervosas dos gânglios em desenvolvimento possuem citoplasma ainda sem desidrogenase e são fracamente coradas, portanto nenhuma diferenciação entre células de Schwann e nervosas pode ser reconhecida.

A maturação das células nervosas pode ser observada com a reação DHS, que costuma ser muito baixa nos primeiros meses de vida.

A doença parece ser induzida por insuficiência ou falta de fatores neurotróficos. É acompanhada por fraco relaxamento do músculo esfíncter anal.

Métodos histoquímicos de coloração por NCAM e NADPH-diaforase também podem demonstrar pequenas células ganglionares em relação às gliais.

DESMOSE HIPOPLÁSTICA

Corresponde à falta de tecido conectivo no plexo mioentérico.

O movimento peristáltico do intestino é função de contrações e relaxamentos alternados dos músculos circular e longitudinal da parede intestinal. Ambos os movimentos caracterizam a peristalse do intestino. O movimento é induzido por uma rede de fibras de tecido conectivo, similar a um tendão, localizada entre as camadas musculares circular e longitudinal. Essa camada de tecido conectivo, em torno do plexo mioentérico, tem a função de fixá-lo. O tecido conectivo tem função ativa na peristalse. A falta de tecido conectivo na camada do plexo mioentérico e a presença de rede de tecido parcialmente desenvolvida, que vai gradualmente diminuindo na direção da camada do plexo, são características da desmose hipoplástica. Trata-se de uma síndrome aperistáltica, com falta completa ou parcial da rede de tecido conectivo na musculatura circular e longitudinal e na camada em torno do plexo mioentérico.

Corresponde à síndrome de hipoperistalse primária crônica. As crianças com essa síndrome vão apresentar constipação crônica, refratária a qualquer tratamento clínico. A inervação entérica parece normalmente desenvolvida. Radiografias de abdome podem mostrar achados que sugerem síndrome microcólon-megabexiga, podendo atingir todo o trato digestivo e mesmo o trato urinário.

O diagnóstico é realizado por coloração especial para tecido conectivo (coloração com ácido pícrico/vermelho sírio). A biópsia da muscular própria mostra um sistema nervoso entérico normal e nenhuma estrutura de tecido conectivo na camada muscular.

HIPOGÊNESE DO PLEXO SUBMUCOSO

O número de células por gânglio é elevado, mas as células ganglionares são dismórficas e pequenas. Pela histoquímica os gânglios são AChE-positivos, mas mostram reatividade negativa ou reduzida para DHL e DHS. Podem estar associados à aganglionose. O tratamento pode ser conservador, porém, algumas vezes é necessária a ressecção completa do segmento doente.

HETEROTOPIA DAS CÉLULAS NERVOSAS NAS CAMADAS MUSCULARES LONGITUDINAL E CIRCULAR

Nesses casos, o plexo mioentérico não está localizado em sua posição normal e, muitas vezes, essas células ganglionares heterotópicas são a única estrutura neuronal presente no segmento intestinal afetado. É muito rara. É a expressão de um defeito de migração grave. Pode estar associada à aganglionose. O tratamento baseia-se na completa excisão do segmento não-funcional.

REFERÊNCIAS BIBLIOGRÁFICAS

1. TEITELBAUM, D. H.; CORAN, A. G.; WEITZMAN, J. J. et al. Hirchsprung's disease and related neuromuscular disorders of the intestine. In: O'NEILL, J. A.; ROWE, M. I.; GROSFELD, J. L. et al. ed. *Pediatric Surgery*. 5. ed. St. Louis: Mosby, 1998. p. 1381-1424.
2. TALBERT, J. L.; SEASHORE, J. H.; RAVITCH, M. M. Evaluation of a modified Duhamel operation for correction of Hirschsprung's disease. *Ann. Surg.*, v. 179, p. 671-675, 1974.
3. EIN, S. H.; SHANDLING, B. Experience with long Duhamel's procedure. In: HOLSCHNEIDER, A. M.; PURI, P. R. E. M. (eds.). *Hirschsprung's Disease and Allied Disorders*. 2. ed. Amsterdam: Harwood Academic Publishers; 2000. p. 329-336.
4. ELHALABY, E. A.; TEITELBAUM, D. H.; CORAN, A. G.; HEIDELBERGER, K. P. Enterocolitis associated with Hirschsprung's disease: a clinical histopathological correlative study. *J. Pediatr. Surg.*, v. 30, p. 1023-1027, 1995.
5. MEIER-RUGE, W. A.; BRUDER, E.; HOLSCHNEIDER, A. M. et al. Diagnosis and therapy of ultrashort Hirschsprung's disease. *Eur. J. Pediatr. Surg.*, v. 14, p. 392-397, 2004.

BIBLIOGRAFIA RECOMENDADA

CARVALHO, J. L.; CAMPOS, M.; SOARES-OLIVEIRA, M.; ESTEVÃO-COSTA, L. Laparoscopic colonic mapping of dysganglionosis. *Pediatr. Surg. Int.*, v. 17, p. 493-495, 2001.

HEITZ, P. U.; KOMMINOTH, P. Biopsy of Hirschsprung's disease and related disorders. *Curr. Topics Pathol.*, v. 81, p. 257-275, 1990.

KOBAYASCHI, H.; YAMATAKA, A.; LANE, G. J.; MIYANO, T. Pathophysiology of hipoganglionosis. *J. Pediatr. Gastroenterol. Nutr.*, v. 34, n. 2, p. 231-235, 2002.

MEIER-RUGE, W. A,; GAMBAZZI, F.; KÄUFELER, R. E. et al. The neuropathological diagnosis of neuronal intestinal dysplasia (NID B). *Eur. J. Pediatr. Surg.*, v. 4, p. 267-273, 1994.

MEIER-RUGE, W. A.; BRUDER, E. et al. Updated results on intestinal neuronal dysplasia (IND B). *Eur. J. Pediatr. Surg.*, v. 14, p. 384-391, 2004.

MEIER-RUGE, W. A.; BRUNNER, L. A.; ENGERT, J. et al. A correlative morphometric and clinical investigations of hypoganglionosis of the colon in children. *Eur. J. Pediatr. Surg.*, v. 9, p. 67-74, 1999.

MEIER-RUGE, W. A.; SCHÄRLI, A. F.; STOSS, F. How to improve histopathological results in the biopsy diagnosis of gut dysganglionosis. *Pediatr. Surg. Int.*, v. 10, p. 454-458, 1995.

MEIER-RUGE, W. A.; BRUDER, E. Pathology of chronic constipation in pediatric and adult coloproctology. *Pathobiology*, v. 72, p. 1-106, 2005.

MEIER-RUGE, W. A.; BRUDER, E.; KAPUR, R. P. Intestinal neuronal dysplasia type B: one giant ganglion's not good enough. *Pediatr. Dev. Pathol.*, v. 9, p. 444-449, 2006.

MILLAR, A. J. W.; STEINBERG, R. M.; RAAD, J.; RODE, H. Anal achalasia after pull-through operations for Hirschsprung's disease – preliminary experience with topical nitric oxide. *Eur. J. Pediatr. Surg.*, v. 12, p. 207-211, 2002.

ROLLE, U.; O'BRIAIN, S.; PEARL, R. H.; PURI, P. Megacystis-microcolon-intestinal hypoperistalsis syndrome: evidence of intestinal myopathy. *Pediatr. Surg. Int.*, v. 18, p. 2-5, 2002.

VIETEN, D.; SPICER, R. Enterocolitis complicating Hirschsprung's disease. *Sem. Pediatr. Surg.*, v. 13, p. 263-272, 2004.

CAPÍTULO 81

Constipação Intestinal

João Carlos Ketzer de Souza

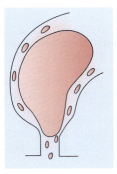

Figura 81.1 – Representação diagramática de fecaloma retal e encoprese.

CONCEITO

É o hábito intestinal, presente por duas ou mais semanas, com retardo na eliminação de fezes (menos de três evacuações por semana) e dificuldade ou desconforto persistentes relacionados à encoprese (menos de duas vezes por semana), dor, sangramento, eliminação de fezes duras e/ou volumosas.

A criança adquire a habilidade de reter fezes espontaneamente entre 6 e 18 meses.

Constipação intestinal idiopática ou funcional é aquela não associada a doença orgânica ou ingestão de medicamentos.

Constipação não é um sinal nem uma doença, mas sim um sintoma. Como sintoma, é influenciada por condições funcionais, comportamentais e orgânicas. Interfere com o desenvolvimento físico e tem efeito destrutivo sobre a auto-estima.

Encoprese

Perda repetida de fezes formadas, amolecidas ou semilíquidas nas roupas de baixo, associada à impactação fecal, não associada a defeitos orgânicos em crianças com ou acima de quatro anos de idade (Fig. 81.1). Presente em 60 a 70% das constipações crônicas. Alguns autores acham necessário fazer a diferenciação entre *soiling* (escape fecal) e encoprese, argumentando que escape fecal é a perda involuntária de parcela do conteúdo fecal nas roupas de baixo e, encoprese, a passagem de evacuações completas nas roupas de baixo em crianças acima de quatro anos de idade.

Impactação Fecal

Definida pela palpação de massa endurecida no abdome inferior e/ou reto dilatado por grande quantidade de fezes, durante o toque retal e/ou radiografia de abdome demonstrando grande quantidade de fezes no cólon.

EPIDEMIOLOGIA

- Constipação crônica atinge 3% das consultas pediátricas e 10 a 25% das consultas de gastroenterologia pediátrica.
- Distribuição sexual: 6M:1F.
- História familiar pode ser encontrada em até 50%.
- Constipação funcional: 95% dos casos.
- Constipação de causa orgânica ou medicamentosa: 5%.
- Doença de Hirschsprung (DH) e variantes causam menos de 1% dos casos cujo primeiro sintoma foi constipação.

ETIOLOGIA

Multifatorial: ciclo vicioso de defecações dolorosas, fatores dietéticos, psicológicos, sociais e constitucionais herdados.

Problemas dietéticos podem iniciar uma constipação crônica: mudança do peito à mamadeira, introdução de alimentos sólidos, má nutrição (por subalimentação ou excesso de alimentação com leite de vaca ou fórmula mista com insuficiente quantidade de fluidos).

Causas orgânicas de constipação intestinal:

- Lesão dolorosa anal: fissura, fístula.
- Dificuldade mecânica à defecação: estenose anal, ânus anterior, tumores.
- Anormalidades colônicas neurogênicas e miogênicas: DH, acalasia do esfíncter interno, displasia neuronal, pseudo-obstrução crônica idiopática, hipoganglionose, desmose hipoplástica.
- Neurológicas: doenças da medula espinhal, paralisia cerebral.
- Doenças endócrinas e metabólicas: hipotireoidismo, hipercalcemia, diabetes insípido, acidose renal.
- Medicamentosa: fenitoína, imipramina, fenotiazina, antiácidos, xaropes com codeína.

QUADRO CLÍNICO

- Obter informações sobre: início da constipação e/ou encoprese, primeira eliminação de mecônio, história familiar de constipação (aproximadamente 40 a 50% das mães apresentam constipação), história familiar de outras doenças (DH, fibrose cística, hipotireoidismo e outras), descrição da frequência e padrão das evacuações (quantidade, diâmetro, consistência das fezes e dor à evacuação), história da educação esfincteriana, histó-

ria dietética e sua relação com a constipação, medicamentos utilizados previamente, tratamentos realizados, queixas urinárias (enurese [20%], infecções recorrentes do trato urinário em meninas [10%], incontinência urinária), problemas psicológicos (10 a 20%), anorexia, náuseas, vômitos, perda de peso, febre, diarréia intercalada, sangramento retal, dor abdominal crônica (60%).
- Exame físico: estado geral, determinar retardo mental ou exame neurológico alterado (observar anormalidades nos membros inferiores, anormalidades pigmentares, massas ou tufos de cabelo na região sacrococcígea), sensação perianal, distensão abdominal, palpação abdominal (massa palpável [fecalomas presentes em 30 a 50%], geralmente localizada em linha média, podendo estender-se por todo o cólon); exame anorretal (inspeção: presença de fissuras ou plicomas, hemorróidas externas, posição [ânus anterior] e calibre do ânus; toque retal: tônus anal, tamanho da ampola retal, presença de fezes no reto, quantidade e consistência das fezes retidas, compressão extrínseca).

INVESTIGAÇÃO DIAGNÓSTICA

- História e exame físico.
- Radiografia de abdome: observar fecalomas (Fig. 81.2), dilatação de alças intestinais, distensão gasosa e defeitos da coluna vertebral.
- Investigação mais detalhada somente se houver suspeita de causa orgânica, com base na investigação inicial ou falta de melhora após tratamento adequado (Figs. 81.3 e 81.4).

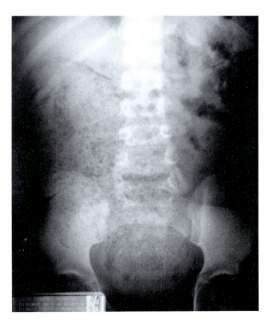

Figura 81.2 – Radiografia simples de abdome mostrando imagens de fecaloma.

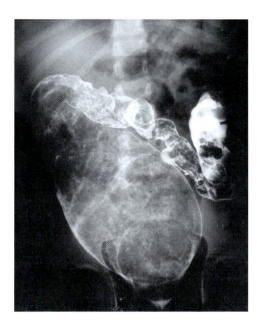

Figura 81.3 – Enema opaco mostrando megarreto com fecaloma e restante do cólon de calibre normal.

TRATAMENTO

Bases Gerais

- Educação.
- Desimpactação fecal.
- Manutenção (prevenção do reacúmulo de fezes).
- Recondicionamento dos hábitos intestinais.

Educação e Desmistificação do Problema

Objetivos

- Melhorar a adesão ao tratamento, remoção da culpa, vergonha e sentimento de punição. Encoprese ocorre involuntariamente; ninguém é culpado.
- Explicar com desenhos a anatomia normal, o processo de evacuação, o que acontece com a retenção de fezes e dilatação do reto e por que ocorre encoprese.
- Explicar o plano e o objetivo do tratamento, a rotina do treinamento esfincteriano, o tempo prolongado que será necessário para se obter um resultado duradouro e a possibilidade de recorrência dos sintomas, sem que isso signifique insucesso definitivo do tratamento.

Desimpactação Fecal

- Enemas de fosfato hipertônico, 6mL/kg de peso até 135mL. Repetir, se necessário. Evitar uso em crianças menores de 2 anos de idade.
- Enemas salinos freqüentemente não são efetivos nessa fase. É importante um intestino limpo para assegurar o sucesso e evitar incontinência por hiperfluxo, resultante da medicação indicada para manutenção.

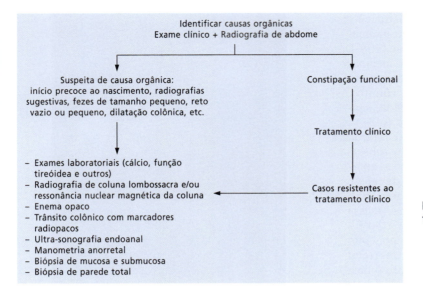

Figura 81.4 – Investigação diagnóstica em constipação crônica.

Desimpactação Refratária

Impactação fecal que não responde ao tratamento com enemas hipertônicos de fosfato.

- Enemas hiperosmolares de leite e melado (1:1), interrompendo a infusão se a criança acusar desconforto. Pode ser repetido.
- Solução de polietilenoglicol 25mL/kg/h (até 1.000mL/h) VO ou por sonda nasogástrica em 6 a 18h (até sair líquido claro pelo ânus). Usar metoclopramida 15min antes da administração.
- Confirmar desimpactação: palpação abdominal e/ou retal e radiografia de abdome.

Desbloqueio Cirúrgico

- Impactação grave refratária.
- Medo e resistência ao tratamento.
- Criança especial.

Hospitalização

- Impactação grave.
- Baixa complacência ao tratamento em casa.
- Pais preferem hospitalização.
- Quando à administração dos enemas pelos pais é psicologicamente contra-indicada.

Manutenção

Objetivos

Manter freqüência adequada de evacuações, evitar a passagem contínua de fezes grandes e eliminar a retenção de fezes.

Tratamento de manutenção:

- Orientação dietética: dieta rica em fibras (cereais e pães integrais). Evitar leite e derivados, maçã, banana, gelatina, cenoura e arroz. Encorajar a alimentação com vegetais, frutas, sucos (principalmente de ameixa e pêra) ricos em carboidratos e água. Dieta com fibras aumenta a quantidade de água nas fezes, produzindo bolo fecal mais amolecido e volumoso. É difícil sua utilização em crianças com menos de 4 anos de idade.
- Medicamentoso: ajustar dose do laxativo para induzir duas evacuações/dia de fezes amolecidas.
  – Tipos.
    - Lactentes: extrato de malte, xarope de Karo®, lactulose e docusato sódico (laxante surfactante). Substituir fórmulas de leite de vaca por fórmulas com proteínas de soja.
      ◆ Extrato de malte ou Karo®: 5 a 10mL em cada mamadeira intercalada.
      ◆ Lactulose a 70% (laxativo osmótico): 1 a 3mL/kg/dia. Fermenta no cólon, produzindo ácido láctico e pequenas quantidades de ácidos acético e fórmico. Essa acidificação do meio, queda do pH e aumento da pressão osmótica causam afluxo de líquidos para o interior do cólon, resultando em aumento, amolecimento e aceleração do trânsito intestinal.
      ◆ Sorbitol a 70% (laxativo osmótico): 1 a 3mL/kg/dia.
      ◆ Docusato sódico: 10 a 40mg/dia ÷ 2 doses. Não misturar com óleo mineral, pois pode causar absorção do óleo. A ação amolecedora decorre da diminuição da tensão superficial, facilitando a penetração de água e gordura na massa fecal.
    - Crianças maiores: leite de magnésia (hidróxido de magnésio), óleo mineral, dioctil sulfossuccinato de sódio, bisacodil, solução de polietilenoglicol.
      ◆ Tratamento com óleo mineral (emoliente): 3mL/kg/dia ÷ 1 a 2 doses + polivitaminas

duas vezes/dia entre as doses de óleo mineral. A saída de óleo corado sugere recidiva de fezes impactadas e, de óleo claro, que a dose está muito alta. Não deve ser usado em lactentes e em crianças com problemas neurológicos.

- ◆ Tratamento com leite de magnésia (laxativo salino): 2 a 3mL/kg/dia na refeição da noite. São lenta e incompletamente absorvidos, retêm água no lúmen intestinal por forças osmóticas. A peristalse aumenta indiretamente.
- ◆ Tratamento com bisacodil (estimulante): 5 a 10mg, VO. Apresentações: comprimidos de 5mg e supositórios de 10mg. Causa cólicas intestinais, aumenta o muco, torna a evacuação mais líquida. Alguns autores preconizam o uso diário de bisacodil supositório, em vez de laxantes ou enemas. São descritos resultados alentadores.
- ◆ Tratamento com solução de polietilenoglicol: 5 a 10mL/kg/dia.

Se a criança, na fase de manutenção, não evacuar por dois dias consecutivos, estão indicados enemas de fosfato hipertônico.

Recondicionamento dos Hábitos Intestinais Normais pelo Uso Regular do Vaso Sanitário

- Crianças pequenas: não insistir no treinamento de crianças menores de 2,5 anos que resistem a sentar no vaso.
- Crianças maiores: encorajá-las a sentar no vaso por 3 a 5min, duas a três vezes/dia, após as refeições.
  Monitorar a adesão. Se necessário, ajustar o programa, usar reforço positivo e consulta psicológica.
- Duração do tratamento: seis meses a três anos.
- Cura: três ou mais evacuações por semana sem encoprese e fora do tratamento com laxativos.
- Aproximadamente 50% necessitam de tratamento por longo tempo.
- Qualquer recorrência: checar adesão ao tratamento. Não tratar a recorrência de forma punitiva. Sinais de recorrência: fezes grandes, dor abdominal, diminuição na freqüência das evacuações, encoprese e perda de óleo mineral corado.
- Em ± 25% dos casos há anormalidades na dinâmica da evacuação com contração anormal do esfíncter externo e dos músculos do assoalho pélvico durante a evacuação (contração paradoxal). Esses casos são detectados pela manometria anorretal, que mostra a incapacidade de expulsar balão intra-retal. Podem ser ajudados pelo treinamento esfincteriano (*biofeedback*). Estudos recentes evidenciaram resultados medíocres com sua utilização.
- O uso de toxina botulínica tem sido preconizado para reduzir o espasmo do músculo esfíncter anal interno. Sua função assemelha-se à da miectomia esfincteriana, mas com duração temporária. A toxina reduz a contração da musculatura lisa e estriada.
- Os casos de megarreto massivo (há perda das funções sensorial e motora do reto) intratáveis clinicamente podem se beneficiar de algum desses procedimentos: abaixamento de cólon tipo Duhamel estagiado ou não com ressecção do megarreto, retoplastia redutora vertical com anastomose, ressecção do megarreto com anastomose colorretal baixa, que poderá ser realizada com a ajuda de grampeadores, apendicocecostomia continente para irrigações anterógradas (técnica de Malone), botão de cecostomia, procedimento de CHAIT (cecostomia percutânea radiológica videolaparoscópica). Solicitar sempre, antes do procedimento cirúrgico, se ainda não houver realizado: enema opaco, manometria anorretal (sensação retal diminuída à distensão com balão, necessitando de grandes volumes e reflexo inibidor anorretal diminuído, mas presente), ressonância nuclear magnética da coluna lombossacra e biópsia retal.
  Megarreto é classificado em graus por palpação abdominal repetida e radiografia de abdome. Grau 1, abaixo do nível do umbigo; grau 2, no nível do umbigo; grau 3, acima do nível do umbigo. Sempre após a ressecção do megarreto, o paciente deve continuar usando laxantes orais.

BIBLIOGRAFIA RECOMENDADA

BAKER, S. S.; LIPTAK, G. S.; COLLETTI, R. B. et al. Constipation in infants and children; evaluation and treatment. *J. Pediatr. Gastroenterol. Nutr.*, v. 29, p. 612-626, 1999.

GODBOLE, P. P.; PINFIELD, A.; STRINGER, M. D. Idiopathic megarectum in children. *Eur. J. Pediatr. Surg.*, v. 11, p. 48-51, 2001.

LOENING-BAUCKE, V. Biofeedback training in children with functional constipation: a critical review. *Dig. Dis. Sci.*, v. 41, p. 65-71, 1996.

LOENING-BAUCKE, V. Functional constipation. *Sem. Pediatr. Surg.*, v. 4, n. 1, p. 26-34, 1995.

MORAIS, M. B.; MAFFEI, H. V. L. Constipação intestinal. *J. Pediatr.*, v. 76, suppl. 2, S147-S156, 2000.

CAPÍTULO 82

Doença Polipóide do Trato Gastrointestinal

João Carlos Ketzer de Souza

CONCEITO

Doença polipóide do trato gastrointestinal (TGI) é constituída pelos pólipos verdadeiros (juvenil e adenomatoso), uma variedade de síndromes polipóides e doenças do trato digestivo que podem se apresentar como massas polipóides no lúmen intestinal.

O termo pólipo refere-se a toda e qualquer elevação circunscrita da mucosa fazendo protrusão no lúmen do TGI. É um termo clínico, sem significado histopatológico. Pólipos estão presentes em 1% das crianças. Oitenta e cinco por cento são constituídos pelos pólipos juvenis, 10% pelos pólipos linfóides, 2% pela polipose adenomatosa familiar e 3% por outros tipos ou pólipos mistos.

PÓLIPO JUVENIL, DE RETENÇÃO, INFLAMATÓRIO, CÍSTICO

Conceito

É constituído pela aglomeração de lagos de muco circundados por células glandulares muco-secretoras. É um pólipo não-neoplásico e sem potencial de malignização. Caracteriza-se pela presença de menos de cinco pólipos confinados no cólon e sem história familiar de polipose juvenil.

Epidemiologia

- Corresponde a aproximadamente 85% dos pólipos.
- Sem predisposição familiar.
- Estima-se que 1 a 2% das crianças assintomáticas tenham pólipos juvenis.
- Levemente mais freqüente no sexo masculino.
- Encontrado na primeira década. A maior freqüência ocorre entre 2 e 8 anos de idade, com pico entre 4 e 5 anos e declínio espontâneo entre 10 e 15 anos. Raro antes dos 12 meses.
- Desaparecem com o tempo por auto-amputação ou simples regressão.
- São solitários em 70% dos casos e em 30% podem ser múltiplos.
- Em 85% situam-se na área retossigmóide, sendo 70% no reto e 15% no sigmóide. O restante dos pólipos situa-se no cólon mais proximal.

Etiopatogênese

Sua causa ainda não é totalmente conhecida, podendo ser alérgica ou inflamatória, resultar de trauma pela passagem de fezes sólidas, representar uma malformação hamartomatosa. Dados recentes sugerem que a teoria inflamatória é a mais provável. Surgiriam ulceração e inflamação da mucosa com bloqueio das glândulas secretoras de muco. A glândula bloqueada sofreria dilatação com formação de lagos de muco. A tração peristáltica e o fluxo de fezes alongariam sua base, formando um pedículo. Nesse processo poderiam ocorrer auto-amputação, com eliminação do pólipo, ou regressão espontânea.

Aspectos Macroscópicos

Lesão de forma arredondada ou ovalada, cor avermelhada, superfície lisa e brilhante, geralmente pedunculada, raramente séssil, consistência variando de mole a firme, medindo 5mm a 5cm e diâmetro médio de 1 a 2cm.

Aspectos Microscópicos

Apresenta aspecto de queijo suíço. A porção principal do pólipo é constituída por abundante estroma frouxo edematoso, lâmina própria proeminente, infiltrado com células inflamatórias e espaços císticos revestidos de células colunares aplanadas produtoras de muco. Muitos dos espaços císticos estão vazios. Outros contêm muco, células inflamatórias e restos celulares. Os elementos do estroma e dos espaços císticos estão misturados em proporções variadas. Tecido de granulação recobre a superfície do pólipo. Raramente, em alguns locais dessa superfície, pode-se encontrar uma camada simples de epitélio colônico aplanado e ulcerado. O pedículo é recoberto com mucosa colônica normal, que é contínua com a mucosa colônica adjacente. Não há atipias celulares e mitoses são extremamente raras.

Quadro Clínico

- Sangramento retal. É a queixa mais comum, presente em 90% dos casos. Características do sangramento: intermitente, vermelho-vivo, raramente intenso, recobrindo as fezes por fora ou aparecendo logo após sua eliminação. Em pólipos localizados no cólon proximal, o sangue pode estar misturado com as fezes ou ser mais escuro.
- Anemia ferropriva em até 1/3 dos casos.
- Prolapso do pólipo pelo ânus, junto com as evacuações, pode acontecer em 5 a 10% dos casos. Pode ser necessária a redução manual do pólipo.
- Dor leve à moderada, em cólica, pode ser referida em 1/4 dos casos. Pode ser causada pela tração do pedículo do pólipo pela atividade peristáltica

ou por episódios incipientes de invaginação intestinal e, nesse caso, pode estar acompanhada por diarréia.
- Auto-amputação com conseqüente eliminação pelo ânus, em 10% dos casos.
- Diarréia ou constipação em 10% dos casos.

Investigação Diagnóstica

- O diagnóstico é óbvio para o pólipo que prolapsa pelo ânus ou que é palpado em toque retal.
- O toque retal e a retossigmoidoscopia costumam revelar o pólipo em 75% das ocorrências. A posição de exame retal mais adequada para criança pequena é a de litotomia, pois a maioria dos pólipos situa-se na parede posterior do reto. Em criança maior, prefere-se a posição genupeitoral.
- Enema opaco com duplo contraste era o teste diagnóstico padrão ouro para o diagnóstico de pólipos acima do alcance do dedo e da retossigmoidoscopia antes da rotinização da colonoscopia. Era indicado em suspeita de múltiplos pólipos e sangramento recorrente após polipectomia. Achado radiológico: defeito polipóide de enchimento característico (Fig. 82.1).
- Colonoscopia flexível de fibra óptica é o padrão ouro atual. Faz diagnóstico e tratamento de pólipos distantes. Tem sido a primeira escolha em suspeita de múltiplos pólipos, sangramento recorrente e pólipos altos.

Tratamento

É fundamentado em número, localização e sintomas. A finalidade inicial do tratamento cirúrgico é a remoção de pólipos situados na área retossigmóide (polipectomia via anal) (Fig. 82.2).

- Pólipo acessível ao alcance do dedo: tracioná-lo para fora do ânus e, sob visão direta, realizar transfixação, ligadura do pedículo e sua remoção.

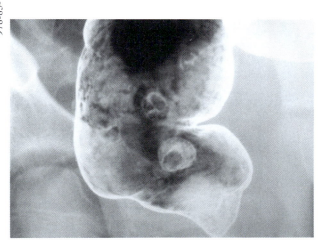

Figura 82.1 – Pólipo retal demonstrado por enema de duplo contraste.

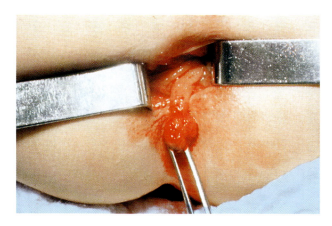

Figura 82.2 – Pólipo retal sendo tracionado para ser submetido à polipectomia.

- Persistindo os sintomas após exérese de pólipo retal, está indicada colonoscopia com polipectomia de prováveis pólipos localizados acima dessa área.
- Indica-se também colonoscopia diagnóstica e terapêutica a casos com toque retal normal e forte suspeita de pólipo(s) localizado(s) mais proximamente (sangramento retal persistente/intermitente), *sem* os seguintes sintomas e sinais: diarréia, contispação, dor abdominal significativa, vômitos, sangramento intenso, perda de peso, febre, outros sintomas sistêmicos, massa abdominal e fissura anal.
- Colonocospia é um método seguro e eficaz, com taxa aproximada de complicações inferior a 2%.

POLIPOSE JUVENIL

Condição caracterizada por múltiplos pólipos juvenis gastrointestinais. Síndrome associada a maior risco de malignização do trato gastrointestinal.

O critério clínico para diagnosticar polipose juvenil (PJ) inclui:

- Cinco ou mais pólipos juvenis em cólon e reto.
- Pólipos juvenis no trato gastrointestinal.
- Qualquer número de pólipos juvenis em associação com história familiar positiva de polipose familiar juvenil.
- Qualquer combinação dessas condições.

Pode ser subdividida em três tipos:

- Polipose juvenil difusa do lactente: apresenta-se nos primeiros meses de vida, geralmente sem história familiar.
  – Quadro clínico: diarréia, sangramento retal, invaginação intestinal recorrente, enteropatia perdedora de proteína com anasarca, má nutrição, prolapso retal, retardo de crescimento, macrocefalia, baqueteamento digital e hipotonia. Quadro clínico é diretamente relacionado ao número de pólipos. Presente em todo o TGI. Geralmente sem história familiar.

450 ■ *Trato Gastrointestinal*

SEÇÃO 9

– Tratamento: nutrição parenteral total, repouso intestinal (para diminuir perda de proteínas e sangue e episódios de invaginação). Quando estiver em melhor estado geral: iniciar programa de polipectomias seriadas. A maioria dos pacientes vai necessitar de cirurgia devido a sintomas intratáveis (sangramento, enteropatia perdedora de proteínas e déficit de crescimento), invaginações recorrentes, displasia de alto grau em pólipos e impossibilidade de *clearance* adequado do cólon.

■ Polipose juvenil difusa do trato gastrointestinal: entre os 6 meses e 5 anos de idade.
– Quadro clínico: sangramento retal leve, prolapso, pode haver enteropatia perdedora de proteína, invaginação e má nutrição.
– Diagnóstico diferencial principal: polipose adenomatosa. Padrão de herança parece ser autossômico recessivo.
– Locais principais: estômago, cólon distal e reto.
– Tratamento: polipectomias endoscópicas e ressecção intestinal segmentar. Bom prognóstico.

■ Polipose juvenil colônica: inumeráveis (em torno de 50 a 200) pólipos juvenis (macro e microscopicamente) difusos no cólon. Geralmente são mais numerosos, maiores e mais freqüentes no cólon distal e no reto.
– Critério clínico: cinco ou mais pólipos em cólon e reto ou um pólipo + história familiar de polipose juvenil.

Epidemiologia

■ A idade de apresentação é entre 5 e 15 anos.
■ Cerca de 50% têm história familiar (padrão autossômico dominante de hereditariedade).
■ Anomalias congênitas associadas: fenda palatina, má rotação intestinal, polidactilia e anormalidades de coração e crânio. Aproximadamente 20% dos pacientes com PJ têm anomalias congênitas.
■ Alto risco de malignização: 50% dos pacientes vão desenvolver câncer antes dos 40 anos de idade.

Histologia

Pólipos de aspecto juvenil. Em 20% apresentam-se como massa multilobular assemelhando-se a um cacho de pólipos ligados por um pedículo. Alguns poucos pólipos juvenis podem ser histologicamente classificados com modificações adenomatosas. Outros já são verdadeiros adenomas. Algumas células dos pólipos podem apresentar atipia e invasão característica de um adenocarcinoma de cólon. Uma progressão gradual de pólipo juvenil para adenoma e finalmente para malignidade tem sido postulada.

Quadro Clínico

■ A intensidade dos sintomas e sinais varia diretamente com o número, localização e tamanho dos pólipos e inversamente com a idade da criança. A evolução é muito variável.
■ Sangramento retal vivo.
■ Anemia.
■ Prolapso retal.
■ Diarréia.

Investigação Diagnóstica

■ Endoscopia baixa com diagnóstico histológico de pólipo juvenil e constatação de inúmeros pólipos.
■ Endoscopia alta para avaliar pólipos gástricos.

Tratamento

■ Colectomia total profilática com mucosectomia retal e abaixamento endorretal.
■ Colectomia com ileoproctostomia (colectomia subtotal com anastomose ileorretal) e controle retossigmoidoscópico periódico com polipectomia endoscópica de limpeza.
■ Idade para o tratamento cirúrgico: controversa. Historicamente tem sido indicado aos 20 anos.
■ Controle das crianças antes do tratamento cirúrgico definitivo: revisão endoscópica periódica anual, removendo-se por biópsia os pólipos maiores e irregulares e endoscopia alta a cada três anos. Indicar cirurgia mais cedo se o número de pólipos for muito elevado, se os pólipos forem grandes (> 1cm), sangramentos de repetição ou transformações adenomatosas.
■ Sugere-se o *screening* desses pacientes com endoscopia digestiva alta e colonoscopia com remoção de pólipos a cada três anos, em casos de colectomia com anastomose ileorretal, começando na adolescência. A colonoscopia pode ser anual, dependendo do protocolo utilizado (geralmente em casos com ileoproctostomia).
■ Parentes de primeiro grau devem ser submetidos a *screening* com colonoscopia e, se forem encontrados pólipos, polipectomia e endoscopia digestiva alta. Se não forem encontrados, o *screening* deve ser repetido a cada cinco anos até os 40 anos de idade.

SÍNDROME DE PEUTZ-JEGHERS

Conceito

A síndrome de Peutz-Jeghers (SPJ) é caracterizada por inúmeros pólipos hamartomatosos em qualquer local do TGI, principalmente em intestino delgado e pigmentação melânica mucocutânea, variando de marrom a preto, em locais específicos (principalmente lábios, ao redor da boca ou mucosa oral) (Fig. 82.3). Também nas mãos, pés, mucosa nasal, conjuntivas e reto. Em geral, as manchas cutâneas desaparecem na puberdade, ao passo que as de mucosa persistem.

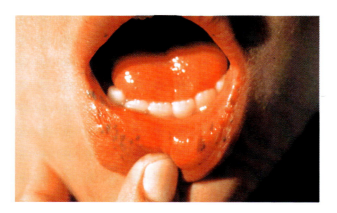

Figura 82.3 – Manchas melânicas marrom-pretas no lábio inferior de uma criança com síndrome de Peutz-Jeghers.

Epidemiologia

- Doença autossômica dominante.
- Gene de alta penetrância e variável expressividade e genes mutantes esporádicos. Isso explica porque, ocasionalmente, alguns membros da família podem apresentar somente pigmentação mucocutânea ou somente pólipos.
- Sem predileção por sexo ou raça.
- Em 90% dos casos os pólipos estão situados em jejunoíleo; em 20 a 25% também em estômago e duodeno e, em 20 a 25%, também em cólon e reto.
- Nessas localizações (gastroduodenal e colorretal), o risco de malignidade aumenta.
- Apresentam um risco maior de outras neoplasias malignas extra-intestinais durante suas vidas, como tumores de ovário (tumores das células granulosas e cistoadenoma), testículo (tumores das células de Sertoli), mama, tireóide e pâncreas.
- O risco de câncer pode resultar de predisposição genética para neoplasias ou degeneração maligna dos pólipos. O risco relativo de câncer foi estimado em 18 vezes maior do que o da população geral.

Histopatologia

Os pólipos são hamartomas, pois são compostos de glândulas de aspecto normal e células epiteliais iguais às da porção do TGI onde se originam. Bandas de músculos lisos, representando a muscular da mucosa, atravessam o pólipo. São hamartomas da camada muscular da mucosa.

A transformação maligna é uma possibilidade.

Microscopicamente, o pigmento melânico está depositado na camada basal da epiderme. Não são melanoblastos.

A polipose de SPJ é constituída de múltiplos pólipos medindo 0,5 a 2cm de diâmetro. São lobulados (lobulações grosseiras), pediculados, podendo aparecer do esôfago ao reto, firmes, lisos.

Quadro Clínico

- Em 1/3 dos pacientes a primeira manifestação clínica ocorre na primeira década de vida.
- A pigmentação melânica é o estigma característico desse tipo de polipose.
- A manifestação clínica mais comum é a invaginação intestinal transitória recorrente. Em 70% dos casos aparecem crises repetidas de dor abdominal em cólica, secundárias a uma invaginação intestinal incipiente. A obstrução completa é rara e a maioria reduz-se espontaneamente. Se a invaginação progride, aparecem vômitos biliosos, massa abdominal palpável e sangramento retal. As invaginações podem ser múltiplas.
- Anemia crônica por perda de sangue.
- Hematoquezia.
- Prolapso retal ou de um pólipo.
- Eliminação anal de pólipos.

Investigação Diagnóstica

- História + exame físico.
- Radiografia simples de abdome (identificam sinais radiológicos de obstrução intestinal).
- Trânsito intestinal demonstrando defeitos de enchimento característicos de pólipos ou imagens sugestivas de invaginação intestinal.
- Enema opaco com duplo contraste.
- Endoscopia com biópsia (retossigmoidoscopia, gastroduodenoscopia, colonoscopia).
- Monitorar tumores extra-intestinais.

Tratamento

- Nenhum tratamento está indicado ao paciente assintomático.
- Ao paciente sintomático (invaginação intestinal recorrente, vômitos recorrentes, perda de peso e sangramento intenso ou recorrente), está indicada a enterotomia com excisão dos pólipos por transfixação e ligadura mais coagulação dos pólipos sésseis pequenos. Alguns pólipos podem necessitar de ressecção/fulguração endoscópica intra-operatória via enterotomia.
  Às vezes são necessárias múltiplas enterotomias com polipectomias.
- Quando existem áreas intestinais com grande concentração de pólipos, pólipos sésseis grandes ou de base larga, invaginação intestinal irredutível no transoperatório ou comprometimento vascular da alça intestinal, indica-se a ressecção do segmento de alça comprometida, a mais limitada possível. A prática de ressecção intestinal radical deve ser evitada devido à natureza recorrente dos pólipos e ao risco de síndrome de intestino curto.
- Nos casos de invaginações recorrentes, pensar na possibilidade de utilizar alguma técnica ci-

SEÇÃO 9

452 ■ *Trato Gastrointestinal*

rúrgica de fixação do intestino delgado e mesentério, como aquelas preconizadas por Noble, Phillips-Childs e outros.

■ Com pólipos situados em estômago, duodeno, cólon e reto é necessário um rigoroso controle radiológico e endoscópico com biópsia para detectar qualquer mudança ou transformação maligna. A endoscopia deve ser repetida a cada três anos, a partir da segunda década de vida.

PÓLIPOS ADENOMATOSOS

Conceito

São neoplasias verdadeiras e lesões pré-malignas.

Epidemiologia

Representam 1 a 2% dos pólipos em crianças.

Histopatologia

O pólipo adenomatoso é causado pela proliferação neoplásica de elementos glandulares com ramificações e muito pouco estroma e tecido conectivo. Há pouca inflamação e não existem espaços císticos. É constituído de lobulações irregulares, com a superfície coberta por epitélio colunar. O pedículo é constituído de tecido conectivo recoberto por mucosa, que parece ser uma extensão da mucosa adjacente normal. As glândulas são neoplásicas, muitas células são atípicas e há muitas mitoses e núcleos hipercromáticos.

Macroscopicamente, podem ser sésseis ou, geralmente, pedunculados, variando em tamanho de 1mm a muitos centímetros de diâmetro. Cerca de 2/3 são maiores do que 1cm.

Quadro Clínico

■ Hematoquezia, em quase 100% dos casos.
■ Prolapso do pólipo.
■ Dor abdominal em cólica.

Investigação Diagnóstica

■ História + exame físico.
■ Retossigmoidoscopia.
■ Enema opaco com duplo contraste.
■ Colonoscopia.

Tratamento

Constatada a presença de pólipo adenomatoso solitário, são necessários a extensa investigação de todo o cólon e o estudo dos membros da família, pois ele pode indicar o desenvolvimento de uma polipose adenomatosa familiar. O tratamento consiste na remoção do pólipo adenomatoso por simples transfixação, em pólipos baixos ou por colonoscopia, em pólipos mais proximais.

POLIPOSE COLÔNICA ADENOMATOSA FAMILIAR

Conceito

Presença, no mínimo, de 100 pólipos adenomatosos visíveis no cólon ou menos de 100 pólipos e parente com polipose colônica adenomatosa familiar (PAF).

PAF atenuada caracteriza-se por muitos pólipos adenomatosos colônicos (média de 30) ou história familiar de câncer de cólon em indivíduos < 60 anos com múltiplos pólipos adenomatosos. Existe risco significante de câncer de cólon, com média de aparecimento entre 50 e 55 anos de idade, 10 a 15 anos mais tarde que aquela da PAF clássica.

Epidemiologia

■ Doença autossômica dominante herdada. Há vários graus de penetrância e casos esporádicos podem aparecer devido a mutações espontâneas (25 a 30% dos casos). Cada criança de um pai ou mãe doente tem chance de herdar a doença em 50% dos casos.
■ Somente aqueles que adquirem a doença são capazes de transmiti-la à próxima geração.
■ A gravidade da doença e a probabilidade de aparecimento de adenocarcinoma de cólon variam consideravelmente nas diferentes famílias.
■ Nas famílias em que a polipose se desenvolve precocemente, o aparecimento de câncer ocorre em 12 a 15 anos.
■ A probabilidade de um pólipo tornar-se maligno é bastante baixa, porém passa a ser excessivamente alta em virtude do grande número de pólipos presentes.
■ Alguns pacientes podem desenvolver pólipos adenomatosos em jejuno, duodeno e estômago.
■ Prevalência estimada da doença: 1:8.000 a 15.000 nascidos vivos.
■ Não há predisposição sexual.
■ Risco cumulativo de câncer aos 25 anos é igual a 15%.

Genética

A anormalidade genética se dá por defeito no gene *APC* (gene supressor tumoral da *adenomatous polyposis coli*), que mapeia o cromossomo 5q21, causando deleção de seu braço longo. O gene *APC* codifica uma proteína que age como supressor tumoral.

Histopatologia

Inicialmente, os pólipos são pequenos (1 a 2mm) e poucos, mas com o tempo aumentam em tamanho (até 2 a 3cm) e número (Fig. 82.4). São regularmente uniformes e têm aparência lobulada como uma framboesa, bastante diferente das lobulações grosseiras dos pólipos da SPJ.

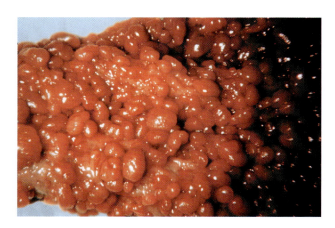

Figura 82.4 – Espécime cirúrgico de uma colectomia mostrando o cólon aberto e grande densidade de pólipos.

Histologicamente apresentam superfície papilar com arborização e fendas irregulares e pouco estroma e inflamação. Não há espaços císticos e as glândulas são neoplásicas.

Quadro Clínico

PAF tem um largo espectro de manifestações clínicas que, em adição à forma clássica, inclui outros três fenótipos: PAF atenuada, síndrome de Gardner, síndrome de Turcot.

- A polipose adenomatosa familiar geralmente torna-se sintomática na puberdade, embora possa também surgir em criança pequena.
- Diarréia costuma ser o primeiro sintoma e vai aumentando gradualmente em freqüência, passando a se acompanhar da eliminação de muco e sangue.
- Hematoquezia.
- Dor abdominal.
- Anemia.
- Dor retal.
- Prolapso retal.
- Manifestações tardias: enteropatia perdedora de proteínas, má nutrição e episódios de invaginação intestinal.
- Manifestações extracolônicas: osteomas, anormalidades dentárias, lesões cutâneas benignas, tumores desmóides (10% dos casos).
- Presença de pólipos gástricos com baixo risco de malignização.
- Presença de pólipos do intestino delgado: pólipos adenomatosos de duodeno são observados em 50 a 90% dos pacientes.

Investigação Diagnóstica

- História, principalmente familiar e exame físico.
- Toque retal.
- Enema opaco com duplo contraste em que aparecem muitos defeitos de enchimento com envolvimento de todo o cólon. Pouco usado atualmente.
- Retossigmoidoscopia com biópsia.
- Colonoscopia com biópsia.
- A partir dos dez anos de idade está indicada a investigação diagnóstica anual (colonoscopia) em todos os membros assintomáticos da família (parentes de primeiro grau) até os 35 anos e depois a cada três anos até a idade de 50.
- Atualmente, pode-se realizar teste genético com identificação de mutação no gene *APC*. Muitos testes baseados no DNA estão disponíveis para identificar as mutações do gene *APC*. Identificada a mutação *APC*, são necessários aconselhamento e teste genéticos em todos parentes de primeiro grau. Colonoscopia anual deve ser realizada em todos os parentes com um alelo mutante (teste positivo). Indivíduos com testes negativos têm risco de câncer equivalente ao da população em geral. No entanto, alguns especialistas recomendam, para esses pacientes, sigmoidoscopia flexível a cada década, iniciando na adolescência, pois a detecção da doença pelos testes de genética molecular não é 100% segura.
- Confirmada a polipose adenomatosa familiar, está indicada endoscopia digestiva alta (para estudar estômago, duodeno e região periampular) a cada três anos.

Crianças menores de 7 anos, filhos de pais com a doença, devem se submeter à dosagem de alfafetoproteína e à ultra-sonografia de fígado, pelo risco de desenvolverem hepatoblastoma (1,6%). Nos casos de PAF atenuada inicia-se com endoscopia de rotina e teste de genética molecular aos 18 anos de idade. As endoscopias são repetidas a cada três anos.

Síndromes

Existem algumas síndromes relacionadas à polipose adenomatosa familiar caracterizadas por manifestações extracolônicas. É evidente que essas síndromes não constituem entidades separadas, porém expressões fenotípicas características do mesmo distúrbio genotípico.

Síndrome de Turcot

É constituída por polipose adenomatosa familiar e tumores do sistema nervoso central, principalmente meduloblastoma, glioblastoma e tumor da tireóide (papilífero).

Síndrome de Gardner

É constituída por pólipos colônicos adenomatosos prémalignos e tumores de tecidos moles e duros, geralmente benignos. Na primeira década, os tumores de tecidos moles constituem a manifestação mais comum (lesões cutâneas e subcutâneas como os cistos de inclusão epidérmica, lipomas, fibromas, tumor desmóide

454 ■ *Trato Gastrointestinal*

e outros). Os pólipos aparecem e se desenvolvem nessa década. Tumores ósseos e cartilaginosos aparecem durante a segunda década (osteomas benignos, osteocondromas e adamantinomas). Os pólipos colônicos aumentam em número durante a segunda década, com poucos adenocarcinomas relatados. Durante a terceira, todas as três expressões da doença aparecem. Aumenta a incidência de adenocarcinomas. Na quarta década, os adenocarcinomas passam a ser freqüentes.

Prognóstico

- A malignidade não é vista, usualmente, até o final da adolescência.
- Em geral, os pacientes com polipose adenomatosa familiar morrerão de adenocarcinoma de cólon ou terão doença maligna avançada aos 50 anos de idade.
- O potencial para desenvolvimento de câncer é muito alto.
- Não necessariamente o adenocarcinoma cresce da degeneração de pólipos. A criança com essa doença tem um potencial pré-maligno na mucosa de cólon e reto e o pólipo pode ser apenas uma forma de crescimento aberrante. A neoplasia maligna pode crescer da mucosa não-polipóide e o tratamento cirúrgico vai se basear na remoção de cólon e reto ou de cólon e mucosa do reto.

Tratamento

Cirurgia deve ser planejada a partir dos 14 anos de idade.

Diversas técnicas têm sido utilizadas. As três mais comuns são:

- Proctocolectomia total com ileostomia abdominal permanente. A proctocolectomia com ileostomia permanente é a melhor cirurgia, em teoria. Porém, deixa o paciente com ileostomia definitiva e seqüelas indesejáveis ocasionadas pela extensa dissecção pélvica (bexiga neurogênica e impotência sexual masculina), além dos problemas psicológicos e fisiológicos que uma ileostomia acarreta.
- Colectomia abdominal com ileoproctostomia, preservação do reto, revisão sistemática pela retossigmoidoscopia e remoção dos pólipos recidivantes. Essa técnica ainda mantém um potencial para desenvolvimento de adenocarcinoma na bolsa retal retida de até 25%, 15 anos após a cirurgia.
- Colectomia total com abaixamento ileoendorretal com mucosectomia retal e anastomose ileoanal com ou sem confecção de um reservatório ileal. Atualmente é a cirurgia mais utilizada, pois remove toda a mucosa potencialmente maligna, preservando a continência anal. Com essa técnica, os mecanismos neurogênicos sensoriais e discriminatórios permanecem intactos e boa

continência anal pode ser conseguida se a mucosa anal for removida acima da linha pectínea e se os esfíncteres anorretais não forem lesados. O abaixamento ileoendorretal, sem a confecção de um reservatório, costuma apresentar alguns problemas imediatos devido à pequena capacidade de armazenagem de conteúdo fecal, resultando, freqüentemente, em fezes líquidas, urgência e freqüência fecal e escoriações cutâneas perianais. Gradualmente, essas complicações tendem a diminuir de intensidade, pela tendência do íleo em dilatar-se secundariamente, e das fezes ficarem mais bem formadas. O uso de loperamida e Metamucil® pode ajudar no tratamento dessas complicações. Esse abaixamento sem reservatório não é satisfatório em apenas 5 a 10% dos pacientes. Se após um ano de evolução persistirem freqüência excessiva das evacuações e/ou incontinência fecal episódica, está indicada a confecção de um reservatório ileal. O abaixamento ileoendorretal, com reservatório ileal, requer detalhes técnicos complexos na confecção da bolsa, pleno conhecimento de suas complicações e adequada técnica de liberação de íleo e mesentério. Existem diversos tipos de reservatórios como os em forma de J, S, W, látero-lateral isoperistáltico e outros. A escolha da bolsa parece-nos secundária, porém detalhes técnicos gerais são fundamentais. A confecção do reservatório deve ser realizada anteriormente à anastomose ileoanal; a bolsa deve ficar situada dentro da pelve (abaixo da reflexão peritoneal); a neobolsa deve ser protegida por uma ileostomia temporária; o cirurgião deve ser capaz de manipular adequadamente o mesentério do íleo a ser abaixado a fim de providenciar maior mobilidade do íleo terminal; a extensão do músculo retal (*cuff* retal) não deve ser maior que 5cm; o reservatório deve ser curto (< 5cm). As principais complicações observadas com os reservatórios são: esvaziamento inadequado necessitando de cateterização da bolsa por sonda retal, longa linha de sutura que aumenta o tempo cirúrgico e risco de deiscência e incidência elevada de inflamação da bolsa. Qualquer tipo de reservatório ileal deve ser protegido por ileostomia temporária com derivação completa e duração de seis meses.
- Pacientes submetidos à colectomia subtotal requerem retossigmoidoscopia a cada seis meses. O uso de um inibidor da cicloxigenase-2 (sintetase da prostaglandina) tem-se mostrado efetivo para prevenir ou induzir regressão de pólipos no reto. Pacientes com colectomia total e abaixamento ileoanal devem ser submetidos à endoscopia de rotina a cada três anos.

Nos casos de PAF atenuada, colectomia com anastomose ileorretal está indicada quando pólipos e sintomas se tornam difíceis de ser controlados.

POLIPOSE NODULAR LINFÓIDE

Conceito

São elevações localizadas nas mucosas colônica e ileal causadas por hipercrescimento do tecido linfóide submucoso. Quando aumentadas por hiperplasia tendem a se agregar e ter aspecto polipóide, e à ulceração (aspecto de um vulcão).

Epidemiologia

- Pico de freqüência entre o primeiro e o terceiro ano de idade, diminuindo a partir dos cinco anos. Provavelmente esse início precoce aconteça devido à grande reatividade do tecido linfóide da criança pequena.
- Localizam-se principalmente no íleo terminal e no cólon.

Etiologia

A etiologia é desconhecida, mas reação alérgica, infecções virais ou outras infecções inespecíficas e agentes inflamatórios estão freqüentemente associados. Em geral as imunoglobulinas séricas estão baixas, o que pode ser uma explicação para a baixa resistência à infecção. Recorrência rara.

Histopatologia

Macroscopicamente são caracterizados por nódulos submucosos múltiplos, firmes, arredondados, superfície lisa ou lobulada (mais rara), medindo poucos milímetros a 2cm de diâmetro. Constituem massas polipóides múltiplas (pseudopólipos), sésseis e diminutas.

Histologicamente os nódulos são compostos de linfócitos e folículos linfóides ativos e são recobertos totalmente por mucosa colônica. Muitas vezes a mucosa que recobre o pólipo está ulcerada.

Costumam ser autolimitados, desaparecendo espontaneamente.

Quadro Clínico

O quadro clínico quase sempre decorre de suas complicações.

- O sintoma mais freqüente é a hematoquezia, que varia desde sangramento leve, crônico a mais intenso (raro).
- Anemia por sangramento oculto ou leve crônico.
- Prolapso retal.
- Invaginação intestinal ou quadro de suboclusão intestinal, principalmente quando a válvula ileocecal é atingida.
- Diarréia pode ser primária ou secundária. Algumas crianças apresentam síndrome diarréica semelhante à causada pela doença celíaca ou secundária à infestação por giardíase.

Investigação Diagnóstica

- História + exame físico.
- Enema opaco com duplo contraste demonstra múltiplos pequenos e uniformes defeitos de enchimento, com umbilicação central. A umbilicação representa uma pequena ulceração tipicamente no ápice do nódulo linfóide intramural hiperplástico. Pequeno depósito de bário preenche o nicho ulceroso.
- Retossigmoidoscopia ou colonoscopia com biópsia demonstrando elevações pequenas e uniformes da mucosa intestinal de aspecto normal, muitas das quais apresentam ulceração apical característica. A biópsia confirma que a mucosa é normal e que a elevação é causada por agregados linfóides submucosos.

Tratamento

É uma doença autolimitada, regredindo espontaneamente. Sangramento incontrolável, diagnóstico incerto e invaginação intestinal podem necessitar de tratamento cirúrgico.

BIBLIOGRAFIA RECOMENDADA

CORREDOR, J.; WAMBACH, J.; BARNARD, J. Gastrointestinal polyps in children: advances in molecular genetics, diagnosis, and management. *J. Pediatr.*, v. 138, p. 621-628, 2001.

ERDMAN, S. H.; BARNARD, J. A. Gastrointestinal polyps and polyposis syndromes in children. *Curr. Opin. Pediatr.*, p. 576-582, 2002.

FRANTZ, F. W. Intestinal polyps. In: MATTEI, P. (ed.). *Pediatric Surgery*. Philadelphia: Lippincott Williams & Wilkins, 2003. p. 351-357.

HYER, W. Polyposis syndromes: pediatric implications. *Gastrointest. Endosc. Clin. N. Am.*, p. 659-682, 2001.

SEÇÃO 9

CAPÍTULO 83

Enteropatia Neutropênica

João Carlos Ketzer de Souza

CONCEITO

Doença inflamatória comprometendo a região ileocecal e cólon ascendente em pacientes com neoplasia maligna em vigência de quimioterapia citotóxica e com agranulocitose.

É mais comum em malignidades hematológicas (> 70%).

Agentes quimioterápicos mais comuns: citosina-arabinosídeo e VP-16. Menos comuns: metotrexato, prednisona, vincristina, ciclofosfamida, doxorrubicina, ifosfamida.

FISIOPATOLOGIA

Decorre da neutropenia desencadeada pela quimioterapia, estase intestinal e isquemia com invasão bacteriana secundária da parede intestinal. Edema de mucosa e ulceração estão uniformemente presentes e podem progredir para infarto hemorrágico. Só mais raramente pode haver sangramento intestinal, necrose da parede e perfuração.

EPIDEMIOLOGIA

É semelhante a freqüência relativa de apendicite aguda e tiflite em pacientes imunossuprimidos.

QUADRO CLÍNICO

Os efeitos da quimioterapia e esteróides podem confundir a avaliação clínica de uma criança com câncer e dor abdominal. Sintomas podem ser vagos e um processo localizado pode facilmente tornar-se difuso.

- História: a sintomatologia inicia muitos dias depois de estabelecida a neutropenia. Existe predileção pela fase de indução quimioterápica (50 a 80% dos casos).
- Quadro de abdome agudo complexo apresentando:
  - Dor abdominal difusa (90%) e, quando localizada, é mais comum no quadrante inferior direito. Neutropenia mascara a sintomatologia e os sinais físicos ficam mais difusos. Pacientes usando esteróides podem ter peritonite

sem referir dor, mas geralmente demonstram sensibilidade à palpação.
  - Sinais de irritação peritoneal localizada ou difusa.
  - Náuseas e vômitos (65%).
  - Febre (90%).
  - Diarréia (55%).
  - Distensão abdominal (50%).
  - Sangramento intestinal (10%).

INVESTIGAÇÃO DIAGNÓSTICA

- Hemograma: neutropenia induzida por quimioterapia. Neutropenia definida pela contagem absoluta de neutrófilos < 1.000 células/mm^3. É influenciada pela doença de base e não tem valor.
- Radiografia de abdome: padrão dominante é compatível com o de íleo paralítico. Outros achados: edema de parede de alças, líquido livre na cavidade, alças dilatadas com níveis. Raros: pneumatose intestinal e pneumoperitônio. Pneumatose intestinal combinada com sinais peritoneais localizados progressivos é altamente preditiva de necrose intestinal.
- Ultra-sonografia abdominal: espessamento das paredes do íleo e do ceco e líquido livre intraperitoneal. É o exame mais importante, pois costuma diagnosticar apendicite aguda, doença biliar, pancreatite e invaginação intestinal.
- Tomografia computadorizada: espessamento cecal generalizado, inflamação pericolônica e pneumatose.

TRATAMENTO

Sempre conservador, quando possível. A mortalidade é alta quando necessita de tratamento cirúrgico.

- Repouso intestinal: nada por via oral, sonda nasogástrica.
- Nutrição parenteral total.
- Antibióticos de largo espectro (oxacilina + gentamicina + metronidazol).
- Exames abdominais e por imagem seriados.
- Geralmente a recuperação da função gastrointestinal somente ocorre após resolução da neutropenia (média: sete a dez dias).
- Indicações cirúrgicas do serviço.
  - Perfuração intestinal.
  - Hemorragia intestinal incontrolável (rara).

Critérios cirúrgicos de Shamberger, complementados por Bensard:

- Sangramento gastrointestinal persistente após resolução da neutropenia, trombocitopenia e correção das anormalidades de coagulação.
- Perfuração intestinal livre.
- Piora clínica requerendo ressuscitação hidroeletrolítica e uso de vasopressores.

- Sintomas de processo cirúrgico que necessitariam de cirurgia na ausência de neutropenia.
- Piora clínica em dois dias, apesar de tratamento clínico adequado.
- Achados peritoneais persistentes e radiografia com evidência de pneumatose intestinal.

Cirúrgico

Colectomia direita parcial com derivação por ileostomia parece ser o procedimento mais apropriado.

BIBLIOGRAFIA RECOMENDADA

BAERG, J.; MURPHY, J. J.; ANDERSON, R.; MAGEE, J. F. Neutropenic enteropathy: a 10-year review. *J. Pediatr. Surg.*, v. 34, p. 1068-1071, 1999.

HUDDART, S. N.; BALL, C.; GOUGH, D. C. S. Neutropenic enteropathy. *Pediatr. Surg. Int.*, v. 8, p. 485-487, 1993.

MARTÍNEZ, L. M.; URGÉLLES, A. S.; VICTORIA, L. O. et al. La enterocolitis neutropénica em el niño com câncer. *Anales Españoles de Pediatria*, v. 46, p. 367-371, 1997.

SCHLATTER, M.; SNYDER, K.; FREYER, D. Successful nonoperative management of typhlitis in pediatric oncology patients. *J. Pediatr. Surg.*, v. 37, p. 1151-1155, 2002.

CAPÍTULO 84

Dilatação Segmentar do Intestino

João Carlos Ketzer de Souza

CONCEITO

Doença rara que causa dilatação segmentar grosseira bem demarcada e obstrução funcional do intestino sem qualquer evidência de obstrução intrínseca ou inervação deficiente.

CRITÉRIOS DIAGNÓSTICOS

- Dilatação intestinal segmentar de diâmetro, no mínimo três a quatro vezes maior que o normal.
- Transição abrupta entre o intestino dilatado e o normal.
- Ausência de obstrução intrínseca ou extrínseca distal à dilatação.
- Quadro clínico de oclusão ou suboclusão intestinal.
- Plexo neuronal normal.
- Recuperação completa pós-ressecção do segmento dilatado.

ETIOLOGIA

Desconhecida. Teorias mais discutidas: insuficiência vascular durante episódios de invaginação, malformação da parede muscular (mesma origem dos cistos congênitos, divertículos e duplicações), obstrução crônica de alças intestinais aferentes e eferentes no anel umbilical precoce na vida intra-uterina, disfunção neuronal primitiva, miopatia localizada dos músculos lisos da parede intestinal.

MALFORMAÇÕES ASSOCIADAS

Presentes em mais de 50% dos casos.

Meningomielocele com hidrocefalia, fenda palatina, má rotação intestinal, onfalocele, divertículo de Meckel, malformações vertebrais, doença cardíaca congênita, atresia de esôfago, atresia duodenal, má rotação intestinal, extrofia vesical.

LOCAIS MAIS FREQÜENTES

- Intestino delgado (íleo é o local mais comum) e cólon.
- Freqüente a presença de tecidos heterotópicos.

QUADRO CLÍNICO E INVESTIGAÇÃO POR IMAGEM

Quadro clínico pode variar.

- Distensão abdominal e vômitos são mais comuns quando a dilatação é de intestino delgado.
- Constipação crônica e distensão abdominal são mais comuns quando o cólon está envolvido.

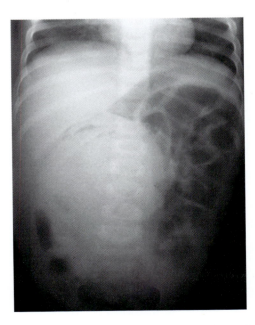

Figura 84.1 – Radiografia de abdome na projeção ântero-posterior de uma dilatação segmentar de cólon transverso. Massa de forma arredondada de conteúdo misto na porção central do abdome.

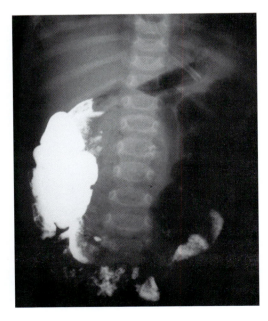

Figura 84.2 – Trânsito intestinal mostrando enchimento do cólon direito com obstrução no nível do transverso direito, produzindo uma imagem em forma de cálice.

Dilatação Segmentar do Intestino ■ **459**

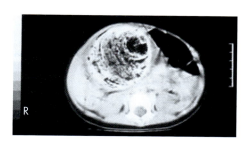

Figura 84.3 – Dilatação segmentar de cólon transverso. Alça intestinal dilatada repleta de fezes dispostas concentricamente. Corte transversal de uma tomografia computadorizada mostrando massa arredondada de conteúdos aéreo e sólido em anéis concêntricos.

- Sinais e sintomas de obstrução intestinal, incluindo distensão abdominal.
- Sem predisposição sexual ou leve predominância no sexo masculino.
- Radiografia de abdome: geralmente volumosa distensão de alça intestinal com gás, com ou sem níveis líquidos ou, mais raramente, massa com ar e fezes misturadas (Fig. 84.1).
- Ultra-sonografia abdominal demonstra o segmento dilatado com as porções distal e proximal sem dilatação e extrema hipomotilidade do segmento comprometido.
- Trânsito intestinal ou enema opaco confirma o diagnóstico (Fig. 84.2).
- Tomografia computadorizada também pode ser solicitada se houver massa com conteúdo sólido (Fig. 84.3).

TRATAMENTO

Ressecção do segmento dilatado e anastomose término-terminal.

BIBLIOGRAFIA RECOMENDADA

BRAHIM, M. B.; BELGHITH, M.; MEKKI, M. et al. Segmental dilatation of the intestine. *J. Pediatr. Surg.*, v. 41, p. 1130-1133, 2006.

SWENSON, O.; RATHAUSER, F. Segmental dilatation of the colon: a new entity. *Am. J. Surg.*, v. 97, p. 734-738, 1959.

TAKEHARA, H.; KOMI, N. Congenital segmental dilatation of the intestine. In: PURI, P. (ed.). *Newborn Surgery*. Oxford: Butterworth-Heinemann, 1996. p. 399-403.

CAPÍTULO 85

Patologias do Conduto Onfalomesentérico

João Carlos Ketzer de Souza

CONCEITO

As patologias derivadas do conduto onfalomesentérico formam um amplo espectro de malformações: divertículo de Meckel, pólipo umbilical, sínus umbilical, cisto vitelino, persistência completa do ducto onfalomesentérico e bandas fibrosas. Derivam da obliteração incompleta do ducto onfalomesentérico em diferentes níveis. Divertículo de Meckel corresponde a 90% de todas essas anomalias e é derivado do remanescente embriológico proximal do ducto vitelino. O ducto onfalomesentérico conecta o intestino primitivo ao saco vitelino no início da vida fetal. Costuma obliterar-se pela sétima a oitava semana de gestação, quando a placenta assume a nutrição do feto.

CARACTERÍSTICAS ANATÔMICAS

- Localiza-se no bordo antimesentérico do íleo terminal.
- Apresenta distâncias extremas proximais à válvula ileocecal que variam de 5 a 180cm (a maioria entre 50 e 60cm).
- Seu comprimento pode variar de 1 a 9cm (média entre 3 e 5cm).
- O diâmetro pode variar de 0,5 a 3cm.
- Trata-se de um divertículo verdadeiro, pois é composto das quatro camadas intestinais habituais.
- Algumas vezes, o divertículo de Meckel apresenta um cordão fibroso que emerge do seu ápice e pode estar conectado ao umbigo (banda onfalodiverticular), flutuar livremente na cavidade abdominal ou ainda se fusionar secundariamente em outras estruturas, como mesentério, alças intestinais ou parede abdominal. Esse cordão fibroso pode ter origem dependente da persistência do ducto ou dos vasos vitelinos obliterados.
- A suplementação sangüínea do divertículo deriva de um par de artérias vitelinas, a esquerda involuindo e a direita persistindo como artéria mesentérica superior que suplementa o divertículo. Remanescentes distais das primitivas artérias vitelinas podem persistir como bandas, estendendo-se até a ponta do divertículo.
- Aproximadamente 75% são livres (isto é, não fixos em nenhuma estrutura) e 25% são fixos ou conectados a alguma estrutura, de forma congênita ou adquirida: banda onfalodiverticular, banda mesodiverticular, aderências inflamatórias em outras estruturas e cordão fibroso fusionado em outras estruturas.

EPIDEMIOLOGIA

- Divertículo de Meckel (DM) é a anomalia congênita mais comum do trato gastrointestinal.
- A freqüência na população geral é de 1,5 a 2%.
- Leve predisposição para o sexo masculino, nos casos assintomáticos (2:1).
- Nos sintomáticos (aqueles que apresentam complicações) há franca predisposição para o sexo masculino (75% são meninos).
- Tecidos heterotópicos são encontrados em ordem decrescente de freqüência: gástrico (75%), pancreático (5%), gástrico e tecido pancreático (5%), duodenal (2%), jejunal (2%), colônico (1,5 a 2%), outros (10%).
- Mucosa gástrica heterotópica é encontrada em 20 a 35% dos divertículos assintomáticos e em 75 a 80% dos sintomáticos.
- Assumindo uma freqüência de 2% na população em geral, o risco cumulativo de complicações é de 4,2% em crianças, menor do que 3% em adultos, chegando próximo a 0% em idosos.
- Em 50 a 60% das vezes, as complicações ocorrem antes de as crianças completarem dois anos e, em 1/3 dos casos, antes de um ano de idade.
- Associação com outras anomalias: atresia de esôfago, ânus imperfurado, doença neurológica, malformações cardiovasculares. Pacientes com onfalocele apresentam alguma forma de remanescente onfalomesentérico em 25%.

FORMAS DE APRESENTAÇÃO CLÍNICA

O DM costuma causar problemas pelas complicações que apresenta. Elas são devidas principalmente à presença de tecidos heterotópicos no seu interior, bandas diverticulares, inflamação e aderências secundárias. A obstrução intestinal é a complicação mais freqüente na maioria das estatísticas, secundada por hemorragia digestiva. Outras complicações: diverticulite, perfuração, desenvolvimento de neoplasias benignas ou malignas, hérnia de Littré, retenção de corpo estranho e outras.

Obstrução Intestinal

- O diagnóstico de obstrução intestinal é feito pelo quadro clínico e radiografia de abdome, porém o diagnóstico de certeza de complicação obstrutiva causada por DM só costuma ser obtido por laparotomia. No diagnóstico pré-operatório de obstrução intestinal sem causa evidente deve sempre ser evocada a possibilidade de uma complicação causada por DM.
- Média de apresentação: sete meses.

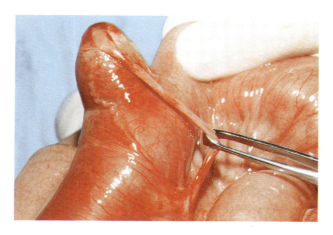

Figura 85.1 – Banda onfalodiverticular pela qual podem herniar alças intestinais, causando hérnia interna.

Divertículos Obstrutivos

Divertículos Fixos

- Banda mesodiverticular é o remanescente embriológico da circulação vitelina que dá suplementação sangüínea ao ducto onfalomesentérico. Estende-se do mesentério ao ápice do divertículo. Como está separada do mesentério (não fusionada), pode criar uma abertura (como se fosse um laço) pela qual podem herniar alças intestinais e se formar hérnia interna (Figs. 85.1 e 85.2).
- A banda onfalodiverticular pode ter duas origens: vasos vitelinos ou ducto vitelino obliterados e que não reabsorveram. Essa banda onfalodiverticular constitui um ponto fixo (do divertículo ao umbigo) em torno do qual o divertículo, ou o divertículo e o íleo adjacente, podem sofrer torção ou uma alça intestinal sofrer um volvo (Fig. 85.3).
- Cordão fibroso congênito solto e fusionado secundariamente em outras estruturas (mesentério, outra alça intestinal ou parede abdominal), predispondo à formação de hérnia interna ou volvo.

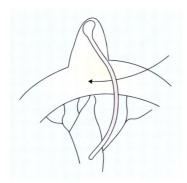

Figura 85.2 – Representação gráfica de banda mesodiverticular de um divertículo de Meckel fixo.

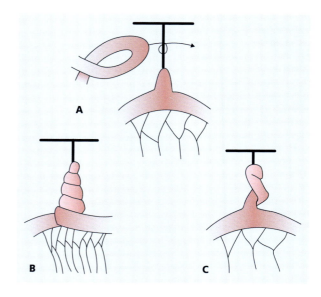

Figura 85.3 – Representação gráfica das complicações causadas por banda onfalodiverticular. (A) Volvo de uma alça em torno do divertículo. (B) Volvo do divertículo e do intestino adjacente. (C) Volvo do divertículo.

- Aderências inflamatórias que podem se formar por diverticulite associada. Os divertículos propensos a processos inflamatórios são aqueles que possuem base estreita, têm obstrução do colo por edema ou contêm resíduo intestinal ou corpo estranho em seu interior. As aderências costumam formar-se entre o divertículo e outra alça ou parede abdominal. Causam angulação da alça e/ou constrição da parede intestinal e hérnia interna (Fig. 85.4).

Divertículos Livres (Fig. 85.5)

- A invaginação intestinal é a complicação obstrutiva mais freqüente do DM. Divertículo curto ou espes-

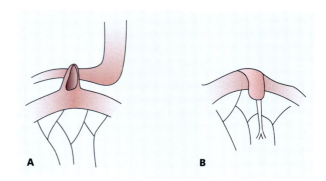

Figura 85.4 – Representação gráfica das complicações causadas por diverticulite e suas aderências inflamatórias. (A) Constrição em alça intestinal próxima. (B) Aderências com o mesentério, podendo ocasionar uma hérnia interna ao permitir a entrada de uma alça entre a aderência do divertículo e o mesentério.

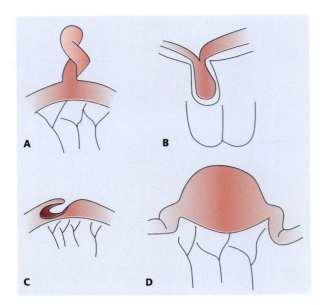

Figura 85.5 – Complicações do divertículo de Meckel livre. (*A*) Divertículo livre com torção. (*B*) Hérnia de Littré. (*C*) Invaginação intestinal. (*D*) Divertículo de Meckel gigante neonatal.

sado por inflamação, tecidos heterotópicos ou tumor diverticular predispõem ao aparecimento de invaginação intestinal. O divertículo invertido funcionaria como a cabeça da invaginação.
- A hérnia de Littré ocorre pela presença de DM em qualquer saco herniário existente (inguinal em 50% dos casos, umbilical, crural, etc.). É incomum em crianças. Pode sofrer encarceramento ou estrangulamento.
- DM gigante é uma apresentação rara e que ocorre em recém-nascidos mostrando um quadro de massa abdominal acompanhada de obstrução intestinal. Nesses casos, o divertículo poderá medir até 8cm de diâmetro.

Divertículos com Sangramento Digestivo

Em algumas estatísticas, é a forma mais comum de apresentação clínica.

- Média da idade: ≤ 2 anos.
- Tipo de sangramento: agudo, indolor, cor variando de vermelho-vivo (35%) a vermelho-escuro ou marrom (40%), tipo melena (7%) e, mais raramente, tipo de invaginação (geléia de groselhas). O sangramento costuma ser significante, porém é comum a cessação espontânea e episódios recorrentes. DM é a causa mais comum de sangramento gastrointestinal grave em crianças. Em 40% dos casos há história de sangramento prévio.
- Causa: ulceração péptica por secreção de ácido clorídrico das células parietais da mucosa gástrica ectópica presentes no divertículo. O íleo não consegue tamponar o pH baixo. O local da ulceração, na maioria das vezes, está na base do divertículo, na junção entre mucosa gástrica ectópica e mucosa ileal normal. A ulceração também pode ser encontrada dentro da mucosa ectópica ou no lado mesentérico do íleo, oposto ao divertículo. Mucosa gástrica ectópica e ulceração são encontradas em 95% das peças cirúrgicas ressecadas por sangramento (Fig. 85.6).
- Investigação diagnóstica.
  - Cintilografia com tecnécio-99m: esse exame baseia-se na observação de que 95% dos divertículos sangrantes contêm mucosa gástrica. A alta afinidade do isótopo pelas células parietais da mucosa gástrica permite a visualização da mucosa gástrica ectópica e da nativa (Fig. 85.7). O restante é concentrado dentro da bexiga. Na verdade, o tipo exato de célula captante (parietal ou mucóide) e o mecanismo de captação do tecnécio ainda são incertos. Cintilografia positiva mostra captação anormal do isótopo fora do estômago e bexiga. Embora o divertículo seja usualmente encontrado no quadrante inferior direito, sua localização pode variar nas tomadas seriadas. O uso de pentagastrina, bloqueadores da histamina (cimetidina, ranitidina) e glucagon pode aumentar a acurácia do exame. Pentagastrina estimula a captação da mucosa gástrica; cimetidina inibe e retarda a excreção do isótopo e glucagon inibe a peristalse, aumentando a retenção de isótopo no divertículo. Jejum, sucção nasogástrica e cateterização da bexiga também podem aumentar a acurácia diagnóstica. Se a cintilografia for negativa, mas a suspeita permanecer alta, repetir o exame.

  Falso-positivos podem ser vistos nos casos de duplicações intestinais, anormalidades do trato urinário superior, úlcera péptica, doença intestinal inflamatória, alças intestinais obstruídas e invaginação intestinal.

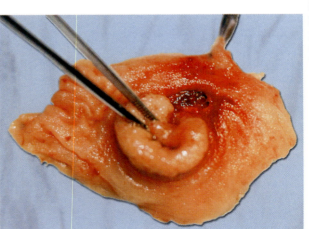

Figura 85.6 – Peça operatória mostrando ulceração péptica junto ao divertículo de Meckel.

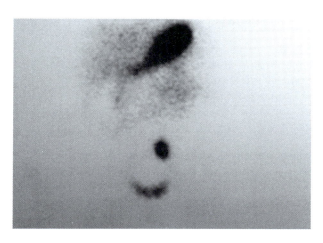

Figura 85.7 – Cintilografia mostrando captação anômala do radioisótopo na região periumbilical. Observa-se também a concentração do radiotraçador no estômago e na bexiga.

Falso-negativos podem ser vistos em mucosa gástrica ausente ou insuficiente para sensibilizar o exame (pelo menos 1,8cm^2 de mucosa gástrica é necessário para se ter cintilografia positiva), isótopo diluído pelo sangramento e/ou pela hipomotilidade intestinal, inflamação ou necrose da mucosa gástrica ectópica.
– Angiografia seletiva da artéria mesentérica superior é invasiva e necessita de um divertículo com sangramento ativo maior que 1mL/min.
– Angiografia superseletiva da artéria vitelina: pode demonstrar o divertículo, mesmo sem sangramento.
– Ultra-sonografia. Geralmente os divertículos inflamados e/ou hemorrágicos costumam apresentar alguma dessas características: parede irregular, espessa, aperistáltica, não-compressível nos casos de inflamação, volvo ou obstrução parcial, muitas vezes com *gut signature* (sua ausência em DM pode derivar de maior intensidade de edema, hemorragia, ulceração ou isquemia da parede do divertículo), estrutura em forma de lágrima, estrutura tubular alongada em fundo cego (diagnóstico diferencial entre apendicite aguda), estrutura em forma de massa arredondada (diagnóstico diferencial com invaginação intestinal), estrutura cística com líquido (diagnóstico diferencial com duplicação intestinal), identificação de dois "sinais de alvo" de diferentes tamanhos (dupla invaginação intestinal do DM no íleo e do íleo no cólon). A expressão *gut signature* (semelhante a uma alça intestinal), deriva de uma parede externa hipoecogênica (camada muscular) circundando uma camada interna hiperecóica (submucosa) e linha ecogênica (correspondendo à interface do conteúdo do lúmen e mucosa).

Diverticulite de Meckel

A inflamação do divertículo de Meckel costuma ser mais grave e mais rápida do que a causada por apendicite aguda, porque se situa anatomicamente no bordo antimesentérico do íleo e são mais prováveis perfuração em cavidade livre e peritonite generalizada.

A irritação peritoneal e a rigidez de parede causadas pelo DM não costumam ser distinguidas de uma apendicite aguda. Aproximadamente 1/3 desses divertículos inflamados perfura.

A diverticulite é bem menos comum porque a maioria tem base larga e contém pouco tecido linfóide.

TRATAMENTO

- Cirúrgico, nas complicações.
- Se necessário: ressuscitação hídrica e transfusão sangüínea.
- Via de acesso preferencial: laparotomia transversa infra-umbilical direita. Pensar atualmente em ressecção videoassistida do divertículo.
- Importantes as inspeções visual e palpatória para identificar e localizar mucosa gástrica ectópica e ulceração.
- Técnica: diverticulectomia cuneiforme sem ressecção ileal.
- Indicações de ressecção ileal.
  – Divertículo com base larga, edematosa ou inflamada.
  – Íleo adjacente alterado pelo processo patológico.
  – Divertículo com gangrena.
- Para achado incidental de DM de aspecto normal e assintomático durante a laparotomia não há indicação de ressecção.
- Só indicar ressecção de divertículo incidental nos seguintes casos:
  – Massa palpável dentro do divertículo, que sugira tecido ectópico ou tumor.
  – História anterior de dor abdominal inexplicável ou sangramento intestinal baixo.
  – Divertículo longo ou de base estreita que predisponha à diverticulite e obstrução.
- O achado de bandas fibrosas ligando o divertículo a outras estruturas e de banda mesodiverticular não indica necessariamente a ressecção do divertículo, a não ser que apresente as condições citadas anteriormente. As bandas devem ser obrigatoriamente excisadas.

PÓLIPO UMBILICAL

É o remanescente da mucosa do ducto onfalomesentérico situado no umbigo.

Aspecto

Nódulo vermelho-vivo, liso, brilhante, úmido, na depressão umbilical. Não possui orifício central. Secreta muco e é encontrada mucosa intestinal no exame histológico. Pode formar secreção purulenta quando infectado. Raramente a mucosa pode ser heterotópica (gástrica). O pólipo pode, às vezes, ser pedunculado. Pode também estar associado a qualquer outra anomalia derivada do ducto onfalomesentérico, principalmente banda fibrosa onfalomesentérica e banda onfalodiverticular.

SEIO UMBILICAL

É o remanescente embriológico por falha de obliteração do segmento distal do ducto onfalomesentérico.

Aspecto

Pequeno nódulo externo avermelhado com pequeno canal que termina cegamente na cavidade abdominal por distância variável (geralmente pouco profunda). Há saída de secreção mucosa ou o umbigo fica permanentemente úmido, com dermatite de pouca intensidade na pele circunvizinha. Drenagem de conteúdo intestinal nunca ocorre. Pode infectar-se secundariamente e produzir secreção purulenta. Freqüentemente, o seio umbilical termina em banda fibrosa conectada ao íleo. Raramente possui mucosa heterotópica.

CISTO VITELINO

Surge de uma falha na obliteração da porção intermediária do ducto onfalomesentérico. O cisto pode estar situado junto à parede do íleo, na cavidade abdominal e ligado ao íleo ou junto ao umbigo.

Aspecto

A parede do cisto é revestida por mucosa intestinal. O conteúdo é formado por fluido mucóide claro derivado da mucosa. As secreções acumulam-se e o cisto aumenta de volume. A mucosa fica distendida e aplanada e pode ficar irreconhecível à histologia. Os sintomas dependem do tamanho do cisto e da localização. Pequenos cistos não costumam causar sintomas. Os localizados junto à parede abdominal podem ser detectados à inspeção e palpados.

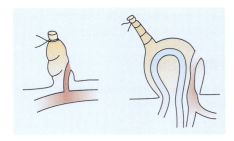

Figura 85.8 – Representação diagramática das formas de apresentação do ducto onfalomesentérico ao nascimento, antes da queda do cordão umbilical.

BANDAS FIBROSAS ONFALOMESENTÉRICAS

São os remanescentes obliterados do ducto onfalomesentérico ou de vasos vitelinos ligando a superfície antimesentérica do íleo à superfície interna do umbigo. Há sempre o risco de obstrução mecânica por volvo de uma alça intestinal em torno da banda ou do íleo em que a banda está conectada.

PERSISTÊNCIA COMPLETA DO DUCTO ONFALOMESENTÉRICO

Conceito

Comunicação (fístula) congênita persistente entre o íleo e o umbigo.

Epidemiologia

- Prevalência: 1:15.000 nascidos vivos.
- Predisposição sexual: 8M:1F.
- Corresponde a 6% de todas as patologias derivadas da persistência do conduto onfalomesentérico.
- Complicação mais freqüente: prolapso do conduto ou íleo (20%). A maioria ocorre no primeiro mês, raramente ultrapassando o sexto mês de vida.

Formas de Apresentação Clínica

- Antes da queda do cordão umbilical (Fig. 85.8).
  - Na base do cordão umbilical.
  - Na membrana de uma onfalocele (Figs. 85.9 e 85.10).
- Após a queda do cordão umbilical.
  - Na cicatriz umbilical.

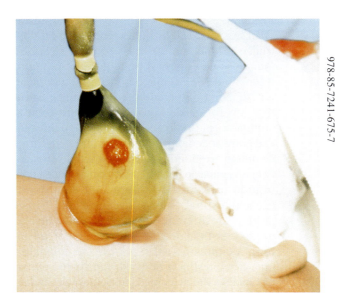

Figura 85.9 – Ducto onfalomesentérico patente no saco de uma onfalocele.

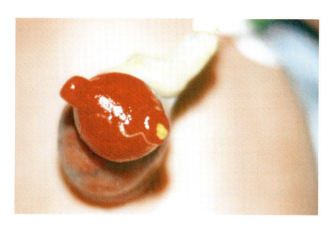

Figura 85.10 – Ducto onfalomesentérico prolapsando do saco de uma onfalocele.

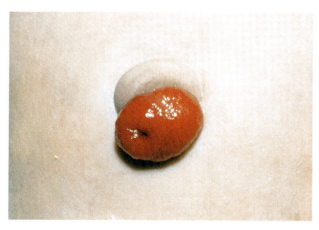

Figura 85.12 – Prolapso grau II.

Investigação Diagnóstica

- História e exame físico: observar a presença de orifício atapetado por mucosa ou nódulo de aspecto intestinal com orifício. O conteúdo que costuma sair pelo orifício pode ser: fezes, muco ou gases intestinais. A pele circunvizinha geralmente adquire hiperemia e desenvolve ulcerações.

A intensidade da drenagem vai depender das seguintes características:

- Diâmetro do ducto.
- Ângulo de junção do ducto com o íleo.
- Pressão intra-abdominal.
  - A cateterização do ducto com estilete segue um trajeto perpendicular à parede abdominal.
  - Fistulografia demonstrando a entrada do contraste em alça do intestino delgado.
  - Ingestão de azul de metileno observando-se sua saída pelo orifício do ducto no umbigo.

Graus de Prolapso do Conduto ou Íleo

- Grau I: protrusão simples da mucosa do conduto (Fig. 85.11).
- Grau II: prolapso moderado do conduto (Figs. 85.11 e 85.12).
- Grau III: prolapso completo do conduto (Fig. 85.11).
- Grau IV: prolapso completo do conduto e de um segmento do íleo adjacente (alça aferente ou eferente). Forma de S (Figs. 85.13 e 85.14).
- Grau V: prolapso completo do conduto e dos dois segmentos do íleo adjacente (alças aferente e eferente). Forma de T ou Y (Fig. 85.13).

Fatores Predisponentes de Prolapso

- Diâmetro aumentado do ducto.
- Pressão intra-abdominal aumentada.
- Prematuridade.
- Ducto de pequeno comprimento.
- Ducto curto e com maior diâmetro.

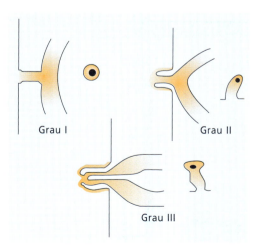

Figura 85.11 – Graus I, II e III de prolapso do ducto onfalomesentérico.

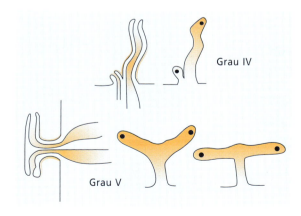

Figura 85.13 – Representação diagramática dos graus de prolapso IV e V.

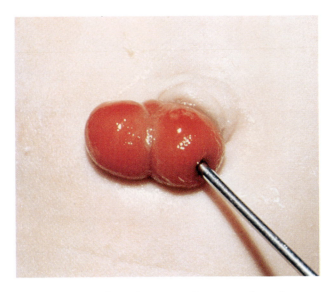

Figura 85.14 – Alças aferente e eferente prolapsadas.

Tratamento

- Indicada cirurgia quando feito o diagnóstico, evitando-se o aparecimento de prolapso. Usar antibióticos profiláticos (ampicilina + gentamicina) 30min antes da laparotomia, mantendo-os por 24h.
- Laparotomia transversa infra-umbilical.
- Desconexão do ducto do umbigo.
- Excisão do ducto por ressecção cuneiforme ou ressecção ileal.
- Anastomose intestinal.

BIBLIOGRAFIA RECOMENDADA

MOORE, T. C. Omphalomesenteric duct malformations. *Sem. Pediatr. Surg.*, v. 5, p. 116-123, 1996.

RUTHERFORD, R. B.; AKERS, D. R. Meckel's diverticulum: a review of 148 pediatric patients, with special reference to the pattern of bleeding and to mesodiverticular vascular bands. *Surg*, v. 59, p. 618-626, 1966.

TURGEON, D. K.; BARNETT, J. L. Meckel's diverticulum. *Am. J. Gastroenterol.*, v. 85, p. 777-781, 1990.

CAPÍTULO 86

Duplicações do Trato Digestivo

João Carlos Ketzer de Souza

CONCEITO

Estruturas congênitas esféricas (císticas) ou tubulares na forma, revestidas por mucosa gastrointestinal similar a alguma porção do trato alimentar, com musculatura lisa em suas paredes, em íntimo contato com porções do trato digestivo, podendo existir desde a boca até o ânus.

CARACTERÍSTICAS DAS DUPLICAÇÕES

- O contato entre a alça normal e a duplicada é mantido por comunicação com o lúmen ou, geralmente, por parede muscular comum. Muito mais raramente podem estar separadas do intestino adjacente ou apresentar parede comum através de submucosa ou subserosa.
- Costumam ter parede muscular bem desenvolvida.
- Apresentam suplência vascular comum. A duplicação localiza-se entre as folhas do mesentério e as artérias nutridoras circundam a duplicação até alcançar o intestino adjacente. Excepcionalmente, existe um tipo de duplicação tubular com suplência vascular própria, tipo vascularização paralela, em que as artérias nutridoras do intestino normal e da duplicação estão separadas.
- São revestidas por mucosa típica oriunda de alguma porção do trato digestivo. É mais comum a presença de mucosa semelhante à porção intestinal que duplica.
- Mucosas ectópicas costumam ser encontradas. A mais comum é a gástrica (20 a 40% dos casos), sendo mais encontrada nas duplicações tubulares. A presença de mucosa gástrica pode levar à ulceração péptica com dor, hemorragia ou perfuração.
- A grande maioria situa-se no bordo mesentérico do intestino normal.
- As duplicações podem ser comunicantes ou não-comunicantes. Geralmente, as não-comunicantes são císticas e, as comunicantes, tubulares. A comunicação pode ser proximal, distal ou ambas.

EPIDEMIOLOGIA

- São mais freqüentes junto ao intestino delgado (principalmente íleo).
- Duplicações múltiplas ocorrem em 15 a 20% dos casos.
- Duplicações císticas são duas vezes mais freqüentes do que as tubulares.
- Não há predisposição familiar.
- Maior freqüência de anomalias congênitas associadas, principalmente vertebrais (20%), mielomeningocele, anomalia anorretal, onfalocele, má rotação intestinal, anomalias geniturinárias, síndrome poliesplênica e atresia duodenal.

CLASSIFICAÇÃO ANATÔMICA

- Torácicas.
- Toracoabdominais.
- Abdominais.

RELAÇÃO DAS DUPLICAÇÕES COM O MESENTÉRIO, SUPLÊNCIA VASCULAR E PAREDE INTESTINAL

Císticas

- Intramural (submucosa, muscular, ou subserosa).
- Separada (rara).

Tubulares (Fig. 86.1)

- Seromuscular comum com mesmo mesentério e vasos. Freqüente.
- Seromuscular separada com mesmo mesentério e vasos.
- Separada com mesentério e vasos distintos. Rara.

QUADRO CLÍNICO

- Os sinais e sintomas relacionam-se a tamanho, localização, comunicação com o trato digestivo e presença de mucosa ectópica.
- Sessenta por cento das duplicações são diagnosticadas até os seis meses e 85% antes dos dois anos de idade.
- Oitenta e cinco por cento das duplicações são sintomáticas.
- As principais formas de apresentação das duplicações abdominais são: massa abdominal, obstrução intestinal e sangramento gastrointestinal.

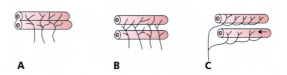

Figura 86.1 – Duplicações tubulares. (A) Seromuscular comum com mesmo mesentério e vasos. (B) Seromuscular separada com mesmo mesentério e vasos. (C) Separadas com mesentério e vasos distintos.

TEORIAS EMBRIOLÓGICAS

Diversas teorias tentam explicar a origem das duplicações.

- Gemelaridade parcial (duplicações tubulares do cólon com anomalias genitourinárias). É a teoria mais aceita quando existem duplicações associadas do trato gastrointestinal e genitourinárias.
- Síndrome do notocórdio fendido ou remanescente do canal neuroentérico em que ocorre adesão anormal persistente entre ectoderma e endoderma com herniação do saco vitelino (divertículo do endoderma) entre as duas metades da vértebra (duplicações torácicas, toracoabdominais e de reto). Uma falha no desenvolvimento do notocórdio permite que a conexão entre o ectoderma e o endoderma torne-se permanente. Consiste num espectro de anormalidades de desenvolvimento envolvendo o sistema nervoso central, coluna vertebral e trato alimentar.
- Divertículo embrionário (duplicações císticas).
- Defeitos de recanalização do lúmen intestinal (vacuolização incompleta) após o estágio sólido de desenvolvimento do intestino primitivo (duplicações tubulares em esôfago, delgado ou cólon).

DUPLICAÇÕES GÁSTRICAS

- Correspondem a aproximadamente 5 a 7% de todas as duplicações.
- Mais freqüentes em meninas (2F:1M).
- Podem-se associar a malformações congênitas, especialmente do trato digestivo.
- Costumam localizar-se junto à grande curvatura (65%) ou parede posterior (17%).
- Em regra não se comunicam com o lúmen do estômago (Fig. 86.2), mas isso pode acontecer raramente e nesses casos podem estar presentes melena e hematêmese.
- Podem apresentar extensão através do hiato diafragmático para a porção inferior do mediastino posterior.
- Mais de 60% são diagnosticados no primeiro ano de vida.
- Sintomas precoces só costumam aparecer quando há obstrução da saída gástrica (vômitos claros). Mesmo pequenas duplicações perto do piloro podem causar sintomas. Nesses casos, o diagnóstico diferencial deve ser feito com estenose hipertrófica de piloro.
- Grandes duplicações, situadas na grande curvatura, podem causar aumento do diâmetro abdominal e/ou massa abdominal cística, móvel e lisa no abdome superior. Massa palpável no abdome superior pode ser observada em até 50% dos casos.
- Podem, mais raramente, causar sintomas agudos com perfuração e hemorragia intraperitoneal.

Investigação Diagnóstica

- Duplicações perto do piloro: radiografia de esôfago, estômago e duodeno (REED) e/ou ultra-sonografia abdominal.
- Duplicações apresentando-se como massas abdominais: REED (mostra que a massa é extrínseca) (Fig. 86.3), ultra-sonografia [mostra estrutura cística repleta de líquido, extragástrica, com borda externa hipoecogênica (músculo liso) e borda interna ecogênica ou hiperecogênica (mucosa/submucosa) e atividade peristáltica], tomografia computadorizada e cintilografia com tecnécio (pode mostrar área de captação do radioisótopo junto ao estômago).

Tratamento

Duplicações Císticas

- Remoção completa, geralmente acompanhada de remoção de pequena porção da parede gástrica (Fig. 86.4).
- Pequena duplicação pilórica cística deve ser submetida à excisão submucosa do cisto.

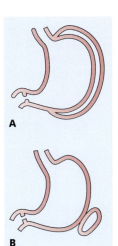

Figura 86.2 – Duplicação gástrica tubular (A) e cística (B).

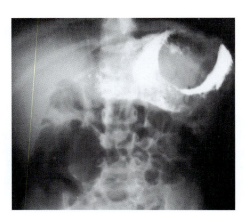

Figura 86.3 – Radiografia contrastadas de estômago mostrando defeito de enchimento por compressão causada por uma duplicação cística.

Duplicações Tubulares

A porção principal da duplicação é excisada, a mucosa remanescente é retirada (mucosectomia) no ponto de contato com o estômago normal. O restante da parede seromuscular pode ser suturado sobre a área desnudada (sem mucosa), após o fechamento de qualquer comunicação (se houver) com o órgão adjacente (Fig. 86.4).

DUPLICAÇÕES DUODENAIS

- São os tipos mais raros, ocorrendo em menos de 5% dos casos.
- Geralmente são císticas e não se comunicam com o lúmen do duodeno.
- Na grande maioria, situam-se póstero-medialmente, junto à segunda ou terceira porção do duodeno, fusionadas numa parede comum e parcialmente encravadas no pâncreas.
- A mucosa é semelhante à da porção mais distal do intestino delgado.
- A maioria apresenta quadro de obstrução duodenal crônica com vômitos biliosos recorrentes ou dor abdominal vaga recorrente.
- Quinze por cento têm mucosa gástrica e podem causar ulceração péptica com dor, sangramento e/ou perfuração.
- Pancreatite recorrente e icterícia têm sido relatadas em duplicações duodenais.
- Algumas são assintomáticas.
- Diagnósticos diferenciais principais: cisto de colédoco, cisto pancreático congênito, pseudocisto pancreático.

Investigação Diagnóstica

- REED: mostra deslocamento e compressão do duodeno.
- Ultra-sonografia: mostra lesão cística com *gut signature*.
- Tomografia computadorizada ou ressonância nuclear magnética, se necessário.
- Colangiopancreatorressonância magnética (CPRM) parece ser o melhor método diagnóstico atual. Identifica a relação anatômica do cisto com os ductos pancreático e biliar.
- Outros métodos.
  - Colangiopancreatografia endoscópica retrógrada (CPRE): demonstra as relações anatômicas da duplicação com os ductos biliares e pancreático.
  - Colangiografia transparieto-hepática.
  - Colangiografia transoperatória para detectar a relação da duplicação com colédoco e ductos pancreáticos.
  - Ultra-sonografia transoperatória.

Tratamento

- É importante definir as relações anatômicas do cisto com os ductos pancreático e biliar, para selecionar o tratamento cirúrgico apropriado.

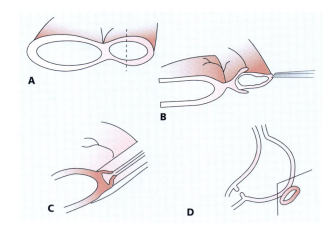

Figura 86.4 – Na duplicação tubular (A–C), a mucosa deve ser removida e a parede seromuscular remanescente suturada sobre a área desnudada. Na duplicação cística (D), deve haver ressecção, geralmente acompanhada de pequena porção da parede gástrica. Adaptado de Spitz et al.[1]

- O ideal é realizar ressecção da duplicação (cistectomia total) ou ressecção parcial com remoção da mucosa do cisto (mucosectomia).
- Se a duplicação não puder ser excisada por seu íntimo envolvimento com estruturas que não podem ser lesadas, está indicada a drenagem interna com o trato intestinal adjacente (cistoduodenostomia ou cistojejunostomia em Y de Roux) ou drenagem endoscópica para dentro do duodeno. A cistoduodenostomia e a cistojejunostomia transformam a duplicação em um grande divertículo e a taxa de recorrência é alta.

DUPLICAÇÕES JEJUNOILEAIS

- São as mais comuns (quase 50% do total são de íleo e císticas).
- Pequenos cistos podem ser assintomáticos ou causar obstrução intestinal por invaginação ou volvo.
- Grandes cistos costumam causar compressão externa (por acúmulo de secreções) e costumam ser palpáveis em aproximadamente metade dos pacientes.
- As duplicações tubulares variam de milímetros a toda a extensão do intestino delgado. Aquelas com comunicação distal são mais comuns e costumam não apresentar sintomas. Se têm apenas comunicação proximal, o lúmen fica muito distendido com conteúdo intestinal, ocasionando massa abdominal ou obstrução intestinal por compressão externa ou grande distensão com perfuração. Duplicações tubulares com mucosa gástrica (1/3 desses casos) podem causar hemorragia e/ou perfuração.
- Portanto, as formas de apresentação clínica são:
  - Dor abdominal por tensão na parede da duplicação cística, por obstrução intestinal parcial

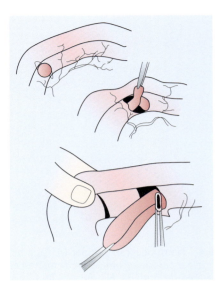

Figura 86.5 – Diagrama da técnica de Wrenn para correção de duplicação intestinal longa. São realizadas múltiplas incisões longitudinais na camada seromuscular da duplicação e excisada a mucosa em todo o seu trajeto. Adaptado de Wrenn[2].

do intestino adjacente e por ulceração péptica naquelas com mucosa secretora de ácido.
- Massa abdominal palpável de forma oval, redonda ou tubular, principalmente no quadrante inferior direito, indolor, lisa, móvel.
- Sangramento gastrointestinal.

Investigação Diagnóstica

- Radiografia de abdome: deslocamento não específico do intestino ou sinais radiológicos de obstrução intestinal ou perfuração.
- Trânsito intestinal: deslocamento do intestino ou obstrução intrínseca.
- Ultra-sonografia abdominal: costuma fazer o diagnóstico ao demonstrar o achado ultra-sonográfico característico – *gut signature* – que mostra uma camada interna hiperecóica correspondente à mucosa/submucosa, circundada por uma camada externa hipoecóica correspondente à musculatura lisa. Também é diagnóstica a percepção de peristalse na parede da duplicação.
- Tomografia computadorizada: cisto arredondado, liso, repleto de fluido ou estrutura tubular de paredes finas, intimamente associada ou adjacente à parede intestinal normal.
- Cintilografia com tecnécio: mostra mucosa gástrica ectópica.

Tratamento

- Tubular curta ou cística: ressecção segmentar da duplicação e do intestino adjacente.
- Tubular longa: é desaconselhada a ressecção extensa do intestino adjacente ou a drenagem interna, com risco de aparecimento de ulceração péptica provocada por mucosa gástrica ectópica. A técnica adequada foi descrita por Wrenn e se baseia em múltiplas incisões longitudinais na seromuscular da duplicação e excisão da mucosa (*strip off*), deixando parte da camada seromuscular *in situ*, que é fechada sobre a área desnudada (Fig. 86.5)[2]. A musculatura e a suplência vascular são mantidas intactas.
- Nos casos de duplicações em paralelo, nos quais as porções proximais e distais do intestino normal e a duplicação não estão intimamente ligadas, pode-se fazer uma separação das folhas do mesentério à maneira de Bianchi, deixando metade dos vasos nutrindo o intestino normal e a outra metade nutrindo a duplicação, que vai ser removida.

DUPLICAÇÕES DE CÓLON (15%)

Os tipos mais comuns são duplicação cística intramural do ceco, do reto e a duplicação tubular de cólon (duplicação do intestino primitivo posterior = *hindgut*).

Duplicações Císticas do Cólon Proximal

- Geralmente são os cistos intramurais do ceco.
- São pequenas, podendo causar compressão do cólon adjacente, funcionar como cabeça de uma invaginação ou de volvo, apresentar-se como massa abdominal palpável na fossa ilíaca direita ou ser assintomáticas.
- Tratamento: ressecção da duplicação e ceco adjacente.

Duplicações Tubulares do Cólon

As mais comuns são do *tipo paralelo*, lado a lado.

- Costumam conter somente mucosa colônica, associam-se a malformações geniturinárias em 50% dos casos e algumas vezes associam-se a defeitos da coluna lombossacra.
- Têm várias extensões; tradicionalmente são longas, sendo denominada completa aquela que se inicia junto à área de um divertículo de Meckel no intestino delgado (íleo distal, ceco, apêndice e cólon são duplos).
- Há sempre conexão com o intestino normal, a maioria proximal.
- É freqüente a presença de estruturas geniturinárias duplicadas.
- Essas duplicações têm diversas formas de terminar distalmente. Na pelve, os cólons costumam separar-se e formar:
  - Dois ânus perineais separados lateralmente (um de cada lado da linha média).
  - Um ânus perineal e um ânus imperfurado.
  - Dois ânus imperfurados.
  - Um ânus perineal e um ânus imperfurado com fístula geniturinária (para a vagina ou uretra

posterior ou bexiga) ou como fístula perineal drenando incompletamente.
– Dois ânus imperfurados com fístulas perineais ou geniturinárias.

Quadro Clínico

- As duplicações que terminam por dois ânus permeáveis geralmente são assintomáticas.
- As que são imperfuradas ou têm fístula geniturinária costumam causar dilatação com compressão do cólon normal, podendo ocasionar até perfuração.
- Observar, ao exame, se existem duplicação dos orifícios anais, material fecal na urina ou vagina, massa abdominal palpável, abdome distendido, massa retal pelo toque e estenose desses orifícios.

Investigação Diagnóstica

- Radiografia de abdome.
- Enema opaco.
- Uretrocistografia miccional e urografia excretória.
- Ultra-sonografia abdominal.
- Tomografia computadorizada, se necessário.
- Endoscopia urinária, genital e colônica, ou seja, avaliação endoscópica de todos os orifícios.

Existe uma forma mais rara de duplicação tubular de cólon, no *sentido sagital*, sendo a cranial mais anormal e semelhante às duplicações jejunoileais que crescem no bordo mesentérico.

- Podem, com maior freqüência, ter mucosa gástrica ectópica.
- Com ânus não duplicado, o ânus termina topicamente na porção mediana do períneo.
- Podem ter ambos os retos terminando em fundo de saco, fístulas geniturinárias e, se houver orifício anal acessório, ele estará situado na linha média adiante ou atrás do ânus normal.
- Não ocorrem duplicações das estruturas geniturinárias.

Tratamento Geral. Objetivos Gerais

- Sempre realizar preparo prévio de cólon, conforme rotina do serviço.
- Se indicada colostomia, fazê-la sempre em ambos os cólons. Indicações de colostomia: grandes dilatações colônicas com coleções fecais no fundo cego da duplicação, fístulas para vagina, uretra e bexiga, duplicação sagital com ressecção de tabique comum e casos especiais.
- Providenciar para que os dois cólons drenem em um só orifício anal.
- Se um dos retos já estiver no períneo, o outro cólon será dividido, excisando-se parte da parede comum por curta distância, com o objetivo de aumentar as comunicações já existentes, será anastomosado ao primitivo e qualquer fístula exis-

tente será fechada. Não há necessidade de excisar a mucosa da duplicação.
- Se nenhum cólon alcançar o períneo, anastomosá-los e realizar abaixamento pela técnica de Peña.
- Os ânus laterais quase sempre adquirem uma razoável continência anal futura. Caso a continência não seja obtida, fazer avaliação criteriosa da sensibilidade e da musculatura (ressonância nuclear magnética) para discutir possível transposição anal para dentro da musculatura responsável pela continência.
- No caso de duplicação sagital, muitas vezes somente é necessária a ressecção do tabique de separação da duplicação e cólon normal por meio de colotomia e grampeador mecânico gastrointestinal. Fazer colostomia descompressiva prévia.
- Se a comunicação interna da duplicação com o cólon normal for adequada, não é necessária correção cirúrgica.

DUPLICAÇÕES DE RETO

- São classificadas em duplicações císticas pequenas, extensas e com ou sem fístula perineal.
- Vinte a quarenta e cinco por cento estão associadas a fístulas para canal anal ou períneo.
- Correspondem a 5% de todas as duplicações.
- Estão localizadas no espaço retrorretal.
- Podem ter mucosa gástrica ectópica, mas não é a regra.
- Podem sofrer degeneração maligna.
- Costumam estar associadas a anomalias espinhais (provável origem no notocórdio fendido).
- Diagnósticos diferenciais: teratoma sacrococcígeo, cordoma, neurofibroma, meningocele sacra anterior, cisto dermóide. Diagnósticos diferenciais quando há fístula: abscesso perirretal e fístula anal.

Quadro Clínico

- Massa no espaço retrorretal causando constipação, tenesmo e prolapso intermitente (massa posterior abaúla na parede retal e causa prolapso).
- Sangramento retal vivo.
- Obstrução retal por compressão.
- Retenção urinária, disúria.
- Constipação intestinal.
- Fístula perineal crônica.
- Drenagem de secreção purulenta ou muco pelo ânus ou fístula.
- Dor de localização abdominal baixa ou suprapúbica.
- Massa pré-sacra assintomática.

Investigação Diagnóstica

- Enema opaco.
- Ultra-sonografias abdominal e pélvica.
- Tomografia computadorizada ou ressonância nuclear magnética, para melhor visualização das vértebras.

Tratamento

- Duplicações císticas pequenas: acesso transanal com incisão da parede retal posterior, abertura da duplicação e retirada da mucosa ou, mais raramente, por via sagital posterior.
- Grandes ou complicadas: acesso por via sagital posterior, retirada da mucosa. Pode ser combinada com acesso abdominal quando há extensão para o abdome.

DUPLICAÇÕES TORÁCICAS E TORACOABDOMINAIS

Os cistos mediastinais congênitos derivados do intestino anterior primitivo (*foregut*) são broncogênico, esofágico intramural e cisto neuroentérico. Somente os dois últimos são considerados como duplicações do trato digestivo e correspondem a aproximadamente 15% de todos os casos. A apresentação clínica pode ser do tipo respiratório, mais freqüente (estridor, episódios apnéicos, dispnéia, cianose) e do tipo gastrointestinal (disfagia, dor epigástrica e retroesternal, vômitos, hematêmese, mais comuns nos cistos de 1/3 médio e inferior do mediastino). Até 25% dessas duplicações podem ter outra duplicação cística abaixo do diafragma.

Cisto Esofágico Intramural

- Também denominado duplicação esofágica e cisto enterógeno.
- Explicação embriológica: defeito no processo de vacuolização após fase de proliferação epitelial (fase sólida) do intestino.
- Localização: mediastino posterior; 60% no 1/3 superior, 20% no 1/3 médio e 20% no 1/3 inferior.
- Aproximadamente 5% de todas as duplicações.
- Predisposição sexual: 2M:1F.
- Não existe anomalia vertebral associada.
- Parede muscular comum com o esôfago normal (às vezes, essa camada é muito fina). Possui também plexo mioentérico.
- Já que o esôfago é derivado de tecidos multipotenciais do intestino anterior primitivo, pode ser encontrado um epitélio bastante variado. A duplicação pode ser revestida por epitélio colunar ciliado (respiratório), escamoso ou gástrico.
- Cartilagem pode ser encontrada raramente.
- Geralmente tem a forma esférica, mas pode ser tubular.
- Em 90% dos casos não se comunica com o lúmen do esôfago normal.
- Em 12% é acompanhado por outras malformações, principalmente duplicações entéricas adicionais.
- As duplicações situadas no 1/3 superior do esôfago são mais sintomáticas.
- É mais freqüente à direita.

Quadro Clínico

- Os pequenos cistos podem ser assintomáticos.
- Os cistos maiores podem causar obstrução respiratória aguda, episódios repetidos de sibilância, pneumonias de repetição.
- Os cistos com mucosa gástrica ectópica podem sofrer ulceração péptica com dor torácica, perfuração para o esôfago ou pulmão provocando tosse, hemoptise, hematêmese.
- Queixas esofágicas são raras: dor epigástrica, vômitos, disfagia.

Investigação Diagnóstica

- História e exame físico.
- Radiografias de tórax (ântero-posterior e lateral): massa arredondada, lisa, situada no mediastino posterior (Fig. 86.6).
- Esofagograma: compressão e deslocamento do esôfago (Fig. 86.7).
- Ultra-sonografia, tomografia computadorizada e ressonância nuclear magnética: sugerem diagnóstico de cisto em mediastino posterior.
- Cintilografia com tecnécio: pode detectar mucosa gástrica.

Tratamento

- Via de acesso: mediastino superior e médio – toracotomia póstero-lateral direita e mediastino inferior – toracotomia póstero-lateral esquerda.
- Técnica: incisão na musculatura da duplicação 1 a 2cm afastada do esôfago normal, complementada pela remoção da mucosa duplicada. Deixar a musculatura da duplicação redundante objetiva fechar o defeito no esôfago normal que, às vezes, é pobre em musculatura.

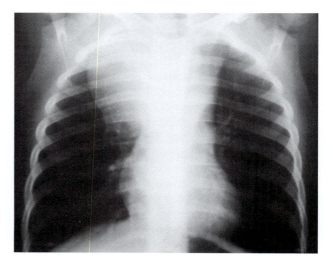

Figura 86.6 – Radiografia de tórax mostrando massa em mediastino superior direito relacionada à duplicação esofágica.

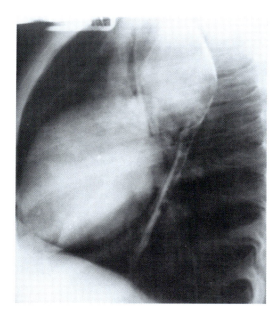

Figura 86.7 – Esofagograma mostrando massa em mediastino superior e posterior. Correspondia a uma duplicação esofágica que se comunicava com o lúmen do esôfago normal.

Cisto Neuroentérico

- Massa cística em mediastino posterior, que pode ter conexão com o sistema nervoso central e trato gastrointestinal.
- Explicação embriológica: adesões anormais ou falha da separação completa entre o endoderma e o ectoderma, ocasionando uma série de remanescentes neuroendodérmicos anormais.
- Os remanescentes entéricos dorsais compreendem um espectro de doenças.
  - Cisto sem aderência com a coluna vertebral.
  - Cisto com aderência ou cordão fibroso até a coluna vertebral, porém sem extensão intra-espinhal (Fig. 86.8).
  - Cisto com extensão intra-espinhal acompanhado por espinha bífida e diastematomielia.
  - Cisto com extensão tubular comunicante com a coluna vertebral.
  - Cisto entérico intra-espinhal.
  - Fístula dorsal entérica com canal neuroentérico totalmente patente (Fig. 86.9, A).
  - Seio dorsal de linha média com mucosa gastrointestinal (Fig. 86.9, B).
  - Cisto associado à duplicação intra-abdominal ou com extensão intra-abdominal (duplicação toracoabdominal).
- Localização: mediastino posterior.
- Pode ser esférico (mais freqüente) ou tubular.
- Possui parede muscular e plexo mioentérico.
- Epitélio variado, geralmente do tipo intestinal. Às vezes, pode conter tecido broncopulmonar e epitélio gástrico.
- Aderido ou adjacente ao esôfago, porém sem parede comum.
- Sem comunicação espontânea com o lúmen esofágico.
- Freqüentemente aderido ao corpo da vértebra por tecido fibroso.
- Quase sempre (80%) associado a anomalias vertebrais, principalmente cervicais e torácicas superiores. A porção do cisto em relação ao defeito vertebral é sempre mais caudal, pois se alongam em ritmo diferente.
- Em 20% apresenta anomalias neurológicas intra-espinhais: meningoceles, mielomeningoceles, diplomielia e cistos intra-espinhais.
- As anomalias vertebrais mais freqüentes são: espinha bífida anterior, posterior e combinada, vértebra tipo *butterfly*, hemivértebra, escoliose e diastematomielia.
- Além das malformações da coluna vertebral e das neurológicas, são freqüentes as duplicações do intestino delgado.
- Pode ter um componente intra-abdominal, como se fosse um longo divertículo atravessando o diafragma e terminando cegamente ou comunicando-se com o duodeno ou o jejuno.
- Concomitantemente com o cisto neuroentérico, pode haver um cisto intra-espinhal.

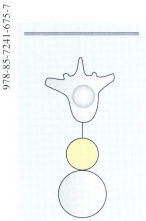

Figura 86.8 – Cisto neuroentérico com cordão fibroso até a coluna vertebral.

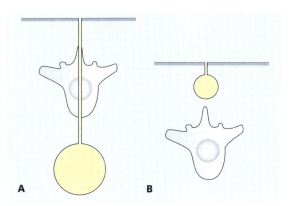

Figura 86.9 – (*A*) Fístula dorsal entérica com canal neuroentérico totalmente patente, espinha bífida e diastematomielia. (*B*) Seio dorsal de linha média.

- Associação entre a síndrome do notocórdio fendido e má rotação intestinal pode ser devida à fixação anormal do intestino na coluna vertebral.

Manifestações Clínicas

O epitélio secretor faz o cisto encher-se de fluido, aumentando de tamanho e causando sintomatologia por compressão.

- Os cistos do mediastino superior apresentam sintomas mais precoces e mais graves.
- Os cistos de 1/3 médio e inferior, em 35% são assintomáticos e em 65% vão apresentar sintomas respiratórios ou gastroesofágicos. Os principais sintomas respiratórios são: disfunção respiratória aguda, crises repetidas de sibilância, estridor, tosse persistente e pneumonias de repetição.
- Se tiverem epitélio gástrico, podem apresentar ulceração péptica com dor subesternal e erosão em esôfago ou pulmão, causando hematêmese ou hemoptise.
- Os principais sintomas neurológicos são: dor nas costas, déficits motores e/ou sensoriais e distúrbios na marcha.

Investigação Diagnóstica

- Radiografias de tórax (ântero-posterior e lateral): podem demonstrar massa arredondada em mediastino posterior (Fig. 86.10), defeitos vertebrais e efeitos secundários causados pela massa (enfisema lobar, pneumonia, atelectasia).
- Esofagograma: compressão e deslocamento do esôfago (Figs. 86.11 e 86.12).
- Ultra-sonografia torácica.
- Ressonância nuclear magnética ou mielotomografia computadorizada: deve ser indicada a todo cisto neuroentérico mediastinal com anomalias vertebrais.
- Pela associação com duplicações abaixo do diafragma, sempre solicitar ultra-sonografia abdominal ou tomografia computadorizada com contraste do abdome.
- Cintilografia com tecnécio: quando há suspeita de mucosa gástrica.

Tratamento

- Cisto neuroentérico mediastinal: toracotomia póstero-lateral e exérese do cisto.
- Cisto neuroentérico com extensão intra-espinhal: exérese do cisto, excisão transtorácica dos componentes intra-espinhais, quando possível.
Se não for possível a excisão intra-espinhal no mesmo ato operatório: toracotomia para excisão do cisto e laminectomia pelo neurocirurgião. A escolha do primeiro acesso vai depender da intensidade da sintomatologia, se intratorácica ou

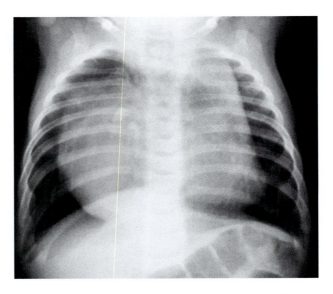

Figura 86.10 – Radiografia de tórax mostrando grande cisto neuroentérico em mediastino.

neurológica. Como regra geral, laminectomia ou laminotomia e excisão da porção intra-espinhal do cisto devem ser priorizadas. Isso poderá evitar laminectomia de urgência em casos de pressão intra-espinhal aumentada com sinais neurológicos focais pelo edema e/ou sangramento pós-operatório.
- Cisto com extensão intra-abdominal: em geral usa-se cirurgia estagiada. Ressecar primariamente aquela que está causando maior sintomatologia (abdominal ou torácica). Se estiver sem sintomas importantes, ressecar primeiro o componente

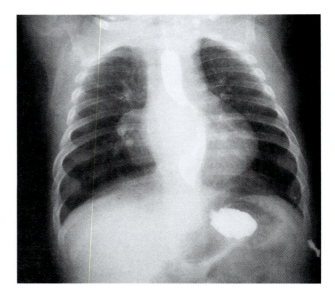

Figura 86.11 – Esofagograma mostrando deslocamento do esôfago para a esquerda causado por cisto neuroentérico localizado no mediastino, à direita.

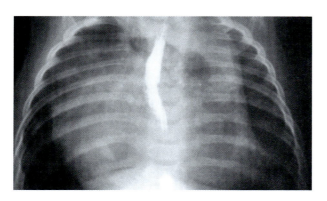

Figura 86.12 – Esofagograma mostrando deslocamento esofágico causado por grande cisto neuroentérico.

mediastinal por meio de toracotomia direita. Dissecar amplamente pelo tórax, ligando a extensão junto ao diafragma. O acesso abdominal será no mesmo ato operatório, dias ou semanas depois, dependendo do estado do bebê.

- Se o estágio abdominal for o primeiro, o procedimento torácico não deve ser retardado por mais de um a dois dias ou, preferencialmente, deve ser no mesmo ato operatório, pois o fechamento (ligadura) da extensão abdominal pode impedir a drenagem de secreção e causar rápido aumento do cisto mediastinal.

REFERÊNCIAS BIBLIOGRÁFICAS

1. SPITZ, L.; NIXON, H. H. (eds.). *Rob & Smith's Operative Surgery, Paediatric Surgery*. 4. ed. London: Butterworth, 1988. p. 320.
2. WRENN, E. L. Tubular duplication of the small intestine. Surg 1962; 52: 494-498.

BIBLIOGRAFIA RECOMENDADA

AZZIE, G.; BEASLEY, S. Diagnosis and treatment of foregut duplications. *Semin. Pediatr. Surg.*, v. 12, n. 1, p. 46-54, 2003.

MCPHERSON, A. G.; TRAPNELL, J. E.; AIRTH, G. R. Duplication of the colon. *Brit. J. Surg.*, v. 56, p. 138-142, 1969.

SIDDIQUI A. M., SHAMBERGER R. C., FILLER R. M. et al. Enteric duplications of the pancreatic head: definitive management by local resection. *J. Pediatr. Surg.*, v. 33, n. 7, p. 1117-1121, 1998.

SOPPER, R. T. Tubular duplication of the colon and distal ileum: case report and discussion. *Surg.*, v. 6, p. 998-1004, 1968.

STERN, L. E.; WARNER, B. W. Gastrointestinal duplications. *Sem. Pediatr. Surg.*, v. 9, p. 135-140, 2000.

SUPERINA, R. A.; EIN, S. H.; HUMPHREYS, R. P. Cystic duplications of the esophagus and neuroenteric cysts. *J. Pediatr. Surg.*, p. 527-530, 1984.

CAPÍTULO 87

Invaginação Intestinal

João Carlos Ketzer de Souza

CONCEITO

É a telescopagem de um segmento intestinal no lúmen do segmento adjacente, no sentido peristáltico (Fig. 87.1). Há compressão e angulação dos vasos mesentéricos do intestino invaginado, levando a uma obstrução estrangulante. A necrose se inicia na camada externa do ápice do intestino invaginado e se estende proximalmente. Há translocação bacteriana e liberação de endotoxinas após quebra da barreira mucosa.

EPIDEMIOLOGIA

- Prevalência: 1,5 a 4 crianças com invaginação para cada 1.000 nascidas vivas.
- Pico de freqüência: 3 a 12 meses.
- Sessenta e cinco por cento em crianças com menos de 1 ano de idade, 80% entre três meses e dois anos, 20% após os dois anos de idade e, destes, menos de 10% acima dos cinco anos.
- Rara durante o primeiro mês de vida.
- Predisposição para o sexo masculino: 3M:1F.
- Metade das invaginações recorrentes costuma ter causa anatômica associada.
- Um terço das invaginações após os dois anos de idade costuma ter causa anatômica associada.
- Oitenta por cento comprometem a região ileocecal.

ETIOLOGIA

- Em 90 a 95% a causa é idiopática (lesão anatômica não definida) e, provavelmente, causada pela hipertrofia de linfonodos submucosos no íleo terminal (placas de Peyer). Infecção respiratória alta ou enterite comumente precedem à invaginação.
- Em 5 a 10% existe lesão anatômica definida: divertículo de Meckel (Figs. 87.2 e 87.3), pólipos intestinais (principalmente do tipo Peutz-Jeghers), linfoma não-Hodgkin (acima dos três anos de idade) (Fig. 87.4), duplicação intestinal, púrpura de Henoch-Schönlein e outras. Costuma aparecer após os dois anos ou em casos de invaginação recorrente.

CLASSIFICAÇÃO (Fig. 87.5)

- Ileocecocólica (60%): a mais comum. Tem colarinho frouxo e móvel, permitindo grande grau de progressão. A cabeça é fixa. O colarinho se renova sem cessar com a progressão da invaginação.
- Ileocólica (25%): o colarinho é fixo e age como um anel de estrangulamento que limita o progresso da invaginação, comprometendo mais rapidamente a vitalidade intestinal. A cabeça é móvel e se renova conforme a progressão da invaginação.
- Ileoileal (10%).
- Colocólica (< 2%).
- Outras: 3%.

QUADRO CLÍNICO

- Lactente bem nutrido.
- História prévia de infecção respiratória ou gastroenterite é comum (duas semanas).
- Instalação súbita.

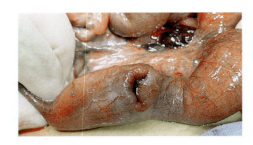

Figura 87.2 – Invaginação reduzida cirurgicamente. Observar divertículo de Meckel ainda invaginado.

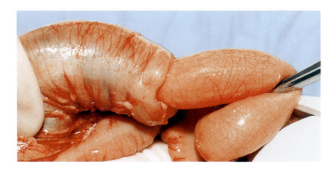

Figura 87.1 – Invaginação intestinal cecocólica. Observar a telescopagem de uma alça de íleo em outra mais distal (no caso, o cólon).

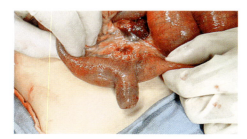

Figura 87.3 – Após redução da invaginação, observar divertículo de Meckel que funcionou como cabeça dessa invaginação.

- Febre (aproximadamente 10 a 15%).
- Parada de eliminação de fezes.
- Dor abdominal em cólicas, com períodos de acalmia variando entre 5 e 30min. Invaginação não-dolorosa não é tão incomum (até 15%).
- Vômitos precoces, inicialmente reflexos e depois biliosos. Estão presentes em 75 a 85% dos casos.
- Eliminação de fezes com sangue e muco (aspecto de geléia de groselhas) em 55 a 65% dos casos.
- Pode haver diarréia em 10 a 20%.
- Distensão abdominal em fase mais tardia (aproximadamente 13%).
- São freqüentes a apatia e a prostração (em 50% dos casos e secundárias à liberação de opióides endógenos neuroativos pós-isquemia e quebra da barreira mucosa intestinal), palidez, sudorese e desidratação.
- Mais tarde podem aparecer pré-choque e choque.
- Massa abdominal palpável em 65 a 70% dos casos, alongada, cilíndrica (em forma de salsichão), consistência endurecida, dolorosa, móvel, podendo modificar a forma e a localização em exames sucessivos. A distensão abdominal pode mascará-la. Palpável durante as fases de acalmia, principalmente no quadrante superior direito, epigástrio e hemiabdome esquerdo, próximo à coluna (Fig. 87.6).
- Aumento dos ruídos hidroaéreos.
- Toque retal com sangue (80%) e/ou percepção da cabeça da invaginação (5%).
- Prolapso da cabeça da invaginação pelo ânus (1 a 3%).
- Sensação de fossa ilíaca direita vazia (sinal de Dance, que significa ausência do ceco na fossa ilíaca direita).
- Nas invaginações de delgado (correspondem a ± 10% do total), a eliminação de sangue é menor, mais tardia e sem muco, a massa abdominal é mais difícil de palpar, pois é de calibre menor (são alças de delgado) e há maior distensão abdominal.
- Tríade clássica de dor abdominal em cólica, vômitos e eliminação de sangue pelo ânus em somente 30% dos casos.

INVESTIGAÇÃO DIAGNÓSTICA

- História e exame físico.
- Radiografia de abdome: sinais radiológicos de obstrução intestinal mecânica baixa aparecem tardiamente. Pesquisar pneumoperitônio. Massa de tecidos moles pode ser visível como uma opacidade. Radiografia de abdome parece normal em 25% dos casos; em 25% apresenta padrão radiológico de obstrução de delgado e, em 50%, imagem com efeito de massa com padrão gasoso anormal, principalmente cólon vazio (sem gás).
- Enema opaco: parada de progressão do contraste no nível da cabeça da invaginação, formando imagens radiológicas características e peculiares (amputação, cálice, trança ou cauda de lagosta, espiral ou casca de cebola).
  Sinais radiológicos presuntivos de invaginação ileoileal: ceco de aparência regular e cheio, imagem em crescente (garra de lagosta), imagem em tridente, ceco encurvado na parte de dentro e ceco em J invertido (forma de anzol).
- Ultra-sonografia abdominal: atualmente é a técnica diagnóstica preferencial por não ser invasiva, detectar invaginações ileoileais e causas anatômicas desencadeantes.

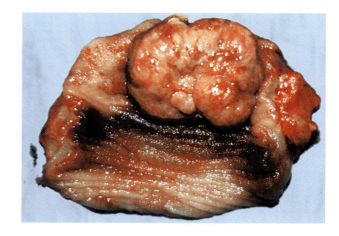

Figura 87.4 – Peça cirúrgica de ressecção intestinal por invaginação intestinal. Observar pequeno linfoma não-Hodgkin intraluminal.

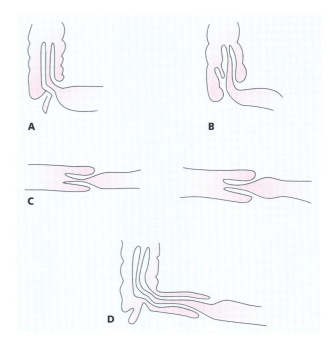

Figura 87.5 – Tipos principais de invaginação intestinal. (A) Ileocólica. (B) Ileocecocólica. (C) Ileoileal ou colocólica. (D) Ileoileocólica.

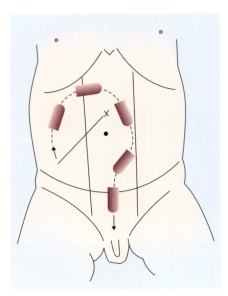

Figura 87.6 – Representação diagramática do trajeto da invaginação intestinal. A massa abdominal tem forma alongada, cilíndrica, que pode se modificar e alterar sua localização em exames sucessivos. O trajeto do binômio invaginado-invaginante é dependente da restrição proporcionada pelo mesentério invaginado.

Quando surgiu a ultra-sonografia, a resolução das várias camadas do intestino não era possível e, por isso, apareceram os vários sinais ultra-sonográficos conhecidos como sinal do alvo ou do *doughnut*, sinal do sanduíche, sinal do garfo de feno, sinal do pseudo-rim. Com os transdutores de alta resolução linear tornou-se possível a visualização das camadas intestinais individualmente.

Invaginação é uma estrutura complexa. O invaginado (intussuscipiente) contém o invaginante (intussuscepto) dobrado, com seus dois componentes: a alça que entra e a alça que retorna. O mesentério é arrastado entre essas alças.

Ao *corte transversal* é descrita uma massa arredondada com múltiplos anéis concêntricos de intestino edematoso hipoecóico (alça que retorna evertida e alça invaginada) ao redor de uma área central de maior ecogenicidade (alça que entra, que tem espessura normal ou está colapsada, circundada pelo mesentério hiperecóico).

A invaginação pode apresentar diversos aspectos, principalmente devido à quantidade de mesentério arrastado com a alça invaginante. O mesentério costuma estar ausente no ápice da invaginação e, progressivamente, aumenta em direção à base. Contrariamente, a alça evertida é mais espessa no ápice do que na base. Se esta imagem for obtida junto ao ápice da invaginação, observa-se o centro hipoecóico, que representa a alça central que entra do invaginante sem mesentério. Notam-se múltiplas camadas das três alças envolvidas (alça invaginada, alça invaginante que entra e alça invaginante que retorna). Portanto, a ultra-sonografia obtida no ápice mostra anel externo hipoecóico com um centro hipoecóico. Em direção à base, o aspecto muda gradualmente, dependendo da quantidade de mesentério incorporada e incluída na imagem. Na base, a quantidade de mesentério confinada é máxima e o resultado é um anel externo hipoecóico com um centro hiperecóico em crescente.

Ao *corte longitudinal* aparece massa oval. Também é a disposição do mesentério, que pode ser demonstrada em um ou ambos os lados do invaginante, que causa as variações de aspecto. Observam-se três bandas hipoecóicas paralelas separadas por duas bandas paralelas hiperecóicas próximas. As bandas hipoecóicas externas representam a alça evertida edematosa do invaginante e a fina camada da invaginada. A banda hipoecóica central corresponde à alça central que entra do invaginante. As bandas hiperecóicas são causadas pelo mesentério, que é arrastado com a alça intestinal.

Líquido peritoneal aprisionado na invaginação correlaciona-se, significativamente, com isquemia e irredutibilidade. O líquido reflete compromisso vascular da alça evertida, acumulando-se entre as camadas de ambas as alças do intussuscepto (invaginante). O mesentério impede sua saída para a cavidade peritoneal.

Linfonodos são muito encontrados em invaginação e detectados por ultra-sonografia.

- Eco-Doppler: quando o fluxo sanguíneo não é visto no eco-Doppler, a taxa de redução é mais baixa. Fluxo sanguíneo no eco-Doppler sugere que a invaginação pode ser reduzida.

Os indicadores ultra-sonográficos de isquemia e irredutibilidade são o aprisionamento de líquido e a ausência de fluxo sanguíneo no eco-Doppler.

O estudo ultra-sonográfico apresenta sensibilidade de 98 a 100% e especificidade de 88 a 100%.

TRATAMENTO

Por ser uma obstrução intestinal do tipo estrangulada, com compressão dos vasos da parede intestinal e mesentério, a única terapêutica aceitável é o alívio da obstrução pela sua redução. Esta poderá ser por métodos não-operatórios (redução hidrostática por enema opaco, soro fisiológico ou insuflação de ar) e método operatório (Figs. 87.7 e 87.8).

Cuidados Pré-operatórios

- Solicitar hemograma com plaquetas, provas de coagulação, tipagem sangüínea, eletrólitos, gasometria arterial, uréia e creatinina.
- NPO (*nil per os*, nada via oral).
- Acesso venoso adequado.

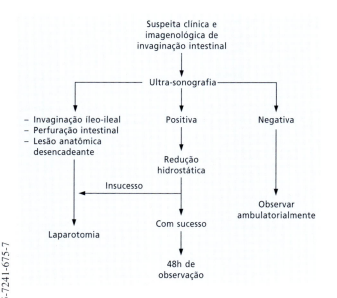

Figura 87.7 – Algoritmo de investigação e tratamento da invaginação intestinal.

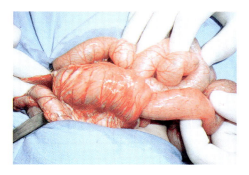

Figura 87.8 – Invaginação intestinal. Aspecto cirúrgico.

- Ressuscitação hidroeletrolítica adequada.
- Reposição sangüínea, se necessário. A seqüestração de sangue no segmento invaginado pode causar anemia considerável.
- Antibioticoterapia com aminoglicosídeos e metronidazol ou clindamicina. A invaginação pode ser considerada uma úlcera banhada por fezes. Antibióticos são mantidos por 48h quando tratados com redução hidrostática/pneumática e, nos outros casos, até a cura do processo infeccioso.

Redução Hidrostática

- A taxa de sucesso com redução hidrostática é muito variável (20 a 80%).
- Após a redução hidrostática, a criança deve permanecer hospitalizada no mínimo por 48h.
- Contra-indicações absolutas da tentativa de redução hidrostática ou pneumática: choque sem melhora com ressuscitação clínica, evidências de perfuração intestinal, septicemia, idade do paciente acima de 5 anos sugerindo fortemente a presença de fator desencadeante, invaginação ileoileal e invaginações recorrentes (mais de três episódios).
- Fatores que predizem improbabilidade de redução (contra-indicações relativas): período neonatal, invaginação tipo crônica e subaguda, idade superior a 2 anos, duração prolongada dos sintomas (> 48h), imagem radiológica de dissecção ou de cauda de lagosta, em que o bário se insinua entre invaginado e invaginante a uma distância ≥ 4cm (a coluna de bário perde a força de propulsão retrógrada).

Técnica de Redução Não-operatória Hidrostática com Monitoração por Fluoroscopia

- Bloco cirúrgico deve estar programado para cirurgia imediata.
- Criança vai para exame radiológico com linha intravenosa adequada em membros superiores, hidratada, com sonda nasogástrica aberta e após ter iniciado a antibioticoterapia.
- Colocar sonda retal de bom calibre (sonda Foley ≥ 16F). O balão deve ser insuflado e as nádegas aproximadas com esparadrapo, para evitar o vazamento do contraste.
- Não comprimir, não manipular o abdome. Não elevar a coluna de bário acima de 1m de altura. Com essa altura é gerada pressão de 120mmHg (1mmHg = 1,36cmH$_2$O). Soluções de contraste hidrossolúvel só conseguem atingir pressão intraluminal de 120mmHg com a altura de 150cm. A pressão usada em redução hidrostática costuma ser mais constante do que em redução com ar. A pressão intracolônica alcança um platô, ao passo que a pressão com ar sofre oscilações com picos que podem ultrapassar a pressão limite.
- A sedação do paciente é questionável. As práticas variam de acordo com as rotinas dos serviços. Sabe-se atualmente que a sedação diminui as taxas de redução, pois previne as manobras de Valsalva durante o esforço evacuatório, diminuindo o gradiente de pressão colônica transmural gerado. As manobras de Valsalva fornecem pressão intracolônica adicional (aproximadamente 60mmHg), sem efeitos deletérios. O efeito protetor das manobras de Valsalva baseia-se na aplicação de pressão externa à parede do cólon, enrijecendo sua parede e aumentando a capacidade de resistência ou de oposição. Maior capacidade de resistência da parede do cólon neutraliza o efeito da pressão adicional agregada durante os episódios de Valsalva, protegendo o intestino da perfuração. A lei de Laplace estabelece que a força aplicada na parede de um cilindro (T) é diretamente proporcional ao raio do cilindro (R)

480 ■ Trato Gastrointestinal

e à pressão intraluminal (P). Durante a Valsalva, a contração da parede abdominal aumenta a pressão intra-abdominal ao mesmo tempo em que aumenta a pressão intraluminal, diminuindo o gradiente de pressão transmural. O intestino fica com menor raio e com maior pressão intraluminal efetiva. A pressão externa é transmitida para dentro do lúmen ao mesmo tempo em que enrijece a parede intestinal. As forças que tendem a explodir a parede do cólon aumentam quando o diâmetro do intestino aumenta, se a pressão intraluminal não sofrer mudanças. A lei de Laplace nos mostra que o diâmetro da parede colônica é o fator-chave na ocorrência de perfuração intestinal.

A coluna de bário pode ficar estacionária até por 10min, se a criança estiver bem. O bário é então evacuado e se repete a tentativa de redução. Aceitam-se até três tentativas antes de considerar a invaginação irredutível.

■ Diagnóstico de redução: fluxo livre de bário em alças de delgado sem defeito de enchimento residual, expulsão de fezes e flatos com bário, desaparecimento da massa abdominal e melhora clínica.

Sempre após a redução, palpar o abdome e obter chapa radiológica pós-evacuação com controle fluoroscópico, observando com atenção o íleo terminal e a válvula ileocecal.

Havendo dúvida quanto ao defeito de enchimento persistente no ceco ser causado pelo íleo terminal não-reduzido ou pela válvula ileocecal edematosa, fazer ultra-sonografia de controle ou retornar a criança à enfermaria, submetendo-a à observação clínica e radiológica após 1h (radiografias devem mostrar refluxo de bário para o íleo). Até 20% das invaginações não-reduzidas por métodos não-cirúrgicos encontram-se reduzidos durante a laparotomia. Imagens sugestivas de invaginação persistente são de cúpula ou de entalhe no bordo interno do ceco.

■ Redução com sucesso não exclui lesão anatômica desencadeante, apesar de improvável.

■ Vantagens da técnica com bário: melhor experiência com essa técnica, bons resultados obtidos, boa avaliação de invaginação ileoileal residual, baixa taxa de perfuração (0,4 a 0,7%).

■ Desvantagens da redução com bário: caso ocorra perfuração, haverá peritonite química com formação de granulomas e aderências com o bário, que permanecerá para sempre na cavidade peritoneal, maior exposição à radiação, visualização somente do conteúdo intraluminal.

■ Contraste hidrossolúvel: sua principal vantagem é evitar a peritonite química, em caso de perfuração.

■ Taxa de redução com esse método: 75 a 80%.

■ Recorrência pós-redução hidrostática: 12%.

Técnica de Redução Pneumática

■ A redução pneumática (pressão máxima de insuflação de ar não deve ultrapassar 100mmHg em lactentes e 120mmHg em crianças maiores) tem índice superior ao da hidrostática (80 a 90% × 70 a 80%), provavelmente porque com o gás haja diminuição das forças friccionais entre invaginado e invaginante. Redução com sucesso é determinada pela passagem de fluxo de ar para dentro do íleo. A pressão pode ser controlada por manômetro ou por válvula de escape. Tem mais chances de causar perfuração pelas oscilações que pode sofrer durante o procedimento.

■ Vantagens da técnica: taxa mais alta de redução, menor exposição à radiação quando comparada com o enema de bário, técnica limpa, fácil e rápida (dura ± 15 a 20min). Caso aconteça perfuração, a falta de flutuabilidade e de suspensão das fezes no ar causa mínimo derramamento de fezes na cavidade peritoneal. A compressibilidade do gás fornece uma margem de segurança ao procedimento, causando perfurações de pequeno calibre. Quando a pressão intraluminal do gás ultrapassa a força tênsil da parede intestinal, o gás é comprimido ao passar por uma pequena abertura nessa parede. A elasticidade da parede intestinal, que forma as margens da perfuração, permite à parede do intestino resistir às forças do gás comprimido. Essa compressão temporária converte uma parte da energia cinética em energia em potencial. Isso causa menor absorção da energia cinética pelo local da perfuração e dano limitado à parede intestinal.

■ Desvantagens da técnica: taxa de perfuração alta (até 3%) com risco de pneumoperitônio sob tensão, visualização somente do conteúdo intraluminal, menor controle das invaginações ileoileais, necessidade de radiografia de abdome para completar o diagnóstico de desinvaginação.

■ Recorrência pós-redução pneumática: 8%.

Técnica de Redução Não-operatória Hidrostática com Monitoração por Ultra-sonografia

■ Essa técnica de redução hidrostática utiliza enema salino guiado por ultra-sonografia. A taxa de redução aproxima-se de 80%. Os critérios ultra-sonográficos para considerar redução efetiva são: desaparecimento da invaginação, passagem de fluido e bolhas aéreas do ceco para o íleo terminal e demonstração de um íleo distendido por fluido.

■ Alguns autores preferem usar soro fisiológico combinado com contraste hidrossolúvel para determinar com certeza se houve redução da invaginação (soro fisiológico 9 partes:1 parte contraste hidrossolúvel), observando sua passagem para o íleo e confirmando a redução por meio de uma chapa radiológica única ou fluoroscopia com tempo curto.

Existindo dúvida, realizar eco-Doppler e/ou controle clínico e radiológico em 1h.
- Vantagens: sem exposição à radiação, bons resultados, visualização de todos os componentes da invaginação, fácil reconhecimento de causas desencadeantes e de invaginação residual, baixa taxa de perfuração (0,25%).
- Desvantagem da técnica: necessidade de ultra-sonografista em esquema de plantão de 24h.

Tratamento Cirúrgico

- Indicado aos casos com contra-indicação da redução hidrostática/pneumática e àqueles que não obtiveram êxito com tais procedimentos.
- Laparotomia transversa infra ou supra-umbilical direita próxima ao umbigo e divulsão da musculatura ântero-lateral do abdome.
- Redução manual sem ressecção: 70% (Figs. 87.9 e 87.10); necessidade de ressecção intestinal: 30%.
- Recorrência pós-redução cirúrgica: 3%.
- Redução manual delicada com ordenha da cabeça da invaginação no sentido cranial, sem tração na alça invaginada (como se espremesse um tubo de pasta de dentes) (Fig. 87.11).
- Não se obtendo êxito na redução manual ou se houver áreas com necrose intestinal (Figs. 87.12 e 87.13) ou áreas persistentemente isquêmicas: ressecção intestinal com enteroanastomose ou enterostomia (contaminação peritoneal fecal grosseira, má condição clínica, peritonite por bário).

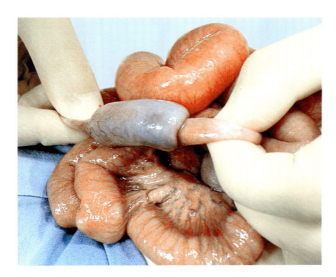

Figura 87.9 – Técnica de redução manual de invaginação intestinal. A cabeça da invaginação deve ser comprimida como se fosse uma pasta de dentes. O segmento proximal (invaginado) não deve ser tracionado, somente orientado longitudinalmente.

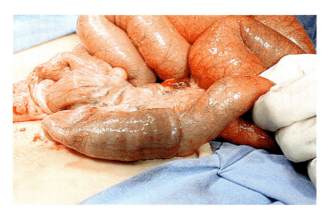

Figura 87.10 – Invaginação intestinal quase totalmente reduzida, não aparentando gangrena do segmento invaginado.

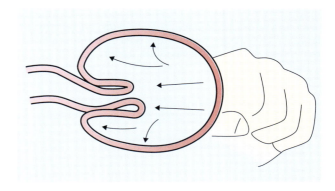

Figura 87.11 – Representação gráfica da técnica de redução manual. A cabeça da invaginação deve ser ordenhada no sentido distal, como se fosse um tubo de pasta de dentes. A alça invaginada não deve ser tracionada, somente orientada.

Complicações

- Taxa de mortalidade: 1%.
- Taxa de obstrução intestinal pós-operatória por bridas: 3 a 6%.

INVAGINAÇÃO ATÍPICA OU CRÔNICA E SUBAGUDA

Conceito

A alça invaginada é frouxamente circundada pela invaginante sem comprometer a vascularização e sem produzir obstrução completa.

A invaginação intestinal com duração entre 4 e 14 dias denomina-se subaguda e, acima de 14 dias, crônica.

- Freqüência: 7 a 8% das invaginações.
- Há retardo diagnóstico e morbidade elevada.
- A criança não apresenta dor em cólica, não costuma chorar e não demonstra desconforto.
- Pouco ou nenhum episódio de vômitos.
- A maioria não apresenta sangramento retal.

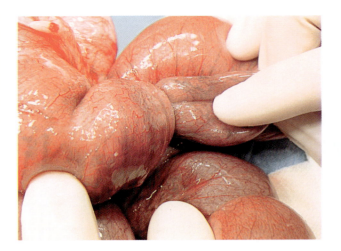

Figura 87.12 – Redução manual de invaginação. Observar área com gangrena do segmento invaginante (aquele que sofre alterações mais tardiamente). Nesse caso, é mais interessante a ressecção do binômio invaginado-invaginante sem tentativa de redução, pois poderá ocasionar ruptura e contaminação grosseira da cavidade abdominal.

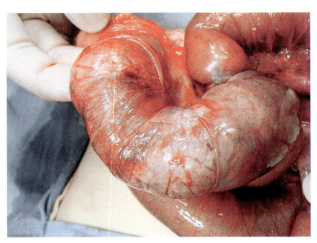

Figura 87.13 – Durante tentativa infrutífera de redução manual, observa-se o aparecimento de áreas de gangrena intestinal e ruptura de serosa, que deverão ser ressecadas.

- Têm perda ponderal, pela cronicidade.
- Massa abdominal pode ser intermitentemente palpada.
- Diarréia é freqüente.

Características da Invaginação Subaguda

- Sintomas são menos agudos.
- Maior duração dos sintomas (4 a 14 dias).
- Exame físico e radiografia mimetizam obstrução intestinal mecânica parcial.
- Ausência de compromisso vascular do intestino.
- Lesões anatômicas desencadeantes são mais comuns.

Diagnóstico Diferencial Principal

Gastroenterite.

Meio Diagnóstico Principal

Ultra-sonografia abdominal.

INVAGINAÇÃO NEONATAL

Conceito

Invaginação intestinal que ocorre no primeiro mês de vida.

Epidemiologia

- Freqüência: 0,3%.
- Em metade dos casos há lesão anatômica desencadeante, em especial divertículo de Meckel, duplicação intestinal cística (principalmente ileocecal) e pólipos intestinais.
- Aproximadamente 25% estão localizadas no segmento jejunoíleo.

Quadro Clínico

- Principais sintomas, como dor abdominal, choro e inquietação, estão ausentes no período neonatal.
- Sinais e sintomas mais comuns: vômitos biliosos, distensão abdominal e sangramento retal.
- Massa palpável raramente é encontrada.

Diagnóstico Diferencial Principal

Enterocolite necrosante.

Tratamento

Deve-se sempre tentar redução hidrostática/pneumática, porém não de forma insistente e agressiva, devido à alta ocorrência de lesão anatômica adjuvante associada e freqüente localização jejunoileal.

INVAGINAÇÃO PÓS-OPERATÓRIA

Conceito

Invaginação intestinal no período pós-operatório imediato (30 dias).

Epidemiologia

- Corresponde a 1 a 2% de todas as invaginações.
- Aproximadamente 75% ocorrem na primeira e 90% nas duas primeiras semanas.
- O intestino delgado é acometido em 85 a 90% (principalmente jejuno e íleo proximal).

Invaginação Intestinal ■ 483

- É responsável por 10% das obstruções intestinais pós-operatórias.
- Geralmente ocorre após explorações abdominais extensas, porém pode surgir em pacientes com operações não abdominais. Procedimento de Ladd é considerado de alto risco para invaginação pós-operatória.

Etiologia

Provável mecanismo neurogênico produzindo dismotilidade intestinal e/ou agentes anestésicos. Quimioterapia (principalmente vincristina) e radioterapia têm sido implicadas.

Quadro Clínico

- Sintomas costumam ser vagos.
- Dor e vômitos são variáveis e confundem-se com a própria dor do período pós-operatório e dos vômitos causados pelo íleo paralítico.
- Sangramento retal só aparece em cerca de 14%.
- Massa dificilmente é palpada (dor e defesa do pós-operatório e localização jejunoileal).
- Principais achados clínicos: distensão abdominal anormal, vômitos biliosos ou aumento do aspirado gástrico após retorno parcial das funções gastrointestinais e irritabilidade.
- Estima-se que em 75% dos casos a função gastrointestinal já havia retornado e a alimentação já iniciada, antes de piorar.

Investigação Diagnóstica

- Ultra-sonografia abdominal demonstrando a invaginação.
- Trânsito intestinal.

Tratamento

Redução operatória, sendo que em 80% se reduz facilmente, sem necessidade de ressecção intestinal. Inspecionar o intestino distal, pois são descritas invaginações múltiplas.

BIBLIOGRAFIA RECOMENDADA

BRAMSON, R. T.; SHIELS, W. E.; ESKEY, C. J.; HU, S. Y. Intraluminal colon pressure dynamics with Valsalva maneuver during air enema study. *Radiology*, v. 202, p. 825-828, 1997.

DEL-POZO, G.; ALBILLOS, J. C.; TEJEDOR, D. et al. Intussusception in children: current concepts in diagnosis and enema reduction. *Radiographics*, v. 19, p. 299-319, 1999.

DIFIORE, J. W. Intussusception. *Sem. Pediatr. Surg.*, v. 8, p. 214-220, 1999.

DOODY, D. P. Intussusception. In: OLDHAM, K. T.; COLOMBANI, P. M.; FOGLIA, R. P. *Surgery of Infants and Children – Scientific Principles and Practice.* Philadelphia: Lippincott-Raven, 1997. p. 1241-1248.

SARIN, Y. K.; RAO, J. S.; STEPHEN, E. Ultrasound guided water enema for hydrostatic reduction of childhood intussusception – a preliminary experience. *Ind. J. Radiol. Imag.*, v. 9, p. 59-63, 1999.

SHIELS, W. E.; KIRKS, D. R.; KELLER, G. L. et al. Colonic perforation by air and liquid enemas: comparison study in young pigs. *AJR*, v. 160, p. 931-935, 1993.

CAPÍTULO 88

Obstrução Intestinal por Bolo de Áscaris

João Carlos Ketzer de Souza

CONCEITO

Obstrução no nível do intestino delgado causada pela infestação maciça de *Ascaris lumbricoides* e sua tendência em formar novelos.

Ascaris lumbricoides é um nematelminto que parasita o ser humano (o mais prevalente helminto humano), localiza-se no jejuno (principalmente jejuno proximal), podendo também ser encontrado no íleo e raramente no duodeno. É um parasita intestinal, comum nas regiões tropicais, subtropicais e temperadas.

A infestação ocorre pela ingestão de alimentos contaminados com ovos embrionados.

O bolo de áscaris aparece quando existe uma superpopulação deles no lúmen intestinal.

EPIDEMIOLOGIA

- Ascaridíase afeta aproximadamente 1/5 (25%) da população mundial.
- Predomina em climas quentes, úmidos e em populações em que o saneamento e a higiene pessoal são pobres. A sua prevalência é proporcional à densidade da população humana, ao nível de saneamento, ao desenvolvimento da agricultura, às condições geoclimáticas e aos hábitos dietéticos.
- Pico de freqüência: um a seis anos de idade.
- Sem predisposição sexual.
- O hábitat natural do verme é o intestino delgado (90% no jejuno).
- A maioria dos vermes fica imóvel, alimentando-se do suco entérico, não sendo deslocada pelo peristaltismo. O áscaris defende-se do peristaltismo intestinal com esforços musculares. Em fezes já formadas (no cólon), misturam-se com as fezes sólidas e, não conseguindo deglutir o conteúdo sólido, morrem e seus corpos se desintegram ou são facilmente expulsos pela defecação.
- Complicações da infestação por áscaris: intestinais (60%), biliares (40%), pancreatite (4%). Essas complicações devem-se à tendência de explorar orifícios, ductos, cavidades e formar novelos.
- Quinze por cento das obstruções por bolo de áscaris podem necessitar de cirurgia de urgência.

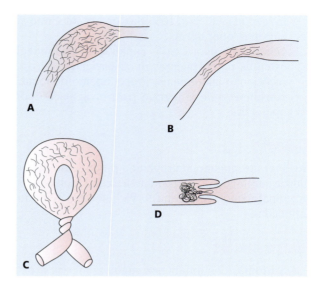

Figura 88.1 – Causas de obstrução por novelo de áscaris. (*A*) Obturação pelo novelo. (*B*) Contração espasmódica da alça com novelo. (*C*) Volvo. (*D*) Invaginação intestinal desencadeada pelo novelo.

CAUSAS DE OBSTRUÇÃO INTESTINAL (Fig. 88.1)

- Obturação do lúmen intestinal por bolo de áscaris (mecanismo usual).
- Contração intestinal espasmódica pela presença de bolo (mecanismo discutível).
- Volvo.
- Invaginação intestinal.

CLASSIFICAÇÃO DA OBSTRUÇÃO INTESTINAL POR BOLO DE ÁSCARIS (CLÁSSICA)

- Subaguda (85%): bom estado geral, leve hipertermia ou afebril, hidratação satisfatória, leve ou moderada distensão abdominal, mínima sensibilidade abdominal sem localização e radiografia de abdome demonstrando obstrução intestinal parcial.
- Aguda ou complicada (15%): febre alta, abdome distendido, dor abdominal considerável localizada ou sinais de peritonite generalizada e radiografia de abdome demonstrando distensão de inúmeras alças de intestino delgado.

Nota: A distinção clínica entre obstrução subaguda e complicada pode ser difícil e confusa. Nesses casos, recomenda-se rigorosa observação clínica.

QUADRO CLÍNICO

- História prévia de eliminação oral ou anal de vermes (55%), presença de vermes nas fezes.
- Dor abdominal em cólica, em quase 100% dos casos.

- Vômitos (90%), inicialmente reflexos (podendo conter áscaris), tornando-se, com a evolução do quadro, biliosos ou fecalóides.
- Massa abdominal palpável em 70% dos casos (sensação palpatória de massa de vidraceiro). A massa tende a mudar de posição e tamanho em exames clínicos repetidos e é mais freqüente na região média do abdome. Pode ser múltipla.
- Distensão abdominal.
- Febre.
- Constipação.
- Sinais de irritação peritoneal nos casos com peritonite.

EXAMES POR IMAGEM

- Radiografia de abdome: sinais radiológicos de obstrução intestinal, imagens de novelo com aspecto de miolo de pão ou redemoinho (Figs. 88.2 a 88.4).
- Ultra-sonografia de abdome: intestino dilatado, paredes espessadas e massa constituída por áscaris. Os áscaris apresentam-se como estruturas ecogênicas encurvadas sem sombra acústica, com mobilidade ativa e tubo central anecóico (tubo digestivo do verme).

TRATAMENTO

- Obstrução intestinal não-complicada.
  - Nada via oral.
  - Sonda nasogástrica.
  - Reposição hidroeletrolítica.
  - Antiespasmódicos (hioscina 0,3 a 0,6mg/kg de peso/dia. Não ultrapassar a dose máxima diária de 1,5mg/kg de peso).
  - Enema intestinal uma vez/dia (para retirar áscaris que se encontram no cólon).
  - Controle clínico rigoroso em unidade de médio risco, observando-se rigorosamente o aparecimento de piora do estado geral (criança mais tóxica e com hipertermia); sinais de irritação peritoneal (piora da sensibilidade e defesa de parede abdominal); piora dos sinais vitais e progressão dos sinais radiológicos de obstrução intestinal. Em média há melhora dos sintomas em quatro dias.

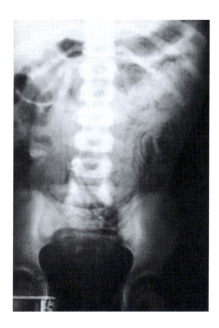

Figura 88.3 – Radiografia de abdome mostrando imagens de redemoinho sugestivas de infestação maciça por áscaris.

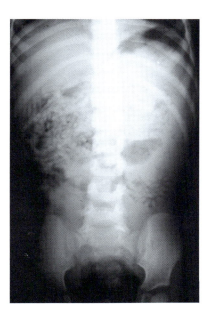

Figura 88.2 – Radiografia de abdome mostrando imagens de miolo de pão localizadas principalmente no hemiabdome direito.

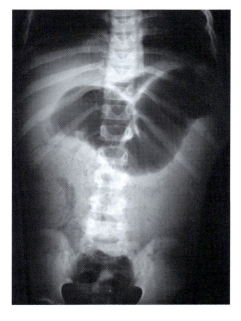

Figura 88.4 – Radiografia de abdome mostrando infestação e impactação maciça de áscaris em alças de intestino delgado.

É importante a descompressão intestinal e nada por via oral com o objetivo de privar os vermes de alimentos.

– O uso de óleo mineral (Nujol®) é controverso. Atualmente não o temos utilizado. Parece estar indicado somente a casos de difícil resolução. Tem a vantagem de facilitar a dissolução do novelo de áscaris, mas oferece risco de vômitos com aspiração, levando a um quadro grave de pneumonia lipídica. Dose: 30mL, de 4 em 4h por sonda nasogástrica, fechando-a por 1h após cada dose, com o paciente em decúbito lateral direito elevado. Usar até que desapareçam os sinais de suboclusão intestinal e a massa abdominal.

– Vermífugos.

Não dar vermífugo até que a obstrução se desfaça (até a massa desaparecer) e os sintomas diminuam.

Vermífugos utilizados:

- Piperazina: tem ação tópica sobre os vermes. Não é absorvida. Ação: nos músculos lisos dos áscaris, causando despolarização e paralisia flácida. Dose: 100mg/kg em dose única ou 75mg/kg/dia por dois dias. Não ultrapassar 3g/dia. Usar somente após estar desfeita a obstrução. Repetir o tratamento três semanas depois.
- Mebendazol: também tem ação tópica. Talvez algo (10% encontrados na urina em 48h) seja absorvido. Ação: causa depleção do glicogênio ao bloquear a captação de glicose pelos vermes. Dose: 100mg, duas vezes/dia por três dias.
- Pamoato de pirantel: pobremente absorvido. Ação: na despolarização neuromuscular causando paralisia espástica do verme. Dose: 11mg/kg, dose única, não ultrapassando 1g.

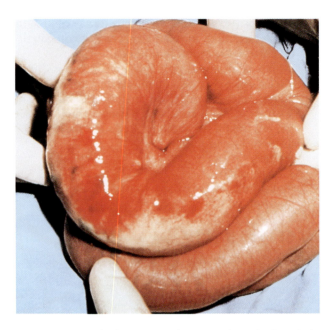

Figura 88.6 – Achado cirúrgico de necrose intestinal por bolo de áscaris.

- Levamisol: totalmente absorvido. Extensamente metabolizado no fígado. Ação: inibe a enzima fumarato redutase da musculatura lisa do áscaris. Dose simples de 50 a 150mg elimina 90 a 100% dos parasitas.
- Albendazol: mecanismo de ação igual ao do mebendazol. Mínima absorção com eficácia superior a 90%. Dose única de 400mg.

Indicações Cirúrgicas

- Falha no tratamento conservador (obstrução intestinal simples não se desfaz) (Fig. 88.5).
- Obstrução intestinal complicada por peritonite e/ou perfuração (Figs. 88.6 a 88.8).
- Dúvida diagnóstica.

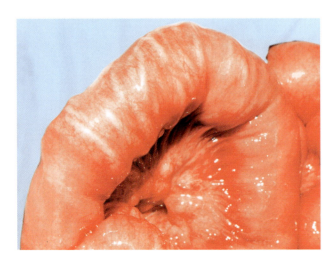

Figura 88.5 – Achado cirúrgico mostrando novelo de áscaris dentro de alças de delgado.

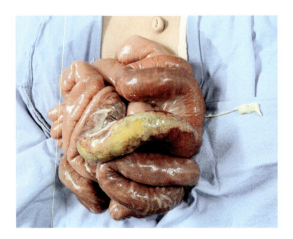

Figura 88.7 – Necrose e peritonite causadas por bolo de áscaris.

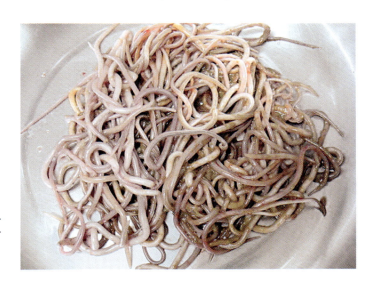

Figura 88.8 – Cuba cirúrgica mostrando um grande número de áscaris retirados do lúmen em segmento intestinal com necrose.

Tratamento Cirúrgico

- Via de acesso: laparotomia transversa supraumbilical direita.
- Com intestino viável: bolo é fragmentado e áscaris deslocados, por manobras de ordenha, para dentro do ceco, onde perdem sua potencialidade.
- Com intestino não-viável: ressecção intestinal, deixando margens intestinais viáveis seguras para anastomose primária término-terminal (risco de deiscência pelo processo inflamatório no sítio da impactação) ou enterostomia. Indica-se enterostomia a crianças com mau estado geral, instabilidade hemodinâmica e peritonite grave. Deslocar todos os áscaris para o cólon ou retirá-los para o exterior pelas áreas ressecadas.

BIBLIOGRAFIA RECOMENDADA

COLE, G. J. Surgical manifestations of ascaris lumbricoides in the intestine. *Br. J. Surg.*, v. 52, p. 444-447, 1965.

LOUW, J. H. Abdominal complications of ascaris lumbricoides infestation in children. *Br. J. Surg.*, v. 53, p. 510-521, 1966.

RODE, H.; CULLIS, S.; MILLAR, A. et al. Abdominal complications of ascaris lumbricoides in children. *Pediatr. Surg. Int.*, v. 5, p. 397-401, 1990.

CAPÍTULO 89

Ascite Neonatal

João Carlos Ketzer de Souza

CONCEITO

Excesso de líquido livre na cavidade peritoneal, independentemente da origem ou composição (urina, sangue, pus, bile, mecônio ou quilo).

DIAGNÓSTICO DIFERENCIAL

- Causas cirúrgicas: grandes cistos de ovário, pseudocisto meconial, cisto de omento.
- Causas clínicas principais: hepáticas, talassemia, deficiência de α_1-antitripsina e incompatibilidade do fator Rh.

INVESTIGAÇÃO DIAGNÓSTICA

- Sinais de irritação peritoneal sugerem infecção do líquido ascítico.
- Disfunção respiratória é causada pela elevação da cúpula diafragmática em ascites volumosas.
- Exame abdominal geral: distensão com flancos proeminentes, dilatação dos vasos da parede abdominal e, freqüentemente, hérnia umbilical.
- Exame físico da ascite.
  - Inspeção do recém-nascido em decúbito dorsal: ventre de batráquio (alargado nos flancos e achatado centralmente).

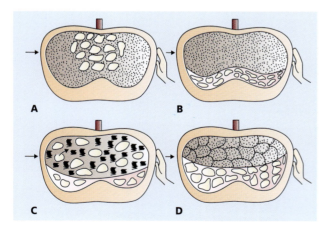

Figura 89.1 – Sinal do piparote. (*A*) Ascite. (*B*) Cisto único. (*C*) Pseudocisto meconial. (*D*) Cisto de omento multiloculado. A ascite e o cisto único costumam apresentar onda ascítica. O pseudocisto meconial e o cisto de omento multilocular não costumam apresentar onda ascítica.

- Sinal da onda ascítica (sinal do piparote): enquanto o ajudante coloca firmemente o bordo cubital da mão no centro do abdome, para eliminar o impulso transmitido pela parede abdominal, o examinador percute com um piparote num dos flancos e com a outra mão, colocada no outro flanco do abdome, tenta perceber a ondulação provocada (Fig. 89.1). O frêmito líquido (ou onda vibratória) está presente em qualquer cavidade cheia de líquido. Por isso, muitas vezes é difícil ou impossível distinguir líquido livre de encistado pelo sinal da onda ascítica. Para permitir a transmissão de uma onda vibratória longitudinal, o líquido deve ser bem fluido, de pouca densidade e, se encistado, o cisto deve ser uniloculado ou pauciloculado. Portanto, os líquidos viscosos (como sangue, pus, pseudocisto meconial) e cistos com múltiplos lóculos (como cisto de omento multiloculado) não apresentam ondulação.
  Cistos grandes de ovário, cistos uniloculares ou pauciloculares de omento e ascite de causa urinária, biliar, quilosa podem apresentar onda ascítica.
  Cistos de omentos multiloculares costumam ser flácidos, moles, flutuantes, pois possuem cápsula tênue e o tecido circunjacente é frouxo (epíplon).
- Percussão da ascite: pesquisa-se com percussão de toda a cavidade abdominal.
  Habitualmente, o limite superior da macicez com o timpanismo abdominal segue uma linha curva de concavidade para cima.
  Em ascites volumosas e grandes cistos ocupando quase toda a cavidade abdominal, a percussão é maciça difusamente (Fig. 89.2).
- Pesquisa da macicez móvel: indicada quando a quantidade de líquido for relativamente pequena. Se o paciente mudar de posição (decúbito lateral), a macicez também mudará para as zonas de maior declive (Fig. 89.3). Coloca-se o bebê sobre seu lado esquerdo. Espera-se 1min para permitir que o líquido se acumule mais embaixo pela gravidade (zona de maior declive). Inicia-se a percussão desde o lado direito até o esquerdo, anotando e marcando sobre a parede abdominal onde a área ressonante fica maciça. Depois, repete-se o procedimento em decúbito lateral direito e após um intervalo (se existir macicez móvel) a área maciça ficará ressonante e vice-versa. Macicez móvel corresponde a uma área maciça que se move ou muda de forma, quando o paciente muda de posição.
  Em cistos grandes de ovário e pseudocisto meconial existe uma zona de sonoridade nas porções em declive ou posteriores, regiões lombares e hipocôndrios. Essa macicez não muda

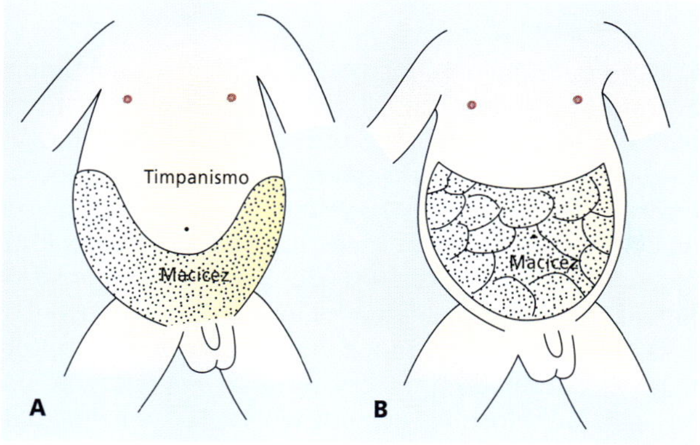

Figura 89.2 – Percussão da ascite. (*A*) Mostra uma linha curva de concavidade para cima. (*B*) Em grandes cistos multiloculares, a concavidade é maciça difusamente.

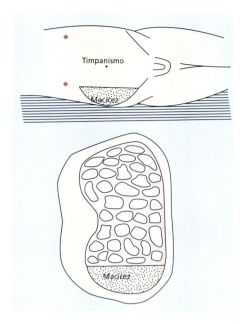

Figura 89.3 – Pesquisa da macicez móvel com a mudança de posição do paciente.

sensivelmente pelas diversas posições do paciente, pois costuma ser fixas.
Em cisto de omento ela acompanha o movimento do paciente, recobrindo as alças.
- Paracentese com análise do fluido ascítico.
  - Análise macroscópica: determinar o aspecto do líquido [mecônio, quilo, sangue, bile, pus, amarelo-citrino (urina, quilo, ou causa clínica)].
  - Análise microscópica (bioquímica e bacteriológica): amilase, bilirrubinas, triglicerídeos, colesterol, lipídeos totais, proteínas, albumina, uréia, creatinina, contagem de eritrócitos e leucócitos, pH, Gram, cultura de bactérias, fungos, vírus, bacilo álcool-ácido resistente (BAAR) e citológico.
- Radiologia de abdome: aumento da opacidade abdominal, abaulamento dos flancos, separação das alças intestinais, obliteração da linha do psoas, posicionamento central dos intestinos (aumenta a distância da parede abdominal até as alças), deslocamento medial do fígado. Na tomada lateral com raios horizontais, o ar das alças intestinais aparece ventralmente.
- Ultra-sonografia abdominal: é o método atual mais adequado no diagnóstico diferencial entre ascite, massa cística e fluido loculado, assim como para identificar a doença primária. Demonstra líquido livre na cavidade abdominal. Pequenas quantidades de líquidos podem ser detectadas na fossa hepatorrenal ou esplenorrenal e pelve. Mudanças de posição do paciente podem ajudar no diagnóstico diferencial entre coleções livres e loculadas.

ASCITE URINÁRIA

Conceito

Ascite causada, na maioria dos casos, por obstrução do trato urinário inferior levando à perfuração da pelve renal dilatada ou transudação pelo sistema coletor superior (fórnix dos cálices renais).

Etiologia

As principais causas se devem à obstrução do trato urinário inferior (70%).

- Causas de obstrução do trato urinário inferior: válvula de uretra posterior (mais freqüente), ureterocele, estenose ou atresia uretral, ruptura de bexiga (divertículo de bexiga), bexiga neurogênica, obstrução do colo vesical (Fig. 89.4).
- Causa mais rara: obstrução do trato urinário superior (junção ureteropélvica).
- Em 1/4 dos casos pode não ser encontrada a perfuração (ocorre por transudação).

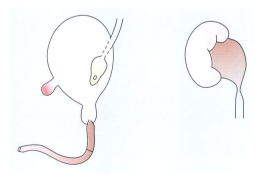

Figura 89.4 – Causas principais de ascite urinária: ureterocele, válvula de uretra posterior, estenose e atresia de uretra e obstrução da junção ureteropélvica.

490 ■ *Trato Gastrointestinal*

SEÇÃO 9

Quadro Clínico

- Causa mais comum de ascite neonatal.
- Predisposição sexual: 6 a 7M:1F.
- Presente ao nascimento: 1/4 dos casos.
- Freqüente em prematuros.
- Distocia.
- Vômitos, diarréia.
- Distensão abdominal progressiva.
- Freqüentemente apresenta rins palpáveis.
- Piora do estado geral.
- Pode haver disfunção respiratória progressiva e acidose (por absorção de urina da cavidade abdominal).
- Aumento escrotal pela persistência do conduto peritoneovaginal.

Investigação Diagnóstica

- História e exame físico.
- Laboratorial: creatinina e uréia costumam estar elevadas, hiponatremia, hipercalemia.
- Paracentese abdominal: fluido amarelo-palha e citrino. As dosagens da uréia e creatinina podem estar mais elevadas na ascite do que no sangue e menos elevadas em relação à urina. As taxas de proteínas podem estar mais elevadas na ascite do que na urina. Porém, as trocas entre o fluido ascítico e o plasma ocorrem tão rapidamente que a composição do fluido, à análise bioquímica, não é de grande valor diagnóstico. O peritônio age como uma membrana dialisadora, mantendo o equilíbrio entre as dosagens séricas e peritoneais.
- Investigação do trato urinário para determinar se existem refluxo vesicoureteral, obstrução ao fluxo urinário e o local do vazamento. Os exames mais solicitados são: uretrocistografia miccional (demonstra refluxo, válvula), urografia excretória (valor limitado no RN pela função glomerular imatura), cintilografia renal (para localizar a perfuração e analisar funcionalmente o RN; também de valor limitado pelos rins imaturos), ultra-sonografia abdominal (excelente para mostrar a doença primária), cistoscopia para diagnóstico e tratamento (ablação da válvula).

Tratamento

Correção dos déficits hidroeletrolíticos e metabólicos + antibióticos + descompressão do trato urinário + correção da causa primária. Cada doença terá seu tratamento específico. Não é necessário reparo da perfuração, pois cicatriza rapidamente após descompressão adequada do trato urinário.

ASCITE QUILOSA
Conceito

Ascite causada por vazamento de fluido linfático oriundo de gânglios linfáticos mesentéricos, lombares, cisterna do quilo ou ducto linfático abdominal inferior.

Anatomia

O sistema linfático é uma rota acessória pela qual fluidos e proteínas podem retornar dos espaços intersticiais para o sistema vascular. São essenciais para remoção de *debris* e bactérias do interstício. A linfa da porção inferior do corpo drena no ducto torácico, que nasce da cisterna do quilo. Troncos linfáticos verticais lombares ascendentes, formados pela coalescência dos vasos linfáticos ilíacos comuns, da genitália e de órgãos pélvicos e vasos linfáticos oriundos do intestino e fígado, formam a cisterna do quilo (cisterna de Pecquet). A cisterna do quilo localiza-se entre a aorta (póstero-medial) e a veia cava inferior, atrás do pilar diafragmático esquerdo, anteriormente aos corpos da primeira e segunda vértebra lombar, no nível das artérias renais. A cisterna do quilo verdadeira pode estar ausente em alguns casos, sendo substituída pelo plexo linfático retroperitoneal.

Etiologia

- Malformações congênitas dos canais linfáticos (45 a 60%). Causas: atresia ou estenose de canais linfáticos junto ao mesentério ou da cisterna do quilo, cisto mesentérico ou linfangiomatose generalizada. Podem fazer parte de síndromes em que há displasia linfática generalizada primária, como as síndromes Klippel-Trenaunay e das unhas amarelas. A síndrome das unhas amarelas se manifesta por linfedema da extremidade inferior, ascite quilosa e/ou quilotórax e coloração amarelada associada à distrofia das unhas. A síndrome Klippel-Trenaunay é caracterizada por malformações hipoplásicas venosas e linfáticas que se manifestam por linfedema da extremidade inferior e, muitas vezes, por ascite quilosa.
- Compressão externa dos linfáticos (25 a 30%). Causas: invaginação intestinal, má rotação, hérnia encarcerada, tuberculose e lesões inflamatórias.
- Trauma (15 a 20%).

Anomalias Congênitas Associadas

Principais: quilotórax, linfedema, linfangiectasia pulmonar, cisto de omento e mesentério, linfangiectasia intestinal, má rotação, peritonite meconial, síndrome de Down.

Quadro Clínico

- Predisposição sexual: 2M:1F.
- Raramente presente ao nascimento.
- Distensão abdominal progressiva.
- Edema escrotal e periférico (linfedema das extremidades pode aparecer em 10% dos casos).
- Disfunção respiratória.

Investigação Diagnóstica

- História e exame físico.

Ascite Neonatal ■ 491

- Paracentese abdominal: líquido de aspecto leitoso (se já iniciou alimentação enteral contendo lipídeo) ou amarelo-claro. Características do líquido: densidade entre 1.010 e 1.021, proteínas = metade das séricas, lipídeos > 1.000mg/100mL, contagem celular com predominância de linfócitos (70 a 90%), triglicerídeos elevados (geralmente > 110mg/dL), pH alcalino.
- Radiografia contrastada do trato digestivo superior para afastar má rotação.
- Cintilografia linfóide (linfocintilografia) com albumina humana sérica marcada com tecnécio (HSA-^{99m}Tc): mostra vazamento do radioisótopo na cavidade. Difícil demonstrar o ponto exato do vazamento.

Tratamento

- Tratamento clínico em 2/3 dos casos é suficiente.
- Riscos da doença: desnutrição, perda de peso e hipoproteinemia.
- Dieta pobre em gorduras e com triglicerídeos de cadeia média, rica em proteínas, com ou sem paracenteses repetidas, reposição de plasma.
  A restrição de triglicerídeos de cadeia longa evita sua conversão em monoglicerídeos e ácidos graxos livres, que são transportados como quilomícrons até os ductos linfáticos intestinais. Os triglicerídeos de cadeia média (TCM) são absorvidos diretamente nas células intestinais e transportados como ácidos graxos livres e glicerol, através da veia porta, diretamente ao fígado. O uso de dieta pobre em gorduras e com TCM reduz produção e fluxo de quilo.
- NPO (*nil per os*, nada via oral) + NPT (nutrição parenteral total): se há perda calórica com diminuição de peso ou tratamento dietético sem melhora em duas semanas (mantém o trato gastrointestinal em repouso, evitando deficiências nutritivas).
- Usar somatostatina ou análogos (ver Cap. 42, sobre quilotórax). Seus efeitos descritos são diminuição da absorção intestinal das gorduras, da concentração de triglicerídeos no ducto torácico, do fluxo linfático, das secreções gástrica, pancreática e intestinal, inibição da atividade motora intestinal, diminuição do processo de absorção intestinal e do fluxo sangüíneo esplâncnico.
- Tratamento cirúrgico.
  - Causas cirúrgicas: má rotação, cisto mesentérico, invaginação intestinal ou hérnia encarcerada. Tratar a causa específica.
  - Indicação de laparotomia com ligadura múltipla do vazamento: persistência de ascite quatro a seis semanas depois de tratamento clínico ou reacúmulo após iniciar dieta regular.
    O paciente deve receber dieta rica em gordura até 4h antes do procedimento cirúrgico para facilitar a identificação da lesão. Os locais mais comuns de vazamento linfático estão na base dos vasos mesentéricos superiores (mais freqüente), em retroperitônio e junto ao mesentério. Muitas vezes é necessária a mobilização de cólon, duodeno e cabeça do pâncreas para se ter acesso à origem dos vasos mesentéricos. O sítio do vazamento deve ser diretamente suturado ou, se a fístula não for identificada, todo tecido retroaórtico suturado de forma não-seletiva. Pode-se utilizar cola de fibrina para reforçar a sutura.
  - Muitas vezes pode ser difícil identificar o local do vazamento durante o procedimento cirúrgico. Têm-se proposto a administração de corante lipofílico VO e subcutânea (Sudan III) e/ou alimentação rica em gordura pré-operatoriamente (2 a 4h), identificação do vazamento por laparoscopia (permite imagem magnificada da cavidade) e ligadura do ducto linfático.
  - *Shunt* peritoneovenoso (Le Veen-Denver): quando não se encontrar o sítio do vazamento, se houver recorrência do vazamento ou se existir linfangiomatose difusa.

ASCITE PURULENTA

Conceito

Ascite causada por uma infinidade de processos infecciosos, quase sempre relacionados à perfuração intestinal.

Etiologia

Causas mais freqüentes: enterocolite necrosante, trauma com perfuração, perfuração proximal à obstrução distal (principais: atresia e doença de Hirschsprung), peritonite meconial infectada, perfuração idiopática.

Quadro Clínico

- Poliidrâmnio.
- Prematuridade freqüente.
- Vômitos biliosos.
- Distensão abdominal.
- Constipação.
- Febre
- Mal-estar geral.
- Disfunção respiratória.
- Celulite de parede abdominal.
- Aumento de volume, edema e hiperemia da bolsa escrotal.

Investigação Diagnóstica

- História e exame físico.
- Radiografia de abdome.
- Ultra-sonografia abdominal.

492 ■ *Trato Gastrointestinal*

Tratamento

Laparotomia com lavagem exaustiva da cavidade abdominal e enterostomia.

ASCITE MECONIAL

Ascite originada por peritonite química não-bacteriana causada por lesões obstrutivas ou malformações do trato digestivo, ocasionando perfuração intestinal intra-uterina. Ver Capítulo 73, sobre peritonite meconial.

ASCITE BILIAR

Ver Capítulo 100, sobre perfuração espontânea de via biliar extra-hepática.

ASCITE POR HEMOPERITÔNIO

Ascite causada por lesão traumática de vísceras maciças durante o parto.

Vísceras mais lesadas, em ordem decrescente de freqüência: fígado, baço, supra-renal.

Quadro Clínico

- Fatores predisponentes: prematuros, bebês grandes, partos difíceis e prolongados, suscetibilidade em casos de hipóxia, congestão e coagulação deficiente.
- Distensão abdominal.
- Palidez súbita.
- Hipotensão.
- Hematoma escrotal pela passagem de sangue por processo vaginal persistente.

- Abdome e/ou umbigo (sinal de Cullen) com aspecto azulado.

Investigação Diagnóstica

- História e exame físico.
- Radiografia de abdome.
- Paracentese abdominal com saída de sangue não-coagulável.

Tratamento

- Corrigir defeitos de coagulação.
- Correção dos déficits de sangue e plasma.
- Laparotomia com tratamento da lesão específica.

BIBLIOGRAFIA RECOMENDADA

CÁRDENAS, A.; CHOPRA, S. Chylous ascites. *Am. J. Gastroenterol.*, v. 97, n. 8, p. 1896-1900, 2002.

CONNOR, J. P.; HENSLE, T. W.; BERDON, W.; BURBIGE, K. A. Contained neonatal urinoma: management and functional results. *J. Urol.*, v. 140, p. 1319-1322, 1988.

GYVES-RAY, K.; HERNANDEZ, R. J.; HILLEMEIER, A. C. Pseudoascites: unusual presentation of omental cyst. *Pediatr. Radiol.*, v. 20, p. 560-561, 1990.

LEIBOVITCH, I.; MOR, Y.; GOLOMB, J.; RAMON, J. The diagnosis and management of postoperative chylous ascites. *J. Urol.*, v. 167, p. 449-457, 2002.

MACHMOUCHI, M.; AMIN, A.; LANJAOUI, I. et al. Congenital chylous ascites: report of four cases and review of the literature. *Ann. Saudi. Med.*, v. 20, n. 5-6, p. 436-439, 2000.

MITSUNAGA, T.; YOSHIDA, H. et al. Successful surgical treatment of two cases of congenital chylous ascites. *J. Pediatr. Surg.*, v. 36, n. 11, p. 1717-1719, 2001.

REDMAN, J. F.; SEIBERT, J. J.; ARNOLD, W. Urinary ascitis in children owing to extravasation of urine from the bladder. *J. Urol.*, v. 122, p. 409-411, 1979.

CAPÍTULO 90

Cisto de Mesentério e de Omento

João Carlos Ketzer de Souza

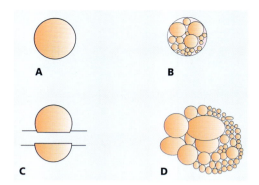

Figura 90.1 – Cisto de mesentério. (*A*) Cisto unilocular. (*B*) Cisto multilocular. (*C*) Forma em halteres. (*D*) Forma multilocular difusa.

CONCEITO

Cistos benignos congênitos de desenvolvimento do sistema linfático, uni ou multiloculares, localizados junto ao bordo mesentérico, revestidos por endotélio, contendo fluido seroso ou quiloso em seu interior, limitados por estroma conjuntivo de espessura variável.

ETIOLOGIA

- Anomalia congênita de desenvolvimento dos sacos linfáticos retroperitoneais embrionários resultando em tecido linfático ectópico, sem comunicação com o sistema linfático central normal, ou
- Anomalia congênita de desenvolvimento com obstrução de canais linfáticos retroperitoneais e dilatação proximal. Improvável pela rica rede colateral existente.

EPIDEMIOLOGIA

- Prevalência: 1:20.000 hospitalizações pediátricas.
- Levemente mais freqüentes em meninas.
- Idade média de apresentação: 5 anos.
- Freqüência: 5 cistos mesentéricos:1 cisto de omento.
- Localizações mais freqüentes em ordem decrescente: mesentério (principalmente do íleo), mesocólon transverso, mesocólon do sigmóide e ceco, epíplon gastrocólico.

CLASSIFICAÇÃO

Variam desde cavidades de grandes dimensões até microcavidades que, associadas, formam o aspecto de esponja (Fig. 90.1).

- Forma unilocular ou simples.
- Forma multilocular.
- Forma em halteres (*dumbell*) com projeção para ambos os lados do mesentério.
- Essas três primeiras formas são consideradas cistos de mesentério propriamente ditos. Representam a forma localizada de linfangioma intra-abdominal.
- Forma multilocular difusa. É uma forma tipo pseudo-ascítica ocupando grande extensão da cavidade abdominal. Corresponde aos linfangiomas difusos de mesentério, retroperitônio, mesocólon transverso e a maioria dos cistos de omento.

CONTEÚDO DOS CISTOS

- Quiloso: mais encontrado em jejuno e íleo proximal, onde a drenagem linfática das gorduras é maior (50%) (Fig. 90.2).
- Seroso: cistos de íleo distal, mesocólon e omento (50%).
- Às vezes, em um mesmo linfangioma, podem ser encontradas áreas quilosas, serosas ou hemorrágicas.

QUADRO CLÍNICO

- Dor abdominal aguda ou crônica. A dor abdominal (aguda ou crônica) pode ser causada pelos seguintes mecanismos:
  – Tração e estiramento no nível do mesentério pelo peso do cisto.
  – Compressão extrínseca parcial ou completa de alça intestinal (obstrução intestinal).
  – Torção do pedículo (volvo).
  – Infecção do cisto.
  – Ruptura do cisto.
  – Hemorragia intracística com aumento de pressão interna.
  A localização da dor depende da localização do cisto. Na maioria é periumbilical, mas pode ser difusa contínua ou em cólicas.
- Distensão abdominal progressiva. Geralmente causada pelos cistos multiloculares difusos. São massas não tensas, de crescimento lento, indolores, paredes finas, difusas, que tendem a ocupar quase toda a cavidade abdominal, causando um abdome protuberante e sugerindo ascite (Fig. 90.3). Tendem a ocupar regiões mais dependentes da cavidade abdominal e se interpor entre as estruturas abdominais.

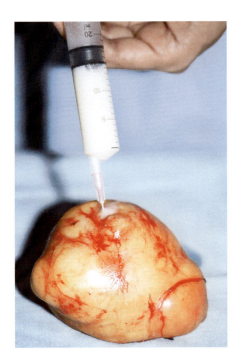

Figura 90.2 – Cisto de mesentério de conteúdo quiloso.

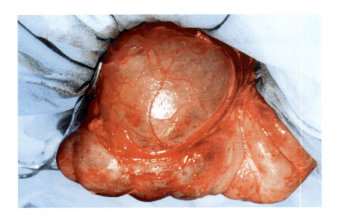

Figura 90.4 – Achado transoperatório de cisto de mesentério de superfície lisa, arredondada, localizado na fossa ilíaca direita e que tinha mobilidade transversa à palpação abdominal.

- Náuseas, vômitos, constipação, anorexia. Os vômitos podem ser reflexos por tração e estiramento, ou biliosos por obstrução intestinal mecânica.
- Massa abdominal. A palpação característica demonstra massa cística de superfície lisa, forma arredondada, compressível, indolor, localizada geralmente em fossa ilíaca direita (junto ao íleo), com mobilidade transversa, mas não no sentido longitudinal (sentido craniocaudal, ou seja, junto à linha de inserção do mesentério) (Fig. 90.4). Os cistos localizados de omento são móveis em todas as direções.
- Retardo de crescimento. Principalmente causado por obstrução intestinal parcial, originando anorexia, vômitos intermitentes e perda de proteínas.
- Anemia.
- Febre.

Não existe sintomatologia típica e a apresentação clínica pode ser aguda ou crônica.

FORMAS CLÍNICAS

As formas de apresentação vão depender de tipo, tamanho, localização do cisto e complicações: hemorragia, torção, infecção, ruptura e compressão de estruturas adjacentes.

- Forma tumoral.
- Abdome agudo cirúrgico (inflamatório ou obstrutivo).
- Dor abdominal crônica.
- Forma pseudo-ascítica (distensão abdominal progressiva).

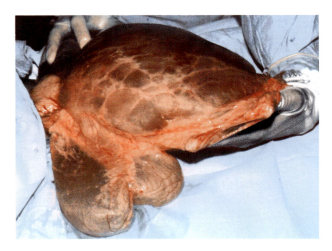

Figura 90.3 – Achado transoperatório de cisto de omento multilocular difuso de paredes finas e de forma pseudo-ascítica.

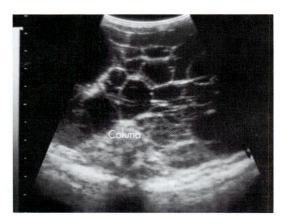

Figura 90.5 – Ultra-sonografia demonstrando massa cística multiloculada com septações internas finas.

INVESTIGAÇÃO DIAGNÓSTICA

- História e exame físico.
- Radiografia de abdome: cistos flutuantes e flácidos podem ser interpretados como ascite (cistos de omento, difusos de mesentério e retroperitônio), principalmente se eles se interpõem entre a parede abdominal e intestino grosso, fígado e baço. Cistos localizados podem oferecer imagens homogêneas com efeito de massa líquida, deslocando as alças intestinais lateral ou anteriormente. Raras vezes podem ser observadas calcificações finas na parede do cisto.
- Ultra-sonografia abdominal: demonstra massa multiloculada cística ou, mais raramente, unilocular, com septações internas finas e independentes de fígado, baço e rins. Algumas vezes podem-se observar ecos internos oriundos de *debris*, hemorragia ou infecção (Fig. 90.5).

TRATAMENTO

- Preparo mecânico do cólon e antibióticos profiláticos de acordo com esquema do serviço.
- Cistos unilocular e multilocular sem comprometimento da vascularização do intestino correspondente: excisão completa do cisto sem ressecção intestinal.
- Cistos tipo halteres e os com comprometimento da vascularização do intestino correspondente: excisão completa do cisto com ressecção intestinal e anastomose intestinal primária (Fig. 90.6).

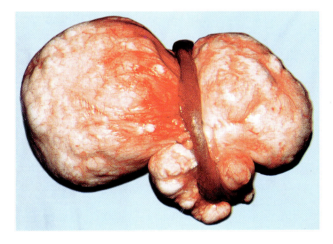

Figura 90.6 – Cisto de mesentério em forma de halteres. Peça cirúrgica pós-ressecção mostrando o segmento intestinal conjuntamente ressecado.

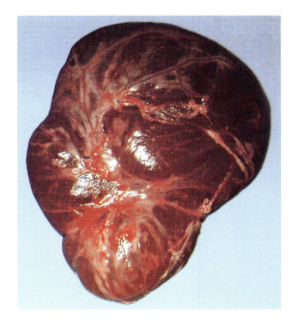

Figura 90.7 – Espécime cirúrgico de cisto de omento excisado completamente.

- Cistos difusos de mesentério e mesocólon: geralmente, excisão parcial dos cistos com aspiração dos cistos residuais irressecáveis, destelhamento e marsupialização interna para a cavidade peritoneal. O revestimento interno pode ser esclerosado com solução de glicose a 10%, eletrocautério ou tintura de iodo. Aproximadamente 10% dos pacientes necessitam dessa forma de tratamento cirúrgico.
- Cistos de omento: excisão completa dos cistos (Fig. 90.7).
- A taxa de recorrência varia de 0 a 13% nas diversas séries publicadas. A maioria das recorrências ocorre com cistos retroperitoneais e naqueles com excisão parcial.

BIBLIOGRAFIA RECOMENDADA

BLISS JR., D. P.; COFFIN, C. M.; BOWER, R. J. Mesenteric cysts in children. *Surgery*, v. 115, n. 5, p. 571-577, 1994.

CHUNG, M. A.; BRANDT, M. L.; ST-VIL, D. Mesenteric cysts in children. *J. Pediatr. Surg.*, v. 26, n. 11, p. 1306-1308, 1991.

DE PERROT, M.; BRUNDLER, M.; TOTSCH, M. et al. Mesenteric cysts. Toward less confusion. *Dig. Surg.*, v. 17, p. 323-328, 2000.

EGOZI, E. I.; RICKETTS, R. R. Mesenteric and omental cysts in children. *Am. Surg.*, v. 63, p. 287-290, 1997.

TAKKAL, M.; IONESCU, G. et al. A complication of mesenteric lymphangioma: case report and brief review of literature. *Acta Chir. Belg.*, v. 96, p. 130-132, 1996.

CAPÍTULO 91

Apendicite Aguda

João Carlos Ketzer de Souza

CONCEITO

Processo inflamatório do apêndice cecal caracterizado por obstrução do lúmen, aumento da produção de muco, proliferação de germes, isquemia, necrose e perfuração da parede.

FISIOPATOLOGIA

A obstrução do lúmen apendicular é o fator desencadeante da apendicite aguda (AA). Em 2/3 dos casos é causada por hiperplasia dos linfonodos submucosos do apêndice. Outras causas, em ordem decrescente de importância: coprólito (10%), corpo estranho, vermes e outros.

A obstrução do lúmen apendicular retém muco no lúmen distal à obstrução. O acúmulo progressivo de muco leva à distensão e ao aumento da pressão intraluminar. As bactérias presentes convertem o muco em pus, pois em uma cavidade fechada elas aumentam sua virulência e multiplicação e rapidamente penetram na parede apendicular já em sofrimento vascular. Surge edema da parede do apêndice (obstrução linfática e venosa). A pressão intraluminar ultrapassa a pressão capilar e surge hipóxia tecidual. As bactérias começam a penetrar na parede edematosa, inflamada e hipóxica, atravessando-a (diapedese de organismos). Aparece inflamação dos tecidos adjacentes. O omento e as alças de delgado mais próximas dirigem-se para a área inflamada. Com a progressão do processo, aparece necrose da parede apendicular, seguida por perfuração e peritonite generalizada (Fig. 91.1). Se houver bloqueio (processo fica contido pelo omento e pelas alças intestinais adjacentes), aparece massa periapendicular localizada (plastrão).

O curso natural da apendicite aguda é a progressão para perfuração. Com menos de 24h de evolução apresenta taxa de perfuração aproximada de 7%; entre 24 e 48h a taxa é de 38% e, acima de 48h, a perfuração atinge mais de 65% dos casos.

EPIDEMIOLOGIA

- Leve predominância no sexo masculino (3M:2F).
- Pico máximo de freqüência: ao redor dos 12 anos.
- É rara nos primeiros dois anos de vida, incomum antes dos cinco e raríssima em recém-nascido (doença de Hirschsprung, enterocolite necrosante).
- Prevalência: 0,2% das crianças.
- Taxa de AA complicada: 30 a 50%.
- Perfuração em apendicite neonatal: 95%.
- Freqüência de apendicite bloqueada: 2 a 7%.
- Taxa de morbidade: 10%.
- Taxa de mortalidade global: 0,1 a 1% (a taxa mais alta corresponde à AA avançada).

LOCALIZAÇÃO

- Retrocecal (intra ou retroperitoneal): 55 a 60%.
- Descendente ou subcecal: 2%.
- Pélvica: 35 a 40%.
- Mesocecal pós-ileal ou posterior: 1%.
- Pré-ileal ou anterior: 1%.
- Látero-cecal: 2%.
- Outros: quadrante inferior esquerdo, dentro de saco herniário, quadrante superior direito: 1%.

CLASSIFICAÇÃO

- AA flegmonosa ou edematosa: hiperemia e edema do apêndice.
- AA supurativa: apêndice e mesoapêndice são edematosos e com exsudato fibrino-purulento. Fluido peritoneal pode ser claro ou turvo.
- AA gangrenosa: existem supuração maior e áreas de gangrena na parede. Pode haver microperfurações.
- AA perfurada: há perfuração macroscópica do apêndice.
- AA bloqueada: perfuração apendicular sofre bloqueio das vísceras adjacentes.

As AA flegmonosas e supurativas são denominadas não-complicadas ou iniciais (este termo parece mais adequado) e as gangrenosas, perfuradas e bloqueadas são chamadas de complicadas ou avançadas (este termo parece mais adequado).

QUADRO CLÍNICO

O diagnóstico precoce é crítico, mas algumas vezes pode ser muito difícil. Isso se deve às diversas formas

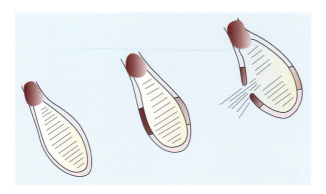

Figura 91.1 – Curso evolutivo de uma apendicite aguda, desde a obstrução do lúmen até necrose e perfuração do apêndice.

de apresentação da doença, à falta de um exame investigativo definitivo e à incapacidade da criança em verbalizar efetivamente suas queixas.

HISTÓRIA

- Dor abdominal (95 a 100%). É o principal e primeiro sintoma a se manifestar. A dor visceral é conduzida pelos nervos aferentes do sistema nervoso autônomo e tende a ser vaga, difícil de ser descrita e de localização central no abdome. A dor do peritônio parietal é conduzida pelos nervos aferentes somáticos (sistema nervoso central) e costuma ser precisamente descrita, localizando-se conforme o órgão de origem da dor.
  A dor inicial da apendicite aguda é visceral e deve-se à distensão do apêndice obstruído, sendo de localização mais imprecisa e vaga, nas regiões epigástrica e periumbilical.
  Quando começa a haver periviscerite (irritação causada por exsudato inflamatório sobre o peritônio parietal), a dor passa a ser conduzida pelos nervos aferentes do sistema nervoso central (SNC) e localiza-se na fossa ilíaca direita (FID) (Fig. 91.2). Essa dor passa a ser mais localizada, progressiva, contínua e intensa e a dor periumbilical é suprimida. Essa migração é encontrada em 50 a 60% dos casos.
  A dor da apendicite aguda pode ser aliviada imediatamente após a perfuração (alívio da pressão intraluminar), permanecendo menos intensa, até que a peritonite generalizada se estabeleça e a dor volte mais intensa e difusa.
  Dores atípicas podem ser causadas por localizações anômalas dos apêndices (retrocecal, dor lombar; pélvico, dor suprapúbica; quadrante superior direito, dor no hipocôndrio direito).
  A dor em apendicite retrocecal pode permanecer periumbilical ou vaga e imprecisa, não migrando para a FID, pois não ocorre irritação do peritônio parietal (no caso de apêndice retrocecal extraperitoneal).
- Vômitos (± 80%). O início, virtualmente, ocorre sempre após começar a dor.
  Primeiro são de origem reflexa, com conteúdo gástrico. Nos casos com peritonite, tornam-se biliosos pela estase intestinal do íleo paralítico ou por obstrução intestinal causada por aderências oriundas do apêndice inflamado.
- Anorexia (45 a 75%) e náuseas (35 a 90%). Sempre aparecem após a dor abdominal.
- Hábitos intestinais. Podem-se apresentar com fezes normais, constipação intestinal (5 a 25%) ou fezes diarréicas (5 a 15%).
  A diarréia surge quando o apêndice inflamado irrita o cólon (principalmente cólon sigmóide), como em apendicite pélvica, peritonite difusa e abscesso pericólico.
- Queixas urinárias. Um apêndice inflamado situado junto à bexiga pode causar urgência urinária, polaciúria e hematúria microscópica.

EXAME FÍSICO

Exame físico completo e cuidadoso é essencial para o diagnóstico precoce e exato.

Às vezes, são necessários observação ativa contínua e reexames clínicos em 4 a 6h.

- Observar atentamente o deambular da criança, como sobe os degraus da mesa de exame, escoliose, ausculta do tórax, exame da orofaringe e dos ouvidos e ferimentos existentes nos membros inferiores, principalmente o direito.
- Observar o tipo de respiração. Havendo peritonite, o tipo respiratório costal é o predominante.
- Observar o estado de hidratação e se há fáscies de dor.
- A posição passiva do membro inferior direito flexionado pode significar irritação do músculo psoas.
- Observar distensão abdominal em casos de apendicite com peritonite difusa.
- Auscultar o abdome antes da palpação abdominal. Ruídos hidroaéreos costumam ser normais ou levemente diminuídos em apendicite aguda inicial e diminuídos ou ausentes em peritonite.
- Febre. Temperatura > 38°C em somente 4% das crianças com duração dos sintomas < 24h; temperatura ≥ 38°C em 64% das crianças com duração dos sintomas entre 24 e 48h; temperatura > 39°C em 63% das crianças com duração dos sintomas > 48h.

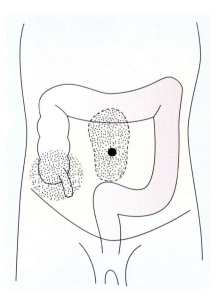

Figura 91.2 – Características da dor em apendicite aguda. Inicia-se na região periumbilical por distensão do apêndice obstruído, migrando para a fossa ilíaca direita quando começa a periviscerite por inflamação do peritônio parietal.

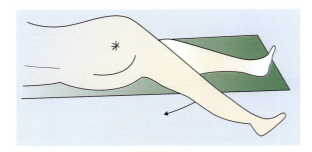

Figura 91.3 – Sinal do psoas. Dor à extensão passiva da coxa direita. O examinador deve estender a coxa direita do paciente enquanto aplica uma contra-resistência no quadril (marca).

- Palpação abdominal: os sinais clássicos encontrados procedem da parede anterior do abdome ou da palpação do apêndice inflamado.

Palpação Superficial

Pesquisa as modificações de tensão da parede abdominal, que é a resistência que a parede anterior oferece à palpação superficial.

- Defesa muscular voluntária aparece quando o paciente contrai espontaneamente a musculatura abdominal, em resposta à palpação. Ao realizar a flexão do joelho direito é impossível manter a musculatura contraída. Esta manobra costuma ser recomendada no exame do paciente com contração voluntária.
- Defesa muscular involuntária ou reflexa aparece quando existe espasmo ou hipertonia da musculatura abdominal sem relação com a vontade do paciente em contrair sua musculatura.

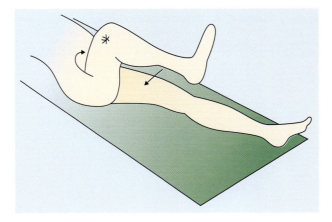

Figura 91.4 – Sinal do obturador. Com o paciente em decúbito dorsal e a coxa direita fletida, o examinador move a perna direita lateralmente enquanto aplica resistência na face lateral do joelho, resultando em rotação interna do fêmur.

- Defesa voluntária, na fase inicial da apendicite aguda e involuntária, com inflamação progressiva.

Palpação Profunda

A palpação profunda deve iniciar em um ponto diagonalmente oposto ao local da dor espontânea e localizar o ponto de dor mais intensa (clássico ponto de dor de McBurney).

- Sinal de Blumberg: dor à descompressão brusca da fossa ilíaca direita. Está presente em 35 a 65% dos casos.
- Sinal de Rovsing: a pressão contínua sobre o cólon descendente e transverso faz com que os gases intestinais distendam o cólon direito e o ceco, causando dor referida na fossa ilíaca direita. É observado em < 5% dos casos.
- Sinal do psoas (em apendicite retrocecal): nesse local, os nervos somáticos são ausentes ou escassos e a dor permanece vaga e difícil de localizar. Os sinais são obscuros, podendo apresentar contratura da musculatura posterior ou lateral. A dor costuma manifestar-se junto à espinha ilíaca ântero-superior. O psoas pode entrar em espasmo, produzindo dor e flexão da coxa para manter o músculo não-contraído (posição antálgica). Esses acontecimentos são mais intensos quando o apêndice, além de retrocecal, for extraperitoneal (posterior ao peritônio sem nenhuma serosa peritoneal recobrindo-o).

Técnica de exame: com o paciente em decúbito lateral esquerdo, pede-se para ele realizar uma hiperextensão da coxa direita, que será dolorosa, ou o examinador estende a coxa direita do paciente enquanto aplica uma contra-resistência no quadril direito (Fig. 91.3).

- Sinal do obturador (apendicite pélvica): dor abdominal vaga junto ao hipogástrio por inervação somática escassa. Pode localizar-se junto à bexiga ou ao sigmóide, causando sintomas urinários (polaciúria, disúria) ou sintomas cólicos (diarréia). Costumam provocar espasmo do músculo obturador e dor à flexão e rotação interna da articulação coxofemoral. Pesquisa-se pela rotação interna da coxa direita flexionada com o paciente em decúbito dorsal (Fig. 91.4).
- Palpação de plastrão apendicular: palpação de massa inflamatória dolorosa, fixa, com periapendicite plástica, localizada na fossa ilíaca direita e constituída por alças intestinais conglomeradas, apêndice inflamado, epíplon, fibrina e pus.
- Exame retal: dor ao toque retal em apenas 50% das crianças com apendicite aguda, mas também em 50% das crianças sem ela.

O seu valor diagnóstico tem sido questionado. É um achado inespecífico. Tem importância quando se palpa massa inflamatória dolorosa ou apên-

dice pélvico edemaciado e doloroso. Em apendicites clássicas oferece pouca ajuda. Para melhorar sua eficácia, deve ser adotada a posição de Sims (lateral) ou genupeitoral. A posição de litotomia (a mais utilizada) mantém o apêndice muito alto e inacessível ao toque retal.
- Sinal de Lenander: diferença axilorretal de temperatura tem algum valor diagnóstico acima de 1°C.

EXAMES LABORATORIAIS

- Hemograma: costuma ser influenciado por muitos fatores e não constitui um guia fidedigno para se chegar a um diagnóstico preciso. Porém, é um dado a mais a ser julgado e apreciado no diagnóstico diferencial. Costuma mostrar leucocitose (≥ 11.000 leucócitos/mm^3), desvio à esquerda ($\geq 10\%$ de bastonados) e eosinopenia. Aproximadamente 10% das crianças com apendicite aguda apresentam leucograma normal. Leucocitose é observada em 80% dos casos.
- Exame comum de urina: ajuda no diagnóstico diferencial entre pielonefrite. Não é raro encontrarem-se hemácias ou leucócitos em apendicites agudas com apêndice inflamado próximo ao ureter ou bexiga. Hematúria associada à proteinúria sugere glomerulonefrite, púrpura de Henoch-Schönlein, síndrome hemolítico-urêmica.

ESCORE PREDITIVO DE ALVARADO

O escore de Alvarado modificado para crianças para diagnóstico de apendicite aguda baseia-se em sintomas, sinais e exames de laboratório[1]; a pontuação entre 5 e 6 é compatível com AA; entre 7 e 8 relaciona-se com provável AA e entre 9 e 10 é considerada um indicador muito provável de AA (Tabela 91.1).

EXAMES POR IMAGEM

- Radiografia de tórax: exclui pneumonia (de base pulmonar) e derrame pleural.

TABELA 91.1 – Escore diagnóstico de Alvarado modificado para crianças

VARIÁVEIS	ESCORE
Sintomas	
Migração da dor	1
Anorexia	1
Náusea e vômitos	1
Sinais	
Dor no quadrante inferior direito	2
Dor à descompressão súbita ou dor à percussão/tosse/saltitar	2
Febre (> 37,5°C)	1
Laboratoriais	
Leucocitose (> 10.500 leucócitos/mm³)	1
Desvio para a esquerda (> 10%)	1

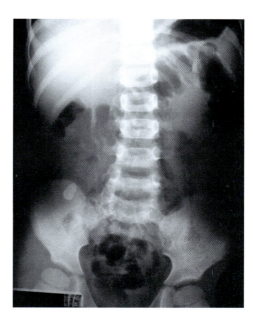

Figura 91.5 – Radiografia de abdome demonstrando coprólito em fossa ilíaca direita.

- Radiografia de abdome: demonstra diversos achados sugestivos, porém o único sinal patognomônico é a presença de coprólito (10%) (Fig. 91.5).
  - Sinais sugestivos: padrão gasoso anormal em FID, distensão de alças, irritação de alças de delgado, escoliose para a direita, líquido livre, massa no quadrante inferior direito (QID), borramento das linhas de gordura (psoas e parede abdominal), padrão obstrutivo intestinal.
- Ultra-sonografia abdominal com compressão gradual conforme descrito por Puylaert e/ou técnica não-compressiva descrita por Baldiserotto em que se investiga o apêndice em relação às suas possíveis localizações (retrocecal, através do flanco; pelve, através da região suprapúbica e quadrante inferior direito)[2]. A técnica com compressão gradual procura deslocar o conteúdo da fossa ilíaca direita (gás e fluido intestinal) e reduzir a distância entre o transdutor e o apêndice.

O apêndice normal pode ser visível pela técnica de compressão gradual em 10 a 50% das crianças. Ele costuma medir 6mm ou menos no seu maior diâmetro, é compressível e não mostra fluxo colorido no eco-Doppler.
  - Achados ultra-sonográficos de AA: estrutura tubular de fundo cego situada no quadrante inferior direito, não-compressível, aperistáltica no plano longitudinal, > 6mm de diâmetro, com lúmen anecóico circundado por mucosa ecogênica e zona de ecos diminuídos adjacentes ao ceco, ou identificação de fluido sugestivo de perfuração apendicular e/ou plastrão (Figs. 91.6 a 91.8). Coprólitos são vistos em até 30% dentro do apêndice ou nos tecidos moles

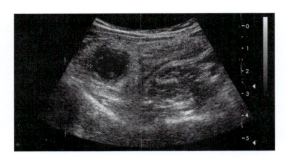

Figura 91.6 – Corte transversal de uma ultra-sonografia mostrando apêndice cecal edematoso e com maior diâmetro (1,67cm).

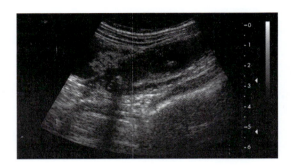

Figura 91.7 – Ultra-sonografia. Corte longitudinal mostrando estrutura tubular com fundo cego aumentada de diâmetro. Observar sombra acústica produzida por coprólito em seu interior.

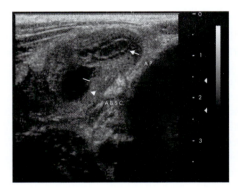

Figura 91.8 – Apêndice cecal com diâmetro maior e coleção líquida periapendicular.

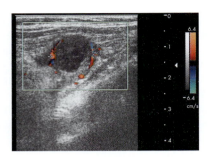

Figura 91.9 – Corte transversal de eco-Doppler. Observar fluxo vascular circunferencial na parede do apêndice inflamado e aumentado em diâmetro (1,36cm).

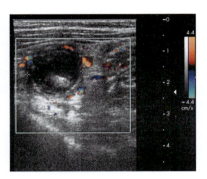

Figura 91.10 – Eco-Doppler. Apêndice cecal inflamado com diâmetro aproximado de 1,72cm. Vascularização da parede apendicular e coprólito com sombra acústica.

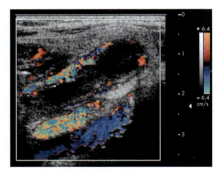

Figura 91.11 – Corte longitudinal de eco-Doppler. Estrutura tubular edematosa e com fundo cego. Observar vascularização na parede apendicular e no meso.

perientéricos adjacentes. Doppler colorido mostra maior fluxo periférico circunferencial na parede do apêndice, refletindo hiperperfusão inflamatória (Figs. 91.9 a 91.11).

Em apêndice perfurado, há aumento da ecogenicidade da gordura ao redor, ausência de mucosa ecogênica e presença de coleção fluida loculada. A gordura inflamada aparece como massa ecogênica, separando o intestino inflamado do intestino e outros órgãos adjacentes. Após a perfuração, o diagnóstico fica mais difícil porque o lúmen colapsa. Com gangrena da parede apendicular, o eco-Doppler mostra pouca ou nenhuma perfusão. Quando há perfuração, hiperemia será demonstrada nos tecidos moles periapendiculares e/ou dentro de um abscesso bem definido.

- Em geral, a ultra-sonografia mostra sensibilidade de 85 a 90%, especificidade de ± 95% e acurácia de ± 87%.

- – Causas de falso-negativos: obesidade, distensão gasosa acentuada, impossibilidade de compressão eficaz (dor provocada), posição retrocecal ou atípica, inexperiência do examinador (o exame é operador-dependente), apendicite aguda de ponta e perfuração recente.
  - – Causas de falso-positivos: íleo terminal ou outra alça pode, erroneamente, ser interpretado como apêndice inflamado, inflamação periapendicular provocada pela doença de Crohn, diverticulite de Meckel.
- ■ Tomografia computadorizada (TC) focada: muito utilizada nos Estados Unidos. Apresenta maior sensibilidade (± 96%) e especificidade (± 94%) quando usada com contraste intravenoso e/ou retal. Desvantagens: custo alto, exposição à radiação ionizante, risco em potencial de reação anafilactóide com contraste intravenoso e seu caráter invasivo. Consideramos seu uso rotineiro um exagero. Em casos duvidosos, as opções diagnósticas são repetir a ultra-sonografia, fazer tomografia limitada (focada no abdome inferior e na pelve) com contraste retal ou videolaparoscopia diagnóstica e terapêutica.

APENDICITE AGUDA NO PERÍODO NEONATAL E EM LACTENTES

Epidemiologia

- ■ Mais freqüente em meninos.
- ■ Mais comum em prematuros.
- ■ Doenças associadas: doença de Hirschsprung, síndrome da rolha meconial, enterocolite necrosante (ECN), gastroenterite. Essas condições agem causando obstrução ou elevação da pressão intraluminar.
- ■ Mais de 95% apresentam perfuração.
- ■ Freqüência: 0,2% das apendicites agudas em geral.
- ■ Morbidade: 50%; mortalidade: 5 a 9%.

Quadro Clínico

- ■ Dor abdominal difusa em lactentes (50 a 70%). Dor na FID em menos de 40% dos casos.
- ■ Irritabilidade (25%).
- ■ Vômitos (60%).
- ■ Distensão abdominal (60 a 90%) em recém-nascidos e 40% em lactentes.
- ■ Anorexia.
- ■ Febre.
- ■ Diarréia.
- ■ Massa palpável (30%).
- ■ Celulite de parede abdominal (15%).
- ■ *Rash* eritematoso da parede abdominal e edema do escroto.

Como se vê, são sinais e sintomas inespecíficos e muito compatíveis com sepse.

Radiografia de Abdome

Padrão gasoso anormal (85%), líquido peritoneal livre (85%), edema de parede abdominal (30%), abscesso (20%).

Ultra-sonografia Abdominal

É altamente sugestiva de AA a evidência de fluido peritoneal livre na fossa ilíaca direita.

APENDICITE AGUDA ATÍPICA

Conceito

Aqueles casos de difícil diagnóstico, muitas vezes sem febre, sem leucocitose, sem náuseas ou vômitos, com dor abdominal de localização, caráter e duração atípicos.

Epidemiologia

- ■ Freqüência: 15 a 20% de todas as apendicites.
- ■ Principais causas de laparotomias *brancas*: adenite mesentérica, doenças pélvicas inflamatórias, enterite não-específica, peritonite primária, púrpura de Henoch-Schönlein, síndrome hemolítico-urêmica.

COMENTÁRIOS

Temos, atualmente, tentado evitar as laparotomias *brancas* (na literatura é considerada aceitável a taxa de laparotomia branca entre 10 e 15%), sem esquecer que o retardo diagnóstico pode ser causa de morbidade proibitiva. Por outro lado, sabemos que essas laparotomias *brancas* não são inteiramente benignas. São associadas a complicações precoces e tardias em aproximadamente 10 a 20%. Além disso, o diagnóstico da doença pode permanecer obscuro em 2/3 dos casos após a cirurgia.

Atualmente, a tendência é a utilização de exames mais acurados, como ultra-sonografia com operadores treinados, tomografia computadorizada (vantagens da ultra-sonografia sobre a TC: ausência de exposição à radiação, menor custo e natureza não-invasiva) e, atualmente, a videolaparoscopia diagnóstica e terapêutica para aumentar a acurácia, evitando laparotomias desnecessárias e diminuindo a morbi-mortalidade. Ver rotina na Figura 91.12.

TRATAMENTO

Apendicite Aguda Não-complicada (Inicial)

- ■ Iniciar antibioticoterapia.
- ■ Cirurgia de urgência. Laparotomia transversa no quadrante inferior direito (tipo Davis). Músculos e aponeuroses são separados na direção de suas fibras.

502 ■ Trato Gastrointestinal

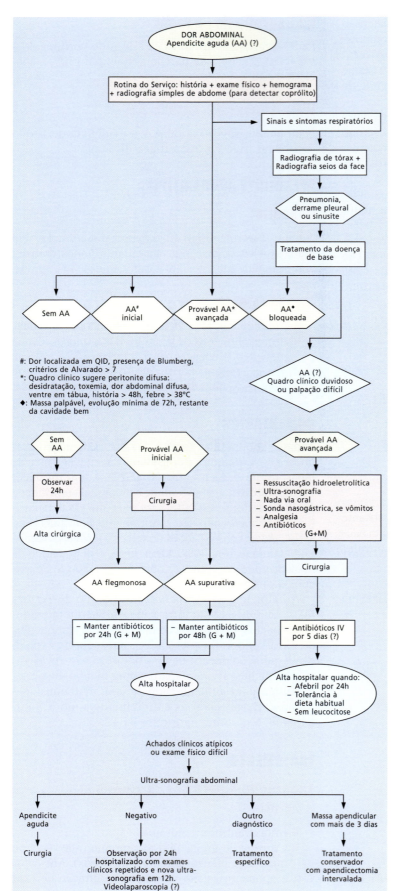

Figura 91.12 – Algoritmo de dor abdominal em suspeita de apendicite aguda (AA). G = gentamicina; IV = intravenoso; M = metronidazol; QID = quadrante inferior direito.

- Em relação ao coto apendicular, temos por rotina a retirada da mucosa (por escarificação com bisturi ou eletrocoagulação) da porção distal à ligadura simples. O coto apendicular pode ser tratado das seguintes maneiras:
  - Ligadura simples ou dupla.
  - Ligadura e sepultamento (inversão do coto).
  - Ligadura sobre área de esmagamento e sepultamento. A área esmagada por tripsia vigorosa é amarrada com ligadura simples (evita sangramento de artéria intramural). Em aproximadamente 24h, o fio se solta e a cavidade fechada séptica (entre a ligadura simples e a bolsa invaginante) abre-se para dentro do ceco. Essa técnica evita a formação de uma cavidade séptica fechada e a hemorragia proveniente de um ramo arterial apendicular mural (15% dos casos apresentam esse tipo de vascularização) proximal à artéria apendicular.
- A pele é aproximada com sutura intradérmica, pós-lavagem exaustiva das aponeuroses, músculos e subcutâneo com soro fisiológico e gazes úmidas e secas (cinco gazes para os planos profundos e cinco gazes para o subcutâneo).
- A apendicectomia laparoscópica está ganhando popularidade como método alternativo à apendicectomia convencional. Estudos de metanálise ainda não definiram qual dos métodos é melhor em apendicite aguda, se o aberto clássico ou a laparoscopia. Tem sido indicada preferencialmente a crianças obesas com AA inicial e a casos de diagnóstico duvidoso. Técnicas:
  - Apendicectomia extra-abdominal: também denominada apendicectomia assistida por vídeo. Uso de apenas um trocarte (monotrocarte). O apêndice e o seu meso são trazidos para fora onde são ligados e removidos.
  - Apendicectomia intra-abdominal: os principais procedimentos são realizados dentro da cavidade abdominal (liberação, hemostasia, ligadura do coto apendicular). São necessárias três portas.
  - Apendicectomia mista: a hemostasia do meso é realizada de forma intra-abdominal, ao passo que a ligadura do coto e a remoção do apêndice são feitas fora da cavidade abdominal. São necessárias três portas.
  - Vantagens da apendicectomia laparoscópica sobre a técnica aberta: menor trauma cirúrgico; melhor visualização de toda a cavidade abdominal; incisão operatória mais estética; menor taxa de infecção da ferida operatória (nos casos não-complicados), redução das aderências pós-operatórias; menor dor pós-operatória; menor período de hospitalização.
  - Dificuldades e desvantagens da apendicectomia laparoscópica: o apêndice cecal é uma víscera de localização profunda, freqüentemente de posição anômala, muitas vezes retrocecal, dificultando ou impedindo seu acesso; ceco inflamado fixo, dificultando sua mobilização; dor gerada pelo pneumoperitônio (dor no ombro); maior índice de abscesso intra-abdominal; custos mais elevados que a técnica clássica.

Cuidados Pós-operatórios

- Sonda nasogástrica: raramente necessária.
- Sedação da dor e controle da hipertermia.
- Uso de antieméticos: metoclopramida ou cloridrato de ondansetrona (Zofran®).
- Antibioticoterapia (iniciar antes da laparotomia) com gentamicina e metronidazol por 24h, em apendicite flegmonosa e por 48h, em apendicite supurativa.
- Hidratação parenteral.
- Deambulação precoce.

Apendicite Aguda Complicada (Avançada)
(Fig. 91.13)

- Ressuscitação hidroeletrolítica.
- Controle da dor e hipertermia.
- Antibióticos com gentamicina e metronidazol no mínimo por cinco dias, via parenteral, ou até melhora do processo infeccioso. Atualmente, há uma tendência para a não adoção de tempo pré-determinado rígido no uso de antibióticos pós-operatórios. Os critérios para a sua descontinuação seriam: ausência de febre por 24h, resolução do íleo pós-operatório e leucograma normal (contagem e diferencial). A ampicilina tem sido acrescentada para crianças imunodeprimidas.
- Cirurgia pós-ressuscitação clínica.
  - Irrigação e aspiração exaustiva da cavidade abdominal com soro fisiológico até retornar líquido claro. Não temos utilizado dreno peritoneal. Poderia ser empregado somente em abscesso retrocecal que não pudesse ser debridado adequadamente.

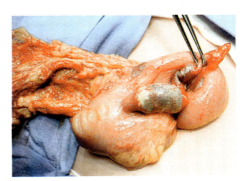

Figura 91.13 – Achado cirúrgico de apendicite avançada do tipo gangrenosa.

– Em caso de apêndice perfurado ou quando se observar coprólito pré-operatório por exames de imagem, o cirurgião deve removê-lo da cavidade abdominal. A sua presença pós-operatória está relacionada a uma taxa maior de abscesso intraperitoneal. O coprólito agiria como um ninho infeccioso sem resposta aos antibióticos.
Lavar exaustivamente com soro fisiológico e gazes aponeuroses, músculos e subcutâneo (utilizar, no mínimo, 10 gazes úmidas com soro fisiológico). A pele deve ser fechada primariamente com pontos simples separados.

– A apendicectomia videolaparoscópica em AA complicada é controversa. Capacita a visualização de toda a cavidade, permitindo uma boa lavagem da cavidade abdominal, facilitando a identificação de um apêndice localizado atipicamente. Porém, apresenta uma taxa mais alta de complicações infecciosas (abscesso intraperitoneal, sepse). Não a temos recomendado a casos de AA abscedada (presença de massa apendicular).

■ Não adotamos a posição de Fowler no pós-operatório, pois diminui a absorção de bactérias ao empoçar *debris* e bactérias. Facilita a formação de abscesso pélvico.

APENDICITE AGUDA BLOQUEADA

Conceito

Presença de massa inflamatória localizada, constituída de apêndice perfurado, omento, alças intestinais aderentes, fibrina e pus e início de sintomatologia de pelo menos três dias.

Quadros Clínico, Laboratorial e Ultra-sonográfico

■ Palpação de massa em quadrante inferior direito, dolorida, fixa. Restante da cavidade abdominal apresenta-se livre, sem sinais de irritação peritoneal.
■ Febre (80%).
■ Aproximadamente 15% dos casos bloqueados necessitam de laparotomia exploradora por insucesso terapêutico.
■ Leucocitose importante (geralmente > 20.000 leucócitos/mm^3) em 75%.
■ Ultra-sonografia: massa.
■ Diagnóstico de massa inflamatória apendicular incorreta é de 5% (diagnóstico diferencial entre diverticulite de Meckel, cisto de ovário torcido e outros).

Tratamento

Temos adotado conduta conservadora nesses casos (Fig. 91.14).

■ As complicações das cirurgias realizadas em apendicite aguda bloqueada são de ± 15%. As complicações são: infecção de parede, fístula cecal, abscesso intraperitoneal, obstrução intestinal, hérnia incisional e septicemia. A cirurgia é tecnicamente difícil, com alto índice de infecção e a videolaparoscopia é desaconselhada. Há risco de disseminação da infecção durante a manipulação e os friáveis e edemaciados íleo e ceco podem ser lesados. Complicações da apendicectomia intervalada: 3%.
■ Hidratação parenteral.
■ Antibioticoterapia (aproximadamente 5 dias).
■ Analgesia, antipiréticos.
■ Sonda nasogástrica, quando necessário.
■ Repouso no leito.
■ Avaliação geral do paciente.
■ Avaliação diária de tamanho e sensibilidade da massa, dor e sinais de irritação peritoneal no restante da cavidade abdominal, sinais vitais e leucograma de 2 em 2 dias, inicialmente.
■ Alimentação liberada dependendo da recuperação das funções do trato gastrointestinal.
■ Indicações cirúrgicas, retratando falha de resposta ao tratamento conservador:

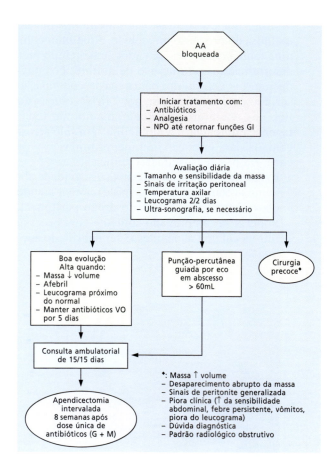

Figura 91.14 – Algoritmo de apendicite aguda (AA) bloqueada (conduta do Serviço). G = gentamicina; GI = gastrointestinal; M = metronidazol; NPO = nada via oral; VO = via oral.

- Massa aumentando de tamanho.
- Desaparecimento abrupto da massa com aparecimento de dor abdominal difusa e sinais de irritação peritoneal.
- Sinais de peritonite generalizada.
- Sinais de obstrução intestinal.
- Piora clínica (aumento da sensibilidade abdominal, hipertermia persistente, vômitos, piora do leucograma).
- Dúvida diagnóstica.
- Quando a ultra-sonografia mostra cavidade preenchida por fluido espesso (pus) em quantidade superior a 60mL. Esses casos podem-se beneficiar da punção-percutânea guiada por ultra-sonografia com retirada do pus da cavidade, mantendo-se conduta conservadora havendo melhora clínica.

Critérios de Alta Aguardando a Apendicectomia Intervalada

- Massa diminuindo de tamanho.
- Afebril por 48h.
- Leucograma próximo do normal.

Critério do Uso de Antibióticos

- Curso mínimo de cinco dias de antibióticos por via parenteral.
- Suspender antibioticoterapia parenteral: massa diminuindo de tamanho, criança sentindo-se e alimentando-se bem, afebril por 48h e leucograma normal (≤ 10.500 leucócitos/mL).
- Após a alta hospitalar, completar esquema antibiótico por via oral por, no mínimo, cinco dias. Os antibióticos utilizados costumam ser cefalexina e metronidazol ou amoxicilina/ácido clavulânico e metromidazol.

Controle Ambulatorial

- Monitoração diária da temperatura.
- Exames físicos regulares (a cada 15 dias).

Apendicectomia Intervalada

- Tempo: oito semanas. Indicamos ultra-sonografia antes da laparotomia ou laparoscopia. Se ainda for observado o apêndice bloqueado, aguardamos mais quatro semanas, até que o processo de bloqueio se desfaça.
- Usar esquema com gentamicina e metronidazol, dose única.
  - Indicação: cirurgia considerada potencialmente contaminada ou contaminada, se a completa erradicação das bactérias dos tecidos periapendiculares ainda não foi conseguida.
- A taxa de recorrência da apendicite aguda no prazo da espera de oito semanas é de 3 a 5%.

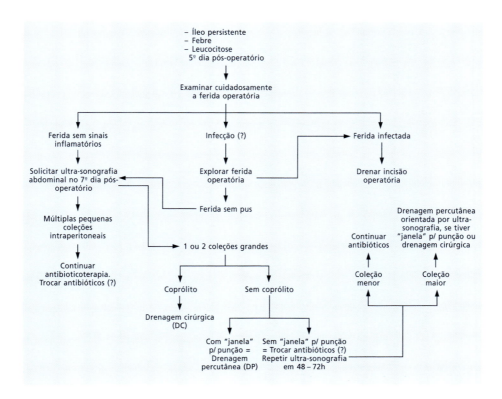

Figura 91.15 – Algoritmo de febre persistente.

Trato Gastrointestinal

Aspecto do Apêndice em Apendicectomia Intervalada

- Apêndice normal: 1/3.
- Apêndice pequeno e fibrótico: 1/3.
- Apêndice edematoso, inflamado, aderido e aumentado de volume: 1/3.

Complicações

As principais complicações da apendicectomia são: infecção de ferida operatória, abscesso intraperitoneal (Fig. 91.15) e obstrução por bridas. A prevalência dessas complicações vai depender do tipo de apendicite e da técnica operatória escolhida. A ultra-sonografia realizada nos primeiros sete dias pós-apendicectomia freqüentemente mostra coleções líquidas de relevância questionável.

REFERÊNCIAS BIBLIOGRÁFICAS

1. SAMUEL, M. Pediatric appendicitis score. *J. Pediatr. Surg.*, v. 37, p. 877-881, 2002.

2. BALDISSEROTTO, M.; MARCHIORI, E. Accuracy of noncompressive sonography of children with appendicitis according to the potential positions of the appendix. *AJR*, v. 175, n. 5, p. 1387-1392, 2000.

BIBLIOGRAFIA RECOMENDADA

ANDERSON, K. D.; PARRY, R. L. Appendicitis. In: O'NEILL JR., J. A.; ROWE, M. I.; FONKASLRUD, E. W.; CORAN, A. G. (eds.). *Pediatric Surgery*. 5. ed. St Louis: Mosby, 1998. p. 1369-1379.

DAVID, C. D. R.; WADE, M. C.; MORROW, S. E. et al. Accuracy of ultrasound in the diagnosis of acute appendicitis compared with the surgeon's clinical impression. *Arch. Surg.*, v. 128, p. 1039-1043, 1993.

KOSLOSKE, A. M.; LOVE, C. L.; ROHRER, J. E. et al. The diagnosis of appendicitis in children: outcomes of a strategy based on pediatric surgical evaluation. *Pediatrics*, v. 113, p. 29-34, 2004.

PEÑA, B. M. G.; MANDL, K. D.; KRAUS, S. J.; FISHER, A. C.; LUND, D. P.; TAYLOR, G. A. Ultrasonography and limited computed tomography in the diagnosis and management of appendicitis in children. *JAMA*, v. 282, n. 11, p. 1041-1046, 1999.

SAUERLAND, S.; LEFERING, R.; NEUGEBAUER, E. A. Laparoscopic versus open surgery for suspected appendicitis. *Cochrane Database Syst. Rev.*, n. 1, CD001546, 2002.

SAWIN, R. S. Appendix and Meckel diverticulum. In: OLDHAM, K. T.; COLOMBANI, P. M.; FOGLIA, R. P. (eds.). *Surgery of Infants and Children*. Philadelphia: Lippincott-Raven, 1997. p. 1215-1228.

CAPÍTULO 93

Peritonite Primária

João Carlos Ketzer de Souza

CONCEITO

Processo infeccioso bacteriano difuso da cavidade abdominal sem causa intra-abdominal evidente.

EPIDEMIOLOGIA

- Aproximadamente 1 a 2% de todas as urgências abdominais pediátricas e 10% dos casos de peritonite difusa.
- Predisposição para o sexo feminino na primeira infância (2F:1M) e para crianças maiores (3 a 4F:1M).

FISIOPATOLOGIA

Vias de contaminação: linfática, hematogênica, transdiafragmática (pneumonia de base), geniturinária ascendente (pelo trato urinário, pelo trato genital feminino), translocação transmural intestinal (através da parede do trato gastrointestinal). Com exceção do infundíbulo das trompas, a cavidade abdominal é um espaço fechado.

Fatores predisponentes: síndrome nefrótica, cirrose com ascite, fibrose cística, lúpus eritematoso difuso, pós-esplenectomia.

Organismos mais freqüentes em síndrome nefrótica: *S. pneumoniae*, estreptococos do grupo A, Gram-negativos; em cirrose, Gram-negativos (*Escherichia coli, Klebsiella pneumoniae*), *S. pneumoniae*.

Nos casos sem causa definida, os germes mais comuns são pneumococo e Gram-negativos.

Em síndrome nefrótica, a peritonite primária afeta até 17% dessas crianças. As causas são imunidade celular e quimiotaxia deficientes, opsonização ausente e níveis baixos de imunoglobulinas.

O fígado é rico em tecido reticuloendotelial e normalmente remove bactérias da circulação portal. Em cirrose, o *clearance* de bactérias está diminuído.

QUADRO CLÍNICO E EXAMES DIAGNÓSTICOS

- Nenhum sinal, sintoma, exame laboratorial ou por imagem é específico.
- Dor difusa, sem localização, intensa, de início abrupto.
- Náuseas, vômitos, diarréia.
- Sinais de irritação peritoneal generalizada.
- Febre precoce e alta.
- Leucocitose > 20.000.

TRATAMENTO

- Suspeitando-se do diagnóstico antes da cirurgia (raro), aspiração do líquido abdominal pode demonstrar aspecto e germe presente por análise Gram e cultura.
- Laparotomia exploradora. Diagnóstico mais provável: apendicite aguda.
- Características do líquido presente: diluído, turvo, podendo ser espesso e até purulento.
- Lavagem da cavidade, pesquisa cuidadosa de provável causa (apêndice, doença de Meckel, trompas, úlcera, etc.). Coletar secreção para Gram e cultura. Apendicectomia. Manter antibióticos até a cura do processo (ampicilina, gentamicina, metronidazol).

BIBLIOGRAFIA RECOMENDADA

KIMBER, C. P.; HUTSON, J. M. Primary peritonitis in children. *Aust. N. Z. Surg.*, v. 66, p. 169-170, 1996.

OFORI-KUMA, F. K.; HESSE, A.; TANDOH, J. F. Primary peritonitis in previously healthy children – clinical and bacteriological features. *West Af. J. Med.*, v. 15, p. 1-5, 1996.

WEST, K. W. Primary peritonitis. In: O'NEILL JR., J. A.; ROWE, M. I.; GROSFELD, J. L.; FONKALSRUD, E. W.; CORAN, A. G. (eds.). *Pediatric Surgery*. 5. ed. St. Louis: Mosby, 1998. p. 1345-1348.

CAPÍTULO 94

Fissura Anal

João Carlos Ketzer de Souza

CONCEITO

Ulceração elíptica do epitélio escamoso do canal anal com seu maior eixo no sentido longitudinal, situada entre a junção anocutânea e a linha pectínea. A fissura anal aguda inicialmente é superficial (Fig. 94.1). Se não for adequadamente tratada, poderá se tornar crônica e profunda. Fissura crônica é toda aquela que persiste além de 12 semanas, apesar de tratamento clínico adequado, apresenta plicoma sentinela e/ou papila anal hipertrofiada, bordas endurecidas e, expostas na sua profundidade, fibras musculares do esfíncter anal interno horizontalizadas. A fissura crônica é associada a hipertonia do canal anal, redução do fluxo sangüíneo da mucosa originário de distúrbios na microcirculação e pobre tendência à cura.

EPIDEMIOLOGIA

- Pico de incidência: 6 a 24 meses.
- Mais freqüentes em meninos.
- A localização mais freqüente nos meninos é posterior e, nas meninas, anterior. É rara a localização lateral.

FISIOPATOGENIA

A etiologia ainda não está totalmente entendida. Constipação crônica, isquemia da anoderme e hipertonicidade do esfíncter anal interno (EAI) têm sido implicadas. Hipertonia (espasmo) do EAI parece ser a causa da isquemia do esfíncter.

Constipação pode provocar trauma direto da anoderme pelas fezes endurecidas. Formada a fissura, aparece dor durante o ato defecatório e a criança começa a reter fezes que, com o passar do tempo, tornam-se mais volumosas e duras. Essas fezes endurecidas vão traumatizar mais ainda a fissura e causar mais dor nas próximas evacuações, fechando um ciclo vicioso.

QUADRO CLÍNICO

- Pesquisar fatores predisponentes: constipação, diarréia, dermatite perineal, vulvovaginite, estenose anal congênita.
- Dor durante a evacuação não é um sintoma obrigatório em crianças pequenas.
- O sangramento anal costuma ser discreto, vermelho-vivo, aparecendo após as evacuações, ou estriando as fezes durante as evacuações.
- O espasmo esfincteriano é mais raro em crianças.
- Constipação intestinal pode surgir quando a fissura anal for acompanhada por dor à evacuação.
- Plicoma sentinela pode ser encontrado em fissura crônica ou após a cicatrização.

DIAGNÓSTICO

- História.
- Exame físico:
  – Separação das nádegas com retração delicada da pele perianal e inspeção direta do orifício anal e da fissura (Fig. 94.2).
  – Podem ser encontrados plicoma sentinela ou papila hipertrófica em fissuras crônicas (Fig. 94.3).
  – Toque retal não deve ser realizado na fase aguda da doença, exceto sob anestesia geral.

Diagnóstico Diferencial

- Erosões anais que costumam ser superficiais e radiadas e que não se estendem para dentro do canal anal.
- Fissuras causadas pela doença de Crohn, que são múltiplas ou de localizações laterais ou que se estendem acima da linha denteada.
- Hemorróidas trombosadas.

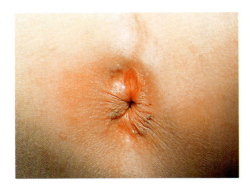

Figura 94.1 – Fissura anal aguda.

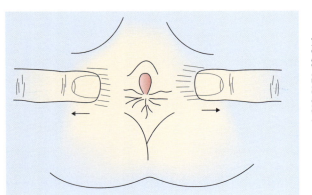

Figura 94.2 – Inspeção de uma fissura anal com afastamento dos músculos glúteos.

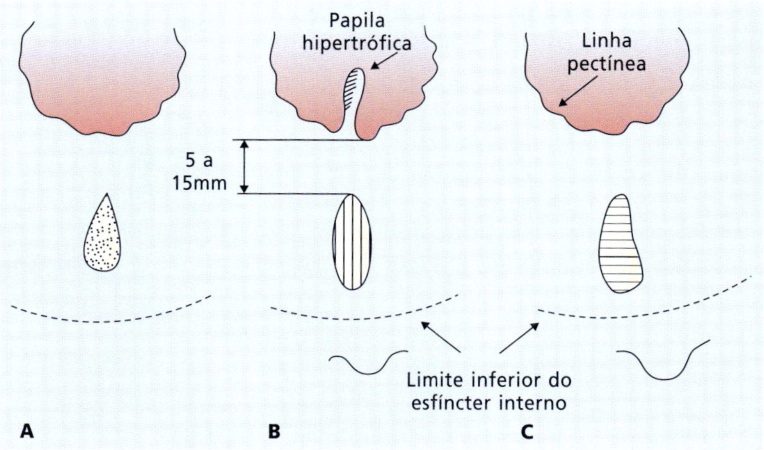

Figura 94.3 – Fissura anal crônica. Presença de papila hipertrófica e plicoma sentinela. O fundo de uma fissura aguda passa de reticulado (tecido de granulação) (A) a estriado (B) e, posteriormente, a estriado transversal (fibras transversais do esfíncter interno) (C).

TRATAMENTO

Fissura Anal Aguda

A maioria das fissuras agudas cicatriza em duas a três semanas após o início do tratamento clínico adequado.

- Higiene anal.
- Dieta rica em fibras. Líquidos em grande quantidade.
- Laxantes: à base de leite de magnésia, lactulose ou dioctil sulfossuccinato. As preparações contendo óleo mineral não são adequadas pela dificuldade que causam na limpeza perianal após as evacuações.
- Banhos de assento morno três vezes/dia e após cada evacuação.
- Pomada com anestésico tópico, corticóide e óxido de zinco (Xyloproct®).
- Dilatação anal forçada sob anestesia geral, nos casos em que houver dor considerável e espasmo esfincteriano ou retardo de cicatrização de uma fissura aguda. A dilatação é feita de forma delicada, evitando a escoriação da mucosa anal e por período não inferior a quatro minutos. Tem como objetivo aliviar o espasmo do esfíncter interno, além de permitir a drenagem de material infectado da base da fissura. Em 30 a 40% dos casos pode haver recorrência ou persistência dos sintomas e por isso está abandonada.

Tratamento Farmacológico da Fissura Crônica

Atualmente é o tratamento de escolha.

Toxina Botulínica Tipo A

Potente neurotoxina que se liga às terminações nervosas colinérgicas pré-sinápticas, inibindo a liberação de acetilcolina na junção neuromuscular.

- Ação: relaxa o EAI e aumenta a microcirculação no local da fissura, promovendo sua cicatrização.
- Dose: 20 a 30U.
- Método: 10 a 15U de toxina devem ser injetadas em ambos os lados da fissura com agulha (10mm) e seringa de insulina (1mL). A quantidade de diluente (soro fisiológico) deve ser pequena, evitando maior difusão do líquido para o esfíncter anal externo, o que pode ocasionar incontinência anal transitória.
- Duração do efeito: três a quatro meses.
- Principal efeito adverso: incontinência fecal transitória que ocorre em 7% dos casos.
- Cura: ± 70% dos casos. Vinte e cinco por cento vão requerer nova injeção de toxina botulínica.

Trinitrato de Glicerina (Nitroglicerina – TNG) e Dinitrato de Isossorbida

O óxido nítrico é o neurotransmissor que medeia o relaxamento do EAI e é liberado pela degradação de nitratos orgânicos.

- Ação: relaxa o EAI, diminui a pressão de repouso anal e aumenta o fluxo sangüíneo da anoderme.
- Dose: pomada para uso tópico com concentração de 0,1 e 0,2% de TNG ou *patch* de nitroglicerina de 10mg.
- Método: aplicar e massagear circunferencialmente com a ponta do dedo indicador enluvado na junção da pele perianal e canal anal, com 1cm de pomada de 8 em 8h, por oito semanas.
- Principal efeito adverso: cefaléia, que chega a atingir 30% dos adultos. Cura: ± 55 a 60%.

Bloqueador do Canal de Cálcio (Nifedipina e Diltiazem)

Age por inibição e bloqueio do fluxo de cálcio para dentro do sarcoplasma da musculatura lisa e, conse-

512 ■ *Trato Gastrointestinal*

qüentemente, economiza oxigênio e diminui a contração mecânica das fibras musculares esfincterianas.

- Ação: relaxa o EAI, modula a microcirculação e tem, também, ação antiinflamatória.
- Método: mesma técnica de aplicação do TNG. Concentração da pomada é de 0,5% de nifedipina e 2% de diltiazem.
- Principal efeito adverso: cefaléia, porém bem menos intensa do que com o TNG.
- Cura: 55 a 60%.

Tratamento Cirúrgico

- Indicações.
  - Fissura anal crônica persistente após tratamento químico adequado.
  - Fissura anal crônica recorrente.
- Cirurgia.
  - Esfincterotomia interna lateral com fechamento primário da incisão, podendo acrescentar-se à técnica a ressecção da papila hipertrófica e a cauterização da base da fissura. A secção do EAI deve se estender até a linha pectínea. Secção maior apresenta maior taxa de incontinência anal e, secção menor, maior taxa de recorrência. Está relacionada a algum grau de incontinência anal transitória (principalmente flatos) em até 30% dos pacientes adultos e incontinência definitiva em aproximadamente 5% dos pacientes adultos. Cura: ± 90 a 95%.
  - A esfincterotomia posterior com ou sem ressecção da fissura (fissurectomia) não é recomendável pelo risco de causar uma deformidade em forma de "buraco de fechadura", produzindo prurido e perda de muco, gases intestinais ou fezes. A taxa de incontinência é proibitiva.

BIBLIOGRAFIA RECOMENDADA

ARROYO, A.; PÉREZ-VICENTE, F.; SERRANO, P. et al. Tratamiento de la fisura anal crónica. *Cir. Esp.*, v. 78, p. 68-74, 2005.

JOST, W. H. One hundred cases of anal fissure treated with botulin toxin. *Dis. Colon Rectum*, v. 40, p. 1029-1032, 1997.

LINDSEY, I.; JONES, O. M.; CUNNIGHAM, C.; MORTENSEN, J. C. Chronic anal fissure. *Brit. J. Surg.*, v. 91, p. 270-279, 2004.

MADALINSKI, M.; CHODOROWSKI, Z. Relation between botulinum toxin and nitric oxide donors in the treatment of chronic anal fissure. *Med. Sci. Monit.*, v. 11, p. HY1-HY5, 2005.

MISHRA, R.; THOMAS, S.; MAAN, M.; HADKE, N. S. Topical nitroglycerin versus lateral internal sphincterotomy for chronic anal fissure: prospective randomized trial. *ANZ. J. Surg.*, v. 75, p. 1032-1035, 2005.

SÖNMEZ, K.; DEMIROGULLARI, B.; EKINGEN, G. et al. Randomized, placebo-controlled treatment of anal fissure by lidocaine, EMLA, and GTN in children. *J. Pediatr. Surg.*, v. 37, p. 1313-1316, 2002.

TRANQUI, P.; TROTTIER, D. C.; VICTOR, J. C.; FREEMAN, J. B. Nonsurgical treatment of chronic anal fissure: nitroglycerin and dilatation versus nifedipine and botulinum toxin. *J. Can. Chir.*, v. 49, p. 41-45, 2006.

CAPÍTULO 95

Abscesso e Fístula Perianais

João Carlos Ketzer de Souza

ABSCESSO PERIANAL

Conceito

Processo infeccioso localizado na região perianal causado por lesões da pele local que se infectam secundariamente (o exemplo mais característico é a dermatite amoniacal), ou por infecção das glândulas anais. Outros fatores predisponentes: anomalias congênitas das criptas anais, cirurgia predispondo à formação de abscesso e/ou fístula, cirurgia retal recente (miotomia esfincteriana ou dilatação anal) em doença de Hirschsprung ou anomalia anorretal, imunodeprimidos (quimioterapia), diabetes melito, doença de Crohn, uso de esteróides.

Epidemiologia

- Ocorre, geralmente, em crianças abaixo dos dois anos de vida (60% < 1 ano e 75% < 2 anos).
- Aproximadamente 30 a 35% dos casos desenvolvem fístula perianal (Fig. 95.1).
- Há franca predisposição para o sexo masculino.

Quadro Clínico

- Dor, calor, rubor e tumor perianais são característicos do abscesso perianal (Fig. 95.2). Muitas vezes existem dor à evacuação, febre e diarréia.
- Germes mais freqüentes: *Escherichia coli*, *Staphylococcus aureus* (30%) e germes anaeróbios.

Tratamento

- Incisão e drenagem do abscesso. Manter higiene anal com banhos de assento mornos três vezes/dia, por 10min e sempre que necessário. Durante a drenagem cirúrgica, deve-se procurar uma fístula associada, com estilete colocado delicadamente e sem forçar o trajeto. Se encontrada, esse trajeto deve ser aberto (fistulotomia).
- Havendo recidiva do abscesso (20 a 30% dos casos), deve-se proceder à redrenagem cirúrgica com identificação do trajeto fistuloso anal associado, que deverá ser aberto e curetado.
- Antibióticos estão indicados a lactentes e crianças com má higiene perineal, outras doenças associadas e abscessos recorrentes: cefalexina VO, amoxicilina/ácido clavulânico VO ou clindamicina para estafilococos resistentes à penicilina e germes anaeróbios.

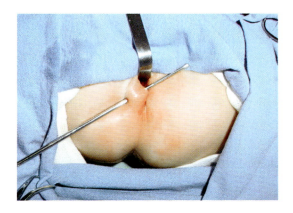

Figura 95.1 – Fístula perianal pós-drenagem de abscesso perianal. O estilete mostra-nos a comunicação do abscesso com uma cripta anal.

FÍSTULA PERIANAL

Conceito

Trajeto fistuloso perianal com orifício externo de localização lateral e orifício interno situado geralmente na cripta anal correspondente. Costuma ser superficial e direto. Origem congênita ou infecciosa. Teorias sugerem que a fístula pode resultar do aprisionamento de células migratórias do seio urogenital ou do intestino posterior primitivo durante o desenvolvimento do períneo.

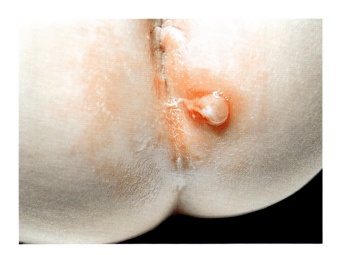

Figura 95.2 – Abscesso perianal.

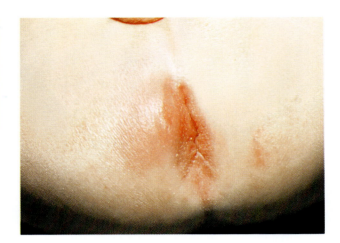

Figura 95.3 – Abscesso perianal precedendo ao aparecimento de uma fístula.

Epidemiologia

- É mais comum no primeiro ano de vida (aproximadamente 70%).
- Quase sempre no sexo masculino (influência hormonal).
- Em 10 a 20% as fístulas podem ser bilaterais ou múltiplas, porém com trajetos diretos e superficiais.

Quadro Clínico

- Orifício perianal que drena secreção purulenta em quantidade variável e com períodos de remissão.
- Sob a forma de abscesso perianal recidivante (Fig. 95.3).

Tratamento

- Indicada correção cirúrgica. A técnica mais utilizada é a fistulotomia com curetagem do trajeto fistuloso e criptotomia correspondente. Em casos de recorrência ou persistência, sugerimos fistulectomia.
- Atualmente, alguns autores têm preconizado o tratamento expectante, aguardando o fechamento espontâneo (pode levar até um ano). Segundo esses autores, aproximadamente 90% se curam sem fistulotomia ou fistulectomia.

BIBLIOGRAFIA RECOMENDADA

MURTHI, G. V. S.; OKOYE, B. O.; SPICER, R. D. et al. Perianal abscess in childhood. *Pediatr. Surg. Int.*

POENARU, D.; YAZBECK, S. Anal fistula in infants: etiology, features, management. *J. Pediatr. Surg.*, v. 28, p. 1194-1195, 1993.

SEROUR, F.; GORENSTEIN, A. Characteristics of perianal abscess and fistula-in-ano in healthy children. *World J. Surg.*, v. 30, p. 467-472, 2006.

WATANABE, Y.; TODANI, T.; YAMAMOTO, S. Conservative management of fistula in ano on infants. *Pediatr. Surg. Int.*, v. 13, p. 274-276, 1998.

CAPÍTULO 96

Hemorróidas Externas

João Carlos Ketzer de Souza

Existem duas formas de apresentação das hemorróidas externas (abaixo da linha pectínea):

- Variedade varicosa: forma mais freqüente em crianças.
- Variedade trombótica: com trombo hemorroidário.

QUADRO CLÍNICO

- Variedade varicosa: tumefações azuladas no nível da margem anal e que aparecem mais nitidamente ao esforço, em geral causadas por constipação intestinal crônica. São dilatações venosas do plexo hemorroidário inferior.
- Variedade trombótica: apresenta-se sob a forma de tumor anal, único, azulado, superfície lisa e brilhante, doloroso.

CONDUTA DIAGNÓSTICA

- História.

- Exame físico: a inspeção faz o diagnóstico. Na variedade varicosa, muitas vezes é necessário que o paciente faça esforço para se notar as ectasias venosas.

TRATAMENTO

- Variedade varicosa: tratar a constipação, se houver.
- Variedade trombótica: tratamento conservador baseado em:
  - Repouso.
  - Banhos de assento mornos.
  - Uso de pomadas heparinóides (é um hematoma perianal).
  - Se não houver melhora clínica ou persistir dor intensa, indicar tratamento cirúrgico: incisão sobre o trombo com remoção do coágulo ou excisão do trombo e vaso hemorroidário correspondente por incisão triangular ou elíptica de base externa, com a retirada de ambos.

BIBLIOGRAFIA RECOMENDADA

DUHAMEL, J. Les hémorroides. In: *Proctologie Aux Diverses Âges.* 6. ed. Paris: Flammarion, 1972. p. 147.

HEATON, N. D.; DAVENPORT, M.; HOWARD, E. R. Symptomatic hemorrhoids and anorectal varices in children with portal hypertension. *J. Pediatr. Surg.*, p. 833-835, 1992.

MAZIER, W. P. Hemorrhoids, fissures, and pruritus ani. *Surg. Clin. North Am.*, v. 74, p. 1277-1291, 1994.

CAPÍTULO 97

Prolapso Retal

João Carlos Ketzer de Souza

CONCEITO

Corresponde à protrusão da parede retal ou da mucosa anorretal através do orifício anal.

O prolapso parcial, mucoso, ou incompleto corresponde à protrusão de ± 2 a 3cm da mucosa anorretal pelo ânus, com as pregas de mucosa formando um aspecto radiado.

O prolapso completo ou procidência corresponde à protrusão da parede retal pelo ânus, medindo mais de 3cm de comprimento e com aspecto de pregas circunferenciais.

A apresentação clínica do aspecto das pregas é característica e universalmente conhecida para definir prolapsos em adultos. Em crianças, porém, não existe essa diferença tão acentuada. Na maioria das vezes há mucosa ou parede retal edematosa, lisa e brilhante com aspecto muito semelhante (Fig. 97.1).

EPIDEMIOLOGIA

- Pico de prevalência: três primeiros anos de vida.
- Sem predileção sexual ou leve predominância no sexo masculino.
- Quase a mesma freqüência de prolapsos completos e incompletos.

FISIOPATOLOGIA

A patogênese do prolapso continua controversa.

Costuma surgir inicialmente sob a forma de prolapso de mucosa. As causas costumam ser comuns, como diarréia, constipação intestinal, verminose e defeitos de postura durante a evacuação. Se há recorrência freqüente do prolapso, aparece distensão e a seguir enfraquecimento dos elementos de suporte e fixação do reto. Os músculos do assoalho pélvico, ao se distenderem e enfraquecerem, causam diminuição da angulação própria do reto durante a defecação. Com isso, o prolapso alonga-se com o tempo, diminuindo a tendência de redução espontânea e transformando-se em um prolapso completo.

Em defeitos congênitos neuromusculares e desnutrição grave, pela deficiência nervosa e da musculatura pélvica, o prolapso já costuma aparecer como completo (Fig. 97.2).

FATORES PREDISPONENTES

- Características anatômicas próprias.
  - Adesão frouxa da mucosa à submucosa, ocasionando mucosa redundante de grande mobilidade.
  - Ausência da concavidade sacrococcígea normal em crianças pequenas, obrigando o reto a adquirir uma trajetória mais retilínea, sem o devido repouso sobre o sacro (Fig. 97.3).
  - Escassa gordura pélvica e fascial ao redor do reto, diminuindo sua sustentação.
  - Grande mobilidade do cólon sigmóide.
- Defeitos neuromusculares, tais como extrofia de bexiga, mielomeningocele e outros. Em extrofia de bexiga, cuja freqüência de prolapso é de 15

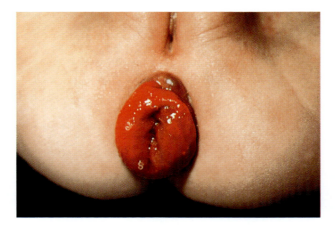

Figura 97.1 – Prolapso retal associado a hemorróidas externas. Mucosa exteriorizada edematosa, lisa e brilhante.

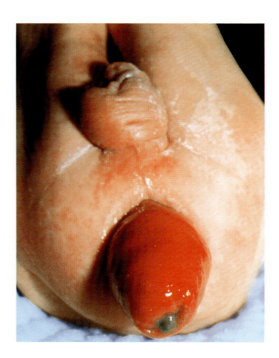

Figura 97.2 – Prolapso retal completo em criança com mielomeningocele.

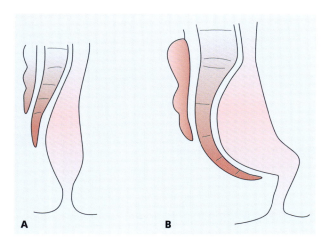

Figura 97.3 – Prolapso retal. (*A*) Ausência da concavidade sacrococcígea em criança pequena, obrigando o reto a adquirir uma trajetória mais retilínea, sem a devida sustentação do sacro. (*B*) Trajetória habitual do reto, apoiando-se no sacro.

a 20%, existe uma fita divergente e mal conectada dos músculos elevadores do ânus e diastase da sínfise púbica. Isso cria um grande defeito do assoalho pélvico. Em mielomeningocele costuma haver paralisia do períneo, tornando flácido o assoalho pélvico.
- Esforço excessivo para evacuar (*straining*).
- Má nutrição com hipotonia muscular e lassidão dos tecidos de sustentação do períneo.
- Posição demorada no vaso sanitário.
- Mucoviscidose. Além da má nutrição associada, há formação de fezes volumosas e tosse crônica. Até 20% dos casos têm prolapso retal (Fig. 97.4).

QUADRO CLÍNICO

- História adequada. Geralmente é a mãe que relata tumoração avermelhada não dolorosa, que faz protrusão pelo ânus durante a defecação e que se reduz espontaneamente. Às vezes, requer redução manual e só muito raramente o prolapso é irredutível. Pode haver referências a episódios com pequenos sangramentos e muco.
- Exame físico cuidadoso. Observar aspecto relativo às pregas de mucosa, extensão do prolapso, sua redução, ulceração e estrangulamento. Toque retal pesquisando pólipos retais, hipotonia esfincteriana, condições do sacro, ajudando a fazer o diagnóstico diferencial entre invaginação intestinal.

TRATAMENTO

Há forte tendência à cura espontânea. Menos de 10% dos casos vão necessitar de tratamento mais invasivo.

Clínico

- Remover a causa de esforço excessivo à evacuação (*straining*), se houver. O objetivo é prevenir o prolapso recorrente e assim evitar que os esfíncteres e estruturas de suporte do reto percam seu tônus muscular.
- Redução do prolapso. O prolapso pequeno costuma se reduzir espontaneamente no final da defecação ou raramente necessita de redução manual pela mãe.

No prolapso recorrente está indicada, após redução, a contenção mecânica com esparadrapo, com a finalidade de aproximar as nádegas. Manter as tiras laterais do esparadrapo e só trocar as tiras transversais (no ato evacuatório), evitando o aparecimento de dermatite de contato pelo esparadrapo (Fig. 97.5). Manter a redução por uma a duas semanas, propiciando o retorno do tônus muscular.

Em prolapso irredutível deve ser realizada a sedação da criança, elevação das nádegas e pressão manual gentil e uniforme sobre o prolapso por ± 10 a 15min.

- Treinamento e posicionamento adequado no vaso sanitário com apoio para os pés e para o assoalho

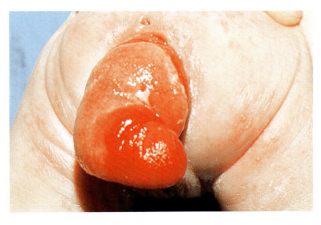

Figura 97.4 – Grande prolapso retal em criança com mucoviscidose.

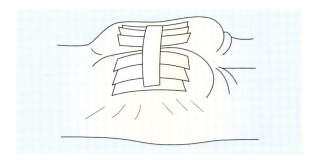

Figura 97.5 – Método adequado de manter o prolapso reduzido. As fitas transversais do esparadrapo são as únicas que devem ser substituídas após a evacuação.

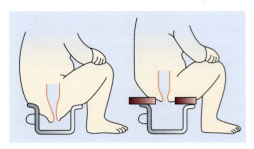

Figura 97.6 – Posição adequada durante a defecação. Os pés devem se apoiar no chão e o assoalho pélvico repousar em um suporte colocado sobre o vaso.

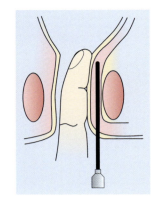

Figura 97.7 – Técnica de injeção esclerosante.

pélvico, por meio de uma tábua com pequeno orifício central para a defecação (Fig. 97.6).
- Em casos de diarréia intensa, manter o prolapso protegido com vaselina líquida, observar rigorosamente o seu aspecto até melhorar a diarréia e só então proceder à redução.

Invasivo ou Cirúrgico

Menos de 10% dos casos necessitarão de tratamento mais invasivo. Medidas cirúrgicas devem ser reservadas àqueles casos com defeitos da musculatura pélvica ou a crianças normais que não respondem às medidas conservadoras.

- Injeção esclerosante da submucosa em três ou quatro quadrantes. É efetiva em 90% dos casos indicados. Em menos de 10%, o prolapso se refaz e pode ser tentada nova injeção esclerosante quatro semanas depois. Tem indicação precisa para prolapsos mucosos e todos os casos sem relaxamento do mecanismo esfincteriano.
  – Objetivo: criação de aderências fibrosas da mucosa à parede muscular.
  – Substâncias esclerosantes mais utilizadas: leite esterilizado, fenol a 5% em glicerina ou óleo de amêndoas, solução de quinino-uréia a 5%, glicose hipertônica a 25%, cloreto de sódio a 30%.
  – Técnica: o dedo indicador deve ser colocado no lúmen do canal anal e inserida uma agulha longa, número 23, até 5cm da margem anal, mantendo-a no plano submucoso. No total são injetados ± 3mL de solução esclerosante (Fig. 97.7).
- Cerclagem anal modificada de Thiersch com categute cromado ou Vicryl® 0, colocado circunferencialmente em torno do canal anal na profundidade do esfíncter externo subcutâneo. O ânus é apertado em torno do dedo mínimo do auxiliar, ou vela de Hegar número 11 ou 12 colocada no lúmen do canal anal (Fig. 97.8). Cirurgia simples, mas com complicações freqüentes, como queda da sutura, estenose anal com o uso de fios inabsorvíveis, abscesso perianal, tenesmo, eva-

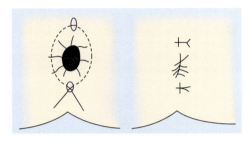

Figura 97.8 – Técnica de cerclagem anal descrita por Thiersch. Fio grosso é colocado em torno do canal anal e apertado sobre uma vela de Hegar número 11 ou 12.

cuações incompletas e, se ocorrer prolapso recorrente, o reto pode ficar estrangulado.
- Cauterização linear da mucosa retal em quatro quadrantes. Técnica de Van Buren. A cauterização linear da mucosa e da submucosa é feita com bisturi elétrico, após tração com pinças de Babcock (Fig. 97.9). Evitar a linha média anterior.
- Casos com fraqueza primária do músculo elevador, como mielomeningocele e extrofia de bexiga, e quando as técnicas anteriores não forem efetivas, as seguintes técnicas podem ser usadas:
  – Retopexia transcoccígea com plicatura da musculatura do músculo elevador (cirurgia de Ashcraft). Faz-se o reparo dos elevadores com suspensão posterior do reto[1].

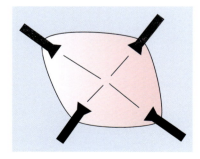

Figura 97.9 – Eletrofulguração linear de mucosa e submucosa em quatro quadrantes.

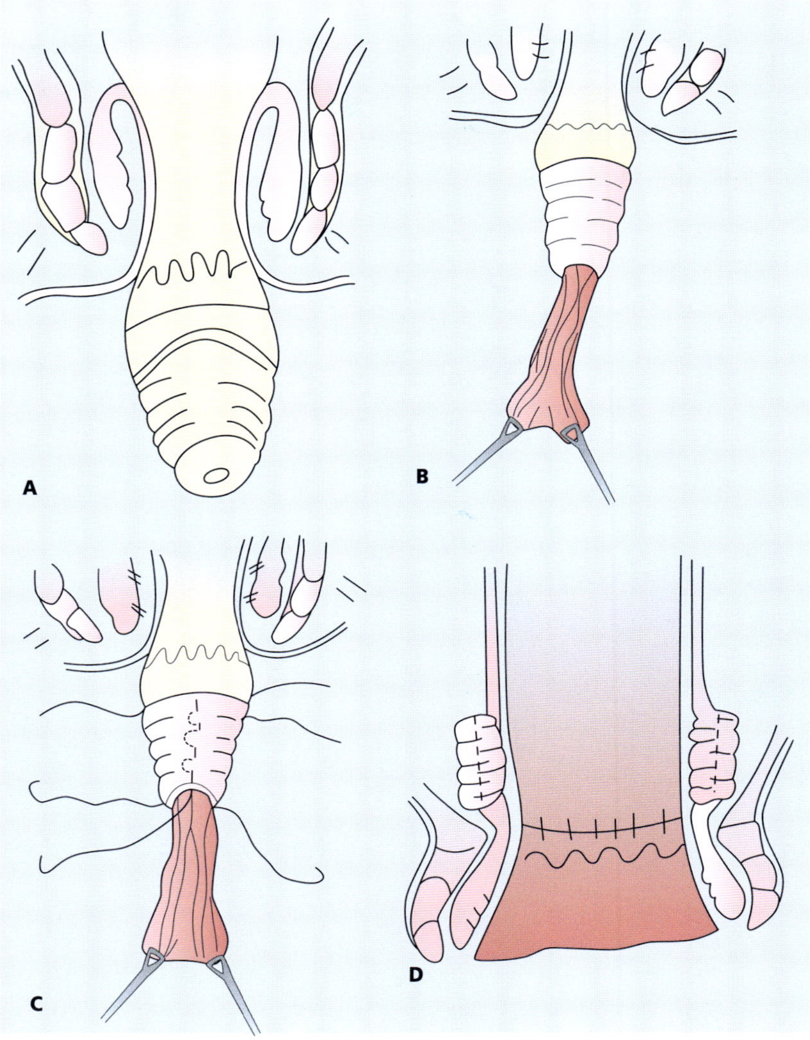

Figura 97.10 – Técnica de Delorme. (*A*) Incisão circular da mucosa a 1cm da linha pectínea. (*B*) Inicia-se a liberação de um manguito de mucosa e submucosa. Esse manguito é dissecado da parede muscular até que certa tensão seja encontrada. (*C*) A camada muscular é plicada longitudinalmente, usando-se múltiplas fileiras de sutura com poligalactina 0-0. (*D*) A mucosa desnudada é excisada e as margens livres de mucosas proximal e distal são aproximadas com poligalactina 3-0 ou 4-0. Adaptado de Gordon[2].

- Correção do prolapso pela via sagital posterior de Peña.
- Retirada de tiras de mucosa nos quatro quadrantes com pregueamento muscular
- Procedimento modificado de Delorme com exteriorização do intestino prolapsado, dissecção e liberação da mucosa da musculatura adjacente até se sentir tensão no tubo mucosa-submucosa dissecado, excisão da mucosa-submucosa redundante, plicatura longitudinal da musculatura desnudada e reanastomose mucosa com mucosa. Inicia-se com uma incisão circular 1cm acima da linha pectínea. Um tubo de mucosa e submucosa é desnudado da camada muscular adjacente até se encontrar tensão. A camada muscular é plicada longitudinalmente, usando-se múltiplas suturas com poligalactina 0-0. A mucosa desnudada é excisada e as margens das mucosas proximal e distal são aproximadas com poligalactina 3-0 (Fig. 97.10).

REFERÊNCIAS BIBLIOGRÁFICAS

1. ASHCRAFT, K. W.; GARRED, J. L.; HOLDER, T. M. et al. Rectal prolapse: 17-year experience with the posterior repair and suspension. *J. Pediatr. Surg.*, v. 25, p. 992-995, 1990.
2. GORDON, P. H. Rectal procidencia. In: GORDON, P. H.; NIVATVONGS, S. (eds.). *Principles and Practice of Surgery for the Colon, Rectum and Anus*. 2. ed. St. Louis: Quality, 1999. p. 503-540.

BIBLIOGRAFIA RECOMENDADA

CHAN, W. K.; KAY, S. M.; LABERGE, J. M. et al. Injection sclerotherapy in the treatment of rectal prolapse in infants and children. *J. Pediatr. Surg.*, v. 33, p. 255-258, 1998.

CHWALS, W. J.; BRENNAN, L. P.; WEITZMAN, J. J.; WOOLLEY, M. M. Transanal mucosal sleeve resection for the treatment of rectal prolapse in children. *J. Pediatr. Surg.*, v. 25, p. 715-718, 1990.

SCHEPENS, M. A.; VERHELST, A. A. Reappraisal of Ekehorn's rectopexy in the management of rectal prolapse in children. *J. Pediatr. Surg.*, v. 28, p. 1494-1497, 1993.

SIAFAKAS, C.; VOTTLER, T. P.; ANDERSEN, J. M. Rectal prolapse in pediatrics. *Clin. Pediatr. (Philadelphia)*, v. 38, p. 63-72, 1999.

Seção 10

Fígado, Vias Biliares, Baço e Pâncreas

98 Atresia de Vias Biliares 523

99 Cisto de Colédoco 530

100 Perfuração Espontânea de Via Biliar Extra-hepática 535

101 Doenças da Vesícula Biliar 538

102 Abscesso Hepático Piogênico 540

103 Ascaridíase Hepatobiliar e Pancreática 543

104 Esplenectomia 546

105 Esplenoptose 548

106 Pancreatite Aguda, Pseudocisto Pancreático 549

107 Hipertensão Portal e Varizes Esofágicas 553

CAPÍTULO 98

Atresia de Vias Biliares

João Carlos Ketzer de Souza

CONCEITO

Atresia de vias biliares (AVB) é doença colestática neonatal causada pela obstrução completa ou ausência dos ductos biliares intra e extra-hepáticos, em extensão e graus variáveis, decorrentes de doença inflamatória evolutiva com características obliterativa e esclerosante de etiologia desconhecida.

Duas formas diferentes de atresia de via biliar têm sido descritas: sindrômica (também conhecida como embrionária e freqüência entre 10 e 20%) e a não-sindrômica (perinatal).

EPIDEMIOLOGIA

- Prevalência: 1:10.000 a 15.000 nascidos vivos.
- Icterícia colestática afeta, aproximadamente, 1:2.500 lactentes.
- Predisposição sexual: 1,4 F:1 M.
- Sem diferenças raciais ou fatores genéticos relacionados.
- É a indicação mais comum de transplante hepático em crianças (50% dos transplantes em crianças).

ETIOLOGIA

A etiologia é ainda desconhecida. A teoria mais aceita menciona a presença de processo inflamatório obliterativo de início pré-natal ou perinatal (provavelmente viral) com destruição do epitélio dos ductos biliares extra-hepáticos e intra-hepáticos. Talvez a hepatite neonatal seja um estágio precoce da atresia.

Outras teorias discutidas na literatura são: falha embriológica de recanalização dos ductos biliares extra-hepáticos; refluxo de secreções pancreáticas na árvore biliar em razão de malformação da junção pancreatobiliar; catástrofe vascular; malformação da placa ductal; excreção de um componente tóxico na bile e metabolismo anormal dos ácidos biliares.

Atualmente, alguns autores têm estudado a influência da regulação anormal na apoptose dos ductos biliares. Parece haver hiperexpressão de algumas moléculas pró-apoptóticas.

A maioria dos casos é do tipo perinatal ou adquirido (80%). O sistema biliar seria permeável ao nascimento, sofrendo uma inflamação progressiva e fibroobliteração iniciada por um insulto perinatal.

O segundo tipo (20%) seria associado a outras malformações congênitas e denominado embrionário ou fetal. Tem sido proposta como causa a morfogênese defeituosa originada por mutações nos genes que regulam a formação e diferenciação ductal biliar normal. Secundariamente, uma resposta inflamatória do sistema ductal poderia ser induzida.

DOENÇAS ASSOCIADAS

Aproximadamente 10 a 20% das atresias de vias biliares (forma sindrômica) apresentam um ou mais componentes da síndrome da poliesplenia, que podem incluir: poliesplenia (90%), má rotação intestinal (30%), veia porta pré-duodenal (50%), ausência da veia cava inferior (45%), fígado bilobado simétrico, pulmão direito bilobado, artéria hepática aberrante, *situs inversus* abdominal (50%) e defeitos cardíacos (35%, principalmente dextrocardia, retorno venoso pulmonar anômalo e defeitos do septo atrial).

DIAGNÓSTICO DIFERENCIAL DE COLESTASE NEONATAL

Diagnóstico diferencial de colestase neonatal (bilirrubina direta correspondendo a > 1mg/dL quando a bilirrubina total é < 5mg/dL ou > 20% da taxa de bilirrubina total, quando essa taxa é > 5mg/dL.

- Infecciosas: citomegalovírus, rubéola, herpes, toxoplasmose, sífilis, hepatite B, outras doenças virais, septicemia.
- Genético-metabólicas (principais): deficiência de α_1-antitripsina, síndrome de Dubin-Johnson, síndrome de Rotor, fibrose cística, galactosemia, intolerância hereditária à frutose, tirosinemia, hipotireoidismo.
- Doenças hematológicas.
- Tóxicas: drogas e nutrição parenteral total.
- Hepatite neonatal idiopática. Quando não são encontradas causas específicas.
- Obstrução do ducto biliar: doença de Caroli, atresia biliar, cisto de colédoco, síndrome da bile espessa, perfuração espontânea dos ductos biliares extra-hepáticos, hipoplasia biliar sindrômica (síndrome de Alagille) e não-sindrômica. A síndrome de Alagille é uma doença autossômica dominante caracterizada pelo número reduzido de ductos biliares interlobulares. A prevalência é de 1:100.000 nascimentos.
  Dois tipos de hipoplasia biliar são reconhecidos.
  - Sindrômico (síndrome de Alagille ou displasia arterioepática) apresentando anormalidades extra-hepáticas características (testa larga e proeminente, olhos profundos e separados, nariz reto, estreito e longo, mento pequeno e pontiagudo, orelhas baixas ou malformadas, estenose da artéria pulmonar, anomalias vertebrais, anormalidades oculares).
  - Não-sindrômico.

524 ■ *Fígado, Vias Biliares, Baço e Pâncreas*

SEÇÃO 10

HISTOLOGIA

As principais características da *atresia* são:

- Presença de pigmentos biliares nos hepatócitos e ductos biliares por estase de bile intracanalicular.
- Proliferação ductular na área periportal. Geralmente um ou dois dúctulos costumam ser vistos normalmente em cada espaço porta. A deficiência de α_1-antitripsina, NPT, fibrose cística e síndrome de Alagille na sua fase inicial também costumam mostrar proliferação ductular e estase biliar.
- Fibrose portal e periportal.
- Necrose focal de células hepáticas.
- Transformação de células gigantes. A atresia biliar também pode apresentar essa característica, típica da hepatite neonatal.

As principais características da *hepatite neonatal* são:

- Desarranjo lobular com necrose celular.
- Presença de células gigantes multinucleadas.
- Infiltração de células mononucleares no parênquima hepático.

A grande dificuldade na análise da microscopia é a possibilidade de ocorrer sobreposição dos achados histológicos. Os aspectos histológicos do parênquima hepático podem ser muito semelhantes em atresia de vias biliares e em hepatite neonatal. Fibrose portal e proliferação ductular costumam ser muito sugestivas de atresia.

QUADRO CLÍNICO

- Fezes hipocólicas ou acólicas. Geralmente eliminam mecônio normal ao nascimento. Hiperbilirrubinemia direta pode preceder o aparecimento de fezes acólicas em uma a duas semanas.
- Logo após o nascimento, 70% eliminam fezes amareladas por um período curto de tempo.
- Urina escura (colúria).
- Em 30% dos casos, icterícia está presente desde o nascimento. Nos outros 70%, surge entre a 2ª e a 6ª semana de vida.
- Bebês são ativos e crescem normalmente durante alguns meses após o nascimento.
- Hepatomegalia costuma ser discreta no início. Após, surge hepatomegalia mais pronunciada e a consistência passa a ser dura.
- Outros achados: anemia, má nutrição, deficiência das vitaminas lipossolúveis, esplenomegalia, ascite e cirrose.
- Solicitar exame oftalmológico. Coriorretinite é comum em infecções por citomegalovírus, toxoplasmose e rubéola.

INVESTIGAÇÃO LABORATORIAL

Considera-se icterícia colestática quando a fração conjugada corresponde a mais de 20% do total de bilirrubina.

Exames solicitados na investigação de icterícia colestática:

- Hemograma com contagem de plaquetas.
- Coagulograma.
- Grupo sangüíneo e fator Rh.
- Coombs direto.
- Contagem de reticulócitos.
- Contagem de esferócitos.
- Bilirrubinas.
- Alanina aminotransferase (ALT).
- Aspartato aminotransferase (AST).
- Fosfatase alcalina.
- Gama-glutamiltransferase (GGT).
- Proteínas totais e albumina.
- Exame qualitativo de urina (EQU).
- Uréia e creatinina.
- Triglicerídeos e colesterol.
- Culturas (sangue, urina, líquido cefalorraquidiano e outras).
- Análise sorológica TORCHS.
  - **T**oxoplasmose: imunofluorescência indireta e ELISA IgM.
  - **O**utros vírus: [HIV: ELISA IgM, *Western Blot*, reação em cadeia da polimerase (PCR)].
  - **R**ubéola: imunofluorescência indireta e ELISA IgM.
  - **C**itomegalovírus: imunofluorescência indireta e ELISA IgM.
  - **H**erpes simples: ELISA IgM.
  - **S**ífilis: [VDRL (*Venereal Disease Research Laboratories*), FTA-ABS (*fluorescent treponema antibody absorption*)].
- Eletroforese de proteínas.
- Nível de α_1-antitripsina.
- Função tireoidiana: hormônio tireoestimulante (TSH), triiodo tironina (T3), tiroxina (T4).
- Marcadores sorológicos para os vírus das hepatites A, B e C: anti-HVA IgM, HBsAg, anti-HBc IgM, anti-HCV.
- Teste do suor (dosagens de sódio e cloro).
- *Screening* para aminoacidúrias, aminoácidos séricos e avaliação de sustâncias redutoras na urina.

A GGT é concentrada no epitélio ductular biliar. Nível elevado de GGT é um marcador sensível de obstrução biliar ou inflamação. O achado de um nível normal de GGT torna a atresia de via biliar bastante improvável.

EXAMES POR IMAGEM

- Cintilografia com radiofármacos hepatocelulares (substâncias marcadas com tecnécio-99). São utilizados radionucléicos compostos de IDA (IDA = ácido iminodiacético e DISIDA = ácido diisopropil iminodiacético). Na icterícia por doença hepatocelular, a captação é retardada e a excreção no intestino pode ou não ser demonstrada. Na atresia biliar, a captação pelos hepatócitos costuma ser rápida, mas a excreção no intestino é ausente. O uso de fenobarbital 5mg/kg por cinco dias em duas doses diárias, previamente à realização da cintilografia, melhora a exatidão do estudo, reduzindo o número de falso-positivos, pois aumenta a excreção da bilirrubina conjugada. A presença de radioisótopo no intestino afasta o diagnóstico de atresia biliar. O inverso não é verdadeiro. Alguns serviços não utilizam cintilografia como meio diagnóstico de atresia de via biliar pela sua baixa especificidade. Parece, também, que a presença de fezes esbranquiçadas é um indicativo e achado comum nas crianças em que a cintilografia não demonstra excreção do radioisótopo.

O Comitê de Icterícia Colestática em Crianças da Sociedade Norte-americana de Gastroenterologia, Hepatologia e Nutrição concluiu que a cintilografia hepatobiliar pouco adiciona à avaliação de rotina de uma criança colestática, mas pode ser de valor se outros meios diagnósticos não estiverem disponíveis. Ainda temos indicado cintilografia a bebês com suspeita de AVB. A excreção de radioisótopo para o interior do intestino afasta, com certeza, essa hipótese diagnóstica.

- Ultra-sonografia abdominal.

O critério atualmente considerado patognomônico é o sinal do cordão triangular (consiste na visualização de uma área de densidade ecogênica formada pela presença de massa de tecido fibrótico de forma triangular ou cônica, cranial à bifurcação da veia porta). Porém, sua ausência não descarta o diagnóstico de atresia biliar. Outros critérios considerados sugestivos são:

— Ausência de vesícula biliar após jejum de 6h.
— Presença de vesícula pequena (< 1,5cm), vazia e sem contração pós-prandial (30min pós-alimentação com mamadeira habitual).
— Presença de cisto no hilo hepático.
— Hipoplasia do ducto biliar comum.
— Sinais indiretos, como: aumento da ecogenicidade do fígado, demonstração de anomalia associada como poliesplenia, má rotação intestinal, veia porta pré-duodenal, ausência da veia cava inferior e *situs inversus* abdominal e dilatação biliar intra e extra-hepática.

Podem ser realizados exames ecográficos seriados. A incapacidade de encontrar vesícula biliar à ultra-

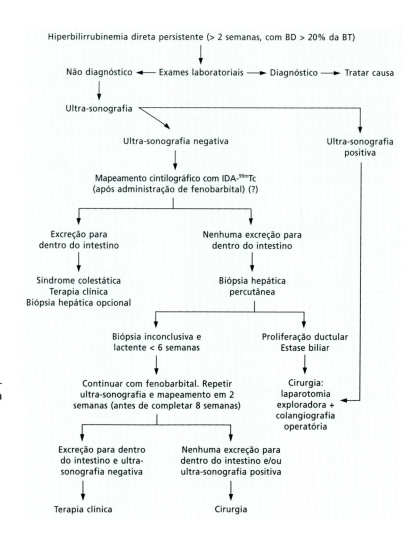

Figura 98.1 – Algoritmo diagnóstico para avaliação de icterícia neonatal. BD = bilirrubina direta; BT = bilirrubina total.

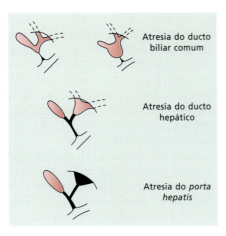

Figura 98.2 – Classificação de atresia biliar de acordo com a Sociedade Japonesa de Cirurgiões Pediátricos. Tipos principais. Referem-se ao sítio de obstrução completa do trato biliar.

sonografia não significa, de forma alguma, presença de atresia biliar, uma vez que é possível que a vesícula seja hipoplásica na colestase intra-hepática intensa.

OUTROS MEIOS DIAGNÓSTICOS

- Biópsia hepática percutânea.
  É fundamental que contenha razoável fragmento da área portal (espaço interlobular). Além do diagnóstico de hepatite neonatal e atresia biliar, pode mostrar características como: pobreza de ductos biliares, partículas citoplasmáticas compatíveis com a deficiência de α_1-antitripsina, inclusões hepatocelulares (citomegalovírus), granulomas (tuberculose) e outras.
- Entubação e aspiração de fluido duodenal. Atresia biliar é afastada se típico fluido amarelo for detectado no aspirado duodenal de 24h ou em entubações seriadas. Também pode ser analisada a concentração de bilirrubina no aspirado. O teste positivo mostra uma concentração de bilirrubina não maior que a concentração sérica.
- Colangiografia sob controle laparoscópico. Essa técnica tem se tornado mais acessível à medida que os cirurgiões pediátricos começam a dominar, com mais habilidade, as técnicas da videoendoscopia. Pode ser utilizada nos casos em que a ultra-sonografia demonstrou vesícula biliar com lúmen.
- Colangiorressonância magnética (CRM) é uma técnica nova, não-invasiva, que alguns autores têm preconizado na investigação da atresia biliar. É um diagnóstico de exclusão. Atresia biliar pode ser excluída se ductos biliares extra-hepáticos (vesícula, ducto cístico, colédoco, ducto hepático comum e ductos hepático direito e esquerdo) forem visualizados. Também foi observado, em alguns casos, espessamento periportal semelhante àquele encontrado na ultra-sonografia. Mas esse sinal não é considerado patognomônico na CRM.
- Colangiopancreatografia retrógrada endoscópica (CPRE) que compreende a entubação do ducto biliar via ampola de Vater com um pequeno cateter e injeção de contraste para facilitar a visualização do sistema ductal. Técnica de aplicação limitada, pois depende da experiência do operador, existência de duodenoscópio adequado e apresenta uma taxa de insucesso na canulação e/ou visualização de > 10%.

CLASSIFICAÇÃO

Sociedade Japonesa de Cirurgiões Pediátricos

- Tipos principais (Fig. 98.2). Baseia-se no *nível da obstrução*.
  - Tipo I: atresia do ducto biliar comum (5 a 10% dos casos) e ductos proximais patentes.
  - Tipo II: atresia dos ductos hepáticos (2% dos casos) com estruturas císticas encontradas no *porta hepatis*.
  - Tipo III: atresia no nível do *porta hepatis* (88 a 93% dos casos). As duas primeiras são referidas como corrigíveis e a última como não-corrigível. Atualmente, essa distinção raramente é utilizada.

A classificação é complementada pelos *subtipos* relacionados aos padrões dos ductos distais (Fig. 98.3) e pelos *subgrupos*, com base nas ramificações dos ductos hepáticos no *porta hepatis* (Fig. 98.4).

TRATAMENTO

O paciente com suspeita diagnóstica de atresia biliar deve ser preparado para ser submetido à colangiografia

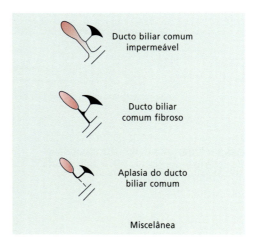

Figura 98.3 – Subtipos de acordo com os padrões dos ductos distais. Refletem as condições do ducto biliar comum remanescente. É importante na definição da portoenterostomia.

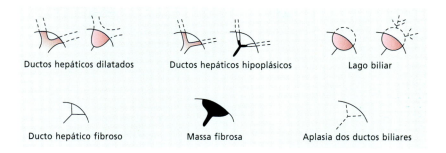

Figura 98.4 – Subtipos de acordo com as ramificações dos ductos hepáticos no *porta hepatis*. Reflete o padrão macroscópico, não o microscópico, dos ductos hepáticos no *porta hepatis*.

transoperatória, biópsia hepática aberta e provável portoenterostomia, antes de completar a 8ª semana de vida.

Preparo Pré-operatório

- Vitamina K 1mg/kg/dia iniciando cinco dias antes da cirurgia.
- Antibióticos profiláticos parenterais iniciando 1h antes da incisão cirúrgica (cefalosporina e gentamicina).
- Preparo de cólon 24h antes.
- Sangue reservado e cruzado para o transoperatório.
- Providenciar acesso venoso adequado para o transoperatório.
- Nada via oral (NPO, *nil per os*) 12h antes do ato operatório.

Transoperatório

- Posição supina da criança com coxim colocado debaixo do hipocôndrio direito para propiciar melhor exposição.
- Minilaparotomia subcostal direita para inspeção do fígado e da via biliar, biópsia hepática e colangiografia. Deve-se evitar a incisão transversa supra-umbilical, pois, se houver necessidade de transplante hepático (por incisão subcostal), poderá surgir área isquêmica entre as duas incisões. A decisão intra-operatória dependerá do aspecto macroscópico de vesícula e fígado e da colangiografia. Em 75% dos casos, a árvore biliar inteira está ausente ou fibrótica. A colangiografia é realizada com Hypaque® 50% diluído em um terço de sua concentração original e instilado no volume de 3 a 4mL na vesícula biliar, sem pressão, por cateter 4Fr ou 6Fr. Se houver bile na vesícula e o contraste for eliminado no intestino, não é atresia biliar. Poderá se tratar de hipoplasia biliar, caracterizada pela presença de pequenos, mas macroscopicamente visíveis e radiologicamente permeáveis, ductos biliares extra-hepáticos. Se não houver bile na vesícula e o contraste não for eliminado para o intestino, é atresia biliar. Se não houver bile na vesícula e o contraste for eliminado no intestino sem demonstrar ductos intra-hepáticos, repetir o exame com clampe vascular colocado no ducto comum para forçar a entrada do contraste nos ductos intra-hepáticos. Biópsia hepática costuma ser realizada antes da colangiografia.
- Se confirmada a necessidade de cirurgia corretiva, a incisão deve ser prolongada à direita até a linha axilar anterior e estendida para a esquerda no sentido subcostal.
- Dividir os ligamentos hepáticos para mobilizar o fígado para fora da cavidade abdominal.
- Usar magnificação óptica (2,5×) durante a dissecção cirúrgica e a anastomose.
- A operação de Kasai ou portoenterostomia consiste na remoção dos ductos extra-hepáticos obliterados com dissecção portal ampliada e anastomose de um conduto intestinal aos ductos seccionados junto ao hilo hepático (cone de tecido fibroso). Essa massa fibrosa é mobilizada até a bifurcação da veia porta, com dissecção ampla e extensa do *porta hepatis*. A dissecção ampliada do *porta hepatis* compreende:
  – A dissecção da veia porta esquerda até a origem da veia umbilical na fossa de Rex (que pode ser ligada e seccionada).
  – A dissecção da veia porta direita até a visualização do ramo anterior da artéria hepática direita.
  – A ligadura e a secção de pequenos vasos da veia porta até o cone fibroso, expondo o lobo caudado posteriormente.
  As artérias hepáticas e veia porta devem ser reparadas e tracionadas para melhorar a visualização do *porta hepatis*. O nível de transecção situa-se junto à superfície posterior da veia porta (Fig. 98.5). Essa placa fibrosa deve ser enviada para exame anatomopatológico, para estudar a presença e o diâmetro dos ductos biliares do *porta hepatis*. Não se deve usar qualquer estrutura cística no hilo para anastomose com

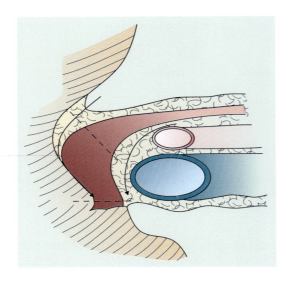

Figura 98.5 – Portojejunostomia. Corte sagital do *porta hepatis*. O cone fibroso deve ser seccionado no nível da superfície posterior de veia porta. Adaptado de Ohi e Ibrahim[1].

intestino. A anastomose pode ser lateral ou terminal, e é realizada com alça de jejuno medindo 45cm de comprimento a 15cm do ângulo de Treitz em Y de Roux, em posição pré ou transmesocólica, com fio de polidioxanona (PDS) 5-0, pontos interrompidos, plano único e total.
- A porção distal do conduto intestinal pode ser exteriorizada temporariamente ou não. Atualmente não se tem realizado exteriorização como rotina. A exteriorização apresenta desvantagens, como aumento das dificuldades técnicas para transplante hepático futuro, se necessário, não prevenção da colangite e pode causar episódios recorrentes de desidratação e hiponatremia.
- Quando há permeabilidade da vesícula, ducto cístico e ducto comum distal, pode ser realizada anastomose da vesícula ao *porta hepatis* (portocolecistostomia). Nesse caso (5 a 10%), usar sonda de descompressão temporária na vesícula para dilatação gradual do canal cístico no pós-operatório. Quando há permeabilidade do ducto hepático, deve ser realizado hepaticojejunostomia.
- Colocar dreno de Penrose no forame de Winslow.

Pós-operatório

- Nada por via oral e sonda nasogástrica até recuperação das funções gastrointestinais. Reiniciar alimentação por via oral com fórmulas contendo triglicerídeos de cadeia média. Caso não sustentem adequado crescimento, aumentar a densidade calórica da fórmula.
- Manter cefalosporina 80mg/kg/dia e gentamicina 5mg/kg/dia (IV) por 7 a 10 dias. Depois, continuar com profilaxia antibiótica por 6 a 12 meses (cefalosporina ou trimetoprim-sulfametoxazol 8mg/kg/dia, de 12/12h).
- Estimulantes do fluxo biliar devem ser usados no pós-operatório (fenobarbital 1 a 2mg/kg/dia, dividido em três tomadas ao dia e/ou ácido ursodesoxicólico 20mg/kg/dia, divididos em três a quatro tomadas ao dia). O ácido ursodesoxicólico tem efeito estabilizador sobre a membrana do hepatócito (efeito citoprotetor) e efeito colerético. Estudos recentes sugerem o uso de ácido ursodesoxicólico por um ano.
- Vitaminas lipossolúveis (A: 10.000UI/dia, D: 5.000UI/dia, K: 2,5 a 5mg 2×/semana e E: 25UI/kg/dia) são repostas por um ano pós-cirurgia e a longo prazo, com icterícia prolongada. Cuidar toxicidade da vitamina A. Também é necessária a suplementação com ferro, cálcio, fósforo, magnésio e zinco (1mg/kg/dia).
- Existe controvérsia com relação ao uso rotineiro de corticosteróides no pós-operatório, assim como quanto à dose recomendada e ao tempo de uso, que costumam ser muito variáveis. A dose preconizada de prednisona é de 10mg 2×/dia IV ou IM por quatro dias, depois do 7º dia pós-operatório. Continuar o tratamento com prednisolona oral 2 a 2,5mg/kg/dia em dias intercalados por dois a três meses.
Trabalhos recentes têm mostrado que o uso de altas doses de esteróides melhora o fluxo biliar após a cirurgia de Kasai, principalmente quando o fluxo biliar parece estar diminuído (controlado pela cor das fezes) ou com o aparecimento de colangite. As doses recomendadas são: metil-prednisolona IV (10, 8, 6, 5, 4, 3, 2mg/kg/dia, por sete dias) seguido por prednisona/prednisolona oral 2mg/kg/dia por 8 a 12 semanas. Os esteróides teriam efeitos colerético, antiinflamatório e imunossupressivo, diminuindo o edema e a deposição do colágeno, inibindo a formação de cicatriz e impedindo a migração de monócitos e linfócitos.
- No tratamento da colangite pós-operatória, deve-se usar antibióticos IV (cefalosporina de 3ª geração ou imipenem) e coleréticos (fenobarbital e prednisolona por uma semana). A colangite é a principal complicação pós-operatória e tem como causa um trato biliar parcialmente obstruído e/ou refluxo ascendente (pouco provável). Ocorre nas primeiras semanas ou meses após a cirurgia, atingindo uma taxa de 30 a 50% dos casos.
- Para o prurido, podem ser usados colestiramina, ácido ursodesoxicólico ou rifampicina (10mg/kg/dia).

FATORES PROGNÓSTICOS FAVORÁVEIS

- Operar antes da 10ª semana.
- Baixa incidência de colangite pós-operatória.
- Experiência do cirurgião.

- Histologia hepática favorável na cirurgia com grau de fibrose leve a moderado.
- Tamanho dos dúctulos no *porta hepatis* ≥ 150µ (discutível) e presença de bile ou ductos visíveis na dissecção do *porta hepatis*.

MORTALIDADE E MORBIDADE

A taxa de mortalidade em 10 anos pós-cirurgia de Kasai é de aproximadamente 50 a 70%. Metade dos sobreviventes permanece ictérica ou requererá tratamento de complicações da hipertensão portal. A indicação da cirurgia de Kasai, mesmo nos casos desfavoráveis, baseia-se na minimização do grau de dano hepático e na obtenção de melhor estado clínico, para que se possa esperar um tempo prolongado até haver condições para um transplante hepático. Portanto, transplante hepático é indicado a casos de falha da operação de Kasai e, primariamente, somente aos casos com diagnóstico tardio (> 120 dias) com biópsia demonstrando cirrose avançada, eco-Doppler mostrando fluxo portal diminuído e já com sinais clínicos de cirrose avançada: ascite maciça e coagulopatias de difícil correção.

REFERÊNCIA BIBLIOGRÁFICA

1. OHI, R.; IBRAHIM, M. Biliary atresia. *Sem. Pediatr. Surg.*, v. 1, p. 115-124, 1992.

BIBLIOGRAFIA RECOMENDADA

DAVENPORT, M.; BETALLI, P.; D'ANTIGA, L. et al. The spectrum of surgical jaundice in infancy. *J. Pediatr. Surg.*, v. 38, p. 1471-1479, 2003.

DAVENPORT, M. Biliary atresia. *Sem. Pediatr. Surg.*, v. 14, p. 42-48, 2005.

HABER, B. A.; RUSSO, P. Biliary atresia. *Gastroenterol. Clin. N. Am.*, v. 32, p. 891-911, 2003.

HAN, S. J.; KIM, M. J.; HAN, A. et al. Magnetic resonance cholangiography for the diagnosis of biliary atresia. *J. Pediatr. Surg.*, v. 37, p. 599-604, 2002.

MEYERS, R. L.; BOOK, L. S.; O'GORMAN, M. A. High-dose steroids, ursodeoxycholic acid, and chronic intravenous antibiotics improve bile flow after Kasai procedure in infants with biliary atresia. *J. Pediatr. Surg.*, v. 38, p. 406-411, 2003.

MOYER, V.; FREESE, D. K.; WHITINGTON, P. F. et al. Guideline for the evaluation of cholestatic jaundice in infants: recommendations of the North American Society for Pediatric Gastroenterology, Hepatology and Nutrition. *J. Pediatr. Gastroenterol. Nutr.*, v. 39, p. 115-128, 2004.

OHI, R.; NIO, M. Biliary atresia. *Sem. Pediatr. Surg.*, v. 9, p. 177-186, 2000.

PETERSEN, C.; URE, B. M. What's new in biliary atresia? *Eur. J. Pediatr. Surg.*, p. 1-6, 2003.

CAPÍTULO 99

Cisto de Colédoco

João Carlos Ketzer de Souza

CONCEITO

Malformação congênita caracterizada por dilatação e obstrução parcial distal do ducto biliar comum, acompanhada, na maioria dos casos, por ducto hepático comum proximal e árvore biliar intra-hepática normais.

EPIDEMIOLOGIA

- Prevalência: 1:100.000 a 200.000 nascidos vivos.
- Predominância no sexo feminino: 4 F:1 M.
- Incomum no recém-nascido.
- Em mais de 60% dos casos, o diagnóstico é realizado antes dos 10 anos de idade.
- Segunda causa mais comum de anomalia da árvore biliar extra-hepática.
- Recém-nascido com cisto de colédoco pode ter atresia de vias biliares associada.
- Fígado pode variar desde normal a cirrótico.
- Presença de malformações biliares associadas: 35 a 40%.

ETIOLOGIA

Diversas teorias têm sido propostas. Todas baseiam-se na obstrução distal e na fraqueza congênita ou adquirida da parede do ducto ou na combinação das duas. Algumas delas são:

- Fraqueza congênita da parede do ducto biliar comum associado a obstrução distal ao fluxo de bile.
- Proliferação epitelial desigual do colédoco durante o estágio sólido do desenvolvimento embriológico (6-8 semanas de gestação). Pode estar associada a estenose congênita ou atresia do ducto biliar comum distal.
- Origem inflamatória viral por contaminação transplacentária ou infecção perinatal produzindo reação inflamatória e obliteração completa do sistema ductal (atresia) ou enfraquecimento e dilatação do sistema ductal (cisto de colédoco).
- Teoria do canal comum de Babbitt: junção anômala do canal biliopancreático com refluxo de suco pancreático para o sistema biliar, enfraquecendo a parede do colédoco pela ação enzimática (amilase e tripsina) e pela inflamação. Nesse caso, o ducto pancreático une-se ao ducto comum, proximal ao esfíncter muscular. Ocorre refluxo porque o suco pancreático é excretado com maior pressão do que o suco biliar. Em 75% dos cistos de colédoco, existe canal pancreatobiliar comum.

CLASSIFICAÇÃO

De Alonso-Lej Modificada (Fig. 99.1)

- Tipo I: tipo mais comum (90 a 95% dos casos). Dilatação fusiforme ou sacular difusa do colédoco. O canal hepático proximal ao cisto e a árvore biliar intra-hepática costumam ser normais. A porção proximal e distal do cisto usualmente iniciam e terminam agudamente e o ducto biliar comum distal é, quase sempre, estreitado. Condições que podem estar presentes: junção anômala do canal pancreático e colédoco, estenose dos canais biliares distais, atresia de vias biliares.
- Tipo II: divertículo de colédoco.
- Tipo III: coledococele intraduodenal: divertículo do ducto biliar comum distal.
- Tipo IV: cisto de colédoco fusiforme ou sacular associado à dilatação intra-hepática; é o segundo tipo mais comum.
- Tipo V: doença de Caroli, que pode ser subdividida em:
  – Múltiplos cistos intra-hepáticos sem doença associada (doença de Caroli pura ou doença de Caroli tipo I). Menos freqüente.
  – Múltiplos cistos intra-hepáticos associados à fibrose hepática congênita (doença de Caroli

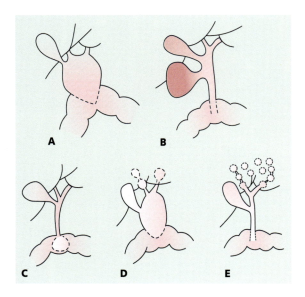

Figura 99.1 – Classificação de cisto de colédoco. (*A*) Tipo I: dilatação sacular ou fusiforme. (*B*) Tipo II: divertículo de colédoco. (*C*) Tipo III: coledococele. (*D*) Tipo IV: cisto de colédoco sacular ou fusiforme associado à dilatação intra-hepática. (*E*) Tipo V: doença de Caroli.

tipo II ou síndrome de Caroli). Sistema biliar é normal.

As complicações da doença de Caroli são: colestase, colangite, litíase intra-hepática, insuficiência hepática e colangiocarcinoma.

- Tipo VI: dilatação difusa = forma frustra de cisto de colédoco; dilatação leve do sistema biliar intra e extra-hepático. Não aparece na Figura 99.1. Tipos I e IV são associados a canal pancreatobiliar longo em quase a totalidade dos casos.

QUADRO CLÍNICO

Pode ocorrer uma série de variações nos sinais e sintomas:

- Dor abdominal (50%).
- Icterícia (50%).
- Dor abdominal e icterícia.
- Dor abdominal e febre.
- Dor abdominal, icterícia intermitente e massa abdominal (tríade clássica). Presente em < 20% dos casos.
- Dor abdominal, icterícia e febre.
- Massa abdominal, icterícia e febre.
- Massa abdominal, dor abdominal, icterícia e febre.
- Outros achados: vômitos, hepatomegalia, fezes hipocólicas ou acólicas, colúria, perda de peso, obstrução pilórica, obstrução intestinal, ruptura espontânea com peritonite.

FORMAS DE APRESENTAÇÃO CLÍNICA

- Recém-nascidos e lactentes < 6 meses (40% dos casos).
  O componente obstrutivo predomina, dor e febre são desprezíveis. Clínica mais comum: icterícia persistente, hepatomegalia e fezes hipo ou acólicas. Quadro clínico semelhante à atresia de vias biliares. Ocasionalmente pode aparecer massa palpável. Esse grupo é o mais sensível à fibrose hepática pelo caráter obstrutivo.
- Crianças > 6 meses (60% dos casos).
- É comum apresentarem a tríade clássica de dor abdominal intermitente no quadrante superior direito ou epigástrio, icterícia leve e intermitente e massa palpável. Febre também é freqüente.

INVESTIGAÇÃO DIAGNÓSTICA

- História e exame físico.
- Estudos laboratoriais: hemograma com plaquetas, provas de coagulação, transaminases, fosfatase alcalina, bilirrubinas, amilase sérica. As bilirrubinas e a fosfatase alcalina costumam estar moderadamente elevadas.
- Radiografia de abdome: nos grandes cistos, pode mostrar massa arredondada no abdome superior comprimindo estruturas circunvizinhas (Fig. 99.2).

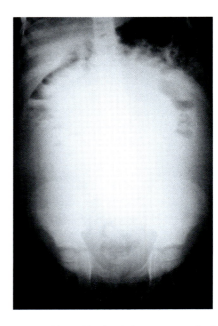

Figura 99.2 – Radiografia de abdome em projeção ânteroposterior mostrando grande massa arredondada ocupando quase todo o abdome.

- Ultra-sonografia abdominal: identifica cisto, vesícula, ductos biliares intra e extra-hepáticos, densidade hepática e relação com estruturas vasculares do hilo. Na maioria dos casos pode ser o único exame diagnóstico necessário.
- Cintilografia hepatobiliar com DISIDA-^{99m}Tc: avalia o grau de obstrução ductal, que, quando completa, não permite a passagem do fármaco para dentro do trato gastrointestinal. Pode ser visualizado acúmulo de radioisótopo dentro do cisto (Fig. 99.3).
- Tomografia computadorizada: demonstra a relação do cisto com as estruturas portais, detalha

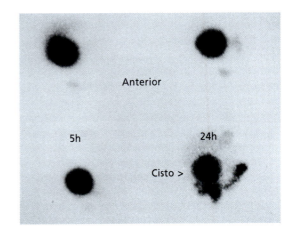

Figura 99.3 – Cintilografia hepatobiliar com DISIDA-^{99m}Tc. Notar acúmulo do radiofármaco dentro do cisto e passagem deste para dentro do intestino em controle de 24h.

a doença hepática (cistos intra-hepáticos) e é indicada aos casos suspeitos de malignidade (Fig. 99.4).
- Colangiopancreatografia retrógrada endoscópica (CPRE): define o sistema ductal pancreatobiliar distal (define presença de junção anômala) e extensão da dilatação cística. É um estudo invasivo, necessitando de anestesia geral; risco de causar colangite e pancreatite. Só deve ser usada nos casos indefinidos em crianças maiores e na coledocele.
- Estudo radiológico do trato digestivo superior: indentação da parede lateral do duodeno e arco duodenal alargado. Pouco usado atualmente.
- Colangiopancreatorressonância magnética (CPRM): permite definir o tipo de cisto de colédoco, presença de cistos intra e extra-hepáticos, cálculos e estenoses, afasta presença de atresia biliar e define o comprimento do canal pancreático. Melhor e mais completo exame atual.

COMPLICAÇÕES DO CISTO DE COLÉDOCO

- Malignização: 20 vezes mais comum do que a expectativa geral, ou seja, 11% dos casos podem malignizar. Nos casos a longo prazo, sem ressecção do cisto, chega a alcançar 50%.
- Colangite.
- Cirrose biliar.
- Ruptura espontânea com peritonite.
- Hipertensão portal.
- Colelitíase.
- Abscesso hepático.
- Pancreatite.

TRATAMENTO

- Sempre existe indicação de correção cirúrgica (risco de malignização). É indicada cirurgia *precoce* a bebês com complicações de caráter obstrutivo (desenvolvimento de icterícia obstrutiva), cistos com dilatação progressiva (risco de perfuração do cisto) e cistos, mesmo assintomáticos, quando as provas funcionais hepáticas começam a deteriorar. Nos outros casos tem-se indicado a correção cirúrgica entre os 6 e 12 meses de idade (Fig. 99.5).
- Pré-operatório: iniciar antibióticos 30min antes da cirurgia (cefalosporina e gentamicina) e mantê-los por 48h. Manter antibióticos por via oral por seis semanas.
- Via de acesso: laparotomia subcostal direita ou transversa direita. Mobilizar o fígado para fora da cavidade por dissecção de seus ligamentos.
- Sempre realizar colangiografia transoperatória (pela vesícula biliar ou pelo cisto) para definir a anatomia dos canais biliares distais, canal pancreático, ducto hepático comum e ductos intra-hepáticos.
- Biópsia hepática para determinar cirrose e sua extensão.

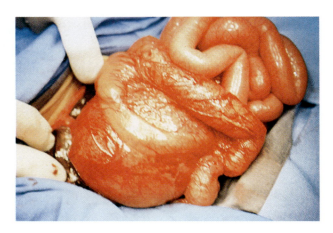

Figura 99.5 – Achado operatório de um cisto de colédoco.

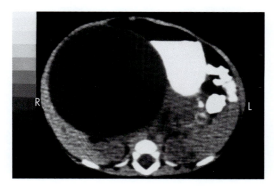

Figura 99.4 – Tomografia de cisto de colédoco demonstrando o tamanho e a posição do cisto em relação ao fígado e às estruturas adjacentes.

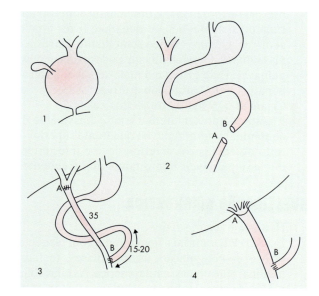

Figura 99.6 – Tratamento cirúrgico do cisto de colédoco. (1) Cisto de colédoco. (2) Locais de secção do cisto e alça jejunal. (3) Hepaticojejunostomia. (4) Portojejunostomia em caso de atresia de via biliar associada.

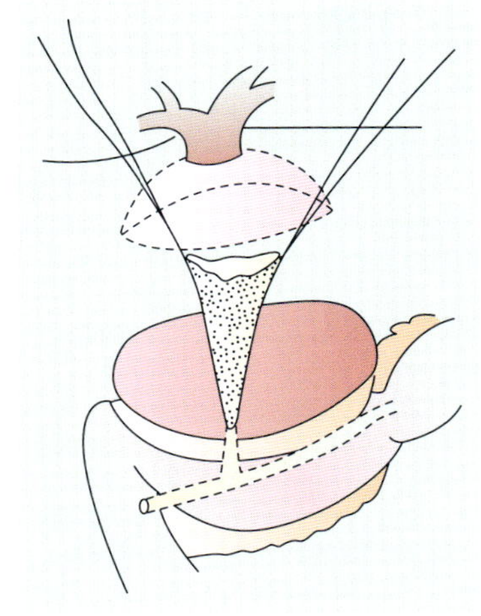

Cisto de Colédoco ▪ 533

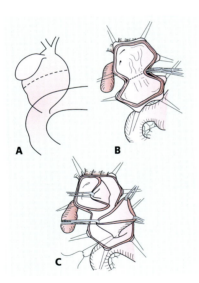

Figura 99.7 – Mucosectomia da porção distal do cisto de colédoco. Adaptado de Miyano[1].

- Técnica atual mais utilizada: ressecção completa do cisto com hepaticojejunostomia em Y de Roux. Em recém-nascidos e lactentes, é possível a excisão completa do cisto. A alça de jejuno é identificada a 15cm do ângulo de Treitz, seccionada e a boca distal da alça, medindo 30 a 40cm de comprimento, levada até o local da anastomose (anastomose término-lateral ou término-terminal com poligalactina 910), em posição transmesocólica, preferencialmente (Fig. 99.6). Proximalmente, a secção do canal hepático comum deve ser feito no local em que o ducto hepático fica normal, com mucosa de revestimento presente.
Quando houver ductos biliares intra-hepáticos dilatados e estenose do ducto hepático comum, a hepaticojejunostomia deve ser realizada no hilo hepático, com o estoma alargado por incisão ao longo da parede lateral dos ductos hepáticos.
O cisto é mobilizado distalmente até sua transição com o colédoco, quando visível. Nos casos em que a excisão completa da porção distal é difícil, é recomendada a mucosectomia dessa porção para evitar dano ao ducto pancreático, artéria hepática e veia porta, e também evitar o aparecimento tardio de câncer no epitélio remanescente da porção distal do cisto (Fig. 99.7).
- A crianças maiores, indica-se a excisão endocística com ressecção intramural posterior (técnica intraluminal de Lilly, que conserva a parede posterior do cisto). As paredes do cisto ficam muita fibróticas e inflamadas (por inflamação pericística) e sua parede posterior aderida às estruturas do hilo hepático (artéria hepática e veia porta) (Figs. 99.8 e 99.9).
- Se houver associação com atresia de vias biliares: portojejunostomia em Y de Roux.
- Na doença de Caroli, o tratamento é sintomático. Indica-se lobectomia ou segmentectomia hepática somente se a doença cística estiver predominando em um lobo ou segmento (doença localizada). O risco de malignidade é considerado baixo. Na doença difusa, sintomática, pensar em transplante hepático. A terapia com ácido ursodesoxicólico (10mg/kg/dia) é indicada quando existem cálculos intra-hepáticos.
- Coledococele: via de acesso transduodenal com destelhamento da coledococele e esfincteroplastia

Figura 99.8 – Técnica de Lilly para ressecção intramural de cisto de colédoco. (A) Incisão transversa em toda a parede anterior e lateral do cisto. (B) A parede posterior do cisto é deixada intacta. Inicia-se um plano de dissecção na porção posterior da parede do cisto, separando-a em duas camadas (uma externa mais fina e uma interna mais espessa). Após completar a separação, a parede interna é dividida completamente por uma incisão transversa circunferencial. (C) O cisto é mobilizado por dissecção romba. A mobilização continua em direção proximal e distal. O cisto é então ressecado, exceto junto à fina camada posterior externa que está aderida à veia porta e à artéria hepática. Adaptado de O'Neill[2].

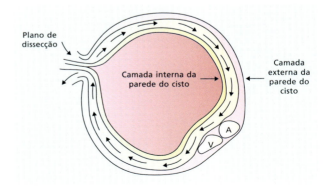

Figura 99.9 – Detalhes do plano de dissecção que separa a parede posterior do cisto de colédoco em duas camadas. A = artéria hepática; V = veia porta. Adaptado de Todani et al.[3].

534 ■ *Fígado, Vias Biliares, Baço e Pâncreas*

do ducto biliar comum e pancreático ou esfincterotomia endoscópica, nas coledococeles menores. Só indicar tratamento cirúrgico aos casos com complicações: colangite recorrente e pancreatite recorrente. Casos assintomáticos não necessitam de tratamento.

■ No cisto de colédoco tipo II, realizar diverticulectomia com ductoplastia ou excisão do sistema ductal e hepaticojejunostomia em Y de Roux.

■ Ampicilina ou trimetoprim-sulfametoxazol em baixas doses costumam ser indicados por até seis semanas, para evitar colangite.

REFERÊNCIAS BIBLIOGRÁFICAS

1. MIYANO, T. Congenital biliary dilatation (choledochal cyst). In: PURI, P. (ed.). *Newborn Surgery*. Oxford: Butterworth-Heinemann, 1996. p. 433-439.
2. O'NEILL, J. A. Choledocal cyst. *Curr. Probl. Surg.*, v. 19, p. 398, 1992.
3. TODANI, T.; WATANABE, Y.; MIZUGUCHI, T. et al. Hepaticoduodenostomy at the hilum after excision of choledochal cyst. *Am. J. Surg.*, v. 142, p. 584-587, 1981.

BIBLIOGRAFIA RECOMENDADA

DE VRIES, J. S.; DE VRIES, S.; ARONSON, D. C. et al. Coledochal cysts: age of presentation, symptoms, and late complications relates to Todani's classification. *J. Pediatr. Surg.*, v. 37, p. 1568-1573, 2002.

MIYANO, T.; YAMATAKA, A.; LI, L. Congenital biliary dilatation. *Sem. Pediatr. Surg.*, v. 9, p. 187-195, 2000.

OHTSUKA, Y.; YOSHIDA, H.; MATSUNAGA, T. et al. Strategy of management for congenital biliary dilatation in early infancy. *J. Pediatr. Surg.*, v. 37, p. 1173-1176, 2002.

YAMATAKA, A.; KOBAYASHI, H.; SHIMOTAKAHARA, A. et al. Recommendations for preventing complications related to Roux-*en*-Y hepatico-jejunostomy performed during excision of choledochal cyst in children. *J. Pediatr. Surg.*, v. 38, p. 1830-1832, 2003.

CAPÍTULO 100

Perfuração Espontânea de Via Biliar Extra-hepática

João Carlos Ketzer de Souza

CONCEITO

Perfuração espontânea da via biliar extra-hepática (PEVBE) é aquela que ocorre no ducto biliar comum na sua junção com o ducto cístico, tem etiologia desconhecida e causa peritonite biliar.

EPIDEMIOLOGIA

- Levemente mais freqüente em meninas: 1,2 F:1 M.
- A icterícia colestática de origem cirúrgica costuma, em ordem decrescente de freqüência, ser causada pelas seguintes condições clínicas: atresia de vias biliares, cisto de colédoco, PEVBE, síndrome da rolha biliar e uma diversidade de outras causas extremamente raras.
- Não é possível definir acuradamente a prevalência da PEVBE. Em virtude da raridade dessa condição, a experiência é muito limitada, a doença pode não ser diagnosticada e o seu conhecimento deriva essencialmente de revisão da literatura.

ETIOLOGIA

- A patogênese não é conhecida, impossibilitando a sua prevenção. Várias teorias têm sido propostas.
  - Isquemia focal do ducto biliar em sua parede anterior, acompanhando algum episódio de isquemia esplâncnica do recém-nascido. Existe uma rica rede vascular arterial ductal junto à parede póstero-lateral e deficiente vascularização anterior que a torna mais suscetível à isquemia, criando um ponto fraco propenso à perfuração.
  - Pressão elevada dentro do ducto biliar por obstrução parcial ou completa distal à perfuração (barro biliar, estenose ductal, cálculos).
  - Fraqueza congênita da parede do ducto biliar (se localizada, pode levar à perfuração; se difusa, pode ser causa de cisto de colédoco).
  - Refluxo de suco pancreatobiliar, causando fraqueza da parede do ducto (pela presença de canal comum pancreatobiliar).

Possivelmente, muitos desses fatores, ou ainda outros, podem estar associados na patogênese da PEVBE. Parece existir uma íntima associação entre cisto de colédoco e PEVBE. Anomalias da junção do sistema ductal pancreatobiliar, fraqueza intrínseca dos ductos biliares e estenose ductal biliar distal têm sido implicadas na patogênese de ambas as entidades. Parecem ser diferentes manifestações de um espectro de erros de desenvolvimento da embriogênese ductal.

LOCAL DA PERFURAÇÃO

O sítio da perfuração está quase sempre localizado na parede anterior do ducto biliar comum, em íntima proximidade com a junção do ducto cístico.

QUADRO CLÍNICO

Pode apresentar-se sob duas formas clínicas: insidiosa (mais comum, 70% dos casos) e aguda (30%).

Forma Insidiosa

Causa ascite biliar ou distensão abdominal progressiva, iniciando após algumas semanas de vida.

- Quarenta por cento iniciam-se nas primeiras semanas de vida e 60% durante o 1º mês.
- Início insidioso em 70 a 75% dos casos. Inicialmente, a bile costuma causar pequena reação peritoneal. Mais tarde, poderá causar peritonite bacteriana.
- Icterícia moderada intermitente (geralmente) em 70%.
- Náusea e vômitos repetidos não biliosos.
- Ocasionalmente, massa palpável em quadrante superior direito (pseudocisto coledociano).
- Fezes normais ou acólicas com aspecto de argila, urina escura.
- Presença freqüente de hérnia inguinal, hidrocele e/ou hérnia umbilical.
- Distensão abdominal progressiva, principalmente em razão da ascite. O orifício da perfuração costuma ser pequeno e a bile vaza lentamente. Também, por causa desse vazamento lento, pode ocorrer a formação de um pseudocisto junto ao colédoco. Pelo lento extravasamento e pela pouca reação peritoneal à bile, a coleção pode se tornar encapsulada por tecidos inflamatórios, formando um pseudocisto coledociano.
- Irritabilidade.
- Febre é rara.
- Retardo de crescimento.

Essa forma insidiosa pode apresentar-se como:

- Ascite biliar (40 a 65%).
- Pseudocisto coledociano (35 a 60%).

Forma Aguda

Quadro agudo de peritonite só costuma ocorrer em 25 a 30% dos casos. Os sinais e sintomas são: dor abdominal, febre, vômitos biliosos, distensão abdominal maciça, icterícia leve a moderada e aumentando, sinais de peritonite, choque séptico e leucocitose.

INVESTIGAÇÃO DIAGNÓSTICA

- Exames laboratoriais: bilirrubinas geralmente < 8mg/100mg, com 40 a 90% de elevação da bilirrubina direta; alanina aminotransferase (ALT), aspartato aminotransferase (AST) e fosfatase alcalina geralmente normais.
- Paracentese abdominal: bile ou líquido esverdeado com níveis de bilirrubinas maiores do que no sangue. Mas, dependendo de sua cronicidade, podem ser muito variáveis. Em geral, ultrapassam 400mg/100mL. É um excelente meio diagnóstico.
- Ultra-sonografia abdominal: mostra líquido livre intraperitoneal ou coleção loculada sub-hepática junto à vesícula biliar e/ou no *porta hepatis*. É também útil na pesquisa de cálculos, dilatação da via biliar e ecogenicidade hepática. Não costuma ser diagnóstica.
- Cintilografia hepatobiliar, geralmente com DISIDA marcada com tecnécio-99m: pode mostrar extravasamento do contraste intraperitoneal, extravasamento para dentro do pseudocisto (Fig. 100.1) ou extravasamento para dentro do pseudocisto e, posteriormente, para dentro da cavidade peritoneal. Atualmente, a cintilografia hepatobiliar é o exame mais específico no diagnóstico de PEVBE.
- Colangiografia transoperatória: mostra o local de perfuração, pode revelar obstrução ductal distal, anomalias da junção pancreatobiliar e perfurações incomuns em vesícula biliar ou canal cístico.

DIAGNÓSTICO DIFERENCIAL

- Quando forma um pseudocisto, a PEVBE pode ser diagnosticada erroneamente como cisto de colédoco, roto ou não. Peritonite biliar, secundária à perfuração de cisto de colédoco, tem sido relatada na literatura com uma prevalência aproximada de 2% dos cistos de colédoco. A histologia da parede do cisto de colédoco costuma mostrar parede espessada, cronicamente inflamada, extensa fibrose, elementos musculares lisos e, em áreas escassas, epitélio biliar. A histologia do pseudocisto na PEVBE costuma mostrar parede com uma variedade muito grande de espessura, de tênue à espessada e membranas compostas somente de tecido inflamatório, sem elementos musculares e sem nenhum epitélio biliar.

TRATAMENTO

- O tratamento é sempre cirúrgico e deve ser realizado precocemente. As seqüelas de um tratamento retardado podem incluir fibrose hepática e cirrose.
- Na maioria dos casos, em razão das más condições clínicas da criança pela desnutrição e pelo desequilíbrio hidroeletrolítico (principalmente hiponatremia), a ressuscitação pré-operatória é obrigatória.
- O tratamento deve consistir na identificação da perfuração (por colangiografia transoperatória), drenagem externa simples da área periductal junto à perfuração com drenos de Penrose, sem procurar suturar a área de vazamento, podendo ou não ser complementada a cirurgia com a realização de colecistostomia entubada temporária com dreno de Kehr.

A colangiografia transoperatória serve para confirmar o vazamento do ducto biliar, excluir junção anômala pancreatobiliar, presença de obstrução distal ou perfuração em sítios mais incomuns (principalmente vesícula biliar e cístico). Evidências colangiográficas de estreitamento da porção distal do colédoco têm sido notadas freqüentemente. Isso parece não representar uma obstrução funcional ao fluxo biliar, e sim a presença de um ducto desfuncionalizado pela perfuração. A maioria dos autores acredita que a obstrução distal causada por barro biliar ou cálculos pode resol-

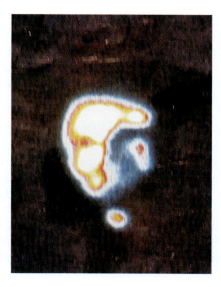

Figura 100.1 – Cintilografia hepatobiliar com DISIDA mostra extravasamento de contraste para dentro de um pseudocisto. Observar também excreção do contraste para o estômago e a bexiga.

ver espontaneamente, com adequada drenagem. Parece que um ducto temporariamente desfuncionalizado e com bile estagnada em seu interior está propenso à formação de barro e cálculo. Estes seriam mais uma conseqüência da perfuração do que a sua causa.

A colecistostomia costuma ser útil, pois provoca melhor descompressão da árvore biliar e possibilita a avaliação posterior dos ductos, relacionada ao vazamento e à obstrução distal, quando presentes.

Reparo cirúrgico da perfuração é considerado desnecessário e perigoso. A área junto à perfuração fica envolvida em um processo inflamatório intenso. Qualquer exploração cirúrgica com tentativa de fechá-la é tecnicamente difícil e com riscos.

- Se encontrado pseudocisto coledociano, é interessante a sua abertura e retirada de sua parede nos sítios mais distantes da zona da perfuração.
- Colecistectomia somente deve ser realizada quando há perfuração de ducto cístico e perfuração ou gangrena da vesícula biliar.
- A melhor conduta atual parece ser, em suspeita de obstrução distal, a drenagem simples e colecistostomia para avaliar a evolução dessa obstrução. Se necessário, pode-se realizar, posteriormente, anastomose biliodigestiva (hepaticojejunostomia hilar com ductoplastia lateral), se essa obstrução permanecer inalterada após oito semanas pós-operatórias ou houver anomalias na junção pancreatobiliar.
- No pós-operatório, indicam-se antibióticos (para prevenir colangite) e *nil per os* com nutrição parenteral total ou alimentação com fórmulas sem gorduras para reduzir o fluxo biliar e permitir cicatrização do ducto, que geralmente ocorre em um mês).
- Drenos da cavidade abdominal só deveriam ser retirados quando houvesse evidência colangiográfica de resolução da obstrução biliar e do vazamento biliar. Os drenos devem permanecer na cavidade abdominal até a evidência de completa resolução da obstrução biliar e do vazamento.

BIBLIOGRAFIA RECOMENDADA

CHARDOT, C.; ISKANDARANI, F.; DE DREUZY, O.; DUQUESNE, B.; PARIENTE, D. et al. Spontaneous perforation of the biliary tract in infancy. A series of 11 cases. *Eur. J. Pediatr. Surg.*, v. 6, p. 341-346, 1996.

HALLER, J. O.; CONDON, V. R.; BERDON, W. E. et al. Spontaneous perforation of the common bile duct in children. *Radiology*, v. 172, p. 621-624, 1989.

SPIGLAND, N.; GRECO, R.; ROSENFELD, D. Spontaneous biliary perforation: does external drainage constitute adequate therapy? *J. Pediatr. Surg.*, v. 31, n. 6, p. 782-784, 1996.

SEÇÃO 10

CAPÍTULO 101

Doenças da Vesícula Biliar

Elinês Oliva Maciel

Com a melhora da sensibilidade da ultra-sonografia (US), o diagnóstico das doenças da vesícula biliar (VB) vem aumentando, somando-se às alterações do hábito alimentar e ao uso de nutrição parenteral total (NPT) prolongada.

CONSIDERAÇÕES GERAIS

Os cálculos da VB podem-se desenvolver em qualquer idade; podem ser de colesterol (90% dos cálculos na adolescência) ou pigmentares (primeira década de vida).

Na maioria dos pacientes, a disfunção da VB está associada à formação de barro biliar e, conseqüentemente, de cálculos; esse processo é reversível em alguns pacientes.

A *colelitíase hemolítica*, responsável pela formação de cálculos pigmentares, está mais freqüentemente associada a esferocitose, talassemia e anemia falciforme. Pode aparecer icterícia flutuante pela hemólise. O diagnóstico é feito por ultra-sonografia, que deve ser realizada em todo o paciente candidato à esplenectomia, para avaliar colelitíase associada e definir tratamento cirúrgico simultâneo. Nesses pacientes, a colangiografia transoperatória é obrigatória.

A *hidropsia* da VB consiste na distensão aguda da vesícula com edema de parede e está associada a sepse, doença de Kawasaki, desidratação aguda, hepatite viral, febre, escarlatina e enterocolite necrosante. Seu tratamento, na maioria das vezes, é conservador, pois resolve espontaneamente. Se progredir para gangrena e perfuração, pode necessitar de colecistectomia.

A *colecistite acalculosa*, rara na infância, representa a progressão da hidropsia e o desenvolvimento de infecção secundária. Essa entidade apresenta-se após melhora do quadro séptico. O quadro clínico consiste na deterioração do estado clínico e sinais de sepse em paciente previamente estável. O diagnóstico por ultra-sonografia baseia-se na distensão da VB e presença de *debris* ecogênicos intrabiliares. A cintilografia mostra VB não funcionante. O tratamento é conservador com antibióticos; mas, se ocorrer piora clínica, indica-se colecistectomia.

A *colelitíase de colesterol* apresenta a mesma fisiopatologia dos adultos, se sobrepondo à doença hemolítica.

A *deformidade anatômica da VB* tem relevância clínica se acompanhada de retardo do seu esvaziamento. As alterações mais comuns são: vesícula em porcelana e vesícula septada.

ACHADOS CLÍNICOS

- Episódios recorrentes e agudos de dor abdominal moderada a intensa no quadrante superior direito e/ou epigástrio, raramente irradiada para a região escapular ou ombro. Pode estar associada à alimentação rica em gordura.
- Deve-se suspeitar de pancreatite quando aparecer icterícia acompanhada de dor na região dorsal ou desconforto generalizado, em um quadro clínico diagnosticado de colecistite.
- Náuseas e vômitos podem estar associados ao quadro de dor.

GRUPOS DE RISCO

- Paciente com doença hemolítica.
- Sexo feminino.
- Adolescentes com gestação prévia.
- Obesos.
- Criança com doença ileal, como doença de Crohn ou ressecção ileal prévia extensa.
- NPT prolongada.
- Fibrose cística.
- Doença de Wilson.
- Drogas: furosemida e ceftriaxona.
- Menos freqüentes: diabetes melito, história familiar e uso de anticoncepcional oral.

SINAIS E SINTOMAS

- Dor e/ou defesa em quadrante superior direito ou epigástrio, com sinal de Murphy positivo, com ou sem irradiação escapular, sem sinais de irritação peritoneal.
- Se doença hemolítica: icterícia, esplenomegalia, anemia, taquicardia, sopro cardíaco.
- Febre: acompanha os casos complicados de colecistite.

EXAMES LABORATORIAIS

Em geral, são normais, exceto se associados a obstrução de via biliar extra-hepática, quando ocorre aumento das bilirrubinas e fosfatase alcalina. A pancreatite biliar cursa com o aumento da amilase e lipase.

EXAMES POR IMAGEM

- Ultra-sonografia: é o melhor exame, mostra cálculo, variação anatômica e barro biliar. Os cálculos e/ou barro biliar são observados em 95% das ocorrências.
- Radiografia de abdome: só aparecem cálculos se houver conteúdo de cálcio (raro).
- Cintilografia: sem visualização da VB em casos crônicos.
- Colangiopancreatografia retrógrada endoscópica (CPRE): em casos selecionados, se houver cálculos em colédoco (no pré-operatório).

DIAGNÓSTICO DIFERENCIAL

- Hepatite.
- Pneumonia basal.
- Abscesso hepático.
- Pielonefrite.
- Apendicite aguda.
- Hérnia de hiato.
- Refluxo gastroesofágico.
- Doença péptica.
- Pneumomediastino (dor epigástrica).

COMPLICAÇÕES

As maiores complicações estão relacionadas a impactação do cálculo no ducto cístico (colecistite), colédoco (colangite), ampola de Vater (pancreatite).

TRATAMENTO

O padrão ouro é a colecistectomia videolaparoscópica.

A colangiografia transoperatória raramente é necessária; apenas se houver cálculo na via biliar extra-hepática, que pode ser removido por CPRE, esfincterotomia ou extração por balão.

Os pacientes prematuros podem ser acompanhados por ultra-sonografia, pois a maioria desses cálculos é assintomática, podendo regredir em três a doze meses.

O ácido ursodesoxicólico e a litotripsia estão sendo introduzidos para uso em crianças, principalmente em cálculos de colesterol. O tratamento é longo (2 anos) e os cálculos podem recidivar.

PROGNÓSTICO

Excelente em casos não complicados.

BIBLIOGRAFIA RECOMENDADA

DAVID, L. Sigalet. Pediatric Surgery. Aschcraft. 3. ed. 2000. cap. 44, p. 591-592. Biliary tract disorders and portal hypertension.

DEBRAY, D.; PARIENTE, D.; GAUTHIER, F.; MYARA, A.; BERNARD, O. Colelithiasis in infancy: a study of 40 cases. *J. Pediatr.*, p. 385-390, 1993.

DOHERTY, G. M.; WAY, L. W. Biliary tract. In: DOHERTY, G. M.; WAY, L. W. *Current surgical diagnosis and treatment*. 11 ed. New York: Mc Graw-Hill, 2003. p. 595-624.

SIGALET, D. L. Biliary tract disorders and portal hypertension. In: ASHCRAFF, K. W. *Pediatric Surgery*. 3 ed. Philadelphia: W. B. Saunders, 2000. p. 580-595.

SUCKY, F. J. Disorders of the gallblader. In: *Nelson Textbook of Pediatrics*. 14 ed. Philadelphia: W. B. Saunders, 1992. p. 1026-1027.

540 ■ *Fígado, Vias Biliares, Baço e Pâncreas*

CAPÍTULO 102

Abscesso Hepático Piogênico

João Carlos Ketzer de Souza

CONCEITO

Coleção purulenta intra-hepática secundária à infecção bacteriana.

O prognóstico dos abscessos hepáticos sofreu uma grande melhora em decorrência dos seguintes fatores: diagnósticos por imagem mais acurados, eficácia dos antibióticos e tratamento pela drenagem percutânea.

EPIDEMIOLOGIA

- Maior prevalência em crianças < 5 anos (2/3 dos casos).
- Freqüência global: 3 a 25 para cada 100.000 admissões em hospitais pediátricos.
- Predominância pelo sexo masculino → 3 M:1F.
- Predominância no lobo direito (75%). Podem ser únicos ou múltiplos. Os abscessos múltiplos geralmente são causados por septicemia e doenças do trato biliar.
- Predisposição em três populações:
  - Recém-nascidos, em que a porta de entrada ocorre mais seguidamente pela cateterização da veia umbilical.
  - Crianças imunodeprimidas (estados imunodeficientes e pacientes em quimioterapia).
  - Crianças com infestações maciças por áscaris, em que um granuloma hepático ascaridiano pode infectar-se secundariamente com bactérias. O granuloma hepático ascaridiano representa uma reação do parênquima hepático à presença de ovos e vermes adultos. Pode contaminar-se secundariamente por bactérias. Essa invasão hepática costuma ocorrer nas infestações maciças em que os vermes migram por colédoco, ductos hepáticos e extra-hepáticos, ductos biliares intra-hepáticos, até chegarem aos pequenos ductos periféricos. Após um certo período, os vermes depositam seus ovos e morrem, desintegrando-se. Os ovos viáveis e mortos e os vermes em desintegração provocam reação de corpo estranho com formação de foco granulomatoso no parênquima hepático. Um verme pode permanecer vivo por até um mês no parênquima hepático.
- Crianças normais também formam abscesso hepático.

ETIOLOGIA

O fígado recebe sangue das circulações sistêmica e portal. Suscetibilidade aumentada pode ser esperada pela exposição aumentada às bactérias. Entretanto, as células de Kupffer que revestem os sinusóides hepáticos removem tão eficientemente as bactérias que a infecção torna-se incomum. A predileção pelo lobo direito pode ser atribuída a considerações anatômicas. O lobo direito recebe sangue da artéria mesentérica superior e das veias portais; o lobo esquerdo, das artérias mesentérica inferior e esplênica. Além disso, por ter maior massa hepática, tem uma rede maior de canalículos biliares.

- Bactérias podem atingir o fígado por cinco rotas: veias porta e umbilical, artéria hepática, trato biliar, extensão direta por meio de órgãos adjacentes e trauma hepático.
- Atualmente acredita-se que uma resistência hepática focal ou resistência geral do organismo diminuídas teriam papel importante na formação de um abscesso hepático.
- Em 30 a 40% dos casos, a origem infecciosa permanece obscura.

GERMES MAIS FREQÜENTES

- A maioria das infecções é polimicrobiana.
- Bactérias mais comuns: *S. aureus* (35 a 50%), *S. pyogenes*, enterobactérias (25%; em algumas estatísticas, *Escherichia coli* é o germe mais freqüente), anaeróbios (20%). Em aproximadamente 70% dos recém-nascidos, os abscessos são causados por germes Gram-negativos aeróbios, em geral são do tipo miliar, via veia porta-veia umbilical.

QUADRO CLÍNICO

Não é específico e, por isso, o diagnóstico costuma ser tardio.

- Mal-estar, anemia, fraqueza, perda de peso.
- Anorexia, náusea, diarréia.
- Picos febris (90%), calafrios, sudorese.
- Hepatomegalia dolorosa à palpação (60%).
- Massa dolorosa palpável em hipocôndrio direito ou epigástrio.
- Desconforto ou dor no hipocôndrio direito (até 90%).
- Icterícia está presente em < 1/3 dos casos.
- Diminuição dos movimentos respiratórios no lado comprometido.
- Estertores roncantes pulmonares, tosse irritativa, dor no ombro direito.
- Em crianças pequenas e recém-nascidos, os sintomas são menos óbvios: febre inespecífica, anorexia, distensão abdominal, irritabilidade, taquipnéia e, ocasionalmente, icterícia.

Abscesso Hepático Piogênico ■ **541**

SEÇÃO 10

- Pesquisar história prévia de: sepse intra-abdominal, trauma abdominal, infestação por áscaris, quadro de suboclusão por novelo de áscaris, cirurgia do trato biliar, cateterização da veia umbilical, deficiências imunológicas, anemia falciforme, onfalite no período neonatal.

INVESTIGAÇÃO DIAGNÓSTICA

- Achados laboratoriais costumam ser inespecíficos.
  - Testes e provas funcionais hepáticas costumam ser normais. Algumas vezes, pode-se encontrar aumento das bilirrubinas, aminotransferases, fosfatase alcalina e diminuição da albumina.
  - Hemograma: anemia, leucocitose, aumento dos neutrófilos polimorfonucleares. Eosinofilia costuma estar ausente mesmo em abscessos ascaridianos.
  - Tempo de sedimentação aumentado.
  - Hemocultura de repetição durante picos febris.
- Radiografia de abdome com fluoroscopia: hemidiafragma elevado e imóvel com alterações no seu contorno. Observar também níveis hidroaéreos no fígado (raros) e imagens radiológicas compatíveis com áscaris no intestino delgado.
- Radiografia de tórax (inspiração e expiração): infiltrados pulmonares de base, atelectasias, derrame pleural e hemidiafragma elevado com limitação em sua excursão respiratória. Ocasionalmente podem ser observados níveis hidroaéreos sobre o fígado.
- Trânsito intestinal: em suspeita de abscesso hepático esquerdo para demonstrar deslocamento do cárdia, pequena curvatura e bulbo duodenal (pouco usado atualmente).
- Ultra-sonografia abdominal: melhor exame atual não-invasivo, pois localiza perfeitamente cavidades cheias de líquido e *debris*, presença de áscaris nas vias biliares extra e intra-hepáticas e granulomas hepáticos. Achados ultra-sonográficos sugestivos: lesões hipoecóicas arredondadas ou ovais com margens irregulares, mal delimitadas, ecos internos e anel hipoecogênico de edema hepático circundando a lesão.
- Tomografia computadorizada: também excelente para demonstrar abscessos hepáticos. Mostra área não homogênea, hipodensa, com *debris* no interior (correspondendo a áreas com necrose celular e septos) ou área cística circundada por halo diferenciado decorrente de edema do parênquima em torno do abscesso.
- Cintilografia hepática com tecnécio-99m demonstra defeitos de enchimento, pois o isótopo costuma ser captado pelas células do sistema reticuloendotelial. A cintilografia com gálio-67 demonstra a presença de abscesso como uma área de captação aumentada, pois o gálio é seqüestrado no tecido inflamatório.

TRATAMENTO

- Nenhuma forma de terapia é aplicável a todos os pacientes. O plano terapêutico deve ser individualizado e, freqüentemente, reavaliado.
- Iniciar tratamento clínico com ressuscitação clínica: hidroeletrolítica + correção da anemia, correção da hipoalbuminemia e da coagulopatia + antibióticos parenterais. Manter antibióticos parenterais por 14 dias (pode ser necessário por até quatro semanas) e, por via oral, por mais duas a quatro semanas. Antibióticos são usados de acordo com a hemocultura e, se possível, com a cultura da secreção da cavidade do abscesso. Em geral, iniciamos com oxacilina, aminoglicosídeos ou cefalosporinas de 3ª geração e metronidazol. Se houver áscaris em vias biliares, tratar com vermífugos quando as funções gastrointestinais estiverem restabelecidas. Controlar evolução com ultra-sonografia. Abscessos do tipo miliar (múltiplos e muito pequenos) são sempre tratados clinicamente.
- Indicar drenagem cirúrgica.
  - Peritonite.
  - Grande abscesso com risco de ruptura.
  - Sem melhora com o tratamento clínico instituído há 72h.
- Formas de drenagem cirúrgica.
  - Drenagem percutânea da cavidade do abscesso com cateter (*pigtail*) guiado por ultra-sonografia ou TC. Atualmente é a técnica preferencial. Se necessário, o trajeto do *pigtail*, após maturado, pode ser dilatado e colocado um cateter mais calibroso sob controle ultra-sonográfico. Contra-indicações: falta de experiência do operador, suspeita de infecção ou doença coadjuvante intraperitoneal, existência de coagulopatia, múltiplos abscessos, abscessos causados por doença granulomatosa crônica, ascite, ausência de via anatomicamente segura (lobo hepático esquerdo costuma ser difícil de acessar percutaneamente).
  - Drenagem cirúrgica aberta transperitoneal. Indicações da drenagem cirúrgica transperitoneal (geralmente subcostal direita): localização que contra-indica a punção percutânea, procura de prováveis abscessos sincrônicos intraperitoneais, abscessos múltiplos, abscessos complicados por ruptura, drenagem percutânea incompleta ou com insucesso, a maioria dos abscessos ascaridianos (necessitam de remoção dos áscaris e granulomas). Nesse último caso, as áreas enduradas são incisadas, com retirada dos vermes e drenagem da secreção purulenta. Em vista da inacessibilidade de alguns sítios, o tratamento é complementado com drogas anti-helmínticas. Se houver infestação maciça de áscaris no colédoco, indicam-se coledocotomia, retirada dos vermes e drenagem com dreno em T de Kehr.

BIBLIOGRAFIA RECOMENDADA

JIMENEZ, E.; TIBERIO, G.; SANCHEZ, J. et al. Pyogenic hepatic abscess: a 16 years experience in its diagnosis and treatment. *Enferm. Infecc. Microbiol. Clin.*, v. 16, p. 307-311, 1998.

KUMAR, A.; SRINIVASAN, S.; SHARMA, A. K. Pyogenic liver abscess in children – South Indian experiences. *J. Pediatr. Surg.*, v. 33, p. 417-421, 1998.

MACKSOUD, J. G. Abscesso hepático. In: *Cirurgia Pediátrica*. 2. ed. Rio de Janeiro: Revinter, 2003. p. 934-937.

MOORE, S.; MILLAR, A. J. W.; CYWES, S. Liver abscess in childhood. *Pediatr. Surg. Int.,* v. 3, p. 27-32, 1988.

SEETO, R. K.; ROCKEY, D. C. Pyogenic liver abscess. Changes in etiology, management, and outcome. *Medicine (Baltimore)*, v. 75, p. 99-113, 1996.

CAPÍTULO 103

Ascaridíase Hepatobiliar e Pancreática

João Carlos Ketzer de Souza

CONCEITO

Ascaridíase hepatobiliar corresponde à infestação das vias biliares e do fígado pelo nematelminto *ascaris lumbricoides*, migrante das porções altas do intestino delgado. Pode, nos casos de infestação maciça, alcançar e colonizar o parênquima hepático, estimulando o desenvolvimento de lesões granulomatosas.

A migração de um ou dois vermes para a árvore biliar é complicação bem conhecida. Infestação maciça dos ductos biliares e do fígado é incomum, com diagnóstico difícil e complicações freqüentes.

FISIOPATOLOGIA

Uma superpopulação de áscaris no lúmen intestinal pode resultar na formação de um novelo de áscaris. Geralmente um episódio febril ou ingestão de vermífugo pode desencadear a quebra da homeostase entre os áscaris e seu hospedeiro. Com a formação do novelo ascaridiano, aparece estase do suco entérico, alteração de seus constituintes e hipercrescimento bacteriano. Os áscaris agitam-se, causando dor em cólica. Enfrentando uma superpopulação dentro do intestino, alguns deles retornam ao duodeno. Pela natureza mais aceitável da secreção biliar em comparação com o suco entérico alterado ou suco gástrico, acabam invadindo a árvore biliar.

Penetram na ampola de Vater com a cabeça. Por causa do comprimento deles em relação ao tamanho do ducto biliar, costumam ficar com um terço ou metade de seu comprimento no lúmen duodenal. Facilmente podem retornar ao duodeno.

Em alguns casos, podem sobreviver por até um mês na bile pura, sendo por isso considerados visitantes temporários.

Os áscaris, nos ductos biliares, podem causar:

- Irritação do ducto por substâncias metabólicas tóxicas liberadas pelos vermes.
- Obstrução do fluxo biliar normal, estase e pela entrada conjunta de bactérias do trato intestinal, colangite ascaridiana e bacteriana.

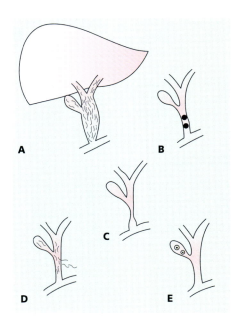

Figura 103.1 – Complicações dos áscaris em via biliar extra-hepática. (*A*) Infestação maciça. (*B*) Formação de cálculos. (*C*) Estenose de via biliar extra-hepática. (*D*) Perfuração e peritonite. (*E*) Colecistite e formação de cálculos.

- Formação de cálculos, colecistite aguda, estenose de via biliar extra-hepática, perfuração e peritonite (Fig. 103.1).
- Migração para os ductos intra-hepáticos (ascaridíase hepática). Quando entram em ductos intra-hepáticos periféricos, costumam ficar aprisionados, morrendo por inanição. Raramente alguns conseguem retornar ao colédoco. Ascaridíase hepática caracteriza-se por um processo granulomatoso originado por ovos viáveis ou não (depositados pelos vermes antes de morrerem) ou vermes mortos desintegrados. Aparece reação de corpo estranho não específica com formação de focos granulomatosos no parênquima hepático. Esses granulomas podem conter segmentos de áscaris desintegrados ou mesmo mortos, mas ainda íntegros (Fig. 103.2). Eventualmente, algumas dessas lesões cicatrizam com

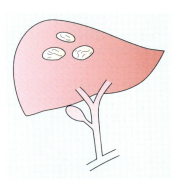

Figura 103.2 – Granulomas hepáticos ascaridianos.

544 ■ *Fígado, Vias Biliares, Baço e Pâncreas*

hialinização e fibrose. Outras sofrem infecção secundária com formação de abscesso.

■ Vermes não-viáveis e desintegrados intraductos biliares podem causar destruição da mucosa ductal, exsudação e reação fibromatosa com formação de estenose fibrótica, necrose ductal, perfuração por reação inflamatória grave, calcificações ou cálculos.

CLASSIFICAÇÃO

■ Infestação biliar simples: considerada a presença de até cinco vermes na árvore biliar.
■ Infestação biliar maciça complicada ou não. Em 90 a 95% das ocorrências há oclusão incompleta da árvore biliar, que se dilata e acomoda os vermes. Quando a população de áscaris do intestino delgado proximal diminui, eles abandonam os ductos biliares, retornando ao seu *habitat* natural, que é o intestino.

QUADRO CLÍNICO

Infestação Maciça (5 a 10%)

■ Dor abdominal em cólicas situada no quadrante superior direito. Com a evolução do quadro, torna-se contínua (100%).
■ Sensibilidade no quadrante superior direito (90 a 95%).
■ Febre ≥ 38° (80%).
■ Náuseas e vômitos, podendo ser biliosos em 90% dos casos.
■ Vesícula biliar palpável (10%).
■ Hepatomegalia dolorosa ou massa no quadrante superior direito (55 a 60%).
■ Icterícia.
■ História prévia anterior (60%).
■ História positiva de infestação por áscaris (45 a 55%).
■ Vermes nas fezes ou nos vômitos (45 a 50%).
■ Sinais que sugerem ascaridíase biliar complicada: febre alta com ou sem calafrios, icterícia clínica, hepatomegalia, defesa no quadrante superior direito e sinais de peritonite difusa.

Infestação Simples (90 a 95%)

Geralmente tem duração curta.

Um até cinco áscaris podem causar irritação com dor em cólica e espasmo do esfíncter de Oddi e obstrução biliar parcial.

■ Dor abdominal em cólica (95%).
■ Sensibilidade no quadrante superior direito (90%).
■ Vômitos (80%).
■ Febre.

INVESTIGAÇÃO DIAGNÓSTICA

■ Radiografia de abdome: áscaris visíveis no lúmen intestinal, sinais indiretos de abscesso hepático.

■ Trânsito duodenal (pouco utilizado): bolo de áscaris visível em duodeno ou jejuno proximal, sinal do *cut-off* (produzido pela protrusão do áscaris da ampola de Vater no lúmen duodenal).
■ Ultra-sonografia abdominal: demonstra distensão da vesícula, presença de áscaris em vias biliares (estrutura ecogênica simples ou múltipla, linear ou curva, paralelas quando múltiplas, sem sombra acústica, podendo conter tubo longitudinal central anecóico, representando o trato digestivo do verme, podendo apresentar movimentos), número e motilidade dos áscaris e possíveis complicações, como granuloma hepático, abscesso hepático ou invasão do ducto pancreático.
■ Colangiografia intravenosa (pouco usada após o advento da ultra-sonografia): demonstra a infestação de áscaris, falha na opacificação do sistema biliar (defeito intraductal com forma de lápis em 75% dos casos), dilatação de ductos biliares, ar intraductal (a passagem do verme pelo esfíncter de Oddi pode permitir a entrada de ar no sistema ductal).
■ Endoscopia duodenal com visualização do verme parcialmente localizado no ducto biliar.
■ Colangiopancreatografia retrógrada endoscópica (CPRE): presença de vermes biliares. Utilizada mais como forma terapêutica.

TRATAMENTO

■ Noventa e cinco por cento dos casos não-complicados respondem ao tratamento conservador, com os áscaris retornando espontaneamente ao intestino. O tratamento conservador consiste em nada via oral, hidratação parenteral, sonda nasogástrica, analgésicos e antiespasmódicos e vermífugos não absorvíveis (poupando os áscaris das vias biliares). Antibióticos podem ser incluídos no tratamento quando existe febre persistente ou intermitente, abscesso hepático único, múltiplos pequenos abscessos ou complicação do tipo colangite. Quando o intestino está muito infestado, o vermífugo deve ser administrado cautelosamente ou não ser administrado, pelo risco de desencadear suboclusão intestinal, impedindo o retorno dos áscaris das vias biliares ao seu *habitat* natural.
■ Indicar CPRE quando houver icterícia persistente, piora dos sintomas clínicos, falha no tratamento para erradicar os áscaris e seus produtos do sistema biliar (após quatro a seis semanas de tratamento conservador), avaliar lesão de ducto biliar (estenose).
■ Indicações cirúrgicas: falha de extração dos áscaris pela CPRE, infestação maciça de vias biliares, estenose ou calculose ductal sintomática, peritonite e formação de múltiplos abscessos hepáticos.
■ Fundamentos cirúrgicos: completo *clearance* dos áscaris das vias biliares, fígado e intestino (áscaris do intestino delgado são ordenhados atrauma-

ticamente até o intestino grosso), colangiografia transoperatória pela vesícula biliar, coledocotomia longitudinal com remoção dos áscaris e seus produtos, irrigação com soro fisiológico, drenagem biliar (colédoco) por dreno em T de Kehr.

■ Pós-operatório: colangiografia pelo dreno de Kehr antes de sua retirada para excluir reinfestação da árvore biliar por vermes residuais. Anti-helmínticos não devem ser administrados pelo dreno, pois causarão morte intraductal dos vermes.

■ Infestação recorrente da via biliar: lavar dreno em T com soro fisiológico morno, remover áscaris residuais por endoscopia.

■ Pancreatite por áscaris pode ser causada:
  – Agudamente, pela presença do verme em ducto biliar bloqueando o esfíncter de Oddi e provocando obstrução secundária do ducto pancreático. Geralmente é temporária, pois o verme tende a retornar ao intestino ou ascender pelo colédoco.
  – Pela entrada do verme no diminuto ducto pancreático (levando à pancreatite grave).
  – Cronicamente (pancreatite recorrente), por seqüelas da presença de verme desintegrado no ducto.

  – Desenvolvimento de pseudocisto pelo avanço do verme até a porção mais distal do pâncreas.
  – Formação de abscessos granulomatosos por vermes desintegrados ou depósito de ovos.

■ Tratamento da ascaridíase pancreática: há sempre grande dificuldade ou impossibilidade da retirada do verme por meio de cestas ou balões. Melhores resultados têm sido obtidos pela técnica de lavagem do ducto sob jato com contraste diluído. Usa-se contraste com o objetivo de checar o preenchimento de ramos ductais pancreáticos secundários ou terciários na fluoroscopia, evitando o excesso de pressão intraductal.

BIBLIOGRAFIA RECOMENDADA

DAVIES, M. R. Q.; RODE, H. Biliary ascariasis in children. *Prog. Pediatr. Surg.*, v. 15, p. 55-74, 1982.

LLOYD, D. A. Hepatic ascariasis. *South Afr. J. Surg.*, v. 20, p. 297-304, 1982.

LLOYD, D. A. Massive hepatobiliary ascariasis in chidhood. *Br. J. Surg.*, v. 68, p. 468-473, 1981.

SANDOUK, F.; ANAND, B. S.; GRAHAM, D. Y. The whirlpool jet technique for removal of pancreatic duct ascaris. *Gastroint. Endoscopy*, v. 46, p. 180-182, 1997.

SEÇÃO 10

CAPÍTULO 104

Esplenectomia

Elinês Oliva Maciel

Após 1952, quando os primeiros casos de septicemia foram descritos após esplenectomia, o baço passou a ser essencial à vida.

O baço é um órgão linfóide; suas funções básicas são hematogênica e imunológica. Tem uma circulação aberta pela qual o sangue arterial atravessa os cordões esplênicos, entrando no sinusóide para alcançar os capilares venosos. As células anormais, corpúsculos de inclusão ou aquelas com defeitos metabólicos não resistem a esse trânsito e são destruídas e/ou fagocitadas nesse trajeto.

Os microorganismos mais comuns em infecção pós-esplenectomia são os encapsulados, notadamente pneumococo (50% dos casos), meningococo e *Haemophilus influenzae*.

INDICAÇÕES OBRIGATÓRIAS E RELATIVAS

- Anemias hemolíticas.
- Esferocitose.
- Anemia imuno-hemolítica.
- Talassemia maior (anemia do Mediterrâneo).
- Anemia falciforme.
- Púrpura trombocitopênica idiopática.
- Ruptura esplênica por trauma.
- Abscesso esplênico extenso.
- Cistos.
- Tumores malignos.
- Fusão esplenogonadal.
- Anomalias de fixação.
- Doença de Gaucher.

Esferocitose

É uma doença genética autossômica dominante, caracterizada pela presença de esferócitos no sangue e hemólise. Decorre de uma anomalia da membrana da hemácia com modificação de sua forma discóide original. Há também uma fragilidade da membrana e fragmentação das hemácias, em razão da alteração na produção de glicose e adenosina trifosfato. Sua forma esférica faz trânsito lento pelo baço, aumentando sua seqüestração e destruição. O quadro clínico cursa com esplenomegalia, anemia, icterícia com aumento de bilirrubina indireta, em virtude da hemólise e do aumento de reticulócitos. O diagnóstico é feito pelo teste de fragilidade osmótica. Durante a esplenectomia, devem-se retirar os baços acessórios e 30% dos pacientes têm litíase vesicular associada, necessitando de colecistectomia.

Anemia Imuno-hemolítica

É uma doença imunológica que leva à hemólise. Indica-se esplenectomia aos casos graves que não respondem ao tratamento clínico com corticosteróide e imunoglobulinas.

Anemia Falciforme

A esplenectomia é indicada a crises duradouras que não revertem com medidas clínicas, com seqüestração esplênica e a casos de grande esplenomegalia. As hemácias são ricas em hemoglobina S, que podem sofrer falcização sob influência de vários estímulos, como acidose, infecções, desidratação, hipóxia e, espontaneamente, causando fenômenos vasooclusivos múltiplos. O quadro clínico cursa com dor abdominal, infartos pulmonares, trombose vascular cerebral, anemia aguda, reticulócito aumentado, cálculos de vesícula biliar, dor óssea ou articular, esplenomegalia ou baço pequeno com o passar do tempo, em razão de infartos e fibrose.

Anemia do Mediterrâneo ou Talassemia Maior

É uma doença autossômica dominante, com variedade homozigótica (maior), intermediária e heterozigótica (menor). Ocorre produção predominante de hemoglobina F, em vez de hemoglobina A (adulto). O metabolismo do ferro também fica alterado, surgindo depósito em vários órgãos, principalmente baço e fígado. O quadro clínico cursa com hepatoesplenomegalia e alargamento dos ossos da face.

A esplenectomia é indicada a grandes esplenomegalias como papel terapêutico sintomático para diminuir o seqüestro e, conseqüentemente, a necessidade de transfusão sangüínea.

Púrpura Trombocitopênica Imune

A púrpura trombocitopênica imune (PTI) é uma doença auto-imune com aumento de anticorpos antiplaquetários circulantes. Ocorre plaquetopenia acentuada abaixo de 40.000/mm, mas a produção é normal pela medula óssea com aumento de megacariócitos. A vida média das plaquetas diminui para minutos (normal entre 7 e 10 dias). O baço exerce papel adicional na destruição e na produção de anticorpos antiplaquetários. O quadro clínico cursa com púrpura, petéquias e hemorragias. A esplenectomia é indicada como tratamento de urgência em sangramento intracraniano, à falta de resposta ao corticosteróide e imunoglobulina ou com doença crônica recidivante (mais de seis meses de tratamento).

Atenção:

- Transfusão de plaquetas no transoperatório.
- Trombocitose após cirurgia, com plaquetas superiores a 1.000.000/mm, necessitando de ácido acetilsalicílico para diminuir a agregação plaquetária.

Fusão Esplenogonadal

É uma malformação rara, que consiste em tecido esplênico aderido à gônada esquerda. É um achado cirúrgico geralmente durante herniorrafia ou orquiopexia. A conduta baseia-se na retirada do tecido ectópico.

Anomalia de Fixação

É mais freqüente em meninos e a torção do pedículo é a complicação mais comum da fixação esplênica incompleta. O diagnóstico geralmente é feito durante laparotomia por abdome agudo. Se tiver ocorrido infarto hemorrágico, indica-se esplenectomia; caso contrário, realiza-se fixação do baço.

Cistos Benignos

São geralmente assintomáticos. Podem ser uniloculares ou multiloculares e de origem variada. Os mais comuns são congênitos (uniloculares com líquido claro contendo cristais de colesterol), parasitários (hidatidose) e pós-traumáticos (liquefação de hematoma, líquido marrom turvo). Esses cistos são assintomáticos, mas podem se apresentar como massas no quadrante superior esquerdo, algumas vezes com dor. Indica-se esplenectomia total ou parcial a cistos sintomáticos.

Tumores Esplênicos

Os tumores são raros. Os hemangiomas são os tumores benignos mais comuns e, freqüentemente, necessitam de esplenectomia. Metástases esplênicas são raras.

Abscessos Esplênicos

São relativamente raros em crianças. Podem ocorrer secundariamente à infecção de hematomas ou de pseudocisto ou durante bacteremia, quando formam múltiplos abscessos. O quadro clínico cursa com bacteremia, febre, dor pleurítica em quadrante superior esquerdo. O diagnóstico é confirmado com tomografia computadorizada. Abscessos únicos e uniloculados podem responder à drenagem percutânea e antibióticos. Abscessos múltiplos ou loculados são tratados somente com antibióticos. Em abscessos múltiplos associados à imunodepressão e a hemoculturas negativas, deve-se pensar em infecção fúngica. Infecção por *Salmonella* é mais comum em paciente com hemoglobinopatias e infarto esplênico. Em infecção pós-trauma, estafilococos e estreptococos são mais comuns. Em geral, a falha de respostas aos antibióticos sem drenagem percutânea necessita de esplenectomia.

Trauma Esplênico

O baço é o órgão mais comprometido no trauma abdominal fechado na infância. As lesões são mais freqüentes em meninos e o tratamento conservador é preferencial em vítimas de trauma esplênico fechado hemodinamicamente estáveis. O quadro clínico cursa com dor abdominal em quadrante superior ou flanco esquerdos, dor referida no ombro esquerdo (sinal de Kehr), dispnéia, distensão abdominal, sinal de irritação peritoneal e, raramente, massa palpável. O diagnóstico é feito por tomografia computadorizada em criança estável e por laparotomia em criança hemodinamicamente instável.

RISCOS DA ESPLENECTOMIA

O risco de infecção pós-esplenectomia por ruptura traumática é em torno de 1,5% e de 25% nas doenças onco-hematológicas. A idade e a doença de base são os dois fatores mais importantes em infecção. A septicemia pós-esplenectomia pode ocorrer em qualquer idade, mas o risco é maior antes dos cinco anos. Quanto mais jovem, maior o risco, ocorrendo 50% das vezes durante o primeiro ano; mas a gravidade parece ser maior em indivíduos de mais idade.

VACINA ANTIPNEUMOCÓCICA

Todos os pacientes esplenectomizados devem ser vacinados, de preferência antes da esplenectomia. Crianças menores de dois anos não respondem à vacinação, pois não produzem de maneira eficaz anticorpos contra o antígeno das bactérias encapsuladas.

Reimunização antipneumocócica pode ser feita em 5 anos. Atualmente, dispõe-se de vacinas contra *Haemophilus influenzae* e meningococos.

USO PROFILÁTICO DE ANTIBIÓTICOS

Parece diminuir a incidência de infecção por pneumococo.

- 1ª escolha: penicilina benzatina IM ou penicilina por via oral ou amoxicilina.
- Se houver alergia: sulfametoxazol + trimetoprim ou eritromicina.
- Duração.
  - Até os cinco anos de idade ou por dois anos após a esplenectomia para crianças com mais de cinco anos. O uso de antibióticos profiláticos acima de cinco anos de idade e depois de esplenectomia é controverso. Alguns autores sugerem o uso, por toda a vida, em pacientes considerados de alto risco (talassemia, neoplasias e imunodeficiências).
- Doentes de alto risco, como portadores de doenças hematológicas e oncológicas, devem sempre fazer profilaxia.

BIBLIOGRAFIA RECOMENDADA

ADAMS, D. M.; WARE, R. E.; SCHULTZ, W. H. et al. Successful surgical outcome in children with sickle hemoglobinopathies: The Duke University experience. *J. Pediatr. Surg.*, v. 33, p. 428-432, 1998.

DE BUYS ROESSINGH, A. S.; DE LAGAUSIE, P.; ROHRLICH, P. et al. Follow-up of partial splenectomy in children with hereditary spherocytosis. *J. Pediatr. Surg.*, v. 37, p. 1459-1463, 2002.

HEMMILA, M. R.; FOLEY, D. S.; CASTLE, V. P. et al. The response to splenectomy in pediatric patients with idiopathic thrombocytopenic purpura who fail high-dose intravenous immune globulin *J. Pediatr. Surg.*, v. 35, p. 967-972, 2000.

JUGENBURG, M.; HADDOCK, G.; FREEDMAN, M. H. et al. The morbidity and mortality of pediatric splenectomy: does prophylaxis make a difference? *J. Pediatr. Surg.*, v. 34, p. 1064-1067, 1999.

TERROSU, G.; DONINI, A.; SILVESTRI, F. et al. Laparoscopic splenectomy in the management of hematological diseases: surgical technique and outcome of 17 patients. *Surg. Endosc.*, v. 10, p. 441-444, 1996.

SEÇÃO 10

CAPÍTULO 105

Esplenoptose

João Carlos Ketzer de Souza

CONCEITO

Caracteriza-se pela fixação e mobilidade anormal do baço e risco aumentado de torção e infarto. O baço não permanece fixo por seus ligamentos anatômicos normais, ficando suspenso apenas pelos vasos hilares e porções do ligamento gastroesplênico (longo pedículo). Pode mover-se livremente pelo abdome e essa mobilidade leva ao risco de torção e infarto.

ETIOLOGIA

Fusão incompleta do mesogástrio posterior por erro de desenvolvimento embriológico e hipodesenvolvimento ou fixação imprópria do ligamento esplenorrenal.

EPIDEMIOLOGIA

- Idade de apresentação mais freqüente: < 1 ano, em algumas séries.
- Predisposição sexual: 3M:1F.

QUADRO CLÍNICO

Muito variável.
Critérios que sugerem o diagnóstico:

- Dor abdominal crônica intermitente no lado esquerdo. Geralmente ocasionada por torção e destorção espontânea do pedículo esplênico.
- Dor abdominal aguda progressiva por oclusão do pedículo esplênico e infarto esplênico.
- Massa abdominal de forma ovóide na linha média do abdome e pelve com margens cortantes.
- Ausência de macicez à percussão do quadrante superior esquerdo (loja esplênica).

- Movimento doloroso e limitado da massa quando movida em qualquer direção, exceto em direção ao quadrante superior esquerdo, que costuma ser indolor.
- Vômitos intermitentes.
- Anorexia.

DIAGNÓSTICO DIFERENCIAL

Apendicite aguda, torção de cisto de ovário, obstrução intestinal.

INVESTIGAÇÃO DIAGNÓSTICA

- História e exame físico.
- Radiografia de abdome, enema opaco, trânsito intestinal e urografia excretora não são específicos.
- Ultra-sonografia abdominal usualmente identifica a massa como baço ectópico e mostra baço ausente de sua posição original.
- Cintilografia com tecnécio demonstra posição anormal do baço.
- Tomografia computadorizada e ressonância nuclear magnética também diagnosticam a posição anormal do baço.

TRATAMENTO

- Esplenopexia por videolaparoscopia.
  - Destorção do baço, envolvimento com tela de *marlex*, reposição no quadrante superior esquerdo e sutura para fixação da tela e baço no diafragma, ou
  - Simples reposição do baço em bolsa retroperitoneal.
- Esplenectomia, em casos de torção aguda com infarto esplênico.

BIBLIOGRAFIA RECOMENDADA

ALLEN, K. B.; ANDREWS, G. Pediatric wandering spleen – the case for splenopexy: review of 35 reported cases in the literature. *J. Pediatr. Surg.*, v. 24, p. 432-435, 1989.

BROWN, C. V. R.; VIRGILIO, G. R.; VAZQUEZ, W. D. Wandering spleen and its complications in children: a case series and review of the literature. *J. Pediatr. Surg.*, v. 38, p. 1676-1679, 2003.

STRINGEL, G.; SOUCY, P.; MERCER, S. Torsion of the wandering spleen: splenopexy or splenectomy. *J. Pediatr. Surg.*, v. 17, p. 373-375, 1982.

CAPÍTULO 106

Pancreatite Aguda, Pseudocisto Pancreático

Aline Hanauer

CONCEITO

Inflamação aguda do pâncreas, podendo ser focal ou difusa.

EPIDEMIOLOGIA

- A lesão pancreática é pouco freqüente na infância, ocorrendo entre 3 e 12% dos traumas abdominais.
- Aproximadamente 20% das pancreatites complicam com formação de pseudocisto.

FISIOPATOLOGIA

- Traumática: os traumas mais comuns são devidos a acidentes ciclísticos, espancamento, atropelamento e acidentes domésticos. A lesão pancreática ocorre quando o pâncreas, que é um órgão relativamente fixo ao retroperitônio, é comprimido contra a coluna vertebral, sofrendo contusão e laceração, extravasamento de secreção e enzimas pancreáticas e conseqüente inflamação do órgão.
- Obstrução dos ductos biliopancreáticos: é a segunda causa de pancreatite aguda nas crianças. As causas podem ser congênitas ou adquiridas. As congênitas mais freqüentes são: malformações pancreático-biliares (pâncreas *divisum*, cisto de colédoco, duplicação cística intrapancreática). O pâncreas *divisum* resulta da falha de fusão dos brotos pancreáticos embrionários dorsal e ventral. Como resultado, o ducto acessório de Santorini, derivado do broto dorsal, drena a maior parte do pâncreas. Como o ducto de Santorini é menor em calibre do que o ducto de Wirsung, ocorre drenagem pancreática inadequada, resultando em dor crônica e pancreatite recorrente.
  A infestação por áscaris é a principal causa de pancreatite adquirida. Os vermes, ao migrarem até as vias biliopancreáticas, causam obstrução da papila ou edema desta por reação inflamatória produzida pelas toxinas dos vermes vivos ou produtos de sua decomposição. Outra causa adquirida de obstrução dos ductos biliopancreáticos é a coledocolitíase, geralmente secundária a doenças hemolíticas, como anemia falciforme, esferocitose, talassemias e defeitos enzimáticos.
- Drogas: corticosteróides, diuréticos (tiazídicos, furosemida), antibióticos (rifampicina, tetraciclina, metronidazol), drogas antiinflamatórias (acetaminofeno, azatioprina, sulfassalazina), L-asparaginase.
- Infecciosas (virais): rubéola, caxumba, coxsackie-B, citomegalovírus, vírus Epstein-Barr, varicela, influenza e outras.
- Metabólicas ou sistêmicas: vasculites, lúpus eritematoso sistêmico, síndrome de Reye, hipertrigliceridemia, hipercalciúria, doença de Crohn, cetoacidose diabética, fibrose cística.
- Idiopática.

QUADRO CLÍNICO

A pancreatite aguda manifesta-se com dor abdominal súbita ou gradual de intensidade variável, geralmente de localização epigástrica, associada a vômitos e febre. O abdome é dolorido à palpação, muitas vezes simulando peritonite difusa. Nas pancreatites necrohemorrágicas, podem aparecer equimoses em flancos (sinal de Grey Turner) ou em região periumbilical (sinal de Cullen). Pode-se encontrar derrame pleural à esquerda.

INVESTIGAÇÃO DIAGNÓSTICA

- Elevação dos níveis de amilase sérica e urinária. Outras anormalidades, como perfuração, obstrução intestinal, apendicite, parotidite e sialoadenite, podem levar ao aumento da amilasemia.
  Os níveis séricos aumentam em 2 a 12h; nos casos não complicados, permanecem elevados por até cinco dias. A elevação da amilase sérica é de mais de três vezes o nível normal. Seus níveis não correspondem à gravidade da lesão.
  A diminuição dos níveis de amilase não significa resolução da pancreatite.
  Níveis persistentemente elevados sugerem evolução para pseudocisto ou abscesso pancreático.
- Nos casos em que há quadro clínico típico de pancreatite, mas os níveis de amilase não estão elevados, a relação do *clearance* amilase-creatinina pode ajudar. Essa relação é calculada da seguinte forma:

$$\frac{\text{Amilase urinária}}{\text{Amilase sérica}} \times \frac{\text{Creatinina urinária}}{\text{Creatinina sérica}} \times 100$$

Valores acima de 6% são considerados sugestivos de pancreatite.

550 ■ *Fígado, Vias Biliares, Baço e Pâncreas*

- Níveis elevados de lipase sérica também auxiliam o diagnóstico. São, mesmo, um pouco mais específicos do que os níveis de amilase. Permanecem mais tempo elevados. O nível deve estar elevado três vezes em relação ao normal.
- Radiografia de abdome: algumas imagens radiológicas são sugestivas de pancreatite, como "alça sentinela" (corresponde à presença de alça intestinal fixa na topografia pancreática) ou presença de espasmo de cólon transverso mostrando dilatação do cólon direito (denominado sinal do *cut-off*).
- Radiografia de tórax: são comuns derrame pleural esquerdo e edema pulmonar.
- Ultra-sonografia abdominal: pode demonstrar diminuição da ecogenicidade do pâncreas pelo edema pancreático e coleções peripancreáticas. É útil para demonstrar cálculos de vias biliares, pancreatites complicadas por abscesso, ascite, ducto principal dilatado ou pseudocisto e para acompanhar evolução da pancreatite. A ecodensidade normal do pâncreas costuma ser igual àquela do lobo hepático esquerdo.
- Tomografia computadorizada de abdome: apresenta melhor resolução do que a ultra-sonografia para determinar tamanho do pâncreas, grau de edema, necrose pancreática e coleções peripancreáticas.
- Colangiopancreatografia retrógrada endoscópica (CPRE): não é útil em pancreatite aguda. É indicada a casos de pancreatite traumática de evolução atípica ou prolongada, de obstrução por áscaris, de cálculos na papila duodenal ou ductos biliopancreáticos e de pseudocisto pancreático.
- Colangiopancreatorressonância magnética (CPRM): técnica ainda em estudo com excelentes perspectivas futuras. Parece não substituir a CPRE na avaliação dos ductos pancreáticos.

TRATAMENTO

- Correção dos distúrbios metabólicos e hidroeletrolíticos.
- Analgesia: antiinflamatórios e narcóticos (preferência pela meperidina, que causa menos espasmo da ampola de Vater).
- Repouso pancreático: nada via oral (NPO, *nil per os*) + início precoce de nutrição parenteral total (NPT) para evitar o catabolismo protéico. A dieta oral é reiniciada de acordo com a melhora dos sintomas e a diminuição dos níveis das enzimas pancreáticas. Inicia-se com dieta semi-elementar ou pobre em gorduras.
- O uso de sonda nasogástrica só está indicado em casos de distensão abdominal e/ou vômitos.
- Antibióticos não devem ser usados, a não ser quando há evolução para pancreatite necro-hemorrágica ou formação de abscesso pancreático.

- Tem-se recomendado outras drogas, como a somatostatina e análogos, glucagon, anticolinérgicos, bloqueadores da histamina e inibidores da bomba de prótons.

PSEUDOCISTO PANCREÁTICO

Conceito

Coleção localizada de secreção pancreática circundada por membrana fibrosa e tecido de granulação destituído de epitélio. Pode ou não comunicar-se com o sistema ductal pancreático. Geralmente é uniloculado. O cisto contém enzimas pancreáticas em altas concentrações. O suco pancreático do cisto é oriundo das células acinares (trauma ou necrose) ou de ruptura ductal.

Epidemiologia

- É a principal complicação da pancreatite aguda, independentemente de sua etiologia.
- Sessenta por cento dos pseudocistos são causados por trauma.
- Predisposição sexual em pseudocisto causado por pancreatite: 1,5F:1M.
- Predisposição sexual em pseudocisto causado por trauma: 2M:1F.

Quadro Clínico

A evolução de pancreatite para pseudocisto é sugerida pela persistência da dor abdominal, níveis elevados de amilase, icterícia, sinais de obstrução gástrica, vômitos, perda de peso, febre e aparecimento de massa esférica em epigástrio ou andar superior do abdome.

Investigação Diagnóstica

- A tomografia abdominal e a ultra-sonografia confirmam o diagnóstico.
- A CPRE é utilizada para definir a anatomia ductal pancreática e estabelecer as relações entre o pseudocisto e o ducto pancreático. Em crianças, são definidas da seguinte forma: Tipo I – ducto normal sem comunicação identificável ou demonstrável com o cisto; Tipo II – ducto normal com comunicação ducto-cisto; Tipo III – ducto com estenose e sem comunicação ducto-cisto identificável ou demonstrável; Tipo IV – ducto com estenose e comunicação ducto-cisto; Tipo V – ducto com completa amputação (*cut-off*).

Tratamento

Resolução Espontânea

Quarenta a sessenta por cento dos pseudocistos regridem em torno de quatro a seis semanas, apenas com me-

Pancreatite Aguda, Pseudocisto Pancreático ■ **551**

didas conservadoras; o uso de somatostatina ou acetato de octreotida (1 a 5µ/kg) tem-se mostrado útil no tratamento dos pseudocistos.

O ducto pancreático costuma ser normal e sem comunicação com o cisto.

Drenagem Percutânea

Drenagem percutânea não é indicada a pacientes com ruptura completa do ducto pancreático principal, com isolamento da porção distal do pâncreas à esquerda da obstrução. Os pacientes que vão se beneficiar da drenagem percutânea são aqueles com anatomia ductal normal. Esses cistos provavelmente possuem diminutas comunicações com o ducto pancreático e o fluxo ductal faz-se preferencialmente pelo canal comum até o duodeno. As indicações podem ser: paciente instável, cisto imaturo e pseudocisto infectado. A drenagem externa atualmente tem sido utilizada com sucesso e sem as complicações do passado (por aspiração/ drenagem percutânea guiada por ultra-sonografia ou tomografia. A drenagem percutânea é realizada pela colocação de cateter *pigtail* 8 a 12Fr para drenagem contínua. Habitualmente, a drenagem cessa em torno de três a quatro semanas. Drogas, como somatostatina ou acetato de octreotida, podem ser usadas como terapia adjuvante precoce nos casos de fístulas de alto débito ou, posteriormente, em casos em que não há diminuição da drenagem. Antes de remover o cateter, deve-se clampeá-lo e iniciar com dieta enteral, observar por três dias e realizar estudo ultra-sonográfico. Se, após esse período, não houver alteração dos níveis séricos da amilase, não retornarem os sintomas e não houver reacúmulo de líquido, o cateter pode ser removido. Estudos contrastados podem ser feitos para investigação e controle da evolução das lesões ductais pelo cateter.

Tratamento Endoscópico

Alguns trabalhos demonstram a possibilidade de drenagem endoscópica pelas técnicas:

■ Transmural (cistogastrostomia ou duodenostomia endoscópica). A cistogastrostomia ou cistoduodenostomia endoscópica transmural baseia-se na colocação de um cateter duplo *pigtail* (5 a 7Fr) naqueles pseudocistos que fazem proeminência na parede gástrica ou no duodeno. Cria-se uma fístula entre estômago ou duodeno e o pseudocisto. O trato de comunicação é mantido com fio-guia, enquanto a fístula é alargada com um cateter com balão. A permeabilidade da fístula é mantida com duplo *stent pigtail*.

■ Transpapilar (por meio de colangiopancreatografia retrógrada endoscópica). Indicada a pacientes com uma grande comunicação entre o pseudocisto (nos cistos pequenos) e o ducto pancreático. O *stent*

é deixado *in situ* por quatro a seis semanas e removido quando o pseudocisto tiver se resolvido. Deve-se manter controle tomográfico ou ultrasonográfico semanal e remover o *stent* após a resolução completa da coleção.

■ Outra técnica utilizada é a drenagem transgástrica endoscópica guiada por ultra-sonografia (ultrasonografia endoscópica) naqueles casos em que não há proeminência endoscópica evidente. Determina o sítio ideal para a formação da fístula endoscópica.

Tratamento Cirúrgico

Indicações: pseudocistos maiores de 5cm, complicados por sangramento ou infecção e aqueles com evolução prolongada ou recorrentes.

A drenagem interna é indicada a casos em que a pseudocápsula apresenta boa espessura e àqueles intimamente aderidos a outras estruturas abdominais. Nos pseudocistos localizados na parede posterior do estômago, indica-se cistogastrostomia. Cistoduodenostomia é indicada nos pseudocistos aderentes ao duodeno. Aos pseudocistos localizados anteriormente, no corpo ou na cauda do pâncreas, realiza-se cistojejunostomia em Y de Roux, ressecção do cisto ou pancreatectomia distal.

ABSCESSO PANCREÁTICO

■ Resulta da infecção dos tecidos pancreáticos ou infecção de coleções líquidas peripancreáticas.
■ O diagnóstico deve ser considerado quando houver persistência de febre e leucocitose por mais de 10 dias após o tratamento da pancreatite e coleções peripancreáticas nos estudos de imagem.
■ A confirmação diagnóstica é dada pelo Gram e pela cultura das secreções coletadas por punção ou debridamento dos tecidos peripancreáticos.
■ O tratamento consiste em antibióticos (imipenem ou ceftriaxona), drenagem ou debridamento cirúrgico dos tecidos necróticos e infectados e colocação de drenos de *sump* para irrigação.

ASCITE PANCREÁTICA

■ Resulta da ruptura de um ducto pancreático ou da drenagem de um pseudocisto para a cavidade abdominal.
■ Caracteriza-se por aumento gradual do volume abdominal durante a evolução de uma pancreatite e elevação persistente dos níveis de amilase sérica.
■ O diagnóstico é confirmado por amilase elevada (geralmente acima de 10.000UI/L), proteínas acima de 25g/dL e citologia não específica no líquido ascítico.

- O tratamento consiste em medidas gerais e NPT, resultando na resolução de 70 a 80% dos casos. Somatostatina e acetato de octreotida têm-se mostrado efetivos também no tratamento de ascite pancreática. Quando não há resolução, indica-se estudo da anatomia ductal com colangiopan-creatografia retrógrada endoscópica para definir conduta cirúrgica.

BIBLIOGRAFIA RECOMENDADA

BAEZA-HERRERA, C.; VELASCO-SORIA, L.; MORA-HER-NANDEZ, F. et al. Acute pancreatitis in childhood. Is it the same disease in adults? *Cir. Cir.*, v. 71, p. 434-439, 2003.

FERNANDEZ CORDOBA, M. S.; LOPEZ SAIZ, A.; BENLLOCH SANCHEZ, C. et al. Pancreatitis and pancreatic pseudocysts in children: a 12-year review. *Cir. Pediatr.*, v. 9, p. 113-117, 1996.

JACKSON, W. D. Pancreatitis: etiology, diagnosis, and management. *Curr. Opin. Pediatr.*, v. 13, p. 447-451, 2001.

NEALON, W. H.; WALSER, E. Main pancreatic ductal anatomy can direct choice of modality for treating pancreatic pseudocysts. *Ann. Surg.*, v. 235, p. 751-758, 2002.

STRINGER, M. D. Pancreatitis and pancreatic trauma. *Sem. Pediatr. Surg.*, v. 14, p. 239-246, 2005.

YEUNG, C. Y.; LEE, H. C.; HUANG, F. Y. et al. Pancreatitis in children – experience with 43 cases. *Eur. J. Pediatr.*, v. 155, p. 458-463, 1996.

CAPÍTULO 107

Hipertensão Portal e Varizes Esofágicas

João Carlos Ketzer de Souza

CONCEITO

Varizes de esôfago desenvolvem-se como conseqüência da hipertensão portal. O processo inicial, na grande maioria dos casos, é causado por maior resistência ao fluxo de sangue entre o leito esplâncnico e o átrio direito. Em resposta à pressão elevada na circulação portal, desenvolve-se circulação colateral, conectando a vasculatura portal de alta pressão ao sistema venoso sistêmico de baixa pressão. O desenvolvimento progressivo de vasos colaterais conectando as circulações portal e sistêmica tem o benefício de diminuir a pressão portal.

Esse aumento de resistência costuma ser causado por obstrução pré ou extra-hepática (pré-sinusoidal), intra ou supra-hepática. O bloqueio intra-hepático pode ser pré ou pós-sinusoidal. Em princípio, toda obstrução pré-sinusoidal não compromete a função hepática. Hipertensão portal é definida como elevação da pressão acima de 12mmHg. Em crianças saudáveis, a pressão portal raramente excede 7mmHg.

Clinicamente, é útil a distinção entre obstrução pré-sinusoidal (não-parenquimatosa) e pós-sinusoidal (parenquimatosa, quando o parênquima hepático está sob pressão).

Obstruções pré-sinusoidais incluem trombose de veia porta e fibrose hepática congênita. Nessas doenças, existe hipertensão portal com função hepática preservada. Coagulopatia costuma estar ausente; o sangramento das varizes costuma parar espontaneamente. É rara a encefalopatia hepática.

Obstruções pós-sinusoidais incluem cirrose e síndrome de Budd-Chiari.

LOCALIZAÇÃO

As veias do esôfago distal têm paredes mais finas e estão localizadas mais superficialmente na lâmina própria (em vez da submucosa); portanto, possuem menos tecido de suporte, proporcionando maior facilidade para dilatação e ruptura. O risco de sangramento não está linearmente relacionado à pressão portal, mas ao tamanho das varizes, à espessura e à integridade de sua parede.

As veias colaterais portossistêmicas mais importantes são: coronárias, gástricas curtas, esofágicas, intercostais, ázigos, hemiázigos e cava superior. Outras colaterais podem ser: da parede abdominal (*caput medusae*), pararretais e retroperitoneais, renais e gonadais.

OBSTRUÇÕES EXTRA E INTRA-HEPÁTICAS

Epidemiologia

- Mais de 50% das obstruções ao fluxo venoso portal são de causa extra-hepática.
- Sangramento digestivo alto por ruptura de varizes esofágicas é a complicação mais grave da hipertensão portal.

Etiologia

- A principal causa de obstrução extra-hepática é a trombose ou transformação cavernomatosa da veia porta, que pode ser causada por desidratação, onfalite neonatal, cateterismo, sepse, infecções intra-abdominais. Alguns autores citam uma etiologia congênita, resultando em veia porta tortuosa e pouco desenvolvida. Anormalidades anatômicas congênitas também incluem as membranas ou diafragmas dentro da veia porta, levando à obstrução. O papel das malformações congênitas da veia porta em hipertensão extra-hepática é sustentado pela presença associada de outras anomalias congênitas em 40% dessas crianças, comparadas com freqüência de apenas 12% de causas definidas, como cateterização da veia umbilical.
- Etiologia desconhecida em aproximadamente 50%.
- Qualquer doença hepática crônica que resulte em cirrose ou fibrose (fibrose hepática congênita) pode provocar hipertensão portal, sendo as causas principais de obstrução intra-hepática.
- As principais causas de cirrose são: atresia de vias biliares (causa principal), hepatite crônica ativa (viral ou auto-imune), doença fibrocística e deficiência da α_1-antitripsina.

Manifestações Clínicas

Nas obstruções extra-hepáticas, a função hepatocelular geralmente está preservada, ascite não-transitória e coagulopatias são mais raras e tardias e episódios de sangramento são mais bem tolerados.

Nas obstruções intra-hepáticas, há diminuição do fluxo sangüíneo efetivo aos hepatócitos e tendência a ascite, coagulopatias, sangramentos mais intensos e insuficiência hepática.

- A forma de apresentação mais precoce e comum é a *hemorragia varicosa,* que se apresenta clinicamente sob a forma de hematêmese e/ou melena. Durante a evolução da doença, mais de 90% dos casos vão apresentar alguma forma de sangramento digestivo. Nas obstruções extra-hepáticas, geralmente o sangramento é precipitado por infecção respiratória superior (tosse e espirros causando aumento da pressão intra-abdominal), vômitos, ingestão de aspirina (antagonista plaquetário e dano da mucosa gastrointestinal), febre (pela taquicardia, há aumento do rendimento cardíaco, levando ao aumento da pressão portal)

Fígado, Vias Biliares, Baço e Pâncreas

ou refluxo de ácido gástrico. O fígado é normal ou quase normal e hemorragia maciça é rara. Não se sabe o risco global da criança com sangramento por varizes esofágicas. O sangramento costuma ser variável, sem regra; súbito com hematêmese maciça, mas às vezes pode sangrar mais insidiosamente com fezes do tipo melena. O sangramento extra-hepático, em contraste com o de pacientes com cirrose, ocorre em crianças pequenas (raramente antes dos três anos de idade), saudáveis, com boa função hepática, que o toleram sem desenvolver insuficiência hepática, coagulopatias e encefalopatias, em geral sendo autolimitado.

- *Esplenomegalia com hiperesplenismo* é a segunda manifestação inicial (20%) dos casos de obstrução extra-hepática. O aumento da pressão portal é por congestão passiva e também por aumento do fluxo esplâncnico, levando à hiperplasia reticuloendotelial e a citopenias (leucopenia e plaquetopenia).
- A *ascite* transitória das obstruções extra-hepáticas costuma aparecer no início da doença (1ª infância) em que alta pressão portal está presente, sem ainda mínima circulação colateral. Costuma desaparecer em um a dois anos. Pode também aparecer transitoriamente após episódio de hemorragia varicosa.

  A ascite é mais comum nas formas intra-hepáticas. Quando a pressão portal está elevada, a formação de linfa excede sua absorção, saindo do espaço intravascular para o peritônio. A hipoalbuminemia da cirrose causa diminuição da pressão oncótica do plasma, aumentando a ascite.
- Nas obstruções intra-hepáticas por cirrose, há história de *doença hepática* conhecida e por isso podem surgir achados clínicos de doença hepática crônica (icterícia, ascite, hepatoesplenomegalia, déficit de crescimento, fraqueza muscular) e estigmas cutâneos de cirrose (cabeça de medusa, xantelasma, eritema palmar).

  Nas obstruções extra-hepáticas, o fígado costuma ser pequeno, pela derivação do fluxo portal causando privação hepática de insulina, glucagon e outros fatores hepatotróficos.

Investigação Diagnóstica das Varizes Esofágicas

- História e exame físico.
- Exames laboratoriais: exame comum de urina, creatinina, uréia, eletrólitos, sódio urinário, transaminases, bilirrubinas, fosfatase alcalina, hemograma, plaquetas, provas de coagulação, reticulócitos, proteínas totais e fracionadas.
- Para avaliar as varizes: esofagograma e endoscopia digestiva.
- Para avaliar a função hepática: cintilografia hepatoesplênica e biópsia hepática.
- Para avaliar a veia porta: ultra-sonografia abdominal com Doppler, angiorressonância magnética, angiografia por subtração digital ou esplenoportografia (demonstra aspectos anatômicos, permeabilidade, fístulas, colaterais e lesões intra-hepáticas). A esplenoportografia, mostrando a veia porta, a veia esplênica, a localização do bloqueio e a extensão das varizes, pode ser realizada:
  - Observando-se a fase venosa da arteriografia mesentérica superior (a forma mais usada atualmente).
  - Por acesso direto portal, com punção percutânea transepática ou da polpa esplênica.
  - Por cateterismo da veia umbilical.
  - Por ileografia.

  Sempre medir, nos acessos diretos, a pressão da veia porta.

  Portografia por punção esplênica é pouco usada atualmente, pois apresenta risco de sangramento de 5%. Também é contra-indicada quando houver diátese hemorrágica ou ascite. A portografia por acesso transepático ou pela veia umbilical também é pouco usada.

  Atualmente, o melhor e menos invasivo exame é a ultra-sonografia bimodal e com Doppler. A ultra-sonografia permite a visualização do tamanho e da consistência do fígado e do baço, mede o diâmetro da veia porta, suas tributárias e sua extensão intra-hepática, dilatação das vias biliares intra e extra-hepáticas, obstrução extra-hepática, ascite, espessura do pequeno omento e anomalias renais (associação com doença policística renal). A ultra-sonografia com Doppler estuda a permeabilidade e a direção do fluxo da veia porta para outras veias do sistema venoso portal e veias hepáticas, observa presença de trombose de veia esplênica ou de todo o sistema portal. Também determina o diagnóstico de hipertensão portal, demonstrando fluxo hepatófugo por meio de colaterais (veia gástrica esquerda, paraumbilicais e paraduodenais) e calcula a relação de espessura do pequeno omento/diâmetro da aorta (normal: 1,7 a 1,9).
- A endoscopia digestiva substituiu, juntamente com a ultra-sonografia, a esplenoportografia. Determina varizes, grau, intensidade e risco de sangramento (varizes de paredes finas e manchas vinhosas). Permite o diagnóstico diferencial entre outras causas de sangramento digestivo alto (úlcera gastroduodenal, gastrite hemorrágica, síndrome de Mallory-Weiss).

OBSTRUÇÃO SUPRA-HEPÁTICA

Quando há obstrução do fluxo venoso hepático (síndrome de Budd-Chiari). Raríssima em crianças.

Etiologia

- Causas principais: obstrução de veias hepáticas ou cava inferior supra-hepática por trombose (estados de hipercoagulabilidade causados por policitemia, lúpus eritematoso difuso, anticoncepcionais ou malignidade), obliteração fibrosa, membranas ou tumor.

TRATAMENTO GERAL

Hemorragia Digestiva

A história natural do grupo extra-hepático parece seguir um curso benigno em razão do desenvolvimento de *shunts* portossistêmicos espontâneos. Nas extra-hepáticas, a taxa de mortalidade decorrente de episódios de sangramento é de aproximadamente 5%. Na forma intra-hepática, cerca de 35% morrem durante o primeiro grande episódio de sangramento. Deve ser considerada como emergência médica (Fig. 107.1).

- Hospitalização em UTI com ressuscitação hidroeletrolítica e sangüínea apropriada. Manter hematócrito > 30%.
- Monitoração contínua dos sinais vitais.
- Repouso no leito e nada via oral.
- Sonda nasogástrica para remoção de sangue e secreções gástricas e lavagens com soro gelado.
- Sonda vesical.
- Acesso venoso central. Medir pressão venosa central.
- Sedação.
- Correção da coagulopatia pela administração de vitamina K, 1 a 5mg IV ou IM e/ou plasma fresco congelado e da plaquetopenia com transfusão de plaquetas.
- Administração IV de bloqueadores do íon hidrogênio (cimetidina 20 a 40mg/kg/dia ou ranitidina) ou inibidores da bomba de prótons.
- Antiácidos orais (seu emprego é discutível).
- Esse tratamento é mantido por 48h.
- Tratamento farmacológico.
  Deve ser acrescentado se houver persistência da hemorragia, necessitando-se de múltiplas transfusões sangüíneas.
  Farmacoterapia específica para sangramento persistente: vasopressina, β-bloqueadores, somatostatina ou octreotida.
  Os β-*bloqueadores* não são úteis em hemorragia aguda. Têm sido propostos como tratamento farmacológico para prevenir ressangramento e/ou primeiro sangramento. Propranolol reduz o fluxo venoso portal pela diminuição do rendimento cardíaco e bloqueio dos β-receptores na vasculatura esplâncnica. Ainda em estudo. A dose deve ser ajustada de modo que reduza 25% da freqüência cardíaca original. Iniciar com 1mg/kg/dia VO, 3×/dia. Contra-indicada a asmáticos e crianças com bloqueio cardíaco.
  A *vasopressina* diminui a pressão portal e causa vasoconstrição esplâncnica. O sangramento persistente requer vasopressina IV (reduz fluxo esplâncnico e pressão portal em 20 a 30%). Parece não ser de ajuda a infusão direta de vasopressina (pitressina) na artéria mesentérica superior.
  Dose de infusão: vasopressina 0,3U/kg ou 1U/min/1,73m² *in bolus* em 20min seguido de infusão contínua de 0,3U/kg/h. Tem vida-média de 30min. A adição de vasodilatadores (nitroglicerina dose sublingual ou IV) como complementação tem como objetivo potencializar a redução da pressão portal pela vasodilatação de colaterais portossistêmicos e de diminuir os efeitos colaterais da vasopressina (isquemia miocárdica, hemorragia cerebral, isquemia de membros e necrose intestinal). Não tem sido usada rotineiramente em crianças.

A *somatostatina* reduz o fluxo sangüíneo portal por meio de efeito seletivo direto na musculatura lisa dos vasos mesentéricos, pela ação de peptídeos vasoativos (substância P ou glucagon). Sua maior vantagem sobre a vasopressina é que não causa vasoconstrição sistêmica; seu maior problema é a curta meia-vida, necessitando de infusão contínua. Dose: 25µg/h IV. Age seletivamente causando vasoconstrição esplâncnica. Atualmente, tem-se utilizado um análogo da somatostatina, a *octreotida*, com meia-vida maior (2h) e tem sido considerada droga de escolha contra sangramento de varizes esofágicas. Dose: 25 a 50µg/m²/hora ou 1µg/kg/h. Reduz a pressão portal pela redução do fluxo venoso portal. Também age seletivamente na circulação esplâncnica. Parece ser tão eficaz quanto a escleroterapia no controle do sangramento das varizes sangrantes. A infusão de octreotida deve ser mantida até o controle do sangramento, em média por 48h, sendo iniciada a redução da dose 24h após a cessação do sangramento. O desmame deve ser progressivo. Controlar a glicemia durante a infusão. Por via subcutânea, apresenta meia-vida mais longa, aproximadamente 8h.

- Pensar nesse momento em escleroterapia (endoesclerose) para controlar o sangramento da situação aguda. Em torno de 15% dos pacientes que necessitaram de tratamento farmacológico vão precisar de escleroterapia. Resolve o sangramento agudo em 90%. A experiência mostra que varizes do esôfago em crianças com hipertensão portal, independentemente se decorrentes de obstrução extra-hepática ou doença intra-hepática, podem ser obliteradas transitoriamente por escleroses repetidas. As varizes localizadas no estômago tendem a desaparecer em razão do fluxo retrógrado do esclerosante aplicado no esôfago.
  A escleroterapia pode ser realizada de forma intravaricosa, paravaricosa (submucosa) e combinada. Objetivos da forma paravaricosa: criar fibrose na mucosa esofágica em torno das varizes, produzindo tecido cicatricial, que as irá cobrir. Objetivos da forma intravaricosa: esclerosar diretamente as varizes com total obliteração do lúmen.
  Forma de esclerose: endoscópico rígido ou flexível (mais utilizado atualmente).
  Escleroterapia pode ser realizada como urgência e a longo prazo (repetida).
  Sessões repetidas com intervalos de duas a três semanas da forma intravaricosa ou combinada após o episódio agudo de sangramento (três sessões), sendo esse intervalo mantido mensalmente até

556 ■ Fígado, Vias Biliares, Baço e Pâncreas

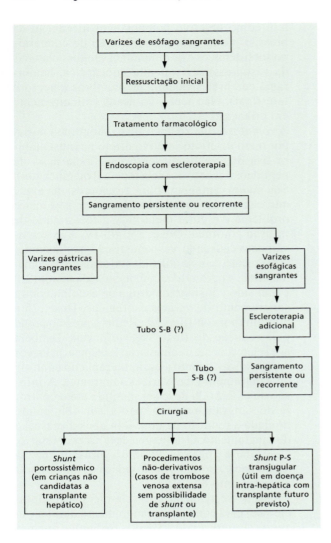

Figura 107.1 – Conduta terapêutica em varizes esofágicas sangrantes. P-S = potossistêmica; S-B= Sengstaken-Blakemore.

obliteração completa das varizes. Objetivo: erradicar as varizes. Após atingido o objetivo, deve haver acompanhamento endoscópico semestral ou anual. As que recidivam podem ser erradicadas novamente com outra sessão de escleroterapia.
Agentes esclerosantes: oleato de etanolamina a 5% ou morruato de sódio a 5%.
Complicações principais: estenose esofágica, ulceração esofágica, perfuração, distúrbios de motilidade, varizes recorrentes.
Após a escleroterapia, o paciente deve ser mantido por uma semana com ranitidina ou omeprazol VO.
■ Bandagem das varizes esofágicas (ligadura elástica) com sua obliteração pela colocação endoscópica de anéis elásticos apertados que estrangulam as varizes. Ação: obliteração dos canais venosos submucosos deixando a camada muscular intacta. Tem custo mais elevado e disponibilidade mais restrita, porém menor índice de complicações. As sessões são repetidas em três meses. Técnica difícil de ser aplicada em crianças menores de dois anos, pelo tamanho do aparelho aplicador.
■ É rara a necessidade de cirurgia de urgência (mortalidade e morbidade altas) ou tamponamento com balão de Sengstaken-Blakemore. Somente indicado aos 5 a 10% restantes.
■ O tamponamento com balão atualmente só é utilizado em pacientes cujo sangramento não seja controlado pela farmaco ou escleroterapia, ou quando a escleroterapia não for tecnicamente possível. Freqüentemente não é efetivo para cessar a hemorragia. Apresenta elevada recidiva e risco de aspiração pulmonar. Entubação endotraqueal é sempre recomendada para proteger a via aérea enquanto o balão estiver em uso. Têm alta incidência de ressangramento após sua remoção. Insuflar parcialmente o balão gástrico, realizar radiografia de abdome superior para confirmar a posição do balão gástrico. Se estiver bem posicionado, insuflá-lo totalmente, tracionar e fixar a sonda, de modo que ele se ajuste à junção gastroesofágica. Em seguida, insuflar o balão esofágico até pressão de 30 a 40mmHg. A pressão do balão deve ficar abaixo da pressão arterial média para evitar isquemia mucosa. Também não deve permanecer insuflado por mais de 24h, pelo risco de isquemia da mucosa esofágica.

Ascite

■ Dieta hipossódica com restrição de água.
■ Infusões repetidas de albumina para aumentar a pressão oncótica intravascular.
■ Diuréticos, principalmente furosemida e espironolactona.
■ Paracenteses repetidas podem ser indicadas.
■ *Shunt* peritoneovenoso pode ser usado para provocar a recirculação do fluido ascítico no volume sangüíneo circulante.

Hiperesplenismo

Embolização esplênica: com a artéria esplênica cateterizada, realiza-se embolização com partículas de Gelfoam® nos ramos terminais da artéria (60 a 80% de infarto), sem necessidade de esplenectomia.

Cirúrgico-radiológico

■ O *shunt* portossistêmico transjugular intra-hepático (TIPS, *transjugular intrahepatic portosystemic shunting*) é uma técnica radiológica intervencionista realizada sob controle fluoroscópico que fornece descompressão do sistema portal ao criar um canal comunicando a veia porta intra-hepática com a veia hepática. Utiliza um *stent* de parede metálica para comunicar as duas veias dentro do parênquima hepático. A técnica só é útil em hipertensão portal intra-hepática grave, como medida temporária, quando se prevê transplante hepático futuro, pois mantém as veias extra-hepáticas intactas (Fig. 107.2). Forma um *shunt* porto-cava central não-seletivo. Não há experiência comprovada em crianças. Principais complicações: encefalopatia hepática e oclusão da derivação por estenose ou trombose.

Cirúrgico

Há três formas de tratamento cirúrgico: derivação portossistêmica, procedimentos não-derivativos e transplante hepático.

Derivações Portossistêmicas

Apresentam algumas dificuldades e desvantagens em crianças, que têm sido minimizadas pela melhora da técnica e do material cirúrgico.

- O pequeno diâmetro das veias aumenta as dificuldades técnicas, resultando em maior taxa de trombose e ressangramento.
- Maior incidência de encefalopatia hepática ao derivar sangue portal para a circulação sistêmica.
- O procedimento ou as complicações podem interferir na necessidade de futuro transplante hepático.

Shunts

- Indicações: atualmente são indicados nos casos sem resposta às medidas conservadoras; nos casos com hiperesplenismo significativo e nas crianças com hemorragias graves de varizes situadas abaixo do nível do esôfago (gástricas e do intestino delgado). Relembrar que, em obstruções extra-hepáticas, existe o desenvolvimento natural e espontâneo de *shunts* portossistêmicos, via retroperitônio, resultando em descompressão portal, reduzindo o risco de sangramento e evitando, freqüentemente, a necessidade de *shunts* cirúrgicos.
- Tipos (Fig. 107.3).
  - *Shunt* não-seletivo visa à comunicação completa ou quase completa do sistema venoso portal com a circulação venosa sistêmica, desviando o sangue da perfusão anterógrada normal do fígado. Exemplo: *shunt* de Clatworthy, derivação mesentérico-cava término-lateral.
  - *Shunt* seletivo visa ao desvio da porção gastroesplênica do fluxo venoso portal em uma veia sistêmica, quase sempre a veia renal. A comunicação entre a circulação portal mesentérica central, que perfunde o fígado, e a circulação gastroesplênica portal é desligada pela divisão das veias gastroepiplóicas, veia coronária e colaterais pancreáticas retroperitoneais. O *shunt* mais utilizado é o de Warren, que preserva a perfusão anterógrada do fígado dentro da porção mesentérica da circulação portal, descomprimindo o plexo venoso esofágico por meio das veias gástricas curtas e esplênica.
    - Causa intra-hepática – as melhores opções são:
      - Derivação esplenorrenal distal seletiva de Warren com modificações preconizadas por Maksoud[2,3].
      - Derivação mesentérico-cava término-lateral de Clatworthy.
      A derivação esplenorrenal distal parece ser a melhor técnica em crianças maiores de 10 anos e mesmo em crianças menores com veias calibrosas, pois o fluxo portal para o fígado é mantido. Parece que essa vantagem é perdida no futuro, pois gradualmente o compartimento hepático, com maior pressão, passa a drenar no compartimento esplênico de menor pressão, transformando-se em um *shunt* não-seletivo.
    - Causa extra-hepática – as melhores opções são:
      - Derivação esplenorrenal distal seletiva de Warren com modificações preconizadas por Maksoud[2,3].
      - Derivação mesentérico-cava indicada, principalmente quando há esplenectomia prévia, falha da derivação esplenorrenal ou portoenterostomia de Kasai.
      - Derivação esplenorrenal látero-lateral, também bastante usada, pois evita esplenectomia, causa descompressão portal completa, tem baixa incidência de trombose em decorrência da menor chance de torcer ou dobrar os vasos e não apresenta encefalopatia.
      - Mais recentemente, tem sido utilizada a interposição de enxerto venoso (geralmente veia jugular interna) entre a mesentérica e a cava, também conhecida como anastomose mesentérico-cava em H.

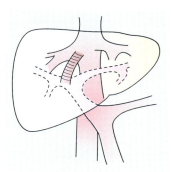

Figura 107.2 – Derivação portossistêmica transjugular. Pela veia jugular, passa-se um cateter até a veia hepática e, com uma agulha, estabelece-se uma comunicação entre a veia hepática e a veia porta. A comunicação é dilatada até que seja possível colocar um *stent* metálico expansível, formando uma conexão portossistêmica. Adaptado de Karrer *et al.*[1]

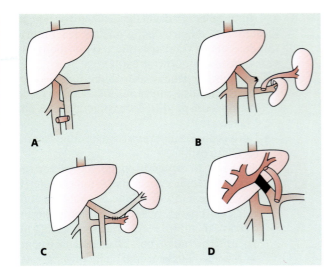

Figura 107.3 – Derivações portossistêmicas mais comuns. (A) Shunt mesentérico-cava atual com interposição de um enxerto de veia jugular interna entre a veia mesentérica superior e a veia cava inferior. (B) Shunt esplenorrenal distal objetivando a descompressão das varizes pelas veias gástricas curtas em direção à circulação sistêmica, via anastomose das veias esplênica e renal. (C) Shunt esplenorrenal láterolateral. (D) Shunt mesentérico-porta esquerda intra-hepático com interposição de um enxerto de veia jugular entre a veia mesentérica superior e a veia porta esquerda intra-hepática. Adaptado de Karrer et al.[1].

- Ultimamente foi descrito o *shunt* mesentérico-porta esquerda *(Rex shunt)*, que é um método de reconstrução direta da circulação portal em pacientes com obstrução extra-hepática. Ele restabelece o fluxo portal normal pela anastomose direta entre a veia porta intra-hepática (ramo esquerdo da veia porta) e a veia mesentérica, usando enxerto de veia jugular interna ou veia coronária dilatada. O parênquima hepático, entre os segmentos 3 e 4, é dividido e o ligamento redondo é seguido até o recesso de Rex para expor a veia porta esquerda, onde todos seus ramos terminais são isolados. Se a veia porta for muito pequena ou a malformação vas-cular estender-se até o recesso de Rex é indicado, o *shunt* esplenorrenal distal. Alguns autores acreditam que a melhor forma de avaliar o tamanho e a permeabilidade da veia porta esquerda é pela visualização direta.
  Dois critérios devem ser adotados antes de indicar o Rex *shunt*:
  - Presença das veias mesentérica superior e ambas as jugulares internas permeáveis.
  - Presença de veia porta intra-hepática larga e sem trombose. Esses dados são obtidos por angior-

  ressonância magnética, ultra-sonografia com Doppler do abdome e angiografia mesentérica.
- Aspectos técnicos das derivações: usar magnificação óptica; evitar anastomose com tensão, dobra, torção ou telescopagem de vasos; usar sutura interrompida pelo pequeno diâmetro da anastomose; usar anticoagulação.

Procedimentos Não-derivativos

Apresentam incidência proibitiva de sangramento recorrente (50%) e taxa substancial de mortalidade. São técnicas quase totalmente abandonadas, exceto quando *shunts* ou transplante não podem ser usados em razão de trombose venosa extensa.

- Desvascularização gastroesofágica com transecção do esôfago imediatamente acima da junção gastroesofágica, reanastomose e esplenectomia (procedimento de Sugiura). Procedimento mais conhecido. Cirurgia muito extensa.
- Esofagogastrectomia parcial.
- Translocação esplênica torácica (esplenopneumopexia). Tem por objetivo a formação de circulação colateral entre o sistema porta e as veias pulmonares. A comunicação é criada por amputação do pólo superior do baço, transposição do baço para dentro do tórax pela abertura no hemidiafragma esquerdo e exposição da superfície cruenta esplênica ao lobo pulmonar inferior esquerdo. Pode ser acrescentada ainda a ligadura da artéria esplênica.
- Translocação esplênica subcutânea e outros.

Transplante Hepático

Indicado na obstrução pós-sinusoidal como aquela causada por cirrose decorrente de atresia de vias biliares.

REFERÊNCIAS BIBLIOGRÁFICAS

1. KARRER, F. M.; NARKEWICZ, M. R. Esophageal varices: current management in children. *Sem. Pediatr. Surg.*, v. 8, n. 4, p. 193-201, 1999.
2. MAKSOUD, J. G. Hipertensão portal. In: *Cirurgia Pediátrica*. São Paulo: Revinter, 1998. p. 908-919.
3. MAKSOUD, J. G.; GONÇALVES, M. E. Treatment of portal hypertension in children. *World J. Surg.*, v. 18, p. 251-258, 1994.

BIBLIOGRAFIA RECOMENDADA

BAMBINI, D. A.; SUPERINA, R.; ALMOND, P. S. et al. Experience with the Rex shunt (mesenteric-left portal bypass) in children with extrahepatic portal hypertension. *J. Pediatr. Surg.*, v. 35, p. 13-19, 2000.
CARVALHO, E.; NITA, M. H.; PAIVA, L. M. A.; SILVA, A. A. R. Hemorragia digestiva. *J. Pediatr.*, v. 76, supl. 2, S135-S146, 2000.
GAUTHIER, F. Recent concepts regarding extra-hepatic portal hypertension. *Sem. Pediatr. Surg.*, v. 14, p. 216-225, 2005.
KARRER, F. M. Portal hypertension. *Sem. Pediatr. Surg.*, v. 1, n. 2, p. 134-144, 1992.
SHARARA, A. I.; ROCKEY, D. C. Gastroesophageal variceal hemorrhage. *N. Engl. J. Med.*, v. 345, p. 669-681, 2001.

Seção 11

Trato Geniturinário

108	Circuncisão	561
109	Parafimose	565
110	Hipospádia	567
111	Priapismo em Anemia Falciforme	572
112	Estenose do Meato Uretral	575
113	Criptorquidia	576
114	Escroto Agudo	583
115	Lesões Císticas de Testículo	590
116	Sinéquia de Pequenos Lábios	593
117	Massas Interlabiais	595
118	Hidrocolpos e Hidrometrocolpos	598
119	Cisto de Ovário Fetal e na Lactente	601
120	Cisto de Ovário na Pré-menarca	605
121	Intersexo	607
122	Extrofia de Bexiga	613
123	Extrofia de Cloaca	617
124	Hematúria	621
125	Fertilidade Relacionada à População Pediátrica	626
126	Enurese Noturna	635
127	Válvula de Uretra Posterior	639
128	Disrafismo Neuroespinhal e Bexiga Neurogênica	643
129	Urodinâmica Pediátrica	649
130	Duplicação Ureteral, Ureter Ectópico e Ureterocele	655
131	Refluxo Vesicoureteral	661
132	Rim Multicístico Displásico	666
133	Urolitíase Pediátrica	669
134	Hidronefrose	673

CAPÍTULO 108

Circuncisão

Roman Jednak

João Luiz Pippi Salle

INTRODUÇÃO

Circuncisão é um dos procedimentos mais realizados em meninos. Entretanto, os benefícios da circuncisão e os riscos cirúrgicos ainda têm que ser definidos. Em 1999, a Academia Americana de Pediatria, ao discutir a circuncisão, concluiu que existem benefícios médicos, mas os dados não são suficientes para recomendar circuncisão neonatal de rotina. Em situações em que não há benefício médico óbvio, os pais deveriam determinar qual é o maior interesse da criança, após ter sido realizada revisão mais acurada das informações disponíveis e oportunidade para discussão. Fatores emocionais, culturais e religiosos continuam, significativamente, a colorir o assunto. Isso é, em parte, refletido na variação significativa da taxa de circuncisão realizada, dependendo da localização geográfica, crença religiosa e, de vez em quando, do estado socioeconômico.

DESENVOLVIMENTO DO PREPÚCIO

O desenvolvimento prepucial começa durante o 3º mês de gestação, completando-se, geralmente, no fim do 5º mês. O epitélio interno do prepúcio e o epitélio glanular fundem-se após o prepúcio ter se formado. A separação entre o prepúcio e a glande começa intraútero, mas é caracteristicamente incompleta ao nascimento. Somente 4% dos recém-nascidos do sexo masculino apresentam prepúcio totalmente retrátil; aos seis meses de idade, retratilidade completa é observada em apenas 20%. Pelo 5º ano de vida, o prepúcio apresenta-se retrátil em até 90% dos meninos. Quando se aproxima da maioridade, somente uma minoria tem prepúcio não-retrátil.

BENEFÍCIOS MÉDICOS EM POTENCIAL DA CIRCUNCISÃO

Incidência Reduzida de Infecção do Trato Urinário

A maioria das infecções do trato urinário em meninos ocorre no 1º ano de vida, com incidência relatada de 1 a 2%. Meninos não-circuncidados apresentam taxa dez vezes maior de infecção do trato urinário do que meninos circuncidados. Pensa-se que a circunci-são reduz a incidência de infecção do trato urinário, ao prevenir a colonização bacteriana do prepúcio.

Incidência Reduzida de Câncer Peniano

O desenvolvimento do câncer peniano ocorre, quase exclusivamente, em homens não circuncidados. O principal fator de risco parece ser a fimose. Os benefícios relatados da circuncisão, em reduzir a incidência de câncer peniano, parecem ser mais pronunciados quando a circuncisão é realizada no período neonatal. Deve-se lembrar também que a presença de prepúcio não é o único fator importante. Outros fatores significantes têm sido implicados no desenvolvimento de câncer peniano. Mais especificamente, incluem verrugas genitais, mais do que trinta parceiras sexuais e o hábito do fumo.

Incidência Reduzida de Doenças Sexualmente Transmissíveis

O estado de não circuncidado tem sido associado a incidência aumentada de inúmeras doenças sexualmente transmitidas, incluindo o vírus de imunodeficiência humana (HIV). Provavelmente, a educação do paciente e os problemas de comportamento têm mais impacto na aquisição de doenças sexualmente transmitidas do que o estado de circuncidado.

Incidência Reduzida de Câncer Cervical

A incidência de câncer cervical é menor em grupos culturais em que a circuncisão é praticada. Porém, como no caso de câncer peniano, outros fatores contribuintes são a regra.

PROBLEMAS DE HIGIENE

Nenhum cuidado especial do prepúcio é requerido antes da separação fisiológica deste da glande. A retração forçada do prepúcio não deveria ser praticada, pois pode causar fibrose e fimose permanente. Separação traumática das adesões balanoprepuciais pode resultar em dor, sangramento e formação de densas adesões entre o prepúcio e a glande. Após a separação natural ter ocorrido, o prepúcio devia ser retraído e lavado regularmente.

INDICAÇÕES

Fimose

Corresponde à estenose anatômica fixa do orifício prepucial, impossibilitando a retração do prepúcio sobre a glande. Isso é distinto de fimose fisiológica observada nos recém-nascidos. Balanite xerótica obliterante, doença infiltrativa de pele de etiologia desconhecida, é causa bem conhecida de fimose. Caracteristica-

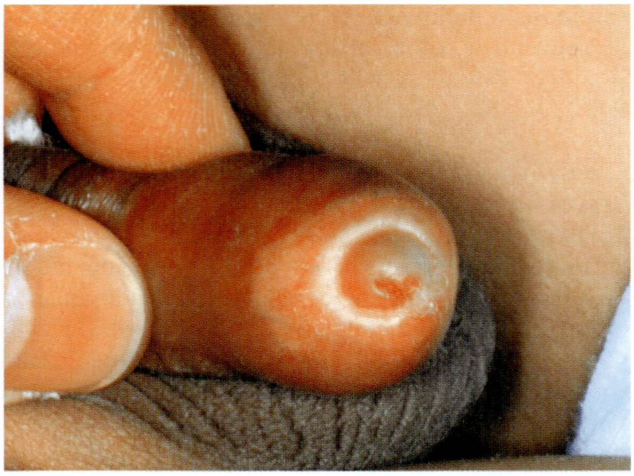

Figura 108.1 – Balanite xerótica obliterante.

mente, ela pode ser reconhecida pela presença de prepúcio distal esclerótico, esbranquiçado (Fig. 108.1). Deve-se lembrar que essas alterações podem também envolver a glande e causar estenose meatal, mesmo após a circuncisão.

Parafimose

Quando o prepúcio permanece completamente retraído, após um período de tempo prolongado, pode ocorrer constrição dolorosa da glande peniana. Obstrução linfática pode levar a um significante edema e, às vezes, comprometer o fluxo sangüíneo da glande. Redução manual é muitas vezes possível; quando isso é inefetivo, redução cirúrgica é necessária, usando incisão dorsal ou circuncisão.

Balanopostite de Repetição

Inflamação superficial ou infecção da glande do pênis ou prepúcio, que tem muitas etiologias. Infecções bacterianas são comuns em meninos e geralmente respondem a antibióticos tópicos. Superinfecção de esmegma costuma responder à dilatação e à liberação das adesões balanoprepuciais. Infecções recorrentes podem requerer circuncisão como tratamento definitivo.

Trauma

Lesões traumáticas do prepúcio raramente requerem circuncisão.

Anomalias do Trato Urinário Superior

A circuncisão pode ser considerada em meninos com anomalias do trato urinário superior por causa do risco aumentado de infecção do trato urinário. Deve ser lembrado que não existem evidências satisfatórias mostrando que a circuncisão é mais efetiva do que a antibioticoprofilaxia.

CONTRA-INDICAÇÕES

Anomalias Penianas

O prepúcio é a fonte de pele preferida para a correção de inúmeras anomalias penianas e uretrais, como epispádia, hipospádia e, de vez em quando, recurvamento peniano (*chordee*). Circuncisão deve ser adiada até ser realizada avaliação urológica apropriada.

Pênis Embutido

Circuncisão deve ser evitada em pênis embutido, porque a remoção de excessiva quantidade de pele peniana poderia causar aprisionamento do pênis na gordura suprapúbica (Fig. 108.2). É melhor adiá-la até mais tarde, quando há diminuição progressiva da gordura suprapúbica. Em casos selecionados em que a circuncisão deva ser realizada, pode-se empregar técnica especial.

Diátese Hemorrágica

É uma contra-indicação relativa. Todas as coagulopatias devem ser apropriadamente avaliadas e corrigidas durante o período perioperatório.

Problemas Médicos Importantes

Problemas médicos associados representam contra-indicação relativa. Os riscos e os benefícios da circuncisão e das doenças associadas devem ser cuidadosamente avaliados.

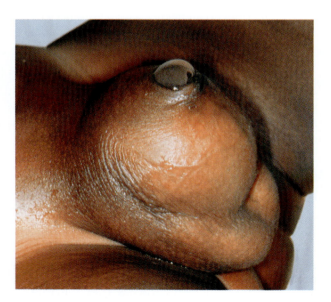

Figura 108.2 – Resultado de circuncisão em menino com pênis embutido.

Prematuridade

Circuncisão deve ser adiada até que a criança esteja saudável e medicamente preparada.

TÉCNICAS

Circuncisão no período neonatal pode, em geral, ser realizada sob anestesia local. Normalmente são de indicação religiosa ou social. Meninos com estase urinária e grande resíduo pós-miccional (refluxo vesicoureteral, válvulas de uretra posterior, etc.) podem beneficiar-se da circuncisão, pois se sabe que esta diminui o risco de infecção urinária no primeiro ano de vida. Anestesia geral é requerida após o período neonatal.

Incisão Dorsal do Anel de Fimose (Postoplastia)

É usada como medida para temporizar casos agudos de parafimose e fimose. O anel constritivo é identificado e aberto usando uma incisão dorsal. Essa abertura deve incluir a fáscia de Buck para evitar recidiva do anel fimótico. Algumas vezes, o resultado cosmético é pouco satisfatório, e a circuncisão formal é requerida posteriormente. Em muitos países, essa técnica é a forma predileta de correção de fimose, pois mantém o aspecto natural do pênis.

Aparelhos

Incluem o dispositivo denominado Plastibell® e os clampes Gomco® e Mogen®. Há pontos essenciais a serem lembrados no uso de cada um desses aparelhos. O prepúcio deve ser bem liberado para permitir a inspeção cuidadosa da glande. Todas as adesões balanoprepuciais devem ser completamente liberadas. Quando o Gomco® ou o Mogen® for utilizado, o aparelho deve ser deixado por tempo suficiente para assegurar hemostasia adequada (promovem hemostasia por esmagamento).

Postectomia

O prepúcio redundante é demarcado e removido, e as margens da pele são reaproximadas com material de sutura absorvível.

TÉCNICAS ANALGÉSICAS

É claro que a circuncisão é associada a dor e estresse, mesmo no período neonatal. Técnicas analgésicas apropriadas devem ser sempre usadas.

- Bloqueio dorsal peniano: os feixes neurovasculares são infiltrados com 4mL de lidocaína 1% sem epinefrina. Os feixes podem ser facilmente acessados, usando-se agulha calibre 27 na base peniana, nas posições 10h e 2h, em direção póstero-lateral.
- Injeção subcutânea com agulha calibre 27 de lidocaína 1% sem epinefrina, circunferencialmente ao redor da porção média do pênis ou sua base.

- EMLA® Creme tópico: EMLA® Creme é uma mistura de lidocaína 2,5% e prilocaína 2,5%. O total de 1 a 2g de creme é aplicado no corpo peniano distal e coberto por curativo oclusivo por 60 a 90min antes do procedimento. EMLA® Creme não é aprovado para o uso em crianças menores de um mês de idade. Além disso, um metabólito da prilocaína pode causar metemoglobinemia. O creme não deve ser usado em crianças que recebem medicamentos conhecidos em induzir metemoglobinemia.

COMPLICAÇÕES

Agudas

- Sangramento: é a complicação mais comum. Na maioria dos casos o sangramento pára com compressão. Em certas ocasiões, pode ser somente controlado por reoperação e ligadura do vaso sangrante.
- Remoção excessiva da pele: quando isso ocorre, raramente é necessária a enxertia.
- Amputação peniana: felizmente é uma complicação rara. Devia-se tentar reimplante glandar microcirúrgico imediato. Amputações da glande distal podem ocasionalmente ser tratadas sem reimplante.
- Necrose peniana: pode resultar na perda da glande ou de todo o pênis. Em geral, é o resultado de lesão causada por cautério, aparecendo quando a corrente do eletrocautério é aterrada por meio dos vasos sangüíneos do pênis, causando sua trombose. O uso de eletrocautério bipolar pode prevenir essa complicação.
- Lesão uretral: quando reconhecida, deve ser reparada primariamente por cirurgião experiente.
- Infecções: a maioria das infecções é pequena, resolvendo-se com a aplicação de curativos locais e banhos de assento. Gangrena, fascite e sepse são raras, mas podem ocorrer.
- Retenção urinária: pode resultar de curativo muito constritivo ou aparelho Plastibell inadequado.
- Deiscência de sutura: a ferida deve cicatrizar por segunda intenção. Deve-se aplicar creme de barreira.

Tardias

- Complicações referentes à pele: incluem remoção incompleta do prepúcio, que pode levar à contratura da pele e fimose verdadeira, cistos de inclusão, recurvamento peniano e pontes de pele.
- Fístula uretrocutânea: uma fístula pode resultar de lesão uretral não diagnosticada. Pode ter sido causada pela lesão inadvertida da uretra por pinça, incorporação da uretra em sutura hemostática ou compressão externa e isquemia. O último parece

SEÇÃO 11

ocorrer com a utilização de Plastibell® muito pequeno.

- Estenose meatal: parece ocorrer como resultado da exposição meatal e irritação, após remoção do prepúcio protetor. Nos casos de balanite xerótica obliterante, estenose de meato é uma ocorrência comum. Dilatações meatais preventivas pós-operatórias são requeridas se o meato estiver envolvido com balanite. Irritação local, produzida por compostos de amônia nas fraldas, ocupa papel etiológico importante. Indica-se meatoplastia quando existe significante desvio ou obstrução do jato urinário.

- Pênis embutido: circuncisão deve ser evitada em pacientes com pênis embutido. A remoção excessiva de prepúcio pode causar cicatriz circular sob o corpo peniano embutido. Como conseqüência, o pênis circuncidado, ao se retrair na gordura pré-púbica, pode ficar aprisionado pela formação de um anel de fibrose na zona de sutura junto à superfície da pele.

TRATAMENTO DA FIMOSE COM ESTERÓIDES TÓPICOS

Resolução bem-sucedida de fimose tem sido relatada com a aplicação de cremes esteróides. O tratamento é prolongado e o creme aplicado por um período mínimo de quatro a oito semanas, 2 vezes ao dia. Uma variedade de cremes pode ser aplicada, incluindo betametasona 0,05%, hidrocortisona 1 a 2% ou triancinolona 0,1 a 1%.

BIBLIOGRAFIA RECOMENDADA

KISS, A.; KIRALY, L.; KUTACY, B.; MERKSZ, M. High incidence of balanitis xerotica obliterans in boys with phimosis: prospective 10-year study. *Pediatr. Dermatol.*, v. 22, p. 305-308, 2005.

MOSES, S.; BAILEY, R. C.; RONALD, A. R. Male circumcision: assessment of health benefits and risks. *Sex. Transm. Infect*, v. 74, p. 368-373, 1998.

SHORT, R. V. Male circumcision: a scientific perspective. *J. Med. Ethics*, v. 30, p. 241-247, 2004.

SINGH-GREWAL, D.; MACDESSI, J.; CRAIG, J. Circumcision for the prevention of urinary tract infection in boys: a systematic review of randomized trials and observational studies. *Arch. Dis. Child*, v. 90, p. 853-858, 2005.

CAPÍTULO 109

Parafimose

João Carlos Ketzer de Souza

CONCEITO

É o estrangulamento do prepúcio distal ao anel de fimose, quando se faz a retração forçada do mesmo sobre a glande de uma criança portadora de fimose, não conseguindo retornar a sua posição original (Fig. 109.1).

FISIOPATOLOGIA

Quando o prepúcio torna-se aprisionado atrás da glande por um tempo prolongado, forma-se um anel de constrição impedindo o seu retorno à posição original (Fig. 109.2). Esse anel circunferencial impede o fluxo sangüíneo e linfático da glande e do prepúcio aprisionados. Como resultado dessa isquemia, a glande e o prepúcio tornam-se edematosos. Se essa constrição não for tratada, haverá gangrena peniana e auto-amputação em dias ou semanas.

QUADRO CLÍNICO E DIAGNÓSTICO

- Dor peniana no início do quadro.
- Glande e prepúcio com edema.
- Presença de anel que impede o retorno do prepúcio à posição original.
- Algumas crianças podem apresentar sintomas miccionais obstrutivos.

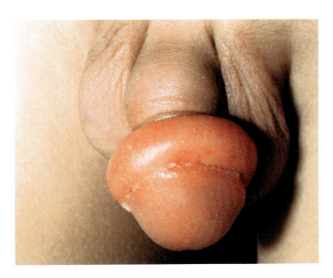

Figura 109.1 – Parafimose com edema do prepúcio e da glande.

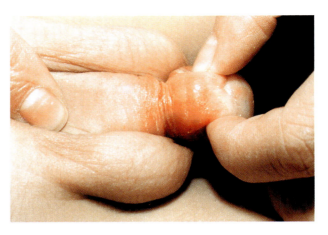

Figura 109.2 – Parafimose mostrando o anel de constrição do prepúcio.

TRATAMENTO

O tratamento baseia-se na redução do edema e na redução do prepúcio à sua posição original.

Como anestésico tópico, temos utilizado o EMLA® Creme (Tabela 109.1), uma mistura contendo 2,5% de lidocaína e 2,5% de prilocaína, aplicado no pênis 45 a 60min antes da manipulação redutora.

- Antes da redução, aplica-se um certo grau de compressão manual circunferencial, por meio de uma gaze embebida em solução salina sobre o edema do pênis distal, durante 5 a 10min. Após essa

TABELA 109.1 – Dose máxima recomendada de EMLA® Creme

IDADE	DOSE MÁXIMA (g)	ÁREA MÁXIMA DE PELE (cm²)
0 – 3 meses	1	10
3 – 12 meses	2	20
1 – 5 anos	10	100
6 – 11 anos	20	200

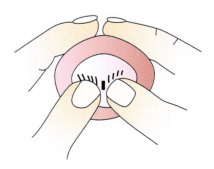

Figura 109.3 – Técnica de redução da parafimose. Tração para frente do prepúcio com os indicadores e dedos médios, enquanto a glande é empurrada para trás com os dedos polegares.

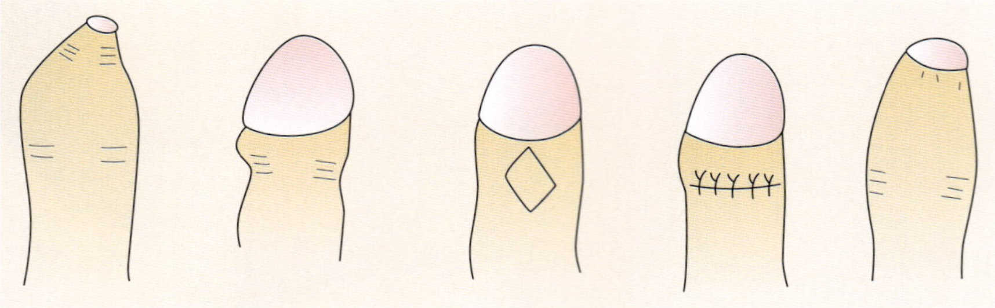

Trato Geniturinário

Figura 109.4 – Técnica de postoplastia: incisão longitudinal sobre o anel constritivo, dissecção da fáscia de Buck e sutura no sentido transversal.

manobra, tenta-se a redução, aplicando pressão com os polegares sobre a glande, empurrando-a para trás, enquanto os indicadores e dedos médios tracionam o prepúcio edemaciado para frente (Fig. 109.3).

■ Alguns autores sugerem a injeção de hialuronidase no prepúcio edemaciado como método efetivo na resolução do edema, facilitando a sua redução. A degradação do ácido hialurônico pela hialuronidase aumenta a difusão do líquido edemaciado entre os planos teciduais, diminuindo o edema.

■ Outros autores citam o açúcar granulado no tratamento da parafimose, baseando-se no princípio de transferência de líquidos por meio de um gradiente osmótico. O açúcar granulado deve ser generosamente espalhado na superfície do prepúcio e da glande edemaciados. O líquido hipotônico do prepúcio e da glande edemaciados difunde-se para o açúcar, reduzindo o edema e permitindo a redução manual.

■ Outra técnica bastante utilizada é aquela que se baseia em múltiplas punções do prepúcio edemaciado e expressão do líquido de edema. Os sítios de punção permitem a saída do líquido de edema aprisionado, facilitando a redução.

■ Quando não for efetiva a redução manual, indica-se o tratamento cirúrgico por meio de uma incisão dorsal do anel e redução ou postoplastia (Fig. 109.4). Se tiver sido optado pela incisão dorsal, deve-se programar uma postectomia eletiva posterior.

BIBLIOGRAFIA RECOMENDADA

BARONE, J. G.; FLEISCHER, M. H. Treatment of paraphimosis using the "puncture" technique. *Pediatr. Emerg. Care*, v. 9, p. 298-299, 1993.

CAHILL, D.; RANE, A. Reduction of paraphimosis with granulated sugar [Letter; Comment]. *BJU Int.,* v. 83, p. 362, 1999.

CHOE, J. M. Paraphimosis: current treatment options. *Am. Fam. Physician*, v. 62, p. 2623-2626, 2000.

DE VRIES, C. R.; MILLER, A. K.; PACKER, M. G. Reduction of paraphimosis with hyaluronidase. *Urology*, v. 48, p. 464-465, 1996.

CAPÍTULO 110

Hipospádia

João Luiz Pippi Salle
Roman Jednak

CONCEITO

É o defeito congênito do pênis em que o hipodesenvolvimento da uretra anterior resulta em meato uretral ectópico localizado ventralmente. Variado grau de curvatura ventral do pênis com a ereção, denominado encurvamento (*chordee*), é um problema habitualmente associado. O prepúcio é anormal na maioria dos casos, sendo redundante dorsalmente e hipoplásico em seu aspecto ventral. Funcionalmente, quando a hipospádia ou o *chordee* é grave, podem surgir problemas com a direção do jato urinário e a penetração ou a eliminação de sêmen durante a relação sexual. Aproximadamente 5% dos pacientes com hipospádia podem ter prepúcio normal. Nesses casos, o meato é geralmente grande (megameato), sendo tipicamente localizado na posição subcoronal ou glandar. Não é incomum o diagnóstico ser feito durante a circuncisão. *Chordee* também pode estar presente sem hipospádia. Nessa situação, não é incomum encontrar uretra hipoplásica distal e corpo esponjoso rudimentar. Hipospádia e criptorquidia são anomalias comuns e podem ocorrer juntas em 4 a 20% dos casos. Essa associação, especialmente quando o grau de hipospádia é avançado, deve alertar-nos sobre a possibilidade de estarmos diante de um caso de intersexo.

EMBRIOLOGIA

A genitália encontra-se em estágio indiferenciado durante as primeiras cinco semanas de desenvolvimento fetal. Durante a 6ª e a 7ª semana de desenvolvimento, ao seguir a diferenciação testicular, a genitália externa sofre masculinização em resposta à produção testicular de testosterona. A uretra e o prepúcio estão completamente formados por volta da 12ª semana de gestação.

PREVALÊNCIA

Há uma variabilidade geográfica na prevalência de hipospádia, com um aumento mundial na sua freqüência por razões desconhecidas. Hipospádia ocorre em 1 para cada 300 bebês masculinos nascidos vivos. Essa freqüência é mesmo mais alta se houver história familiar (14% de freqüência em irmãos masculinos e 8% em descendentes).

ANOMALIAS ASSOCIADAS

- Testículos não-descidos e hérnia inguinal são as anomalias associadas mais comuns (aproximadamente 10% dos casos). A associação de hipospádia grave com testículo não-descido não é incomum, requerendo investigação genética e endocrinológica para diagnosticar possível distúrbio de diferenciação sexual.
- Um grande utrículo (pseudovagina) pode ser encontrado em uma significante porcentagem de pacientes com hipospádia grave.
- Outras anomalias urinárias são infreqüentes, e envolvem o rim, o ureter e a bexiga.
- Deve-se enfatizar que hipospádia associada com gônadas bilateralmente impalpáveis deve ser considerado um caso em potencial de pseudo-hermafroditismo feminino (síndrome adrenogenital), até se provar o contrário. Investigação urgente é sempre necessária para que essa condição seja afastada.
- Duplicação uretral é uma anomalia associada incomum. O meato situado normalmente é geralmente associado com uretra hipoplásica. O meato hipospádico é conectado à uretra proximal normal, contendo o *verumontanum* e os ductos ejaculatórios. Portanto, é a uretra ventral que deve ser preservada durante a reconstrução.

CLASSIFICAÇÃO

Hipospádia é classificada de acordo com a localização do meato uretral após a correção da curvatura peniana (Fig. 110.1).

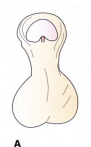 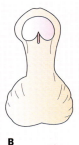 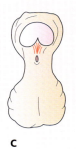 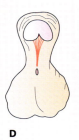 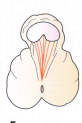

Figura 110.1 – Classificação das hipospádias. (*A*) Glandar; (*B*) subcoronal; (*C*) peniana distal; (*D*) peniana proximal e (*E*) perineal.

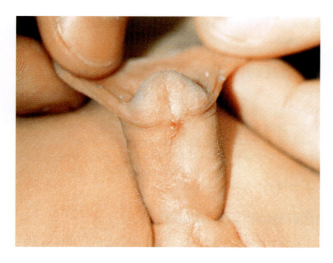

Figura 110.2 – Hipospádia subcoronal.

Hipospádia anterior é o tipo mais comum, podendo ser subclassificada em:

- Glandar.
- Subcoronal (Fig. 110.2).
- Peniana distal.
- Peniana média.

Hipospádia posterior, subclassificada em:

- Penoscrotal (Fig. 110.3).
- Escrotal.
- Perineal.

INVESTIGAÇÃO DIAGNÓSTICA

Não é necessário investigar a maioria dos pacientes com hipospádia. Pacientes com graus avançados de hipospádia podem, excepcionalmente, requerer uretrocistografia miccional para identificar possível utrículo. Além disso, um paciente com hipospádia grave em associação com criptorquidia, mesmo que unilateral, deve submeter-se, imediatamente, a uma avaliação para possível distúrbio de intersexo (cariótipo e perfil endocrinológico).

AVALIAÇÃO PRÉ-OPERATÓRIA

Além da posição do meato, os seguintes fatores devem ser cuidadosamente avaliados antes da cirurgia, pois podem influenciar na técnica a ser escolhida, bem como nos resultados cirúrgicos obtidos.

- Sulco uretral: um sulco uretral profundo facilita a tubularização da uretra distal e melhora os resultados cosméticos.
- Tamanho da glande e configuração: em geral, uma glande pequena e aberta torna tecnicamente difícil a aquisição de um meato normalmente situado.
- A presença de pele ventral transparente geralmente indica uretra hipoplásica.
- Grau de encurvamento e torção peniana.
- A quantidade de prepúcio dorsal redundante disponível para o reparo.
- Escroto bífido ou transposição penoscrotal.

Muitas técnicas cirúrgicas têm sido descritas. A técnica escolhida deve ser individualizada de acordo com as características descritas anteriormente.

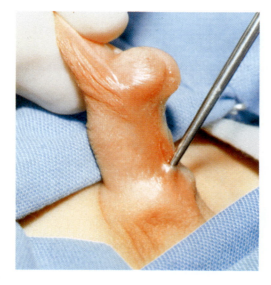

Figura 110.3 – Hipospádia peniana proximal.

MOMENTO DO REPARO CIRÚRGICO

Idealmente, hipospádias devem ser reparadas nos dois primeiros anos de vida, desde que o tamanho do pênis seja adequado e, fisiologicamente, a criança esteja em boas condições para submeter-se à anestesia geral. Em geral, o reparo é realizado dos seis aos dezoito meses de vida. Isso minimiza os distúrbios psicológicos em potencial associados ao reparo tardio, corrigindo o problema antes de iniciar o treinamento esfincteriano. Testosterona deve ser administrada quando o pênis é muito pequeno, permitindo melhor manipulação e dissecção dos tecidos.

TÉCNICAS CIRÚRGICAS

Numerosas técnicas têm sido descritas no reparo das hipospádias. Limitaremos nossa discussão àquelas mais freqüentemente usadas. Embora exista uma grande variedade de técnicas, todas costumam compartilhar um mesmo número de objetivos cirúrgicos:

- Criação de um meato uretral normalmente posicionado.
- Pênis retificado.
- Aspecto estético normal.

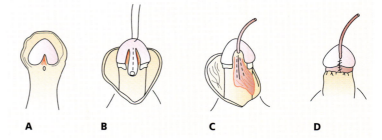

Figura 110.4 – (A – D) Técnica de Snodgrass.

- O reparo pode ser efetuado como procedimento simples ou estagiado. A escolha da técnica depende das características anatômicas, previamente descritas, e da familiaridade do cirurgião com elas. Para se conseguir um resultado ótimo, os seguintes pontos são críticos:
  - Dissecção no plano tecidual correto evita desvascularização dos tecidos.
  - Deve-se evitar suturas sobrepostas. Sempre cobrir as linhas de sutura com retalhos de dartos bem vascularizados ou pele peniana desepitelizada.
  - Ambos os lados (asas) da glande devem ser amplamente mobilizados para permitir aproximação livre de tensão.
  - Evitar tubularização excessiva da placa uretral distal para prevenir estenose meatal.
  - Adequado fechamento da pele necessita da remoção de todos os tecidos isquêmicos redundantes e o uso de segmentos de pele viável.
  - Adequada fixação do *stent* uretral (quando aplicável), sendo o cateter transfixado e suturado em cada lado da glande.

REPARO DAS HIPOSPÁDIAS ANTERIORES

A técnica mais freqüentemente usada para o reparo dessas hipospádias é a incisão e a tubularização da placa uretral (procedimento de Snodgrass). É uma técnica muito versátil, que pode ser aplicada na maioria dos pacientes com hipospádia anterior. Ela inclui uma incisão dorsal na linha média da placa uretral e subseqüente tubularização (Fig. 110.4).

REPARO DAS HIPOSPÁDIAS POSTERIORES

Em nossa opinião, a hipospádia posterior pode ser reparada usando-se retalhos de prepúcio dorsal para a construção da neo-uretra. Na grande maioria dos casos, as uretroplastias podem ser realizadas utilizando-se retalhos ilhados suturados à placa uretral (*onlay*) (Fig. 110.5). A presença de encurvamento peniano intenso pode necessitar de divisão da placa uretral; nesses casos, a uretroplastia é realizada com o uso de retalho prepucial tubularizado (Fig. 110.6). Geralmente, os retalhos tubularizados são mais propensos a complicações do que os retalhos ilhados. Tais complicações incluem estenoses uretrais, divertículos, fístulas e cateterização difícil. Retalhos ilhados tipo *onlay* são claramente superiores, sendo a escolha ideal para o reparo de hipospádias proximais quando a placa uretral pode ser deixada intacta. É importante aderir aos princípios cirúrgicos mencionados anteriormente. Quando possível, todas as linhas de sutura devem ser cobertas com retalhos de dartos. Quando há deficiência da camada dartos, a uretroplastia pode ser recoberta com retalhos da túnica vaginal, por pele desepitelizada do pênis ou por retalhos de pele escrotal. É preferível a reconstrução estagiada em pacientes com transposição penoscrotal associada e criptorquidia. Nossa preferência é de, inicialmente, realizar a uretroplastia usando retalho tubularizado ou *onlay*. A criptorquidia e a transposição penoscrotal são reparadas em um segundo estágio, pois, caso ocorra uma fístula uretrocutânea, esta pode ser reparada ao tempo da orquidopexia/escrotoplastia. Recentemente, tem ficado mais evidente que as características do meato uretral são

Figura 110.5 – (A – D) Reparo com retalho ilhado.

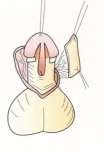
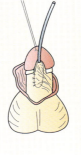
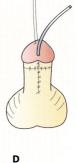

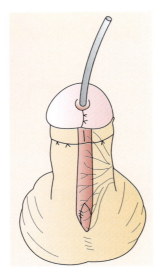

Figura 110.6 – Reparo com retalho ilhado tubularizado.

muito importantes para os adultos que se submeteram à correção de hipospádia. Infelizmente, meatos uretrais anormais resultam de técnicas que utilizam retalhos pediculados. Por essa razão, um número crescente de cirurgiões começa a optar pelo tratamento cirúrgico estagiado, descrito a seguir.

CORREÇÃO DE ENCURVAMENTO PENIANO (CHORDEE)

Deve-se sempre realizar ereção artificial com soro fisiológico, com o intuito de avaliar, adequadamente, o grau de curvatura peniana. Isso é realizado pela punção de um dos corpos cavernosos, usando agulhas calibres 21 ou 23. É preferível puncionar a glande, com o objetivo de evitar a formação de hematoma no corpo peniano. Soro fisiológico é injetado com ou sem o uso de torniquete aplicado na base do pênis. Após liberar toda a fibrose ventral do pênis, que deve ser removida, o teste de ereção deve ser repetido. Geralmente, encurvamento leve (< 45%) ou moderado (< 70%) é corrigido usando-se técnicas de plicatura dorsal do corpo peniano. A plicatura pode ser realizada dorsolateralmente ou na linha média dorsal. Em ambos os casos, é importante elevar completamente a fáscia de Buck da túnica albugínea, objetivando minimizar o sangramento e evitando o dano do pedículo neurovascular. Encurvamento grave (> 70%) não deve ser corrigido pelo uso de técnicas de plicatura dorsal, pois pode causar encurtamento significante do pênis. Nesses casos, advogamos a colocação de enxerto de derme ventral na área de maior curvatura ventral ou retalho de túnica vaginal. É importante realizar a incisão da albugínea das 3 às 9h para obter-se a correção completa do encurvamento.

TRATAMENTO ESTAGIADO

O tratamento em dois tempos tem sido muito utilizado na correção de hipospádias proximais, especialmente nos casos de encurvamento grave, que exigem secção da placa uretral.

Em um primeiro estágio, o pênis deve ser desencurvado. O defeito da pele ventral pode ser coberto com enxerto de prepúcio ou de mucosa bucal. Caso seja utilizada mucosa bucal, devem ser administrados antibióticos profiláticos que cubram a flora bacteriana da cavidade oral. Durante a colocação do enxerto, é fundamental ter em mente que essa área será a futura neo-uretra. Por essa razão, deve confeccionar-se um enxerto amplo, fendendo a glande profundamente para possibilitar a construção de um meato de configuração longitudinal no próximo estágio. Também é muito importante a realização de um curativo que imobilize o enxerto sobre a superfície do pênis. Os fios utilizados na sutura lateral do enxerto devem ser deixados longos e amarrados uns aos outros, imobilizando, dessa forma, a gaze vaselinada enrolada sobre um cateter de Foley, deixado sobre o enxerto. O curativo não é trocado por cinco a sete dias, quando deve ser cuidadosamente retirado e o enxerto, inspecionado. Nessa ocasião, o cateter de Foley é retirado.

O segundo estágio consiste na tubularização do epitélio previamente enxertado na face ventral do pênis. É preferível realizar a sutura em dois planos, cobrindo a área de sutura com uma generosa camada de tecido bem vascularizado (retalho de dartos ou de túnica vaginal). Aconselha-se também desepitelizar um pouco dos bordos da pele ventral, suturando-a como em jaqueta. O cateter deve ser mantido por 7 a 10 dias.

O tratamento estagiado tem a vantagem de ser tecnicamente mais simples do que os retalhos pediculados, com resultados estéticos superiores.

Presença de balanite xerótica obliterante (BXO). Se BXO estiver presente, é importante remover toda a uretra comprometida. Uretroplastia deve ser realizada em dois estágios usando uma fonte extragenital de epitélio como mucosa bucal. Enxertos de mucosa bucal são preferentemente usados para a reconstrução da uretra. O uso de mucosa bucal de maneira tubularizada deve ser evitado, pois é associado a alta incidência de complicações pós-operatórias, principalmente estenose uretral e fístula uretrocutânea. Por essa razão, a tubularização deve ser evitada. É preferível um procedimento estagiado. No 1º estágio, a uretra nativa doente é ressecada e a mucosa bucal é enxertada cobrindo o defeito cavernoso ventral. É seguido, seis meses mais tarde, pela tubularização do enxerto. Novamente é chamada a atenção para a importância de cobrir todas as linhas de sutura com retalhos bem vascularizados de dartos, pele desepitelizada ou túnica vaginal, com o objetivo de minimizar a formação de fístula.

SANGRAMENTO INTRA-OPERATÓRIO

Há controvérsia na maneira de melhor minimizar o sangramento intra-operatório. É largamente usada a instilação de adrenalina 1:100.000 ou 1:200.000

no tecido subcutâneo, especialmente nos casos de hipospádia proximal. Outros preferem usar torniquete aplicado à base do pênis (obviamente não-aplicável para os casos de hipospádias penoscrotal e perineal). Ambas as formas são eficientes em reduzir o sangramento.

REOPERAÇÃO

O cirurgião tem uma difícil tarefa reconstrutiva a empreender naqueles pacientes com tentativas prévias de correção cirúrgica. Cada caso deve ser individualizado. Os seguintes aspectos são muito relevantes na escolha da técnica operatória:

- Presença de encurvamento residual.
- Avaliabilidade do prepúcio residual.
- O diâmetro e a localização de qualquer fístula uretrocutânea.

DERIVAÇÃO URINÁRIA

Indica-se cistostomia somente quando um cateter vesical não puder ser colocado. A grande maioria dos pacientes é derivada, usando um *stent* de silicone colocado na bexiga, que é deixado drenando livremente nas fraldas. O sistema é muito eficaz na prevenção de infecção urinária. Drenagem urinária é mantida por pressão capilar derivada das propriedades absortivas da fralda. Alguns cirurgiões preferem não usar *stents* no reparo de hipospádia distal. Tal estratégia parece ter sucesso em lactentes e meninos que ainda não têm continência urinária. Crianças maiores podem sofrer significante desconforto como resultado de uma micção dolorosa e desenvolver retenção urinária.

COMPLICAÇÕES

No passado, o reparo de hipospádia era associado a uma alta taxa de complicações. Entretanto, os recentes avanços técnicos, previamente descritos, têm reduzido a taxa de complicações para aproximadamente 10 a 15%. As complicações mais comuns são:

- Fístula uretrocutânea.
- Estenose de meato.
- Persistência de encurvamento residual.
- Hematomas.
- Infecção.
- Deslocamento do *stent* uretral.

O tratamento das complicações é individualizado. Em geral, os procedimentos *redo* devem ter intervalo mínimo de seis meses entre eles. Isso permite boa cicatrização dos tecidos e resolução da resposta inflamatória gerada pelo reparo inicial (ver seção sobre reoperação de hipospádia).

RESUMO

- Hipospádias são malformações prevalentes que demandam conhecimento e cuidados especiais.
- Hipospádias devem ser reparadas precocemente nos lactentes por cirurgião especializado e experiente, bem familiarizado com a variedade de técnicas cirúrgicas.
- Atenção cuidadosa a detalhes técnicos é essencial para minimizar complicações.
- Complicações ocorrem, mas, atualmente, todos os pacientes são candidatos à correção.

BIBLIOGRAFIA RECOMENDADA

SNODGRASS, W. Tubularized incised plate urethroplasty for distal hypospadias. *J. Urol.*, v. 151, p. 464-465, 1994.

SNODGRASS, W.; KOYLE, M. et al. Tubularized incised plate hypospadias repair: results of a multicentric experience. *J. Urol.*, v. 156, p. 839-841, 1996.

BASKIN, L. S.; DUCKETT, J. W.; UEOKA, K. et al. Changing concepts of hypospadias curvature lead to more onlay island flap procedures. *J. Urol.*, v. 151, p. 191-196, 1994.

HOLLOWEL, J. G.; KEATING, M. A.; SNYDER, H. M. et al. Preservation of the urethral plate in hypospadias repair: extended applications and further experience with the onlay island flap urethroplasty. *J. Urol.*, v. 143, p. 98-100, 1990.

572 ■ *Trato Geniturinário*

SEÇÃO 11

CAPÍTULO 111

Priapismo em Anemia Falciforme

João Carlos Ketzer de Souza

CONCEITO

Ereção peniana persistente e dolorosa involuntária anormal, não relacionada à atividade sexual em menino com anemia de células falciformes.

É um processo venooclusivo, caracterizando-se por fluxo venoso cavernoso ausente ou muito diminuído. Os corpos cavernosos tornam-se rígidos e dolorosos.

Esse tipo de priapismo, característico da anemia falciforme, é de baixo fluxo e associado a fibrose progressiva dos tecidos cavernosos e disfunção erétil.

EPIDEMIOLOGIA

- Prevalência: 2 a 10% dos meninos com anemia falciforme.
- Doença genética recessiva autossômica.
- Pacientes com anemia de células falcifomes homozigóticas (Hb SS) ou com Hb S/beta-talassemia têm 89% de probabilidade de ter priapismo até os 20 anos de idade.

CLASSIFICAÇÃO RELACIONADA À APRESENTAÇÃO CLÍNICA

- Grave, prolongado com > 24h de duração.
- Intermitente com episódios curtos, múltiplos. Bom prognóstico.

FISIOPATOLOGIA

A hemoglobina S apresenta propriedades físicas alteradas. Quando exposta a acidose, hipoxemia, desidratação, estase, infecção ou baixas tensões de oxigênio, essa hemoglobina anormal tende a polimerizar, deformando o eritrócito. Essa cristalização transforma o glóbulo vermelho de seu formato discóide bicôncavo usual para um formato alongado, rígido. Essas células anormais estão mais sujeitas a ser aprisionadas nos capilares, causando a oclusão destes.

As células falcizadas podem retornar à forma normal pelo aumento da tensão de oxigênio ou pela correção da acidose. Se as células permanecerem alteradas por um período de horas, podem-se tornar irreversivelmente falcizadas, não retornando à forma normal, mesmo quando reoxigenadas.

As células falcizadas ganham íons Na^+ e perdem íons K^+. A permeabilidade da membrana do glóbulo vermelho ao Ca^{++} aumenta. A concentração de Ca^{++} intracelular passa a ser quatro vezes maior que o nível normal, e a membrana torna-se rígida.

O óxido nítrico é o principal neurotransmissor que controla a ereção. O endotélio, que reveste o corpo cavernoso, secreta óxido nítrico. A hipóxia diminui a produção de óxido nítrico, facilitando a adesão das células falciformes ao endotélio vascular.

As células falciformes costumam aderir aos macrófagos. Essa propriedade contribui para a eritrofagocitose e o processo hemolítico.

Também possuem nível elevado de imunoglobulina G em sua superfície. Crises vasooclusivas muitas vezes são ativadas por infecção.

As células falciformes têm vida-média curta, aproximadamente 10 a 20 dias (normal: 120 dias).

No priapismo, existe preservação do fluxo sangüíneo para a glande e o corpo esponjoso. O fluxo venoso de retorno dos corpos cavernosos fica ocluído por uma massa viscosa de células vermelhas desoxigenadas, resultando em alçaponamento de sangue dentro dos corpos cavernosos.

Esse estado isquêmico pode causar fibrose da musculatura lisa e trombose das artérias cavernosas.

INVESTIGAÇÃO DIAGNÓSTICA DO PRIAPISMO

História

- História prévia de priapismo e tratamento anterior.
- História de anemia de células falciformes.
- Duração dos sintomas.
- História recente de transfusão.
- História de trauma ou infecção.
- Sintomas associados: dor, febre, evidência de desidratação, retenção urinária.
- Intensidade da dor.
- Uso de analgésicos.
- Medicações em uso.

Exame Físico

- Sinais vitais.
- Estado de hidratação.
- Presença de bexiga palpável.
- Estado de ereção ou semi-ereção do pênis e turgor dos corpos cavernosos.
- Flacidez do corpo esponjoso e da glande.

Exames Laboratoriais e por Imagem

- Eletroforese da hemoglobina mostra Hb S homozigótica ou Hb S/beta-talassemia. Pacientes com Hb-AS (1 alelo normal e 1 alelo falciforme) são portadores heterozigóticos e assintomáticos.
- Hemograma, contagem de reticulócitos, plaquetas.
- Exame comum de urina.

- Eco-Doppler colorido dos vasos penianos. Mostra artérias cavernosas com fluxo sangüíneo ausente ou muito diminuído.

TRATAMENTO

Trata-se de emergência clínica. O objetivo do tratamento é de obter-se a detumescência peniana, preservando a função erétil.

Medidas Gerais

- Repouso no leito.
- Hidratação intravenosa. Inicia-se com 5 a 10mL/kg em 1h e após calcula-se 1 1/2 vez a manutenção. Líquidos excessivos não são necessários, exceto se o paciente estiver desidratado.
- Analgesia e sedação. Utiliza-se morfina 0,15mg/kg a cada 3 a 4h.
- Banhos de assento mornos.
- Sonda vesical, se necessária.
- Alcalinização.
- Oxigenoterapia.

Tratamento Clínico/Cirúrgico

- Transfusão de sangue. Solicitar sangue negativo para células falciformes e sem leucócitos. A hiperviscosidade pode contribuir para piorar a condição clínica. Não transfundir se a Hb estiver maior que 12g/dL. O hematócrito deve ser elevado para 30 a 33%, nunca acima de 35%. A porcentagem de Hb-S deve ficar abaixo de 30%.
- Pode-se tentar nifedipina 10mg via oral em doses repetidas. Pouco utilizada pela sua pouca efetividade.
- Exsangüinotransfusão. Objetivo: reduzir a concentração de células falciformes sem aumentar o hematócrito ou a viscosidade do sangue.
- Após 12h de tratamento, se não melhorar, indicar a injeção de agonista alfa-adrenérgico na face lateral do corpo cavernoso. Os medicamentos usados são: epinefrina, efedrina e fenilefrina. Usa-se um *butterfly* nº 19-21G. A injeção de somente um corpo cavernoso é adequada por causa da existência de canais vasculares comunicantes entre os dois corpos cavernosos.
  A resposta às injeções de simpaticomimético no priapismo de longa duração (> 24h) é menos efetiva, porque a isquemia, a acidose e a presença de células falciformes, irreversivelmente lesadas, impedem a resposta do músculo liso intracavernoso ao simpaticomimético e a drenagem venosa.
- A injeção de alfa-adrenérgicos pode ser acompanhada pela aspiração e irrigação dos corpos cavernosos com solução diluída em soro fisiológico. Nesse caso, deve usar-se agulha grossa (16-18G).

Deve ser diluído 1mL de fenilefrina (1.000µg) em 100mL de soro fisiológico, ficando a concentração em 10µg/mL. Em adultos, indica-se a infusão de 10 a 20mL dessa solução, cada vez. Não exceder a concentração de 1.500µg. A dose pediátrica não está estabelecida. A irrigação pode ser repetida em 15min se não fizer efeito. A fenilefrina é um agonista adrenérgico alfa-seletivo.

A epinefrina também pode ser usada. Deve ser diluído 1mL de epinefrina (1: 1.000) em 1L de soro fisiológico. Isso deixará a concentração para ser usada em 1:1.000.000.

Após obtida a detumescência, o pênis deve ser recoberto com curativo plástico transparente bem ajustado, com a finalidade de manter os corpos cavernosos vazios.

- Após 24h de tratamento clínico sem sucesso, indica-se tratamento cirúrgico. Esse tratamento baseia-se na confecção de derivações cavernosas. Podem ser realizados unilateralmente. Os mais usados são:
  - *Shunt* cavernoso-esponjoso transglandar (Winter) em que uma agulha grossa de biópsia é usada para criar duas fístulas percutâneas entre a glande e o corpo cavernoso. É o *shunt* mais simples e mais utilizado.
  - *Shunt* cavernoso-esponjoso balânico distal de Al-Ghorab em que é realizada uma fístula entre a terminação dos corpos cavernosos e a glande. É realizada uma incisão profunda junto ao sulco balanoprepucial e retirada de uma porção da membrana que recobre a terminação dos corpos cavernosos. Só a pele deve ser fechada.
  - *Shunt* cavernoso-esponjoso proximal (Quackel), que conecta, cirurgicamente, o corpo cavernoso com o corpo esponjoso.
  - O *shunt* de safena não é indicado.

PROGNÓSTICO

Necessita de tratamento de urgência para evitar isquemia peniana irreversível, fibrose e impotência.

Muitas vezes, é difícil saber pelo edema peniano persistente e pelas equimose e ereções parciais se o priapismo está resolvido. Nesse caso, solicitar eco-Doppler colorido.

Apesar de todo o tratamento instituído, a impotência permanece uma complicação freqüente.

FUTURO

A cura da anemia falciforme provavelmente está relacionada ao transplante de medula óssea e à terapia genética que objetiva a inativação da falcização, o aumento da expressão do gene responsável pela hemoglobina fetal ou pela introdução de genes cujos produtos poderão inibir a polimerização da Hb S.

TRATAMENTO DO PRIAPISMO INTERMITENTE

Prevenção de episódios futuros.

- Pseudo-efedrina oral para tratamento e prevenção. Dose oral de 60 a 120mg em casos de priapismo de curta duração (2 a 4h). A dose pediátrica não está estabelecida. Alguns autores preconizam 30mg.
- Disco de nitroglicerina à noite para prevenir ataques noturnos.
- Bloqueadores do canal de cálcio.
- Transfusão sangüínea crônica.
- Agentes hormonais não devem ser usados em crianças, pois interferem na maturação sexual normal e podem interferir no tempo de fechamento das placas epifisárias.

BIBLIOGRAFIA RECOMENDADA

BURRINGTON, J. D.; SMITH, M. D. Elective and emergency surgery in children with sickle cell disease. *Surg. Clin. North Am.*, v. 56, p. 55-71, 1976.

HAMRE, M. R.; HARMON, E. P.; KIRKPATRICK, D. V. et al. Priapism as a complication of sickle cell disease. *J. Urol.*, v. 145, p. 1-5, 1991.

HORST, C.; STUEBINGER, H.; SEIF, C. et al. Priapism – etiology, pathophysiology and management. *International Braz. J. Urol.*, v. 29, p. 391-400, 2003.

MILLER, S. T.; ROA, S. P.; DUNN, E. K.; GLASSBERG, K. I. Priapism in children with sickle cell disease. *J. Urol.*, v. 154, p. 844-847, 1995.

CAPÍTULO 112

Estenose do Meato Uretral

João Carlos Ketzer de Souza

CONCEITO

Estenose do meato uretral adquirida pós-episódios de inflamação recorrente do meato uretral (meatite) não protegido pelo prepúcio, decorrente da exposição prolongada à urina (das fraldas) ou maceração do meato pelas roupas internas. É uma complicação típica da criança circuncidada. As bordas do meato aderem-se entre si.

ETIOLOGIA

Complicação da circuncisão (a grande maioria) e outras causas: reparo de hipospádia, cateterização uretral prolongada, trauma, balanite xerótica obliterante.

QUADRO CLÍNICO

- Jato urinário costuma ser fino; a micção mais distante e prolongada.
- Disúria intermitente, queimação no nível do meato, episódios de polaciúria (urina residual na uretra pós-micção).
- Meato com aspecto puntiforme.

TRATAMENTO

- Dilatação uretral com ponteira de pomada oftálmica (serve para dilatar e lubrificar) uma a duas vezes/dia até resolver a estenose. Tem alto grau de recorrência.
- Meatotomia uretral: esmagamento e secção ventral da área de estenose adquirida sob anestesia geral ou após uso de creme anestésico tópico (EMLA®) mantido com curativo oclusivo por 60min sobre a glande. Evita-se a reestenose com dilatações posteriores com ponteira de pomada duas vezes/dia por 14 dias e uma vez/dia por quatro semanas.
- Meatoplastia: nos casos congênitos, estenose recorrente ou estenose pós-reparo de hipospádia.

BIBLIOGRAFIA RECOMENDADA

PERSAD, R.; SHARMA, S.; MCTAVISH, J. et al. Clinical presentation and pathophysiology of meatal stenosis following circumcision. *Br. J. Urol.,* v. 75, p. 91-93, 1995.

RADOJICIC, Z. I.; PEROVIC, S. V.; STOJANOSKI, K. D. Calibration and dilatation with topical corticosteroid in the treatment of stenosis of neourethral meatus after hypospadias repair. *Br. J. Urol.,* v. 97, p. 166-168, 2006.

VAN HOWE, R. S. Incidence of meatal stenosis following neonatal circumcision in a primary care setting. *Clin. Pediatr. (Phila),* v. 45, p. 49-54, 2006.

SEÇÃO 11

CAPÍTULO 113

Criptorquidia

Peter T. K. Chan

João Carlos Ketzer de Souza

CONCEITO

O termo genérico criptorquidismo compreende todas as anormalidades que causam escroto vazio.

Criptorquidia é a parada da migração embriológica do testículo em seu trajeto normal de descida, fora da bolsa escrotal.

Ectopia testicular é a presença de testículo fora do trajeto normal de descida, orientado anormalmente pelo *gubernaculum testis* (GT).

Testículo retrátil é aquele testículo já descido, que, pela hipercontratilidade do músculo cremaster, retrai intermitentemente, podendo ser encontrado tanto na região inguinal como na bolsa escrotal. Na puberdade, o testículo torna-se maior, mais pesado; o cremaster torna-se menos ativo e o testículo desce definitivamente para dentro da bolsa escrotal. A produção hormonal e a fertilidade são normais.

Testículo ascendente parece ser uma forma de criptorquidia adquirida.

É um evento infreqüente. Diagnóstico diferencial principal: testículo retrátil e testículo ectópico inguinal laxo. É essencial exames clínicos repetidos em todo o testículo retrátil.

Causas prováveis de testículo ascendente:

- Falha do canal inguinal em alongar-se proporcionalmente ao crescimento corporal da criança.
- Remanescente fibroso inelástico do processo vaginal ou de hidrocele comunicante obliterado ligado com a túnica vaginal que previne o alongamento normal do cordão espermático. Com o crescimento da criança, esse remanescente causará tração no testículo e sua ascensão até a região inguinal.

Monorquia é a ausência de um testículo, seja por não-formação embriológica (falha de organogênese) ou secundária à torção intra-uterina ou perinatal (*vanishing testis syndrome*). Testículo evanescente é o termo dado ao testículo, que, embora ausente, esteve presente em algum período durante a vida fetal, mas não pós-natal.

Anorquia é a ausência de ambos os testículos.

MECANISMOS DE DESCIDA TESTICULAR

O hipotálamo produz o hormônio liberador de gonadotrofina (Gn-RH, *gonadotrophin releasing hormone*),

cuja função é estimular a produção hipofisária do hormônio luteinizante (LH, *luteinizing hormone*) e do hormônio folículo-estimulante (FSH, *follicle-stimulating hormone*). O LH estimula as células de Leydig a produzir testosterona, e o FSH parece que aumenta o número de receptores de LH na membrana das células de Leydig.

As células fetais de Sertoli, estimuladas pelo FSH da hipófise, secretam uma substância localmente ativa (fator inibidor mülleriano), responsável pela regressão dos ductos paramesonéfricos (ductos de Müller). Essa substância inibidora (MIS, *müllerian-inhibiting substance*), além de causar regressão desses canais, pode participar das fases iniciais da descida testicular ao aumentar o número de receptores de andrógenos na membrana das células de Leydig. Com 10 a 11 semanas de gestação, as células de Leydig, estimuladas pela gonadotrofina coriônica da placenta e pelo LH, secretam testosterona localmente ativa, essencial para a diferenciação do ducto mesonéfrico em ductos de Wolff e dos ductos de Wolff em epidídimo, canal deferente e vesículas seminais. A secreção testicular de testosterona e sua conversão periférica em diidrotestosterona (DHT, *dihydrotestosterone*) pela enzima 5α-redutase são responsáveis pela masculinização da genitália externa, que ocorre entre a 10ª e a 15ª semana de gestação. A DHT fixa-se nos receptores de andrógenos da genitália externa, transformando-a em feto masculino.

A descida do testículo ocorre em dois estágios: transabdominal (testículo movimenta-se da crista geniturinária até o anel inguinal interno do 1º ao 7º mês) e inguinoescrotal (do 7º ao 9º mês). A migração transabdominal é o resultado do crescimento somático diferencial do feto em desenvolvimento. O testículo permanece ancorado no anel inguinal interno pelo GT. A descida inguinoescrotal tem vários fatores contribuintes, iniciando-se na 28ª semana. Ocorre em paralelo com a migração do GT e requer estimulação androgênica. A migração escrotal do GT e do testículo finalizam na 35ª semana.

A descida do testículo depende da interação de diversos fatores hormonais e mecânicos, sendo ainda incompletamente entendida:

Eixo hipotálamo-hipófise-testículo, produção de andrógeno testicular (defeito inerente do testículo pode determinar produção insuficiente de andrógenos), adequada utilização de andrógeno pelo órgão-alvo (testosterona deve ser convertida pela enzima 5a-redutase em diidrotestosterona, que se liga a um receptor específico), fator inibidor mülleriano, GT (testículo produz testosterona, que causa aumento do GT pelo aumento da substância intercelular, e com isso distende passivamente o canal inguinal e o escroto), presença de conexão adequada entre o GT e a extremidade do epidídimo (qualquer anormalidade estrutural do epidídimo pode resultar em conexão ausente ou ineficaz), pressão intra-abdominal aumentada (causa protrusão do processo vaginal pela região inguinal em formação, escavando-a e transmitindo essa pressão aumentada ao epidídimo), comprimento dos vasos espermáticos, bloqueio do canal inguinal, má função do nervo genitofemoral.

O *gubernaculum testis* é uma estrutura formada de mesênquima frouxo (cordão gelatinoso rico em ácido hialurônico), com seu ápice conectado aos testículo e epidídimo e sua base ao escroto, com fibras cremastéricas em sua periferia e processo vaginal desenvolvendo-se dentro de sua substância. O GT move-se da região inguinal até o escroto, e sua matriz de ácido hialurônico se absorve. O processo vaginal alonga-se no centro do GT. Na fase de crescimento, o GT dilata o canal inguinal, criando um caminho e guiando a descida testicular. É invadido pelo processo vaginal, e a subseqüente dissolução de sua substância cria um espaço de baixa pressão em que o testículo pode mover-se. Acredita-se que o GT responde aos andrógenos, apesar de não terem sido encontrados receptores em seu interior. Parece que esses receptores localizam-se no sistema nervoso central (SNC) e que o nervo genitofemoral (GF) atua como mediador da testosterona no GT. O nervo GF inervaria o GT e produziria um neurotransmissor que causaria contrações rítmicas do GT, orientando o testículo pelo canal inguinal até o escroto. O núcleo medular desse nervo situa-se em L1 e L2.

O GT possui múltiplas "caudas" embriológicas: escrotal, inguinal superficial, perineal, pubopeniana, femoral. Normalmente a porção escrotal é a mais desenvolvida e predomina sobre as outras.

A ectopia testicular pode ser explicada pela orientação anormal de uma das caudas do GT, bloqueio do canal inguinal, posição anormal do nervo genitofemoral ou função anormal do nervo.

Criptorquidia pode ocorrer isoladamente ou associada a outros distúrbios congênitos, endócrinos, cromossômicos ou intersexo.

Diminuição ou ausência da enzima 5α-redutase pode originar microgenitália ou genitália ambígua.

DESENVOLVIMENTO DAS CÉLULAS GERMINATIVAS

O desenvolvimento das células germinativas é um processo multiestagiado, iniciando no feto e completando-se somente na puberdade.

As células germinativas promordiais crescem das células endodérmicas do saco vitelino, migram até o blastema gonadal, diferenciando-se em gonócitos (espermatogônias fetais).

Aos três meses de idade pós-natal, as espermatogônias fetais transformam-se em espermatogônias adultas, completando-se a transformação pelos 12 meses de idade. Isso coincide com o aumento dos níveis dos hormônios testosterona, LH, FSH, MIS e a proliferação das células de Leydig. Esse período é denominado minipuberdade.

Pelos três a quatro anos de idade, as espermatogônias tipo adulto vão transformar-se em espermatócitos. O testículo vai então permanecer quiescente até a puberdade.

EPIDEMIOLOGIA

- Ocorre em aproximadamente 3% dos recém-nascidos (RN) do sexo masculino nascidos a termo e em até 33% dos prematuros. A ocorrência atinge 60 a 70% dos bebês com peso < 1.500g.
- Prevalência com um ano de idade: 1%. Após essa idade, é improvável sua descida até o escroto.
- Mais freqüente no lado direito (2 D:1 E).
- Freqüência de testículo impalpável: 20%. Destes, 20% estarão ausentes na exploração cirúrgica.
- A freqüência de monorquia e anorquia em crianças com criptorquidia é de 4 e 0,6%, respectivamente.
- Prevalência de monorquia na população em geral: 1%.
- Prevalência de anorquia na população em geral: 1:20.000 homens.
- Bilateralidade: 10 a 25%.
- História familiar: 12 a 15%.
- Anomalias associadas a criptorquidia: persistência do conduto peritônio-vaginal, anomalias do epidídimo (até 50%), hipospádia, válvula de uretra posterior (10% têm criptorquidia), anomalias do trato urinário superior (15% têm criptorquidia), defeitos da parede abdominal (gastrosquise em 15%, onfalocele em 35%), defeitos do tubo neural (25% têm criptorquidia), extrofia de bexiga, artrogripose múltipla congênita, síndrome *prune-belly*, distúrbios com deficiência da gonadotrofina (síndromes de Kallmann, Prader-Willi, Laurence-Moon-Biedl), retardo mental (40% têm criptorquidia).

CLASSIFICAÇÃO

- Criptorquidia: intra-abdominal (para dentro do anel inguinal interno), canalicular (dentro do canal inguinal, entre os anéis interno e externo), emergente (para fora do anel inguinal externo) e supra-escrotal.
- Ectopia: bolsa inguinal superficial (descrita por Browne e localizada superficial à aponeurose do músculo oblíquo externo), pré-púbico, crural, perineal, ectopia transversa.

Existe controvérsia se o testículo localizado na bolsa inguinal superficial é ectópico (mais provável) ou criptorquídico verdadeiro.

COMPLICAÇÕES DA CRIPTORQUIDIA

- Infertilidade. O testículo escrotal é mantido a uma temperatura de 33°C, comparado a 34 a 35°C da região inguinal e 37°C intra-abdominal. Com temperatura elevada, o testículo sofre alterações progressivas com defeito na maturação das células germinativas, diminuição do diâmetro dos túbulos seminíferos, atrofia das células de Leydig e fibrose e hialinização peritubular do tecido intersticial. Por isso, a cirurgia deve ser indicada a partir dos 6 meses de idade e antes de completar 12 meses de idade.

Também apresenta alterações congênitas intrínsecas relacionadas à condição de criptorquídico. Parece que o uso do análogo do hormônio liberador do hormônio luteinizante (buserelin) após a orquidopexia facilita a transformação dos gonócitos em espermatogônias adultas, melhorando o índice de fertilidade descrito por Hadziselimovic (número de espermatogônias por seção transversa do túbulo).

- Associação com hérnia inguinal. Falha de migração do testículo é associada a maior ocorrência de hérnia inguinal. A associação com persistência de conduto peritônio-vaginal é alta (±90%), porém a prevalência de hérnia inguinal clinicamente presente no pré-operatório é mais baixa (±12%).
- Torção do testículo. A mobilidade do testículo na região inguinal pode predispor à torção (Fig. 113.1).
- Trauma. Testículo inguinal tem risco levemente aumentado de trauma direto.
- Fatores psicológicos.
- Malignidade. O risco relativo calculado é 3 a 10 vezes maior. É maior na criptorquidia bilateral e no testículo intra-abdominal. A degeneração progressiva das células germinativas e displasia ou anormalidades intrínsecas no testículo parecem ser a causa de malignização desses testículos. Orquiopexia não diminui esse risco, mas facilita sua detecção. A malignização dos testículos não-descidos é mais freqüentemente relacionada ao aparecimento de seminomas. Em testículos submetidos à orquiopexia, é mais freqüentemente relacionada a tumores de células germinativas do tipo não-seminomatoso.

QUADRO CLÍNICO

- História.
  - Desde quando os pais ou pediatra notaram a bolsa escrotal vazia.
  - Se notaram a presença prévia de testículo na bolsa.
  - Se, além da bolsa escrotal vazia, foi notada a presença de alguma tumoração na região inguinal, crural ou perineal.
- Exame físico: o diagnóstico deve ser realizado por meio de exame adequado em um ambiente aquecido. O reflexo cremastérico é ausente ou fraco nos primeiros três meses de vida; portanto, é a melhor época para o diagnóstico correto de

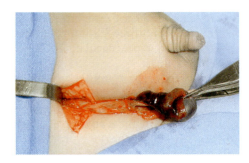

Figura 113.1 – Torção de testículo criptorquídico.

testículo não-descido. O objetivo do exame clínico é identificar a presença ou a ausência de gônada palpável e determinar a posição mais baixa que ela pode alcançar sem tensão.

- Inspeção da bolsa escrotal em posição supina.
  - Inspeção da bolsa escrotal, observando-se a distância entre as pregas e as corrugações da pele escrotal, comparando-a com o lado contralateral: se a distância entre as pregas e as corrugações, no lado examinado, for menor do que no lado contralateral, esse lado, provavelmente, nunca foi habitado pelo testículo (bolsa escrotal está hipotrófica). Se as distâncias entre pregas e corrugações forem simétricas, mesmo sendo um lado menor do que o outro, o testículo deve ser retrátil.
  - Inspeção da região inguinal, crural ou perineal, em busca de aumento visível de volume.
- Palpação da bolsa escrotal.
  - Manobra de distensão da bolsa escrotal pelo septo interescrotal, comparando-se o tamanho de um lado e do outro, desde o septo até o fim da implantação da pele do escroto (mais escura) no períneo.
  - Palpação da região crural e perineal.
  - Palpação da região inguinal na tentativa de identificar a presença de testículo e manobras para trazê-lo à bolsa escrotal.
- Manobra da ordenha.
  - Em posição supina, o testículo deve ser identificado na palpação do abdome inferior, desde a espinha ilíaca ântero-superior até a crista do púbis. Em seguida, é deslocado, pela mão esquerda no sentido da hemibolsa escrotal correspondente, sempre mantendo uma pressão constante, enquanto a mão direita tenta aprisioná-lo e levá-lo até o fundo da bolsa escrotal.
  - Os testículos palpados no abdome inferior costumam ser retráteis, criptorquídicos supra-escrotal ou canalicular, ectópicos tipos bolsa inguinal superficial e pré-púbico. O testículo do tipo canalicular, que não é deslocado pela ordenha pelo orifício inguinal externo, ge-

ralmente não costuma ser palpado, pois são pequenos e encontram-se recobertos pela forte aponeurose do músculo oblíquo externo. O testículo retrátil será levado até o fundo ou metade da bolsa escrotal sem dificuldade, permanecendo no escroto após a manipulação sem retração imediata. Se, com essa manobra, o testículo não se mover suficientemente até o escroto, diz-se que é um testículo não-descido. Alguns testículos alcançam o 1/3 superior da bolsa escrotal, mas, quando soltos da tração exercida pela mão, sobem até a região inguinal. Esses casos podem tratar-se de testículos ectópicos ou criptorquídicos tipo supra-escrotal.

— Manobra da posição agachada.
  • A criança senta-se na mesa de exames com as costas apoiadas na parede e flexiona as coxas sobre o abdome ou na posição de pé passa para a posição de cócoras (agachado sobre os calcanhares). Com essa manobra, o músculo cremaster relaxa-se e os músculos abdominais comprimidos exercem pressão sobre o testículo, que é deslocado no sentido da bolsa escrotal, onde deve ser aprisionado e tracionado para seu interior pela mão do examinador.
  Essa manobra foi originalmente descrita por Orr, em 1951 e resgatada por Bunce, em 1961[1].

INVESTIGAÇÃO DIAGNÓSTICA

- História e exame físico.
- Para o testículo impalpável (posição ectópica, intra-abdominal, ausente, intracanalicular, paciente obeso), vários exames por imagem têm sido sugeridos para identificar sua posição, com resultados desalentadores: ultra-sonografia abdominal, tomografia computadorizada (TC), ressonância nuclear magnética (RNM), venografia e arteriografia seletiva gonádica. A ultra-sonografia inguinal, principalmente com Doppler, tem-se mostrado fidedigna na demonstração da presença de testículo inguinal. Dos testículos impalpáveis, 50 a 60% são intracanaliculares, 20 a 30% abdominais e 10 a 20% ausentes.
  No menino com testículo impalpável e ultra-sonografia abdominal demonstrando ausência de um rim, esse achado sugere provável ausência do testículo daquele lado.
  Nos lactentes com criptorquidia uni ou bilateral e hipospádia, deve-se pensar na possibilidade de ser um caso de intersexo tipo disgenesia gonadal mista ou pseudo-hermafroditismo masculino.
- Se, durante o ato cirúrgico, for constatada ausência de ducto deferente, indica-se a realização posterior de ultra-sonografia abdominal para detectar provável agenesia renal.
- Laparoscopia tem sido indicada para demonstrar testículo intra-abdominal ou sua ausência. A laparoscopia oferece benefícios adicionais, como ligadura dos vasos espermáticos (1º e 2º tempos da cirurgia de Fowler-Stephens) ou orquiopexia retroperitoneal videolaparoscópica.
- Se houver dúvida diagnóstica entre testículo retrátil e criptorquídico baixo, pode-se indicar o uso de gonadotrofina coriônica humana (HCG, *human chorionic gonadotrophin*) injetável 2.000UI via intramuscular (IM), semanalmente em três doses. Repetir o exame clínico na 4ª semana.
- No caso de testículos impalpáveis bilaterais (Fig. 113.2), anorquia deve ser diferenciada de testículos não-descidos bilaterais. Solicitar dosagens de testosterona, FSH (hormônio folículo-estimulante) e LH (hormônio luteinizante). Se FSH e LH são altos (3 desvios acima da média), anorquia é provável, não necessitando avaliação complementar. Nos outros casos, deve proceder-se à estimulação hormonal com 1.500 a 2.000UI IM diária por três doses em dias consecutivos ou alternados. No 5º (consecutivo) ou 8º (alternado) dia, deve-se dosar o nível de testosterona. Se a testosterona se elevar (5 desvios acima da média), provavelmente há tecido testicular, o qual deve ser explorado cirurgicamente.

TRATAMENTO

O tratamento do testículo não-descido reduz o risco de torção, facilita o exame do testículo, melhora sua

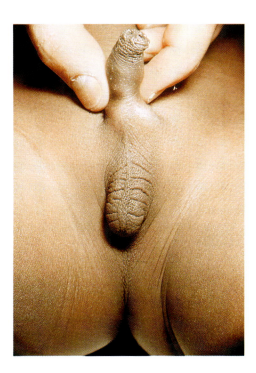

Figura 113.2 – Menino com criptorquidia bilateral.

580 ■ *Trato Geniturinário*

função endócrina, diminui o estresse psicológico e cria um escroto de aparência normal. Parece não afetar o risco de malignidade ou infertilidade, se unilateral.

Hormonal

■ O tratamento hormonal baseia-se na premissa de que testículo criptorquídico é causado por deficiência do eixo hipotálamo-hipófise-gônada. Os hormônios utilizados são a gonadotrofina coriônica humana e o hormônio liberador do hormônio luteinizante (pouco usado no Brasil). O mérito do tratamento hormonal é controverso. Temos usado hormonoterapia com HCG nas seguintes situações:
  - Criptorquidia bilateral.
  - Diagnóstico diferencial entre testículo criptorquídico e retrátil.
  - Testículo retrátil de menor tamanho do que o testículo normalmente descido.
  - Para determinar a presença de gônada em testículos impalpáveis bilaterais.
  - No tratamento de testículo ascendente adquirido (testículo criptorquídico secundário à ascensão inguinal deste).

Dose: 50UI/kg/dose IM duas vezes/semana, por três a quatro semanas. Outros esquemas: 1.500UI m^2 em dias alternados, oito a nove doses ou 250UI nos dois primeiros anos de vida, 500UI até seis anos e 1.000UI acima dos seis anos, duas doses semanais por cinco semanas.
Atenção: estudos recentes sugerem que o uso de gonadotrofina coriônica entre a idade de um e três anos pode desencadear apoptose das células germinativas por fragmentação do DNA.

Cirúrgico

■ Cirurgia (orquiopexia) é indicada antes de um ano de idade.
■ Criptorquidia associada à hérnia inguinal: cirurgia, quando feito o diagnóstico.
■ Orquiopexia nos testículos inguinais (técnica de Shoemaker):
  - Anestesia locorregional dos nervos ilioinguinal e ílio-hipogástrico.
  - Incisão inguinal transversa sobre o anel inguinal externo.
  - Abertura da aponeurose do músculo oblíquo externo.
  - Liberação do saco herniário dos elementos do cordão.
  - Ligadura alta do saco herniário.
  - Esqueletização dos vasos espermáticos e deferente.
  - Secção das fibras cremastéricas espermáticas externas (fáscia espermática lateral).
  - Dissecção retroperitoneal dos vasos espermáticos.

  - Fixação do testículo no escroto pela técnica da bolsa subdartos.
■ Nos testículos localizados altos, dentro do canal inguinal e junto ao anel inguinal interno, essas manobras, algumas vezes, são insuficientes para levar o testículo até a bolsa escrotal. Nos casos de cordão espermático curto, os vasos e o ducto deferente não devem ser esqueletizados precocemente. Outras manobras alternativas devem ser tentadas:
  - Obter acesso à região retroperitoneal pelo acesso *pré-peritoneal* (Cheatle-Henry modificado) ou pela manobra de LaRoque. Essas manobras facilitam a divisão da fáscia espermática lateral que envolve os vasos espermáticos, permitindo sua dissecção até o pólo renal inferior.
  - Divisão da fáscia *transversalis* desde o anel inguinal interno até o púbis, com ligadura dos vasos epigástricos inferiores e confecção de novo anel inguinal junto ao púbis (*manobra de Prentiss*). Essa manobra abole o triângulo que se estende do pedículo renal ao anel inguinal interno e externo, criando uma linha reta do pedículo renal, ao novo e agora único orifício inguinal e bolsa escrotal.
  - Nos casos em que não se consegue adequado alongamento dos vasos espermáticos, pode-se indicar orquiopexia estagiada descrita por Corkery, que se baseia na colocação de tela de silicone delgada em torno do testículo e elementos do cordão desde o anel inguinal interno (evita aderências), ancoragem no púbis ou bolsa escrotal e exploração seis meses a um ano após.
  - Outra alternativa é o procedimento de Fowler-Stephens (70 a 75% de sucesso), em que os vasos espermáticos são ligados dentro da cavidade abdominal, mantendo a irrigação do testículo pela circulação colateral da artéria deferencial e alguns vasos cremastéricos. Pode ser usada no testículo alto em que o ducto deferente estende-se pelo canal inguinal, formando uma alça. Os vasos espermáticos são curtos, mas o deferente e seus vasos são longos. Esse procedimento não pode ser realizado depois de dissecção ampla da região inguinal pelo dano dos vasos colaterais. Essa técnica pode ser realizada em um ou dois estágios.
    • No estágio único, os vasos espermáticos são ligados e o testículo mobilizado até a bolsa escrotal, sem lesar os vasos colaterais junto ao conduto deferente. Este é mobilizado, em grande parte de sua extensão, envolvido por um retalho de peritônio medindo aproximadamente 3cm de cada lado, em forma de V invertido. Esse retalho deve conter, também, os vasos deferenciais e seus colaterais para a artéria espermática. Um novo anel inguinal deve ser confeccionado abaixo e caudal aos

vasos epigástricos inferiores, junto ao tubérculo púbico.
- Na técnica de dois estágios, a ligadura dos vasos espermáticos deve ser feita no 1º estágio e, 6 a 12 meses depois, o segundo tempo deve ser realizado com mobilização do deferente e seus vasos, conforme descrito anteriormente. Contra-indicações da técnica: atresia segmentar do deferente ou epidídimo desconectado do testículo (suplência vascular colateral costuma ser inadequada).
— Outra alternativa é o uso de *laparoscopia* no tratamento de testículos impalpáveis, localizados altos no canal inguinal e abdome. Nesses casos, pode-se efetuar o procedimento de Fowler-Stephens em dois estágios. No primeiro, o testículo é localizado e decide-se pela orquiopexia ou orquiectomia (nos testículos muito pequenos ou disgenéticos). Decidida a orquiopexia, é realizada a ligadura dos vasos espermáticos proximalmente. O segundo estágio deve ser realizado seis meses a um ano depois, e o testículo mobilizado até a bolsa escrotal, por videolaparoscopia.
— Também é possível realizar a *orquiopexia videoassistida primária* com mobilização dos vasos espermáticos, sem ligadura.
— Autotransplante microcirúrgico com anastomose dos vasos testiculares com os vasos epigástricos inferiores. O emprego dessa técnica tem alcançado taxas de sucesso entre 87 a 93%. Deve ser realizada por cirurgião com treinamento em microcirurgia.
■ Achados encontrados e conduta nas *laparoscopias* realizadas em testículos impalpáveis (20% dos casos) (Fig. 113.3).
— Vasos testiculares entrando no orifício inguinal interno (48%; ± 3%): exploração inguinal para localizar o testículo ou remanescente testicular. Testículo viável: orquiopexia. Vasos terminando cegamente no canal inguinal (provável testículo evanescente): a ponta deve ser enviada para exame histopatológico para pesquisar restos de tecido testicular e/ou hemossiderina (provas da reabsorção testicular). Aproximadamente 5 a 10% desses remanescentes poderiam abrigar células germinativas viáveis. Porém, diante da presença de vasos hipotróficos e anel inguinal interno fechado (ausência de hérnia ou persistência de conduto peritônio-vaginal associados), muitos autores acham desnecessária a exploração inguinal, visto que o testículo estará ausente ou seus restos extremamente hipotróficos; nenhuma referência existe ainda, na literatura, de tumor crescendo desses restos.
— Vasos testiculares terminam em fundo cego sem penetrarem no canal inguinal (16%; ± 3%):

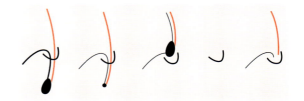

Figura 113.3 – Vista por laparoscopia e exploração inguinal, dos testículo e vasos espermáticos em criptorquidia. Adaptado de Peters[2].

finalizar procedimento com biópsia desse tecido terminal (provável testículo evanescente). A ausência de hérnia inguinal ou persistência do conduto peritônio-vaginal é uma constante.
— Presença de testículo intra-abdominal (36%; ± 3%): decidir pelo procedimento de Fowler-Stephens em um ou dois estágios ou orquiopexia videoassistida.
Se o testículo estiver no nível do anel inguinal interno ou logo acima (1 a 1,5cm-pericanalicular), geralmente é possível realizar orquiopexia tradicional.

SITUAÇÕES ESPECIAIS

■ Se nenhum testículo ou vaso espermático terminando em fundo cego for encontrado pela exploração inguinal, pode decidir-se pela laparoscopia diagnóstica e terapêutica em outra ocasião ou continuar a exploração estendendo a incisão súpero-lateralmente pelos músculos que constituem o ten-

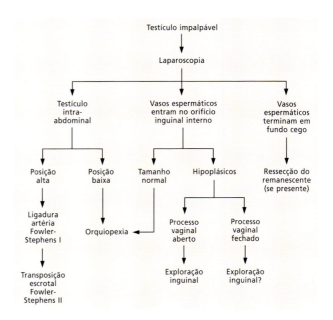

Figura 113.4 – Tratamento do testículo impalpável sob o ponto de vista laparoscópico.

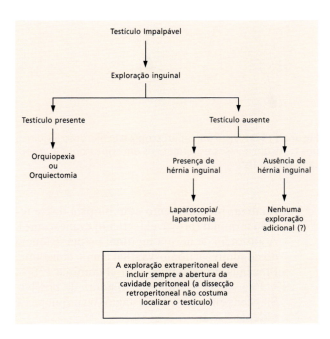

Figura 113.5 – Tratamento do testículo impalpável sob o ponto de vista inguinal.

dão conjunto, com transecção dos vasos epigástricos inferiores e abertura do peritônio. Essa incisão estendida permite exploração retroperitoneal mais adequada até perto do pólo renal inferior. A exploração intraperitoneal é fundamental para encontrar o testículo, pois este costuma estar envelopado pelo peritônio (adquire um tipo de mesentério).
- No caso de testículo intra-abdominal alto, impossível de ser trazido até a bolsa escrotal por orquiopexia tradicional ou videolaparoscópica, associado a testículo contralateral anormal ou ausente, deve-se poupar a gônada intra-abdominal, colocando-a superficial ao músculo oblíquo externo (facilita sua palpação), ou deixá-la intra-abdominal, marcada com clipes metálicos para controles ultra-sonográficos posteriores. A suplementação arterial do testículo solitário, ou virtualmente solitário, deve ser sempre preservada.
- Atualmente, duas condutas têm sido propostas nos testículos impalpáveis:
  - Iniciar investigação por laparoscopia exploradora por porta umbilical única. Após anestesia geral, palpar região inguinal e escrotal para confirmar se o testículo é realmente impalpável. Vantagens da laparoscopia: o procedimento de Fowler-Stephens é mais difícil por via inguinal, a via inguinal é mais difícil na localização do testículo intra-abdominal e a laparoscopia apresenta menor morbidade (Fig. 113.4).
  - Iniciar com exploração inguinal. A presença de ducto deferente e/ou epidídimo na região inguinoescrotal, terminando em fundo cego, não significa ausência do testículo, pois ambos têm origem embriológica diferentes. A constatação de vasos espermáticos terminando em fundo cego caracteriza, de maneira definitiva, ausência de testículo. A presença de saco herniário ou processo vaginal com testículo ausente indica exploração intra-abdominal adicional por extensão da incisão ou por laparoscopia (Fig. 113.5).
- Indicações de orquiectomia: paralisia cerebral com testículo intra-abdominal, anormalidades genéticas (síndrome de Klinefelter), criptorquidia unilateral intra-abdominal pós-puberdade (discutível), testículo atrófico ou disgenético.

COMPLICAÇÕES DA ORQUIOPEXIA

- Lesão dos vasos espermáticos com atrofia testicular.
- Torção dos elementos do cordão ao ser fixado na bolsa escrotal.
- Infecção da ferida operatória.
- Lesão do ducto deferente (< 1%).
- Retração do testículo na região inguinal (5%).

REFERÊNCIAS BIBLIOGRÁFICAS

1. BUNCE, P. L. Diagnosis of undescended testes. *Pediatrics*, v. 27, p. 165-166, 1961.
2. PETERS, C. A. Laparoscopy in pediatric urology: challenge and opportunity. *Sem. Pediatr. Surg.*, v. 5, p. 16-22, 1996.

BIBLIOGRAFIA RECOMENDADA

CHILVERS, C.; PIKE, M. C. Epidemiology of undescended testis. In: OLIVER, R. T. D.; BLANDY, J. P.; HOPE-STONE, H. F. (eds.). *Urological and Genital Cancer*. Oxford: Blackwell, 1989. p. 306-321.

ELDER, J. S. Laparoscopy and Fowler-Stephens orchiopexy in the management of the impalpable testis. *Urol. Clin. N. Am.*, v. 16, p. 399-411, 1989.

HUTSON, J. M.; HASTHORPE, S.; HEYNS, C. F. Anatomical and functional aspects of testicular descent and cryptorchidism. *Endo Rev.*, v. 18, p. 259-280, 1997.

LARSEN, H. P. E.; THORUP, J.; SKOVGAARD, L. T. et al. Long-term cultures of testicles biopsies from boys with cryptorchidism: effect of FSH and LH on the number of germ cells. *Hum. Reprod.*, v. 17, p. 383-389, 2002.

ONG, C.; HASTHORPE, S.; HUTSON, J. M. Germ cell development in the descended and cryptorchid testis and the effects of hormonal manipulation. *Pediatr. Surg. Int.*, v. 21, p. 240-254, 2005.

PILLAI, S. B.; BESNER, G. E. Pediatric testicular problems. *Ped. Clin. North Am.*, v. 45, p. 813-829, 1998.

SCHLEEF, J.; VON BISMARCK, S.; BURMUCIC, K. et al. Groin exploration for nonpalpable testes: laparoscopic approach. *J. Pediatr. Surg.*, v. 37, p. 1552-1555, 2002.

TOMIYAMA, H.; SASAKI, Y.; HUYNH, J. et al. Testicular descent, cryptorchidism and inguinal hernia: the Melbourne perspective. *J. Pediatr. Surg.*, v. 1, p. 11-25, 2005.

WITHERINGTON, R. Cryptorchism and approaches to its surgical management. *Surg. Clin. N. Am.*, v. 64, p. 367-383, 1984.

CAPÍTULO 114

Escroto Agudo

João Carlos Ketzer de Souza

Dor escrotal aguda em crianças pode ser causada por torção de testículo (± 29%), torção de apêndices testiculares (± 58%) ou orquiepididimite (± 13%).

A criança com dor escrotal apresenta um dilema diagnóstico urgente. Os achados patognomônicos são infrequentes. Dano espermatogênico costuma ocorrer em 6 a 24h do início dos sintomas.

TORÇÃO DE TESTÍCULO

Conceito

Corresponde à torção das estruturas do cordão espermático em torno de sua base (testículo), que apresenta fixação incompleta ou anômala. A torção resulta em oclusão da suplementação sangüínea, que, se não aliviada, causa necrose testicular. O grau de torção pode variar entre 180 e 720°.

O prognóstico depende da duração dos sintomas, do número de voltas e da intensidade da compressão. O tempo de necrose não é bem conhecido. Sabe-se que apenas 20% dos testículos operados após 12h são viáveis e < 10% após 24h.

Classificação

A túnica vaginal recobre a face anterior e lateral do testículo e do epidídimo, que são ancorados posteriormente à parede escrotal.

A torção de testículo divide-se em dois tipos (Fig. 114.1):

- Torção extravaginal.
  É a torção característica dos recém-nascidos (RN) e testículos criptorquídicos. A torção no RN ocorre antes da túnica tornar-se aderente à parede escrotal, fato esse que proporciona maior mobilidade do testículo dentro da bolsa escrotal. Essa extrema mobilidade pode predispor a ocorrência de torção por contração cremastérica forte intra-uterina ou durante o parto. Esses eventos costumam ocorrer no período pré-natal, sempre ocasionando a perda do testículo afetado. A torção pode ocorrer no período pós-natal imediato, mas é mais rara. O diagnóstico diferencial no RN deve ser feito com hérnia encarcerada, hidrocele tensa e tumor testicular. O RN com torção pode ser subdividido em dois grupos: torção pré-natal ou intra-útero (82%) e torção pós-natal (18%).

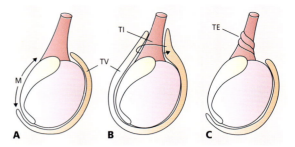

Figura 114.1 – Torção de testículo. Relação da túnica vaginal com o testículo e sua extensão. (*A*) Testículo normal. (*B*) Torção intravaginal. Túnica recobre todo o testículo. (*C*) Torção extravaginal. M = mesórquio; TE = torção extravaginal; TI = torção intravaginal. TV = túnica vaginal. Adaptado de Jones[1].

- Torção intravaginal.
  Mais de 90% das torções são intravaginais e quase 100% ocorrem após os dois primeiros anos de vida.

Nesses casos, a túnica vaginal circunda completamente o testículo e o epidídimo, inserindo-se no cordão espermático em um nível mais proximal. O testículo e o epidídimo ficam completamente móveis, sem estarem ancorados na bolsa escrotal (Fig. 114.2). Essa deformidade, denominada "badalo de sino", predispõe a torção em torno do eixo do cordão. O pico de incidência encontra-se próximo à puberdade, quando o testículo aumenta seu tamanho e peso, aumentando a chance de sofrer torção.

Algumas vezes, o epidídimo e o testículo estão separados por um mesórquio muito longo e a torção pode ocorrer entre ambos.

Epidemiologia

- Prevalência: 1: 4.000 crianças e adultos < 25 anos de idade.
- A torção é mais comum no testículo esquerdo, porque o cordão espermático esquerdo é mais longo: (2 E: 1 D).

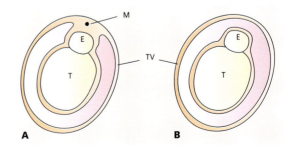

Figura 114.2 – Corte transversal do testículo e epidídimo no aspecto normal e na torção intravaginal. (*A*) Testículo normal ancorado na bolsa escrotal na sua face posterior. (*B*) Testículo com torção intravaginal. Observar que a túnica vaginal circunda completamente o testículo. E = epidídimo; M = mesórquio; T = testículo; TV = túnica vaginal. Adaptado de Jones[1].

- Pico inicial de freqüência: 13 a 15 anos.
- Aproximadamente 6,5% dos casos ocorrem em testículos criptorquídicos.
- No RN, aproximadamente 20% dos casos podem ser bilaterais.
- Na torção intravaginal, casos bilaterais ocorrem em somente 2%.

Quadro Clínico

- História prévia de trauma, exercícios com grande esforço ou esforço súbito (20 a 30%). Mas pode ocorrer em repouso ou sono.
- Em 1/3 dos casos, pode ser encontrada história anterior de episódios dolorosos semelhantes que resolveram espontaneamente (torção transitória e recorrente).
- Dor geralmente é abrupta, mas pode desenvolver-se gradualmente em 25% dos casos.
- A dor pode ser referida na bolsa escrotal (80%), na coxa, na região inguinal, no flanco ou no abdome.
- Náuseas e/ou vômitos (25%).
- Febre baixa (10 a 20%).
- Bolsa escrotal edematosa e com hiperemia (Fig. 114.3).
- Testículo doloroso e aumentado de volume. O testículo pode modificar seu eixo, tornando-se horizontalizado. O epidídimo pode adquirir uma posição anormal (anterior em vez de posterior). No RN com torção intra-útero, o testículo fica aumentado, indolor, de consistência firme. A pele escrotal adquire uma coloração azul equimótica e/ou edematosa, fixando-se, freqüentemente à gônada necrótica. Provavelmente, a torção ocorreu intra-útero e o testículo já se encontra com necrose e sem sensibilidade.
- Hidrocele reacional (50 a 55%).
- Dependendo do número e graus de voltas do cordão, o testículo eleva-se na bolsa, fica em posição transversal e o epidídimo fica posicionado mais anterior. Isso acontece por causa da contração reflexa do cremaster e encurtamento do cordão torcido.
- O reflexo cremastérico geralmente está ausente. É um reflexo superficial da pele provocado pela passagem de um objeto de ponta romba na face interna da coxa ipsilateral. Observa-se contração cremastérica da bolsa e elevação do testículo, quando não há torção.
- Nenhum sinal clínico é patognomônico.

Investigação Diagnóstica

- História e exame físico.
- Leucocitose > 10.000 leucócitos/mm^3 em 1/3 dos casos.
- Cintilografia: demonstra ausência de fluxo sangüíneo. O testículo aparece como uma "área" fria. A sensibilidade é de > 90%. Falso-positivo pode ser encontrado na presença de abscesso, hematoma, hérnia e hidrocele. Falso-negativo pode ser encontrado nas torções intermitentes ou parciais. As dificuldades desse exame baseiam-se na sua disponibilidade e retardo na sua execução.
- Ultra-sonografia e ultra-sonografia com Doppler colorido: apresentam sensibilidade de 90%. Deve-se observar o testículo e o trajeto do cordão espermático desde o canal inguinal até a bolsa escrotal. Estuda-se, comparativamente com o testículo contralateral, o tamanho testicular (aumentado), ecogenicidade (hipoecogenicidade homogênea), posição do epidídimo (anormal) e do fluxo arterial intratesticular (ausente ou diminuído) (Fig. 114.4). O cordão espermático pode apresentar trajeto tortuoso (sinal denominado *spiral twist*), caracterizado pela mudança abrupta do trajeto, do tamanho e da sua forma.
Falso-negativo pode ser causado por erros técnicos, experiência limitada do ecografista, torção incompleta, torção muito inicial (após a torção, o fluxo sangüíneo testicular pode ser mantido até que a pressão da artéria espermática exceda a pressão arterial sistêmica) ou transitória (após redução espontânea da torção, antes do testículo torcer novamente, pode ocorrer hiperemia

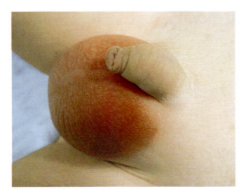

Figura 114.3 – Torção de testículo. Bolsa escrotal com volume aumentado, com hiperemia e edema.

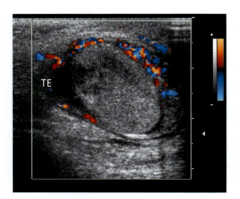

Figura 114.4 – Eco-Doppler de torção testicular mostrando ausência de fluxo arterial intratesticular.

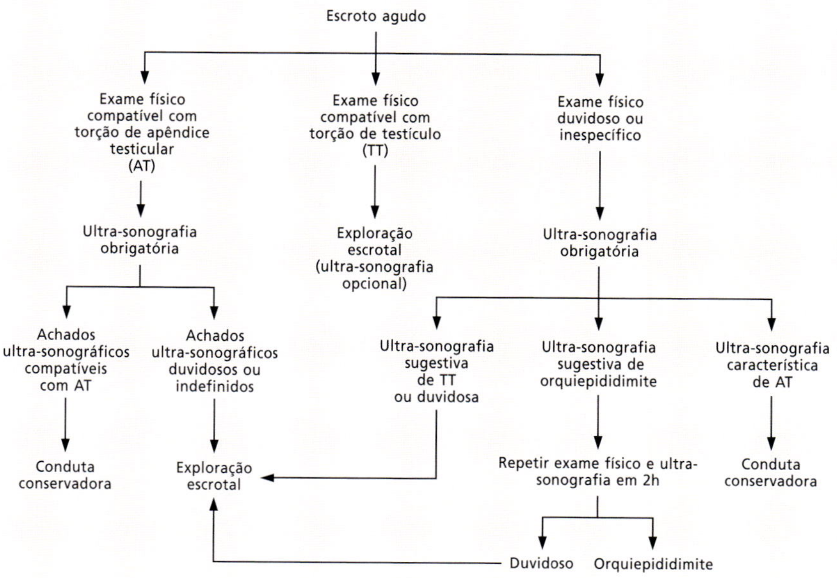

Escroto Agudo ■ 585

Figura 114.5 – Tratamento de escroto agudo. Objetivo: afastar, pela clínica e ultra-sonografia, torção de apêndice testicular e orquiepididimite.

Exame físico compatível com AT: nódulo doloroso, geralmente palpável, em pólo superior do testículo; nódulo azul visível na bolsa (*blue dot sign*); nódulo preto à transiluminação (*black dot sign*); reflexo cremastérico presente; testículo sem aumento de volume à palpação.
Exame físico compatível com TT: testículo doloroso, aumentado de volume; testículo elevado na bolsa escrotal; testículo em posição transversal; reflexo cremastérico ausente; ausência de sinais de TA.
Achados ultra-sonográficos sugestivos de AT: nódulo > 5mm geralmente junto ao pólo superior do testículo; nódulo avascular; fluxo arterial intratesticular mantido ou aumentado; testículo de volume não-aumentado (comparação com o testículo contralateral).
Achados ultra-sonográficos sugestivos de TT: testículo aumentado de volume; testículo apresenta-se homogeneamente hipoecogênico; ausência ou diminuição do fluxo arterial intratesticular; sinal *spiral twist* (redução abrupta do cordão no local da torção).
Achados ultra-sonográficos e clínicos de orquiepididimite: epidídimo e/ou testículo aumentado de volume e doloroso, reflexo cremastérico presente, posição normal de epidídimo e testículo, fluxo sangüíneo aumentado de testículo e epidídimo, ausência de cordão espermático em espiral.

reacional deste. Ficar atento, pois o teste de perfusão espelha o estado da circulação no momento do exame).

A detecção de fluxo sangüíneo no testículo pré-puberal (testículo $\leq$ 1cm^3) pode ser difícil pela presença de artérias intratesticulares muito pequenas e/ou fluxo sangüíneo lento.

A ultra-sonografia na torção intra-uterina mostra um testículo de textura heterogênea, com túnica albugínea e parede escrotal espessadas e hidrocele reacional. O eco-Doppler não revela fluxo sangüíneo.

Tratamento

- Indicação cirúrgica de urgência: todos os casos de escroto agudo, que, nas primeiras 24h, não apresentarem sinais patognomônicos de torção de apêndice testicular (nódulo palpável, nódulo azulado, ponto preto à transiluminação) ou aumento de volume do epidídimo (epididimite) (Fig. 114.5).

No RN com torção intra-útero, a cirurgia costuma ser realizada eletivamente para remover a gônada necrótica e fixar o testículo contralateral. Torna-se urgência se houver referência prévia de algum exame clínico da bolsa escrotal documentando testículo de aspecto normal (tamanho, consistência). O RN com torção testicular intra-útero deve submeter-se, eletivamente, à remoção do testículo torcido e, obrigatoriamente, à fixação do testículo contralateral, pois há vários casos confirmados de torção neonatal bilateral.

- Após 24h, é admissível a investigação diagnóstica por imagem.
- Técnica cirúrgica.
  - Incisão na rafe mediana da bolsa escrotal, permitindo acesso a ambos os hemiescrotos (Fig. 114.6).
  - Destorção manual do testículo. Reduzir a torção girando o testículo e o cordão espermático para fora.
  - Observar se há recuperação da coloração do testículo.
  - Dúvida na viabilidade: incisar albugínea e observar sangramento ativo.
  - Testículo inviável: orquiectomia para alívio sintomático e para evitar o risco, em potencial, de auto-imunização contra suas próprias espermatogônias e infertilidade decorrente. Esse risco de auto-imunização relacionada à isquemia do testículo é baixo ou mesmo inexistente nas crianças < 10 anos de idade (Fig. 114.7).
  - Testículo viável: fixar testículo destorcido e contralateral, excisando segmento da túnica vaginal e suturando, com fio inabsorvível, os bordos desta à albugínea por meio de quatro

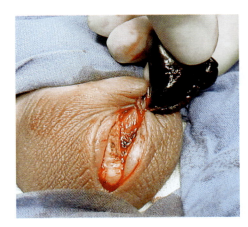

Figura 114.6 – Torção de testículo. Incisão na rafe escrotal, permitindo acesso aos dois hemiescrotos. Observar testículo e epidídimo completamente necróticos.

pontos separados. Essa janela criada na túnica vaginal (medindo aproximadamente 1,5 a 2cm) proporciona uma área de densa adesão entre a albugínea e a parede escrotal.
- Fixação do testículo contralateral: em todos os casos para prevenir torção.

TORÇÃO DE APÊNDICES DO TESTÍCULO E DO EPIDÍDIMO

Conceito

Torção de restos embrionários de regressão derivados dos ductos de Müller e Wolff.

Apêndices podem ser encontrados no testículo, no epidídimo e no cordão espermático. Existem cinco tipos diferentes: apêndice testicular (hidátide de Morgagni), apêndice do epidídimo, apêndices do ductos deferente inferior e superior (órgãos de Haller) e apêndice do paradídimo (órgão de Giraldés), que se localiza ao longo do cordão espermático proximal, podendo

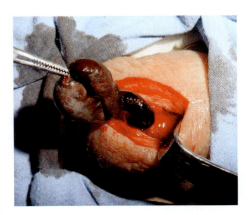

Figura 114.7 – Testículo e epidídimo com necrose. Realizada orquiectomia.

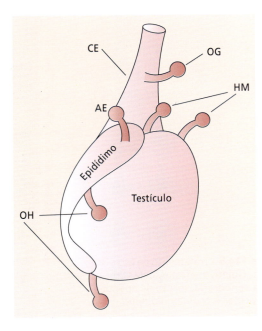

Figura 114.8 – Tipos de apêndices que podem sofrer torção. AE = apêndice do epidídimo; CE = cordão espermático; HM = hidátides de Morgagni; OH = órgãos de Haller; OG = órgão de Giraldés. Adaptado de Jones[1].

situar-se bastante alto como no canal inguinal distal (Fig. 114.8). O apêndice testicular é um remanescente do ducto mülleriano ou paranéfrico e situa-se no pólo superior do testículo ou em uma fenda entre o testículo e o epidídimo. O apêndice do epidídimo é um vestígio do ducto de Wolff ou ducto mesonéfrico e situa-se na cabeça do epidídimo. Somente os apêndices pedunculados e oriundos do testículo e do epidídimo são propensos à torção. O mecanismo exato de torção não é conhecido. O apêndice do testículo está presente em 92% dos meninos; o apêndice do epidídimo, em 23%. A torção dos apêndices causa isquemia e infarto. Aparecem dor e inflamação da túnica vaginal e epidídimo, que podem ser acompanhadas por edema e hiperemia da parede da bolsa escrotal, hidrocele e aumento da cabeça do epidídimo.

Epidemiologia

- Pico de incidência: 10 a 11 anos.
- Mesma distribuição de lados: (1 D:1 E).
- Predominância da torção de apêndice do testículo em relação à torção de apêndice do epidídimo: 10 AT:1 AE.

Quadro Clínico

- Dor súbita ou gradual, de intensidade leve a moderada. Menos intensa do que na torção testicular.
- História prévia de dor escrotal em 15 a 20%.

- Náuseas, vômitos e febre estão geralmente ausentes.
- Presença de edema e eritema da bolsa escrotal.
- Ausência do reflexo cremastérico pode ser encontrada em < 10% dos casos.
- Nódulo esférico endurecido, doloroso, móvel, medindo entre 5 a 10mm, palpado no pólo superior do testículo ou entre o testículo e o epidídimo (30 a 35%).
- Apêndice torcido e infartado pode ser visualizado como nódulo paratesticular azulado por meio da pele escrotal (*blue dot sign*), localizado no 1/3 superior em 20 a 25% dos casos.
- Na transiluminação, pode ser visualizada a presença de nódulo escuro na bolsa escrotal (*black dot sign*) (Fig. 114.9).
- Hidrocele reacional presente em 2/3 dos casos (dificulta ou impede a palpação do nódulo).

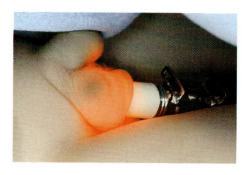

Figura 114.9 – Bolsa escrotal: nódulo preto à transiluminação.

Investigação Diagnóstica

- História e exame.
- Ultra-sonografia: mostra nódulo hipo, iso ou hiperecóico extratesticular, adjacente ao pólo superior do testículo e cabeça do epidídimo, com vários graus de aumento do epidídimo e/ou testículo e aumento da vascularização das estruturas adjacentes pelo processo inflamatório que evoca (Fig. 114.10). Se o apêndice testicular e a cabeça do epidídimo estão muito próximos, a imagem obtida na vista transversa pode se assemelhar à cabeça do "Mickey Mouse". Freqüentemente, encontra-se hidrocele reacional (75%). A distinção entre torção de apêndice testicular e orquiepididimite pode ser muito difícil.
- Ultra-sonografia com Doppler colorido: aparece massa avascular separada do testículo e epidídimo (Fig. 114.11). O testículo aparece com vascularização normal. Cautela: os testículos de crianças pré-puberais têm fluxo sangüíneo de baixa velocidade, e a ultra-sonografia é menos acurada nesses casos.
- Cintilografia: o sinal positivo na torção de apêndice testicular é o sinal do nódulo quente (*hot dot sign*), que é uma área de captação aumentada do radiotraçador.

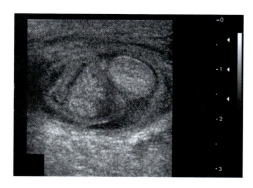

Figura 114.10 – Corte transversal de ultra-sonografia demonstrando nódulo extratesticular com aproximadamente 1cm de diâmetro, reação inflamatória do epidídimo e pequena hidrocele reacional.

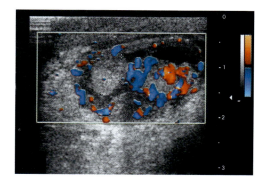

Figura 114.11 – Eco-Doppler colorido mostrando massa avascular distinta do testículo e epidídimo, edema da parede escrotal e hidrocele reacional. Testículo com vascularização normal.

Tratamento

- Conservador. Indicados: restrição da atividade física, analgésicos, antiinflamatórios. A dor costuma desaparecer em uma semana. Não deve haver dúvida diagnóstica. Os achados clínicos referidos a seguir são patognomônicos de torção de remanescente apendicular: nódulo azulado na porção superior da bolsa escrotal à inspeção e nódulo escuro à transiluminação. Esses achados costumam ser complementados pela palpação e pela identificação da presença de um nódulo esférico-ovalado endurecido, doloroso, móvel, medindo entre 5 a 10mm, junto ao pólo superior do testículo ou entre o testículo e o epidídimo, e pela palpação de um testículo sem aumento de volume (ver Fig. 114.5).
- Indicações cirúrgicas.
    - Dor forte, incapacitante (Figs. 114.12 e 114.13).
    - Dor recorrente ou prolongada.

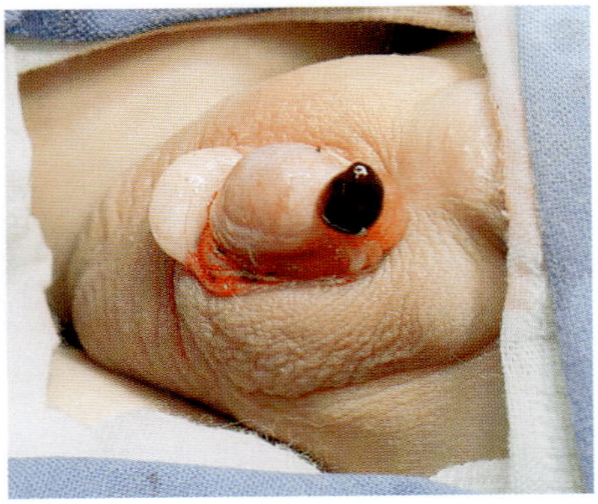

Figura 114.12 – Achado cirúrgico de uma torção de hidátide de Morgagni. Apêndice totalmente necrótico. Criança apresentou dor forte e incapacitante, e então se optou pela cirurgia.

– Dúvida diagnóstica. As dificuldades encontradas são causadas pelo edema e eritema escrotal, hidrocele reacional, induração e edema do testículo e/ou epidídimo.

EPIDIDIMITE/ORQUITE

Conceito

Processo inflamatório/infeccioso do testículo e/ou do epidídimo causado por vírus (sarampo, varicela, parotidite epidêmica, coxsackie, herpes-zoster, Epstein-Barr) e bactérias (*Brucella*, *Escherichia coli*, hemófilos, *Neisseria gonorrhoeae*, clamídia e outras). Em geral, o processo inicia pelo epidídimo e só mais tardiamente atinge o testículo. Também pode estar associado a doenças sistêmicas, como sarcoidose, doença de Kawasaki, púrpura de Henoch-Schönlein e a droga antiarrítmica amiodarona.

Epidemiologia

- 10 a 50% dos casos são associados a anomalias geniturinárias (ureter ectópico desembocando no deferente ou vesícula seminal ou epidídimo, ducto deferente ectópico, utrículo prostático, duplicação uretral, válvula de uretra posterior, dissinergia do músculo detrusor, refluxo vesicoureteral, anomalia anorretal com fístula retourinária).
- É mais comum nas crianças > 10 anos, porém incide em qualquer idade.
- Vias de contaminação.
  – Hematogênica (viral e bacteriana).
  – Fluxo retrógrado de urina infectada ou não da uretra prostática ao epidídimo, via ductos deferentes ou ductos ejaculatórios.
  – Cistoscopia, sondagem/cateter vesical, cateterismo intermitente.

Quadro Clínico

- Dor escrotal de aparecimento gradual.
- Náuseas e vômitos < 15%.
- Queixas urinárias (disúria, piúria, freqüência, urgência) presentes em 40 a 50%.
- Febre (30%).
- Edema e hiperemia da bolsa escrotal.
- Aumento doloroso inicialmente do epidídimo e posteriormente de ambos. Com a inflamação progredindo, tornam-se indistinguíveis.
- Se elevados na bolsa, a dor diminui (sinal de Prehn).
- Hidrocele reacional.
- Ausência do reflexo cremastérico em 10%.

Investigação Diagnóstica

- História e exame físico.
- Exame comum de urina e urocultura podem demonstrar infecção urinária.
- Hemograma: 1/3 apresenta leucocitose > 10.500/mm^3.
- Ultra-sonografia bidimensional e eco-Doppler colorido: aumento do epidídimo e/ou testículo com hipoecogenicidade. O exame com Doppler mostra aumento da vascularização.
- Quando a epididimite está acompanhada de bacteriúria, a investigação deve prosseguir com a finalidade de detectar alguma anormalidade estrutural geniturinária. Os exames mais freqüentemente solicitados são a ultra-sonografia abdominal e a uretrocistografia miccional.

Tratamento

- Repouso.
- Antiinflamatórios.
- Antibióticos (?). Se indicados, os recomendados são amoxicilina ou trimetoprim-sulfametoxazol.
- Suporte escrotal (púberes ou dor muito intensa).

EDEMA ESCROTAL IDIOPÁTICO AGUDO

Etiologia

Causa desconhecida. Provável causa alérgica.

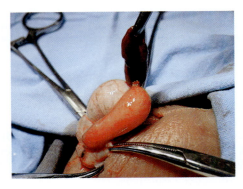

Figura 114.13 – Torção de hidátide volumosa e epididimite associada.

Quadro Clínico

- Idade de aparecimento: entre 2 e 11 anos. Pico de incidência: 6 anos.
- Assintomático ou prurido escrotal.
- Eritema e edema escrotal podendo estender-se para pênis, períneo, abdome inferior e coxa. Em 2/3 dos casos é unilateral. O edema costuma atingir as túnicas que recobrem o testículo, o qual pode não ser palpado. Se palpado, apresenta tamanho normal e é indolor.
- O eritema e o edema são intensos, desproporcionais ao mínimo desconforto que causam.

Investigação Diagnóstica

- História e exame físico.
- Hemograma normal.
- Ultra-sonografia escrotal: espessamento da parede escrotal, tamanho testicular normal, parênquima de ecogenicidade habitual normal, testículo com fluxo sangüíneo normal, fluxo sangüíneo levemente aumentado nos tecidos peritesticulares e hidrocele residual leve em certas ocasiões.

Tratamento

Não necessita tratamento específico. Somente sintomáticos, se necessários. Desaparecimento espontâneo em 72h.

Comentários

Dor e edema da bolsa escrotal devem ser considerados emergência cirúrgica em potencial. Devem ser avaliados com muito critério, apoiados em exames de imagem. Casos indiscutíveis de torção de testículo devem ser operados imediatamente. Aproximadamente 70% dos casos de escroto agudo devem-se a afecções que não requerem tratamento cirúrgico. Operar esses 70% dos casos nos parece extremamente exagerado. Nosso serviço adotou um algoritmo que nos parece bastante apropriado e que temos preconizado. Logicamente, devemos ressalvar as diferenças e as necessidades próprias e peculiares de cada serviço. Nosso hospital conta com uma equipe de ultra-sonografistas experientes em regime de plantão de 24h e aparelhos de última geração. Nosso objetivo clínico e ultra-sonográfico é diagnosticar, sem nenhuma dúvida, torção de hidátide e orquiepididimite. Os casos duvidosos e os indiscutíveis de torção testicular são operados imediatamente.

REFERÊNCIA BIBLIOGRÁFICA

1. JONES, P. Torsion of the testis and its appendages during childhood. *Arch. Dis. Child,* v. 37, p. 214-226, 1961.

BIBLIOGRAFIA RECOMENDADA

CUCKOW, P. M.; FRANK, J. D. Torsion of the testis. *BJU International,* v. 86, p. 349-353, 2000.

HAECKER, F. M.; HAURI-HOHL, A.; SCHWEINITZ, D. Acute epididymitis in children: a 4-year retrospective study. *Eur. J. Pediatr. Surg.,* v. 15, p. 180-186, 2005.

HOLLAND, J. M.; GRAHAM, J. B.; IGNATOFF, J. M. Conservative management of twisted testicular appendages. *J. Urol.,* v. 125, p. 213-214, 1981.

KNIGHT, P.; VASSY, L. E. The diagnosis and treatment of the acute scrotum in children and adolescents. *Ann. Surg.,* v. 200, p. 664-673, 1984.

RABINOWITZ, R. The importance of the cremasteric reflex in acute scrotal swelling in children. *J. Urol.,* v. 132, p. 89-890, 1984.

VAN GLABEKE, E.; KHAIROUNI, A.; LARROQUET, M. et al. Acute scrotal pain in children: results of 543 surgical explorations. *Pediatr. Surg. Int.,* v. 15, p. 353-357, 1999.

CAPÍTULO 115

Lesões Císticas de Testículo

João Carlos Ketzer de Souza

LESÕES CÍSTICAS

Conceito

Correspondem a cistos intratesticulares benignos, raros, de diferentes etiologias.

Causas

Cisto epidermóide, cisto dermóide, teratoma testicular, displasia cística da *rete testis*, tumor de célula granulosa juvenil do estroma gonadal, linfangioma cístico, cisto simples e torção testicular.

Cistos Epidermóides

São incomuns, benignos e intratesticulares. Correspondem a 1 a 3% dos tumores testiculares da criança. São indistinguíveis clinicamente das neoplasias testiculares. Cinqüenta por cento são assintomáticos e o restante pode apresentar-se sob a forma de aumento indolor do testículo ou dor testicular leve (talvez sensação de peso).

O cisto é revestido por epitélio estratificado escamoso, contendo em seu interior *debris* queratinizados ou material amorfo sob a forma de material cremoso esbranquiçado, sem outros elementos teratomatosos ou estruturas dermais anexas (folículos pilosos, glândulas sebáceas, etc.). Embora a histogênese do cisto epidermóide não seja totalmente conhecida, alguns autores o consideram como uma forma de teratoma monodérmico.

Clinicamente, aparece como massa intratesticular de consistência firme, circunscrita, lisa, indolor, unilateral.

O exame ultra-sonográfico revela lesão parenquimatosa central hipoecóica bem circunscrita e margens hipoecogênicas ou hiperecogênicas. A deposição continuada de material queratinizado dentro do cisto cria uma arquitetura interna de espirais hipoecogênicas e hiperecogênicas alternadas, aparentando casca de cebola ou alvo.

O tratamento evoluiu da orquiectomia para a enucleação simples do cisto. Por incisão inguinal, o cordão espermático deve ser mobilizado e clampeado atraumaticamente, o testículo trazido até a região inguinal, onde é protegido com campos cirúrgicos antes da abertura da túnica albugínea, e a lesão removida para exame de congelação.

Cistos Dermóides

São extremamente raros, contendo somente anexos cutâneos derivados do ectoderma.

Macroscopicamente não podem ser diferenciados dos cistos epidermóides. São revestidos por epitélio escamoso com estroma fibroso contendo folículos pilosos, glândulas sebáceas e glândulas écrinas e apócrinas. O tratamento segue a mesma orientação do cisto epidermóide.

Teratomas Císticos Testiculares

Em geral, os teratomas de testículo representam 20% de todos os tumores de testículo da criança. É o segundo tumor testicular mais comum na criança. Os teratomas sólidos e mistos podem conter dentes, cabelos e ossos. Os cistos são repletos de líquido gelatinoso. O teratoma maduro contém componentes derivados das três camadas germinativas embrionárias, sem evidência de elementos imaturos ou indiferenciados.

O teratoma cístico e o misto podem ser denominados totalmente císticos ou parcialmente císticos.

As calcificações representam ossos ou corpos psamomatosos. A dosagem da alfa-fetoproteína é normal.

A ultra-sonografia mostra múltiplos cistos intratesticulares, presença de ecos e calcificações ocasionais.

O tratamento consiste na enucleação do tumor, após exame de congelação em todas as crianças pré-puberais. Apresenta, em relação à orquiectomia, vantagens funcionais (melhor fertilidade e função endócrina), psicológicas e cosméticas.

Tumores de Células Juvenis Granulosas do Estroma do Cordão Sexual do Testículo

Correspondem a 15% dos tumores do estroma gonadal e 6,6% de todos os tumores gonadais. Esse tipo de tumor não deve ser confundido com o tumor de células granulosas do ovário, que pode estar associado a ginecomastia e malignidade. Apesar de raro, permanece como a forma mais comum de neoplasia do estroma gonadal do testículo na criança. Cinqüenta por cento manifestam-se no período neonatal e > 90% antes dos seis meses de vida. A etiologia é provavelmente associada a fatores hormonais durante a gestação, que acabam influenciando o blastema gonadal. Não há relato de metástases. Aparece como massa multicística contendo em seu interior líquido mucinoso ou hemorrágico. Os tumores pequenos são mais firmes; os maiores, mais císticos. À microscopia, nota-se a presença de folículos de variados tamanhos repletos de mucina e revestidos por camadas de células semelhantes às células da granulosa do folículo ovariano. Não apresentam manifestações endócrinas. Podem associar-se, rara-

Lesões Císticas de Testículo ■ **591**

mente, a anormalidades da genitália externa (ambigüidade sexual) e hipospádia penoscrotal. Os casos de genitália ambígua podem estar associados a cariótipos anormais envolvendo mosaicismo X/XY e anormalidades estruturais do Y. A ultra-sonografia mostra um aspecto de queijo suíço. Tratamento: orquiectomia pela possibilidade de recorrência.

Displasia Cística do Testículo ou da *Rete Testis* (Rede Formada no Mediastino Testicular pelos Túbulos Seminíferos)

Anomalia congênita que cresce durante o desenvolvimento testicular, causando alterações císticas nos túbulos seminíferos. A etiologia é incerta, mas parece ser melhor explicada pela:

- Má união entre a *rete testis* (originária do blastema gonadal) e os ductos eferentes do epidídimo (originários dos ductos mesonéfricos). Outros acham que a displasia resulta de anormalidades no desenvolvimento da *rete testis* e não dos túbulos seminíferos.
- Pela alta atividade secretora da *rete testis* em casos de hiperestimulação que, ao produzir excesso de líquido, causaria dilatação dos ductos eferentes.

À microscopia, mostra tecido testicular comprimido e atrófico com múltiplos espaços císticos circundados por tecido fibroso denso. São revestidos por células simples, cuboidais ou colunares como as da *rete testis*.

Entre 41 a 55% dos casos podem associar-se com agenesia renal ipsilateral. Outras anomalias que podem estar presentes são: duplicação do sistema coletor, displasia renal, refluxo vesicoureteral, megaureter e criptorquidia (35%).

Clinicamente apresentam-se com aumento testicular, são indolores e geralmente transilumináveis.

A ultra-sonografia mostra massa testicular composta de cistos de variados tamanhos, circundados por tecido testicular comprimido e epidídimo normal. Freqüentemente é observada a presença de focos hiperecogênicos originados da interface entre a parede cística distal e a parênquima circundante. Pode ser difícil, nesses casos, o diagnóstico diferencial com microlitíase.

O tratamento recomendado é a enucleação da displasia, evitando a compressão persistente do testículo. Exame de congelação deve ser realizado. Orquiectomia é requerida quando o comprometimento testicular é muito extenso. Atualmente, tem sido proposta uma conduta não-operatória para os casos em que o diagnóstico é de certeza e quando há quantidade adequada de tecido testicular normal remanescente. Observação rigorosa é recomendada com exame físico e ultra-sonografia aos três e seis meses e subseqüentemente com intervalos de um ano. É preconizada a enucleação das lesões que se mantêm em crescimento.

Linfangiomas

Correspondem a hamartomas que ocorrem mais comumente no epidídimo. Portanto, corresponde a uma malformação nos túbulos seminíferos caracterizada pelo crescimento exagerado dos vasos linfáticos. À microscopia, apresenta-se com um ou múltiplos cistos contendo líquido claro, revestidos por camada de 1 a 2 células e variada quantidade de estroma fibroso, separando os cistos. Apresentam limites mal definidos. A ultra-sonografia do linfangioma de testículo mostra lesão simples ou multicística com variadas espessuras de parede. O tratamento baseia-se na excisão do linfangioma, progredindo para orquiectomia, dependendo da invasão das estruturas adjacentes.

Cistos Simples

Bastante raros, apresentam parede lisa revestida por epitélio cuboidal ou plano com parede de tecido fibroso e são distintamente intratesticulares. Preenchidos com líquido claro sem componentes celulares. Não apresentam elementos teratomatosos, não comprometem a túnica albugínea, não contêm inflamação crônica nem fibrose em áreas fora da parede do cisto.

Embora sua etiologia ainda seja especulativa, tem sido postulado que pode ser o resultado da capacidade secretória aumentada das células epiteliais ou são remanescentes epiteliais ectópicos oriundos do ducto de Wolff.

As características ultra-sonográficas baseiam-se na presença de parede anterior distinta, ausência de ecos internos e parede posterior com som intensificado.

A necessidade de tratamento cirúrgico é questionada quando todos os critérios ultra-sonográficos para cisto simples são encontrados. Indica-se enucleação quando se torna sintomático ou ultra-sonografia revela alterações, como ecogenicidade aumentada em área previamente ecolucente.

Torção Testicular Perinatal

A torção perinatal pode ser subdividida em pré-natal em 75% dos casos (intra-útero) e pós-natal em 25% dos casos (neonatal propriamente dita, nos primeiros 30 dias após o nascimento). Mais de 90% dos casos são do tipo intravaginal e aproximadamente 90% dos testículos não podem ser recuperados ao nascimento.

Na torção testicular ocorrida tardia na gestação (logo antes do nascimento), a bolsa escrotal encontra-se inflamada com edema e hiperemia e o testículo aumentado de volume. A ultra-sonografia mostra ecos internos mistos e mínima calcificação.

Quando a torção ocorre mais precoce na gestação, há mais necrose e liquefação parenquimatosa e a ultra-sonografia mostra padrão mais homogêneo com depósitos de cálcio. A calcificação predomina na túnica albugínea, formando um anel hiperecóico característico encirclando o testículo. O parênquima apresenta-se

SEÇÃO 11

Trato Geniturinário

difusamente hipoecogênico. Clinicamente não há reação escrotal, somente aumento testicular.

Na degeneração cística pós-torção, o testículo apresenta-se edematoso a atrófico, com espaços císticos preenchidos com *debris* necróticos, separados por septos de tecido conetivo.

A ultra-sonografia costuma demonstrar espaços císticos por necrose e margem ecogênica dentro da túnica albugínea.

Na torção pré-natal, a conduta terapêutica é controversa. Alguns acreditam que o testículo pode ser observado, pois sofrerá atrofia e diminuição do seu volume não causando efeito adverso (produção de anticorpos, podendo afetar a espermatogênese do testículo remanescente) no lado contralateral. A maoiria acredita que a exploração cirúrgica pode afastar a possibilidade de erro diagnóstico e permitir a fixação do testículo contralateral.

Investigação Diagnóstica

Todos os cistos apresentam-se como massa escrotal indolor, exceto no caso de torção do testículo após o período neonatal. A massa tem consistência firme quando teratoma (± 80 a 85%), cisto epidermóide (75%) e outros. Somente o linfangioma de testículo apresenta-se como massa mole, compressível. Algumas vezes, a displasia cística da *rete testis* e o teratoma podem transiluminar, proporcionando a idéia de tratar-se de uma hidrocele.

As lesões que costumam aparecer precoce são: linfangioma cístico (< 3 anos de idade), cisto simples, displasia cística (idade média: 6 anos), tumor juvenil de células granulosas (< 1 ano de idade) e teratoma maturo (idade média: 14 meses). No período neonatal, as lesões císticas incluem o tumor juvenil de células granulosas e torção perinatal.

MICROLITÍASE DO TESTÍCULO

Conceito

Doença rara, caracterizada pela presença de microcalcificações no interior dos túbulos seminíferos. Sua patogênese é controversa e sua relevância clínica é incerta. Histologicamente, nota-se degeneração das células epiteliais intratubulares, lesão da membrana basal e precipitação de matriz glicoprotéica, nas quais depositam-se as microcalcificações. Prevalência: 0,05 a 0,6%.

Quadro Clínico

Lesão assintomática, não progressiva, sem causar aumento testicular, geralmente identificada incidentalmente durante exame ultra-sonográfico do testículo em pacientes com sintomas inespecíficos. Alguns autores acreditam na associação com orquialgia.

Ultra-sonografia

Imagem característica com padrão pontilhado de múltiplos pequenos e brilhantes focos ecogênicos de calcificações distribuídos difusamente em todo o testículo, medindo cada foco 2mm ou menos de diâmetro. Imagem denominada "tempestade de neve". Não apresentam sombra acústica posterior, provavelmente em razão das pequenas dimensões das calcificações.

A microlitíase geralmente é bilateral, mas pode ser assimétrica. Constitui-se de pequenas lesões que representam camadas laminadas calcificadas de material colágeno formado nos túbulos seminíferos.

Qualquer massa associada no testículo pode ser facilmente detectada.

Doenças associadas

Pode estar associada a outras condições anormais, incluindo criptorquidia, varicocele, infertilidade/subfertilidade, anormalidades cromossômicas (síndrome de Klinefelter, síndrome de Down) e tumores testiculares (teratomas, tumor carcinóide primário de testículo, seminoma, carcinoma de células embrionárias e outros).

Tratamento

Há muita controvérsia na literatura sobre a real relação entre as microcalcificações e as neoplasias de testículo.

Recomendamos *follow-up* regular, com ultra-sonografia escrotal periódica, para se detectar precocemente tumores testiculares, principalmente quando associados a criptorquidia, infertilidade, atrofia testicular e tumor testicular contralateral.

BIBLIOGRAFIA RECOMENDADA

GARRETT, J. E.; CARTWRIGHT, P. C.; SNOW, B. W. et al. Cystic testicular lesions in the pediatric population. *Am. J. Urol.*, v. 163, p. 928-936, 1999.

JANSEN, D. L.; MATHIESON, J. R.; MARSH, J. I. et al. Testicular microlithiasis: sonographic and clinical features. *AJR*, v. 158, p. 1057-1060, 1992.

LEV, R.; MOR, Y.; LEIBOVITCH, I. et al. Epidermoid cyst of the testis in an adolescent: case report and review of the evolution of the surgical management. *J. Pediatr. Surg.*, v. 37, n. 1, p. 121-123, 2002.

MILLER, R. L.; WISSMAN, R.; WHITE, S. et al. Testicular microlithiasis: a benign condition with a malignant association. *J. Clin. Ultrasound*, v. 24, n. 4, p. 197-202, 1996.

MOGHE, P. K.; BRADY, A. P. Ultrasound of testicular epidermoid cysts. *Brit. J. Radiol.,* v. 72, p. 942-945, 1999.

NOH, P. H.; COOPER, C. S.; SNYDER, H. M. Conservative management of cystic dysplasia of the testis. *J. Urol.*, v. 162, p. 2145, 1999.

RUSHTON, H. G.; BELMAN, B. Testis-sparing surgery for benign lesions of the prepubertal testis. *Urol. Clin. N. Am.*, v. 20, p. 27-37, 1993.

VALLA, J. S. Testis-sparing surgery for benign testicular tumors in children. *J. Urol.*, v. 165, p. 2280-2283, 2001.

CAPÍTULO 116

Sinéquia de Pequenos Lábios

João Carlos Ketzer de Souza

CONCEITO

Fusão mediana dos pequenos lábios por aderências. A fusão geralmente inicia na fúrcula posterior e progride em direção ao clitóris (Fig. 116.1). A fusão completa fecha o orifício vaginal, deixando um orifício puntiforme abaixo do clitóris (Fig. 116.2).

ETIOLOGIA

Pequenos lábios pré-púberes são cobertos por epitélio hipoestrogenizado. Após infecção, trauma local ou irritação por dermatite amoniacal, podem formar-se aderências superficiais, juntando-os como se fossem uma rafe mediana (Fig. 116.3).

EPIDEMIOLOGIA

Pico de prevalência: entre o período neonatal e os dois anos e entre seis e sete anos.

QUADRO CLÍNICO

- A maioria é assintomática.
- Sintomas raros: infecção urinária, disúria, polaciúria, dificuldade de micção.

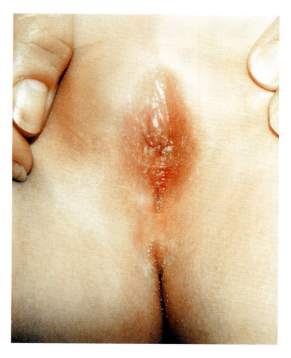

Figura 116.2 – Sinéquia completa dos pequenos lábios. Dermatite amoniacal.

TRATAMENTO

- Observação, pois a maioria desaparece espontaneamente com a produção de estrógenos na puberdade.

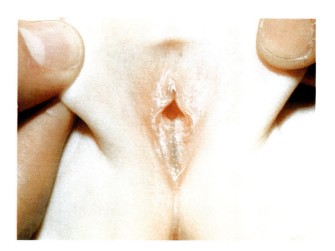

Figura 116.1 – Sinéquia de pequenos lábios. Fusão incompleta.

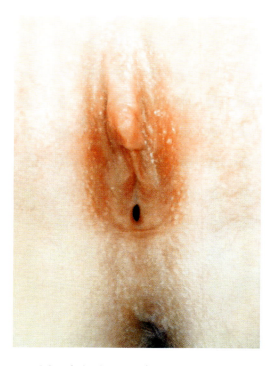

Figura 116.3 – Sinéquia com aderência quase completa dos pequenos lábios.

SEÇÃO 11

- Nos casos sintomáticos, sinéquia completa e preocupação excessiva dos pais, pode indicar-se o tratamento a seguir:
  - Creme de estrógenos conjugados (creme vaginal de Premarin® 1%) na vulva duas vezes ao dia por duas a quatro semanas.
- No caso de aderências extensas e densas que permanecem após aplicação de creme de estrógeno, indica-se lise cirúrgica ambulatorial com estilete (antes dos 18 meses de vida) com anestésico tópico (EMLA®) ou anestesia geral.
- A aplicação pós-operatória de creme de estrógeno, banhos de assento e creme com vitaminas A e D evitam readerências ao promover a epitelialização e o tratamento da dermatite.
- O uso de creme de estrógeno, se prolongado, pode causar pigmentação vulvar, hiperestesia das mamas e crescimento mamário.

BIBLIOGRAFIA RECOMENDADA

BROWN, M. R.; CARTWRIGHT, P. C.; SNOW, B. W. Common office problems in pediatric urology and gynecology. *Pediatr. Clin. North Am.*, v. 44, p. 1091-1115, 1997.

MARCHINO, G. L.; MIMMO, B.; BERSANI, R.; TRIVELLI, M. R. Adhesions of the labia minor in children. Response to local treatment with estrogens. *Minerva Pediatr.*, v. 38, p. 441-445, 1986.

CAPÍTULO 117

Massas Interlabiais

João Carlos Ketzer de Souza

As principais causas de massas localizadas junto ao intróito vaginal são: uretra prolapsada, ureterocele prolapsada, cisto parauretral, hímen imperfurado e rabdomiossarcoma de vagina.

Cuidadoso exame físico (aspecto macroscópico da massa, localização exata, posição do meato uretral e do intróito vaginal, jato urinário, sintomas associados), considerações da raça e idade e, mais raramente, alguns exames de imagem costumam fazer o diagnóstico.

URETRA PROLAPSADA

- Apresenta-se clinicamente com um orifício central (meato uretral) circundado por anel de mucosa inflamada, lisa, edematosa e avermelhada. A mucosa prolapsada é friável, resultando em queixas freqüentes de sangue nas roupas de baixo, sangramento vaginal ou hematúria, disúria, freqüência.
- O intróito vaginal é identificado caudal (posterior) à massa. O prolapso ocorre tipicamente na parede uretral posterior. É a única lesão interlabial que circunda o meato uretral (Fig. 117.1).
- Bem mais freqüentes na raça preta e entre os cinco e seis anos de idade.
- A etiologia é incerta. Parece estar relacionada a fixação muscular uretral anormal, tecidos hipoestrogenizados ou trauma.
- Tratamento: local, com banhos de assento mornos e creme de estrógeno tópico. Freqüentemente necessita excisão da mucosa prolapsada com aproximação dos seus bordos.

URETEROCELE ECTÓPICA PROLAPSADA

- Prolapso de um ureter ectópico pela uretra (Fig. 117.2). Geralmente associado a orifício estenosado, quase sempre correspondendo à porção superior do sistema coletor duplicado (90%).
- Massa lisa, brilhante, recoberta por mucosa que pode ter coloração variando do vermelho ao violeta escuro, dependendo do grau de isquemia e da duração do prolapso presente.
- O meato uretral é difícil de identificar.
- À micção, observa-se que o fluxo urinário ocorre ao redor da massa.
- O prolapso pode ser intermitente ou tornar-se fixo, causando sintomas de retenção urinária súbita, intermitente ou crônica.

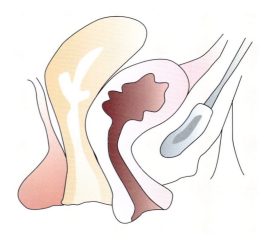

Figura 117.1 – Uretra prolapsada. Adaptado de Nussbaum et al.[1]

- O intróito vaginal também pode ser difícil de identificar, pois a ureterocele costuma cobri-lo completamente.
- Encontrada quase exclusivamente na raça branca.
- É necessária a investigação diagnóstica do trato urinário com urorressonância magnética, ultra-sonografia abdominal, cistoscopia, uretrocistografia miccional (para estudar refluxo vesicoureteral) e cintilografia com ácido dimercaptossuccínico (DMSA, *dimercaptosuccinic acid*) (para estudar a função das unidades renais duplicadas).
- Tratamento: redução manual do prolapso para aliviar a obstrução urinária e isquemia da ureterocele. Muitas vezes é necessário aspirar líquido (urina) da massa para conseguir a redução. Após, indica-se cirurgia definitiva (ver Cap. 130).

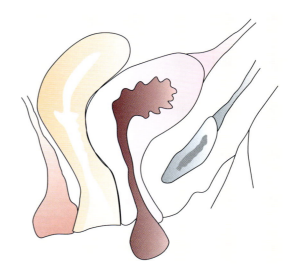

Figura 117.2 – Ureterocele ectópica prolapsada. Adaptado de Nussbaum et al.[1]

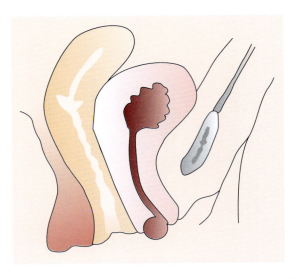

Figura 117.3 – Cisto parauretral. Adaptado de Nussbaum et al.[1]

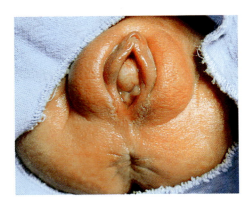

Figura 117.4 – Cisto parauretral. Observar o intróito vaginal (hímen) localizado normalmente, posterior ao cisto. Meato uretral deslocado da linha média. Aspiração do cisto mostrou conteúdo de aspecto leitoso.

CISTO PARAURETRAL

- Cisto recoberto por epitélio, que parece crescer da obstrução ou da degeneração cística de remanescentes do seio geniturinário (ductos de Skene, glândulas parauretrais), ductos müllerianos ou ductos mesonéfricos (ductos de Gardner).
- Causa menos comum de massa interlabial.
- Desloca o meato uretral lateralmente, colocando-o em uma posição excêntrica.
- O intróito vaginal está localizado normalmente, caudalmente (posterior) à massa (Fig. 117.3).
- A aspiração produz pouca quantidade de um líquido de aspecto leitoso (Fig. 117.4).
- Tratamento: geralmente rompe espontaneamente. Os que persistem devem ser marsupializados ou excisados.

HÍMEN IMPERFURADO

- Associado a hidrocolpos/hidrometrocolpos, abaulando o intróito vaginal.
- Distensão da vagina e/ou do útero pelo acúmulo de muco e/ou sangue (na época da menarca) produzido pelas glândulas uterinas e cervicais estimuladas pelos estrógenos maternos, atrás de um hímen imperfurado ou de um septo transverso vaginal baixo.
- Meato uretral está localizado em posição normal, logo acima da membrana abaulada (Fig. 117.5).
- Massa abdominal baixa ou pélvica pode ser palpável. A massa pode comprimir bexiga, ureteres, intestino ou veias pélvicas, resultando em retenção urinária, constipação ou edema das extremidades inferiores.
- A aspiração produz grande quantidade de líquido mucóide de aspecto leitoso.
- Investigação diagnóstica pode necessitar de ultrasonografia abdominal.

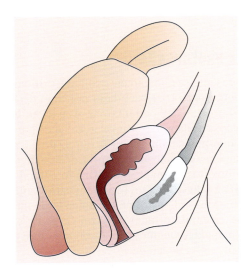

Figura 117.5 – Hímen imperfurado. Adaptado de Nussbaum et al.[1]

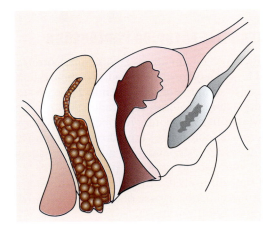

Figura 117.6 – Sarcoma botrióide de vagina. Adaptado de Nussbaum et al.[1]

- Tratamento: membrana deve ser incisada e marsupializada ou excisada.

RABDOMIOSSARCOMA DE VAGINA (SARCOMA BOTRIÓIDE)

- É o tumor geniturinário baixo mais comum em crianças pequenas (< 5 anos de idade).
- Tumor presente no intróito com aspecto semelhante a cachos de uva (aspecto polipóide) (Fig. 117.6).
- Outros achados clínicos freqüentes: sangramento vaginal e massa abdominal inferior ou pélvica palpável.
- Uretra normal livre. No sarcoma botrióide de bexiga, essas massas podem sofrer protrusão pela uretra.

- Investigação diagnóstica e tratamento: ver Capítulo 14.

REFERÊNCIA BIBLIOGRÁFICA

1. NUSSBAUM, A. R.; LEBOWITZ, R. L. Interlabial masses in little girl: review and imaging recommendations. *AJR*, v. 141, p. 65-71, 1983.

BIBLIOGRAFIA RECOMENDADA

BEN-MEIR, D.; YIN, M.; CHOW, C. W.; HUTSON, J. M. Urethral polyps in prepubertal girls. *J. Urol.*, v. 174, 4 Pt 1, p. 1443-1444, 2005.

BOURDELAT, D. Strangulated ureterocele and prolapsed urethral mucosa in a little girl. Diagnostic difficulties. *Ann. Urol. (Paris)*, v. 20, p. 47-50, 1986.

LESLIE, J. A.; CAIN, M. P. Pediatric urologic emergencies and urgencies. *Pediatr. Clin. North Am.*, v. 53, p. 513-527, 2006.

CAPÍTULO 118

Hidrocolpos e Hidrometrocolpos

João Carlos Ketzer de Souza

CONCEITO

Hidrocolpos corresponde à distensão maciça da vagina ocasionada por excesso de secreções vaginais e do cérvix uterino combinadas com obstrução congênita distal da vagina. Hidrometrocolpos é a distensão maciça da vagina e do útero.

Hematocolpos (só a vagina) e hematometrocolpos (vagina e útero) correspondem à distensão maciça da vagina e do útero por secreções da menstruação. Existe obstrução vaginal congênita, mas, como o estímulo estrogênico materno deve ter sido baixo no período neonatal e o líquido acumulado escasso, os sintomas só irão aparecer quando iniciar a menstruação, com acúmulo de sangue menstrual.

Existem dois tipos funcionais de hidrometrocolpos:

- Tipo secretório (mais freqüente), em que o material acumulado é mucóide e viscoso, secretado pela porção cervical das glândulas uterinas e vaginais em resposta aos hormônios maternos circulantes no período pré-natal e pós-natal imediato.
- Tipo urinário (menos freqüente), em que a urina coleta-se retrogramente na vagina durante a micção. Pode aparecer em casos de seio geniturinário persistente, anomalias cloacais e hipospádia feminina. Nesse caso, pode não haver obstrução vaginal.

CLASSIFICAÇÃO DO HIDROMETROCOLPOS SECRETÓRIO (Fig. 118.1)

- Tipo I: imperfuração himenal.
- Tipo II: membrana ou septo vaginal transverso.
- Tipo III: atresia vaginal.
- Tipo IV: atresia vaginal com persistência do seio geniturinário.
- Tipo V: atresia vaginal com anomalias cloacais.

EPIDEMIOLOGIA

Prevalência: 1 para cada 30.000 nascidos vivos do sexo feminino.

APRESENTAÇÃO CLÍNICA

- Período neonatal: massa abdominopélvica de linha média, podendo estender-se até o rebordo costal.

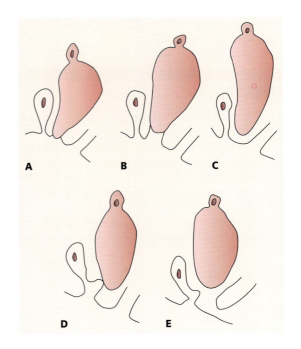

Figura 118.1 – Classificação do hidrometrocolpos: (A) Tipo I = imperfuração himenal, (B) tipo II = septo transverso de vagina, (C) tipo III = atresia vaginal, (D) tipo IV = persistência do seio geniturinário, (E) tipo V = persistência do seio geniturinário e anomalia anorretal. Adaptado de Nguyen et al.[1]

Algumas vezes, uma massa menor pode ser palpada logo acima da massa inferior maior (útero dilatado). Pode acompanhar-se de dificuldade respiratória por compressão diafragmática e pulmonar, uropatia obstrutiva com megaureter e hidronefrose, sintomas e sinais gastrointestinais, como vômitos e constipação intestinal, edema dos membros inferiores por compressão da veia cava, septicemia, malformações congênitas associadas (principalmente geniturinárias).
- Crianças maiores (adolescência): massa abdominopélvica de linha média, dores menstruais típicas e cíclicas, amenorréia e aparecimento de pêlos e mamas.

INVESTIGAÇÃO DIAGNÓSTICA

- História e exame físico com especial atenção para as características físicas da massa (linha média podendo estender-se até o rebordo costal, forma cilíndrica, consistência elástica, superfície lisa e móvel no sentido lateral).
- Toque retal: massa anterior comprimindo o reto anteriormente.
- Inspeção do períneo: identificar membrana himenal abaulada, aspecto externo da genitália e orifícios perineais.
  - Hímen imperfurado: membrana azulada e abaulada protruindo do intróito vaginal (Fig. 118.2). Meato uretral normal. Vulva com dois orifícios.

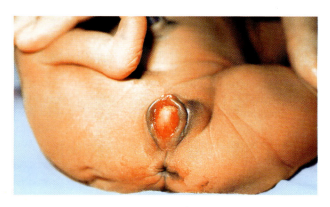

Figura 118.2 – Imperfuração himenal. Notar o abaulamento da membrana himenal.

– Vagina septada: aspecto normal da genitália externa. Às vezes é necessário o uso de espéculo nasal e luz adequada para visualizar a membrana. Meato uretral normal. Vulva com dois orifícios. A punção e a aspiração da membrana, no caso de hímen imperfurado ou vagina septada, poderá demonstrar fluido mucóide esbranquiçado no recém-nascido e fluido sanguinolento ou sangue coagulado na púbere.
– Atresia vaginal: o exame é menos óbvio. Os pequenos lábios costumam ser pouco desenvolvidos. A vulva apresenta orifício único. Hímen e meato uretral não são visíveis. Na cateterização do orifício único, há entrada do cateter na bexiga com saída de urina.
– Anomalias cloacais: presença de orifício perineal único. Hipodesenvolvimento dos pequenos lábios. Ausência de hímen (Fig. 118.3).
■ Exames laboratoriais: hemograma com plaquetas, provas de coagulação (KTTP, tempo de protrombina), exame comum de urina e urocultura com teste.
■ Estudos cromossômicos: para identificar sexo e aberrações cromossômicas na presença de genitália ambígua e ausência de vagina.

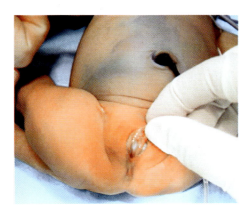

Figura 118.3 – Cloaca. Genitália hipodesenvolvida, orifício perineal único e imperfuração anal.

■ Radiografia de abdome: massa abdominal de linha média, arredondada, crescendo da pelve e deslocando intestinos, bexiga e reto e ocasionando elevação do diafragma.
■ Radiografia de coluna lombossacra: para estudar anomalias vertebrais. Não é necessário no hímen imperfurado.
■ Ultra-sonografia abdominal: massa cística contendo líquido espesso e sedimentos. Pode demonstrar hidronefrose, hidroureter, compressão da bexiga e anomalias geniturinárias associadas.
■ Ultra-sonografia transperineal: mede a distância do coto vaginal até o períneo, ajudando a planejar a cirurgia reconstrutiva.
■ Ressonância nuclear magnética: pode ser solicitada quando se deseja um melhor detalhamento anatômico do defeito, principalmente relacionado às características do útero e do colo uterino.
■ Uretrocistografia miccional: mostra bexiga deslocada anteriormente e/ou refluxo vesicoureteral. Nem sempre é necessária.
■ Vaginografia ou sinograma retrógrado: injeção de contraste no orifício vulvar ou perineal único. Excelente para estabelecer a anatomia interna. Não é necessário no hímen imperfurado e na vagina septada baixa com membrana abaulada.
■ Vaginoscopia: realizada com cistoscópio adequado é excelente para confirmar os achados em vaginografia. Não é necessária em hímen imperfurado e vagina septada baixa.
■ Ecocardiografia: nos casos com suspeita de anomalias cardíacas associadas.

TRATAMENTO

Cuidados Pré-operatórios

■ Se estiver com vômitos, indica-se nada por via oral (NPO, *nil per os*), sonda nasogástrica e hidratação parenteral.
■ Se estiver com retenção urinária, colocar sonda de Foley.
■ Iniciar preparo de cólon, conforme rotina, nos tipos II alto, III, IV e V.
■ Iniciar antibióticos 30min antes de iniciar a cirurgia.
■ Colocar sonda vesical, se não estiver com sonda, antes de iniciar cirurgia.
■ O reto é tamponado com gaze vaselinada ou com pomada de neomicina.
■ Posição de semilitotomia.
■ Todo o abdome, períneo, genitália, coxas e glúteos são preparados por anti-sepsia, conforme rotina.

Tratamento Cirúrgico

Nos casos mais complexos (tipos III, IV e V) com vagina e útero extremamente dilatados e/ou com septicemia (decorrente de coleção líquida com infecção secundária), pode ser necessária laparotomia de urgência com vaginostomia, com ou sem utilização de cateter (Pezzer ou Malecot). Também pode-se tentar a punção-drenagem da vagina distendida sob orientação ultra-sonográfica.

- **Tipo I**: himenotomia em forma de cruz ou circular com marsupialização.
- **Tipo II** com vagina septada baixa: incisão com marsupialização. Se a membrana for espessa, deve-se efetuar sua excisão e drenagem.
- **Tipo II** com vagina septada mais alta e/ou septo mais espesso do que 1cm: via de acesso abdominoperineal combinada com laparotomia transversa, histerotomia transversa, incisão do septo sob visão direta, dilatação do neo-orifício e sondagem com cateter de Silastic nº 16. Pela histerotomia, é introduzida uma pinça de Kelly, que é dirigida à porção mais dependente da vagina dilatada. Nesse momento, coloca-se um espéculo nasal no orifício vaginal e, ao se visualizar o abaulamento do septo produzido pela pinça de Kelly, incisa-se o septo sob visão direita.
- **Tipo III**: nesse caso, não existe orifício vaginal. É indicado abaixamento abdominoperineal da vagina: laparotomia transversa, histerotomia transversa, colocação do dedo indicador do cirurgião pela histerotomia empurrando a parede posterior da vagina e fazendo-a protruir no períneo. Ao mesmo tempo, é realizada incisão em forma de U-invertido no períneo e descolado retalho de pele, que será suturado à vagina abaixada.
- **Tipo IV**: a característica desse tipo é a persistência do seio geniturinário. Várias técnicas podem ser adotadas. É visto mais freqüentemente na hiperplasia adrenal congênita.
  - Abaixamento abdominoperineal da vagina (já descrita anteriormente), quando o seio geniturinário mede ≤ 2cm.

  Quando o seio geniturinário mede > 2cm, outras técnicas podem ser acrescentadas:
  - Abaixamento vaginal pela via transanorretal sagital posterior de Peña[2].
  - Abaixamento vaginal pela via transanorretal sagital anterior de Dòmini[3], em que somente a parede anterior do reto é incisada.
- **Tipo V**: anomalias cloacais com atresia vaginal. Ver descrição no Capítulo 78.
  - Primeiro tempo cirúrgico: colostomia com bocas separadas e vaginostomia nos casos com hidrocolpos e hidrometrocolpos maciços.

  - Segundo tempo cirúrgico: anorreto-vagino-uretroplastia sagital posterior.
  - Terceiro tempo cirúrgico: fechamento da colostomia.

No recém-nascido séptico, prematuro ou com múltiplas anomalias associadas, é importante a descompressão do cólon e da bexiga (colostomia dividida, vaginostomia [nos casos com dilatação vaginal maciça] entubada e sondagem vesical ou vesicostomia).

Tratamento Pós-operatório

- Sonda de Foley é retirada em 48h.
- Cateter vaginal é mantido por seis semanas.
- Vagina deve ser irrigada três vezes ao dia com soro fisiológico.
- Antibióticos são mantidos por sete dias.
- Dilatações vaginais são mantidas por seis meses.

REFERÊNCIAS BIBLIOGRÁFICAS

1. NGUYEN, L.; YOUSSEF, S.; GUTTMAN, F. M. et al. Hydrometrocolpos in neonate due to distal vaginal atresia. *J. Pediatr. Surg.*, v. 19, p. 510-514, 1984.
2. PEÑA, A.; FILMER, B.; BONILLA, E. et al. Transanorectal approach for the treatment of urogenital sinus: preliminary report. *J. Pediatr. Surg.*, v. 27, p. 681-685, 1992.
3. DÒMINI, R.; ROSSI, F.; CECCAVELLI, R. L. et al. Anterior sagittal transanorectal approach to the urogenital sinus in adrenogenital syndrome. *J. Pediatr. Surg.*, v. 32, p. 714-716, 1997.

BIBLIOGRAFIA RECOMENDADA

LUTHRA, M.; STEPHENS, F. D. Embryogenesis of the hymen and caudal end of the vagina deduced from uterovaginal anomalies. *Pediatr. Surg. Int.*, v. 3, p. 422-425, 1988.

RAMENOFSKY, M. L.; RAFFENSPERGER, J. G. An abdominoperineal vaginal pull-through for definitive treatment of hydrometrocolpos. *J. Pediatr. Surg.*, v. 6, p. 381-387, 1971.

REYNOLDS, M. Neonatal disorders of the external genitalia and vagina. *Sem. Pediatr. Surg.*, v. 7, p. 2-7, 1998.

ROHATGI, M.; LUTHRA, M.; GUPTA, D. K.; BHARGAVA, S. An unusual presentation of neonatal hydrometrocolpos with review of pathogenesis and management. *Pediatr. Surg. Int.*, v. 2, p. 372-376, 1987.

ROHATGI, M.; PURI, P. Hydrometrocolpos. In: PURI, P. *Newborn Surgery*. Oxford: Butterworth-Heinemann, 1996. p. 637-644.

STALLION, A. Vaginal obstruction. *Sem. Pediatr. Surg.*, v. 9, p. 128-134, 2000.

CAPÍTULO 119

Cisto de Ovário Fetal e na Lactente

João Carlos Ketzer de Souza

CONCEITO

São cistos de origem principalmente folicular que crescem em um meio hormonalmente rico presente no 3º trimestre de gestação ou no período neonatal imediato.

ETIOLOGIA

O ovário é um órgão dinâmico com foliculogênese ocorrendo precocemente na vida fetal.

Os cistos resultam de estimulação excessiva do ovário por hormônios placentários, maternos e fetais. O ambiente fetal é rico em gonadotrofinas hipofisárias (hormônio folículo-estimulante e hormônio luteinizante), gonadotrofina coriônica humana (HCG, *human chorionic gonadotrophin*) e estrógenos fetoplacentários. Todos esses hormônios podem estimular os folículos fetais, promovendo a formação de um cisto ovariano. A suposta diminuição na concentração desses hormônios, após o nascimento, providencia uma base fisiológica para a resolução espontânea.

Há uma prevalência maior de cistos de ovário em bebês:

- De mães diabéticas.
- Com toxemia gravídica e com isoimunização Rh, provavelmente pela liberação excessiva de gonadotrofinas coriônicas por uma placenta aumentada.
- Hipotireoidismo.
- Prematuridade (maior sensibilidade hormonal dos folículos fetais e mecanismo imaturo de *feedback* do eixo hipotálamo-hipófise-ovário).

EPIDEMIOLOGIA

- Cisto de ovário é a causa mais comum de massa abdominal cística em um feto feminino.
- A presença de pequenos cistos foliculares é um achado comum e normal nos ovários neonatais. Cistos < 2cm de diâmetro não são considerados patológicos e sua involução espontânea é esperada.
- Exceto pela presença de grandes cistos ou cistos complicados por torção, hemorragia ou ruptura, até recentemente, não eram reconhecidos no período neonatal; o aumento no uso de ultrasonografia obstétrica possibilitou o diagnóstico mais precoce e mais freqüente dos cistos de ovário.
- A complicação mais comum do cisto de ovário é a torção, observada em 40% dos casos fetais e em ± 50% dos casos neonatais.
- Anomalias do ovário e genitais correspondem a 20% de todas as massas abdominais do recém-nascido (RN), somente ultrapassadas em número por aquelas originadas no trato urinário (55%).
- Mesma freqüência em ambos os lados.
- Cistos bilaterais são raros (5%).
- Malignização é extremamente rara no período neonatal.
- Poliidrâmnio está presente em 5 a 10% dos casos.
- A grande maioria dos cistos é do tipo folicular.

QUADRO CLÍNICO

- A grande maioria é assintomática.
- Casos sintomáticos.
  - Massa abdominal de extrema mobilidade. O cisto costuma ter tanta mobilidade que pode ser palpado em um lado e ser oriundo do outro. A maioria é palpada durante o exame físico de rotina em um RN assintomático.
  - Distensão abdominal.
  - Vômitos, náuseas, anorexia intermitentes.
  - Dor abdominal, geralmente intermitente.

Causas de cisto complicado (Fig. 119.1):

- Torção do pedículo com necrose do ovário. A torção é mais prevalente do que as outras complicações. Parece que o comprimento do pedículo

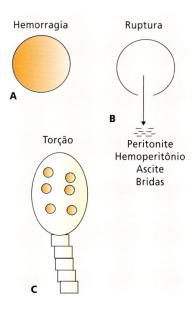

Figura 119.1 – (A – C) Principais causas de cisto de ovário complicado.

do cisto é mais preditivo de torção do que o tamanho do cisto. A trompa e o ovário da criança têm os mesentérios relativamente longos e estreitos. Algumas raras vezes, o ovário torcido e com necrose pode sofrer auto-amputação e reabsorver ou tornar-se um nódulo fibrótico e calcificado na cavidade abdominal.
- Ruptura do cisto com hemoperitônio (podendo levar a choque hemorrágico), ascite, peritonite ou formação de bridas.
- Hemorragia dentro do cisto. Os fatores de risco são: uso de medicações anticoagulantes, distúrbios de coagulação e trauma abdominal e/ou pélvico.
- Presença de poliidrâmnio ao nascimento. A pressão do cisto sobre o intestino delgado, junto com a interferência com os mecanismos de deglutição do feto, pode reduzir a ingestão e a absorção do líquido amniótico.
- Obstrução intestinal.
- Obstrução urinária.
- Alguns bebês podem apresentar hipoplasia pulmonar por compressão e redução do espaço intratorácico na vida intra-útero.

INVESTIGAÇÃO DIAGNÓSTICA

- História e exame físico.
- Radiografia de abdome. Posição supina: opacidade central (cisto) que desloca o intestino lateralmente. Posição lateral: cisto desloca o intestino posteriormente. Esses aspectos fazem o diagnóstico diferencial com ascite.
- Ultra-sonografia abdominal ou pélvica. Até seu advento, o cisto de ovário do RN só era conhecido por suas complicações ou pela detecção de uma massa no exame físico.
Critérios ultra-sonográficos de cisto ovariano: massa cística localizada no abdome inferior, anecóica ou heterogênea, rins e bexiga identificados e ausência de peristalse.
  - Ultra-sonografia em cisto de ovário não-complicado: massa cística esférica ou elíptica unilocular, homogênea, não-ecogênica (anecóica), com fina parede, muitas vezes imperceptível à ultra-sonografia, localizada na pelve ou no abdome inferior. Algumas podem atingir grandes dimensões (8 a 12cm) e estender-se até o abdome superior.
  - Ultra-sonografia em cisto de ovário complicado: os achados ultra-sonográficos costumam ser os descritos a seguir (Fig. 119.2).
    • Floculação intracística, cujo sedimento vai depositar-se no fundo em um plano inclinado, dando um nível líquido/debris característico.
    • Coágulo em retração em massa cística, ocasionando imagem ecogênica ou hipoecogênica na presença de sangue não-coagulado.

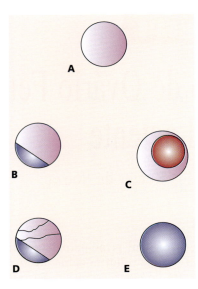

Figura 119.2 – Representação de ultra-sonografia mostrando cisto de ovário. (*A*) Cisto de ovário não-complicado com massa anecóica esférica ou elíptica, unilocular e homogênea. (*B*) Cisto de ovário complicado com floculação intracística formando nível líquido/*debris* inclinado. (*C*) Cisto de ovário complicado com coágulo em retração. (*D*) Cisto de ovário complicado com floculação e septos com ecos internos. (*E*) Cisto de ovário complicado com aspecto sólido em razão do total preenchimento da cavidade cística pela sedimentação.

• Presença de septos com ou sem ecos internos.
• Massa hipoecóica de aspecto sólido causada pelo preenchimento de toda a cavidade cística pela sedimentação.
• O achado de ruptura corresponde ao aparecimento de ascite fetal ou neonatal.

Quando os aspectos ultra-sonográficos são de massa sólida (sedimentação preenchendo toda a cavidade cística) ou cística com coágulo em retração, o diagnóstico diferencial com neoplasia torna-se extremamente difícil.

No diagnóstico diferencial de cisto complicado, pode-se indicar a realização de ecografia com Doppler para estudar o fluxo arterial do ovário.

DIAGNÓSTICO DIFERENCIAL

- Duplicação intestinal cística.
- Cisto mesentérico e de omento.
- Cisto de colédoco.
- Hidronefrose e rim multicístico.
- Cisto de úraco.
- Hidrometrocolpos.
- Pseudocisto meconial.
- Meningocele anterior.

Todas essas doenças podem apresentar-se, na ultra-sonografia, como lesões anecóicas contendo septos ou ecos internos, dificultando o diagnóstico diferencial, principalmente com cisto de mesentério ou de omento e duplicação intestinal cística.

TRATAMENTO

Acredita-se que a grande maioria dos cistos tem tendência à regressão espontânea a partir do nascimento, quando os níveis hormonais diminuem e o estímulo para crescimento do cisto desaparece.

Cistos no Período Fetal

- Parto vaginal é o indicado, exceto se desenvolver distocia ou apresentar outras indicações obstétricas.
- Podem beneficiar-se da punção-aspiração guiada por ultra-sonografia: cistos intra-útero simples, que mostram evidências de compressão torácica (hipoplasia pulmonar), gastrointestinal ou urinária; cistos com mais de 5cm, que possam causar poliidrâmnio ou distocia ao nascimento; cistos com aumento rápido (> 1cm/semana) e aqueles com grande mobilidade (posições diferentes em ultra-sonografias seriadas) (Fig. 119.3). Essas indicações ainda não estão totalmente definidas e aceitas. As vantagens seriam a prevenção da torção (torção de ovário é mais freqüente no período pré-natal) e de outras complicações menos freqüentes, prevenção dos efeitos compressivos do cisto, evitação de cirurgia e seus riscos e preservação total do tecido ovariano. As desvantagens seriam a recorrência do cisto, morbidade materna e fetal (parece ser muito baixa; ainda sem estudos prospectivos e randomizados), não inspeção do ovário contralateral e acurácia diagnóstica. Alguns autores acreditam que a punção-aspiração do cisto intra-útero pode não funcionar em razão do estímulo hormonal continuado existente, levando ao recrescimento deste. Deve-se, rotineiramente, após punção-aspiração do cisto, solicitar dosagens de estradiol, estriol, pregnenolona e progesterona do líquido aspirado. A falta de elevação desses hormônios aumenta a suspeita de que a estrutura cística aspirada não era o ovário. Discutir riscos e benefícios.

Cistos no Período Neonatal e em Lactentes

Há duas correntes de conduta com relação ao cisto de ovário no primeiro ano de vida.

O *1º grupo* acredita que o tratamento dependerá do diâmetro, das características ultra-sonográficas e do risco potencial para complicações.

- Tratamento conservador nos cistos neonatais < 5cm, pois eles têm tendência à involução. A presença de malignidade no ovário neonatal é muito rara; assim, podemos aguardar a involução do cisto por até seis meses (Fig. 119.4).
- Tratamento invasivo dos cistos (Fig. 119.4).
  - > 5cm ou > 25mL de volume (o risco de torção *versus* a possibilidade de resolução ainda não está bem estabelecido).
  - Recorrentes.
  - Não-involução ou aumentando de tamanho.
  - Complicados no período pré-natal, com achados ultra-sonográficos de torção ou hemorragia intracística.
  - Mudanças ultra-sonográficas pós-natal, sugerindo o aparecimento de complicações, mesmo que ainda assintomáticos.
  - Cistos excessivamente móveis. O comprimento do pedículo (apesar de difícil avaliação) é melhor fator preditivo de torção do que o diâmetro do cisto.
  - Sintomáticos, secundários à torção do pedículo, hemorragia intracística ou peritoneal, ruptura,

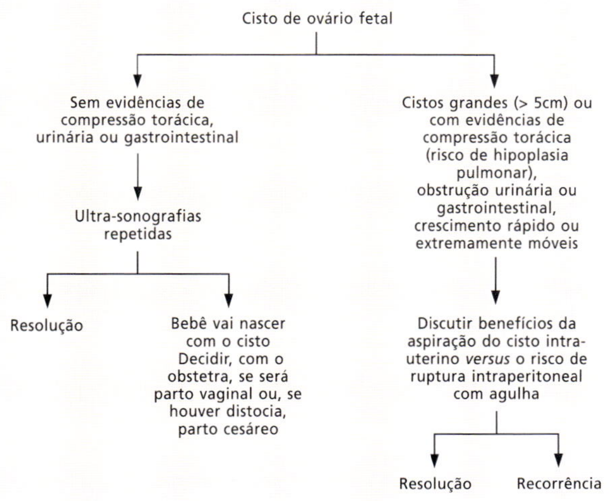

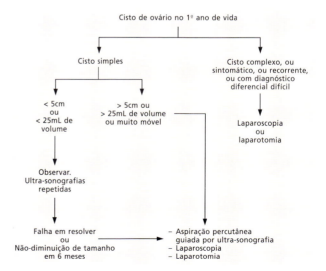

Figura 119.3 – Conduta terapêutica e de seguimento em cisto de ovário fetal.

Figura 119.4 – Conduta terapêutica e de seguimento em cisto de ovário no primeiro ano de vida.

sintomas gastrointestinais (obstrução intestinal por compressão ou bridas), sintomas respiratórios e pseudopuberdade precoce.
– Diagnóstico diferencial difícil com outras massas císticas.

O *2º grupo* tem outra visão com relação aos cistos simples, mesmo grandes (> 5cm) e nos complexos.

Esse grupo preconiza a observação (até 10 meses de evolução) e ultra-sonografias seriadas em cistos simples (independente do tamanho) e complexos, dependendo de critérios bem estabelecidos, como:

- O cisto deve ser de origem ovariana.
- Não deve haver componentes sólidos à ultra-sonografia. Septos e *debris* são aceitáveis.
- A AFP e o β-HCG devem ser normais.
- Pacientes devem ser assintomáticos.

Tratamento Cirúrgico

- Escolha do procedimento invasivo: aspiração percutânea guiada por ultra-sonografia, laparoscopia ou laparotomia e minilaparotomia.

A aspiração é indicada atualmente nos cistos simples, pois é menos invasiva, apresenta menor morbidade (laparotomia pode levar à formação de bridas junto aos anexos) e permite preservação do tecido ovariano.

Atualmente, a laparoscopia tem sido preferida à laparotomia por ser um procedimento seguro, menos invasivo e com menor morbidade, possibilitando uma excelente observação de ambos os ovários e permitindo qualquer procedimento cirúrgico (aspiração, ressecção da membrana externa do cisto, fenestração, cistectomia ou ooforectomia).

Minilaparotomia ou laparotomia minimamente invasiva foi descrita como outra opção para os cistos que necessitam tratamento invasivo. Uma minilaparotomia, medindo aproximadamente 0,7mm, é realizada por incisão logo acima do púbis, o cisto é puncionado e o seu conteúdo aspirado. O cisto descomprimido é tracionado, exteriorizado pela incisão e excisado, preservando-se o ovário.

- Técnica cirúrgica: cistectomia ou ooforectomia. Tentar preservar tecido ovariano viável, com cistectomia. Esse procedimento costuma ser de difícil execução, pois os cistos são aderentes ao ovário e freqüentemente a ooforectomia não pode ser evitada.

Via de acesso por laparotomia: incisão de Pfannenstiel.

A trompa de Falópio ipsilateral deve ser poupada, quando não comprometida pela torção, para considerações futuras de fertilidade. Realizar ooforopexia contralateral.

Nos cistos > 5cm e sem complicações, é desejável a punção-aspiração percutânea destes.

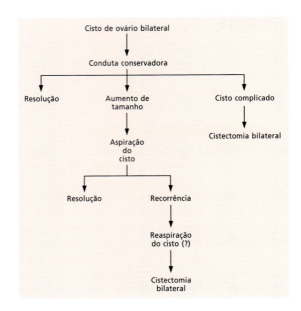

Figura 119.5 – Conduta terapêutica e de seguimento em cisto de ovário bilateral.

- Conduta no cisto bilateral: manter conduta conservadora aguardando regressão espontânea ou punção-aspiração percutânea por ultra-sonografia. Cistectomia bilateral só é indicada raramente (Fig. 119.5).
- Questão atualmente em debate: o que fazer com os cistos torcidos intra-útero ao nascimento em bebês assintomáticos?
    – Exploração cirúrgica (laparotomia ou laparoscopia) e exérese do cisto e provavelmente do ovário?
    – Observar sua evolução e provável reabsorção espontânea?

BIBLIOGRAFIA RECOMENDADA

BAGOLAN, P., GIORLANDINO, C.; NAHOM, A. et al. The management of fetal ovarian cysts. *J. Pediatr. Surg.*, v. 37, n. 1, p. 25-30, 2002.

BRANDT, M. L.; HELMRATH, M. A. Ovarian cysts in infants and children. *Sem. Pediatr. Surg.*, v. 14, p. 78-85, 2005.

COLBY, C.; BRINDLE, M.; MOSS, R. L. Minimally invasive laparotomy for treatment of neonatal ovarian cysts. *J. Pediatr. Surg.*, v. 36, p. 868-869, 2001.

DOLGIN, S. E. Ovarian masses in the newborn. *Sem. Pediatr. Surg.*, v. 9, n. 3, p. 121-127, 2000.

GAUDIN, J.; LE TREGUILLY, C.; PARENT, P. et al. Neonatal ovarian cysts. Twelve cysts with antenatal diagnosis. *Pediatr. Surg. Int.*, v. 3, n. 2-3, p. 158-164, 1988.

MULLER-LEISSE, C.; BICK, U.; PAULUSSEN, K. et al. Ovarian cysts in the fetus and neonate – changes in sonographic pattern in the follow-up and their management. *Pediatr. Radiol.*, v. 22, p. 395-400, 1992.

SAKALA, E. P.; LEON, Z. A.; ROUSE, G. A. Management of antenatally diagnosed fetal ovarian. *Obstet. Gynecol. Survey*, v. 46, n. 7, p. 407-414, 1991.

TEMPLEMAN, C. L.; REYNOLDS, A. M.; HERTWECK, S. P.; NAGARAJ, H. S. Laparoscopic management of neonatal ovarian cysts. *J. Am. Assoc. Gynecol. Laparosc.*, v. 7, n. 3, p. 401-404, 1991.

CAPÍTULO 120

Cisto de Ovário na Pré-menarca

João Carlos Ketzer de Souza

CONCEITO

Cistos que se formam além do período neonatal e antes da puberdade e têm maior risco de malignidade.

Entre o primeiro ano de vida e o início da menarca, a freqüência de cistos de ovário é baixa. Durante esse período, a hipófise secreta menos gonadotrofina do que em qualquer outra época do ciclo de vida. O aparecimento e o crescimento de cistos nessa faixa etária parecem ser dependentes da liberação pulsátil de gonadotrofinas pela hipófise em desenvolvimento.

CLASSIFICAÇÃO

- Cisto simples unilocular.
- Cisto hemorrágico ou complexo (com áreas císticas e sólidas).

QUADRO CLÍNICO

Os cistos podem apresentar-se com:

- Massa abdominal.
- Quadro de abdome agudo com dor abdominal, náuseas e vômitos (85%), febre, palpação de massa dolorosa abdominal ou pélvica (40%) e leucocitose, principalmente nas complicações como torção, hemorragia e ruptura (Fig. 120.1). Quarenta por cento dos cistos e dos tumores de ovário apresentam-se sob a forma aguda por complicação. A dor costuma ser súbita, contínua, localizada no baixo ventre, com irradiação para a região inguinal e coxa, inicialmente. As crianças menores têm dor periumbilical mais difusa e imprecisa.
  No exame físico, sempre esvaziar a bexiga previamente à palpação. Massa dolorida, lisa, móvel, dura, localizada no baixo ventre. Muitas vezes associada a contratura do baixo ventre e sinais de irritação peritoneal.
- Compressão de estruturas adjacentes.
- Ocasionalmente, cistos podem persistir, aumentar e secretar estrógeno, levando a um desenvolvimento isossexual precoce.

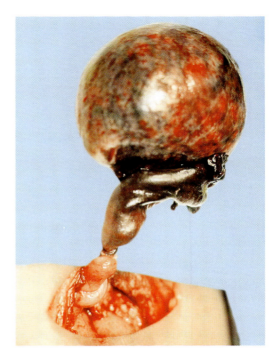

Figura 120.1 – Cisto de ovário com torção do pedículo.

INVESTIGAÇÃO DIAGNÓSTICA

- História e exame físico.

Em cistos complexos e sólidos:

- Radiografia de abdome e tórax.
- Ultra-sonografia abdominal.
- Tomografia computadorizada de abdome e pelve nos casos ou suspeita de malignidade.
- Dosagens séricas de β-gonadotrofina coriônica humana (β-HCG, *human chorionic gonadotrophin*), associada a coriocarcinoma, carcinoma embrionário e teratoma; alfa-fetoproteína, associada a tumor do seio endodérmico, carcinoma embrionário e teratoma; e antígeno carcinoembrionário (CEA, *carcinoembryonic antigen*), associado a tumores epiteliais.
- Dosagens de estrógeno em pacientes com puberdade precoce.

TRATAMENTO

- Cisto simples unilocular: deve ser monitorado com ultra-sonografias abdominais seriadas, a menos que apareça complicações ou cistos > 7cm. Mesmo cistos > 5cm podem resolver espontaneamente. Na pré-menarca, há maior risco de malignidade, e a espera não deve ultrapassar três a quatro semanas (Fig. 120.2).
- Cisto complexo e qualquer cisto sintomático: têm sempre indicação cirúrgica, independentemente do tamanho.

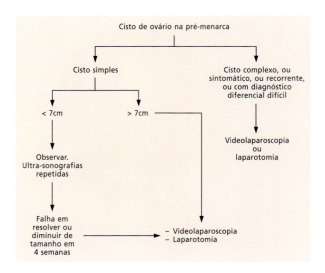

Figura 120.2 – Conduta terapêutica e de seguimento em cisto de ovário na pré-menarca.

Todos cistos não-neoplásicos, dermóides e teratomas maduros devem ser excisados com preservação do máximo de tecido ovariano ipsilateral.

Atualmente, há uma tendência na literatura na não remoção do ovário torcido, mesmo que tenha o aspecto necrótico e sem vascularização pela eco-Doppler. O ovário deve ser destorcido, preservado e o cisto, se houver, ressecado. Os cistos e tumores que costumam torcer são aqueles de etiologia benigna (teratoma cístico, cisto folicular, cisto simples e cistoadenoma). Parece que as lesões malignas causam mais inflamação e fibrose com formação de aderências às estruturas vizinhas, tendo poucas chances de sofrerem torção.

A realização de ooforopexia é controversa na literatura atual.

Ooforopexia deve ser sempre considerada diante de ligamentos ovarianos longos. A preservação da proximidade do ovário com as fímbrias da trompa parece ser relevante. Portanto, optar pela ooforopexia medial.

BIBLIOGRAFIA RECOMENDADA

ABES, M.; SARIHAN, H. Oophoropexy in children with ovarian torsion. *Eur. J. Pediatr. Surg.*, v. 14, p. 168-171, 2004.

ADKINS, E. S. Female genital tract. In: OLDHAM, K. T.; COLOMBANI, P. M.; FOGLIA, R. P. (eds.). *Surgery of Infants and Children*. Philadelphia: Lippincott-Raven, 1997. p. 1559-1575.

AZIZ, D.; DAVIS, V.; ALLEN, L. A.; LANGER, J. C. Ovarian torsion in children: is oophorectomy necessary? *J. Pediatr. Surg.*, v. 39, p. 750-753, 2004.

BRANDT, M. L.; HELMRATH, M. A. Ovarian cysts in infants and children. *Sem. Pediatr. Surg.*, v. 14, p. 78-85, 2005.

GAUDIN, J.; JEHANNIN, B. Neonatal ovarian tumors. In: PURI, P. (eds.). *Newborn Surgery*. Cambridge: Butterworth-Heinemann, 1996. p. 541-546.

HAASE, G. M.; VINOCUR, C. D. Ovarian tumors. In: O'NEILL, J. A.; ROWE, M. I.; GROSFELD, J. L. et al. (eds.). *Pediatric Surgery*. 5. ed. St. Louis: Mosby, 1998. p. 513-540.

HELMRATH, M. A.; SHIN, C. E.; WARNER, B. W. Ovarian cysts in the pediatric population. *Sem. Pediatr. Surg.*, v. 7, n. 1, p. 19-28, 1998.

LOGSDON-POKORNY, V. K.; POKORNY, S. Pediatric gynecology. In: ASHCRAFT, K. W. (ed.). *Pediatric Surgery*. 3. ed. Philadelphia: W. B. Saunders, 2000. p. 1001-1015.

CAPÍTULO 121

Intersexo

João Luiz Pippi Salle
Roman Jednak

CONCEITO

É o distúrbio da diferenciação sexual que resulta em genitália ambígua. Tais anormalidades podem originar-se de distúrbios cromossômicos, mal desenvolvimento gonadal ou distúrbios na produção ou na atividade de certos hormônios.

FISIOPATOLOGIA

Para entender os distúrbios que causam genitália ambígua, é imperativo entender o desenvolvimento sexual normal. Até a 6ª semana de vida, não se pode distinguir entre genitália interna e externa masculina e feminina. Durante esse período, a genitália externa de ambos os sexos é formada pelo tubérculo genital, pelas pregas uretrais e pela protuberância labioescrotal. Ambos os sistemas, digestivo e geniturinário, são convergentes e formam a cloaca. A septação da cloaca vai formar a porção terminal do intestino primitivo e o seio geniturinário. Os precursores embrionários dos ductos genitais internos são representados pelos ductos de Wolff e ductos mesonéfricos (sistema genital interno masculino) ou ductos de Müller e ductos paramesonéfricos (sistema genital interno feminino). A diferenciação genital masculina é um processo ativo, que é dependente da presença do cromossoma Y. A região determinante do sexo ou SRY (*sex-determining region of the chromosome Y*) baseia-se na presença de um gene no cromossoma Y, que ativa a rota de diferenciação testicular. Ao redor da 8ª semana de desenvolvimento, o testículo começa a secretar dois hormônios.

- Testosterona: produzida pelas células de Leydig.
- Substância inibidora-mülleriana (MIS, *müllerian-inhibiting substance*): produzida pelas células de Sertoli.

A testosterona estimula a diferenciação do sistema ductal wolffiano, formando o epidídimo, os ductos ejaculatórios e as vesículas seminais. A MIS induz à regressão dos ductos müllerianos (precursores das trompas de Falópio, útero e terço superior da vagina). Testosterona é também convertida à diidrotestosterona (DHT, *dihydrotestosterone*) pela 5α-redutase. A DHT, um andrógeno mais potente, difunde-se localmente induzindo a masculinização da genitália externa e do seio geniturinário. Esse processo está completo ao redor da 12ª semana de gestação.

O desenvolvimento da genitália feminina parece ser um processo autônomo que ocorre mesmo na ausência dos ovários. A presença de andrógenos pode interferir nesse processo e, consequentemente, causar variados graus de virilização e desenvolvimento sexual ambíguo. A falta de estimulação androgênica apropriada em homens pode, similarmente, perturbar o desenvolvimento sexual causando uma subvirilização. É importante enfatizar que todos os órgãos do feto em desenvolvimento, incluindo o cérebro, são afetados pelos andrógenos circulantes. Esse é um fator importante que temos de ter em consideração quando investigamos e tratamos crianças com doenças intersexuais.

CAUSAS DE INTERSEXUALIDADE

- Anormalidades cromossômicas: são anormalidades no número ou na estrutura dos cromossomas sexuais que podem causar diferenciação gonadal anormal, resultando em produção hormonal deficiente.
- Insensibilidade parcial ou total androgênica que pode resultar em virilização anormal do feto masculino.
- Distúrbios endócrinos primários que podem alterar os níveis de andrógenos e causar hipovirilização de um homem ou hipervirilização de um feto feminino.

QUEM DEVE SER INVESTIGADO?

- Pacientes com genitália ambígua ao nascimento. Embora não tipicamente classificada como ambígua, inclui meninos com pênis muito pequeno ou meninas com clitóris aumentado.
- Hipospádia grave, especialmente quando associada a testículos não-descidos.
- "Meninos" com gônadas impalpáveis.
- Adolescente feminina com amenorréia, desenvolvimento deficiente das mamas, virilização ou início de hematúria "cíclica".

INVESTIGAÇÃO DOS PACIENTES COM GENITÁLIA AMBÍGUA

História e Exame Físico

Identificar outros membros familiares com condições intersexuais (herança herdada) ou morte pós-natal precoce. Medicações maternas durante a gravidez devem ser checadas. O exame físico deve incluir a retração dos lábios com o intuito de visualizar adequadamente, na menina, os orifícios uretral e vaginal. Avaliação cuidadosa deve ser realizada para detectar assimetria escrotal e presença de gônadas palpáveis. Hiperpigmentação secundária à secreção de hormônio adrenocorticotrópico pode estar presente na região genital ou aréola. Sinais de desidratação e hipertensão são sugestivos de hiperplasia adrenal congênita.

Ultra-sonografia

Importante para diagnosticar a presença de útero, gônadas intra-abdominais (ocasionalmente), hidrocolpos, hidronefrose.

Cariótipo

Para confirmar presença de cromossomas sexuais XX ou XY. Mosaicismo e anormalidades estruturais também podem ser identificados.

Estudos Metabólicos

Dosagens de eletrólitos séricos, 17-hidroxiprogesterona, 17-cetosteróides, pregnanetriol, testosterona (materna e na criança). Em casos específicos, pode ser necessário o teste de estimulação pela β-gonadotrofina coriônica humana (β-HCG, *human chorionic gonadotrophin*) ou avaliação da resposta do paciente à administração de testosterona exógena.

Genitografia

Instilação retrógrada de contraste no seio geniturinário pode delinear as relações entre a uretra e a vagina. Em meninos, pode ser determinada a presença de utrículo aumentado.

Estudos Histológicos Gonadais

Na maioria dos casos de intersexualidade, à exceção da síndrome adrenogenital e alguns casos de insensibilidade androgênica, a histologia gonadal é essencial para estabelecer o diagnóstico. A biópsia deve comprometer a porção profunda da gônada, desde que o ovotéstis tenha tecido testicular e ovariano sobrepostos um sobre o outro. Gônadas internas podem ser submetidas à biópsia usando laparotomia tradicional ou, mais atualmente, técnicas laparoscópicas.

CLASSIFICAÇÃO DOS DISTÚRBIOS DO INTERSEXO

A classificação se baseia na histologia gonadal e é dividida em quatro grupos principais:

- Pseudo-hermafroditismo feminino: somente tecido ovariano histologicamente normal em um indivíduo XX.
- Hermafroditismo verdadeiro: ambos os tecidos ovariano e testicular estão presentes – cariótipo variável.
- Disgenesia gonadal.
  - Disgenesia gonadal mista: testículo em um lado e gônada disgenética no outro. Cariótipo 45XO/46XY (mosaico) em 70% dos casos.
  - Disgenesia gonadal pura: traços gonadais bilaterais em um indivíduo XO.
  - Síndrome de Turner: traços gonadais bilaterais em um indivíduo XO.
  - Disgenesia gonadal XY (síndrome de Swyer): traços gonadais bilaterais em um indivíduo XY.

- Pseudo-hermafroditismo masculino – somente tecido testicular histologicamente normal em um indivíduo XY.

Pseudo-Hermafroditismo Feminino

Virilização do feto feminino ocorre como resultado de exposição endogenamente produzida ou por andrógenos exogenamente administrados.

Etiologia:

- Hiperplasia adrenal congênita: deficiências da 21-hidroxilase e 11β-hidroxilase são as mais comuns (95%).
- Ingestão materna de compostos com atividade androgênica (por exemplo, progesterona) durante a gravidez.
- Tumores maternos secretores de andrógenos.

Hiperplasia Adrenal Congênita

A hiperplasia adrenal congênita (HAC) é a causa mais freqüente de pseudo-hermafroditismo feminino. As deficiências da 21-hidroxilase e 11β-hidroxilase representam os defeitos mais comuns. A perda de atividade enzimática resulta no acúmulo de 17-hidroxiprogesterona. O acúmulo de 17-hidroxiprogesterona leva à superprodução de andrógenos, incluindo desidroepiandrosterona (DHEA, *dehydroepiandrosterone*), androstenodiona e testosterona. Virilização do feto feminino pode ocorrer em vários graus, dependendo da penetrância do defeito genético (Fig. 121.1). A gravidade da virilização exibe um amplo espectro. Pode haver somente leve hipertrofia do clitóris, fusão labioescrotal e pigmentação genital. Nos casos mais graves, a uretra e a vagina podem formar um seio geniturinário comum ou pode haver uma uretra fálica. Por razões técnicas, é importante determinar a extensão do seio geniturinário. Uma confluência alta entre a uretra e a vagina pode apresentar desafios técnicos significativos no momento de trazê-las até o períneo. Os órgãos reprodutivos internos, incluindo útero e trompa de Falópio, são normais. Os ovários podem estar associados a hérnia inguinal. Clinicamente, isso significa que, na grande maioria dos casos, não há *nenhuma gônada palpável* no exame físico.

Deficiência da 21-hidroxilase

Aproximadamente 90% dos casos de HAC são secundários à deficiência de 21-hidroxilase. A doença é recessivamente herdada e pode afetar ambos os sexos. Virilização pode ocorrer em vários graus. Na forma clássica da doença, a genitália é ambígua.

Investigação:

- Eletrólitos séricos: a deficiência de 21-hidroxilase causa falha na produção de cortisol e aldosterona. Depleção de sal ocorre em aproximadamente 75% dos casos. Desde que cortisol e desoxicortisol maternos estejam presentes ao nascimento, a maio-

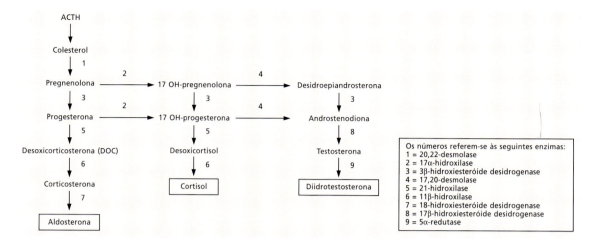

Figura 121.1 – Biossíntese dos esteróides adrenais. ACTH = hormônio adrenocorticotrópico.

ria dos bebês não manifesta sintomas clínicos durante as primeiras duas semanas de vida. Subseqüentemente, o bebê sem diagnóstico pode apresentar-se com choque adrenal (desidratação, vômitos, hiponatremia, hipocalemia), não respondente à simples hidratação. A urgente administração de esteróides é imperativa. Hipocalemia e hiponatremia são os achados laboratoriais característicos do choque adrenal e são a chave para estabelecer o diagnóstico. Os baixos níveis séricos de aldosterona levam à elevação da atividade da renina plasmática.

- Níveis de 17-hidroxiprogesterona podem estar 50 a 100 vezes elevados.
- Ultra-sonografia: presença de útero.
- Genitografia: para avaliar a extensão do seio geniturinário.

Deficiência da 11β-hidroxilase

A falta de 11β-hidroxilase causa o acúmulo de 17-hidroxiprogesterona e desoxicorticosterona (DOC, *deoxycorticosterone*), um esteróide com atividade mineralocorticóide que leva à retenção de sal. Conseqüentemente, 66% dos bebês com esse defeito desenvolvem *hipertensão* além da virilização da genitália externa. Aproximadamente 10% dos casos de HAC são causados pela deficiência de 11β-hidroxilase. Os eletrólitos séricos podem revelar alcalose hipocalêmica. São características as elevações da 17-hidroxiprogesterona, desoxicorticosterona e 11-desoxicortisol. Os níveis de renina plasmática são tipicamente baixos como resultado do aumento da atividade mineralocorticóide.

Deficiência da 3β-hidroxiesteróide Desidrogenase

É uma doença rara em que existe um bloqueio precoce na rota da síntese dos esteróides, que leva à redução da síntese de cortisol, aldosterona e hormônios sexuais. Níveis elevados de 17-hidroxipregnenolona e DHEA podem estabelecer o diagnóstico. O DHEA é um andrógeno fraco que causa leve virilização em algumas meninas. A perda importante de sal com acidose hipercalêmica muitas vezes resulta em alta taxa de mortalidade, mas pacientes com defeitos menos graves podem sobreviver. É típica a persistência do seio geniturinário e virilização leve.

Hermafroditismo Verdadeiro

Hermafroditas verdadeiros variam amplamente na aparência da genitália externa. A maioria tende a ser masculinizada e apresenta-se com hipospádia grave, encurvamento peniano e assimetria das pregas labioescrotais. O cariótipo é variável, mas a maioria dos casos relatados é 46XX (70%) e de origem afro-americana. Mosaicismo ou cariótipo 46XY têm sido relatados nos casos remanescentes.

Como nas outras classes das doenças de intersexo, a aparência da genitália externa não é diagnóstica do tipo de intersexualidade. Biópsias gonadais são essenciais para o diagnóstico. Por definição, tecidos ovarianos e testiculares devem estar presentes. Estes podem ser encontrados em variadas combinações, mas o ovotéstis é a gônada encontrada mais comum. O tecido ovariano ou testicular pode ter uma distribuição polar dentro da gônada ou tecido de um tipo pode estar situado profundo dentro da região hilar da gônada. Por essa razão, uma biópsia adequada deve atingir ambos os pólos gonadais e região hilar. A função hormonal corresponde aos achados histológicos, embora haja uma tendência de administrar testosterona suplementar nos hermafroditas verdadeiros criados como meninos.

A genitografia pode demonstrar vagina e a ultra-sonografia pode revelar útero e trompas associadas.

Pacientes com falo de dimensões razoáveis são, em geral, criados como meninos. Nos casos em que o

610 ■ *Trato Geniturinário*

tecido ovariano predomina, o falo permanece rudimentar e o paciente deve ser criado como menina. Nesses casos, é necessária a realização de vaginoplastia e clitoroplastia. Tratamento adequado necessita da remoção do tecido gonadal discordante. A administração de testosterona suplementar é, muitas vezes, necessária ao paciente criado como menino.

Disgenesia Gonadal

Esse tipo de intersexualidade é caracterizado pela falha ou interrupção do desenvolvimento gonadal.

Disgenesia Gonadal Mista

Essa doença é relativamente comum e é caracterizada pela presença de testículo histologicamente normal ou disgenético em um lado e traços de gônada no outro. Na grande maioria dos casos, o cariótipo é 46XX/45XO. Alguns têm sido diagnosticados intra-útero pela descoberta de um cariótipo 46XX/45XO na amniocentese. Avaliação urológica, para aconselhamento antenatal, tem se tornado muito mais freqüente em anos recentes. Com relação ao aconselhamento, é importante levar em consideração os seguintes pontos:

- A maioria dos fetos diagnosticados intra-útero com cariótipo 46XX/45XO terão genitália externa masculina normal.
- A maioria vai necessitar de suplementação hormonal na puberdade, mesmo na presença de um testículo totalmente descido e histologicamente normal.
- Muitos pacientes irão desenvolver importante deficiência no aprendizado.
- O risco de malignidade no testículo normal ou disgenético pode ser tão alto como 30%, se estiver localizado intra-abdominal.
- As estruturas internas geralmente correspondem aos achados gonadais. Uma trompa de Falópio bem desenvolvida e um hemiútero rudimentar são, em geral, encontrados no lado da presença de traços gonadais (nenhuma produção de MIS). O epidídimo é tipicamente associado a testículo normal ou disgenético. A decisão de criar como menino ou menina é dependente do grau de virilização e tamanho do falo. Nas crianças criadas como meninos, as estruturas müllerianas e os restos gonadais devem ser removidos e o pênis reconstruído utilizando técnicas de reparo de hipospádia (ver Cap. 110). Meninas necessitarão de vaginoplastia e clitoroplastia.

Disgenesia Gonadal Pura

Esses pacientes possuem cariótipo 46XX, genitália externa feminina normal, estruturas müllerianas e restos gonadais bilaterais. O diagnóstico geralmente é realizado durante a avaliação de retardo da puberdade ou amenorréia primária.

Síndrome de Turner

Pacientes com síndrome de Turner têm cariótipo 45XO ou 45XO/46XX e restos gonadais bilaterais. Achados típicos associados incluem baixa estatura, pescoço alado, tórax em escudo, genitália externa normal e mamilos amplamente separados. Podem apresentar outras anomalias, como defeitos de válvula aórtica, coarctação da aorta e rim em ferradura.

Disgenesia Gonadal XY (Síndrome de Swyer)

Esses pacientes têm cariótipo 46XY, fenótipo feminino normal e restos gonadais bilaterais. Essas gônadas apresentam chance de malignização de até 60%. Por isso, gonadectomia bilateral deve ser realizada no momento do diagnóstico.

Pseudo-Hermafroditismo Masculino

Apresentam-se com testículos histologicamente normais. Hipovirilização é o resultado da insensibilidade dos tecidos-alvo à testosterona ou da deficiência na produção dos andrógenos testosterona ou DHT. A testosterona é convertida em um andrógeno mais potente, a DHT, pela 5α-redutase. A virilização da genitália externa masculina é dependente da ação da DHT.

Hiperplasia Adrenal Congênita e Defeitos da Síntese de Andrógenos Testiculares

Um certo número de deficiências enzimáticas pode interferir na síntese de andrógenos e causar virilização inadequada. HAC femininizante pode resultar de deficiências na 3β-hidroxilase, 17β-hidroxilase/17,20-liase e 20,22-desmolase. A produção testicular de testosterona costuma ser afetada por deficiências na enzima 17β-hidroxiesteróide desidrogenase.

Agenesia de Células de Leydig

Doença rara caracterizada pela ausência de células de Leydig. Ambigüidade genital pode estar presente. As estruturas ductais internas correspondem a derivativos wolffianos.

Deficiência de 5α-redutase

A deficiência de 5α-redutase tipo 2 resulta em ambigüidade genital caracterizada por pênis pequeno, hipospádia perineal e utrículo aumentado (pseudovagina). Os testículos são não-descidos e podem ser palpados nas regiões inguinal ou labial. Variantes familiares da doença têm sido descritas.

Infelizmente, em razão das características fenotípicas femininas, muitos desses pacientes são, erradamente, criados como meninas e submetem-se à inadequada clitoroplastia. Mais tarde, quando púberes, com os altos níveis de testosterona, o tipo 1 do gene

Intersexo ■ 611

5α-redutase ou gene mutante pode produzir bastante DHT e induzir virilização. Os pacientes podem então iniciar o desenvolvimento de caracteres sexuais masculinos, tais como voz grossa, distribuição corporal de pêlos do tipo masculina e algum grau de descida testicular. Além disso, a grande maioria de pacientes demonstra uma identidade pelo gênero masculino. Por essas razões, é importante realizar o diagnóstico precoce, e é recomendado serem criados como meninos.

O diagnóstico é estabelecido pela demonstração de uma relação aumentada entre testosterona e DHT no sangue. Níveis de testosterona podem ser baixos em lactentes e crianças; por isso, a medida da relação testosterona/DHT deve ser realizada após estimulação com gonadotrofina. O diagnóstico também pode ser feito usando-se cultura de fibroblastos genitais e medida da habilidade de transformarção, *in vitro*, da testosterona em diidrotestosterona.

A recomendação é de criar crianças com deficiência tipo 2 5α-redutase como meninos. Apesar de tratamento com suplementação androgênica, a média de comprimento peniano conseguida tem sido relatada como pequena. Em pacientes criados como meninas, gonadectomia e clitoroplastia devem ser realizadas.

Sensibilidade Androgênica Total (Feminização Testicular)

É uma condição hereditária, não caracterizada por genitália ambígua. O diagnóstico é usualmente feito durante a realização de uma herniorrafia em criança com fenótipo feminino. O cirurgião defronta-se com a presença de uma gônada no saco herniário com aspecto de testículo normal. Orquiectomia bilateral deve ser realizada pelo alto risco de desenvolver malignidade testicular. O tempo da remoção testicular permanece controverso. Alguns advogam orquiectomia precoce e indução da puberdade pela administração exógena de estrógeno. Outros preferem manter os testículos até que a puberdade inicie espontaneamente. Esses pacientes produzem altos níveis de testosterona na puberdade. Aromatase pode converter testosterona em estrógeno e promover o desenvolvimento de caracteres sexuais secundários femininos satisfatórios. Orquiectomia bilateral pode ser realizada após completo desenvolvimento da puberdade. Preferimos essa conduta, já que acreditamos que a puberdade espontânea é mais desejável do ponto de vista psicológico e a incidência de tumor testicular pré-puberal, extremamente rara.

Insensibilidade Androgênica Parcial

Esses pacientes são os mais difíceis de tratar entre as doenças do intersexo. Quando criados como meninos, é difícil prever o grau de virilização que irão atingir, e a virilização na puberdade muitas vezes é inadequada. Na determinação do sexo, alguns autores confiam muito na adequação da resposta de crescimento peniano, após administração de testosterona suplementar. O tratamento deve se basear em decisão multidisciplinar. O tamanho do falo é muito importante no processo decisório. Qualquer cirurgia extirpativa deve ser evitada em criança pequena. Se o gênero feminino for o escolhido, a realização de clitoroplastia deve ser retardada até que a criança possa consentir na opção cirúrgica. Genitoplastia masculina incorpora os princípios do reparo da hipospádia. Genitoplastia feminina consiste em clitoroplastia e vaginoplastia (ver a seguir).

Síndrome dos Ductos Müllerianos Persistentes (Hérnia Inguinal Uterina)

É uma doença recessiva autossômica rara caracterizada pela falta de regressão dos ductos müllerianos em meninos. A causa é um defeito na produção da substância inibidora mülleriana. Tipicamente, esses pacientes apresentam testículos não-descidos associados a hérnia inguinal. O achado de útero ou trompa de Falópio dentro do saco herniário torna a doença também conhecida como hérnia inguinal uterina. Remoção da trompa de Falópio deve ser evitada, pois divide sua suplementação sangüínea com o deferente e o testículo.

GENITOPLASTIA FEMININA

Genitoplastia feminina é indicada na maioria dos casos de pseudo-hermafroditismo feminino e outras condições selecionadas de intersexo. Consiste em clitoroplastia, vulvoplastia e vaginoplastia.

Clitoroplastia

Muitas técnicas têm sido descritas. Os princípios cirúrgicos fundamentais são:

- Preservação do feixe neurovascular que suplementa a glande do clitóris. Isso é conseguido pela dissecção no plano correto entre a albugínea e a fáscia de Buck. A manutenção nesse plano de dissecção resulta em uma glande com excelente coloração e boa vascularização no final do procedimento.
- Redução da glande em casos de clitóris grande.
- Preservação da mucosa do clitóris para recobrir o aspecto ventral.

Recentemente, desenvolvemos uma técnica conservadora e possivelmente reversível de genitoplastia feminina. Com essa técnica não ressecamos nenhuma porção do clitóris, somente o desmembramos, recolocando cada parte em diferentes locais. As duas câmaras eréteis dos corpos cavernosos são cuidadosamente dissecadas e separadas completamente uma da outra. Dessa dissecção temos como resultado a individualização da glande e de seu feixe vasculonervoso, assim como os dois hemicorpos cavernosos. A glande é então suturada ao púbis e cada hemicorpo colocado dentro dos grandes lábios confeccionados durante a vulvoplastia (Fig. 121.2). Dessa maneira, conseguimos um ótimo resultado estético e, potencialmente, mantemos to-

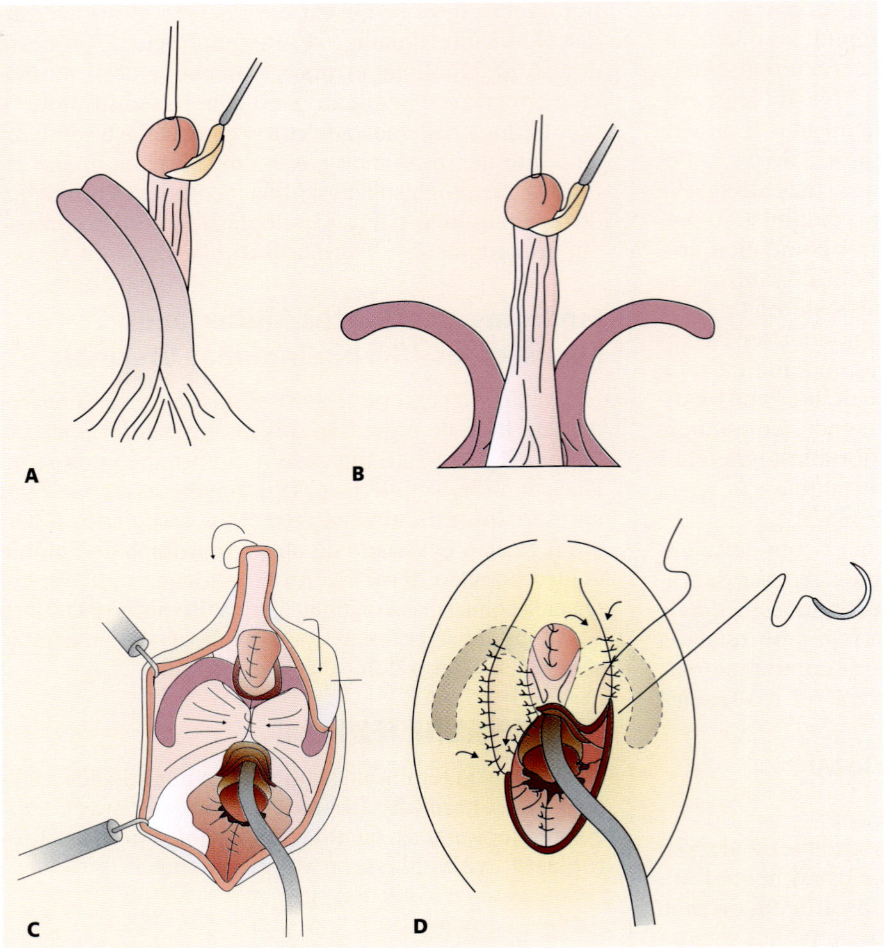

612 ■ *Trato Geniturinário*

Figura 121.2 – (*A – D*) Técnica de clitoroplastia conservadora.

das as estruturas clitorianas com seu suprimento vasculo-nervoso. Isso deverá resultar em melhor sensibilidade erógena do clitóris, agora distribuída pela vulva. Além do mais, essa é uma técnica potencialmente reversível, possibilitando a reconstrução do clitóris original, caso este seja o desejo da paciente no futuro. Sem falar nos aspectos psicológicos que, certamente, são positivos, uma vez que a paciente fica sabendo que nenhuma de suas estruturas genitais foi amputada.

Vulvoplastia

Reconstrução vulvar tenta restaurar a aparência anatômica normal da vulva. Os lábios menores são construídos com o prepúcio do clitóris; é importante inseri-los em uma posição lateral ao intróito vaginal. Muitas técnicas descritas falham na obtenção dessa configuração anatômica e os resultados cirúrgicos não são representativos da anatomia feminina normal.

Vaginoplastia

Muitas técnicas cirúrgicas têm sido descritas. Mais recentemente, Peña descreveu a mobilização genituri-

nária total, evitando, assim, o difícil processo de separação da vagina da uretra. A mobilização total do seio geniturinário pode ser realizada em casos em que o comprimento do seio não seja maior que 3cm do nível do períneo. É importante criar uma abertura grande na parede vaginal posterior, tentando minimizar o aparecimento de estenose vaginal. Em situações em que a vagina está muito proximal, perto do colo vesical, ou é de pequenas dimensões, preferimos efetuar a vaginoplastia durante a puberdade. Essa faixa etária é mais apropriada, pois a paciente está psicologicamente mais preparada para uma intervenção delicada, que exige dilatações pós-operatórias de rotina.

BIBLIOGRAFIA RECOMENDADA

DIAMOND, D. A. Sexual differentiation: normal and abnormal. In: WALSH, P. C.; RETIK, E. D.; VAUGHAN, J. R.; WEIN, A. J. (eds.). *Campbell's Urology*. 8. ed. Philadelphia: W.B. Saunders, 2002. p. 2395-2427.

GILLENWATER, J. Y.; GRAYHACK, J. T.; HOWARDS, S. S.; MITCHELL, M. E. (eds.). *Adult and Pediatric Urology*. 4. ed. Philadelphia: Lippincott Williams & Wilkins, 2002. p. 2533-2564.

CAPÍTULO 122

Extrofia de Bexiga

João Luiz Pippi Salle
Roman Jednak

CONCEITO

A extrofia de bexiga faz parte de um espectro de anomalias congênitas que afeta os sistemas urinário e musculoesquelético. A bexiga urinária está completamente aberta, estando sua mucosa exposta na parede abdominal inferior. O colo vesical, assim como toda a uretra, está aberto e exposto. Nas meninas, o clitóris é bífido e separado na linha média. Em epispádia feminina isolada, muitas vezes o colo vesical da bexiga está amplamente aberto. Também há falta de desenvolvimento da parede abdominal inferior, associada a graus variados de diastase do púbis.

EMBRIOLOGIA

É aceito que a extrofia de bexiga e suas variantes são o resultado da falha de migração do mesoderma entre as duas camadas da membrana cloacal. Isso ocasiona uma fraqueza da estrutura e ruptura durante o desenvolvimento embrionário, resultando em variados graus de gravidade do defeito. O tempo em que ocorre a ruptura vai determinar a variante do complexo epispádia-extrofia. Ruptura precoce, antes da migração completa do septo urorretal, resulta em extrofia de cloaca. Extrofia de bexiga clássica é estimada em aproximadamente 60% dos pacientes nascidos com esse complexo.

EPIDEMIOLOGIA

- A prevalência de extrofia de bexiga clássica é estimada para ocorrer em 1 para cada 30.000 a 40.000 nascimentos.
- Meninos são mais afetados do que meninas em uma proporção de 4:1.
- Parece haver uma predisposição familiar, tendo sido descrita em muitos grupos de irmãos ou crianças de uma mesma família.
- A incidência parece ser variável em várias regiões do mundo.
- A freqüência de extrofia de bexiga tem sido dramaticamente reduzida em áreas onde a ultra-sonografia pré-natal é realizada de rotina, especialmente em países que permitem o término dessas gravidezes.
- A prevalência de extrofia de cloaca é de 1 para cada 200.000 a 400.000 nascimentos.

- Epispádia isolada ocorre em 1 para cada 100.000 recém-nascidos do sexo masculino e em 1 para cada 400.000 do sexo feminino.

ANOMALIAS ASSOCIADAS

Extrofia de bexiga:

- Diastase do púbis.
- Hérnia inguinal.
- Criptorquidia.
- O trato urinário superior geralmente é normal, exceto o refluxo vesicoureteral, quase universalmente presente nos casos de extrofia de bexiga.

Epispádia:

- As mesmas da extrofia de bexiga.

Extrofia de cloaca:

- Oitenta e cinco por cento apresentam malformações associadas.
- Aproximadamente 50% têm anormalidades espinhais, incluindo mielomeningocele.
- Vinte e cinco por cento apresentam graves deformidades dos membros inferiores.
- São comuns as duplicações das estruturas müllerianas e gastrointestinais.
- Pode ser muito difícil o diagnóstico pré-natal do sexo do bebê.

DIAGNÓSTICO PRÉ-NATAL

O diagnóstico pré-natal de extrofia se baseia na falta de visualização da bexiga e seu esvaziamento, protrusão infra-umbilical e diastase do osso púbis. Anomalias espinhais associadas sugerem o diagnóstico de extrofia de cloaca.

TRATAMENTO

Não parece necessário parto cesáreo. O bebê deve nascer em centro especializado com equipe médica treinada nos cuidados de casos neonatais de extrofia de bexiga ou extrofia de cloaca. Também é necessária uma unidade de cuidados intensivos neonatais.

O reparo de epispádia isolada deve ser retardado até próximo dos doze meses de idade.

As extrofias são reparadas, preferencialmente, entre 48 e 72h de vida.

INVESTIGAÇÃO PRÉ-OPERATÓRIA

- Todos os pacientes devem submeter-se à ultra-sonografia abdominal como parâmetro de comparação com o período pós-operatório.
- Radiografias de abdome e pelve são necessárias para documentar o grau de diastase púbica.
- Exames laboratoriais a serem solicitados: os de rotina, bem como tipagem sangüínea e prova cruzada.

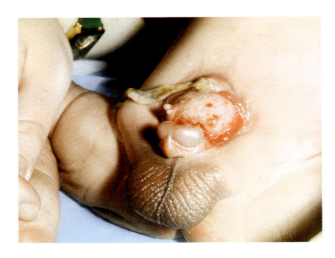

Figura 122.1 – Extrofia de bexiga. Observar pênis epispádico.

- Antibióticos devem ser iniciados no momento da cirurgia, a não ser que existam outras indicações. O uso prolongado de antibióticos pré-operatórios (> 48h) induz à resistência bacteriana.
- Um ortopedista pediátrico experiente deve ser contatado e estar ciente da possível necessidade de osteotomia pélvica, especialmente se o fechamento combinado de extrofia de bexiga e epispádia for antecipado.

TRATAMENTO CIRÚRGICO

Extrofia de Bexiga Clássica (Figs. 122.1 e 122.2)

Toda a porção do corpo inferior deve ser preparada (abdome inferior anterior e posterior e membros inferiores). Ambos os orifícios uretrais devem ser cateterizados. Inicialmente é efetuada a completa separação da placa vesical. Os ligamentos intersínfises são incisados para permitir ampla mobilização da bexiga

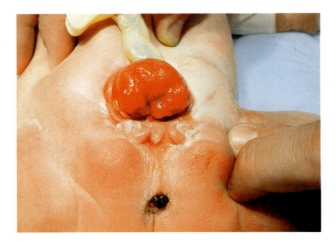

Figura 122.2 – Extrofia de bexiga. Observar os dois hemiclitóris.

posteriormente. Esse é um importante tempo, porque a falha em incisar esses ligamentos resulta em um colo vesical anteriorizado, que contribui para aumentar a pressão sobre a parede abdominal, facilitando a deiscência. Nas meninas, a vagina e a neo-uretra devem ser deslocadas posteriormente, similarmente aos meninos em que a uretra posterior é colocada profundamente na pelve. Se for realizado reparo combinado da epispádia, a placa uretral deve ser cuidadosamente separada dos corpos cavernosos e tubularizada, iniciando na face ventral do pênis, onde é mais fácil encontrar o plano correto. Quando o procedimento é realizado no período neonatal, o fechamento adequado do colo vesical tem tornado quase metade das crianças continentes com um simples reparo. Isso vai permitir o enchimento e o esvaziamento precoce da bexiga, com possível aumento em sua capacidade. Encurvamento dorsal está quase sempre presente e deve ser corrigido por rotação dos corpos cavernosos. A dissecção dos dois hemicorpos é realizada até que ampla mobilização é conseguida, permitindo a cobertura completa da neo-uretra, que deve ser colocada posteriormente. Essa manobra é essencial para evitar a formação de fístula proximal. Osteotomia pélvica é então realizada para permitir fácil aproximação dos ossos púbicos. Em recém-nascidos, muitas vezes o púbis pode ser aproximado sem muita tensão. Entretanto, quando um reparo combinado de bexiga e epispádia é realizado, preferimos a osteotomia, pois a separação do púbis colocará em risco o reparo, resultando em deiscência da bexiga e também do pênis. A cobertura da pele peniana pode ser muito difícil e o uso da própria pele peniana, em vez de pele de prepúcio, causa melhor resultado estético. A realização de cistostomia suprapúbica é essencial e é geralmente mantida aberta por duas a três semanas, quando clampeamento intermitente é iniciado. Após dois dias de fechamento permanente, ela pode ser removida, se não for observada a presença de hidronefrose na ultra-sonografia abdominal. O paciente deve ser mantido em tração por duas a três semanas, tempo necessário para a cicatrização e a aproximação dos ossos púbicos.

Se o cirurgião não está familiarizado com o manuseio da epispádia ou tem realizado o reparo somente ocasionalmente, não é admissível que realize o reparo combinado da extrofia de bexiga e epispádia no período neonatal. Esse procedimento é muito trabalhoso e tecnicamente difícil; resultados desastrosos podem surgir se a equipe cirúrgica não estiver adequadamente preparada para essa tarefa. É também essencial contar com cuidados pós-operatórios neonatais adequados, pois alguns casos necessitarão de monitoração intensa da equipe de cuidados intensivos neonatais.

O reparo pode ser também estagiado, sendo o fechamento da placa vesical extrófica realizada no período neonatal, seguida pelo reparo da epispádia posteriormente, ao redor de um ano de idade. Devemos enfatizar que o uso de retalhos de pele paraextrófica deve ser

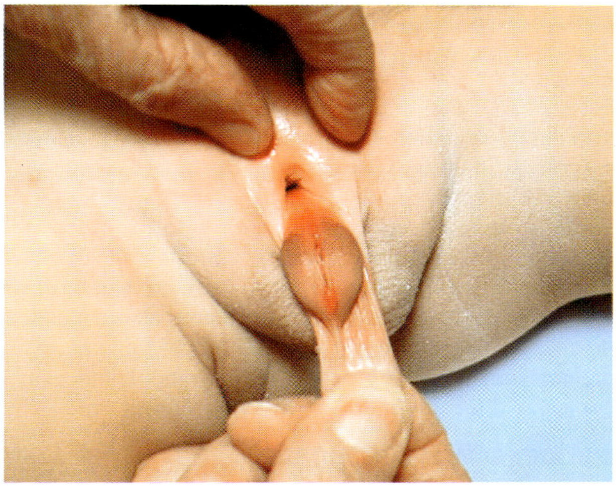

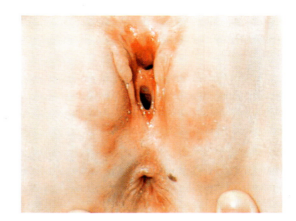

Figura 122.3 – Epispádia masculina.

Figura 122.4 – Epispádia feminina.

evitado porque pode levar a grandes dificuldades técnicas em futuro reparo da epispádia na criança maior.

Reparo da Epispádia (Figs. 122.3 e 122.4)

Em casos de epispádia isolada, o reparo é preferencialmente realizado ao redor de um ano de idade. As etapas cirúrgicas são similares àquelas descritas previamente para o reparo combinado com extrofia de bexiga. Em geral, um *stent* uretral de silicone é suficiente para a drenagem vesical, mas alguns cirurgiões preferem usar cateter suprapúbico.

Extrofia de Cloaca (Fig. 122.5)

O reparo da extrofia de cloaca é um dos problemas mais desafiadores na cirurgia pediátrica. No passado, a maioria dos meninos com extrofia cloacal tinha o gênero trocado para o sexo feminino, em razão do tamanho inadequado do pênis. Recentemente, temos conhecimento que a impressão hormonal cerebral ocorrida no útero muitas vezes leva a uma conduta masculinizada dessas crianças no futuro. Por essa razão, é admissível manter, quando possível, o gênero cromossômico, porque implicações significantes de conduta podem aparecer quando o sexo de educação é mudado nessas desafortunadas crianças. O reparo da extrofia de cloaca segue os mesmos princípios da extrofia de bexiga clássica, exceto para o fato de que o intestino primitivo posterior no meio da placa extrófica é separado e tubularizado em continuação com o cólon hipoplásico. É importante utilizar o cólon e realizar colostomia terminal. Isso permite melhor superfície absortiva e evita a síndrome de intestino curto (ver Cap. 123).

O reparo dos casos complexos de extrofia de cloaca demanda grande criatividade cirúrgica, especialmente em casos de graves anomalias genital e gastrointestinal. O reparo de um pênis masculino epispádico pode ser muito desafiador, porque, em alguns casos, há tecido peniano rudimentar para a reconstrução. Também não é incomum observar tecido peniano ao acaso distribuído ao redor da superfície da placa extrófica, provocando grandes problemas para realizar adequada reconstrução.

O uso de osteotomia pélvica é essencial para realizar aproximação adequada dos ossos púbicos que sempre são amplamente separados nos casos de extrofia de cloaca.

Cirurgia para Tratar Incontinência

A maioria dos casos de extrofia de bexiga permanecerá incontinente após o fechamento da bexiga, especialmente se procedimento estagiado foi adotado inicialmente. As epispádias penopúbicas em meninos e meninas geralmente são acompanhadas por uma deficiência do mecanismo esfincteriano e necessitarão de algum tipo de cirurgia para obter adequada resistência uretral para conseguir ficar seco. A técnica mais freqüentemente usada para aumentar a resistência do colo vesical é o procedimento de Young-Dees-Leadbetter (YDL) ou alguma de suas modificações. Esse procedimento é geralmente retardado até a criança ficar mais crescida, quando esta demonstra interesse em ficar seca e livrar-se das fraldas. Cateterização também pode ser necessária em um número significante de

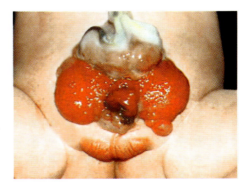

Figura 122.5 – Extrofia de cloaca.

616 ▪ *Trato Geniturinário*

pacientes. Adesão a esse programa é essencial. Cirurgia para incontinência deve ser realizada somente quando há envolvimento dos pais ou, preferencialmente, do próprio paciente à cateterização intermitente (CIC, *clean intermittent catheterization*). Como a uretra tem sensação normal, CIC pode ser dolorosa, e muitos pacientes recusam-se a fazê-la. Por essa razão, sempre advogamos a realização de apendicovesicostomia (técnica de Mitrofanoff) simultânea à reconstrução do colo vesical. O procedimento de YDL consiste em tubularização do trígono com alongamento da uretra. Esse processo causa aumento da resistência, com base no aumento da pressão hidráulica intraluminal. Para obter-se sucesso na técnica, deve-se moldar um tubo de pequeno diâmetro (8 a 10Fr) e de adequado comprimento (no mínimo 3 a 4cm). A tubularização deve iniciar no início da uretra proximal. Para facilitar a construção da porção inicial da uretra alongada, é importante abrir completamente as bandas intersínfises. Ao fazer isso, pode-se ter acesso muito mais fácil ao colo vesical, facilitando a colocação de pontos profundos. Em virtude do uso de parte dessas pequenas bexigas para alongar a uretra, as hemibexigas remanescentes ficam com pequena capacidade e o aumento é muitas vezes necessário para conseguir uma capacidade razoável. Entretanto, o aumento vesical ocasiona uma significante morbidade a longo prazo; devemos evitá-lo, quando possível. Em casos limítrofes, está justificado evitar o aumento vesical, uma vez que bexigas extróficas, ao contrário das bexigas neuro-gênicas, têm a tendência de aumentar sua capacidade com o tempo. Entretanto, essa tendência pode levar muitos anos para ocorrer. Quando aumento vesical é necessário, segmentos ileal ou colônico podem ser utilizados. Recentemente, estamos realizando a desmucolização intestinal, como descrito por Buson. Isso parece evitar a reabsorção de eletrólitos como também diminuir a produção de muco, fatores importantes que contribuem para aumentar a morbidade, quando o aumento é utilizado. A realização de uma apendicovesicostomia (Mitrofanoff) é aconselhável após a plástica de colo vesical, com ou sem ampliação vesical, pois cateterismo intermitente é freqüentemente necessário para obter adequado esvaziamento vesical.

BIBLIOGRAFIA RECOMENDADA

GEARHART, J. P. Complete repair of bladder exstrophy in the newborn: complications and management. *J. Urol.*, v. 165, 6 Pt 2, p. 2431-2433, 2001.

GEARHART, J. P.; BAIRD, A. D. The failed complete repair of bladder exstrophy: insights and outcomes. *J. Urol.*, v. 174, 4 Pt 2, p. 1669-1673, 2005.

NELSON, C. P.; DUNN, R. L.; WEI, J. T. Contemporary epidemiology of bladder exstrophy in the United States. *J. Urol.*, v. 173, p. 1728-1731, 2005.

NELSON, C. P.; BLOOM, D. A.; DUNN, R. L.; WEI, J. T. Bladder exstrophy in the newborn: a snapshot of contemporary practice patterns. *Urology*, v. 66, p. 411-415, 2005.

VAN LEEUWEN, M. A.; DIK, P.; KLIJN, A. J. et al. Primary repair of bladder exstrophy followed by clean intermittent catheterization: outcome of 15 years' experience. *Urology*, v. 67, p. 394-399, 2006.

CAPÍTULO 123

Extrofia de Cloaca

João Carlos Ketzer de Souza

SINÔNIMOS

Fissura vesicointestinal, extrofia esplâncnica, fissura ileovesical.

CONCEITO

Anomalia congênita complexa envolvendo os sistemas geniturinário e intestinal. É a forma mais grave dos defeitos ventrais de parede abdominal.

A extrofia clássica caracteriza-se pela presença de onfalocele, duas hemibexigas extróficas laterais, uma placa de mucosa intestinal central formada em sua porção superior pelo íleo terminal prolapsado, um orifício inferior correspondendo ao cólon encurtado terminando em fundo cego, um ou dois orifícios apendiculares laterais e genitália ambígua (Fig. 123.1).

EMBRIOLOGIA

Complexa e só parcialmente entendida.

A cloaca é separada do exterior pela membrana cloacal, que é composta de endoderma e ectoderma justapostos, sem o mesoderma. Normalmente, a membrana cloacal é restrita à região perineal. A causa principal das extrofias parece ser a existência de uma membrana cloacal anormalmente estendida em direção à parede abdominal anterior. A extensão anormal da membrana produz um defeito que mantém separadas as duas metades da parede abdominal, levando à diastase do púbis e à falha de fusão do par de tubérculos genitais, causando clitóris duplo ou pênis duplo.

Esse hiperdesenvolvimento anormal da membrana cloacal previne a migração de tecido mesenquimatoso entre as camadas do ecto e do endoderma.

Ruptura prematura da membrana cloacal, a qualquer tempo entre o aparecimento da membrana e a subdivisão da cloaca, causa a extrofia. O que vai determinar a variedade da anomalia é o período em que a membrana rompe. A ruptura muito precoce da membrana e de sua extensão infra-umbilical antes da formação do septo urorretal (estágio de 5mm) e antes da fusão dos tubérculos genitais, permite sua eversão, resultando no aspecto clássico de extrofia de cloaca.

Duas teorias são as mais aceitas:

- Patten e Barry: o par dos primórdios dos tubérculos genitais são deslocados caudalmente. Isso permite a persistência da porção mais cefálica da membrana cloacal. Se ocorre divisão incompleta do septo urorretal e desintegração da membrana cloacal, aparecem bexiga e intestinos extróficos.
- Marshall e Muecke: membrana cloacal desenvolve-se excessivamente. Esse hiperdesenvolvimento impede a migração da camada mesenquimatosa entre o ecto e o endoderma. Se a membrana rompe antes da fusão dos tubérculos genitais e antes do movimento caudal do septo urorretal, ocorre extrofia de cloaca.

EPIDEMIOLOGIA

- Forma mais rara e mais grave do complexo extrofia/epispádia.
- Prevalência: 1:200.000 a 400.000 nascidos vivos.
- Predisposição sexual: 1 a 2 M:1 F.
- Extrofia de cloaca corresponde a 10% de todas as extrofias.
- Várias formas de extrofia de cloaca estão relacionadas a diferentes níveis de descida do septo urorretal.

ANOMALIAS ASSOCIADAS

Presentes em 85% dos casos em geral. Nos casos clássicos, estão presentes em 95% dos casos; nas variantes, em 75%.

- Anomalias do trato urinário superior: 60% (rim pélvico, agenesia renal unilateral, hidronefrose, rim multicístico, anomalias de fusão).
- Anomalias vertebrais: 65% [mielomeningocele, lipomeningocele (Fig. 123.2), medula presa, hemivértebras, escoliose].
- Anomalias gastrointestinais: 40% (duplicação intestinal, atresias intestinais, divertículo de Meckel, má rotação intestinal).

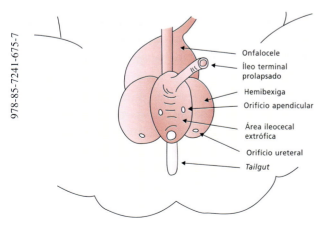

Figura 123.1 – Extrofia de cloaca clássica.

- Anomalias das extremidades inferiores: 30 a 50% (luxação congênita do quadril, pé torto eqüinovaro [Fig. 123.2], agenesia do membro inferior).
- Anomalias cardiovasculares: são raras.
- Onfalocele.
- Pênis inadequado ou ausente.
- Duplicação vaginal (2/3 dos casos), clitóris bipartido, agenesia vaginal (1/3 dos casos).
- Hérnia inguinal, criptorquidia.

APRESENTAÇÃO ANATÔMICA

- Onfalocele está presente em 90% dos casos.
- Aspecto principal: intestino extrófico central rodeado por duas hemibexigas extróficas.
- O intestino central corresponde à região ileocecal e possui três a quatro orifícios.
- Orifício proximal: íleo terminal que quase sempre está prolapsado.
- Orifício distal: cólon curto, em fundo cego.
- Orifícios médios: um ou dois orifícios apendiculares que podem estar prolapsados.
- Ânus com imperfuração.
- Em 30% dos meninos o pênis está ausente; outras vezes, é representado por duas estruturas rudimentares completamente separadas. Vinte por cento têm epispádia ou pênis muito pequeno.
- Testículos localizam-se na cavidade abdominal ou nas regiões inguinais.

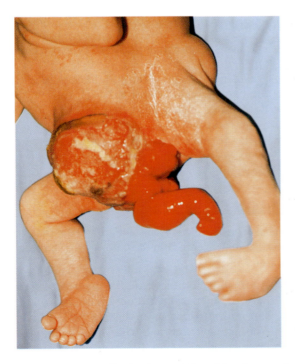

Figura 123.2 – Extrofia de cloaca. Há onfalocele superior, duas hemibexigas, prolapso de intestino delgado, pés tortos, lipomeningocele. Não se visualiza adequadamente a genitália externa.

- Escroto pode estar ausente, amplamente separado em dois hemiescrotos ou, menos comumente, bífido.
- Em meninas, o clitóris está geralmente dividido em dois hemiclitóris amplamente separados, mas também pode ser unido ou ausente.
- Duplicação uterina está presente em 95% das meninas, duplicação vaginal em 65% e, em 25% dos casos, a vagina está ausente.

CLASSIFICAÇÃO E SISTEMA DE CODIFICAÇÃO DE MANZONI[1]

Dividido em duas categorias que se baseiam nos padrões do intestino e da bexiga:

- Tipo I: extrofia clássica. Podem ter variações na superfície do intestino e da bexiga, que são definidas nos subgrupos:
  - IA: hemibexigas confluentes cranialmente em relação à área intestinal.
  - IB: hemibexigas laterais à área intestinal.
  - IC: hemibexigas confluentes caudalmente em relação à área intestinal.
- Tipo II: variantes. Subdividida em subgrupos.
  - IIA: somente a bexiga varia em relação ao padrão clássico.
  - IIB: somente o intestino varia em relação ao padrão clássico.
  - IIC: ambos diferem da forma clássica.

Sistema de Codificação

Método que registra o padrão e cada variação do conjunto. Um *grid* é formado por três linhas horizontais (umbilical, abdominal e perineal) e três linhas verticais (direita, média e esquerda), definindo nove compartimentos separados (Tabelas 123.1 e 123.2).

- Umbigo: onfalocele é apresentada pela letra O no compartimento umbilical mediano.
- Bexiga: pode ser completa (BL, *bladder*) ou duas hemibexigas (HBL, *hemi-bladder*). Na condição de extrófica, é adicionado o sufixo E. Se a bexiga está fechada e coberta, é acrescentada a letra C. Uma letra F adicional significa a presença de fístula para um sistema fechado.
- Intestino: é representado pela letra B (*bowel*) seguida pelos números 1, 2 ou 3, dependendo do segmento envolvido (B1 = ileocecal, B2 = colônico, B3 = retossigmóide). Um sufixo adicional indica se o intestino é extrófico (E), coberto (C) ou tem comunicação fistulosa (F), que pode ser com a superfície abdominal ou com uma bexiga aberta ou fechada. Duplicação intestinal é representada pela letra D e por uma letra índice definindo se é extrófica, coberta ou associada à fístula. A rara presença de ânus é registrada com a letra A na zona perineal.
- Vagina: é indicada pela letra V e pode aparecer lateralmente se duplicada ou no compartimento

Extrofia de Cloaca ■ **619**

SEÇÃO 11

TABELA 123.1 – *Grid* de extrofia de cloaca

	DIREITA	LINHA MÉDIA	ESQUERDA
UMBILICAL		O	
ABDOMINAL	HBL_E	$B1_E$	HBL_E
PERINEAL	HP		HP

B1 = segmento ileocecal; E = extrófico; HBL = hemibexiga; HP = hemipênis; O = onfalocele.

TABELA 123.2 – Símbolos de codificação da extrofia de cloaca

	CÓDIGO	EXTRÓFICO (E)	COBERTO (C)
Onfalocele			
Presente	O		
Ausente	–		
Bexiga			
Completa	BL	BL_E	BL_C *
Hemibexiga	HBL	HBL_E	HBL_C *
Intestino			
A) Primário			
Ileocecal	B1	$B1_E$	$B1_F$ #
Colônico	B2	$B2_E$	$B2_F$ #
Retossigmóide	B3	$B3_E$	$B3_F$ #
B) Duplicação			
Ileocecal	D1	$D1_E$	$D1_C$ *
Colônico	D2	$D2_E$	$D2_C$ *
Retossigmóide	D3	$D3_E$	$D3_C$ *
C) Ânus			
Presente	A		
Ausente	–		
Genitália feminina			
A) Vagina			
Presente	V	V_E	
Ausente	–		
B) Clitóris			
Completo	CL		
Hemiclitóris	HCL		
Genitália masculina			
A) Pênis			
Completo	P (P_E,P_N,P_H)		
Hemipênis	HP		
B) Testículos			
Descidos	T↓		
Não-descidos	T↑		

$_F$ # = + fístula
* Se houver fístula associada, adicionar (F), por exemplo, $BL_{C (F)}$
P_E = pênis epispádico; P_H = pênis hipospádico; P_N = pênis normal.

perineal mediano. A rara vagina extrófica é simbolizada pelo sufixo basal E.

■ Clitóris: se completo, é anotado como CL; hemiclitóris como HCL.
■ Pênis: no menino, o pênis completo é representado por P e o padrão uretral registrado como epispádico (P_E), normal (P_N) ou hipospádico (P_H). Hemipênis é registrado como HP.

INVESTIGAÇÃO CLÍNICA

■ História e exame físico.
■ Uretrocistografia: nos casos de bexigas cobertas, para avaliar presença e grau de refluxo vesicoureteral.
■ Ultra-sonografia abdominal, renal e coluna: para pesquisar uropatia obstrutiva, agenesia renal ou outras malformações.
■ Radiografia de abdome: pesquisa da distribuição gasosa intraluminal.
■ Radiografia de vértebras: para identificar defeitos vertebrais.
■ Ressônancia nuclear magnética: para melhor definição e diagnóstico dos disrafismos.
■ Cariótipo.

TRATAMENTO

Deve ser multidisciplinar. Iniciar antibioticoterapia. Ideal: reconstrução completa no período neonatal. Geralmente dividido em duas fases: (1) Fechamento do defeito, que pode ser em *um estágio* (recém-nascido em boas condições, anatomia favorável, anomalias associadas pequenas) ou *dois estágios* (prematuros, pequenos para a idade gestacional, anomalias associadas importantes, anatomia desfavorável). (2) Subseqüente procedimento de reconstrução para obter continência, preservar função renal e criar genitália funcional. Em geral, a criança com cariótipo masculino é convertida em menina por causa da deficiência de tecido fálico. Atualmente, essa decisão tem sido muito discutida e, muitas vezes, criticada.

■ Em 80% dos casos, o tratamento da onfalocele é conseguido pelo fechamento fascial primário. Nos outros casos, deve ser realizado o fechamento estagiado com silo de silicone.
■ Deve-se sempre preservar um ou dois apêndices e os segmentos duplicados para posterior utilização.

■ A osteotomia bilateral pode ser ilíaca anterior (mais utilizada) ou posterior. Osteotomia ilíaca anterior é preferível nos disrafismos lombossacros graves.
■ A construção da uretra pode ser realizada de três formas:
 – Da pele perineal e paraextrofia.
 – De uma tira de pele perineal deixada em continuidade com a bexiga.
 – Excisando pequenos triângulos de parede vesical e tubularização da tira central de bexiga.
■ Reparo em um estágio: fechamento da onfalocele, separação da placa intestinal das metades vesicais, aproximação e fechamento das metades vesicais sem fechar o colo vesical (fechamento da extrofia de bexiga), osteotomia bilateral anterior, gonadectomia em meninos com pênis duplicado, muito pequeno ou ausente, colostomia terminal por tubularização da placa intestinal, revisão genital, se necessário.

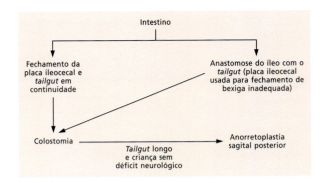

Figura 123.3 – Estratégias cirúrgicas relativas ao intestino.

- Reparo em dois estágios.
  – 1º estágio (período neonatal): fechamento da onfalocele, separação da placa intestinal das metades vesicais, aproximação das metades vesicais, gonadectomia em meninos com pênis duplo ou ausente, colostomia terminal por tubularização da placa intestinal.
  – 2º estágio (quatro a seis meses de idade): fechamento das metades vesicais sem fechar o colo vesical, osteotomia bilateral anterior, revisão genital.
- Reconstrução continente (quatro anos de idade) após avaliação por ultra-sonografia renal, uretrocistografia e urodinâmica → reconstrução do colo

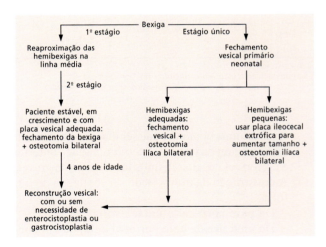

Figura 123.4 – Opções cirúrgicas relativas à bexiga.

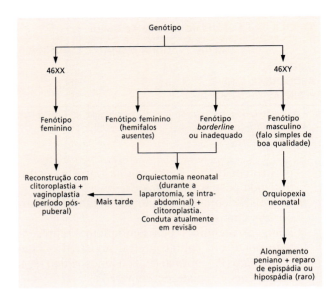

Figura 123.5 – Estratégias cirúrgicas relativas à genitália.

vesical, reimplante ureteral, com ou sem a necessidade de aumento vesical, usando segmentos do intestino delgado ou estômago (nesses casos, deve-se utilizar a técnica de Mitrofanoff para cateterização uretral intermitente), reconstrução genital.
- Nos casos em que a placa vesical for inadequada ou a reconstrução funcional tenha falhado, derivação urinária é indicada.

De qualquer forma, para melhor entendimento, a reconstrução em razão dessa complexa afecção pode ser subdividida em sistemas: digestivo, urinário (bexiga) e genital (Figs. 123.3 a 123.5).

REFERÊNCIA BIBLIOGRÁFICA

1. MANZONI, G. M.; HURWITZ, R. S. Cloacal exstrophy. In: FREEMAN, N. V.; BURGE, D. M.; GRIFFITHS, M.; MALONE, P. S. J. (eds.). *Surgery of the Newborn*. Edinburg: Churchill-Livingstone, 1994. p. 767-780.

BIBLIOGRAFIA RECOMENDADA

HURWITZ, R. S.; MANZONI, G. A.; RANSLEY, P. G.; STEPHENS, F. D. Cloacal exstrophy: a report of 34 cases. *J. Urol.*, v. 138, p. 1060-1064, 1987.

LUND, D. P.; HENDREN, W. H. Cloacal exstrophy: a 25-year experience with 50 cases. *J. Pediatr. Surg.*, v. 36, p. 68-75, 2001.

SOFFER, S. Z.; ROSEN, N. G.; HONG, A. R. et al. Cloacal exstrophy: a unified management plan. *J. Pediatr. Surg.*, v. 35, p. 932-937, 2000.

CAPÍTULO 124

Hematúria

Philippe E. Spiess

Roman Jednak

INTRODUÇÃO

Hematúria, cuja taxa de prevalência em crianças entre 6 e 15 anos é de 1 a 2%, é motivo freqüente de consulta no cirurgião urologista pediátrico e pode ser causa de muita preocupação para o paciente e sua família. Hematúria pode ser micro ou macroscópica. Hematúria microscópica é definida pela presença de mais de cinco glóbulos vermelhos por campo e é, geralmente, descoberta em um exame comum de urina em criança assintomática. A freqüência de hematúria microscópica pode ser de 4 a 6% quando somente uma amostra de urina é analisada, permanecendo como achado consistente em apenas 1 a 2% das crianças em análise repetida. O achado, portanto, deve ser confirmado pela análise de duas a três amostras seqüenciais.

Hematúria macroscópica caracteriza-se pela presença de urina de cor vermelho-viva ou marrom. Este capítulo revisa a etiologia e a investigação de hematúria nas crianças.

CAUSAS

As causas de hematúria em crianças são numerosas e bastante distintas daquelas encontradas em adultos (Quadro 124.1). Contudo, é essencial para o médico assistente pediátrico estar ciente das variadas etiologias, pois elas ditarão os meios diagnósticos e o tratamento.

Causas Renais

A causa mais comum de hematúria em criança é de origem renal, por glomerulonefrite.

Glomerulonefrite Aguda Pós-estreptocócica

É a forma mais comum de glomerulonefrite em crianças, apresentando-se, geralmente, 7 a 21 dias após faringite aguda ou impetigo. A urina adquire cor de chá e contém cilindros hemáticos. A tríade clínica típica consiste em edema, hematúria e hipertensão. Outros sinais e sintomas podem incluir: mal-estar, dor abdominal e olígúria. A infecção estreptocócica deve ser confirmada por títulos elevados de antiestreptolisina O. Deve ser lembrado que títulos normais podem estar presentes em até 20% das crianças. A ativação do sistema de complementos resulta em níveis diminuídos de complemento sérico (C3). Função renal pode estar diminuída e pode haver proteinúria, resultando em hipoalbuminemia. A maioria das crianças recupera-se completamente e a função renal, se comprometida, retorna ao normal em duas a três semanas. Entretanto, hematúria microscópica pode persistir por meses ou anos após a recuperação. O tratamento é sintomático e se baseia no balanço hídrico e controle da pressão sangüínea.

Nefropatia IgA (Doença de Berger)

Embora a apresentação clínica seja variada, a maioria dos pacientes mostra hematúria macroscópica recorrente e indolor ou hematúria microscópica assintomática com ou sem proteinúria. Os pacientes com hematúria macroscópica freqüentemente descrevem quadro recente de infecção do trato respiratório. Um subgrupo menor de crianças pode apresentar-se com hipertensão ou proteinúria do tipo nefrótica. A patogênese é incerta, mas a evidência indica que se trata de uma

---

QUADRO 124.1 – Causas de hematúria em criança

- *Drogas*
  - Anticoagulantes
  - Ciclofosfamida
  - Mandelamina
- *Hematológicas*
  - Hemofilia
  - Púrpura trombocitopênica idiopática
  - Doença ou traços de células falciformes
  - Doença de von Willebrand
- *Infecções*
  - Bacteriana
  - Viral
- *Obstruções/Anomalias*
- *Renais*
  - Doença de Alport
  - Púrpura de Henoch-Schönlein
  - Hematúria familiar benigna
  - Nefropatia IgA (doença de Berger)
  - Síndrome de Goodpasture
  - Síndrome hemolítico-urêmica
  - Glomerulonefrite (subaguda ou crônica)
  - Periarterite nodosa
  - Glomerulonefrite pós-estreptocócica aguda
  - Endocardite subaguda bacteriana
  - Lúpus eritematoso sistêmico
- *Cálculos*
  - Hipercalciúria
- *Traumas*
- *Tumores*
  - Hemangioma
  - Carcinoma de células renais
  - Rabdomiossarcoma
  - Carcinoma de células transicionais
  - Tumor de Wilms

622 ■ *Trato Geniturinário*

doença imunológica complexa. A microscopia revela deposição glomerular de IgA e C3. Níveis circulantes de complexos imunes IgA têm sido identificados, mas são pouco significativos, pois só podem ser demonstrados em aproximadamente 15% das crianças. Tipicamente, não há disfunção renal e os níveis de complemento são normais. Episódios recorrentes de hematúria podem persistir, mas a função renal, na maioria das crianças, permanece inalterada. Um curso rapidamente progressivo até a insuficiência renal ocorre em alguns casos e estes costumam estar associados a hipertensão e/ou proteinúria tipo nefrótica. O tratamento é controverso, e uma variedade de estratégias terapêuticas tem sido proposta: antibióticos, corticosteróides, medicamentos imunossupressivos e troca plasmática.

Púrpura de Henoch-Schönlein

A púrpura de Henoch-Schönlein é a causa mais comum de vasculite em crianças. Muitas vezes aparece após infecção do trato respiratório superior e é precedida por dor abdominal, artralgia e mal-estar. Aparece erupção purpúrica da pele principalmente nas áreas dependentes do corpo (glúteos, costas, braços e pernas). Aproximadamente 50% dos pacientes irão apresentar hematúria, a qual pode ser macro ou microscópica com proteinúria. Embora essa condição seja muitas vezes autolimitada, uma porcentagem pequena de pacientes pode desenvolver disfunção renal aguda ou tardia em meses ou anos. A terapêutica é sintomática. Corticosteróides podem ser usados, mas não têm demonstrado, definitivamente, melhorar o prognóstico renal.

Síndrome Hemolítica Urêmica

A síndrome hemolítica urêmica (SHU) é causa importante de insuficiência renal em crianças. Apresenta-se agudamente como uma tríade de anemia hemolítica, trombocitopenia e insuficiência renal, muitas vezes após uma gastroenterite ou, menos comumente, uma doença do trato respiratório superior. Uma amostra do sangue periférico mostra eritrócitos fragmentados, que é diagnóstico. Hematúria macroscópica pode ocorrer, mas é mais comum o aparecimento de hematúria microscópica leve com proteinúria e cilindros. Na maioria dos pacientes com disfunção renal aguda, é necessária a diálise. Corticosteróides e inibidores plaquetários parecem não ser benéficos. A maioria dos pacientes recupera a função renal normal. Outros progridem para a insuficiência renal crônica, que pode ter início tardio.

Doença de Alport

Corresponde a uma nefrite hereditária associada a insuficiência renal progressiva, surdez neurossensorial e, em alguns casos, anormalidades oculares. História familiar completa e audiograma podem fazer o diagnóstico. A herança está relacionada a uma forma dominante ligada ao cromossoma X ou autossômica recessiva. Embora nas crianças apareça tipicamente hematúria microscópica, em alguns casos pode surgir hematúria macroscópica recorrente. Proteinúria aparece com disfunção renal progressiva. Meninos tendem a ser mais gravemente afetados. Aproximadamente 90% dos meninos e somente 12% das meninas chegam ao último estágio de insuficiência renal na idade de 40 anos. A surdez atinge, primeiramente, os sons de alta freqüência, gradualmente progridem, atingindo a freqüência da fala.

Lúpus Eritematoso Sistêmico

É estimado que 65 a 70% das crianças com lúpus eritematoso sistêmico (LES) desenvolverão glomerulonefrite, apresentando-se com hematúria e cilindros. Esse pode ser o primeiro sinal da doença. O diagnóstico é estabelecido, em parte, pela demonstração de títulos elevados de anticorpo antinuclear e anti-dsDNA.

Hematúria Familiar Benigna

Essa condição hereditária é benigna e não-progressiva. Requer investigação adicional, a presença de história familiar de perda auditiva, achados de disfunção renal e proteinúria.

Doença das Células Falciformes

Hematúria ocorre mais freqüentemente em pacientes com células de traço falciforme do que doença falciforme. Hematúria microscópica (16%) é observada mais freqüentemente do que hematúria macroscópica (1%). Episódios de hematúria macroscópica tendem a ser ocasionais e indolores; necrose papilar pode ser vista nos estudos de imagem. Hidratação geralmente resolve os episódios de sangramento macroscópico, enquanto a hematúria microscópica pode permanecer como um achado persistente.

Infecção do Trato Urinário

É a causa urológica mais freqüente de hematúria em crianças. A maioria dessas infecções é de origem bacteriana, mas alguns vírus, como o adenovírus, também podem causar cistite hemorrágica. O diagnóstico de infecção bacteriana é feito pela cultura de urina, enquanto a infecção viral é, geralmente, um diagnóstico de exclusão.

Obstrução/Anomalias do Trato Urinário

A obstrução pode apresentar-se com hematúria macro ou microscópica. A hematúria pode resultar de trauma mínimo ou infecção. É importante considerar a possibilidade da existência de uma anomalia do trato urinário associada, em qualquer situação em que a hematúria parece desproporcional à gravidade da lesão.

Distúrbios de Sangramento

Pacientes com distúrbios de sangramento podem apresentar hematúria. Pacientes com hemofilia geralmente são conhecidos por sua diátese hemorrágica quando se apresentam com hematúria. Por outro lado, hematúria pode ser o primeiro sintoma em uma criança com doença de von Willebrand. Doença das células falciformes é causa de hematúria em crianças pretas. Hematúria ocorre mais freqüente em crianças com traços de células falciformes do que na doença de células falciformes. Não se sabe a razão.

Drogas

Anticoagulantes, como warfarina, embora infreqüentemente usados em crianças, podem causar hematúria após dose excessiva. Mandelamina tem sido citada como causa de cistite hemorrágica. Similarmente, a ciclofosfamida, agente quimioterápico, pode produzir cistite hemorrágica, que pode dificultar o manuseio. Certas medicações, incluindo a rifampicina e o ácido acetilsalicílico, podem causar urina com alterações da coloração, mimetizando hematúria. Finalmente, nefrite intersticial tem sido associada a um grande número de medicações, como penicilina e cefalosporina.

Tumores Urológicos

Também podem causar hematúria os tumores urológicos como: tumor de Wilms, carcinoma de células renais, rabdomiossarcoma, hemangiomas, angiolipoma e carcinoma de células transicionais da bexiga (geralmente de baixo grau e estádio).

Cálculos Urinários e Hipercalciúria

Cálculos urinários podem traumatizar o endotélio adjacente, produzindo hematúria. Esses pacientes podem apresentar-se com hematúria microscópica assintomática; mas, mais comumente, estão associada a dor abdominal ou de flanco. O diagnóstico pode ser estabelecido usando diversos estudos radiológicos de imagem: radiografia de abdome, ultra-sonografia, pielografia intravenosa ou tomografia computadorizada. Estudos tardios podem falhar em identificar um cálculo que passa espontaneamente. Esses pacientes devem ter sua urina filtrada até que o diagnóstico seja confirmado. Avaliação metabólica é indicada a todas as crianças nas quais se formam cálculos urinários.

Hipercalciúria idiopática é uma causa bem conhecida de hematúria. Pode ser macro ou microscópica e é, geralmente, assintomática. Um número crescente de crianças tem se apresentado com uma variedade de sintomas do trato urinário inferior: disúria,

freqüência urinária, dor abdominal ou suprapúbica e incontinência durante o dia. Cilindros e proteinúria estão ausentes. Em ocasiões, esses pacientes podem desenvolver cálculos urinários. Amostra única de urina indicando a relação do cálcio urinário e da creatinina urinária maior do que 0,2 a 0,3, obtida pela manhã e em jejum, sugere o diagnóstico, mas deve ser confirmada com a coleta de urina de 24h para documentar, formalmente, a excreção de cálcio. Hipercalciúria deve ser considerada quando a excreção do cálcio excede 4mg/kg/dia. O tratamento consiste em ingesta liberal de líquidos e cálcio e restrição de sal. Casos mais resistentes podem requerer a adição de diuréticos tiazidas.

Uretrorragia/Meatite

Uretrorragia é uma condição benigna e autolimitada, ocorrendo em meninos pré-puberais. A etiologia não é clara. Tipicamente, os pacientes descrevem a presença de manchas de sangue nas roupas de baixo entre as micções. Podem estar presentes sintomas urinários na forma de disúria, freqüência urinária ou incontinência durante o dia. Hematúria microscópica pode ser demonstrada em metade dos pacientes. Avaliação extensa é desnecessária na ausência de outros achados ou evidências de infecção do trato urinário. Cistoscopia demonstra mucosa de aspecto avermelhada e friável na área do esfíncter uretral. Porém, em nada contribui no seu tratamento. Adicionalmente, o desenvolvimento de estenose uretral tem sido relatado pós-cistoscopia e, por isso, não tem sido recomendada. Desde que ainda permanece incerto se a estenose uretral é iatrogênica ou secundária à doença de base, urofluxometria pode ser útil durante o seguimento do paciente.

Meatite parece ser causada por dermatite localizada; tipicamente ocorre em meninos circuncidados que ainda usam fraldas. Classicamente, os pais descrevem a presença de manchas nas fraldas.

INVESTIGAÇÃO DIAGNÓSTICA

História

- Uma história completa é o passo inicial na investigação de hematúria. O paciente deve descrever se o início da hematúria foi associado a dor, sintomas urinários (urgência, freqüência, estrangúria, jato fraco, gotejamento), trauma, sintomas gastrointestinais (náuseas, vômitos, diarréia) ou recente doença do trato respiratório.
- Avaliação completa deve ser feita relativa à história familiar de hematúria, surdez ou condições urológicas/renais.
- A intensidade da hematúria deve ser caracterizada, uma vez que hematúria macroscópica é mais freqüentemente associada a causas urológicas, enquanto a hematúria microscópica tem, mais provavelmente, origem renal.

624 ■ *Trato Geniturinário*

- A cor da urina deve ser determinada; causas urológicas tendem a produzir urina vermelha a marrom escura, enquanto as causas renais tendem a produzir urina cor de chá.
- A determinação do tempo da hematúria como inicial, total ou terminal pode oferecer importante pista da origem do sangramento. Em geral, hematúria inicial origina-se de lesões localizadas na uretra prostática ou distal. Lesões acima do colo vesical geralmente causam hematúria total; lesões no colo vesical ou uretra proximal usualmente produzem hematúria terminal.

Exame Físico

- O exame físico deve incluir a medida da pressão arterial; se elevada, costuma ser sugestiva de possível etiologia renal. Similarmente, devem ser procurados achados clínicos, como edema periférico, petéquias ou púrpuras palpáveis. Quando presentes, são consistentes com doença renal.
- A cavidade oral deve ser examinada em busca de faringite, que é sugestiva de glomerulonefrite pós-estreptocócica aguda.
- O exame da pele pode revelar hemangiomas cutâneos, que podem ser um sinal físico de lesões similares dentro da bexiga.
- Exame abdominal completo é essencial. A presença de massa abdominal é sugestiva de obstrução ou tumor.
- O exame da genitália deve observar secreção uretral ou inflamação meatal.
- Exame retal pode ser necessário.

Exames Laboratoriais

- Exame comum de urina é essencial na investigação de hematúria. Hematúria microscópica deve ser confirmada em duas a três amostras seqüenciais. Em alguns casos, também devem ser testados alguns membros da família. Idealmente, deve ser obtida uma amostra de urina logo após a micção, desde que a lise dos glóbulos vermelhos e o rápido crescimento bacteriano possam ocorrer em amostras deixadas à temperatura ambiente por um período de tempo significante. A cor da urina deve ser anotada, isto é, amarela, vermelha, cor de chá, marrom, turva.
- Um *dipstick* (teste de tira reagente para análise de urina) de urina deve ser obtido para determinar a gravidade específica (se diluída, pode sugerir doença renal), avaliar a presença de proteína (sugere doença renal) e excluir a presença de bilirrubina, que pode dar à urina uma coloração escura e mimetizar hematúria. Deve ser observado que a análise *dipstick* pode ser positiva para hemoglobina, se houver hematúria, hemoglobinúria ou mioglobinúria. O *dipstick* pode falhar em detectar pequenas quantidades de glóbulos vermelhos na urina.

- A amostra de urina deve então ser centrifugada e o sedimento analisado microscopicamente para glóbulos vermelhos, glóbulos brancos, bactérias, cilindros e cristais urinários. A presença microscópica de glóbulos vermelhos confirma que o paciente tem, verdadeiramente, hematúria. É útil observar a morfologia do glóbulo vermelho, desde que células dismórficas estejam associadas a etiologia renal. A presença de muitos glóbulos brancos sugere processo inflamatório. Pode ser secundária à infecção do trato urinário ou cálculo urinário. A presença de bactérias em uma amostra recém-coletada é consistente com infecção. A presença de cilindros de glóbulos vermelhos à microscopia indica doença glomerular. A investigação deve incluir creatinina sérica, uréia no sangue, eletrólitos, níveis de C3, títulos de anticorpos antinucleares, títulos de anticorpos anti-DNA, níveis de proteínas totais e títulos de anti-estreptolisinas. Pode ser necessária, em alguns casos, a pesquisa de células falciformes.
- Uma relação cálcio/creatinina urinária deve ser calculada em busca de hipercalciúria. Hipercalciúria deve sempre ser confirmada em amostras de urina de 24h.

Exames Radiológicos

Estudos de imagem do trato urinário superior devem ser obtidos, mesmo se doença renal for suspeita.

- Ultra-sonografia abdominal é o estudo inicial preferido por ser não-invasivo, evitar exposição à radiação, confirmar a presença de dois rins e afastar dilatação do trato urinário. Ultra-sonografia também é ótima para pesquisar a presença de cálculos renais, tumores renais e anomalias estruturais.
- Se houver suspeita de cálculos urinários, podem-se usar radiografia de abdome e urografia intravenosa.
- Tomografia computadorizada é útil para avaliar cálculos ou tumor suspeito.
- Cistouretrografia miccional pode ser necessária quando há infecção do trato urinário, sintomas miccionais obstrutivos ou dilatação do trato urinário à ultra-sonografia.
- Quando clinicamente indicados, podem ser obtidas imagens com ressonância nuclear magnética ou medicina nuclear.

Cistoscopia

O uso de cistoscopia na avaliação de hematúria é mais seletivo do que no adulto e deve ser adaptado à história e à apresentação clínica. Muitas vezes, a causa da hematúria macroscópica é conhecida antes da cistoscopia; portanto, esse teste pode ser confirmatório somente para patologia vesical. Cistoscopia pode revelar a origem da hematúria somente se houver sangramento ativo no momento de sua realização. Em crianças, a cistoscopia necessita de anestesia geral. O papel da cistoscopia na avaliação da hematúria microscópica assintomática é pobre e, geralmente, sem indicação. Cistoscopia é raramente útil na presença de hematúria microscópica sintomática e exames radiológicos normais.

No diagnóstico, a utilidade da cistoscopia pode ser benéfica quando a causa de hematúria macroscópica é incerta após investigações radiológicas ou quando os estudos de imagem revelam patologia vesical, que necessita adicional caracterização.

Biópsia Renal

Biópsia renal não é necessária em todos os casos em que doença renal é a causa suspeita de hematúria.

Pacientes com função renal afetada ou proteinúria grosseira geralmente requerem biópsia renal. Biópsia renal também é indicada quando achados patológicos influírem na conduta terapêutica. Em recém-nascidos e lactentes, biópsia renal aberta é a via de acesso preferida, enquanto em crianças maiores a biópsia percutânea é a preferida.

BIBLIOGRAFIA RECOMENDADA

CANNING, D. A. Evaluation of the pediatric urologic patient. In: WALSH, P. C.; RETIK, E. D.; VAUGHAN, J. R.; WEIN, A. J. (eds.). *Campbell's Urology*. 8. ed. Philadelphia: W.B. Saunders, 2002. p. 1826-1827.

FELD, L. G.; WAZ, W. R.; PEREZ, L. M.; JOSEPH, D. B. Hematuria: an integrated medical and surgical approach. *Pediatr. Clin. North Am.*, v. 48, p. 1519-1537, 2001.

KAPLAN, G. W. Hematuria in children. *AUA Update Series*, v. 4, p. 1-7, 1985.

CAPÍTULO 125

Fertilidade Relacionada à População Pediátrica

Peter T. K. Chan

João Luiz Pippi Salle

INTRODUÇÃO

Problemas de fertilidade em homens muitas vezes estão relacionados a condições patológicas preexistentes e que podem ser reconhecidas durante a infância. Infelizmente, o impacto negativo que essas patologias pediátricas causam sobre a futura fertilidade são, muitas vezes, negligenciadas ou inadequadamente valorizadas. Não incomumente, pediatras ou especialistas pediátricos podem não considerar apropriado ou não se sentirem confortáveis em discutir assuntos relacionados à futura fertilidade com os jovens pacientes ou os pais destes. O objetivo deste capítulo é revisar alguns desses assuntos relacionados a condições pediátricas comuns.

VARICOCELE

Conceito

Varicocele é causada pela tortuosidade e pela dilatação anormal da veia testicular dentro do cordão espermático.

Epidemiologia

Em adultos, a freqüência de varicocele em homens com infertilidade é de 19 a 41%. Em geral, manifesta-se clinicamente na puberdade e sua incidência vai aumentando, acompanhando os estágios progressivos do desenvolvimento puberal, com incidência aproximada de 6% aos 10 anos, 15% aos 13 anos, que é similar à população geral adulta (Tabela 125.1).

Classificação

Graduação com o paciente em pé:

- Grau I: dilatação das veias do plexo pampiniforme do cordão espermático. As veias tornam-se aumentadas somente com manobras de Valsalva.
- Grau II: dilatações das veias são palpáveis sem manobra de Valsalva.
- Grau III: veias dilatadas são visíveis através da pele da bolsa escrotal.

TABELA 125.1 – Freqüência de varicocele em diferentes idades

INCIDÊNCIA	PORCENTAGEM
Aos 10 anos	6
Aos 13 anos	15
Na população adulta em geral	15
Em homens inférteis	19 – 41

Quadro Clínico

- Varicoceles podem causar dano duradouro no volume e nas funções hormonal e espermatogênica dos testículos.
- Varicocele unilateral é mais comum (> 90%) e ocorre quase exclusivamente no lado esquerdo. Varicocele bilateral ocorre em 5 a 10% dos casos.
- Varicocele pré-puberal é rara; quando presente, deve ser sempre afastada a presença de neoplasia causando obstrução venosa gonadal retroperitoneal, principalmente quando presente no lado direito.
- Diferentemente das varicoceles presentes em adultos, que são comumente associadas a infertilidade, as varicoceles em adolescentes são muitas vezes assintomáticas. Porém, podem estar associadas com dor e atrofia testicular observada por assimetria do volume testicular ou tamanho abaixo do normal à medição orquidométrica.
- Varicocele grau III não é rara, provavelmente porque as varicoceles de graduação baixa não costumam ser observadas no exame de rotina com o paciente em decúbito dorsal.

Fisiopatologia

Os mecanismos propostos, pelos quais a varicocele pode causar disfunção testicular, são:

- Temperatura testicular elevada.
- Hipóxia secundária à estase venosa.
- Refluxo de metabólitos renais e adrenais.

Diagnóstico Diferencial

- Massa escrotal: hérnia, hidrocele, epididimocele, espermatocele e outras lesões intra-escrotais que podem mimetizar a presença de varicocele.
- Orquialgia: condições inflamatórias como orqui-epididimite.

Investigação Diagnóstica

- História e exame físico: varicoceles podem ser confirmadas por cuidadoso exame físico (Fig. 125.1). Em casos selecionados, outros exames podem ser solicitados.
- Avaliação laboratorial: em meninos pós-puberais, podem ser solicitadas dosagens de testosterona, hormônio foliculoestimulante (FSH, *follicle-*

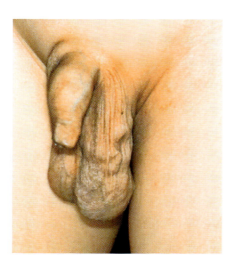

Figura 125.1 – Varicocele grau III.

stimulating hormone) e hormônio luteinizante (LH, *luteinizing hormone*), principalmente se for observada atrofia testicular.
- Exames por imagem.
  - Ultra-sonografia escrotal: confirma o diagnóstico se a varicocele for pequena ou quando exame físico adequado não tiver sido realizado em razão de ansiedade do paciente, escroto pequeno ou pele escrotal espessada. A ultra-sonografia é também importante para se obter a medida do tamanho dos testículos.
  - Não há definição ultra-sonográfica universalmente aceita de varicocele. Geralmente está confirmada se existir refluxo do fluxo sangüíneo venoso à manobra de Valsalva e se o diâmetro das veias for maior do que 3mm.
- Radiografia de abdome: indicada para avaliar varicocele em situações específicas, como a de grau III unilateral no lado direito.

Tratamento

- Indicações de tratamento: como no adulto, varicoceles subclínicas, definidas como aquelas pequenas não-palpáveis ao exame físico, não necessitam tratamento. As indicações absolutas para varicocelectomia são: dor escrotal, hipotrofia testicular, grandes varicoceles causando problemas cosméticos, hipogonadismo e infertilidade.
- Opções de tratamento cirúrgico.
  - Varicocelectomia retroperitoneal: isolamento e ligadura das veias espermáticas internas proximalmente ao ponto de drenagem na veia renal esquerda. Nesse nível, somente uma ou duas grandes veias estão presentes. Nesse nível, a artéria testicular ainda não se ramificou e, muitas vezes, pode ser poupada, evitando complicações. Nas ligaduras que incluem artéria e veias (técnica de Palomo), ocorre fechamento simultâneo dos vasos linfáticos, facilitando a formação de hidrocele pós-operatória.
  - Varicocelectomia inguinal: isolamento e ligadura das veias espermáticas internas no cordão espermático. Requer-se múltiplas ligaduras nesse nível. Normalmente é possível poupar os vasos linfáticos, diminuindo o aparecimento de hidrocele.
  - Varicocelectomia microcirúrgica: acompanha-se de alta taxa de preservação de estruturas arteriais e linfáticas, resultando em menores taxas de complicações e recorrência. Tem sido gradualmente aceita como tratamento cirúrgico padrão na maioria dos centros da América do Norte. É preferencialmente realizada por via inguinal em adolescentes jovens e por via subinguinal em adolescentes mais velhos e adultos.
  - Varicocelectomia laparoscópica: tende a ser mais cara e com tempo operatório mais longo. Sua eficácia ainda deve ser bem avaliada.
  - Complicações do tratamento cirúrgico: hidrocele pós-operatória por ligadura da drenagem linfática (pode ocorrer tardiamente, razão pela qual o *follow-up* deve ser prolongado); atrofia testicular, rara, por ligadura arterial; hematomas e infecções de ferida operatória.
- Opções de tratamento não-cirúrgico.
  - Oclusão venosa percutânea anterógrada: com agentes esclerosantes, faz-se a embolização das veias gonadais internas por acesso venoso femoral. Esse método é muitas vezes utilizado nas varicoceles persistentes ou recorrentes pós-reparo cirúrgico. O uso de técnicas de imagem para identificar a causa da varicocele recorrente permite oclusão venosa acurada, evitando a difícil dissecção das adesões fibrosas causadas por cirurgia prévia. Entretanto, é necessário exposição à radiação.
  - Oclusão venosa percutânea retrógrada: faz-se embolização das veias gonadais internas por injeção de agentes esclerosantes em veia isolada do plexo pampiniforme no escroto, após confirmação fluoroscópica de sua drenagem.
  - Complicações da oclusão venosa radiográfica: reação ao contraste; dor no flanco; migração de material embolizante; infecção; tromboflebite; punção arterial e hidroceles.

HIPOGONADISMO

Hipogonadismo Hipergonadotrófico (Hipogonadismo Primário)

O achado essencial é insuficiência testicular.
- Causas congênitas: síndrome Klinefelter, criptorquidia, anorquia, varicocele, síndrome das células de Sertoli únicas, síndrome de Noonan, disgenesia gonadal e outros distúrbios cromossômicos (XYY, homens XX).
- Causas adquiridas: quimioterapia, radiação, tumor testicular (tumor de células de Leydig), inflamação ou lesão testicular.

Hipogonadismo Hipogonadotrófico (Hipogonadismo Secundário)

O achado essencial é a má função pituitária/hipotalâmica.

- Causas congênitas: idiopática, síndrome de Kallmann (doença ligada ao cromossoma X com defeitos de linha média como anosmia/hiposmia ou fenda palatina/lábio leporino), síndrome Prader-Labhart-Willi, síndrome Laurence-Moon-Biedl.
- Causas adquiridas: insuficiência da pituitária por adenoma (prolactinoma), lesão e cirurgia da glândula pituitária, hemocromatose e outras doenças metabólicas.

Quadro Clínico

- Achado clínico geral: a apresentação do hipogonadismo é heterogênea. Nem todos os casos são sintomáticos durante a infância. Mesmo com alto índice de suspeita, alguns casos, mesmo decorrentes de causas congênitas, são somente identificados durante a vida adulta.
- Início pré-puberal: serão evidentes na puberdade corpo de forma eunucóide, falha na mudança da voz, distribuição feminina de pêlos secundários, anemia, hipodesenvolvimento dos músculos, genitália, função sexual e espermatogênese.
- Início pós-puberal: embora seja normal a virilização durante a puberdade, com o tempo serão evidentes diminuição na densidade mineral óssea (osteopenia e osteoporose), anemia, hipotrofia ou atrofia muscular, regressão das funções sexuais e espermatogênese, debilidade dos aspectos cognitivos e comportamentais.

Investigação Diagnóstica

- Testes laboratoriais: baixa dosagem da testosterona matinal confirma o diagnóstico de hipogonadismo. Interpretação deve ser feita conjuntamente com os níveis de LH e FSH para permitir a distinção entre as formas hipo e hipergonadotrófica.
- Teste de estimulação com hormônio liberador de gonadotrofina (Gn-RH, *gonadotrophin releasing hormone*). Na presença de capacidade de reserva gonadotrófica adequada da glândula pituitária, 0,1mg Gn-RH por via intravenosa (IV) deve induzir a aumento das gonadotrofinas séricas e testosterona em aproximadamente 30min.
- Estudo por imagem. Tomografia computadorizada (TC) ou ressonância nuclear magnética (RNM) podem delinear a anatomia da glândula pituitária e indicar a presença de lesões expansivas como o adenoma.
- Estudos adicionais. Hemoglobina e densidade mineral óssea são indicadas em casos selecionados para seguimento, respectivamente, da anemia e da osteoporose. Avaliações genética e meta-bólica devem ser solicitadas para identificar as causas de hipogonadismo. Em adolescentes mais velhos, análise padrão do sêmen realizada em duas ocasiões, com um mínimo de duas semanas de diferença, pode providenciar informações importantes no planejamento da fertilidade.

Opções de Tratamento

- Substituição da testosterona.
  - Substituição por testosterona exógena é conveniente e de baixo custo no hipogonadismo.
  - Inicia e mantém o desenvolvimento das características sexuais secundárias e reverte muitos sintomas no hipogonadismo, incluindo função sexual diminuída.
  - Por outro lado, testosterona exógena suprime a espermatogênese e o crescimento testicular nesses pacientes.
  - Portanto, testosterona exógena deve ser descontinuada se o paciente tem interesse na fertilidade. Uma vez que a paternidade foi obtida, a substituição por testosterona pode ser uma opção terapêutica a longo prazo.
  - Várias formas seguras de substituição da testosterona são exeqüíveis, variando de forma oral, injetável, implantável, emplastro dérmico e tópica.
  - O objetivo da terapia é substituir os níveis de testosterona próximos às concentrações mais fisiológicas possíveis. *Follow-ups* freqüentes são necessários durante a fase inicial de tratamento.
- Hipogonadismo hipogonadotrófico.
  - Substituição com Gn-RH subcutâneo por bomba de infusão portátil pode ser usada para distúrbios hipotalâmicos (sem insuficiência da pituitária). As doses variam de 100 a 400ng/kg/120min. A terapia costuma durar meses, até que espermatozóides sejam evidentes na ejaculação.
  - Substituição gonadotrófica também pode ser usada em doenças hipotalâmicas em casos de insuficiência da pituitária (é o tratamento de escolha). Efeitos FSH-dependentes podem ser invocados exogenamente, usando diversas preparações disponíveis, como a gonadotrofina menopáusica purificada humana (hMG, *human menopausal gonadotrophin*), FSH humano puro e FSH recombinante.
  - Gonadotrofina menopáusica purificada humana contém efeitos LH e FSH. Uma dose que induz efeito FSH adequado muitas vezes apresenta baixo efeito de LH para manter a função das células de Leydig. Assim, uma combinação de hMG e gonadotrofina coriônica humana (HCG, *human chorionic gonadotrophin*) é necessária para obter fertilidade. Fase de indução: Devem-se prescrever 1.000 a 2.500UI por via intramuscular (IM) ou subcutânea (SC) de HCG

Fertilidade Relacionada à População Pediátrica ■ 629

SEÇÃO 11

duas vez por semana por 8 a 12 semanas para conseguir níveis normais de testosterona. Subseqüentemente, 75 a 150UI IM ou SC são usadas três vezes por semana.

- FSH purificado urinário (p-FSH) tem a atividade FSH específica mais alta (10.000UI/mg de proteína *versus* 150UI/mg de proteína para hMG) e a vantagem adicional de permitir a via subcutânea, mais conveniente e menos dolorosa. Dose: p-FSH 150UI SC três vezes por semana e HCG 2.000UI duas vezes por semana.
- FSH recombinante (r-FSH) é produzido por genes isolados de células do fígado fetal humano e inseridas em células ovarianas de *hamster* chinês. Apresenta vantagens adicionais sobre as preparações urinárias relativas a pureza, atividade específica, composição consistente e suprimento constante. Dose: r-FSH 150UI SC três vezes por semana e HCG 2.000UI duas ou três vezes por semana.

■ Hipogonadismo hipergonadotrófico: uma vez que insuficiência testicular é o problema primário e as gonadotrofinas já estão elevadas, suplementação ou estimulação adicional da produção médica de gonadotrofinas não tem sido efetiva na melhora dos resultados da fertilidade.

■ Reprodução assistida.
- Mesmo nas formas graves de hipogonadismo hipergonadotrófico, como síndrome das células de Sertoli únicas e síndrome de Klinefelter (ver a seguir), espermatozóides podem ser encontrados cirurgicamente no testículo para permitir fertilização *in vitro* com injeção de espermatozóides intracitoplasmáticos.
- Para pacientes com hipogonadismo hipogonadotrófico, que não são capazes de conseguir paternidade natural apesar de tratamento médico, reprodução assistida, usando espermatozóides testicular ou ejaculado, se alguns presentes, é também uma opção de tratamento para inseminação intra-uterina ou fertilização *in vitro* com injeção de espermatozóides intracitoplasmáticos.

FERTILIDADE APÓS TRATAMENTO ONCOLÓGICO

Impacto do Tratamento Oncológico sobre a Fertilidade

Razões para a Deficiência de Fertilidade

Muitos pacientes pediátricos com câncer, particularmente aqueles com tumor testicular ou doença de Hodgkin, já apresentam contagens reduzidas de espermatozóides e motilidade antes do tratamento. Estresse generalizado, saúde global e estado nutricional deficientes, além de anormalidades testiculares associadas, podem contribuir para a fertilidade reduzida.

Impactos Específicos do Tratamento do Câncer sobre a Fertilidade

Cirurgia

Cirurgias que envolvem a área retroperitoneal podem causar disfunção da ejaculação pela insuficiente emissão da ejaculação e/ou ejaculação retrógrada por dano nervoso. Lesão cirúrgica iatrogênica do sistema ejaculador (epidídimos, ductos deferentes, vesículas seminais e ductos ejaculatórios) pode levar à obstrução, resultando em reduzida quantidade de espermatozóides no sêmen.

Radiação

Radiação pélvica tem o efeito de dano direto sobre as espermatogônias em diferenciação e células de Leydig (Tabela 125.2). Além disso, inflamação e fibrose oriundas da radiação podem causar obstrução do sistema ductal ou dano aos nervos envolvidos na ejaculação.

Quimioterapia

Nem todos os agentes quimioterápicos produzem a mesma extensão de toxicidade sobre a espermatogênese (Quadro 125.1). Até 90% dos pacientes têm azoospermia por poucas semanas após iniciar a quimioterapia e somente 20 a 50% recuperam a espermatogênese dois a três anos após completar o tratamento. Duração, dosagem cumulativa, combinação de drogas terapêuticas usadas e idade de início do tratamento são, também, fatores importantes na avaliação da toxicidade espermatogênica em potencial do tratamento.

Tópicos de Criopreservação Espermatogênica Pré-tratamento

■ Procedimentos.
- Idealmente, a criopreservação de sêmen ou banco de esperma deve ser realizada em todos os pacientes que irão se submeter a tratamento que possa impedir seu estado de fertilidade. Realiza-se coleta de três a seis ejaculadas, após 24 a 96h de abstinência sexual.
- Cada espécie é avaliada em relação à qualidade e à quantidade e guardada em frascos individualizados para criopreservação em nitrogênio líquido.

TABELA 125.2 – Efeitos da radiação sobre a espermatogênese[1]

RADS	RECUPERAÇÃO
< 50	12 meses
50 – 100	9 – 18 meses
100 – 300	30 meses
300 – 400	5 anos
> 400	Muitas vezes irreversível

630 ■ *Trato Geniturinário*

> **QUADRO 125.1 – Agentes quimioterápicos e risco de toxicidade espermatogênica[2]**
>
> - *Definitiva*
>   - Clorambucil
>   - Ciclofosfamida
>   - Mostarda nitrogenada
>   - Busulfan
>   - Procarbazina
>   - Nitrosuréia
> - *Provável*
>   - Doxorrubicina
>   - Vimblastina
>   - Citosina arabinosida
>   - Cisplatina
> - *Menos provável*
>   - Metotrexato
>   - 5-fluorouracil
>   - 6-Mercaptopurina
>   - Vincristina
> - *Desconhecida*
>   - Bleomicina

■ Alternativas.
- Em certos casos, adiar o tratamento do câncer por duas semanas para criopreservação pode não ser desejável. Em casos urgentes, que requerem pronto tratamento para câncer, mesmo uma a duas ejaculadas devem ser obtidas para criopreservação.
- Além disso, como os espermatozóides maturos são mais resistentes aos danos mutagênicos do tratamento de câncer, o sêmen pode ser coletado mesmo durante os primeiros dias do tratamento, se o paciente for capaz de providenciar alguma amostra de sêmen.

■ Método de coleta de esperma.
- Espermatozóides maturos podem, geralmente, ser obtidos em pacientes que entraram na puberdade. Sêmen obtido por masturbação é o método clássico de obtenção de esperma para criopreservação. Dependendo da cultura e da maturidade do indivíduo, uma proporção significante de adolescentes jovens é capaz de providenciar amostras de sêmen.
- Em outros casos, eletroejaculação, com o uso de estimulação vibratória retal, como aquela usada em pacientes com disfunção ejaculatória, pode ser usada sob anestesia para obter uma amostra. Retirada cirúrgica de espermatozóides por aspiração do epidídimo e biópsia testicular são raramente necessárias.
- Poucas opções, entretanto, são disponíveis em meninos pré-puberais em que espermatozóides maturos não estão geralmente presentes, mesmo em túbulos seminíferos de biópsia testicular.

■ Acesso ao paciente e à família.
- Quando discutida a criopreservação de esperma com pacientes jovens, as chaves são paciência e sensibilidade.
- A presença de pelo menos um familiar pode ser útil, mas discussão também pode ser realizada somente com o paciente.
- Os pais podem estar mais interessados do que o paciente, que pode ter dificuldades em projetar-se como futuro pai e assegurar a possibilidade de fertilidade.

■ Uso futuro da reprodução assistida.
- Enquanto o custo do banco de esperma não é proibitivamente caro (geralmente uma média de US$ 500 a 1.000 por 5 a 10 anos de armazenamento), o custo do uso de espermatozóides criopreservados para reprodução assistida pode ser significante, sendo necessária uma discussão global com o paciente e a família.

■ Risco do uso de esperma criopreservado em sobreviventes de câncer.
- Não há aumento significante de malformações congênitas entre crianças concebidas com espermatozóides criopreservados.
- De fato, alguns podem sentir-se mais confortáveis em usar espermatozóides coletados antes do tratamento do câncer, que não foram expostos à terapia mutagênica do câncer.
- Entretanto, mesmo quando a concepção ocorre após o tratamento do câncer, não há evidências que indiquem maior risco genético, malformações congênitas ou risco aumentado para câncer (outros além daqueles atribuíveis à natureza do câncer nos pais) em descendentes de sobreviventes de câncer.

■ Fatores que afetam a qualidade dos espermatozóides.
- Cada congelamento e descongelamento do sêmen reduz sua qualidade, em razão da não-sobrevivência do espermatozóide ou da habilidade prejudicada para fertilizar um oócito.
- A qualidade do sêmen criopreservado é indicada pela contagem de espermatozóides intactos e sua motilidade pós-descongelamento.
- Técnica reprodutiva assistida avançada (injeção de espermatozóides intracitoplasmáticos) requer apenas um espermatozóide por oócito.
- Se a quantidade e a qualidade de sêmen forem adequadas, a opção de inseminação intra-uterina, menos invasiva e mais barata, pode produzir gravidez acima de 15% das tentativas, particularmente se a ovulação é hormonalmente hiperestimulada na parceira.

Opções de Manuseio da Fertilidade

■ Assunto geral: antes de iniciar o tratamento do câncer, os seguintes assuntos devem ser discutidos com o paciente e a sua família no tempo apropriado: opções de tratamento da fertilidade futura, risco dos descendentes desenvolverem câncer similar e diagnóstico dessas condições em nível pré-natal ou pré-implantação.

■ Potenciais para recuperação da espermatogênese:
- Em humanos, a produção de espermatozóides das células-troncos para espermatozóides maturos leva cerca de 10 a 12 semanas.
- Após o tratamento de câncer, o efeito menos deletério sobre a função espermatogênica é a destruição dos espermatozóides maturos, sendo as células-troncos poupadas.

Fertilidade Relacionada à População Pediátrica ■ **631**

SEÇÃO II

– Se todas as células-troncos forem destruídas, azoospermia é irreversível.
– O potencial de recuperação espermatogênica é idiossincrásico, dependendo do estado geral do paciente, do tipo, da dosagem e da duração da terapia recebida.
– Se os pacientes permanecerem azoospérmicos por mais de cinco anos após o término do tratamento, o retorno em potencial do espermatozóide à ejaculação costuma ser pobre.
– Mesmo nesses pacientes, quando não há esperma criopreservado, a retirada cirúrgica de espermatozóides pode ser possível para reprodução assistida avançada e paternidade biológica.

Opções de Reprodução Assistida

Com infertilidade masculina grave, gravidez natural é geralmente impossível. Técnicas reprodutivas assistidas, usando sêmen fresco, esperma fresco retirado cirurgicamente ou esperma criopreservado, podem ser de muita ajuda para esses homens candidatos à paternidade biológica. A taxa de sucesso das várias técnicas de reprodução assistida depende de muitos fatores:

- Idade e saúde reprodutiva da parceira.
- Qualidade dos espermatozóides.
- Experiência dos profissionais de saúde nas diversas técnicas.

Inseminação Intra-uterina

Após a preparação de sêmen, fresco ou criopreservado, com número mínimo total de espermatozóides móveis de 5×10^6, a inseminação intra-uterina pode ser colocada diretamente no útero para induzir à gravidez. A taxa de gravidez varia de 15 a 26%. O sucesso da inseminação intra-uterina é aumentado com a hiperestimulação ovariana hormonal na parceira.

Fertilização *In Vitro*

Com uma quantidade mais baixa de espermatozóides móveis, o óvulo pode ser coletado e incubado com espermatozóides *in vitro*, na média de 100.000 espermatozóides por óvulo para induzir fertilização. Após confirmar fertilização, embriões de boa qualidade são transferidos para o útero para o período restante de gestação. A taxa de global de gravidez varia de 15 a 20%.

Injeção Intracitoplasmática de Espermatozóides

Um espermatozóide por óvulo coletado é injetado por micromanipulação. Após confirmar fertilização, embriões de boa qualidade são transferidos para o útero para o período restante de gestação. A taxa global de gravidez varia de 20 a 45%.

Adoção e Uso de Esperma de Doador

- Mesmo com os avanços na reprodução assistida, uma significante proporção de sobreviventes de câncer pode não ser capaz de ter uma criança biológica.
- O uso de esperma doado ou adoção são opções bem-aceitas por uma proporção significante desses pacientes.
- Como no caso de estabelecimento de paternidade natural, os pacientes devem ser realistas com seu estado de saúde geral, prognóstico, risco de complicações de saúde a longo prazo determinado pelo tratamento prévio e expectativa de vida, quando decidir pela adoção.

OUTRAS CONDIÇÕES COM IMPACTO SOBRE A FUTURA FERTILIDADE

Síndrome de Klinefelter

- Epidemiologia: essa síndrome é encontrada em 1 de cada 500 nascidos vivos masculinos, sendo responsável por 7 a 14% da azoospermia do adulto.
- Apresentação clínica: a tríade clínica clássica consiste em testículos hipotróficos firmes, ginecomastia e azoospermia. Outras manifestações da doença incluem: altura aumentada, obesidade, veias varicosas nas extremidades inferiores e diabetes melito.
- Diagnóstico: nem todos os pacientes com síndrome de Klinefelter são diagnosticados durante a infância. Não é incomum observar infertilidade como primeiro sintoma durante o período adulto.
- Avaliação laboratorial: pacientes com síndrome de Klinefelter muitas vezes têm hipogonadismo hipergonadotrófico (elevado FSH e LH com testosterona baixa). Análise do cariótipo confirma o diagnóstico.
- Genética: a forma clássica da síndrome de Klinefelter (que representa 90% dos casos) tem constituição cromossômica de 47XXY, enquanto a forma mosaica é 46XY/47XXY.
- Fertilidade na síndrome de Klinefelter: o prognóstico de fertilidade é melhor na forma mosaica, na qual podem ocorrer 50% de masculinização normal, estatura corporal normal e mesmo testículos de tamanho normal com adequada função espermatogênica para paternidade por meio de intercurso natural. Por outro lado, 99% dos adultos 47XXY são azoospérmicos e biópsia testicular muitas vezes mostra padrão típico de hialinização marcada dos túbulos seminíferos com ausência da espermatogênese e hiperplasia das células de Leydig.
- Manuseio da fertilidade:
  – Com técnica reprodutiva avançada como injeção de espermatozóides intracitoplasmáticos, mesmo homens com síndrome de Klinefelter clássica podem ser pais biológicos. Com a técnica

978-85-7241-675-7

Criptorquidia

- Epidemiologia: criptorquidia ocorre em aproximadamente 30% dos bebês prematuros, 3 a 4% dos recém-nascidos a termo e 0,8 a 2% nos meninos com um ano de idade. A incidência de infertilidade em homens com história de criptorquidia é 30 a 70%, que é significativamente mais alta do que a média de 10 a 20% da população em geral.
- Razões da infertilidade deficiente.
  - Progressivo dano das células germinativas ocorre nos testículos criptorquídicos secundários à temperatura elevada em localização extra-escrotal.
  - Risco aumentado de hipogonadismo, torção testicular e aparecimento de tumores.
  - Mesmo nos homens com criptorquidia unilateral, a incidência de infertilidade é de aproximadamente 30%. Isso sugere que há disfunção associada também do testículo normalmente descido, que pode ter função espermatogênica deficiente.
  - Anormalidades do epidídimo têm sido observadas em até 40% dos pacientes com criptorquidia, podendo contribuir para a deficiente espermatogênese.
  - Níveis elevados de anticorpos antiespermatozóides podem ser um fator que contribui para a deficiente espermatogênese.
- O reparo cirúrgico por orquiopexia é crítico para preservar fertilidade em pacientes com criptorquidia uni ou bilateral.
- A correção da criptorquidia deve ser feita antes do início do dano histológico, que ocorre entre as idades de um e dois anos.
- Mesmo em homens com azoospermia decorrente de criptorquia bilateral, há relatos que demonstram que orquiopexia dos testículos atróficos pode levar à recuperação da espermatogênese.
- Em casos em que a gravidez natural não pode ser conseguida, pode ser necessária a reprodução assistida usando espermatozóides ejaculados ou espermatozóides retirados do epidídimo ou do testículo.
- Se técnicas reprodutivas assistidas forem requeridas, como a retirada de espermatozóide testicular, é mais fácil obter espermatozóides dos testículos ou epidídimos que foram trazidos cirurgicamente ao escroto.

Tumor Testicular

- Epidemiologia: tumor do seio endodérmico é o tipo de tumor testicular mais comum na criança jovem. A maioria dos outros tumores testiculares nessa faixa etária é benigna, e orquiectomia é curativa em quase todos casos. Isso é o oposto quando comparado aos tumores testiculares em crianças maiores ou adultos, em que os tipos malignos e estádios mais avançados freqüentemente requerem tratamento agressivo e são mais comumente vistos. Aproximadamente 6.000 casos de câncer testicular são diagnosticados anualmente nos Estados Unidos. Correntemente, com o avanço da terapia, mais de 90% serão sobreviventes a longo prazo.
- Razões de infertilidade deficiente.
  - Tratamento de câncer, se cirúrgico, quimioterápico ou radioterápico, tem um potencial de dano irreversível a longo prazo da fertilidade desses pacientes.
  - Mesmo nas doenças de estádios mais precoces, que requerem somente orquiectomia como tratamento, em alguns pacientes a fertilidade deficiente pode ser causada por hipogonadismo coexistente ou níveis elevados de anticorpo antiespermatogênese, que podem ocasionar dificuldades na gravidez natural.
  - Como no caso da criptorquia, muitas vezes há disfunção na produção hormonal e na espermatogênese associadas, não somente no testículo envolvido, mas também no contralateral.
- Tratamento da infertilidade.
  - Como em outros pacientes que sofrem de câncer, o banco de esperma deve ser oferecido a qualquer paciente que vai submeter-se a um tratamento que pode afetar irreversivelmente a fertilidade.
  - O componente histológico do câncer não parece correlacionar-se significantemente com a qualidade do sêmen.
  - Enquanto a qualidade do sêmen nesses pacientes é geralmente mais baixa do daquela do doador saudável, a capacidade do sêmen de resistir aos processos de congelamento e descongelamento parece ser similar.
  - Se o banco de esperma pré-tratamento não estiver disponível ou apropriado e os pacientes permanecem azoospérmicos a longo prazo, apesar de terapia hormonal adjuvante para hipogonadismo, pode ser uma opção a retirada de espermatozóides do testículo por via cirúrgica para reprodução assistida.

Bexiga Neurogênica/Disfunção Ejaculatória

- Etiologia: disfunção ejaculatória pode ser decorrente de vários distúrbios neurológicos orgânicos ou complicações de cirurgia, incluindo: diabetes melito, lesão de medula espinhal, espinha bífida, esclerose múltipla, cirurgia retroperitoneal, drogas neurotóxicas, distúrbios psicogênicos e várias anomalias do trato geniturinário.

Fertilidade Relacionada à População Pediátrica ■ **633**

- Os impactos dessas afecções na disfunção ejaculatória são muitas vezes ignorados, até que atinjam a idade adulta.
- Neurofisiologia da ejaculação: os espermatozóides são normalmente armazenados no epidídimo distal e no ducto deferente proximal antes da ejaculação. Emissão seminal está sob controle simpático ao nível de T10-L2. Uma vez enviado para a uretra posterior, o sêmen é ejaculado sob controle somático (S2-S4) e estimulado pelo nervo pudendo. A contração dos músculos estriados do assoalho pélvico e da uretra adjacente (músculos bulbocavernoso e isquiocavernoso) também contribui para a ejaculação.
- Ejaculação retrógrada: incompetência do colo vesical, que pode levar à incontinência, muitas vezes causa ejaculação retrógrada pois o colo vesical falha em fechar durante a ejaculação. Como resultado, uma grande porção de sêmen dos ductos ejaculatórios segue o caminho de resistência menor e termina dentro da bexiga.
- Diagnóstico: disfunção ejaculatória deve ser suspeitada em qualquer paciente com baixo volume ejaculado (< 1,5mL). Deve ser afastada a possibilidade de hipogonadismo, que também pode manifestar-se com baixo volume ejaculatório.
- Tratamento.
  - Pacientes com distúrbio de ejaculação geralmente apresentam função testicular normal com relação à espermatogênese, a menos que coexista patologia testicular concomitante como criptorquidia.
  - O tratamento deve iniciar quando os pacientes estiverem interessados em ser pais.
  - Eletroejaculação: para pacientes com anejaculação, um guia elétrico inserido no reto pode ser usado para induzir ejaculação. Espermatozóides podem ser obtidos por ejaculação anterógrada ou urina pós-ejaculação contendo sêmen de ejaculação retrógrada. Se a qualidade e a quantidade de espermatozóides no sêmen forem adequadas, pode-se usá-los para inseminação intra-uterina.
  - Retirada cirúrgica de espermatozóides: aspiração do túbulo epididimário e extração de espermatozóides testiculares podem providenciar espermatozóides adequados para fertilização *in vitro* e gravidez.
  - No caso de ejaculação retrógrada por incompetência do colo vesical, o uso de simpaticomiméticos orais, como a pseudo-efedrina, pode aumentar a competência do colo vesical em casos leves. Se o tratamento médico falhar, podem ser necessários coleta e processamento do sêmen pós-ejaculação na urina para inseminação artificial.

Síndrome *Prune-belly* (Barriga de Ameixa)

- Epidemiologia: observada em 1:30.000 a 40.000 nascidos vivos, essa síndrome atinge homens em mais de 95% dos casos.
- Achados clínicos: apresenta a tríade clássica de anomalias de deficiência ou ausência da musculatura da parede abdominal, criptorquidia bilateral e malformações do trato geniturinário.
- Razões de fertilidade deficiente: enquanto o desenvolvimento das características sexuais secundárias ocorre na puberdade, esses pacientes são geralmente inférteis com hipogonadismo hipergonadotrófico. Outras razões para infertilidade nesses pacientes incluem: função testicular diminuída por criptorquidia bilateral e disfunção ejaculatória de anormalidades geniturinárias, como hipoplasia prostática, alargamento da uretra prostática e colo vesical incompetente.

Hipospádia

- Razões de fertilidade deficiente.
  - Dependendo da localização do meato uretral, pacientes com hipospádia não-corrigida podem ter dificuldade em depositar o ejaculado junto ao cérvix, com o objetivo de engravidar suas parceiras.
  - Complicações causadas por cirurgias repetidas, como estenose uretral, estenose meatal, divertículo uretral, fístula e encurvamento persistente, podem contribuir para a dificuldade da relação sexual e a deposição do sêmen na cérvix.
  - Alta incidência de criptorquidia é associada com hipospádia.
- Tratamento.
  - Além da correção cirúrgica da hipospádia, reprodução assistida, com uso de inseminação intra-uterina do esperma ejaculado, pode ajudar a engravidar.
  - Em casos graves de hipospádia, particularmente aquelas associadas com criptorquidia, a coleta de espermatozóides de boa qualidade do ejaculado pode ser difícil. Pode ser necessária a retirada de espermatozóides via aspiração do epidídimo ou do testículo para reprodução assistida.

Extrofia de Bexiga

- Epidemiologia: ocorre em aproximadamente 1:35.000 nascidos vivos e é três a quatro vezes mais comum em meninos do que em meninas.
- Razões de fertilidade deficiente:
  - Extrofia de bexiga envolve um defeito ventral completo do seio geniturinário. É comum a ejaculação deficiente por bexiga incompetente ou estenose uretral pós-cirurgia reconstrutiva.

634 ■ *Trato Geniturinário*

- Relação sexual pode ser difícil de realizar nos casos com epispádia coexistente, com alargada separação das conexões penianas crurais, encurvamento dorsal proeminente e fenda uretral encurtada provocando encurtamento peniano.

■ Tratamento: felizmente, espermatogênese é muitas vezes normal, e gravidez natural por intercurso é bem-sucedida em cerca de 20% dos pacientes. Pode-se indicar reprodução assistida em casos selecionados.

Fibrose Cística

■ Epidemiologia: fibrose cística tem prevalência de 1:1.600 a 2.000 nascimentos. Uma em 25 pessoas de ascendência caucasiana no norte da Europa pode ser portadora do gene da fibrose cística.

■ Genética.
- Fibrose cística é a doença recessiva autossômica fatal mais comum.
- A seqüência genética para o regulador de condutância transmembrana da fibrose cística (CFTR, *cystic fibrosis transmembrane conductance regulator*) está localizada no cromossoma 7.
- A confirmação da presença e a identificação do tipo de mutação CFTR requerem análise genética.
- Mais de 200 mutações separadas foram identificadas no gene *CFTR*.
- A expressão fenotípica na fibrose cística é variável, com a manifestação mais devastadora localizada nos sistemas pulmonar e gastrointestinal.

■ Razões de fertilidade deficiente.
- Acima de 95% dos pacientes com fibrose cística clínica são azoospérmicos em razão de aplasia bilateral dos ductos deferentes e, ocasionalmente, dos epidídimos e das vesículas seminais.

- Análise típica do sêmen revela volume < 1,5mL (normal 2mL), pH < 7 (normal > 7,2) e azoospermia.
- Entretanto, a função espermatogênica dos testículos nesses pacientes é geralmente normal.
- Pacientes portadores de mutação CFTR (sem manifestações clínicas de fibrose cística) podem ter ausência congênita bilateral do ducto deferente (CBAVD, *congenital bilateral absence of the vas deferens*) como único achado físico significante. Em homens com CBAVD, 50 a 83% têm, ao menos, uma mutação CFTR e aproximadamente 10% têm duas mutações.

■ Tratamento.
- Como quase todos esses homens têm espermatogênese normal, a paternidade pode ser conseguida com reprodução assistida usando espermatozóides retirados cirurgicamente do epidídimo ou dos testículos.
- Ao se considerar a paternidade nesses pacientes, todos vão necessitar da definição de seu próprio gene da fibrose cística definido e de sua parceira para que se consiga adequado aconselhamento e projeção familiar.

REFERÊNCIAS BIBLIOGRÁFICAS

1. DAMEWOOD, M. D.; GROCHOW, L. B. Prospects for fertility after chemotherapy or radiation for neoplastic diseases. *Fertil. Steril.*, v. 45, p. 443-459, 1986.
2. GOLDMAN, S.; JOHNSON, F. L. Effects of chemotherapy and irradiation of the gonads. *Adolescent Endocrinology*, v. 22, p. 617-629, 1993.

BIBLIOGRAFIA RECOMENDADA

CHAN, P. T. K.; GOLDSTEIN, M. Varicocele: options for management. *AUA News*, v. 6, n. 1, p. 1-6, 2001.

CHAN, P. T. K.; ROSENWAKS, Z. Gonadotropin use for male infertility. 2001.

CHAN, P. T. K.; PALERMO, G. D.; VEECK, L. L.; ROSENWAKS, Z.; SCHLEGEL, P. N. Testicular sperm extraction and intracytoplasmic sperm injection as a treatment for men with persistent azoospermia post-chemotherapy. *Cancer*, 2000. *In Press*.

CAPÍTULO 126

Enurese Noturna

Roman Jednak

João Luiz Pippi Salle

INTRODUÇÃO

Enurese noturna é um dos problemas mais comuns da urologia pediátrica, podendo ser fonte considerável de ansiedade dos pais e da família. Muitas teorias existem relacionadas à etiologia e ao tratamento. História completa, exame físico e exame de urina são geralmente suficientes antes de estabelecer um plano de tratamento. Investigação extensa não-focada deve ser desencorajada, uma vez que é incomum existir doença orgânica associada.

CONCEITO

- Enurese: persistência de micção involuntária que ocorre além do tempo esperado para conseguir controle urinário.
- Enurese noturna: incontinência que ocorre à noite.
- Enurese diurna: incontinência que ocorre durante o dia.
- Enurese noturna monossintomática: incontinência noturna é o único sintoma presente.
- Enurese noturna primária: quando a criança nunca conseguiu controle urinário.
- Enurese noturna secundária: inicia, no mínimo, seis meses após ter obtido o controle urinário normal.

EPIDEMIOLOGIA

A idade em que o controle urinário é esperado não está totalmente definida. O tempo esperado para obter controle esfincteriano noturno varia com a idade, a origem étnica, a história familiar e a condição socioeconômica.

- Pela idade de 5 anos, aproximadamente 15% das crianças ainda poderão ficar úmidas à noite; nessas crianças, é esperada uma taxa de 15% ao ano de resolução espontânea.
- Aos 15 anos de idade, 2 a 3% dessas crianças ainda urinarão na cama. A prevalência de enurese em adultos tem sido estimada em 1%.

ETIOLOGIA

Muitas teorias existem a respeito da etiologia da enurese. Nossos conhecimentos permanecem incompletos, po-dendo ser uma tarefa difícil identificar uma etiologia específica no paciente. Na maioria dos casos, a estratégia de tratamento não é determinada pela etiologia suspeita.

Retardo de Desenvolvimento

Essa é a hipótese mais popular, e é apoiada pelo fato de que a maioria das crianças livra-se do problema com o tempo. O retardo na maturação demonstrado em alguns estudos corresponde a um retardo mais global do desenvolvimento. Ainda estão associados retardo da habilidade motora fina, disfunção da percepção e retardo da fala. A sensação é a de que também esteja afetada a reestruturação dos sistemas neural e anatômico, que caracteriza a transição do controle vesical tipo infantil para o adulto. Evidências urodinâmicas de apoio a essa teoria são confusas, existindo evidências conflitantes como aquelas que atribuem à enurese noturna monossintomática a capacidade vesical diminuída ou instabilidade.

Fatores Hereditários

Enurese noturna parece ter componente genético. A freqüência de enurese noturna em crianças de família em que um ou ambos os pais sofreram de enurese é de 44 a 77%, respectivamente, enquanto crianças de pais não afetados têm chance de serem enuréticas em 15% dos casos. Além disso, a freqüência de enurese em gêmeos monozigóticos é quase o dobro (68 *versus* 36%) do que em gêmeos dizigóticos. Estudos de DNA têm identificado um gene ligado à enurese, conhecido como *ENUR 1*.

Níveis de Hormônios Antidiuréticos Noturnos Alterados

Crianças afetadas podem sofrer de poliúria noturna como resultado da deficiência noturna de secreção de hormônio antidiurético. Normalmente, durante a noite, há um ritmo circadiano de secreção de hormônio antidiurético com níveis aumentados. O débito urinário diminui e a concentração urinária aumenta. As crianças com enurese noturna podem não demonstrar produção noturna aumentada de hormônio antidiurético. Isso é associado com maiores volumes urinários noturnos e produção de urina menos concentrada.

Fatores Relacionados ao Sono

Antigas investigações sugeriam que enurese ocorria nos estágios profundos do sono. Isso não tem sido apoiado nas mais recentes investigações que têm mostrado que a enurese pode ocorrer em todos os estágios do sono. Em um pequeno subgrupo de pacientes, enurese pode estar associada com apnéia obstrutiva do sono. Em alguns casos, remoção de amígdalas e adenóides obstrutivas pode melhorar a enurese.

Fatores Psicológicos

Evidência ligando psicopatologia significante como causa de enurese noturna primária é pouco convincente. O consenso atual é de que a grande maioria dessas crianças com enurese é psicologicamente normal. Sabe-se que fatores psicológicos ocupam papel mais importante na etiologia da enurese secundária. É sempre importante não negligenciar a possibilidade de abuso sexual, ao se considerar as etiologias psicológicas, não importando se o problema é primário ou secundário. Enurese tem ocorrido mais freqüentemente em pacientes com um número de condições específicas. Isso inclui retardo mental, autismo, doença de déficit de atenção e disfunções do controle motor ou percepção.

Por outro lado, há grande evidência de que enurese noturna causa disfunção psicológica. O sentimento de vergonha e culpa por causa da enurese pode, significativamente, influenciar a interação com a família e os amigos.

Fatores Anatômicos e Infecção do Trato Urinário

Enurese noturna monossintomática é raramente associada com anormalidades anatômicas ou infecção do trato urinário. Na ausência de sintomas diurnos ou história de infecção do trato urinário, avaliação radiológica não é recomendada.

AVALIAÇÃO

Na maioria dos casos, cuidadosa história, exame físico e exame de urina serão suficientes para estabelecer o diagnóstico e identificar ocasionais crianças com problema orgânico.

História

- Caracterização dos sintomas miccionais.
  - Primário *versus* secundário.
  - Freqüência (noturna/semanal) e volume estimado dos episódios de enurese.
  - Outros sintomas miccionais (enurese diurna, urgência, freqüência, jato fraco, jato intermitente).
  - Tratamentos prévios e seus resultados.
- História psicossocial.
  - Presença de distúrbios específicos associados com enurese.
  - Reações familiares.
  - Interações com colegas.
  - Eventos estressantes relacionados à vida e à família potencialmente precipitantes.
- História geral.
  - História médica.
  - História de enurese familiar.
  - Distúrbios no desenvolvimento (falar, caminhar).

Exame Físico

- Abdominal.
- Genital.
  - Meato uretral (exemplo: epispádia).
  - Sinais de abuso sexual.
  - Considerar inserção ectópica do ureter.
- Neurológico.
  - Força, tono e reflexos das extremidades inferiores.
  - Tono anal e sensação perianal.
  - Sinais cutâneos de disrafismo espinhal (exemplos: lipoma, hemangioma, mancha com pêlos, fenda sacral proeminente).
  - Modo de deambular.
- Jato urinário.
  - Observação.
  - Fluxo urinário e resíduo pós-miccional.

Exames Laboratoriais

- Exame comum de urina.
  - Gravidade específica baixa pode indicar defeito de concentração.
  - Presença de glicose pode sugerir diabetes.
  - Infecção do trato urinário deve ser afastada se positivo para glóbulos brancos ou nitritos.
- Urocultura.
  - Somente indicada se sintomas ou exame comum de urina sugerirem infecção do trato urinário.

Micção Diária

- Registrar a ingestão diária de líquidos.
- Documentar a hora e o número de micções.
- Documentar episódios de incontinência diurnos e noturnos.
- Pode ser útil o registro da hora e do número de evacuações.

Exames por Imagem

Deve-se notar que não são necessários para a grande maioria dos pacientes.

- Ultra-sonografia é indicada quando há suspeita de problema anatômico, história de infecção urinária, exame neurológico anormal, sintomas miccionais diurnos graves, jato urinário pobre e incontinência fecal.
- Uretrocistografia miccional pode ser necessária quando há história de infecção urinária ou para avaliação de anormalidades anatômicas (por exemplo, hidronefrose, patologia uretral suspeita).
- Radiografia de coluna lombossacral têm indicações similares àquelas da ultra-sonografia.

Estudos Urodinâmicos

Não são indicados na avaliação da enurese noturna monossintomática. Os raros pacientes encontrados com

Enurese Noturna

problemas neurogênicos ou anatômicos podem requerer avaliação urodinâmica.

Cistoscopia

Nunca é indicada na investigação de enurese noturna monossintomática. Pode ser necessária na investigação de raros pacientes com anormalidades anatômicas.

OPÇÕES DE TRATAMENTO

Podem ser categorizadas como comportamentais, psicológica e farmacológica. Os métodos podem ser usados combinados. Em alguns casos, os pais necessitam somente da certeza de que não existe problema orgânico associado. Eles podem preferir aguardar sem tratamento, ao conhecer a taxa de resolução espontânea anual de 15%.

Métodos Comportamentais

Treinamento da Motivação/Responsabilidade

O paciente é encorajado a assumir responsabilidade no tratamento. A responsabilidade é dirigida à ação de lavar e trocar os lençóis da cama. É desencorajado o uso de fraldas à noite, pois interfere nos objetivos do tratamento. Um sistema de reforço positivo é planejado, como a colocação de etiquetas em um calendário para seguir a melhora clínica e encorajar a criança. Taxas de cura atingem aproximadamente 25% dos pacientes, com taxa de recidiva de 5%. Melhora pode ser vista em até 70% deles.

Terapia Condicionante

Envolve o uso de alarme ativado pela presença de urina, que acorda o paciente após micção. O paciente é então encorajado a urinar no banheiro e trocar os lençóis úmidos e as roupas. A motivação do paciente e da família é extremamente importante para assegurar as melhores chances de um resultado bem-sucedido, já que a duração do tratamento pode levar dois a três meses. Também é importante lembrar que a criança com falta de sono pode não responder tão bem ao tratamento. Taxas de sucesso inicial estão na média de 70%, com 30 a 50% de taxa de recidiva. Reintrodução do tratamento, mesmo após tentativa sem sucesso, pode, muitas vezes, ser bem-sucedida, com taxa de cura a longo prazo de 50%.

Treinamento Vesical

Treinamento vesical (ou distensão vesical) tenta aumentar a capacidade funcional da bexiga por meio de exercícios diários de retenção. Não há evidência convincente de que isso seja benéfico. Não tem sido demonstrada diferença consistente entre a capacidade vesical de crianças enuréticas e normais.

Despertar Noturno

O despertar das crianças à noite para evitar enurese é uma técnica muito utilizada pelos pais, apesar de pouca comprovação de sua efetividade a longo prazo.

Restrição Líquida

Não há evidência convincente de que restrição líquida, antes da hora de dormir, diminua realmente a frequência de enurese noturna.

Terapia Farmacológica

Terapia farmacológica não cura enurese, mas simplesmente controla o problema.

Antidepressores Tricíclicos

Têm sido usados por anos, mas o mecanismo exato de ação deles permanece obscuro. O mais prescrito é a imipramina. Uma grave limitação de seu uso é o potencial para efeitos secundários graves, que incluem ansiedade, alterações de personalidade, distúrbios do sono, nervosismo e arritmias cardíacas. Inicia-se com a dose de 1mg/kg/dia, administrada 1 a 2h antes de dormir. A dose pode ser elevada duas a três vezes, se necessário. Taxas de sucesso inicial são de aproximadamente 50%. A taxa de cura, a longo prazo, uma vez suspensa a medicação, está na média de 25%.

Acetato de Desmopressina

É um análogo sintético do hormônio antidiurético, que age pela redução noturna do débito urinário a um volume menor do que a capacidade funcional vesical. A medicação está disponível como *spray* nasal ou em forma de comprimidos e é administrada na dose recomendada de 10 a 40µg (*spray*) ou 0,1 a 0,6mg (forma de comprimido) ao deitar. Efeitos secundários são desprezíveis, com raros casos relatados de hiponatremia. Resposta completa pode ser esperada em 25% dos pacientes e ao menos algum grau de melhora será observado em 10 a 91%. A taxa de recidiva pode ser tão alta quanto 80%. Ajustes na medicação antes de decidir sua suspensão podem reduzir a taxa de recidiva.

Anticolinérgicos

Não têm se demonstrado benéficos para a enurese noturna monossintomática. Podem ser efetivos em pacientes com urgência e frequência diurna associadas.

Miscelânea de Agentes

Sedativos, estimulantes e simpaticomiméticos não têm demonstrado benefício.

Psicoterapia

Os métodos tradicionais de psicoterapia não têm se mostrado efetivos na enurese.

Miscelânea

Hipnoterapia e tratamento dietético podem ter alguma aplicabilidade em pacientes específicos.

BIBLIOGRAFIA RECOMENDADA

KOFF, A. S. Enuresis. In: WALSH, P. C.; RETIK, A. B.; VAUGHAN JR., E. D.; WEIN, A. J. (eds.). *Campbell's Urology*. 7. ed. Philadelphia: W.B. Saunders, 1998. p. 2055.

MOFFATT, M. E. K. Nocturnal enuresis: a review of the efficacy of treatments and practical advice for clinicians. *Dev. Behav. Pediatr.*, v. 18, p. 49-56, 1998.

CAPÍTULO 127

Válvula de Uretra Posterior

Roman Jednak

João Luiz Pippi Salle

INTRODUÇÃO

Válvula de uretra posterior é a causa mais comum de obstrução do trato urinário inferior em meninos, com prevalência relatada entre 1:8.000 a 25.000 nascimentos. A obstrução surge da presença de válvulas congênitas ou pregas mucosas situadas na uretra posterior. As conseqüências fisiopatológicas precoces estão relacionadas às seqüelas de uropatia obstrutiva aguda. Morbidade a longo prazo pode originar defeitos no trato urinário superior e inferior, com os pacientes experimentando variados graus de disfunção vesical e renal.

CLASSIFICAÇÃO

De acordo com Young, as válvulas de uretra posterior podem ser classificadas em:

- Tipo I: os folhetos da válvula originam-se em um dos lados da porção distal do *verumontanum* e estendem-se anteriormente para fundir-se na uretra membranosa.
- Tipo II: os folhetos da válvula estendem-se do *verumontanum* ao colo vesical e são considerados não-obstrutivos.
- Tipo III: a membrana obstrutiva tem a forma de um anel com orifício central.

Mais recentemente, as válvulas tipo I e III têm sido reavaliadas e estão sendo consideradas como a mesma lesão. A configuração da válvula tipo I costuma ser criada após instrumentação da válvula tipo III, que separa a membrana anteriormente.

APRESENTAÇÃO CLÍNICA

O grau de obstrução uretral é variável e resulta, por isso, na grande variedade de manifestações clínicas. Ultra-sonografia antenatal pode identificar pacientes afetados intra-útero.

Diagnóstico Antenatal

Os achados típicos incluem hidroureteronefrose bilateral e presença de bexiga distendida de paredes espessadas. Uma vez que a produção de urina fetal é o maior determinante dos níveis de fluido amniótico, estes podem ser normais ou reduzidos em variados graus. Em casos raros, com oligoidrâmnio, intervenção antenatal é indicada, após investigação adequada, que inclui coleta seriada da urina fetal para exame dos eletrólitos urinários.

Apresentação Pós-natal

Sinais e sintomas diferem, dependendo da idade no momento da apresentação. Recém-nascidos podem ter bexiga palpável, ascite ou disfunção respiratória secundária à hipoplasia pulmonar. O jato urinário pode ser fraco ou a criança pode não urinar nas primeiras 24h de vida. Aquelas crianças sem diagnóstico imediato podem apresentar-se com sepse ou insuficiência renal. Crianças maiores, com graus menos graves de obstrução, podem apresentar-se com variados graus de disfunção vesical, como infecções recorrentes do trato urinário ou incontinência urinária.

TRATAMENTO INICIAL

Drenagem Vesical

Drenagem vesical adequada deve ser imediatamente estabelecida por meio de cateter calibre 5Fr. Deve-se evitar o uso de cateter de Foley, pela possibilidade do balão provocar espasmos vesicais, ocluindo os orifícios ureterais. Em alguns casos, a cateterização pode ser difícil pela presença de colo vesical hipertrófico. Em casos excepcionais, é necessária a inserção de cistostomia suprapúbica.

Estabilização Clínica

Avaliação clínica é essencial previamente a qualquer intervenção cirúrgica. Disfunção respiratória secundária à hipoplasia pulmonar deve ser estabilizada. Acidose e anormalidades eletrolíticas resultantes da disfunção renal necessitam ser identificadas e tratadas. Os pacientes podem apresentar-se em estado de desidratação, e o alívio da obstrução pode promover diurese. Portanto, o balanço hídrico deve ser cuidadosamente monitorado.

Infecção

Cultura de urina necessita ser obtida e antibióticos de largo espectro iniciados para tratar infecção ou prevenir infecção secundária após a cateterização. Pacientes sépticos devem ser estabilizados.

INVESTIGAÇÃO DIAGNÓSTICA

Exames por Imagem

Uretrocistografia Miccional

É essencial para o diagnóstico. Caracteristicamente, revela abaulamento da uretra posterior no nível da obstrução e hipertrofia do colo vesical (Figs. 127.1 e 127.2). Em certas situações, podem ser observados os folhetos da válvula. Pode haver esvaziamento incompleto da bexiga com evidência de trabeculação ou divertículos. Até 50% dos pacientes podem apresentar refluxo vesicoureteral.

Ultra-sonografia

Costuma avaliar o grau de hidroureteronefrose e qualidade do parênquima renal. A preservação da junção córtico-medular é um bom sinal prognóstico. Também podem ser avaliados o tamanho da bexiga e a espessura de sua parede.

Renografia Nuclear

Cintilografia com ácido dimercaptossuccínico (DMSA–^{99m}Tc, *dimercaptosuccinic acid*) e renograma diurético com ácido dietilenotriaminopentacético (DTPA-^{99m}Tc, *diethylene triamine pentacetic acid*) e mercaptoacetiltriglicina (MAG3-^{99m}Tc, *mercaptoacetyltriglycine*) são realizados para avaliar função renal e drenagem do trato superior, quando indicada.

Mecanismos Protetores do Rim (*Pop-off*)

Investigações radiológicas podem identificar pacientes que desenvolvem válvulas protetoras tipo *pop-off*. Estas podem permitir o desenvolvimento normal ou quase normal de um ou ambos os rins pela dissipação das altas pressões do trato urinário. Tais mecanismos incluem:

- Ascite urinária resultante de ruptura do fórnix renal ou bexiga.
- Refluxo unilateral grave em rim não-funcionante, comumente referido como síndrome VURD [**v**álvula de **u**retra posterior, **r**efluxo vesicoureteral unilateral, **d**isplasia renal (*valves, unilateral reflux, renal dysplasia*)].
- Divertículo vesical.

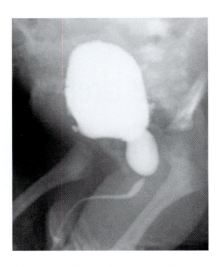

Figura 127.2 – Uretrocistografia miccional mostrando bexiga de paredes espessas e com divertículos. Obstrução da uretra prostática, que está alongada e dilatada.

TRATAMENTO CIRÚRGICO DA OBSTRUÇÃO

Ablação Cirúrgica da Válvula

Estabiliza a condição médica do paciente, diminuindo o nível de creatinina sérica (o nível considerado satisfatório é de 1mg/dL ou 80µmol/L). Ablação primária da válvula é o procedimento de escolha. Um cistoscópio pediátrico é introduzido e as válvulas retiradas cirurgicamente, usando eletrodo Bugbee ou com lâmina a frio. O fator limitante é o calibre uretral, mas um cistoscópio 8Fr pode, em geral, ser usado na maioria dos recém-nascidos a termo.

Vesicostomia Cutânea

É uma das alternativas à ablação valvular quando o calibre uretral não é grande suficiente para acomodar, seguramente, um cistoscópio pediátrico para manipulação endoscópica. O procedimento baseia-se na criação de comunicação entre a bexiga e a pele da parede abdominal inferior, permitindo a livre saída de urina. A ablação da válvula e o fechamento da vesicostomia são realizados após o paciente ter crescido suficientemente e a instrumentação uretral possa ser realizada sem risco exagerado (geralmente após um ano de idade).

Derivação Urinária Alta

A função renal com a drenagem vesical inicial não melhorará em um subgrupo de pacientes. Nesse cenário, alguns autores advogam derivação urinária alta sob a forma de ureterostomias cutâneas para otimizar

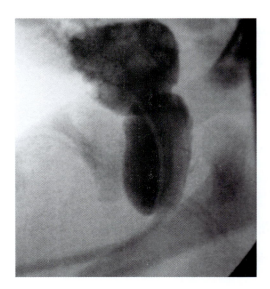

Figura 127.1 – Uretrocistografia miccional mostrando bexiga espessada e de pequena capacidade. Uretra posterior apresenta dilatação característica.

Válvula de Uretra Posterior ■ **641**

a drenagem e preservar a função renal remanescente. Outros acham que esses pacientes sofrem de insuficiência renal estabelecida e irreversível oriunda de displasia renal. A função renal final é independente da modalidade do tratamento inicial ou do tipo de derivação. Entretanto, existem evidências na literatura que mostram que as derivações urinárias altas podem retardar o início da insuficiência renal terminal, evitando assim a necessidade de diálise precoce. Conseqüentemente, esses pacientes também podem ser submetidos ao transplante um pouco mais tarde, quando estiverem maiores, melhorando o prognóstico dessa intervenção. O principal objetivo, nesses casos, é a preservação da função vesical. Derivação urinária e conseqüente eliminação do ciclo miccional têm sido ligadas ao eventual desenvolvimento de complacência vesical pobre e disfunção vesical, mas nem todos os autores concordam com essa opinião. Na experiência de um dos autores (JLPS), a vesicostomia é um excelente método de drenagem da bexiga nos casos em que a instrumentação uretral é impossível ou quando não existe material endoscópico adequado para a manipulação de recém-nascidos e lactentes.

De qualquer forma, pesquisas recentes não dão suporte a essa teoria. Por isso, ablação valvular primária deve ser o tratamento de escolha, reservando a derivação alta para casos selecionados de possível obstrução transitória da junção ureterovesical.

PROBLEMAS DO TRATAMENTO A LONGO PRAZO

Função Vesical

Disfunção vesical é importante causa de incontinência urinária e pode, significativamente, contribuir para a deterioração da função renal ou a persistência do refluxo vesicoureteral. Problemas na obtenção da continência urinária podem ser vistos em mais de 60% dos pacientes. Estudos urodinâmicos têm revelado três grandes padrões de disfunção vesical:

- Insuficiência miogênica.
- Hiper-reflexia.
- Hipertonia.

Os padrões de disfunção vesical não são, necessariamente, estáveis e podem mudar durante o desenvolvimento da criança e adolescência. Uma observação importante e não incomum nessas bexigas que exibem inicialmente pobre complacência é que, com o passar do tempo, podem sofrer significante melhora de sua complacência. A incompetência esfincteriana raramente causa incontinência urinária. A bexiga hipertônica é o padrão mais preocupante de disfunção; se não manuseada de maneira apropriada, pode causar deterioração do trato urinário superior. Estudos urodinâmicos são úteis para caracterizar o padrão de disfunção, e certamente qualquer criança com incontinência, infecções recorrentes ou hidronefrose persistente deve ser avaliada. Crianças progredindo para insuficiência renal terminal também devem ser cuidadosamente avaliadas antes de submeterem-se ao transplante, desde que a disfunção possa comprometer a função do enxerto ou da sobrevida. As opções para tratamento da disfunção vesical são dependentes do padrão urodinâmico.

Insuficiência Miogênica

Esvaziamento inadequado pode ser aumentado com micções em períodos controlados e em dois tempos. Cateterização intermitente pode ser necessária nos casos em que a micção em dois tempos não é suficiente para esvaziar adequadamente a bexiga.

Bexiga Hiper-refléxica

Anticolinérgicos devem ser introduzidos para aumentar a capacidade e o controle de contrações não-inibidas.

Bexiga Hipertônica

Micção e tempo programado podem ser introduzidos para prevenir enchimento exagerado e estabelecer esvaziamento regular. Anticolinérgicos podem melhorar pressões de armazenamento. Em casos selecionados, aumento vesical pode ser necessário.

Refluxo Vesicoureteral

Espera-se que a resolução do refluxo ocorra em até 30% dos pacientes após a ablação da válvula. Tratamento médico, incluindo antibioticoprofilaxia, deve ser iniciado naqueles com refluxo persistente, já que a resolução pode ocorrer até três anos após a ablação da válvula. As indicações de reimplante cirúrgico são as mesmas do refluxo primário. O reimplante em bexiga hipertrófica de paredes espessadas não é uma tarefa fácil. Taxas de complicações podem ser tão altas quanto 30%.

Disfunção Renal

Um número significativo de crianças com válvulas de uretra posterior desenvolverá deterioração progressiva na função renal, levando à insuficiência renal crônica e ao estágio renal terminal. Em alguns estudos, progressão à doença renal terminal tem sido observada em até 40% dos pacientes. Fatores prognósticos favoráveis, com respeito à função renal a longo prazo, têm sido identificados:

- Creatinina sérica < 60μmol/L ou 0,8mg/dL com um ano de idade.
- Mecanismo protetor do rim *pop-off*.

Prognóstico desfavorável para função renal é associado com:

- Idade < 1 ano ao diagnóstico.
- Ausência de diferenciação córtico-medular na avaliação ultra-sonográfica.
- Incontinência diurna aos cinco anos de idade.

Em pacientes com válvula de uretra posterior

Em pacientes com válvula de uretra posterior, a disfunção renal pode ser secundária à displasia renal ou à deterioração progressiva da função renal. Ambas as disfunções, glomerular e tubular, podem acarretar significativas anormalidades metabólicas.

Perda da Habilidade de Concentração

A perda da habilidade de concentração pode levar à produção de grandes volumes de urina diária. Isso pode contribuir para a incontinência urinária, quando acompanhada por disfunção vesical. Também pode predispor à desidratação rápida e à azotemia, quando se associa com alguma doença que predispõe à perda excessiva de fluido, como a gastroenterite ou a diarréia.

Proteinúria

Altos níveis de proteinúria podem ser observados em pacientes com válvulas de uretra posterior. É mais comumente associada com refluxo vesicoureteral e com deterioração renal progressiva.

Nefropatia Perdedora de Sal

A conservação tubular de sódio pode ser significativamente prejudicada, causando eliminação excessiva de sal. Suplementação de sódio pode ser necessária.

Falha de Crescimento

Função tubular pobre pode levar à eliminação de bicarbonato e acidose metabólica. Isso pode provocar inúmeros desarranjos na homeostase hormonal, incluindo síntese anormal de hormônio de crescimento, níveis diminuídos de testosterona sérica e degradação reduzida do glucagon e da insulina. Todos esses fatores contribuem para o retardo global do crescimento somático, que é proporcional à gravidade da disfunção renal.

Osteodistrofia Renal

A função renal está intimamente relacionada ao metabolismo do cálcio. Hiperparatireoidismo secundário, resultante de insuficiência renal crônica, pode levar à desmineralização e à osteodistrofia renal.

Considerações Cirúrgicas e Transplante Renal

A despeito do ótimo tratamento médico recebido, certos pacientes podem vir a requerer cirurgia do trato urinário superior e inferior. Reimplante ureteral pode ser necessário para corrigir refluxo ou obstrução persistente da junção ureterovesical. Essa indicação deve ser considerada com cuidado, já que pacientes com válvula de uretra posterior apresentam complicações em até 30%.

Aumento vesical pode ser requerido para conseguir continência urinária ou preservar função renal, mas sua indicação deve ser restrita, pois, como relatado anteriormente, existe a tendência do detrusor adquirir insuficiência miogênica. Àqueles pacientes com bexiga muito pequena e de baixa complacência, especialmente se acompanhada de insuficiência renal, indica-se a ampliação vesical. A técnica mais utilizada é a enterocistoplastia. Ureterocistoplastia pode ser considerada naqueles pacientes com grandes ureteres, drenando um rim não-funcionante.

Todos os pacientes considerados para transplante renal devem ter avaliação completa da bexiga. Os resultados do transplante em pacientes com válvulas de uretra têm variado na literatura, mas, certamente, a presença de ótima função vesical é essencial para minimizar efeitos adversos em potencial na sobrevida do enxerto ou da função.

BIBLIOGRAFIA RECOMENDADA

ECKOLDT, F.; HELING, K. S.; WODERICH, R.; WOLKE, S. Posterior urethral valves: prenatal diagnostic signs and outcome. *Urol. Int.*, v. 73, p. 296-301, 2004.

GHANEM, M. A.; WOLFFENBUTTEL, K. P.; DE VYLDER, A.; NIJMAN, R. J. Long-term bladder dysfunction and renal function in boys with posterior urethral valves based on urodynamic findings. *J. Urol.*, v. 171, 6 Pt 1, p. 2409-2412, 2004.

GLASSBERG, K. I. The valve bladder syndrome: 20 years later. *J. Urol.*, v. 166, p. 1406-1414, 2001.

JAUREGUIZAR, E.; LOPEZ-PEREIRA, P.; MARTINEZ-URRUTIA, M. J. The valve bladder: etiology and outcome. *Curr. Urol. Rep.*, v. 3, p. 115-120, 2002.

PODESTA, M.; RUARTE, A. C.; GARGIULO, C. et al. Bladder function associated with posterior urethral valves after primary valve ablation or proximal urinary diversion in children and adolescents. *J. Urol.*, v. 168, 4 Pt 2, p. 1830-1835, 2002.

ROTH, K. S.; CARTER, W. H.; CHAN, J. C. M. Obstructive nephropathy in children: long-term progression after relief of posterior urethral valve. *Pediatrics*, v. 107, p. 1004-1010, 2001.

VASTYAN, A. M.; PINTER, A. B.; FARKAS, A. et al. Cutaneous vesicostomy revisited – the second 15 years. *Eur. J. Pediatr. Surg.*, v. 15, p. 170-174, 2005.

CAPÍTULO 128

Disrafismo Neuroespinhal e Bexiga Neurogênica

Roman Jednak

João Luiz Pippi Salle

INTRODUÇÃO

O manuseio e o tratamento dos pacientes com disfunção neurogênica do trato urinário inferior é parte integral de qualquer prática urológica pediátrica. A maioria dos pacientes com disrafismo neuroespinhal apresenta doenças derivadas de lesões congênitas.

CONCEITO

Mielodisplasia, a causa mais comum de disfunção vesical neurogênica em crianças, refere-se a um grupo de condições caracterizadas por anormalidades do fechamento do tubo neural. Essas anormalidades de fechamento podem apresentar-se sob diversos graus.

Meningocele envolve a protrusão de somente saco meníngeo; *mielomeningocele* é associada com a do saco meníngeo e elementos neurais e lipomielomeningocele tem associada tecido gorduroso protruindo com o saco meníngeo e elementos neurais.

O defeito ocorre, mais comumente, no nível da região lombar, com as regiões sacra, torácica e cervical afetadas em ordem decrescente de freqüência. Tipicamente a anormalidade ocorre posteriormente, mas defeitos anteriores, embora raros, também ocorrem.

Embora a etiologia da mielodisplasia pareça ser multifatorial, há evidências convincentes de que a suplementação de folatos pode diminuir a incidência em até 50% dos casos. Isso em parte pode ser observado pela diminuição na incidência de mielodisplasia, que no passado foi relatada como 1 para cada 1.000 nascimentos. Existe risco familiar; famílias com uma criança afetada têm 2 a 5% de chance de ter um segunda criança similarmente afetada. Outros tipos de disrafismo neuroespinhal associados com disfunção vesical neurogênica são menos comumente vistos.

Inervação vesical é anormal na grande maioria dos pacientes com mielodisplasia; conseqüentemente, pode ser significante causa de morbidade a drenagem difícil do trato urinário inferior e superior, se não tratada adequadamente. Os objetivos do tratamento incluem: estabelecer esvaziamento vesical satisfatório, manter pressões seguras de armazenamento vesical, evitar infecções do trato urinário e obter continência urinária a longo prazo. Felizmente, o tratamento da criança com displasia tem feito significantes avanços e, como resultado, tem diminuído significantemente a incidência de deterioração do trato urinário superior e melhorado marcadadamente a aquisição de continência urinária. Naturalmente, isso se tem traduzido na diminuição da morbidade e excelente melhora na qualidade de vida das crianças afetadas. Contudo, o dano renal permanece como risco real, e pacientes requerem avaliação e seguimento cuidadosos. Pressões vesicais elevadas, refluxo vesicoureteral, obstrução e infecções do trato urinário podem causar efeitos devastadores na função renal, se não cuidadosamente monitorados.

AVALIAÇÃO INICIAL DO RECÉM-NASCIDO

Exame Físico

O exame físico inicial da criança com mielomeningocele deve, idealmente, ser realizado antes da intervenção neurocirúrgica para fechamento do defeito. Exame *follow-up* também deve ser realizado após a cirurgia, com o objetivo de documentar qualquer alteração observada. Um ponto crítico a ser lembrado é que o nível do defeito vertebral não pode ser usado seguramente para predizer o grau de deficiência neurológica. A variação entre o nível do defeito ósseo e a lesão da medula espinhal pode variar tanto quanto três corpos vertebrais. Além disso, lesões adicionais podem ocorrer mais cranialmente ao defeito ósseo.

Todas as crianças devem ter um exame neurológico geral, com ênfase no *tono e na função da parede abdominal, extremidades inferiores e esfíncter anal*. Deve ser pesquisada a preservação ou a ausência do reflexo bulbocavernoso. O exame abdominal deve ser realizado à procura de distensão vesical e avaliação do tamanho renal. Caracterização do padrão miccional pode providenciar informações se o esvaziamento vesical estiver ocorrendo de maneira eficiente. Mais especificamente, pode ser útil observar se existem períodos de micção espontânea e intervalos secos, se a criança tem jato urinário forte ou se a urina goteja continuamente. O uso da manobra de Credé para estimular o esvaziamento vesical pode ser avaliado nesse momento. Deve ser notado que, na maioria dos recém-nascidos em que a manobra é aplicada, há geração espontânea de contrações vesicais e esvaziamento efetivo da bexiga. Além disso, a manobra de Credé pode, reflexamente, precipitar aumento na resistência uretral, causando elevação da pressão intravesical durante a micção. Se não ocorrer esvaziamento vesical espontâneo, deve-se introduzir a cateterização intermitente limpa.

Investigação Laboratorial

Investigação laboratorial deve incluir: eletrólitos séricos, uréia e creatinina séricas, exame comum de urina e urocultura com teste. Uma vez que a creatinina sérica

644 ■ *Trato Geniturinário*

logo após o nascimento costuma refletir a da mãe, essa dosagem deve ser realizada muitos dias após o bebê nascer.

Investigação Radiológica

No momento da investigação inicial, até 15% dessas crianças podem apresentar achados anormais no trato urinário superior. Costumam resultar do choque espinhal secundário ao fechamento do defeito ou relacionados a anormalidades da função do trato urinário inferior.

Ultra-sonografia abdominal inicial é indicada para avaliar o diâmetro renal, excluir presença de anomalias renais associadas, avaliar a presença de hidronefrose e determinar a espessura da parede vesical.

Uretrocistografia miccional também é componente essencial na avaliação radiológica. Pesquisa refluxo vesicoureteral, divertículo vesical, espessura e forma anormal da parede e do colo vesicais.

Imagens cintilográficas (DMSA-^{99m}Tc) são geralmente realizadas para definir o parâmetro inicial do parênquima renal.

Urodinâmica

A avaliação urológica inicial do recém-nascido não está completa até que estudos urodinâmicos sejam realizados. Os objetivos da avaliação urodinâmica são: estabelecer os riscos de deterioração do trato urinário superior, formular plano racional de tratamento, monitorar função vesical e avaliar a resposta ao tratamento.

A avaliação urodinâmica deve ser realizada precocemente, tão logo a criança esteja recuperada da cirurgia e possa tolerar a posição supina.

O fechamento da mielomeningocele parece não afetar a coordenação do complexo esfíncter-detrusor.

Avaliação urodinâmica deve pesquisar capacidade vesical, pressões de armazenamento e complacência e estabilidade do detrusor. Se ocorrer perda de urina ou micção, as pressões vesicais devem ser medidas.

A função do esfíncter uretral deve ser caracterizada. As funções do esfíncter uretral externo podem ser classificadas como sinérgicas, dissinérgicas ou denervadas, dependendo se há relaxamento, atividade aumentada ou ausência de potenciais bioelétricos com contração vesical. Cuidadosa avaliação da função do esfíncter tem importante valor prognóstico, como, por exemplo, crianças com dissinergia estão em significante risco de deterioração do trato urinário superior nos primeiros três anos de vida, se não cuidadas apropriadamente. Similarmente, o risco elevado de deterioração do trato urinário superior tem sido demonstrado em crianças com pressões de armazenamento do detrusor de 35 a 40cmH$_2$O ou mais.

É importante lembrar que, com mielodisplasia, a lesão neurológica e a dinâmica vesical podem mudar com o passar do tempo. Testes urodinâmicos regulares devem ser feitos para identificar piora dos parâmetros, antes que ocorra deterioração do trato urinário superior.

TRATAMENTO

Relativo à Bexiga

Medicações Anticolinérgicas e Cateterização Intermitente Limpa

O manejo clínico é definido de acordo com os resultados da avaliação urodinâmica. Os objetivos são: manter um reservatório complacente de baixa pressão que pode ser esvaziado regularmente para proteger o trato urinário superior da deterioração e, a longo prazo, conseguir continência urinária. Nem todas as crianças requerem intervenção na forma de cateterização intermitente limpa e/ou uso de medicação anticolinérgica. Crianças com esvaziamento vesical satisfatório associado com função esfincteriana sinérgica ou fraca podem ser observadas com atenção. Cateterização intermitente limpa deve ser instituída naqueles pacientes com bexiga flácida, que não esvaziam. Cateteres de látex devem ser evitados com o objetivo de diminuir o risco de posteriores alergias a eles. Cateterizações devem ser realizadas com intervalos de 3 a 4h. O uso de cateterização intermitente limpa em combinação com medicação anticolinérgica é indicado no caso de bexigas pobremente hiper-refléxicas/complacentes ou de dissinergia esfíncter-detrusor. A liberação de acetilcolina é o mecanismo primário que dá início a uma contração vesical. Agentes anticolinérgicos aumentam a capacidade vesical obtida antes do início de uma contração não-inibida, diminuem a magnitude da contração não-inibida e produzem aumento na capacidade vesical total. Oxibutinina é o anticolinérgico mais freqüentemente usado e costuma ser usado duas a três vezes ao dia, na dose de 0,1 a 0,2mg/kg/dose. A medicação pode ser seguramente usada mesmo no período neonatal. Os efeitos colaterais mais comuns dos anticolinérgicos nas crianças são: boca seca, constipação, rubor da pele, visão borrada e hiperatividade. É importante ressaltar que, embora doses convencionais de oxibutinina sejam usualmente efetivas, existem pacientes que necessitam de doses mais altas. Podem-se utilizar doses crescentes de oxibutinina, até o aparecimento de sintomas colaterais, tais como secura na boca. Se o paciente não apresentar secura na boca, é provável que também não haja efeito terapêutico sobre a bexiga e a dose pode ser aumentada. Atualmente, está disponível no comércio uma nova formulação de liberação estendida e que, se administrada uma vez ao dia, costuma causar menos efeitos adversos. Alternativamente, pode ser indicada a instilação intravesical, que também pode apresentar efeitos contralaterais.

Vesicostomia Cutânea

Há ocasiões em que, apesar de todos os esforços, cateterização intermitente limpa e drogas anticolinérgicas não são eficientes para controlar bexigas de alto risco, não controlando refluxo, infecções e deterioração do trato urinário superior. Além disso, cateterização intermitente limpa pode não ser possível por fatores sociais ou anatômicos. Nessas situações, vesicostomia cutânea é uma forma útil de diversão urinária temporária no período neonatal. O procedimento baseia-se na confecção de uma comunicação entre a bexiga e a pele da parede abdominal inferior, permitindo a livre e não-obstruída drenagem de urina.

Ampliação Vesical

Ampliação vesical é indicada somente aos casos em que houver insucesso com o tratamento clinico. É importante ressaltar que a ampliação vesical é somente indicada a pacientes que apresentam complicações decorrentes de falta de complacência vesical, como incontinência urinária, deterioração do trato urinário superior (hidronefrose) ou aparecimento de refluxo secundário.

O objetivo primário da ampliação vesical é criar um reservatório de armazenamento de baixa pressão de adequada capacidade para preservar a função do trato urinário superior e manter ou estabelecer continência urinária, quando terapêutica médica máxima falhar. Avanços na técnica cirúrgica têm capacitado a realização desses objetivos com alto grau de confiabilidade e a experiência com aumento vesical tem sido estendida a uma grande variedade de materiais e técnicas. Segmentos intestinais são usualmente usados para o aumento vesical. Técnicas mais recentes têm objetivado a preservação de revestimento urotelial. Apesar dessas técnicas, esvaziamento vesical costuma estar de certo modo prejudicado, e a maioria das crianças poderá necessitar de cateterização intermitente limpa pós-operatória. Todos os pacientes deverão estar cientes da possibilidade de perfuração vesical, complicação grave ameaçadora de vida.

Técnicas que Não Preservam o Urotélio

Colocistoplastia e Ileocistoplastia

Aumento vesical usando íleo ou cólon tem sido um confiável meio de aumentar a capacidade vesical e reduzir pressões vesicais. A incorporação desses segmentos intestinais no trato urinário pode estar associada com complicações a longo prazo. As mais comumente observadas incluem: produção de muco, colonização bacteriana, desequilíbrios eletrolíticos, acidose metabólica, retardo de crescimento somático e deficiência da vitamina B12. Outras são: risco de formação de cálculos e desenvolvimento de tumores.

Gastrocistoplastia

O uso do estômago ganhou popularidade como alternativa ao cólon ou íleo em crianças com insuficiência renal crônica e azotemia, desde que se observou que sua habilidade natural de secretar ácido não piorava a acidose. A técnica é também útil quando existe contra-indicação à ressecção intestinal, como na síndrome de intestino curto. A produção de muco apresenta poucos problemas, e urina acidificada pode, inclusive, reduzir a incidência de colonização bacteriana e infecções do trato urinário. Complicações específicas incluem hematúria intermitente, alcalose metabólica e síndrome disúria-hematúria, que é caracterizada por dor vesical e uretral e hematúria, na ausência de infecção. Uma vez que a síndrome disúria-hematúria nem sempre responde aos antagonistas da histamina, isso pode ser um problema significativo em crianças com bexiga normal e sensação uretral. Por essas razões, aumento gástrico é raramente indicado nas crianças.

Técnicas que Preservam o Urotélio

Ureterocistoplastia

O ureter dilatado de um rim não-funcionante pode, ocasionalmente, ser usado para aumento vesical. O êxito com a ureterocistoplastia tem sido excelente com a preservação do urotélio, distúrbios ácido-básicos e produção de muco não ocorrem. O procedimento pode ser realizado totalmente por via extraperitoneal. Entretanto, o procedimento requer ureter muito dilatado e rim não-funcionante; portanto, sua utilidade é limitada a cenários clínicos específicos.

Auto-ampliação Vesical

Excisão ou incisão do detrusor anormal com preservação da mucosa cria um divertículo de urotélio que funciona como aumento vesical. Os benefícios da preservação do urotélio são mantidos, mas os resultados urodinâmicos relatados têm variado; auto-ampliação é raramente indicada a crianças.

Enterocistoplastia Seromuscular

As complicações associadas com essa técnica são atribuídas à presença de mucosa intestinal dentro do trato urinário. Usam-se segmentos *desmucolizados* de íleo, cólon ou estômago para aumentar a bexiga, evitando as desvantagens em potencial do contato da urina com a mucosa intestinal. Isso pode ser realizado com ou sem preservação do urotélio. Resultados a curto prazo até o momento têm sido encorajadores com parâmetros urodinâmicos pós-operatórios e taxas de continência semelhantes às técnicas padrões. Produção de muco e anormalidades eletrolíticas parecem não causar problemas.

Follow-up do Paciente Pós-aumento Vesical

Anormalidades eletrolíticas são um problema em potencial quando segmentos gastrointestinais são introduzidos no trato urinário. Acidose metabólica hiperclorêmica pode desenvolver com íleo ou cólon e alcalose metabólica hipercalêmica e hipoclorêmica podem ocorrer com estômago. Creatinina sérica e eletrólitos séricos (bicarbonato, cloro, potássio, fósforo, cálcio e magnésio) devem ser checados, ao mínimo, anualmente. Excesso de muco pode ser problema com íleo e cólon e levar à formação de cálculos vesicais. Para prevenir essa complicação, os pacientes podem ser beneficiados com um programa de irrigação vesical diária. Bacteriúria é comum e não deve ser tratada, exceto se houver sinais sugestivos de infecção ativa (febre, incontinência, dor abdominal, hematúria e urina com mau cheiro). O risco de malignidade pós-enterocistoplastia é bem conhecido. Vigilância com cistoscopia anual após 10 anos do aumento vesical tem sido preconizada por alguns.

Condutos Cateterizáveis Continentes

Idealmente, a cateterização intermitente deve ser feita pela uretra nativa. Em ocasiões, fatores anatômicos ou restrições físicas podem dificultar a cateterização uretral. Nessas circunstâncias, indica-se a confecção de conduto alternativo em local mais acessível. Mais comumente, o apêndice ou um íleo ou cólon reconfigurados podem ser usados para construir um tubo. A extremidade proximal do tubo é implantada na bexiga e a distal é trazida até a parede abdominal como estoma cutâneo. O umbigo costuma oferecer uma localização ideal, uma vez que naturalmente esconde o estoma e permite fácil acesso.

Relativo à Resistência Uretral

Medicações que Aumentam a Resistência Uretral

As fibras musculares da bexiga são inervadas por fibras adrenérgicas. Agonistas alfa (efedrina, pseudo-efedrina) produzem aumento na resistência da drenagem vesical e, em ocasiões, podem melhorar o armazenamento de urina. Os resultados com esses agentes são, na maioria das vezes, insatisfatórios. Efeitos secundários podem ser problemáticos, como hipertensão, ansiedade, cefaléia e insônia.

Injeção Periuretral

Agentes como o colágeno e Teflon® podem ser injetados submucosamente no colo vesical para facilitar a coaptação mucosa e conseguir continência. Há informações controversas com relação à migração a distância das partículas de Teflon®, que é preocupante e contra-indica seu uso. Taxas de continência, embora difíceis de interpretar, estão na média de 5 a 55%, se definido como intervalo seco o período de 4h. O sucesso é muitas vezes dependente de mais de uma injeção, e o custo pode ser importante óbice ao seu uso. É importante conhecer que a injeção de colágeno não interfere na cirurgia do colo vesical posterior, se for necessária subseqüentemente.

Procedimentos para Alongamento Uretral

Os procedimentos de Kropp e Pippi Salle aumentam a resistência uretral ao usar porção da bexiga anterior para alongamento e, simultaneamente, criar um mecanismo valvular no nível do colo vesical, que previna a perda de urina. No procedimento de Kropp, o segmento de parede vesical é tubularizado e tunelizado debaixo da mucosa da parede vesical posterior. Isso causa muitas complicações durante a cateterização. Para evitar tais problemas, Salle desenvolveu uma técnica suturando um retalho de parede anterior da bexiga à parede vesical posterior, em forma de *onlay*, evitando assim a construção de um tubo que dificulta o cateterismo. Além disso, o cateterismo torna-se mais fácil porque não provoca interrupção da continuidade da mucosa da parede vesical posterior, local freqüente de obstrução à passagem do cateter. Ambas as técnicas dependem de cateterização intermitente, razão pela qual é fundamental saber se o paciente está bem informado e apto à realizá-la após a cirurgia. Com o aumento da resistência uretral, pode ocorrer descompensação da bexiga à semelhança de outros procedimentos, tornando-se necessário ampliar a bexiga em mais de dois terços dos casos. Outra razão para isso é que parte da parede vesical é sacrificada para construção da neo-uretra, diminuindo um pouco a sua capacidade. Taxas de continência global estão na média de 77 a 81% na técnica de Kropp e 70 a 80% na técnica de Pippi Salle.

Suspensão do Colo Vesical com Cinturões Fasciais

O uso de técnicas de suspensão do colo vesical para o tratamento da bexiga neurogênica pediátrica tem ganhado popularidade e o sucesso relatado tem sido bom, quando associado com aumento vesical. Os cinturões fasciais aumentam a resistência uretral por compressão e elevação da uretra. Aumento vesical é muitas vezes necessário para aumentar as taxas de continência, e cateterismo intermitente é requerido freqüentemente. Taxas de continência têm variado de 40 a 100%, sendo a maioria dos pacientes do sexo feminino. Alguns êxitos em meninos têm sido relatados.

Esfíncter Urinário Artificial

Esfíncter urinário artificial foi introduzido em 1973 e tem, desde então, sofrido uma série de melhoramentos em seu projeto. A continência é conseguida por compressão do colo vesical por balão inflável. Pacientes

Disrafismo Neuroespinhal e Bexiga Neurogênica ■ **647**

que esvaziam bem a bexiga com manobra de Valsalva, sem necessidade de cateterismo, são potencialmente bons candidatos para a colocação de esfíncteres. Nos casos em que há necessidade de aumento vesical, isso pode ser realizado concomitantemente. À semelhança das técnicas de reconstrução do colo vesical, alguns pacientes desenvolvem deterioração na complacência vesical. Portanto, é essencial a avaliação com estudos urodinâmicos e radiológicos pós-operatórios e a longo prazo. As complicações mais comuns incluem erosão e infecção. Revisão do aparelho pode ser necessária em aproximadamente 50% dos pacientes a longo prazo. As taxas de continência estão acima de 60 a 80%, mas apresentam alto índice de reintervenção.

Refluxo Vesicoureteral

Ocorre em 3 a 5% dos recém-nascidos com mielodisplasia; com tratamento expectante, pode desenvolver-se em até 40% das crianças. Crianças com complacência vesical pobre e dissinergia estão em risco para o desenvolvimento e a progressão de refluxo. Nesses casos, antibióticos profiláticos, anticolinérgicos e cateterização intermitente são introduzidos precocemente para melhorar a complacência vesical e facilitar o esvaziamento vesical completo. Crianças com refluxo de baixo grau, que esvaziam completamente e têm pouca resistência uretral, podem ser tratadas somente com antibióticos profiláticos. Taxas de resolução com adequado tratamento médico podem alcançar até 50%. Vesicostomia cutânea é uma opção para aquelas crianças que respondem pobremente ao tratamento médico. As indicações para procedimento anti-refluxo não são diferentes dos casos de refluxo primário. Reimplante ureteral deve ser realizado no momento da correção da resistência de saída deficiente. A necessidade de reimplante ureteral, particularmente aquele refluxo de baixo grau que se desenvolve secundário à disfunção vesical no momento do aumento vesical, continua sendo controversa.

Infecção do Trato Urinário

Um significante número de crianças que estão realizando cateterismo intermitente terá bacteriúria intermitente ou crônica. Profilaxia com antibióticos, na ausência de refluxo vesicoureteral, não tem mostrado benefícios. A profilaxia reduz a incidência de bacteriúria, mas aumenta a ocorrência de infecções clínicas no trato urinário. Dois fatores modificáveis promovem bacteriúria: alto número de cateterizações e baixa freqüência de cateterização. Regime apropriado deve ser implementado e bacteriúria tratada quando do desenvolvimento de sintomas clínicos (febre, dor abdominal, novo episódio de incontinência).

Continência Fecal

Esforços para manter a criança com mielodisplasia livre das fraldas podem ser realizados somente quando a continência fecal e urinária é conseguida. Regime intestinal deve ser instituído precocemente para desenvolver uma rotina de evacuação regular e completa, evitando a perda de fezes. Medidas dietéticas ocupam importante regra na prevenção da formação de fezes endurecidas. Evacuações podem ser obtidas pela estimulação manual, supositórios ou enemas. Muitas vezes, o processo obedece às regras de tentativas e erros. Cada criança obedece diferentemente às várias medidas terapêuticas. Crianças refratárias ao tratamento médico podem beneficiar-se de enemas anterógrados de continência, por meio de condutos cateterizáveis na parede abdominal. A técnica consiste na utilização do apêndice ou outro segmento intestinal tubularizado, que é conectado ao cólon com um mecanismo valvular que impede o refluxo. Enemas anterógrados são administrados com o objetivo de promover evacuações colônicas e prevenir perda fecal. Nem todos os pacientes, entretanto, são candidatos a essa técnica. Indicada somente àqueles que continuam com incontinência fecal depois de enemas retrógrados.

Sexualidade

Assuntos referentes à função sexual e à fertilidade tornam-se importantes preocupações para os pacientes com espinha bífida, quando a adolescência se aproxima. Meninas podem entrar na puberdade até dois anos mais cedo do que o normal e meninos tendem a começar a puberdade no tempo normal. Experiências sexuais são mais positivas para as meninas do que para os meninos. Mais da metade das meninas terá vida sexual ativa. Aproximadamente 70% das meninas terão filhos, embora dificilmente com parto vaginal. A satisfação sexual dos meninos é significantemente menor, uma vez que problemas com ereção, disfunção ejaculatória e pobre qualidade do sêmen são uma realidade. Com os novos avanços no tratamento da disfunção erétil e infertilidade, é esperada melhora significativa da situação desses pacientes. Deve ser lembrado que os problemas na obtenção de continência fecal e urinária podem ter grande importância na inibição do desenvolvimento da satisfação sexual.

Alergia ao Látex

O primeiro caso de alergia ao látex foi relatado há mais de 20 anos. Desde aquela época tornou-se aparente que as crianças com espinha bífida constituem um grupo de risco no desenvolvimento desse tipo de alergia. Anticorpos látex-específicos podem, de fato, estar presentes em até 40% dos pacientes. As reações são IgE-mediadas e podem manifestar-se com urticária, conjuntivite, rinite, angioedema, broncoespasmo ou anafilaxia com colapso cardiovascular. Reações anafiláticas são eventos quase exclusivamente intra-operatórios. Acredita-se que a sensibilização se desenvolva secundariamente à exposição repetida ao látex, ocorrendo durante cateterização intermitente e procedimentos operatórios ou radiológicos múltiplos. Em

648 ▪ *Trato Geniturinário*

crianças com espinha bífida, a exposição ao látex deve ser minimizada com o uso de produtos que não o contenham. O reconhecimento da alergia ao látex torna-se essencial, antes de submeter-se a algum procedimento anestésico geral.

Disrafismo Espinhal Oculto

Conceito

Refere-se a um grupo de anormalidades espinhais associadas com defeitos ósseos e com derme e epiderme suprajacente intactas. Exemplos incluem: diastematomielia, lipomas, cistos neuroentéricos e outros. Muitas dessas anormalidades estão associadas com aprisionamento da medula espinhal.

Sintomas e Sinais

Sinais cutâneos são comuns, como pequenos orifícios ou apêndices, áreas hiper-pigmentadas, hemangiomas, tufos de pêlos ou seios. Sintomas miccionais associados podem variar. Os pacientes podem apresentar-se com novo episódio de incontinência, sinais de instabilidade vesical, hábitos miccionais alterados ou infecções do trato urinário. Podem também desenvolver alterações neuromusculares da extremidade inferior e escoliose dolorosa.

Investigação Radiológica

Ultra-sonografia espinhal permite excelente avaliação da medula espinhal até os seis meses de idade. Ressonância nuclear magnética é o método principal após essa idade, já que ossificação da coluna espinhal previne adequada visualização ultra-sonográfica da medula espinhal.

Tratamento

Os benefícios da intervenção neurocirúrgica para corrigir aprisionamento da medula permanecem incertos. A predição de piora neurológica, quando o aprisionamento é identificado radiologicamente, é pobre, e resultados publicados pós-correção cirúrgica são variáveis. Aproximadamente 10% das crianças com bexigas normais podem piorar se o aprisionamento da medula não for tratado.

BIBLIOGRAFIA RECOMENDADA

GUYS, J. M.; CAMERLO, A.; HERY, G. Neurogenic bladder in children: basic principles in diagnosis and treatment. *Ann. Urol. (Paris)*, v. 40, p. 15-27, 2006.

LEMELLE, J. L.; GUILLEMIN, F.; AUBERT, D. et al. A multicenter evaluation of urinary incontinence management and outcome in spina bifida. *J. Urol.*, v. 175, p. 208-212, 2006.

LENDVAY, T. S.; COWAN, C. A.; MITCHELL, M. M. et al. Augmentation cystoplasty rates at Children´s Hospitals in the United States: a Pediatric Health Information System Database Study. *J. Urol.*, v. 176, p. 1716-1720, 2006.

MORRISROE, S. N.; O´CONNOR, R. C.; NANIGIAN, D. K. et al. Vesicostomy revisited: the best treatment for the hostile bladder in myelodysplastic children? *Br. J. Urol.*, v. 96, p. 397-400, 2005.

SUTHERLAND, R. S.; MEVOARCH, R. A.; BASKIN, L. S.; KOGAN, B. A. Spinal dysraphism in children: an overview and an approach to prevent complications. *Urology*, v. 46, p. 294-304, 1995.

CAPÍTULO 129

Urodinâmica Pediátrica

Roman Jednak

João Luiz Pippi Salle

INTRODUÇÃO

A avaliação da disfunção vesical neuropática e não-neuropática é fundamental a qualquer prática urológica pediátrica. A avaliação funcional acurada do trato urinário inferior durante o armazenamento de urina e micção é central ao manuseio dessas crianças. Os métodos de investigação urodinâmica na criança são mais complexos do que a simples aplicação de técnicas utilizadas em adultos. O desenvolvimento vesical é progressivo e a dinâmica da função do trato urinário inferior está mudando de modo contínuo na criança em crescimento. A própria interpretação dos achados urodinâmicos, no momento da investigação, deve levar em conta não somente a situação clínica de base, mas também o estágio de desenvolvimento vesical. É muito útil a informação adicional das características das micções ou cateterização diária. Todas as informações obtidas devem ser cuidadosamente posicionadas no contexto de nosso conhecimento corrente da dinâmica e complexidade do desenvolvimento vesical na criança. Devido à necessidade de consistência na metodologia urodinâmica e relato dos resultados, a Sociedade Internacional de Continência em Crianças padronizou definições do significado das disfunções do trato urinário inferior, adotadas neste artigo.

INDICAÇÕES DE INVESTIGAÇÃO URODINÂMICA

Testes urodinâmicos podem ser divididos em duas categorias gerais: não-invasivos e invasivos.

Testes não-invasivos incluem estudos do fluxo urinário com ou sem eletromiografia (EMG) do assoalho perineal e os métodos invasivos incluem cistometria e videourodinâmica.

Testes invasivos urodinâmicos não devem ser realizados sem a cuidadosa seleção dos pacientes. O exame urodinâmico em pacientes com sensações normais pode ser doloroso e, se inadequadamente realizado em um paciente apreensivo, fornece informações pouco úteis. É reservado a crianças com causa neurogênica suspeita ou confirmada de disfunção vesical. Crianças com disfunção vesical de etiologia não-neurogênica devem ser investigadas por métodos não-invasivos. Testes mais invasivos podem ser realizados em pacientes com diagnóstico incerto ou naqueles que respondem de modo pobre às opções terapêuticas clássicas. Deve

ser lembrado que disfunção vesical neurogênica muitas vezes não é um processo estático e, conseqüentemente, estudos urodinâmicos seriados de observação fazem parte de um plano terapêutico a longo prazo.

Os pacientes que devem se submeter aos métodos invasivos de urodinâmica são aqueles portadores de:

- Mielomeningocele.
- Disrafismo espinhal oculto.
- Agenesia sacral.
- Ânus imperfurado, associação VACTERL (**v**ertebral, **a**nal, **c**ardíaco, **t**raqueal, **e**sofagiano, **re**nal e *limb* [membro]).
- Extrofia cloacal.
- Bexiga neurogênica não-neurogênica (síndrome de Hinman, síndrome de Ochoa).
- Paralisia cerebral.
- Retardo de desenvolvimento.

Embora não sofram especificamente de disfunção vesical de causa neurogênica, os pacientes com válvula de uretra posterior, síndrome *prune-belly* e extrofia vesical/epispádia podem beneficiar-se de uma investigação urodinâmica adequada durante o curso de seus tratamentos. Devem ser investigadas pré-operatoriamente as crianças que irão se submeter a procedimentos neurocirúrgicos na medula espinhal (liberação da medula, ressecção tumoral, rizotomia dorsal seletiva). Pós-operatoriamente, nossa preferência é de reestudá-los, no mínimo em 6 meses.

Investigação urodinâmica não-invasiva está indicada no manuseio de pacientes com disfunção vesical não-neurogênica. Inclui os pacientes com disfunção de armazenamento e esvaziamento. Também costuma ser útil no acompanhamento daqueles com formas graves de disfunção, já mencionadas antes, como: válvula de uretra posterior, síndrome *prune-belly*, bexiga neurogênica não-neurogênica e alguns pacientes com anormalidades na medula espinhal que ainda mantêm a habilidade de urinar espontaneamente. Crianças com refluxo vesicoureteral e infecções recorrentes do trato urinário também devem submeter-se a investigações urodinâmicas não-invasivas, pois existe uma associação bem estabelecida entre esses problemas e a presença de disfunção vesical.

PREPARAÇÃO DO PACIENTE

Para obter-se uma investigação urodinâmica útil, é essencial a preparação emocional e psicológica do paciente. A cooperação dele é crítica para se alcançar resultados ótimos. Pacientes e pais necessitam ser completamente informados sobre a natureza da investigação. Todo esforço deve ser feito para aliviar preocupações e diminuir a apreensão. Vídeos educacionais podem servir para introduzir o paciente no processo e, se necessário, pode ser útil a visita à sala de urodinâmica. O *layout* da sala não deve ser ameaçador. Paciência e compreensão são essenciais na condução da investigação. Geralmente, não é requerida sedação, mas quando necessária preferimos o midazolam oral na dose de 0,6mg/kg, com dose máxima de 10mg. Podem ser administradas doses usuais de medicamentos, incluindo aqueles que possam afetar a bexiga. A dosagem e o tempo de administração devem ser documentados de maneira cuidadosa.

UROFLUXOMETRIA

A urofluxometria registra o volume de urina eliminado por unidade de tempo e é expressa em mL/s. Embora conceitualmente simples, um exame acurado e confiável depende de inúmeros e importantes fatores. O paciente deve estar relaxado e posicionado de modo confortável. Para as crianças que urinam em posição sentada, suas pernas devem permanecer apoiadas em um banquinho com a finalidade de relaxar a musculatura perineal. Meninos que urinam de pé não devem permanecer apoiados pelos dedos. Todas as crianças devem ser encorajadas a retardar a micção até que a bexiga esteja cheia, tendo em mente que a hiperdistensão da bexiga pode influenciar de maneira negativa a dinâmica do esvaziamento.

Medidas do fluxo variam com o grau de enchimento vesical, contratilidade do detrusor e resistência de saída. Na interpretação devem ser levados em conta a idade e o sexo do paciente. Não é surpreendente encontrar-se variabilidade significativa nos resultados dos estudos de fluxo em pacientes normais. Essa variabilidade pode também ser observada em estudos seqüenciais no mesmo paciente. Como padrão geral, o volume eliminado e o fluxo miccional máximo aumentam com a idade. Em meninas, o fluxo miccional máximo tende a ser mais alto do que em meninos. Para serem considerados estudos consistentes, faz-se necessária a eliminação de volumes de no mínimo 50% da capacidade vesical esperada. Idealmente, são preferíveis volumes eliminados de no mínimo 100mL.

Em adição à fluxometria e aos volumes eliminados, são muito importantes as informações obtidas com as características do padrão do fluxo urinário. O padrão de fluxo normal aparece como uma curva em forma de sino (Fig. 129.1). Em pacientes com urgência urinária ou instabilidade do detrusor, a curva normal pode aparecer comprimida como resultado de um esvaziamento vesical. O volume eliminado é, muitas vezes, menor do que esperado e o esvaziamento é completo. Uma curva plana pode representar uma obstrução distal fixa da saída vesical (por exemplo, estenose), mas, também, pode ser observada em 1% das meninas normais e 5% dos meninos normais. O tempo de micção é prolongado e há urina residual pós-micção. Uma curva de fluxo interrompida é produzida, tipicamente, por contrações intermitentes do assoalho pélvico durante as micções. Há irregularidade do fluxo urinário com prolongamento do tempo de micção, mas o tempo nunca é interrompido por completo (Fig. 129.2). Freqüentemente, permanece urina residual pós-miccional. Micção fracionada pode ser resultado de um detrusor hipoativo. Esvaziamento vesical ocorre em pequenas frações e a pressão de eliminação é gerada por contrações não-sustentadas do detrusor, muitas vezes aumentada pela pressão abdominal (Fig. 129.3). O grau de fluxo é irregular e o esvaziamento vesical incompleto.

Urina residual deve ser medida imediatamente após a micção. Embora o esvaziamento vesical em lactentes possa ser incompleto, crianças maiores devem ser capazes de esvaziar de modo total suas bexigas. Múltiplos fatores podem influenciar o esvaziamento vesical em estudos de fluxo urinário. Para ser considerado sig-

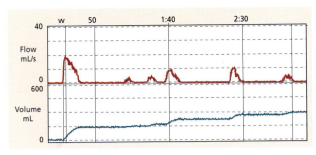

Figura 129.2 – Curva de fluxo fracionado. Menina de 11 anos urinou 290mL em 3min. Resíduo pós-miccional de 300mL.

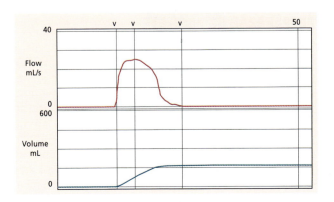

Figura 129.1 – Curva de fluxo normal.

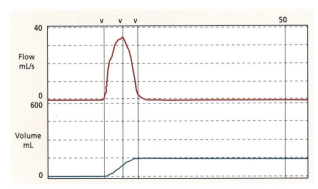

Figura 129.3 – Estudo de fluxo em menina de 15 anos com síndrome de instabilidade do detrusor. Paciente eliminou 145mL em 8s, com taxa de fluxo máximo de 35mL/s.

nificativo, a urina residual pós-miccional não deve ser maior do que 10% da capacidade vesical esperada em avaliações repetidas. Ultra-sonografia é um método confiável e não-invasivo para medir urina residual pós-miccional.

CISTOMETRIA

A cistometria avalia a relação pressão-volume da bexiga durante o enchimento e o esvaziamento. Capacidade vesical cistométrica, complacência, atividade do detrusor, sensação e pressão de vazamento do detrusor podem ser avaliadas durante o enchimento e a micção. Esse estudo urodinâmico deve ser realizado em uma criança cooperativa e totalmente relaxada e diversas tentativas devem ser feitas para se evitar o uso de sedação. O ambiente não deve conter látex. Cateter 6 a 8F duplo-lúmen é colocado na bexiga para enchimento e medida simultânea da pressão vesical. A bexiga não deve ser drenada antes do exame. Cateter retal com balão monitoriza a pressão abdominal. A pressão do detrusor é obtida pela subtração da pressão abdominal da pressão intravesical. Um reto cheio pode alterar significativamente a complacência da bexiga e, portanto, lavagem intestinal é recomendada em crianças com impactação fecal.

Muitas fórmulas com base na idade e no peso do paciente têm sido propostas para estimar a capacidade vesical. A fórmula mais freqüentemente usada é: idade (anos) + 2 × 30mL = capacidade. Em lactentes, nos quais o crescimento ocorre de modo rápido, uma fórmula alternativa calcula a capacidade vesical de acordo com o peso: capacidade (mL) = 7 × peso (kg).

O maior determinante da deterioração do trato urinário superior é a pressão de armazenamento vesical, que de fato reflete a complacência vesical. Pressões de armazenamento vesical que excedam 40cmH$_2$O têm mostrado afetar adversamente a função do trato urinário superior. Complacência vesical é relacionada a variáveis intrínsecas do detrusor, mas deve ser lembrado que graus rápidos de enchimento vesical podem diminuir, de maneira significativa, a complacência vesical. O grau de enchimento vesical deve ser fixado em 10% da capacidade vesical esperada por minuto.

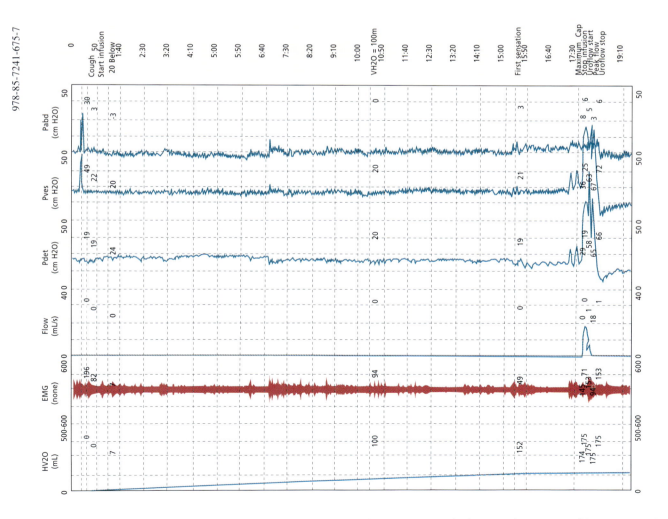

Figura 129.4 – Cistometria mostrando detrusor estável. Não há qualquer contração do detrusor durante o enchimento vesical.

Estudos urodinâmicos em crianças normais têm mostrado que 99,9% da capacidade vesical esperada devem ser armazenados a uma pressão < 30cmH$_2$O. A capacidade esperada para uma pressão intravesical de 30cmH$_2$O pode ser calculada pela fórmula: 18 × idade (anos) + 45mL.

A atividade do detrusor é classificada como normal, hiperativa e hipoativa. Um detrusor estável acomoda o enchimento vesical com pouca mudança de pressões e sem contrações espontâneas ou provocadas (Fig. 129.4). A sua hiperatividade é refletida por contrações espontâneas ou provocadas durante o enchimento vesical (Fig. 129.5). Contrações espontâneas do detrusor são consideradas significativas se associadas a elevações de pressão de pelo menos 15cmH$_2$O acima da linha de base. O termo instabilidade do detrusor refere-se a uma criança sem doença neurológica associada. Sua presença nesse cenário não indica problema neurológico associado e pode ser freqüentemente observada durante o enchimento vesical em lactentes. Em algumas crianças, contrações espontâneas do detrusor são observadas somente antes da micção e são pouco significativas.

Hiper-reflexia do detrusor refere-se à sua hiperatividade na existência de doença neurológica associada.

Hipoatividade do detrusor não é aparente durante o enchimento vesical e é caracterizada por sua falta de contração após o enchimento. O enchimento vesical rápido pode gerar contrações não inibidas. Portanto, durante a cistometria, deve-se encher a bexiga de maneira lenta, usando critérios anteriormente descritos. Naquelas crianças com instabilidade grave ou hiperreflexia, o enchimento deve ser ainda mais lento.

A avaliação da sensação vesical requer uma criança cooperativa e com treinamento esfincteriano. A sensação do detrusor pode ser categorizada como normal, aumentada, reduzida ou ausente.

O ponto de pressão de vazamento do detrusor é a pressão na qual a urina começa a vazar inicialmente durante o enchimento. Como mencionado antes, pressões de armazenamento vesical excedendo 40cmH$_2$O são associadas a risco aumentado de deterioração do trato urinário superior. Por definição, uma pressão de ponto de vazamento segura deve estar abaixo de 40cmH$_2$O. Pacientes com insuficiência esfincteriana têm baixo ponto de pressão de vazamento.

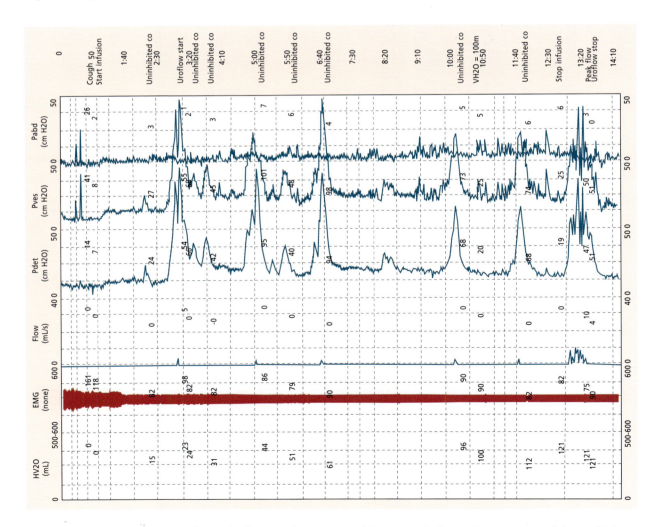

Figura 129.5 – Contrações espontâneas do detrusor durante o enchimento vesical em criança com paralisia cerebral.

A função do detrusor na fase de micção é descrita como acontrátil, arrefléxica, hipoativa e normal. O detrusor acontrátil não mostra qualquer habilidade inerente para gerar contrações espontâneas de magnitude suficiente para iniciar a micção. Quando isso é observado na criança com condição neurológica associada, deve ser usado o termo arreflexia do detrusor. O termo detrusor hipoativo pode ser aplicado quando a micção pode ser iniciada, mas as contrações do detrusor são fracas ou não-sustentadas e o tempo de micção prolongado e, muitas vezes, incompleto. Atividade normal do detrusor produz uma contração iniciada voluntariamente com força e duração adequadas para esvaziar por completo a bexiga.

ELETROMIOGRAFIA

A membrana muscular despolarizante gera um potencial elétrico que pode ser medido pela eletromiografia. Eletrodos cutâneos são preferíveis em crianças com sensação perineal. São aplicados sobre o músculo a ser estudado, que na criança está em cada lado do esfíncter anal. Estudos mais precisos da inervação do esfíncter uretral requerem a colocação de uma agulha ou eletrodo de metal, que podem ser colocados diretamente no músculo a ser estudado.

O traçado típico da EMG mostra níveis aumentados de atividade durante o enchimento vesical. A atividade EMG pára logo antes de ser iniciada a micção, significando relaxamento do assoalho pélvico e do esfíncter externo (Fig. 129.6). Qualquer atividade EMG presente durante a fase de micção é considerada anormal. Essa contração simultânea dos músculos uretral/periuretral e detrusor é referida como dissinergia detrusor-esfincteriana. Quando observada em crianças neurologicamente normais, é mais apropriado usar o termo micção disfuncional ou incoordenação detrusor-esfincteriana (Fig. 129.7).

VIDEOURODINÂMICA

Essa técnica combina a urodinâmica com a avaliação radiográfica da bexiga. Um cistometrograma clássico é realizado com meio de contraste permitindo uma avaliação urodinâmica e radiográfica simultânea da bexiga durante o enchimento e o esvaziamento. São obtidas informações anatômicas valiosas da bexiga, presença de refluxo, obstrução funcional ou anatômica do trato urinário inferior, que podem

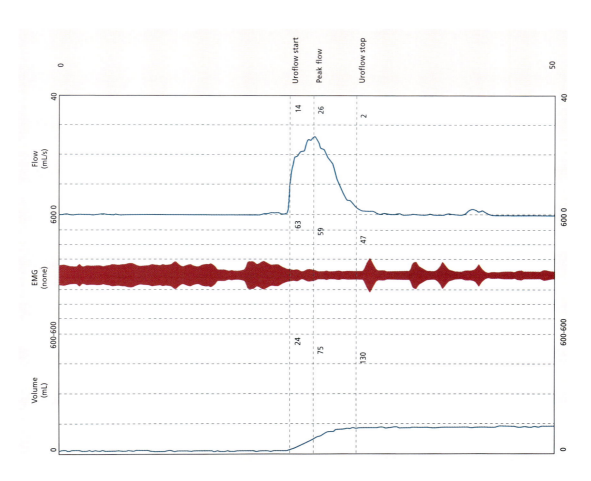

Figura 129.6 – Estudo eletromiográfico normal com eletrodos de pele. Não há nenhuma atividade eletromiográfica durante a micção.

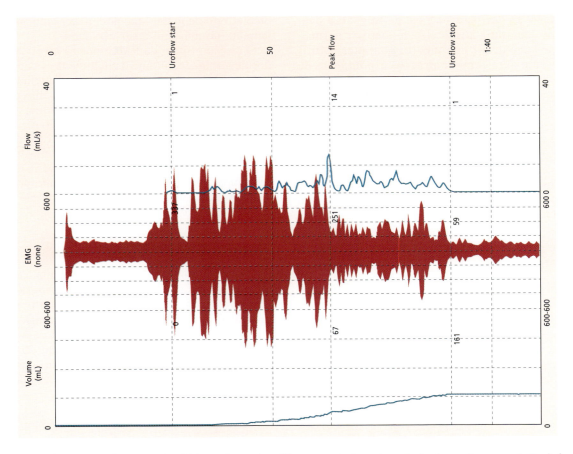

Figura 129.7 – Eletromiografia anormal. Atividade eletromiográfica aumenta durante a micção de menina com micção disfuncional. Observar o fluxo em *staccato* e tempo de eliminação prolongado.

ser correlacionadas aos parâmetros de urodinâmica. Em geral, investigação urodinâmica clássica e radiológica na maioria das vezes providencia informação necessária para orientar o tratamento. Quando o diagnóstico permanece incerto, pode ser muito útil a investigação videourodinâmica. O estudo é particularmente útil para avaliar o colo vesical e a uretra proximal.

BIBLIOGRAFIA RECOMENDADA

EWALT, D. H.; BAUER, S. B. Pediatric neurology. *Urol. Clin. N. Amer.*, v. 23, p. 501-509, 1996.

HOULE, A. M.; GILMOUR, R. F.; CHURCHILL, B. M. et al. What volume can a child normally store in the bladder at a safe pressure? *J. Urol.*, v. 149, p. 561-564, 1993.

LANDAU, E. H.; CHURCHILL, B. M.; JAYANTHI, V. R. et al. The sensitivity of pressure specific bladder volume versus total bladder capacity as a measure of bladder storage dysfunction. *J. Urol.*, v. 152, p. 1578-1581, 1994.

NIJMAN, R. J. M. Urodynamics studies of the lower urinary tract. In: GEARHART, J. P.; RINK, R. C.; MOURIQUAND, P. D. E. (eds.). *Pediatric Urology*. Philadelphia: W. B. Saunders, 2001. p. 470-495.

NORGAARD, J. P.; VAN GOOL, J. D.; HJÄLMAS, K. et al. Standardization and definitions in lower urinary tract dysfunction in children. International Children's Continence Society. *Br. J. Urol.*, v. 81, suppl 3, p. 1-16, 1998.

CAPÍTULO 130

Duplicação Ureteral, Ureter Ectópico e Ureterocele

Francisco Nicanor Araruna Macedo

João Luiz Pippi Salle

INTRODUÇÃO

Duplicação ureteral é uma das mais comuns anomalias congênitas do trato urinário. A maioria dos casos é representada por achados radiológicos de completa ou incompleta duplicação, com óstios normalmente posicionados e sem repercussão clinica.

Os outros casos evidenciam-se clinicamente como conseqüência de hidroureteronefrose, refluxo vesicoureteral, incontinência urinária, infecção do trato urinário e está associada a ureteres ectópicos e/ou ureteroceles. A ultra-sonografia antenatal rotineira nos últimos anos tem permitido um diagnóstico e uma terapêutica mais precoces, evitando-se, portanto, as lesões renais decorrentes de infecções repetidas do trato urinário. Por outro lado, tem surgido uma série de controvérsias na abordagem e conduta de uma entidade polimorfa na sua forma de apresentação e detectada apenas tardiamente em um passado não muito remoto.

EMBRIOLOGIA

Entre a quarta e a oitava semanas de gestação ocorre o desenvolvimento dos rins e ureteres. O ducto de Wolff (mesonéfrico), próximo a sua junção com a cloaca primitiva, dá origem ao broto ureteral (ducto metanefrogênico) e este se alonga no sentido cefálico para penetrar no blastema metanefrogênico adjacente, que origina o tecido renal. O segmento do ducto de Wolff entre a cloaca primitiva e a origem do broto ureteral (futuro orifício ureteral) é chamado de ducto excretor comum, o qual é absorvido para dentro da bexiga, migra para a linha média e funde-se com o homólogo contralateral para formar o trígono vesical. O orifício ureteral migra cranial e lateralmente e o orifício do ducto de Wolff termina em uma posição caudal e medial no utrículo prostático. O ducto de Wolff finalmente dá origem à próstata, às vesículas seminais, aos vasos deferentes e aos epidídimos no sexo masculino. No sexo feminino, o ducto de Wolff guia os ductos de Müller para a linha média onde se fundem para formar o útero, a vagina proximal e as trompas.

As explicações para as variedades de anomalias que afetam os rins e ureteres têm suas bases no desenvolvimento embriológico dessas estruturas, embora a causa da alteração inicial permaneça desconhecida.

DUPLICAÇÃO URETERAL

É a anomalia congênita do trato urinário mais comum, com incidência de 0,7% em autópsias. Ocorre quando um único broto ureteral se ramifica prematuramente durante a ascensão, ou quando dois brotos ureterais distintos surgem do ducto de Wolff. O significado clínico dessas anomalias depende da localização do broto e da sua inter-relação com o desenvolvimento do rim. Acomete duas vezes mais o sexo feminino e é visto em 4% das urografias excretoras. Os irmãos de crianças afetadas têm oito vezes mais chances de apresentarem a enfermidade.

Duplicação Ureteral Incompleta

Se um único broto ureteral se ramificar antes da sua penetração no blastema metanefrogênico, dará origem à duplicação ureteral incompleta, também conhecida como bifidez ureteral. O aspecto varia de uma pequena pelve renal bífida (ramificação tardia) até uma duplicação completa de ambas as pelves e ureteres proximais com uma implantação vesical comum (ramificação precoce). A bifurcação pode ocorrer em qualquer nível entre a bexiga e a pelve renal, mas é mais freqüentemente encontrada no terço inferior do ureter. Como a maioria dos brotos ureterais está normalmente posicionada ao longo do ducto mesonéfrico nas duplicações incompletas, quase não apresenta significado clínico e na maioria das vezes encontra-se apenas na urografia excretora.

Duplicação Ureteral Completa

Quando dois brotos ureterais independentes surgirem do ducto mesonéfrico, cada um com interação separada com o blastema metanefrogênico, ocorrerá a duplicação ureteral completa. O broto mais superior/cefálico induz a porção mais superior do blastema (pólo superior) e o broto mais inferior/caudal, a porção mais inferior do blastema (pólo inferior). A posição final dos orifícios ureterais obedece à migração tecidual e incorporação dentro da bexiga descrita para os sistemas únicos. Quando ambos os brotos estiverem próximos e se projetarem de uma posição normal ao longo do ducto mesonéfrico, os orifícios ureterais estarão normalmente posicionados.

Quando ambos os brotos estiverem separados, um ou ambos poderão estar localizados em posição ectópica. Se o broto do pólo superior projetar-se de uma posição anormalmente alta ao longo do ducto mesonéfrico, ectopia caudal será o resultado final. De modo inverso, se o broto do pólo inferior originar-se de uma posição mais caudal ao longo do ducto, o resultado será uma ectopia lateral.

656 ■ *Trato Geniturinário*

Importantes considerações devem ser feitas ao diagnosticar-se uma duplicação ureteral completa. Primeiro quanto à presença de ectopia ureteral e ureterocele, segundo com relação à bilateralidade, já que em 40% dos casos a alteração é bilateral. Por último, como se trata de uma doença hereditária com transmissão autossômica dominante, é importante o aconselhamento dos familiares diretos sobre a incidência maior dessa alteração anatômica na família, na maioria das vezes sem significado clínico.

URÉTER ECTÓPICO (SISTEMAS ÚNICO E DUPLICADO)

Ectopia lateral do orifício ureteral ocorre quando o broto ureteral se origina em uma posição mais caudal do que o usual no ducto mesonéfrico e usualmente vem associada a refluxo vesicoureteral primário.

Ectopia caudal, ao contrário, resulta de uma origem mais alta do broto ureteral ao longo do ducto mesonéfrico. A ectopia caudal, quando presente no sexo masculino, está localizada sempre acima do esfíncter da uretra e, em conseqüência, usualmente não se associa a incontinência urinária. No sexo feminino, a localização pode ocorrer acima ou abaixo do colo vesical. Se estiver inferior ao colo vesical (principal componente do mecanismo de continência em meninas) pode resultar em incontinência urinária paradoxal (micções normais, porém a paciente perde urina de modo constante). As ectopias são duas a três vezes mais comuns nas meninas e, em estudos de autópsias de crianças, incide cerca de uma vez em 2.000 casos. Em 20% dos casos apresenta envolvimento bilateral. No sexo masculino, o orifício ectópico desemboca de maneira mais freqüente na uretra posterior (57%), na vesícula seminal (33%) e mais raramente no nível do ducto ejaculatório. Nas meninas, os locais de eleição do óstio são a uretra e o vestíbulo vaginal (69%) e no nível da vagina em 20% das vezes.

Sistema Único

A ectopia lateral em sistema único, que resulta em refluxo vesicoureteral primário, não será abordada neste capítulo. A ectopia caudal, quando acomete um único sistema, é mais comum no sexo masculino. Aproximadamente 75% dos meninos com ureteres ectópicos têm sistema único.

Ureteres ectópicos de sistema único encontram-se presentes com freqüência na associação VACTERL (anomalias vertebrais, anorretais, defeitos cardíacos, atresias e fístulas traqueoesofágicas, defeitos renais e anormalidades dos membros).

Sistema Duplicado

De forma geral, 80% dos ureteres ectópicos são provenientes do pólo superior de um sistema completamente duplicado.

Mais de 80% das meninas com ureteres ectópicos têm sistemas duplicados.

Apresentação Clínica

Sexo Feminino

Após o advento da ultra-sonografia obstétrica em larga escala, muitas crianças são diagnosticadas no período neonatal imediato durante a avaliação de hidronefrose antenatal. As demais se apresentam com uma variedade de achados clínicos, tais como: incontinência urinária, massa abdominal palpável, corrimento vaginal, vaginites ou infecções repetidas do trato urinário.

Sexo Masculino

Semelhante ao sexo feminino, muitas crianças são diagnosticadas durante a avaliação pós-natal de hidronefrose. Os pré-púberes apresentam-se com infecções recorrentes do trato urinário, dores abdominais intermitentes, hematúria, massa palpável no abdome ou com sinais clínicos de obstrução uretral. Epididimites de repetição podem estar relacionadas a ectopia ureteral.

Após a puberdade, aos achados clínicos anteriores podem ser acrescidos sinais de prostatite crônica, disúria persistente, dor à ejaculação, infertilidade, entre outros.

Em geral, os meninos não apresentam incontinência porque os ureteres ectópicos sempre desembocam acima do esfíncter externo da uretra. Excepcionalmente, a incontinência pode ser causada pelo acúmulo de urina na uretra posterior concomitante com o relaxamento do esfíncter externo.

Exame Físico

Um exame físico cuidadoso pode revelar a presença de orifício ureteral ectópico na parede ântero-lateral do intróito vaginal ou na área parameatal.

Avaliação por Imagem

Ultra-sonografia Pré-natal

Anormalidades do trato urinário são detectadas em cerca de 1 em 500 estudos. Notadamente, ureteres ectópicos, duplicações e ureteroceles podem ser detectados ou mesmo suspeitados no período gestacional. A avaliação pós-natal deve ser sempre realizada, mesmo naqueles casos em que a alteração foi observada precocemente e presume-se que se tenha resolvido de modo espontâneo.

Diagnóstico Ultra-sonográfico

Hidronefrose do pólo superior com dilatação e tortuosidade do ureter correspondente é o achado característico da duplicação ureteral com ureter ectópico. O pólo inferior pode apresentar-se hidronefrótico pela presença de refluxo vesicoureteral. Menos comumente, o pólo superior pode ser muito hipoplásico oferecen-

Uretrocistografia Miccional

A uretrocistografia miccional (UCM) deve ser sempre realizada quando há suspeita de um ureter ectópico, na procura de refluxo vesicoureteral para o pólo inferior, presente em cerca de 50% dos casos, e também para afastar a presença de refluxo para dentro do ureter ectópico. Caracteristicamente, o refluxo para o ureter ectópico é de baixo grau mesmo associado a ureter dilatado.

Medicina Nuclear

É importante realizar o exame para quantificar o parênquima renal funcionante. Em razão da freqüente grande dilatação do sistema coletor duplicado e também pela diminuição da função do pólo correspondente, fica comprometido o benefício de uma avaliação cintilográfica dinâmica com ácido dietilenotriamina pentacético (DTPA, *diethylenetriamine pentaacetic acid*) ou mercaptoacetiltriglicina (MAG-3). Por essa razão, preferimos fazer a avaliação da função do parênquima funcionante por meio de cintilografia estática, utilizando a medida da captação do ácido dimercaptosuccínico (DMSA, *dimercaptosuccinic acid*) pelas células tubulares proximais normais. A cintilografia com DMSA fornece uma adequada avaliação da função e não é afetada pela obstrução ou displasia, apresentando-se como a melhor opção para detectar anomalias duplas ocultas e pequenos rins associados a anomalias ureterais.

Urografia Excretória

A urografia excretória (UE) também é um exame que avalia a função renal com a vantagem de oferecer detalhes anatômicos, que não são vistos pela medicina nuclear. A despeito do declínio do seu uso rotineiro na avaliação de crianças com problemas no trato urinário, a UE representa um excelente exame para o esclarecimento de casos em que a cintilografia e a ultrasonografia não foram suficientes. Os achados clássicos da UE na duplicação ureteral completa são:

- Desvio lateral e para baixo do pólo inferior funcionante ocasionado pela dilatação do segmento superior (sinal do "lírio caído").
- O pólo inferior apresenta uma menor quantidade de cálices do que um rim normal.

Outras Modalidades Diagnósticas

Tomografia Computadorizada e Ressonância Nuclear Magnética

Tomografia computadorizada (TC) e ressonância nuclear magnética (RNM) podem ser úteis na avaliação de ectopia renal na qual a ultra-sonografia e a medicina nuclear não confirmaram o diagnóstico. Também para os casos de rins com sistema coletor de aparência bizarra e nas duplicações com ambas as pelves e ureteres dilatados.

Cistoscopia, Vaginoscopia e Estudos Retrógrados

A uretra e o colo vesical devem ser cuidadosamente inspecionados e qualquer suspeita de orifício deve ser cateterizado com tubo uretral 3 ou 4F. Se um óstio é encontrado, injeção de contraste iodado deverá ser dada para a confirmação do ureter ectópico.

Se a cistoscopia for negativa, poderá ser realizada uma vaginoscopia, mas a localização de ureter ectópico na vagina proximal normalmente é sem sucesso.

Vaginograma e Pesquisa de Corantes na Vagina

Tinturas como índigo carmim e azul de metileno podem ser utilizadas na pesquisa de ureteres ectópicos. A substância deve ser administrada dentro da bexiga e o períneo inspecionado quanto à sua eliminação.

Vaginograma com contraste e fluoroscopia ou vaginograma com solução salina aerossolizada e ultrasonografia são úteis para a pesquisa de orifício vaginal. Nesse último, bolhas de ar no trato urinário indicam a presença de ureter ectópico.

Outra modalidade de investigação de ureter vaginal é por meio da pesquisa de corante amarelo na vagina com cotonetes após a administração oral de fempiridina ou fenazopiridina (Pyridium®). O Pyridium® é excretado mesmo por segmentos renais com função muito pobre.

Embora interessante, a realização de tais testes é raramente realizada, pois não altera de modo significativo o manejo clínico desses pacientes.

Tratamento

O tratamento de pacientes com ureter ectópico deve ser fundamentado na resposta aos seguintes tópicos:

- O sistema é único ou duplicado?
- Qual é a idade do paciente?
- O pólo superior é funcionante?
- Existe refluxo vesicoureteral?

Naqueles pacientes diagnosticados por ultra-sonografia antenatal é aconselhável o tratamento operatório após os três meses de idade, depois da recuperação da anemia fisiológica do lactente, diminuindo, portanto, a necessidade de transfusão sangüínea. Logo após o nascimento, é iniciada a profilaxia de infecção urinária com cefalexina na dose de 12,5mg/kg/dia. Se eventualmente apresentar infecção do pólo superior obstruído, poderão ser realizadas nefrostomia percutânea, ureterostomia cutânea, ou mesmo cirurgia reconstrutiva do trato inferior.

Sistema Único

A avaliação anatomopatológica de rins com sistema único ectópico revela que a grande maioria apresenta áreas difusas de displasia. A maioria (90%) é de unidades sem função.

658 ∎ *Trato Geniturinário*

SEÇÃO 11

- Sistema único com rim não funcionante e ureter ectópico não refluxivo: nefrectomia é o tratamento de escolha.
- Sistema único com ureter ectópico nos remanescentes do ducto de Wolff (vasos deferentes, vesícula seminal e ducto ejaculatório), ou ectopia ginecológica (útero, cérvix e vagina): esses casos estão mais freqüentemente associados a unidades renais não funcionantes. Nefrectomia apenas é o tratamento de escolha, sendo incomum a necessidade de ureterectomia distal secundária.

Nos casos de epididimites de repetição, pode ser necessária a excisão do coto e a ligadura do ducto ejaculatório.

- Sistema único com ureter ectópico no colo vesical ou na uretra: é comum a sua associação a rins ainda funcionantes. Nesses casos, o tratamento de escolha é a secção do segmento inferior do ureter ectópico próximo ao colo vesical, sem interferir no mecanismo esfincteriano, com reimplante do ureter remanescente. Em casos de baixa função renal, uma nefrectomia isolada pode ser o tratamento de escolha. Excepcionalmente será necessário realizar a excisão do coto ureteral, quando houver infecções urinárias de repetição, sem outra explicação plausível.

Sistema Duplicado

- Sistema duplicado com pólo superior não funcionante ou com função mínima sem refluxo vesicoureteral: heminefrectomia do pólo superior por meio de uma incisão no flanco, desprezando-se o ureter distal. O ureter é deixado aberto para prevenir coleção e abscesso.
- Sistema duplicado com pólo superior não funcionante ou com função mínima e com refluxo vesicoureteral: nesse caso, o cirurgião deve optar entre ligar o coto distal ou realizar a ressecção do ureter terminal por um segundo acesso extraperitoneal com incisão de Gibson ou Pfannenstiel. Os adeptos da ressecção ureteral se baseiam na hipótese de que um coto refluxivo funciona como um divertículo que poderá causar infecções urinárias recorrentes. Ao ser realizada a ressecção do ureter distal, deve-se prevenir lesões das estruturas adjacentes, como o ureter do pólo inferior, a vagina, a uretra e o seu mecanismo esfincteriano. Como afirmado anteriormente, para os sistemas únicos esta indicação só se justifica em casos de infecção urinária de repetição sem outra causa plausível para justificá-la.
- Sistema duplicado com pólo superior funcionante sem refluxo vesicoureteral: A realização de ureteropielostomia, ou de ureteroureteroanastomose do pólo superior no pólo inferior, cerca de 5cm acima da bexiga, são boas opções cirúrgicas, sendo a última de nossa preferência pois pode ser realizada por uma incisão de Pfannenstiel que apre-

senta menor dor pós-operatória do que uma incisão de flanco.

- Sistema duplicado com pólo superior funcionante e com refluxo vesicoureteral: poderá ser feito o reimplante de ambas as unidades ureterais com possível afilamento do ureter do pólo superior. Nossa preferência, entretanto, é para a realização de uma ureteroureterostomia inferior (pólo mais dilatado anastomosado ao menos dilatado, que por sua vez é reimplantado na bexiga intra ou extravesical). Uma alternativa pode ser a ureteropielostomia (pólo superior para o pólo inferior), excisão total do ureter do pólo superior e reimplante do ureter do pólo inferior. Essa técnica, entretanto, necessita de duas incisões. Se a dissecção distal dos dois ureteres for difícil, a parede do ureter do pólo superior poderá ser deixada juntamente com o do pólo inferior, evitando desvascularização desse último.

Cirurgia Laparoscópica

Com o advento da cirurgia laparoscópica, novas alternativas começam a ser utilizadas. Atualmente, a maioria das cirurgias extirpativas, tais como nefrectomias totais ou parciais, é a opção de escolha em pacientes com mais de quatro anos. De modo simultâneo ao desenvolvimento de materiais e de tecnologia mais avançada, torna-se possível a realização de cirurgias reconstrutivas, tais como ureteropielostomias, e temos certeza que a indicação dessas técnicas minimamente invasivas aumentará com o decorrer do tempo.

URETEROCELE

Ureterocele é definida como uma dilatação sacular do segmento intravesical do ureter. São anomalias complexas, multifacetadas, que se apresentam clinicamente de várias maneiras, podendo ser pequenas ou volumosas, uni ou bilaterais, em sistemas únicos ou duplicados, intra ou extravesicais. Estudos de autópsias revelam que a ureterocele ocorre em 1 de cada 500 pessoas (0,2%). É mais comum em pacientes de cor branca, sendo quatro a sete vezes mais freqüentes no sexo feminino. Apresentam acometimento unilateral em 90% dos casos, são representadas por ureter do pólo superior em sistema duplicado em 80% das vezes e em 60% delas o orifício ureteral está localizado ectopicamente na uretra.

Classificação

As ureteroceles podem ser classificadas de várias maneiras. Todavia, apresentaremos a classificação proposta pela Seção Urológica da Academia Americana de Pediatria que se baseia em aspectos anatômicos que apresentam significado clínico:

- Ureterocele de sistema único: acomete rim com apenas um ureter.

Duplicação Ureteral, Ureter Ectópico e Ureterocele ■ **659**

SEÇÃO 11

- Ureterocele de sistema duplicado: é aquela do pólo superior de uma duplicação ureteral completa.
- Ureterocele intravesical: está localizada completamente dentro da bexiga.
- Ureterocele ectópica: alguma porção da ureterocele está localizada no colo vesical ou na uretra.
- Cecoureterocele: é uma variante da ureterocele ectópica. Nesse caso, o orifício ureteral está dentro da bexiga com uma longa projeção submucosa da ureterocele estendendo-se até a uretra.

Apresentação Clínica

Nos dias atuais, com a larga utilização da ultra-sonografia obstétrica, 75% das ureteroceles são diagnosticadas durante a avaliação pós-natal de hidronefrose intra-útero. A média de idade do diagnóstico definitivo reduziu-se para três dias de vida. Menos de 25% dos casos são diagnosticados após episódios de infecção do trato urinário.

Antes do advento da ultra-sonografia antenatal, as crianças eram diagnosticadas principalmente durante a investigação de infecção urinária e a média de idade de apresentação era de 4,5 anos de vida.

Outras formas clínicas de apresentação são: neonato com massa palpável que corresponde à bexiga cheia de urina secundária à obstrução de ureterocele prolapsada para a uretra. No sexo feminino, uma massa polipóide proveniente da uretra deve ser considerada como ureterocele prolapsada até que se prove o contrário. As crianças que apresentam cecoureterocele podem ter incontinência urinária em razão do comprometimento do colo vesical e do esfíncter externo.

Investigação Diagnóstica

Avaliação por Imagem

Ultra-sonografia

A ultra-sonografia abdominal é o primeiro exame a ser realizado. O achado clássico é de uma imagem cística bem definida na parede posterior da bexiga. Na maioria das vezes será detectado um sistema duplicado ipsilateral, com o segmento superior dilatado. Nos casos em que a ureterocele está prolapsada para a uretra dificultando o esvaziamento vesical, poderá ser encontrada uma hidroureteronefrose bilateral. Deve também ser avaliado o espessamento do parênquima renal, a diferenciação corticomedular, a presença de cistos no parênquima e a sua ecogenicidade.

Uretrocistografia Miccional

A uretrocistografia miccional (UCM) é um dos mais importantes métodos para diagnóstico e orientação terapêutica nas ureteroceles. A ureterocele é vista como uma imagem negativa na parede posterior da bexiga. Quando a bexiga está muito cheia de contraste, a ureterocele poderá não ser visualizada por estar comprimida contra a parede vesical ou evertida por meio da falha muscular adjacente, simulando um divertículo paraureteral (divertículo de Hutch). Nos sistemas duplicados, é encontrado refluxo vesicoureteral para o pólo inferior em até 50% das vezes e em 25% dos casos para a unidade renal contralateral.

Urografia Excretora

A urografia excretora (UE) mostrará uma imagem negativa dentro da bexiga que corresponde à ureterocele. Os sinais de duplicação renal completa, como desvio lateral e inferior da unidade inferior funcionante (sinal do "lírio caído") e pólo inferior com menor quantidade de cálices do que um rim normal, serão freqüentemente visualizados.

Medicina Nuclear Magnética

O estudo da função renal é importante na avaliação do grau de parênquima renal funcionante que está associado ao segmento obstruído. Nas ureteroceles intravesicais, o segmento superior duplicado normalmente apresenta uma melhor função. Por outro lado, apenas 10 a 25% dos casos associados a ureteroceles ectópicas apresentam função adequada. A medicina nuclear é o exame de escolha para avaliar a função renal. Tanto os agentes que medem o fluxo e a filtração, como o DTPA e o MAG-3, quanto os agentes estáticos, como o DMSA, irão permitir a quantificação e a diferenciação funcional entre os segmentos envolvidos, bem como a comparação com a unidade contralateral. Entretanto, preferimos a utilização do DMSA por apresentar menos problemas técnicos para a sua realização, permitindo uma interpretação mais confiável.

Tratamento

Como as ureteroceles são de variadas modalidades, existem várias formas de abordagem dessas anomalias. Deverão ser levados em conta os seguintes dados: o sistema é único ou duplicado; a ureterocele é intra ou extravesical; qual a função do segmento renal relacionado à ureterocele; qual o efeito da ureterocele na função vesical (obstrução, refluxo).

Sistema Único Associado a Rim sem Função ou com Função Mínima

Nefrectomia e aspiração da ureterocele são os tratamentos de escolha. Extirpação da ureterocele normalmente não será necessária, a menos que exista refluxo associado.

Infecção urinária de repetição poderá advir de um coto ureteral não refluxivo, sobretudo nas grandes ureteroceles e, portanto, poderá ser necessário um novo procedimento para a sua ressecção.

Trato Geniturinário

Refluxo vesicoureteral poderá ser encontrado na unidade contralateral, sobretudo se a ureterocele for obstrutiva. Usualmente, melhora de forma espontânea se a obstrução for resolvida.

Sistema Único Associado a Rim Funcionante

O tratamento endoscópico por meio de punção na parede lateral da ureterocele, imediatamente acima do colo vesical, tem mostrado bons resultados, especialmente em ureteroceles intravesicais. Refluxo para o ureter associado à ureterocele ou para o ureter do pólo inferior pode ocorrer após a descompressão. Nesses casos, se torna imperativo fazer a excisão da ureterocele com reimplante dos ureteres. Durante esse procedimento é fundamental realizar reforço do detrusor na parede posterior da bexiga, incluindo parte do colo vesical, se a ureterocele for ectópica. Tal procedimento previne o aparecimento de incontinência pós-operatória, fator agravante difícil para o paciente e seus familiares. Outro aspecto importante de salientar está relacionado à ressecção completa da ureterocele. Isso se torna essencial em casos de cecoureteroceles em que ocorre acometimento da uretra. Nesses casos, se deve ressecar os folhetos distais da ureterocele, que provocam a obstrução à semelhança de uma válvula uretral. Nessa situação, preferimos realizar uma uretroscopia no final do procedimento reconstrutivo e fulgurar ou cortar a frio tais folhetos, evitando seu componente obstrutivo.

Sistema Duplicado com Mínima ou Nenhuma Função do Pólo Superior

A heminefrectomia do segmento superior é o tratamento preconizado. Os defensores dessa modalidade terapêutica apontam taxas de sucesso de até 80% dos casos, sem necessidade de tratamento adicional. Tal procedimento pode ser realizado por cirurgia videolaparoscópica em crianças maiores. A necessidade de tratamento complementar está associada à presença de refluxo vesicoureteral para o pólo inferior ou para a unidade contralateral.

Sistema Duplicado com Pólo Superior Funcionante

Dentre as opções para a manutenção de um pólo superior funcionante, na ausência de refluxo vesicoureteral para o pólo inferior, estão a ureteropielostomia ou a ureteroureterostomia associadas à ureterectomia subtotal do ureter do pólo superior. Para alguns autores, como o pólo superior contribui com apenas 16% da função renal total e não se conhece a longo prazo as implicações da manutenção desse segmento, seria prudente a retirada da maioria deles, inclusive minimizando-se o risco que a reconstrução pode causar para o pólo inferior.

Uma alternativa para os casos que apresentam refluxo seria a abordagem no nível vesical por meio da ressecção da ureterocele, ureteroureterostomia e o reimplante do ureter do pólo inferior ou de ambos, se o do pólo superior não for muito dilatado. Esse acesso deve ser indicado nas crianças maiores que apresentam uma bexiga de tamanho adequado para permitir uma reconstrução complexa. Como nos dias atuais a maioria das ureteroceles é diagnosticada no período neonatal precoce, essas crianças devem ser mantidas com profilaxia antibiótica até que a bexiga tenha um tamanho adequado para intervenção com maiores chances de sucesso.

O tratamento endoscópico deve ser empregado em crianças pequenas, particularmente naquelas que apresentam infecção de um sistema obstruído. Em grande parte das vezes, essa modalidade representa um primeiro tempo de uma abordagem estagiada. Aumenta a taxa de sucesso do tratamento medicamentoso profilático, permitindo melhor esvaziamento vesical e, portanto, um bom crescimento e desenvolvimento da criança para uma intervenção definitiva no futuro. Nas ureteroceles intravesicais, a taxa de sucesso como procedimento único pode alcançar até 87%, em contraste com as extravesicais, que apresentam taxas de insucesso de 86%.

BIBLIOGRAFIA RECOMENDADA

DISANDRO, M. Hydronephrosis of the kidney and ureter. In: BASKING, L. S.; KOGAN, B. A.; DUCKETT, J. W. *Handbook of Pediatric Urology*. Philadelphia: Lippincott-Raven, 1997. p. 149-166.

GONZALES JR., E. T. Ureteroceles. In: KING, l. R. *Urologic Surgery in Infants and Children*. Philadelphia: W. B. Saunders, 1998. p. 78-94.

HUSMANN, D. A. Ureteral ectopy, ureteroceles, and other anomalies of the distal ureter. In: GONZALES, E. T.; BAUER, S. B. *Pediatric Urology Practice*. Philadelphia: Lippincott Williams & Wilkins, 1999. p. 295-312.

KEATING, M. A. Ureteral duplication anomalies: ectopic ureters and ureteroceles. In: BELMAN, A. B.; KING, L. R.; KRAMER, S. A. *Clinical Pediatric Urology*. London: Martin Dunitz, 2002. p. 677-734.

LEE, C. K.; FRANCO, I.; LEVITT, S. Ectopic ureter and incontinence. In: KING, L. R. *Urologic Surgery in Infants and Children*. Philadelphia: W.B. Saunders, 1998. p. 95-104.

CAPÍTULO 131

Refluxo Vesicoureteral

João Luiz Pippi Salle

Roman Jednak

CONCEITO

Corresponde ao fluxo retrógrado de urina da bexiga aos ureteres ou trato urinário superior em razão de uma junção ureterovesical incompetente. Como conseqüência, durante a micção, parte da urina é retida no trato urinário superior, resultando em quantidades variáveis de urina residual pós-miccional, predispondo a infecções recorrentes do trato urinário. A ascensão de bactérias ao trato urinário superior causa pielonefrite aguda e possivelmente cicatriz renal.

EPIDEMIOLOGIA

- Supõe-se que refluxo vesicoureteral (RVU) ocorra em aproximadamente 1 a 2% das crianças, mas esse cálculo ainda não foi confirmado.
- RVU é associado a infecções sintomáticas do trato urinário (ITU) em 30 a 50% das crianças.
- A prevalência de RVU varia com a idade e o sexo. Em lactentes, RVU é mais comum em meninos e, habitualmente, de alto grau. Na criança maior, RVU ocorre mais em meninas e, muitas vezes, é secundário à disfunção miccional.
- Irmãos de crianças afetadas com RVU têm uma chance 30% maior de terem RVU. Por essa razão, é indicada a investigação rotineira dos irmãos, especialmente se lactentes jovens.
- RVU é mais comum em crianças de cor branca.

FISIOPATOLOGIA DO REFLUXO VESICOURETERAL

Refluxo ocorre em razão de uma junção ureterovesical anormal que, ao perder o mecanismo valvular competente, permite o fluxo retrógrado de urina durante a micção. RVU pode ser primário ou secundário.

Refluxo Vesicoureteral Primário

Associado à junção ureterovesical anormal (JUV) e, muitas vezes, à posição anormal (lateral) do orifício ureteral.

Refluxo Vesicoureteral Secundário

Associado a condições que aumentam a pressão intravesical, levando à descompensação da JVU. É essencial reconhecer esse tipo de refluxo, pois o tratamento deve ser direcionado mais para tratar as disfunções da bexiga do que a junção ureterovesical.

Causas de RVU secundário:

- Bexiga neurogênica
- Obstrução:
  - Mecânica:
    - Uretral (válvula de uretra posterior, estenose, etc.).
    - Colo vesical (ureterocele ectópica).
  - Funcional: disfunção da micção (dissinergia esfincteriana do detrusor, instabilidade vesical).

RVU ocorre, muitas vezes, associado a ureteres ectópicos nas extrofias/epispádias complexas e malformações anorretais.

Nefropatia de Refluxo

Definida quando associada à presença de um dos seguintes achados:

- Cicatriz renal.
- Hipertensão arterial.
- RVU.

Cicatriz renal pode ocorrer após episódios de pielonefrite. Pode, também, ser decorrente de lesão congênita (displasia), que acontece no período pré-natal durante embriogênese anormal, como evidenciada em casos de hidronefrose detectados no período pré-natal, antes da ocorrência de infecção do trato urinário (ITU).

Constipação intestinal muitas vezes aparece associada a função vesical anormal, resultando na elevação das pressões vesicais. Como conseqüência, pode ocorrer RVU secundário. Quando associada a ITU, pode desenvolver cicatriz renal, mesmo mais tardiamente na criança. Portanto, é mandatório o tratamento da constipação com a finalidade de tratar o RVU com sucesso.

GRADUAÇÃO DE REFLUXO VESICOURETERAL

Refluxo tem sido classificado de acordo com o sistema internacional (Fig. 131.1). Classificar o grau de refluxo é importante para orientar o tratamento e, finalmente, para avaliar os resultados do tratamento. Em geral, casos bilaterais graves de refluxo têm menor índice de resolução espontânea.

- Grau I: refluxo que ocorre somente para o ureter.
- Grau II: refluxo para o ureter e pelve, sem dilatação ou achatamento dos cálices.
- Grau III: refluxo para o ureter e pelve com dilatação leve e achatamento dos cálices, sem tortuosidade ureteral.
- Grau IV: refluxo associado a dilatação grave e achatamento dos cálices, sem tortuosidade ureteral.
- Grau V: refluxo associado a dilatação grave dos cálices e tortuosidade dos ureteres.

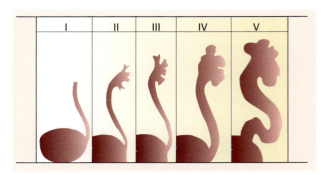

Figura 131.1 – Classificação internacional de refluxo vesicoureteral.

INVESTIGAÇÃO DIAGNÓSTICA

Os métodos de investigação variam com a idade da criança. Qualquer criança com infecção do trato urinário (ITU) documentada deve ser investigada. Por essa razão, é mandatório o diagnóstico acurado da infecção aguda do trato urinário e, para isso, necessita-se de uma quantidade adequada de urina. Em crianças febris, a urina deve ser coletada por *aspiração suprapúbica*. Também é muito utilizada a cateterização, mas ela acarreta um risco aumentado de contaminação em casos sem ITU.

Ultra-sonografia

Deve ser realizada durante a fase aguda da ITU para afastar lesão obstrutiva, cálculos e abscesso renal. Não é sensível o suficiente para detectar RVU.

Uretrocistografia Miccional

Deve ser realizada após o término do tratamento da ITU e com cultura de urina negativa. Deve ser usada uma pequena sonda e não um cateter de Foley para encher a bexiga. O balão do Foley pode ocluir o colo vesical, criando uma alta pressão intravesical não-fisiológica, que pode induzir um falso-positivo para RVU e até ocasionar o desenvolvimento de refluxo intra-renal. Uma uretrocistografia miccional adequada deve fornecer informações sobre os graus de refluxo, contorno vesical, uretra e habilidade da bexiga em esvaziar. Resíduo pós-miccional aumentado sugere processo obstrutivo concomitante.

Cintilografia Renal

A cintilografia renal é realizada com ácido dimercaptosuccínico (DMSA, *dimercaptosuccinic acid*), um marcador cortical; é muito útil para detectar cicatrizes renais, em geral associadas a graus altos de refluxo. Idealmente, devemos esperar alguns meses após a ITU aguda, pois lesões de pielonefrite aguda podem melhorar com o tempo. Em algumas instituições, o DMSA é usado durante a doença aguda para ajudar na localização da pielonefrite.

Avaliação Urodinâmica

Como mencionado previamente, muitas crianças têm refluxo secundário à disfunção miccional, em geral associado a sintomas de urgência, incontinência, postura característica com agachamento das pernas e constipação. Inicialmente, os pacientes devem submeter-se à urofluxometria, medindo o resíduo pós-miccional e eletromiografia perineal. Em casos selecionados, é necessária avaliação urodinâmica completa.

Cistograma Nuclear

O cistograma nuclear é mais sensível do que a uretrocistografia miccional para detectar RVU. Entretanto, nos fornece menos informações anatômicas, tais como: se há doença uretral e outras anormalidades vesicais, como divertículo e ureterocele. É reservado principalmente para as investigações de seguimento, quando detalhes anatômicos são conhecidos de antemão. Um exemplo típico é o exame de seguimento de um paciente que se sabe que tem RVU e que necessita de investigação para verificar se o refluxo ainda está presente. Em crianças maiores, a triagem para refluxo pode utilizar o cistograma nuclear como substituto da uretrocistografia miccional.

TRATAMENTO

Conservador

A resolução espontânea do refluxo ocorre na maioria dos graus leve e moderado de refluxo. Aproximadamente 20% da população afetada cura seu refluxo por ano e isso pode ocorrer em qualquer idade, durante a infância. Entretanto, uma taxa de resolução alta, de até 50%, ocorre durante o primeiro ano de vida e isso é atribuído à melhora espontânea da disfunção miccional nessa idade (altas pressões miccionais e dissinergia).

Acredita-se que refluxo estéril não causa dano aos rins na ausência de infecção ou obstrução associada.

Portanto, o objetivo do tratamento conservador é a manutenção da urina estéril durante o período em que o paciente está sob observação e aguardando resolução espontânea. Sabe-se que refluxo causa micção incompleta e permite crescimento bacteriano na urina residual. Por essa razão, os pacientes são mantidos sob doses profiláticas de antibióticos. O período mais longo de *estase* ocorre à noite e por essa razão os antibióticos profiláticos são dados nesse horário. Os antibióticos mais comuns usados como profiláticos são:

- Trimetoprim/sulfametoxazol – 2mg/kg por via oral (VO).
- Nitrofurantoína – 2mg/kg VO.
- Amoxicilina – 20mg/kg VO.

- Cefalexina – 20mg/kg VO.
  Todas as medicações são dadas após o jantar ou antes de ir para a cama. Efeitos colaterais são raros, mas devem ser monitorados.
  - Sulfametoxazol – evitar o uso no primeiro mês de vida por causa do *kernicterus* (icterícia nuclear) e anemia megaloblástica.
  - Nitrofurantoína – fibrose pulmonar, anemia hemolítica e na deficiência da glicose-6-fosfato.
  - Nitrofurantoína e trimetoprim/sulfametoxazol são os agentes preferidos.

Resistência bacteriana desenvolve-se freqüentemente durante a utilização prolongada da amoxicilina e cefalexina.

Pacientes em tratamento conservador devem ser cuidadosamente monitorizados para infecção do trato urinário. Em caso de ITU febril, é necessário o tratamento imediato com antibióticos adequados. Os pais são instruídos para consultar seu pediatra e ter a urina de seus filhos checada em caso de febre, letargia, hematúria, disúria e anorexia. Tem sido demonstrado que tratamento precoce de ITU febril em crianças com refluxo resulta em menor dano renal. Na maioria desses casos, antibióticos intravenosos são selecionados para o tratamento.

Como a maioria dos casos de refluxo está associada a algum grau de disfunção miccional, é necessário o tratamento da condição vesical, assim como da constipação. Não é correto considerar infecção recidivante e indicar cirurgia corretiva para aqueles casos de crianças que estão tomando antibiótico profilático e em que o manejo da disfunção miccional associada foi negligenciado.

Em casos de instabilidade vesical associada, anticolinérgicos são muitas vezes utilizados, mas somente após tratamento com sucesso da constipação. O agente mais comum é a oxibutinina 0,2 a 0,4mg/kg dividida em duas a três doses diárias. Entretanto, devemos ter em mente, que a constipação pode piorar com o uso de anticolinérgicos e observação cuidadosa para esse aspecto deve ser feita.

Em regra, o tratamento conservador do RVU consiste em:

- Profilaxia antibiótica diária.
- Controle da disfunção vesical.
- Controle da constipação.

Cirúrgico

Indica-se quando houver falha do tratamento conservador. Entretanto, deve ser enfatizado que devemos considerar falha no tratamento somente se o tratamento clínico adequado foi efetuado.

As indicações mais aceitas para correção cirúrgica de RVU são:

- Falha do tratamento conservador (infecção recorrente).
- Não adesão ao tratamento médico.

Indicações controversas incluem:

- Grau alto, bilateral e persistente após a idade de dois anos.
- Persistência do refluxo na puberdade.
- Desejo familiar.
- Aparecimento de cicatriz nova durante o tratamento conservador.

Deve ser enfatizado que a correção cirúrgica do RVU não oferece proteção adicional ao desenvolvimento de novas cicatrizes. Entretanto, tem sido demonstrado que as crianças que se submetem à correção cirúrgica desenvolvem menos episódios de pielonefrite.

Crianças com cicatrizes renais são predispostas a desenvolver hipertensão. Monitoração anual da pressão arterial é extremamente aconselhada.

Técnicas Cirúrgicas

Muitas técnicas cirúrgicas foram descritas. Todas têm o objetivo comum de alongar o túnel uretral submucoso, construindo uma válvula de direção única que previne o fluxo retrógrado de urina da bexiga, quando cheia.

As técnicas mais utilizadas são:

Reimplante Extravesical

Baseia-se na criação de uma nova válvula, ao incisar o detrusor do lado de fora da bexiga e suturá-lo sobre o ureter dissecado (Fig. 131.2). É o método preferido por muitos especialistas, principalmente nos casos de refluxo unilateral, pois ocasiona bexiga menos irritativa pós-operatória e muito pouca hematúria. Os pacientes requerem menos analgesia e menor necessidade de anticolinérgicos e, geralmente, recebem alta hospitalar no segundo ou terceiro dia pós-operatório. Em crianças pequenas com refluxo bilateral de grau alto, a mobilização extravesical em ambos os lados da bexiga pode causar grande micção residual pós-operatória, necessitando de cateterização intermitente para esvaziamento adequado da bexiga. Na maioria dos casos, a retenção é temporária e

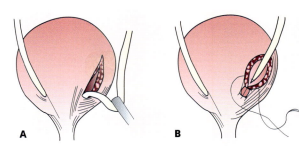

Figura 131.2 – Reimplante ureteral extravesical. (*A*) Incisão do detrusor látero-superior à inserção ureteral com dissecção limitada da mucosa vesical. (*B*) Sutura do detrusor sobre o ureter dissecado, proporcionando a formação de uma válvula anti-refluxo.

micção normal é reiniciada dentro de poucas semanas após a cirurgia, quando a cateterização intermitente pode ser descontinuada. Por essa razão, não indicamos a técnica extravesical em crianças com refluxo bilateral de alto grau e em pacientes com uma bexiga aumentada de pobre esvaziamento.

Reimplante Intravesical

A dissecção do ureter é realizada dentro da bexiga, criando um túnel submucoso que previne o refluxo. O comprimento adequado do túnel submucoso deve ser quatro a cinco vezes mais longo do que o diâmetro ureteral. Portanto, quando houver dilatação considerável do ureter, será necessário um túnel bastante longo para prevenir o refluxo. Em tais casos, o ureter deve ser reparado com o objetivo de diminuir seu calibre e permitir o reimplante com um túnel submucoso mais curto. Entretanto, a indicação de remodelamento do ureter deve ser equilibrada, porque a técnica pode causar mais complicações, como obstrução da junção vesicoureteral ou recorrência do refluxo. Esse tipo de reimplante ureteral é bem tolerado, mas os pacientes costumam ter, pós-operatoriamente, mais sintomas de bexiga irritativa e hematúria. A técnica intravesical mais comum é o reimplante trigonal cruzado (técnica de Cohen) (Fig. 131.3).

Em ambos os reimplantes, extravesical e intravesical, a evolução costuma ser excelente e a taxa de sucesso esperada é de 97 a 98% dos casos. Complicações pós-operatórias são raras e incluem a recorrência de refluxo (em geral em ureteres dilatados) ou, raramente, obstrução no nível da junção ureterovesical (em geral em ureteres remodelados). Um cistograma pós-operatório deve ser feito quatro a seis meses após o reimplante para confirmar a correção do refluxo. Na ausência de refluxo, profilaxia antibiótica é descontinuada.

Correção Endoscópica do Refluxo

Injeção endoscópica de agentes especiais debaixo do ureter, na junção ureterovesical, corrige o refluxo em 70 a 80% dos casos (Fig. 131.4). Na Europa e em outros países, essa técnica tem se tornado muito popular. De início, era utilizado Teflon nas injeções, mas alguns relatos da migração à distância de partículas de Teflon® tornaram-se preocupantes, uma das razões pelas quais essa técnica não foi aprovada nos Estados Unidos e Canadá. Recentemente, substâncias alternativas como Macroplastique® (partículas de polidimetilsiloxano) e Deflux® (microesferas de Dextran) têm sido comercializadas com resultados similares e sem o aparente risco de migração.

É importante enfatizar que as indicações para correção endoscópica de refluxo são as mesmas dos reparos abertos e não devemos ser tentados a relaxar esses parâmetros porque o método é mais fácil. Devemos reconhecer, no entanto, que a simplicidade do tratamento endoscópico tem conquistado a simpatia de um grande número de especialistas. Por essa razão, a indicação do tratamento endoscópico tem aumentado muito na América do Norte. Não se deve deixar de lembrar também que existem grandes pressões comerciais para indicação do tratamento endoscópico. Uma dessas é a propagação da preocupação com o uso de antibióticos profiláticos por longo tempo. Cabe ao médico manter-se ciente de todas essas pressões e indicar ao paciente o tratamento mais apropriado.

Como mencionado antes, é relevante corrigir a causa do refluxo secundário, tratando a disfunção da bexiga e não sendo negligente com o tratamento da constipação.

Em resumo, o RVU está freqüentemente associado à ocorrência de infecções do trato urinário nas crianças. O entendimento dos mecanismos fisiopatológicos tem ajudado a melhorar o tratamento médico. É mandatório considerar que a maioria dos RVU é secundária a anormalidades urodinâmicas, muitas

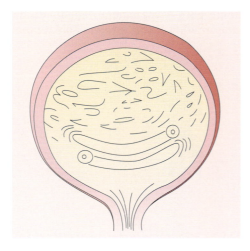

Figura 131.3 – Reimplante vesicoureteral intravesical (técnica de Cohen). Ambos os ureteres são dissecados e passados sob um túnel submucoso transtrigonal.

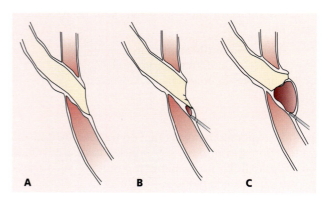

Figura 131.4 – (A – C) Injeção de Deflux®. O material deve ser injetado no bordo inferior do orifício ureteral. Essa injeção deve provocar elevação e fechamento do meato ureteral, dando um aspecto final de cratera de vulcão à superfície vesical.

vezes ativadas pela constipação. O tratamento associado da disfunção miccional melhora o resultado global do tratamento conservador e a correção cirúrgica deve ser reservada a uma minoria dos casos, cujo tratamento médico falhou. Observação rigorosa e reavaliações periódicas são necessárias para todos os pacientes.

BIBLIOGRAFIA RECOMENDADA

CANNING, D. A. Deflux for vesicoureteral reflux: pro-the case for endoscopic correction. *Urology*, v. 68, p. 239-241, 2006.

COOPER, C. S.; AUSTIN, J. C. Vesicoureteral reflux: who benefits from surgery? *Urol. Clin. North Am.*, v. 31, p. 535-541, 2004.

GREENBAUM, L. A.; MESROBIAN, H. G. Vesicoureteral reflux. *Pediatr. Clin. North Am.*, v. 53, p. 413-427, 2006.

LORENZO, A. J.; PIPPI SALLE, J. L.; BARROSO, U. et al. What are the most powerful determinants of endoscopic vesicoureteral reflux correction? Multivariate analysis of a single institution experience during 6 years. *J. Urol.*, v. 176, 4 Pt 2, p. 1851-1855, 2006.

VENHOLA, M.; HUTTUNEN, N. P.; UHARI, M. Meta-analysis of vesicoureteral reflux and urinary tract infection in children. *Scand J. Urol. Nephrol.*, v. 40, p. 98-102, 2006.

WHEELER, D. M.; VIMALACHANDRA, D.; HODSON, E. M. et al. Interventions for primary vesicoureteral reflux. *Cochrane Database Syst. Rev.*, v. 3, CD001532, 2004.

WHEELER, D. M.; VIMALACHANDRA, D.; HODSON, E. M. et al. Antibiotics and surgery for vesicoureteral reflux: a meta-analysis of randomized controlled trials. *Arch. Dis. Child*, v. 88, p. 688-694, 2003.

CAPÍTULO 132

Rim Multicístico Displásico

Hady El-Shaeb
João Luiz Pippi Salle

CONCEITO

Rim multicístico displásico (RMD) é a anomalia de desenvolvimento em que o parênquima renal é quase completamente substituído por cistos não-funcionantes displásicos. Grosseiramente, o rim perde sua forma reniforme e assemelha-se a um cacho de uvas formado por cistos irregulares e de variados tamanhos (Figs. 132.1 e 132.2). A detecção de RMD tem aumentado significativamente, desde que a ultra-sonografia antenatal tornou-se rotina. Previamente, RMD era suspeito quando o recém-nascido se apresentava com massa abdominal. RMD permanece como a causa mais comum de massa abdominal em um recém-nascido. Ultra-sonografia antenatal e pós-natal de rotina tem facilitado o desenvolvimento de critérios para o diagnóstico e o seguimento adequado.

ETIOLOGIA

Embora muitas teorias tenham sido propostas para explicar a patogênese do RMD, a verdadeira etiologia permanece desconhecida. As hipóteses principais são:

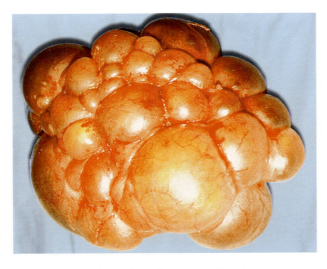

Figura 132.1 – Rim multicístico com parênquima renal completamente substituído por cistos displásicos irregulares e de diversos tamanhos.

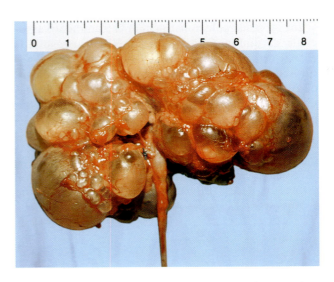

Figura 132.2 – Rim multicístico com cistos de tamanhos variados e com pelve e ureter hipoplásicos.

- Há, claramente, freqüente associação entre obstrução do trato urinário e displasia renal, apesar da falta de clareza a respeito das suas relações (se obstrução é a causa da displasia renal ou se ambos têm uma causa comum).
- Falha de união apropriada entre o broto ureteral e o blastema metanéfrico parece causar displasia em razão da freqüente associação de atresia ureteral e da pelve com RMD.

EPIDEMIOLOGIA

- A prevalência de RMD varia entre 1:3.100 e 1:4.300 nascidos vivos.
- É mais freqüente no lado esquerdo.
- É levemente mais freqüente em meninos.
- RMD bilateral constitui 2 a 8% de todos os casos.
- Pode estar associado com insuficiência renal. Nesses casos, o bebê nasce, tipicamente, com uma dismorfia facial clássica e oligoidrâmnio, caracterizando a síndrome de Potter.

QUADRO CLÍNICO

A maioria dos pacientes com RMD é diagnosticada pela ultra-sonografia pré-natal. Se o RMD não tiver sido diagnosticado no período antenatal, ele é muitas vezes diagnosticado incidentalmente pelo aparecimento de massa abdominal palpável, infecção do trato urinário ou hematúria. A natureza multicística do rim é total, exceto nos rins em ferradura ou nos sistemas coletores duplicados em que segmentos ou metades, respectivamente, podem ser multicísticos.

CONDIÇÕES ASSOCIADAS

- Anormalidades contralaterais do trato urinário inferior ou superior estão presentes em 20 a 40%.

- Refluxo vesicoureteral contralateral está presente em 15 a 30% dos pacientes.
- Obstrução da junção pieloureteral contralateral está presente em 3 a 12% e obstrução da junção vesicoureteral em 4 a 6% dos pacientes com RMD.
- Associação de RMD com ureteres ectópicos, agenesia renal contralateral, anormalidades da parede vesical, ureterocele obstrutiva ipsilateral e hemivagina obstruída ipsilateral associada com útero duplo também têm sido descritos, embora menos freqüentemente.
- Em razão da origem embriológica comum do ducto de Wolff (testículo, canal deferente e ureter), muitos casos raros de anomalias ipsilaterais têm sido documentados: ausência/ectopia do ducto deferente ipsilateral e displasia cística do testículo.

TESTES DIAGNÓSTICOS E AVALIAÇÃO

Ultra-sonografia

O teste mais importante é a ultra-sonografia pré-natal. Se não diagnosticada no período antenatal, uma massa assintomática, móvel e irregular é a causa mais comum para indicar investigação pós-natal. O objetivo da ultra-sonografia pós-natal é diferenciar o RMD da hidronefrose congênita, que é o diagnóstico alternativo em um recém-nascido com massa abdominal. Quatro características distinguem o RMD:

- Localização não-medial dos cistos maiores.
- Presença de interfaces definidas entre os cistos.
- Ausência de um seio renal identificável.
- Ausência de parênquima renal.

Hipertrofia contralateral significante é observada na maioria dos pacientes na idade de dois anos.

Cintilografia Renal

Embora o exame ultra-sonográfico seja característico, cintilografia renal com ácido dimercaptossuccínico (DMSA, *dimercaptosuccinic acid*) deve ser realizada para confirmação diagnóstica. A cintilografia renal deve revelar uma quase completa ou ausência completa de função de todo o rim em exame, exceto em casos de RMD segmentar em sistema duplicado ou rim em ferradura.

Uretrocistografia Miccional

A avaliação completa do paciente com RMD deve incluir a uretrocistografia miccional por causa da alta incidência de refluxo vesicoureteral contralateral.

Histologia

O exame microscópico revela componentes renais primitivos, que parecem ser remanescentes do broto ureteral e sua progênia impropriamente induzida. Os cistos são revestidos por epitélio escamoso tipo colunar, separados por tecido fibroso e ductos primitivos. Os ductos primitivos são circundados por colágeno e algumas células musculares lisas. Elementos de nefrogênese normal também estão presentes, incluindo blastema metanéfrico propriamente induzido, mesênquima e glomérulos e ductos maturos.

TRATAMENTO

Conservador

Tratamento conservador é encorajado pela alta taxa de regressão espontânea e baixa incidência de complicações associadas.

Regressão completa pode ocorrer a qualquer tempo. Se a regressão ocorrer no período pré-natal, o paciente vai apresentar-se com agenesia renal unilateral pósnatal. A maioria dos RMD vai diminuir de tamanho em razão da regressão aos três anos de idade, enquanto outros desaparecerão completamente e poucos crescerão, proporcionalmente, acompanhando o crescimento corporal da criança. A involução ocorre por causa da descompressão progressiva do líquido cístico, deixando somente parênquima disfuncional. O risco de complicações persiste apesar da alta taxa de regressão do RMD. É necessário o seguimento consistente. O controle de seguimento deve incluir:

- Exame físico (incluindo medida da pressão arterial).
- Exame ultra-sonográfico regular (a cada seis meses até cinco anos de idade; então anualmente até oito anos de idade).
- Exame comum de urina.

Se qualquer um desses testes revelar achados anormais, é indicado tratamento mais agressivo. É também importante a avaliação adequada do rim contralateral. O prognóstico com tratamento conservador é excelente.

Cirúrgico (Indicações)

Dor

Dor no flanco em pacientes com RMD que não regrediu permanece o risco e a queixa mais comuns de um RMD deixado *in situ*, a despeito de sua baixa ocorrência. A dor é resolvida com a nefrectomia.

Compromisso/Dificuldade Respiratória

A descompressão cística percutânea orientada por ultra-sonografia costuma reduzir o tamanho do rim multicístico.

Infecção do Trato Urinário

Embora não haja associação distinta entre infecção do trato urinário e RMD, a incidência de refluxo vesicoureteral contralateral associado requer atenção extra para possível ocorrência de infecção urinária.

Hipertensão

Embora rara, a hipertensão permanece uma das indicações de nefrectomia, especialmente porque pode lesar o rim único contralateral funcionante. Após diagnosticar a presença de hipertensão, indica-se a medida da renina sérica e imediata nefrectomia.

Malignidade

Embora a ocorrência de malignidade seja extremamente baixa, suas conseqüências ameaçadoras criam a necessidade de seguimento consistente para eliminar qualquer tumor em crescimento por excisão cirúrgica. Blastema nodular renal, precursor do tumor de Wilms, pode ser encontrado em aproximadamente 2% dos RMD. Tumor de Wilms é o tumor maligno mais comumente associado, embora possa ocorrer também carcinoma de células renais e mesotelioma maligno.

Alguns autores consideram que nefrectomia ambulatorial precoce, além de apresentar baixa morbidade, é mais simples e efetiva em termos de custo do que o seguimento a longo prazo, que requer rígida obediência. Cabe ressaltar que não se encontra ainda, na literatura médica, nenhuma análise definitiva sobre qual das técnicas apresenta menor risco para o paciente. Tratamento cirúrgico é indicado somente nos seguintes casos:

- Indicações previamente detalhadas.
- Falta de aquiescência da família.
- Desejo familiar.

Assim como muitas outras condições, o dilema da forma de tratamento permanece discutível, embora o *status quo* após o diagnóstico inicial permaneça como tratamento conservador.

RESUMO

RMD permanece como a causa mais comum de massa abdominal em recém-nascido. Seu diagnóstico tem se tornado mais fácil pelo uso da ultra-sonografia antenatal de rotina. Após suspeição inicial, é importante que investigações apropriadas e seguimento consistente sejam realizados. Seguimento rígido é necessário para tratar precocemente qualquer complicação em potencial. Os tratamentos conservador e cirúrgico são factíveis, mas o conservador permanece prevalente.

BIBLIOGRAFIA RECOMENDADA

FELDENBERG, L.; SIEGEL, N. Clinical course and outcome for children with multicystic dysplastic kidneys. *Pediatr. Nephrol.,* v. 14, p. 1098-1101, 2000.

GLASSBERG, K. Renal dysplasia and cystic disease of the kidney. In:

WALSH, P. C.; RETIK, A. B.; VAUGHAN, E. D.; WEIN, A. J. (eds.). *Campbell's Urology.* 7. ed. Philadelphia: W.B. Saunders, 1998. p. 1465-1469.

CAPÍTULO 133

Urolitíase Pediátrica

Jordan Steinberg

João Luiz Pippi Salle

QUADRO 133.1 – Principais componentes dos cálculos pediátricos

- Oxalato de cálcio – 50%
- Fosfato de cálcio – 22%
- Fosfato de magnésio e amônia – 15%
- Cistina – 8%
- Ácido úrico – 2%
- Outros – 3%

INTRODUÇÃO

Urolitíase pediátrica é um problema relativamente incomum nos países ocidentais. Estima-se que a urolitíase seja responsável por aproximadamente 1 em cada 1.000 admissões pediátricas nos Estados Unidos, com taxas de admissões inferiores às relatadas nos países europeus. Cálculos infantis são freqüentemente associados com infecção urinária. Além disso, anormalidades anatômicas e metabólicas são freqüentemente encontradas. Por isso, *avaliação completa é requerida em toda a criança com urolitíase.*

Historicamente, o tratamento da urolitíase pediátrica baseia-se naquele da doença calculosa do adulto. Entretanto, muitos fatores, como anatomia diferenciada com base em estruturas menores, limitação do tamanho do equipamento, medo de exposição radioativa e riscos anestésicos aumentados, levam a um tratamento subótimo. Felizmente, o tratamento da urolitíase pediátrica tem melhorado sensivelmente e as taxas livres de cálculo são similares àquelas encontradas em adultos.

FISIOPATOLOGIA

A formação de cálculos ocorre quando solutos urinários precipitam e formam cristais. Esse processo é o primeiro passo necessário à formação de cálculos e depende da *supersaturação* de muitos fatores, como solubilidade dos solutos e pH urinário. Cristalização subseqüente resulta do desequilíbrio entre promotores e inibidores do crescimento de cálculos. Promotores de cálculos incluem cálcio, oxalato, fosfato e urato. Inibidores de cálculos incluem citrato, pirofosfato, magnésio, aminoglicosídeos e glicoproteínas.

A infecção promove a formação de cálculos por muitos mecanismos. Organismos que dividem a urease, como *Proteus*, hidrolisam a uréia, produzindo amônia e dióxido de carbono. Isso aumenta o pH urinário e promove a formação de cálculos de estruvita, fosfato de cálcio e uratos de amônia. A infecção também resulta em dano ao uroepitélio e facilita a fixação e o crescimento de cálculos.

COMPOSIÇÃO DO CÁLCULO

Em geral, o oxalato de cálcio é o principal componente em mais do que 50% dos casos de cálculos pediátricos. A composição do cálculo varia de acordo com o sexo e a idade. Os cálculos de fosfato de amônia e magnésio (estruvita) e carbapatita são mais prevalentes em grupos mais jovens (< 5 anos de idade) e são associados com infecção do trato urinário. Cálculos de cistina correspondem a aproximadamente 8% dos cálculos urinários pediátricos.

Antes do século 20, cálculos endêmicos de bexiga correspondiam à maioria dos casos de cálculos urinários pediátricos. Esses cálculos eram encontrados em meninos < 10 anos de idade. Consistiam em cálculos de urato de amônia, oxalato de cálcio ou na misturas deles, como resultado do consumo local de vegetais, cereais e leite humano (Quadro 133.1).

DIAGNÓSTICO

- Crianças raramente apresentam-se com cólica renal típica como costuma ser observado no adulto. A dor é muitas vezes *difusa, pobremente localizada e facilmente confundida com outras doenças pediátricas mais comuns.*
- Lactentes e crianças pequenas freqüentemente apresentam-se com *infecção do trato urinário associada com hematúria* (macro e microscópica), enquanto crianças maiores apresentam-se com *dor e hematúria.* Hematúria em criança de qualquer idade deve alertar o médico para a possibilidade de urolitíase e orientar investigação adicional.
- Aproximadamente 10 a 20% dos cálculos são diagnosticados incidentalmente durante a realização de radiografia de abdome.
- A história deve ser focada em sintomas urinários, como disúria, freqüência, urgência, hematúria e dor. Revisão completa dos sistemas, incluindo sintomas constitucionais, é necessária em crianças, especialmente lactentes, que muitas vezes apresentam-se com sintomas inespecíficos, como náuseas, vômitos e anorexia. Dieta, medicação e história familiar são particularmente importantes e podem ajudar a identificar fatores de risco associados.

INVESTIGAÇÃO DIAGNÓSTICA

Exames por Imagem

- Radiografia simples de abdome deve ser realizada em todas as crianças que se apresentam com sin-

SEÇÃO 11

tomas e sinais sugestivos de urolitíase. A maioria dos cálculos é radiopaca. Podem ser obtidas informações relativas ao tamanho do cálculo e da localização. Essas características ajudam diretamente as decisões terapêuticas. Cálculos de fosfato de cálcio e oxalato de cálcio são radiopacos, enquanto cálculos de ácido úrico são radiolucentes. Cálculos de cistina tendem a ser fracamente radiopacos.

- Ultra-sonografia é rotineiramente realizada na avaliação de crianças com cálculos e tem sensibilidade aproximada de 90%. Além disso, o parênquima renal, o sistema coletor e os órgãos circunvizinhos podem ser acuradamente avaliados. Muitos centros consideram a ultra-sonografia como a modalidade de escolha por não ser invasiva, livre de radiação e relativamente de baixo custo.
- Pielografia intravenosa suplementa informação funcional e morfológica; é rotineiramente usada para diagnosticar cálculos não-visíveis por radiografia simples ou ultra-sonografia. A exposição à radiação associada e os riscos do contraste intravenoso têm limitado seu uso na urologia pediátrica; entretanto, é um estudo extremamente útil em casos apropriadamente selecionados.
- Tomografia computadorizada (TC) tem se tornado a modalidade de escolha na avaliação de cálculos nos adultos e está ganhando popularidade e aceitação sob o ponto de vista pediátrico. Quase todos os cálculos são bem visualizados pelo TC sem contraste. A adição de contraste intravenoso ajuda a informação relativa à função renal e/ou à obstrução. Embora o TC permaneça como o teste mais sensível no diagnóstico de cálculos, a exposição à radiação limita seu uso aos casos mais difíceis.

Exames Laboratoriais

- Exame comum de urina revela hematúria na maioria dos pacientes com urolitíase. Muitas vezes coexiste piúria; o médico deve estar alerta à possibilidade de infecção urinária. O pH urinário é baixo (< 6) em pacientes com ácido úrico e cálculos e alto ($pH > 7$) em pacientes com cálculos de estruvita.
- Bacteriológico da urina. O exame cultural da urina deve ser obtido de todas as crianças com cálculos, para afastar a presença de infecção urinária associada e direcionar a um tratamento antimicrobiano apropriado.
- Testes séricos. Eletrólitos basais e testes de função renal, assim como dosagens de cálcio, fosfato e ácido úrico, devem ser obtidos de todas as crianças com cálculos.
- Análise do cálculo. Deve ser realizada quando possível. Técnicas como difração, estereomicroscopia tridimensional e espectroscopia infravermelha são usadas para determinar, acuradamente, a composição química e as propriedades do cálculo.

- Estudo das causas metabólicas. Além dos testes anteriormente mencionados, é recomendada a investigação metabólica completa de toda a criança com urolitíase, uma vez que causas metabólicas são encontradas em até 50% dos casos. A investigação metabólica é realizada após resolver o episódio agudo. Alguns autores pensam que, na presença de infecção ou anormalidade do trato urinário, nenhuma investigação adicional é necessária. Entretanto, a presença de anormalidade metabólica coexistente deve ser afastada. Uma investigação metabólica completa inclui:
  - Coleta de urina de 24h para definir volume, osmolaridade, taxas de cálcio, fósforo, magnésio, oxalato, ácido úrico, citrato, creatinina, sódio, potássio, proteína e cistina.
  - Se a coleta de 24h for impossível, devem ser obtidas coletas seriadas e medidas as relações do cálcio/creatinina (valor normal $< 0,2mg/mg$) e relações do oxalato e creatinina (valor normal $< 0,1mmol/mmol$).
    As variações normais das relações cálcio/creatinina e oxalato/creatinina diminuem do lactente ao adulto, variando entre os laboratórios.
  - Amostras de urina fresca para análise e medida do pH.
  - Teste do nitroprussiato para afastar cistinúria.

CAUSAS METABÓLICAS

As causas metabólicas mais freqüentes são hipercalciúria idiopática, acidose tubular renal (distal), cistinúria e hiperoxalúria. É apresentada a seguir uma classificação simplificada das doenças metabólicas mais comuns associadas com urolitíase.

- Hipercalciúria.
  - Hipercalciúria idiopática.
  - Acidose tubular renal distal (acidose de Albright).
  - Hiperparatireoidismo primário.
  - Imobilização.
  - Excesso de esteróides.
  - Excesso de vitamina D.
- Hiperoxalúria.
  - Hiperoxalúria primária.
  - Hiperoxalúria secundária.
- Cistinúria.
- Hiperuricosúria.
  - Doenças mieloproliferativas.
  - Idiopática.
  - Doenças genéticas.
- Outras.
  - Xantinúria.
  - Droga-induzida (triantereno, sulfadiazina, indinavir).

TRATAMENTO

No cenário agudo, são administrados analgesia, hidratação e antibióticos (se houver infecção). Indicações

Urolitíase Pediátrica ■ **671**

de intervenção cirúrgica imediata incluem: cálculo obstrutivo com infecção, rim solitário obstrutivo, dor intratável, insuficiência renal. Nesses casos, é requerida a drenagem via *stent* ureteral interno ou nefrostomia percutânea entubada.

A eliminação espontânea depende de alguns fatores, como o tamanho do cálculo e sua localização. Em geral, cálculos > 5 a 6mm em tamanho são menos prováveis de serem eliminados. A urina deve ser filtrada em qualquer paciente observado. Qualquer cálculo ou fragmento eliminado deve ser enviado para análise apropriada. Cálculos sintomáticos que não são eliminados, cálculos grandes, cálculos obstrutivos comprometendo a função renal e cálculos infectados devem ser tratados medicamente ou cirurgicamente.

No cenário obstrutivo, o tratamento médico é geralmente limitado. Tratamento cirúrgico consiste nas opções a seguir.

Tratamento Cirúrgico

Litotripsia por Onda de Choque Extracorpórea

Com o uso de orientação radiográfica, uma onda de choque acústica é dirigida ao cálculo, resultando em fragmentação e passagem, subseqüente, do material formador do cálculo. É considerada por muitos especialistas como a modalidade de tratamento de escolha na população pediátrica, em razão de seu mínimo caráter invasivo e alta taxa de sucesso relatada, atingindo 80 a 90%. Litotripsia por onda de choque extracorpórea (ESWL, *extracorporeal shock wave lithotripsy*) é limitada pelo tamanho do cálculo e da localização. Cálculos > 15 a 20mm em tamanho podem necessitar de múltiplas sessões de ESWL para que o paciente fique livre do cálculo. Cálculos localizados nos cálices inferiores criam um desafio, pois os fragmentos podem ter dificuldades para serem eliminados. As complicações mais comuns associadas com ESWL são dor, equimose no sítio de entrada das ondas de choque e hematúria macroscópica. Em geral, todas se resolvem dentro de alguns dias. Complicações mais sérias, porém raras, incluem o hematoma perinefrético ou subcapsular, sepse e dano de órgãos adjacentes. O acúmulo de fragmentos de cálculos no ureter após o ESWL está relacionado ao *steinstrasse* (nome germânico para caminho de pedras). Nesse cenário, obstrução e/ou infecção é mais bem tratada com drenagem por nefrostomia percutânea entubada (com ou sem antibióticos). Contra-indicações absolutas à ESWL incluem gravidez, coagulopatia incontrolável, hipertensão incontrolável, obstrução do trato urinário distal ao cálculo e infecção febril do trato urinário.

Ureteroscopia

Um endoscópio é levado retrogradamente até o nível do cálculo no ureter. Sob visão direta, o cálculo é então extraído intacto ou fragmentado usando diferentes fontes de energia, como eletroidráulica, balística, ultra-sonográfica ou laser. Avanços tecnológicos nos equipamentos endoscópicos têm feito essa modalidade muito popular, mesmo na criança pequena.

Nefrolitotomia Percutânea

A nefrolitotomia percutânea (PCNL, *percutaneous nephrolithotomy*) corresponde à inserção percutânea de um endoscópio (no nível do flanco) pelo parênquima renal até o sistema coletor. Como na ureteroscopia, diferentes fontes de energia são usadas para fragmentar e extrair os cálculos. Essa modalidade costuma ser usada para cálculos grandes localizados na pelve renal e/ou cálices, como o cálculo coraliforme.

Litotomia Aberta

Essa técnica é reservada para casos em que as técnicas mencionadas anteriormente falharam ou são contra-indicadas.

Tratamento Clínico

O principal objetivo da avaliação médica e do tratamento é a prevenção da formação de novos cálculos. Terapias específicas são orientadas para as anormalidades metabólicas associadas. Toda a criança com doença calculosa deve ser encorajada a aumentar o aporte de líquidos, com o objetivo de diluir a urina e prevenir a cristalização. A terapia com citrato oral também é recomendada para pacientes selecionados, para inibir o crescimento e a formação de cálculos.

Crianças com hipercalciúria idiopática podem beneficiar-se de dietas pobres em sal, mas não devem restringir o aporte diário de cálcio abaixo do nível recomendado. Hidroclorotiazida diminui a excreção urinária de cálcio, sendo ocasionalmente usada quando medidas dietéticas são inefetivas.

Hipercalciúria secundária (entérica) é tratada com mudanças dietéticas e medicações objetivando a diminuição do oxalato urinário e o aumento da ligação do oxalato no intestino, diminuindo sua absorção. Cistinúria é tratada com alcalinização urinária e medicações que objetivam o aumento da solubilidade da cistina na urina (D-penicilamina e tiopronina).

Terapia para os cálculos de ácido úrico consiste na alcalinização urinária e no uso de alopurinol nos casos selecionados (síndrome de Lesch-Nyhan).

PONTOS-CHAVE/RESUMO

■ Urolitíase pediátrica é freqüentemente associada com infecção do trato urinário, assim como anormalidades anatômicas e metabólicas.

■ A apresentação clínica em crianças difere da observada em populações de adultos.

672 ∎ *Trato Geniturinário*

∎ Radiografia simples do abdome deve ser obtida de todas as crianças com cálculos.

∎ Ultra-sonografia é técnica sensível, minimamente invasiva e relativamente barata. É considerada por muitos como o estudo de escolha na população pediátrica.

∎ Litotripsia por onda de choque extracorpórea é altamente bem-sucedida no tratamento da urolitíase pediátrica, com taxa média de sucesso entre 80 a 90%.

∎ Avaliação metabólica é requerida em toda a criança com urolitíase, para ajudar a prevenir futuros episódios de cálculos.

BIBLIOGRAFIA RECOMENDADA

HARMON, E. P.; NEAL, D. E.; THOMAS, R. Pediatric urolithiasis: a review of research and current management. *Ped. Nephrol.*, v. 8, p. 508-512, 1994.

POLINSKY, M. S.; KAISER, B. A.; BALUARTE, H. J. Urolithiasis in children. *Pediatric Clin. N. America*, v. 34, p. 683-710, 1987.

CAPÍTULO 134

Hidronefrose

João Luiz Pippi Salle
Roman Jednak

CONCEITO

Dilatação do sistema coletor urinário com ou sem obstrução associada.

Hidronefrose: dilatação da pelve ± cálices.

Hidroureteronefrose: dilatação da pelve ± cálices + ureter.

FISIOPATOGÊNESE

Não-obstrutiva

A maioria das dilatações não-obstrutivas da pelve e do ureter está relacionada a:

- Refluxo vesicoureteral (RVU).
- Poliúria: diabetes e estágio final da doença renal.
- Sistema coletor flácido: síndrome *prune-belly* e dilatação não-obstrutiva antenatal.

Obstrutiva

Hidronefrose

- Obstrução da junção ureteropélvica (JUP, junção do pólo superior).
- Cálculo.
- Compressões extrínsecas (tumor, etc.)

Hidroureteronefrose: obstrutiva e não-obstrutiva

Obstrutiva

- Megaureter obstrutivo.
- Ureter retrocaval.
- Doença calculosa.
- Compressão ureteral extrínseca.

Não-obstrutiva

- Hidronefrose.
  - Residual
- Hidroureteronefrose.
  - Refluxo vesicoureteral.
  - Poliúria.
  - Megaureter não-obstrutivo.
- Residual.
  - Obstrução vesical/uretral (válvula de uretra posterior, etc.).
  - Bexiga não-complacente.

DIAGNÓSTICO PRÉ-NATAL

Um a dois por cento das gravidezes mostram dilatação do sistema coletor fetal e apenas 10% destas progridem para hidronefrose mais significativa. A maioria dos casos de hidronefrose é diagnosticada no segundo ou terceiro trimestre, embora hidronefrose por obstrução uretral possa ser observada na 12ª semana de gestação.

SIGNIFICADO CLÍNICO

A maioria das dilatações antenatais resolve espontaneamente no período antenatal ou pós-natal, durante os primeiros dois ou três anos de vida.

Dilatações importantes:

- > 7mm de diâmetro pélvico A-P no 2º trimestre.
- > 10mm de diâmetro pélvico A-P no 3º trimestre.

A maioria das dilatações antenatais ocorre em fetos masculinos, havendo significativo aumento da incidência de anormalidades cromossômicas masculinas.

ETIOPATOGENIA DA DILATAÇÃO ANTENATAL

- Fator embriológico: o ureter apresenta-se como um cordão sólido na 6ª semana de gestação e a canalização inicia no ureter médio, progredindo em direção à pelve e à bexiga. A junção do pólo superior (JUP) e a junção ureterovesical (JUV) são as últimas a canalizarem.
- O feto apresenta alto débito urinário (5 a 10 vezes maior do que no período pós-natal).
- O sistema coletor fetal é mais complacente em razão dos hormônios maternos (progesterona/elastina).
- As pregas ureterais normais podem impor resistência aumentada em feto com alto débito urinário.

Tem sido demonstrado que obstrução precoce induz displasia renal. Portanto, diagnóstico antenatal e desobstrução poderiam, potencialmente, prevenir displasia renal. Entretanto, a ocorrência de displasia é um evento muito precoce e o diagnóstico ultra-sonográfico geralmente bastante tardio. Dessa maneira, mesmo que a obstrução fosse corrigida intra-útero, não haveria como evitar a displasia já adquirida. Por essa razão, é importante avaliar a função renal fetal antes de considerar qualquer intervenção antenatal. Rins fetais normais produzem urina isotônica; rins displásicos, urina hipotônica.

Antes de considerar intervenção antenatal, com seus riscos materno e fetal em potencial, é imperativo avaliar a função renal. Isso é geralmente feito pelas aspirações consecutivas da bexiga fetal para análise eletrolítica.

Marcadores Urinários da Função Renal

(três amostras com 48 a 72h de intervalo)

Bom prognóstico:

- Sódio < 100mEq/L.

- Cloro < 90mEq/L.
- Cálcio < 8mg/dL.
- β_2-microglobulina < 4mg/L.
- Osmolalidade < 200mOsm/L.

Obviamente, somente pacientes com rins bilateralmente obstruídos ou rins solitários devem ser considerados para intervenção antenatal.

Não há nenhuma indicação para intervenção antenatal na obstrução unilateral.

Também não há nenhuma indicação para intervenção, se existir anormalidade cromossômica associada.

Potenciais indicadores de intervenção antenatal:

- Hidronefrose bilateral.
- Nenhuma anomalia cromossômica.
- Rins não-displásicos.
- Oligoidrâmnio precoce (2º trimestre). Obstrução importante pode causar oligoidrâmnio grave, que pode levar à hipoplasia pulmonar.

Tipos de intervenção antenatal:

- Interrupção da gravidez (ou indução se feto é viável).
- Derivação vesicoamniótica.
- Diversão urinária fetal aberta.
- Fetoscopia + inserção percutânea de endoscópio flexível vesical para fulguração antenatal de válvula de uretra posterior.

Antes de considerar a possibilidade de intervenção antenatal, é essencial a avaliação cuidadosa do feto e da mãe, porque o procedimento apresenta riscos inerentes à técnica. Séries combinadas relatam complicações em até 45% dos casos.

Principais complicações:

- Inadequada drenagem pela derivação/migração da derivação.
- Parto prematuro.
- Ascite urinária fetal.
- Corioamnionite.

Por essas razões, a intervenção antenatal é raramente indicada e só deveria ser realizada em centros que atendem pacientes de alto risco, com intervencionistas especializados.

O uso generalizado da ultra-sonografia antenatal tem feito o diagnóstico de muitos fetos com dilatação do sistema coletor. A história natural desses sistemas ainda não está bem conhecida. Há preocupação no diagnóstico exagerado de obstrução em sistemas simplesmente dilatados, mas não-obstruídos. Ao tentar responder essa questão, alguns trabalhos interessantes revelaram que o número de pieloplastias após o advento da ultra-sonografia não tem aumentado, mas o procedimento tem sido realizado muito mais precoce. Recentemente, a maioria das pieloplastias tem sido realizada antes do 1º ano de vida.

INVESTIGAÇÃO DIAGNÓSTICA

A investigação de pacientes com ultra-som antenatal é variável e o tempo para realizá-lo é dependente dos achados antenatais (Fig. 134.1). Paciente com hidronefrose bilateral de alto grau e espessamento anormal da parede vesical deve submeter-se à ultra-sonografia logo após o nascimento. Se esses achados forem confirmados em um recém-nascido do sexo masculino e houver a possibilidade de a uretra posterior estar dilatada, uretrocistografia miccional deve ser realizada muito cedo, no 1º dia de vida. Outras anormalidades vesicais necessitam de uretrocistografia miccional precoce, como presença de ureterocele, dilatação ou, possivelmente, ureter duplicado. Nesses casos, profilaxia antibiótica deve ser instituída até que o diagnóstico seja esclarecido.

Ultra-sonografia

Aspectos importantes que devem ser observados na ultra-sonografia antenatal em caso de hidronefrose:

- Graus de hidronefrose em sistema simples ou duplicado (graus I a IV, da Sociedade de Urologia Fetal) (Fig. 134.2).
  - Grau I: leve separação do seio renal.
  - Grau II: dilatação da pelve renal, sem dilatação dos cálices (um ou dois cálices isoladamente ainda são incluídos como grau II).
  - Grau III: dilatação da pelve e de todos os cálices renais, sem adelgaçamento parenquimatoso.
  - Grau IV: dilatação acentuada da pelve calicinal com adelgaçamento do parênquima renal.
- Dilatação ureteral em sistema simples ou duplicado.
- Anatomia vesical.
  - Espessura do detrusor.
  - Uretra posterior dilatada.

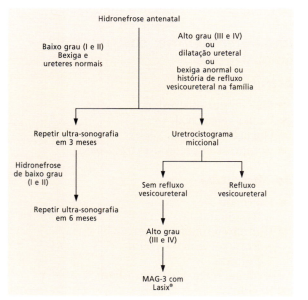

Figura 134.1 – Investigação diagnóstica da hidronefrose antenatal.

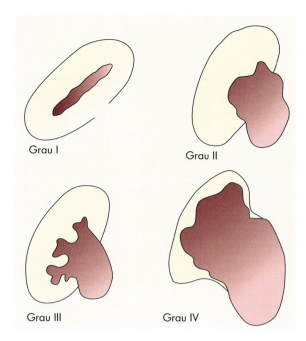

Figura 134.2 – Graus de hidronefrose antenatal com base na ultra-sonografia segundo a Sociedade de Urologia Fetal.

– Esvaziamento pós-miccional.
– Ureteroceles.
– Sugestivo de ectopia ureteral.

Alguns achados ultra-sonográficos podem ser preditivos de má evolução (Quadro 134.1).

Uretrocistografia Miccional

Como mencionado previamente, é indicada em todos os casos em que há dilatação ureteral e anormalidades vesicais, especialmente quando há suspeita de válvulas de uretra posterior.

O procedimento deve ser realizado usando cateter uretral de pequeno diâmetro (5F para recém-nascidos do sexo masculino) e enchimento vesical por gravidade. Cateteres com balão não são indicados em meninos e meninas, pois a oclusão do colo vesical cria um aumento não-fisiológico de pressão vesical e falso-positivo para RVU (incluindo refluxo intra-renal).

Uretrocistografia miccional também é indicada quando há história familiar de RVU mesmo com bexiga normal e hidronefrose isolada sem dilatação ureteral. Uretrocistografia miccional deve ser realizada nos casos de hidronefrose graus III e IV, mesmo sem dilatação ureteral. Hidronefrose de baixo grau (I e II) sem dilatação ureteral não necessita de uretrocistografia miccional, pois são mínimas as chances de morbidade relacionadas à presença de RVU não diagnosticado.

Medicina Nuclear

Investigação com medicina nuclear é geralmente realizada entre quatro e oito semanas de idade e divide-se em dois tipos:

Estática

Administração de ácido dimercaptosuccínico (DMSA, *dimercaptosuccinic acid*) e avaliação da quantidade de radioisótopos extraída para as células tubulares proximais, 4 a 6h após a injeção.

Dinâmica

Administração do agente nuclear que é eliminado pelo rim por filtração (ácido dietilenotriamina pentacético – DTPA, *diethylenetriamine pentacetic acid*) ou por secreção (mercaptoacetiltriglicina [MAG-3]), similar à urografia excretória. Uma vez que o radioisótopo é eliminado pelos rins, os seguintes parâmetros podem ser medidos:

- Tempo de trânsito cortical (normal < 5min); também determina a função renal diferencial.
- Tempo para drenagem de metade da atividade, após obter-se um platô na pelve.
- Drenagem retardada aos 20, 60 e 90min.

Os testes de medicina nuclear são importantes para avaliar as funções renais diferenciadas na hidronefrose unilateral e para medir o tempo de drenagem do radioisótopo eliminado do sistema coletor dilatado. Os sistemas muito dilatados são propícios a ter eliminação retardada de contraste mesmo sem obstrução, proporcionando um resultado falso-positivo em relação à obstrução. O mesmo fenômeno ocorre em rins dilatados pouco funcionantes, que podem ter uma produção diminuída de urina e, portanto, lenta drenagem do contraste radionuclear, levando a um diagnóstico falso-positivo de obstrução. Pelo mesmo princípio, pacientes relativamente desidratados podem ter baixo débito urinário e lenta drenagem. A presença de uma bexiga cheia também pode impedir a eliminação de urina em razão de pressões vesicais elevadas. Com o objetivo de evitar essas armadilhas para os renogramas com MAG-3 e DTPA, a Sociedade de Urologia Fetal sugere a realização de um renograma seguindo orientação específica, que consiste em:

- Paciente bem hidratado (hidratar com soro glicosado ao meio com soro fisiológico, 10mL/kg/h).
- Inserção de cateter vesical.
- Administração de Lasix® durante o platô de eliminação.
- Mudanças de posição durante o teste.

QUADRO 134.1 – Achados ultra-sonográficos preocupantes

- Hidronefrose de alto grau (III e IV)
- Diâmetro A-P da pelve renal > 20mm
- Relação pelve/rim > 0,5
- Ureter, ureterocele ou uretra visualizados
- Ecogenicidade renal anormal, cistos corticais

676 ■ *Trato Geniturinário*

Sugerimos fortemente a medida da atividade residual na pelve aos 20, 60 e 90min após a administração de Lasix®. Isso permitirá uma melhor avaliação, principalmente dos sistemas muito dilatados.

Em recém-nascidos, lactentes e em rins pouco funcionantes, é preferível usar MAG-3, que é eliminado por secreção e proporciona melhores imagens do sistema coletor. Em crianças maiores, tanto o MAG-3 como o DTPA são igualmente eficientes para avaliação de rins hidronefróticos. Tradicionalmente, os valores são:

- < 15min: normal.
- 15 a 20min: indeterminado.
- > 20min: anormal.

Entretanto, como relatado previamente, esses valores são facilmente mal interpretados em rins muito dilatados com baixa função, razão pela qual não seguimos tais critérios.

Infelizmente, não existe nenhum critério absoluto para diagnosticar obstrução. É aceito que obstrução significante ocasiona algum grau de déficit na função renal do rim obstruído. Entretanto, é bem conhecido que um rim verdadeiramente obstruído pode manter uma função renal diferencial normal ou mesmo uma função supranormal, fenômeno pobremente entendido. Por outro lado, é bem aceito que um rim significativamente dilatado, associado a < 40% da função renal diferencial (DRF, *diferential renal function*), encontra-se provavelmente obstruído, necessitando de correção cirúrgica. Infelizmente, na clínica diária, a maioria dos casos consiste em rins dilatados com DRF > 40%. Nesses casos, indica-se observação com avaliação seqüencial a cada três a seis meses e cirurgia em casos de deterioração da DRF > 10%. Deve-se mencionar que é aceitável um erro de investigação de ± 5% como variabilidade de metodologia.

Outro fenômeno interessante ocorre em razão de episódios intermitentes de obstrução da *junção ureteropélvica*. Em geral, essas situações surgem em casos de inserção ureteral alta, em que ocorre obstrução progressiva durante o enchimento da pelve, comprimindo o ureter proximal. Situações similares podem ocorrer quando são encontrados vasos cruzando o pólo inferior renal, comprimindo o ureter proximal, torcendo-o e levando à obstrução progressiva, quando a pelve distende. Casos de obstrução intermitente geralmente apresentam-se em crianças maiores com dor abdominal, muitas vezes associada com aumento da ingesta líquida ou após as alimentações, levando ao aumento de produção de urina, distensão pélvica e compressão ureteral. Não é raro avaliarmos pacientes com dor abdominal que apresentam ultra-sonografia demonstrando hidronefrose e que, posteriormente, apresentarão ultra-sonografias e/ou renogramas subseqüentes normais. Provavelmente, a obstrução intermitente ocorreu em uma situação em que o paciente encontrava-se bem hidratado. Por essas razões, quando existe a possibilidade de obstrução intermitente, recomenda-se renograma diurético modificado, injetando furosemida 15min antes do radioisótopo (renograma MAG-3 Lasix® F – 15). Isso tornará a pelve renal bastante cheia antes da administração de MAG-3 ou DTPA. Em casos de obstrução intermitente, não é incomum obter-se renograma MAG-3 normal seguido por um renograma claramente obstruído semanas depois.

Urografia Excretora Intravenosa

Embora muitos centros ainda advoguem o uso de urografia excretora para investigação de pacientes com diagnóstico antenatal de hidronefrose, rotineiramente, não a recomendamos. Recém-nascidos e lactentes geralmente apresentam fraca eliminação de contraste, proporcionando imagens de baixa qualidade. Além disso, há uma grande quantidade de ar no intestino delgado, que obscurece as imagens renais. Pacientes com sugestivos sistemas calicinais duplos são, provavelmente, os melhores candidatos para o uso de urografia excretora, principalmente se um dos sistemas não está dilatado.

INDICAÇÕES DE PIELOPLASTIA EM HIDRONEFROSE ANTENATAL

A indicação de correção cirúrgica em hidronefrose antenatal é assunto de grande controvérsia entre os especialistas. Entretanto, é bem aceito que um paciente com hidronefrose unilateral de alto grau com diminuição significativa da função renal diferencial (< 40%) deve submeter-se à pieloplastia. Recomendamos repetir a investigação renográfica e confirmar a diminuição da função renal antes de indicar pieloplastia, especialmente nos casos em que o primeiro renograma foi realizado durante as primeiras quatro semanas de vida. Em casos controversos, cintilografia com DMSA pode ser útil para avaliar a DRF e adicionar dados extras para confirmar ou não o diagnóstico de obstrução. Consideramos a deterioração progressiva da função renal (> 5% entre os testes) e o aumento significativo da hidronefrose como indicações para pieloplastia.

É controverso se o desenvolvimento de infecção do trato urinário (ITU) durante o período de observação deve ser considerado indicação cirúrgica, especialmente em pacientes que não sofreram circuncisão. Dados obtidos em nossa instituição sugerem que os pacientes portadores de hidronefrose de alto grau são suscetíveis ao desenvolvimento de ITU; por isso, sugerimos mantê-los em antibioticoterapia profilática durante o período de observação. Observou-se que a maioria dos pacientes que desenvolveu ITU durante a observação não tinha se submetido à circuncisão, porém essa observação não tem significado estatístico. Por essa razão, não podemos recomendar circuncisão em todos os pacientes com hidronefrose de alto grau sob observação, mas nossos dados sugerem que pode ser mais benéfico evitar ITU.

Paciente com rim dilatado e palpável tem, provavelmente, significante obstrução. Em nossa opinião, deve ser operado após avaliação da função renal. Pieloplastia deve ser realizada precoce, quando o rim ainda tem função resgatável (> 15% ou DRF). Nefrectomia é indicada em pacientes com rins obstruídos, pobremente funcionantes.

INDICAÇÕES DE PIELOPLASTIA

- Hidronefrose de alto grau com < 40% DRF.
- Hidronefrose progressiva.
- Piora da DRF (> 5% entre exames).
- Massa palpável.

Indicações relativas:

- Infecção recorrente do trato urinário.
- Piora do tempo de drenagem no renograma diurético.

Pieloplastia

A estratégia cirúrgica e a escolha da incisão é idade-dependente. Em nossa opinião, lactentes e crianças pequenas devem submeter-se à pieloplastia aberta pela rápida recuperação secundária a pequenas incisões na região lombar ou no flanco. Crianças maiores podem beneficiar-se da pieloplastia retroperitoneal laparoscópica. Em crianças pequenas e em não obesas, preferimos a lombotomia dorsal posterior, com o paciente em posição prona. Sempre realizamos a pieloplastia desmembrada, excisando o segmento estenótico e reduzindo uma pelve grande, quando necessário (Figs. 134.3 e 134.4). Em todos os casos, utilizamos cateter duplo J (Salle *intraoperative pyeloplasty stent* produzido pela *Cook Urological Inc.*) com extensão cutânea, que permite drenagem precoce, assim como alinhamento da anastomose, prevenindo obstrução por dobra e extravasamento precoce de urina. O *stent* é exteriorizado pela parede e clampeado no 2º dia de pós-operatório (Fig. 134.5). Se não for observado extravasamento de urina, o dreno de Penrose é removido e o paciente é liberado do hospital. O cateter duplo J é removido, ambulatorialmente e sem anestesia, entre o 7º e o 10º dia pós-operatório.

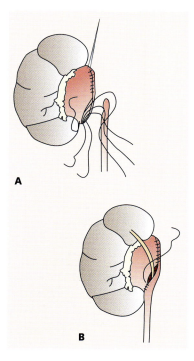

Figura 134.4 – (*A* e *B*) Pieloplastia desmembrada tipo Anderson-Hynes. Quando a pelve renal é muito dilatada, ela deve ser reduzida.

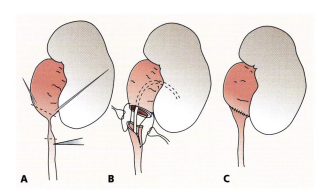

Figura 134.3 – (*A* – *C*) Pieloplastia desmembrada tipo Anderson-Hynes. A junção pieloureteral é ressecada e o ureter proximal espatulado até encontrar área de calibre e elasticidade normal. Realiza-se sutura término-terminal com fio absorvível fino (6-0 ou 7-0).

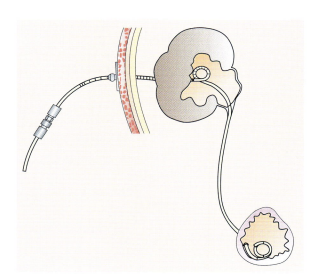

Figura 134.5 – Cateter utilizado durante a pieloplastia. Usualmente, deixa-se a extremidade do cateter no ureter médio, abaixo da anastomose e não dentro da bexiga.

678 ■ *Trato Geniturinário*

Em crianças maiores ou obesas, utilizamos incisão no flanco, e a pieloplastia é realizada de uma forma similar à descrita anteriormente.

Investigações após a pieloplastia incluem:

- Ultra-sonografia com seis semanas de pós-operatório.
- Renograma diurético aos quatro meses pós-operatório.

Pieloplastia Laparoscópica

Indicada a crianças maiores.

A via de acesso retroperitoneal é a preferível. Todos os pacientes devem permanecer com cateter duplo J no pós-operatório. Em alguns centros, essa estratégia tem sido indicada na maioria dos pacientes. Como os pacientes maiores têm maior incidência de vasos cruzados, esses fatores devem ser levados em consideração durante a cirurgia laparoscópica.

Endopielotomia

Embora essa técnica tenha sido amplamente utilizada em adultos com obstrução da JUP, seu uso em crianças tem encontrado indicações limitadas. Em crianças, a principal indicação de endopielotomia permanece sendo uma pieloplastia sem êxito.

MEGAURETER

- Definição: dilatação do ureter medindo > 0,7cm de diâmetro.
- Etiopatogenia: similar à dilatação da pelve renal; a maioria dos casos é diagnosticada imediatamente e não é causada por obstrução.

Causas importantes de megaureter:

- Obstrução da junção ureterovesical (JUV).
- Refluxo vesicoureteral.
- Poliúria.
- Idiopáticas (parede ureteral flácida = síndrome *prune-belly*).

Classificação

Megaureter pode ser classificado de acordo com seu diâmetro ou etiologia.

Graus de ureter.

- Grau 1: < 0,7cm de diâmetro.
- Grau 1: 0,7 a 1cm de diâmetro.
- Grau 3: > 1cm de diâmetro.

Etiopatogenia da dilatação ureteral.

- Megaureter obstrutivo primário.
- Não-obstrução primária, megaureter sem refluxo (exemplo: poliúria do *prune-belly*).
- Megaureter com refluxo.
- Megaureter não-obstrutivo transitório (maioria dos casos de diagnóstico antenatal).

- Dilatação ureteral causada por obstrução infravesical (exemplo: válvula de uretra posterior, mielomeningocele).

Diagnóstico Antenatal

Com o advento da ultra-sonografia antenatal, a maioria dos casos de megaureter é diagnosticada antes do nascimento. A maioria dos casos representa dilatações transitórias, mais provavelmente relacionadas à poliúria fetal e a paredes ureterais flácidas causadas pela progesterona e pela elastina antenatal. Entretanto, é imperativo estabelecer a etiologia da dilatação, uma vez que lesões obstrutivas, como válvulas de uretra posterior, podem ser a causa do megaureter. Muitos casos também estão associados com refluxo vesicoureteral, uma entidade que requer tratamento precoce adequado com o intuito de evitar adicional dano renal.

Dilatação ureteral pode ser diagnosticada precocemente na gravidez, principalmente quando associada com obstrução. A maioria dos casos associados com obstrução é diagnosticada em torno da 17ª semana gestacional, período em que se indica a 1ª ultra-sonografia antenatal de rotina. Entretanto, temos observado diagnósticos mais precoces, mesmo na 12ª e na 13ª semana de gestação. O tratamento antenatal do ureter dilatado segue os mesmos princípios enunciados previamente para obstrução da JUP. Entretanto, em casos graves bilaterais, há grande preocupação causada pela obstrução infravesical. Também é muito importante caracterizar a qualidade do parênquima renal, porque válvula de uretra posterior e RVU podem estar associados com rins displásicos, muitas vezes observados com ecogenicidade aumentada ou com cistos parenquimatosos. Novamente, similar à hidronefrose antenatal já previamente discutida, intervenção antenatal é requerida somente em um pequeno número de casos selecionados com obstrução precoce significativa levando a oligoidrâmnios, mas com função renal preservada (avaliada pela análise dos eletrólitos urinários fetais).

Avaliação

Ultra-sonografia

Pacientes com hidroureteronefrose bilateral devem ser investigados com ultra-sonografia logo após o nascimento. Em casos unilaterais e com bexiga de aspecto normal, a ultra-sonografia pós-natal pode ser realizada entre o 3º e o 7º dia pós-nascimento. Investigação ultra-sonográfica precoce é solicitada para afastar obstrução bilateral; mas, em casos unilaterais, deve ser adiada no mínimo por 48h ou mais, por causa da oligúria neonatal fisiológica que costuma ser observada durante os dois primeiros dias de vida. Esse débito urinário diminuído pode causar falso-negativo em ureter obstruído. Por essa razão, uma ultra-sonografia renal normal realizada nos dois primeiros dias de vida deve ser repetida após uma semana para confirmar o resultado negativo.

Uretrocistografia Miccional

Todos os pacientes com ureteres dilatados à ultra-sonografia devem submeter-se à cistouretrografia para avaliar a uretra e afastar refluxo vesicoureteral. Como mencionado anteriormente, para prevenir ITU, é imperativo administrar doses plenas de antibióticos o dia anterior, o dia e o dia posterior à uretrocistografia. Obviamente, se ITU estiver presente, profilaxia antibiótica deve continuar como forma de tratamento. Se RVU e obstrução infravesical não estiverem presentes, ultra-sonografia deve ser repetida em dois a três meses. Se dilatação é persistente ou aumentada, indica-se renograma diurético com MAG-3 ou DTPA. Durante o renograma diurético, é imperativo medir a drenagem no ureter distal, área de maior dilatação. Inicialmente, todos os casos são tratados conservadoramente. Somente pacientes com perda significativa da DRF (< 40%) são candidatos ao reparo cirúrgico da obstrução da JUV. Entretanto, na grande maioria dos casos, a dilatação ureteral é transitória e resolve em torno do 2º e 3º ano de vida. Profilaxia com antibióticos é utilizada durante o período em que há dúvidas acerca de possível obstrução, mas deve ser descontinuada tão cedo haja claras evidências ultra-sonográficas de melhora da dilatação. Circuncisão deve ser indicada, pois parece ajudar a prevenir ITU.

Reparo Cirúrgico do Megaureter

Técnicas cirúrgicas para correção de megaureter causadas por refluxo ou obstrução da JUV seguem os mesmos princípios descritos para o reimplante ureteral. O ureter deve ser desconectado distalmente da bexiga e reimplantado com uma das técnicas descritas (ver Cap. 131). Se houver dilatação ureteral significativa que previne

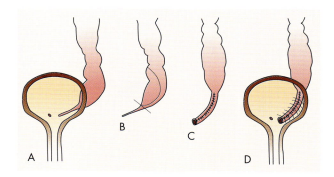

Figura 134.6 – (A – D) Técnica de remodelamento e reimplante de ureter dilatado.

a formação de um bom mecanismo valvular, o ureter deve ser reduzido por remodelamento (*tapering*) ou plicatura. A técnica consiste em excisão do segmento ureteral distal anormal, remodelamento de sua porção inferior e reimplante extra ou intravesical (Fig. 134.6).

BIBLIOGRAFIA RECOMENDADA

CHURCHILL, B. M.; FENG, W. C. Ureteropelvic junction anomalies: congenital UPJ problems in children. In: GEARHART, J. P.; RINK, R. C.; MOURIQUAND, P. D. E. (eds.). *Pediatric Urology*. Philadelphia: Saunders, 2001. p. 318-346.

LEE, R. S.; CENDRON, M.; KINNAMON, D. D.; NGUYEN, H. T. Antenatal hydronephrosis as a predictor of postnatal outcome: a meta-analysis. *Pediatrics*, v. 118, p. 586-593, 2006.

METZELDER, M. L.; SCHIER, F.; PETERSEN, C. et al. Laparoscopic transabdominal pyeloplasty in children is feasible irrespective of age. *J. Urol.*, v. 175, p. 688-691, 2006.

SIDHU, G.; BEYENE, J.; ROSENBLUM, N. D. Outcome of isolated antenatal hydronephrosis: a systematic review and meta-analysis. *Pediatr. Nephrol.*, v. 21, p. 218-224, 2006.

TAN, H. L. Laparoscopic Anderson-Hynes dismembered pyeloplasty in children. *J. Urol.*, v. 162, 3 Pt 2, p. 1045-1048, 1999.

TSAI, J. D.; HUANG, F. Y.; LIN, C. C. et al. Intermitent hydronephrosis secondary to ureteropelvic junction obstruction: clinical and imaging features. *Pediatrics*, v. 117, p. 139-146, 2006.

Seção 12

Tecidos Moles e Vasos Sangüíneos

135	Hemangiomas	683
136	Higroma Cístico	693
137	Polidactilia	698
138	Sindactilia	701
139	Síndrome da Constrição Anelar Congênita	704
140	Principais Cistos e Tumores Benignos dos Tecidos Moles	706
141	Seio Pilonidal	710

CAPÍTULO 135

Hemangiomas

João Carlos Ketzer de Souza

CONCEITO

Hemangioma é um termo não-específico que tradicionalmente tem sido usado para descrever uma variedade de lesões vasculares de diferentes etiologias.

Biologicamente, essas lesões podem ser divididas em dois grupos:

- Hemangiomas (tumores vasculares que aumentam por proliferação celular rápida).
- Malformações vasculares (erros da morfogênese vascular que se expandem somente quando há trauma, infecção, sepse, ou alterações hormonais).

Um terceiro grupo está sendo descrito atualmente: hemangioendotelioma kaposiforme.

FISIOPATOLOGIA

Hemangiomas da Infância

Atualmente, o hemangioma tem sido considerado como uma neoplasia verdadeira, composta de células endoteliais vasculares hiperplásticas com capacidade de proliferação, regressão e involução.

O hemangioma exibe proliferação celular. É um exemplo de angiogênese local pura não controlada. Parece resultar da diminuição localizada de inibidores angiogênicos normais (interferon) ou aumento da produção de estimuladores da angiogênese: fator de crescimento fibroblástico (FGF, *fibroblastic growth factor*) e fator de crescimento endotelial vascular (VEGF, *vascular endothelial growth factor*). Regridem espontaneamente por um processo de morte celular programada (apoptose).

Esses fatores angiogênicos parecem ter importante função no crescimento e involução dos hemangiomas. Agem em duas direções: diretamente no endotélio vascular estimulando a mitose e indiretamente pelo número aumentado de macrófagos e mastócitos (libera heparina que promove angiogênese). São programados para crescer rapidamente e regredir lentamente.

O crescimento dos hemangiomas costuma obedecer às seguintes fases:

- Fase proliferativa: primeiros seis a nove meses. Os hemangiomas profundos podem proliferar até os dois anos de idade.
- Fase estacionária: dos 6 a 9 meses aos 12 meses. Nessa fase observa-se uma igualdade entre as taxas de mitose endotelial e apoptose, resultando em estabilização clínica.
- Fase involutiva: de um a sete a nove anos de idade. Caracteristicamente, na fase involutiva, costuma aparecer uma mancha esbranquiçada no centro da lesão, denominada mancha de *herald* (mancha de anunciação). Após involução, em 20 a 40% dos casos pode-se notar pele hipocorada, telangiectasia, pele redundante, ou excesso de tecido fibroadiposo.

A origem das células que constituem o hemangioma é controversa. Alguns investigadores têm sugerido uma origem placentária, envolvendo células endoteliais embólicas ou pela diferenciação de células progenitoras endoteliais em direção a um fenótipo placentário. Parece provável que as células endoteliais, que constituem o hemangioma, possam representar uma população distinta de células endoteliais que expressam um fenótipo embrionário. Não está claro se essas células endoteliais hemangioma-específicas representam uma população de células clonais que falharam em direção ao desenvolvimento normal, ou se elas representam um subtipo de células endoteliais, inicialmente mais maturas, que regrediram a um estado mais embrionário por causa de algum insulto ambiental ou genético.

Hemangioendotelioma Kaposiforme e o *Tufted* Angioma (Angioblastoma ou Angioma em Tufos)

Têm sido estudados dentro da classificação de hemangiomas. Recentemente, foram reconhecidos como entidades separadas dos hemangiomas. São tumores vasculares mais agressivos e invasivos que os hemangiomas infantis.

Os hemangioendoteliomas kaposiformes (HEK) ocorrem quase exclusivamente no tronco, extremidades, ou retroperitônio, podendo estender-se ao mediastino ou ao retroperitônio. Podem estar presentes ao nascimento ou se desenvolverem nos primeiros meses de vida. Sem predileção sexual. São unifocais. Podem ser observadas alterações em ossos adjacentes e associam-se freqüentemente a linfangiomatose. Essas lesões alçaponam plaquetas freqüentemente, criando trombocitopenia grave (fenômeno de Kasabach-Merritt), muitas vezes não responsivas às transfusões de plaquetas. Hoje, sabe-se que esse fenômeno está quase exclusivamente relacionado a esse tipo de hemangioendotelioma e ao angioma em tufos. Embora essas lesões sigam um curso similar ao hemangioma em relação à proliferação, estabilização e involução, são associadas a maior mortalidade (20 a 25%) pelo risco de complicações hemorrágicas difusas. O aspecto histopatológico do hemangioendotelioma kaposiforme é caracterizado pela presença de lóbulos de capilares, separados por tecido celular intercapilar e células fusiformes. O angioma em tufos (AT) tem esse nome por apresentar tufos vasculares discretos na derme e hipoderme. A ressonância nuclear magnética (RNM), no HEK, mostra alguns aspectos diferentes dos hemangiomas em geral, como: margens mal definidas, envolvimento dos tecidos circunvizinhos contíguos e vasos nutridores e de drenagem pequenos em relação ao tamanho do tumor. Se o hemangioendotelioma kaposiforme e o *tufted* angioma são partes de um mesmo espectro, não sabemos ainda.

Malformações Vasculares

Decorrem de erros de desenvolvimento da morfogênese vascular (representam restos de tecidos vasoformativos), originando vasos malformados revestidos por endotélio quiescente. São hamartomas constituídos de células endoteliais maturas. São dotadas de velocidade de renovação endotelial normal e contagem normal de mastócitos e macrófagos. Dependendo do vaso afetado, dividem-se em capilares, venosas, arteriais e linfáticas. Provavelmente, as malformações vasculares resultam de mutações genéticas que causam disfunção na regulação da proliferação endotelial e apoptose, diferenciação celular, maturação e adesão célula-célula.

Estão presentes ao nascimento, crescem em proporção com a criança, nunca sofrem regressão, ao passo que algumas raras podem se expandir.

CLASSIFICAÇÃO

Tradicionalmente, os *hemangiomas* são classificados como superficiais ou capilares (50 a 60%); profundos, também denominados de hemangiomas cavernosos (15%); mistos ou combinados, que são uma associação de hemangiomas capilares e cavernosos (25 a 35%) (Fig. 135.1).

Essa classificação é ainda uma das mais amplamente aceitas e utilizadas.

As *malformações vasculares* podem ser classificadas da seguinte forma, dependendo da morfologia dos canais vasculares:

- Malformações capilares: mancha vinho do Porto (*Port wine stain*). Compostas por capilares dérmicos ectásicos (camadas papilar e reticular da derme). Ocorrem em 0,3% dos recém-nascidos.
- Malformações venosas ou varicosidades congênitas. Freqüentemente confundidas com hemangiomas cavernosos. Podem ser superficiais (intradérmica ou subcutânea), profundas (intramuscular, intra-óssea), regional (atingindo toda a extremidade), ou visceral. Esses erros de desenvolvimento podem causar aplasia, hipoplasia, ou hiperplasia de veias superficiais e profundas. Podem dilatar gradualmente, dando aspecto de lesão em crescimento, conter flebólitos, produzir verrucosidades. São constituídas de vasos venosos anômalos de fluxo lento, paredes cobertas por endotélio maturo. Podem combinar-se com malformações capilares e linfático-venosas.
- Malformações linfáticas: presença de vesículas anormais ou canais ectásicos repletos de fluido linfático.
- Malformações linfático-venosas (combinadas): presença de ectasias linfáticas e venosas.
- Malformações arteriais: aneurismas.
- Síndromes vasculares principais: de Klippel-Trenaunay (Fig. 135.2), de Sturge-Weber, de Parkes-Davis, de Proteus.
- Malformações arteriovenosas.

Em 1996 foi aprovado um sistema de classificação definido pela Sociedade Internacional de Estudos das Anomalias Vasculares, exposto aqui de forma

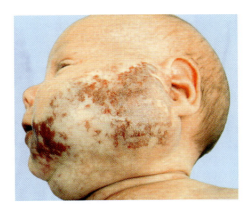

Figura 135.1 – Hemangioma misto de hemiface esquerda com comprometimento da glândula parótida.

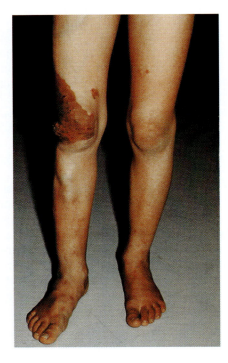

Figura 135.2 – Síndrome de Klippel-Trenaunay da extremidade inferior direita. Notar manchas vinhosas, varicosidades congênitas, verrugas e hipercrescimento do membro.

Hemangiomas ■ **685**

QUADRO 135.1 – Classificação das anomalias vasculares

Tumores vasculares	Malformações vasculares de baixo fluxo	Malformações vasculares de alto fluxo	Malformações vasculares combinadas
• Hemangioma infantil	• Malformação capilar	• Fístula arteriovenosa	• Síndrome de Klippel-Trenaunay
• Hemangioendotelioma kaposiforme	• Malformação venosa	• Malformação arteriovenosa	• Síndrome de Parkes-Weber
• Angioma em tufos	• Malformação linfática		

adaptada e que deve ser adotado por todos com a finalidade de facilitar a comunicação.

Nesse sistema de classificação (Quadro 135.1), na coluna de tumores vasculares, também podem estar relacionados o hemangioma congênito rapidamente involutivo, o hemangioma congênito não-involutivo e o granuloma piogênico. Os hemangiomas congênitos podem ser uma variante dos hemangiomas ou uma outra entidade histopatológica. Essas lesões raras estão totalmente desenvolvidas no nascimento e não apresentam crescimento pós-natal adicional. Dividem-se em hemangiomas congênitos rapidamente involutivos (RICH, *rapidly involutive congenital hemangiomas*) e hemangiomas congênitos não-involutivos (NICH, *non-involutive congenital hemangiomas*). Os RICH regridem rapidamente nos primeiros meses de vida (6 a 14 meses). Os NICH crescem proporcionalmente com a criança, sem qualquer tendência à regressão. Ocorrem como lesões solitárias e são considerados de alto fluxo, podendo ser confundidos com as malformações arteriovenosas.

HISTOLOGIA

- Hemangioma capilar: formado por vasos semelhantes a capilares, revestidos por camada simples de células endoteliais.
- Hemangioma cavernoso: formado por canais vasculares dilatados separados por estroma de tecido conectivo.
- Hemangioma misto: formado por elementos capilares e cavernosos.
- Hemangioendotelioma: formado por canais vasculares totalmente preenchidos por massas de células endoteliais em proliferação, impactadas dentro do lúmen.
- Mancha vinho do Porto: dilatação de capilares ou vênulas situadas na derme.

EPIDEMIOLOGIA

- Freqüência geral: presente ao nascimento em 1 a 2,5% de todos recém-nascidos e em 10% das crianças com um ano de idade.
- Hemangiomas: usualmente ausentes no nascimento. Podem ser vistos ao nascimento sob a forma de pequenas manchas vasculares ou telangiectasias em 30% dos casos. A maioria se manifesta durante o período neonatal, nas primeiras duas semanas

de vida. Não costumam associar-se a gigantismo nem a síndromes.

- Malformações vasculares: presentes ao nascimento. Podem não ser clinicamente evidentes.
- Predisposição sexual:
  - Hemangiomas: 2,5 a 3F:1M.
  - Malformações vasculares: 1F:1M.
- Maior prevalência dos hemangiomas em prematuros, aproximadamente 20% dos bebês menores de 1.000g e em caucasianos.
- Hemangiomas: 10% dos casos podem ameaçar a função vital ou funcional (principalmente obstrução de via aérea, insuficiência cardíaca, seqüestração de plaquetas e/ou fatores de coagulação, obstrução do eixo visual), ou causar dano tecidual considerável.
- Localização dos hemangiomas: 80% são solitários, 20% múltiplos. Hemangiomas visíveis: cabeça e pescoço, 60%; tronco, 25% e extremidades, 15%.
- Involução completa é estimada em 70 a 90%.

QUADRO CLÍNICO

As diversas anomalias vasculares muitas vezes apresentam aspecto macroscópico muito similar.

- Hemangiomas capilares: mais elevados do que a superfície da pele, parcialmente redutíveis, aumentam de volume durante esforços.
- O hemangioma capilar com forma de morango também é conhecido como hemangioendotelioma.
- Hemangiomas cavernosos: móveis, tintura azul clara na pele (sombra por transparência), moles (aspecto de saco de vermes), mal delimitados, aumentam durante esforços.
- A mancha vinho do Porto corresponde a uma lesão plana, cor de rosa, avermelhada ou púrpura, não branqueando à pressão e não desaparecendo espontaneamente. Com o tempo, adquire cor púrpura mais escura com espessamento da derme, ectasia e elevações nodulares.
- Malformações venosas aparecem como massas azuladas, moles, não-pulsáteis e compressíveis. Distendem-se pela manobra de Valsalva ou pela posição em declive.
- Síndrome de Klippel-Trenaunay: associação de manchas vinhosas (presentes em 75% dos casos), malformações linfático-venosas, malformações venosas ou varicosidades e hipercrescimento

da extremidade afetada (partes moles e ossos), sem a presença de fístulas arteriovenosas. As estruturas profundas podem comunicar-se com linfáticos dérmicos, causando vesículas cutâneas (linfangioma circunscrito). Outras alterações descritas na pele são eczema, verrugas e hiperidrose. Pode haver hipoplasia de veias profundas ou persistência de veias, que normalmente involuiriam durante o desenvolvimento fetal e que podem se tornar varicosas. Tromboflebite de veias anômalas pode ocorrer em 20 a 30%. Há grande variação na forma de apresentação. Quase sempre o comprometimento é unilateral, mas pode ter comprometimento bilateral ou simultâneo (extremidade inferior e superior). Locais mais freqüentes: glúteos, períneo, retroperitônio, membros inferiores. Investigar com ultra-sonografia e ressonância nuclear magnética (RNM).

- Síndrome de Sturge-Weber: malformação vascular capilar facial tipo mancha vinhosa, localizada junto à distribuição oftálmica do nervo trigêmeo, associada a anomalias vasculares das leptomeninges e do plexo coróide, anomalias oculares e complicações como: convulsões, hemiparesia, hemiplegia, calcificações intracranianas, atrofia cerebral, retardo motor e cognitivo. O olho ipsilateral pode ter malformação vascular associada a aumento da pressão ocular (glaucoma), ou envolvimento dos músculos extra-oculares causando estrabismo.
- Síndrome de Parkes-Weber: similar à de Klippel-Trenaunay, mas com fístula arteriovenosa.
- Síndrome de Proteus: hemi-hipertrofia, lipomas, lipomatose, gigantismo de mãos e/ou pés e múltiplas malformações vasculares.
- Síndrome de Maffucci: malformações venosas exofíticas dos tecidos moles e ossos, exostoses ósseas, endocondromas. Endocondromas podem se transformar em condrossarcoma em 20 a 30% dos casos.
- Associação de hemangioma cervicofacial grande e anomalias da face presentes no acrônimo PHACE [defeitos de fossa **p**osterior, **h**emangiomas, anomalias **a**rteriais, defeitos **c**ardíacos, coarctação da aorta e anomalias do olho (*eye anomalies*)]. Há predominância do sexo feminino em 90% dos casos, sugerindo um defeito ligado ao cromossomo X.
- Hemangiomas localizados na face e distribuídos pelo local da barba (pré-auricular, mento, lábio inferior, região cervical anterior) podem associar-se a hemangiomas subglóticos e de laringe em aproximadamente 65% dos casos.
- Malformações arteriovenosas: sinais de *shunt* e de fluxo sangüíneo rápido. Pele suprajacente mais quente, com frêmito à palpação e sopro à ausculta. Indicada ultra-sonografia com Doppler e arteriografia.
- Fenômeno Kasabach-Merritt (K-M): caracteriza-se pela presença de trombocitopenia grave e persistente (média das plaquetas: 10.000 a 20.000/mm^3), petéquias e sangramento associados a "hemangiomas" gigantes. O verdadeiro fenômeno K-M parece estar relacionado somente ao hemangioendotelioma kaposiforme e ao angioma em tufos. O tempo de protrombina e o KTTP costumam estar normais ou pouco elevados e o fibrinogênio pode estar baixo pelo consumo de fatores de coagulação associados.

Quando se consegue impedir o consumo de plaquetas, a massa tumoral rapidamente diminui e regride e o paciente entra em remissão clínica e biológica.

Parece que a ativação de plaquetas dentro dessa massa sustentaria o crescimento de um componente celular tumoral (HEK ou AT).

Mortalidade: 10 a 12%.

Nos hemangiomas em geral, existe coagulopatia intravascular localizada com coagulopatia de consumo, estando as plaquetas entre 50.000 e 150.000/mm^3, o TP e KTTP com tempos prolongados e o fibrinogênio baixo. Tem sido denominada de pseudofenômeno K-M.

- Hemangiomatose neonatal benigna (HNB) e hemangiomatose neonatal difusa (HND). A HNB se restringe à pele e a HND apresenta acometimento visceral. A HNB apresenta involução rápida das lesões, habitualmente nos primeiros dois anos de vida. A HND apresenta prognóstico reservado, com mortalidade alta. Três critérios são necessários para o diagnóstico da HND: início no período neonatal, ausência de malignidade nos hemangiomas e envolvimento de três ou mais órgãos. Atualmente, a tendência é de considerar a HNB e a HND como extremos da mesma doença. Geralmente, possuem mais de cinco lesões cutâneas, mas o envolvimento visceral pode ocorrer com número reduzido de hemangiomas cutâneos. Os órgãos extracutâneos mais comprometidos são: fígado, sistema nervoso central, trato gastrointestinal, pulmões, olhos, boca e língua.

EXAMES POR IMAGEM

- Grandes hemangiomas de cabeça e pescoço devem ser estudados por ressonância nuclear magnética (RNM) por causa do risco de comprometimento intracraniano e de via aérea (distribuição em forma de cavanhaque ou barba) e anomalias cerebral e cerebrovascular.
- Hemangiomas cutâneos localizados sobre a coluna vertebral devem ser estudados com ultra-sonografia, RNM com gadolínio. Podem estar associados com extensão intra-espinhal e lesões disráficas (cisto dermóide espinhal, medula presa, lipomielosquise).
- Múltiplos hemangiomas cutâneos (> 5) devem ser investigados com ultra-sonografia de fígado e cérebro.

- Hemangiomas associados a trombocitopenia grave devem ser avaliados com RNM com gadolínio ou ultra-sonografia com Doppler para checar a presença de um hemangioendotelioma kaposiforme.

TRATAMENTO GERAL DOS HEMANGIOMAS

Em geral, os hemangiomas não necessitam de tratamento porque a grande maioria sofre involução espontânea.

Como os hemangiomas são tumores de pura angiogênese, terapia farmacológica envolve a inibição da angiogênese.

Lesões que necessitam de alguma forma de tratamento:

- Insuficiência cardíaca congestiva: principalmente causada por hemangiomas gigantes e hemangiomas hepáticos com *shunt* arteriovenoso.
- Fenômeno Kasabach-Merritt por seqüestração de plaquetas.
- Coagulação intravascular disseminada (CIVD) por seqüestração e consumo de fatores de coagulação (principalmente fatores II, V e VIII) (Fig. 135.3).
- Hemangiomas com localizações especiais: subglótico (obstrução de via aérea), orbital ou periorbital (obstrução do eixo visual), parótida (risco de lesão de nervo facial na sua remoção), periorificiais (Figs. 135.4 e 135.5).
- Crescimento acelerado.
- Hemangiomas gigantes.
- Lesões destrutivas: ulceração profunda, nariz, orelha.
- Com complicações menores: necrose, ulceração (ocorre em 5% dos hemangiomas cutâneos) (Fig. 135.6), sangramento, infecção.

A ulceração é a complicação mais comum dos hemangiomas, com uma ocorrência aproximada de 5 a 13% de todas as lesões. Ocorre mais fre-

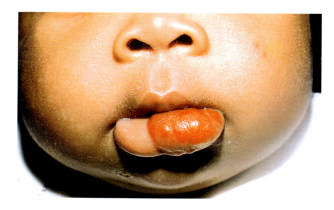

Figura 135.4 – Hemangioma de lábio inferior.

qüentemente em certos locais anatômicos (cabeça e pescoço, como lábio e perioral, e região perineal), na fase de crescimento da lesão (durante o pico de proliferação aos três a quatro meses de idade) e como paraefeito de alguma forma de tratamento (laser, corticóides, interferon). A patogênese da ulceração é desconhecida, mas alguns fatores parecem ser importantes: regiões de trauma, fatores locais, como a presença de bactérias e hipóxia tecidual, e quando cresce mais rápido que sua suplementação sangüínea.

- Hemangiomas grandes e hipotireoidismo. A enzima triiodotironina desiodase, normalmente presente no cérebro e placenta, também pode ser encontrada nos tecidos formadores do hemangioma. Essa enzima catalisa a conversão de tiroxina em triiodotironina e a conversão da triiodotironina em 3,3'-diiodotironina, ambas biologicamente inativas. Acredita-se que um hemangioma gigante, devido a sua grande vascularidade e tamanho, possa inativar, excessivamente, o hormônio tireóideo.
- Hemangiomatose neonatal difusa.

Formas de Tratamento

- Hemangiomas sangrantes: compressão, observação.
- Hemangiomas ulcerados: curativos com pomadas de antibióticos. Talvez possa ser indicado o uso de laser de luz pulsada ou ressecção. Antibióticos podem ser utilizados nos casos de infecções mais extensas ou resistentes. Curativos bioclusivos têm sido empregados com sucesso.
- Os hemangiomas com complicações pequenas, periorificiais, pequenos e de crescimento acelerado podem ser tratados com ressecção cirúrgica, se não causar dano funcional ou estético. A excisão tradicional em elipse costuma apresentar algumas desvantagens na cicatrização. Uma técnica alternativa é fundamentada na excisão circular com fechamento subcuticular contínuo em bolsa. Alguns autores consideram essa técnica como de primeira escolha.

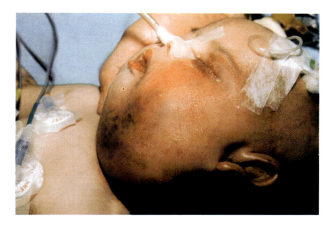

Figura 135.3 – Hemangioma facial associado à coagulação intravascular disseminada.

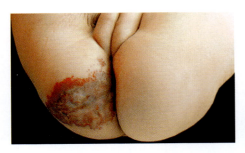

Figura 135.5 – Hemangioma de regiões perianal e glútea.

- Corticoterapia.
  - Indicações: hemangiomas gigantes ou em crescimento rápido, cuja ressecção levaria a mutilações (cosméticas e/ou funcionais), hemangioma com trombocitopenia, presença de insuficiência cardíaca, localização subglótica e orbitária.
  - Ação: diminui a angiogênese, aumenta a sensibilidade vascular aos vasoconstritores circulantes e/ou ação nos esfíncteres pré-capilares, causando vasoconstrição.
  - Uso: prednisolona ou prednisona 2 a 3mg/kg/dia por quatro a oito semanas. Em 21 dias revisar resposta clínica. Suspender o uso se não houver resposta (30% dos casos). Em caso de boa resposta, manter uso pleno por seis a oito semanas, seguindo em dias alternados por mais duas semanas. Prelone® (prednisolona solução oral contendo 3mg em 1mL) ou Predsin®. Para retirar completamente o corticosteróide, é necessária a redução seqüencial de 25% da dose por semana.
  Repetir curso, se houver rebote, após suspensão do corticosteróide.
  Os paraefeitos dos corticosteróides são muitos: irritabilidade, insônia, mudanças do humor, hipertensão, irritação gástrica, hiperglicemia, retardo de crescimento, supressão adrenal, catarata, glaucoma, osteoporose, necrose óssea avascular, risco aumentado de infecções (principalmente gram-negativos e fungos), complicações neurológicas.
  A criança em tratamento com corticosteróides deve ser monitorada pela observação do humor, sono, pressão arterial, peso, altura, circunferência da cabeça, glicemia, eletrólitos. Vacinas de vírus vivos atenuados são contra-indicadas. Se expostos à varicela, deve ser considerado o uso de imunoglobulina específica para varicela-zoster (VZIG, *varicella-zoster immune globulin*) e aciclovir.
- Interferon-alfa-2a: parece não demonstrar sinergismo quando aplicado simultaneamente com corticosteróides, além dessa associação ser contra-indicada por alguns autores.
  - Indicações: falha de resposta ao corticosteróide, contra-indicações para o uso prolongado de corticóide (infecção, vômitos, sangramento gastrointestinal), recusa familiar.
  - Ação: inibidor da angiogênese, diminuindo a proliferação endotelial e causando apoptose das células endoteliais. Como não é um inibidor potente, requer terapia prolongada.
  - Paraefeitos: febre baixa, elevação das transaminases, neutropenia, anemia, trombocitopenia, hipotireoidismo, diplegia espástica (5 a 10%), geralmente reversível. É sugerido o consentimento dos pais antes de iniciar o tratamento, explicando os paraefeitos e efetividade do tratamento. Recomendamos o acompanhamento do tratamento por neurologista.
  - Uso: 1.000.000 a 3.000.000U/m²/dia, subcutaneamente por 6 a 12 meses. Inicia-se com dose de 1.000.000U/m²/dia, cinco dias da primeira semana, com aumento gradual para 3.000.000U/m²/dia.
  - Cuidados de seguimento: exame neurológico no início da terapia e mensal, perfil laboratorial hematológico e hepático a cada dois meses, testes de função tireóidea (maior risco de formação de auto-anticorpos, causando hipotireoidismo).
- Vincristina: é uma das opções para crianças que não puderem tolerar outras medicações e no tratamento do fenômeno de Kasabach-Merritt. Interfere com a mitose e induz a apoptose das células tumorais. As desvantagens incluem neuropatia periférica, constipação, dor mandibular, toxicidade hematológica, síndrome da secreção inapropriada de hormônio antidiurético e a necessidade de uma veia central ou PICC (*peripherally inserted central catheters*) para sua administração.
  - Uso: 1 a 1,5mg/m² ou 0,05 a 0,065mg/kg com intervalos semanais. Média do tempo de resposta é de quatro a seis semanas.
- Terapia intralesional com esteróides.
  - Indicações: hemangiomas periorificiais e orificiais (principalmente periorbital, ponta do nariz, vulva, bolsa escrotal e perineal) e/ou com ulcerações.

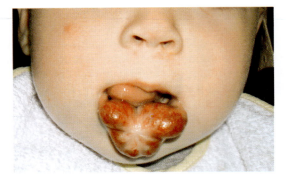

Figura 135.6 – Hemangioma de lábio inferior pós-ulceração.

- Uso e doses de equivalência dos corticosteróides mais indicados: triancinolona (4mg), dexametasona (0,75mg), betametasona (0,75mg). Em geral são injetados 2 a 3mL de solução. Em 50% a resposta é boa. A dose pode ser repetida em cinco e dez semanas. Preconiza-se o emprego de triancinolona (ação lenta) associada ou não a betametasona ou dexametasona (ação rápida). Dose sugerida de triancinolona: 10mg por procedimento para hemangiomas medindo 100cm^2 ou 3mg/kg por procedimento. Dose máxima: 30mg. Dose de betametasona: 0,5 a 1mg/kg/dose. As infiltrações devem ser realizadas separadamente (seringas diferentes para cada droga) com a finalidade de evitar a formação de precipitados sólidos.
- Risco: necrose de pele e, nos periorbitários, cegueira por oclusão da artéria retiniana central.

■ Embolização seletiva e ligadura da artéria hepática.
- Indicações: insuficiência cardíaca, fenômeno de Kasabach-Merritt.

■ Tratamento com laser.
- Indicações: mancha vinho do Porto, hemangiomas capilares, perineais ulcerados e os localizados no nariz, orelhas, lábios, pálpebras, subglótico e no resíduo fibroadiposo pós-involução.

O laser age com base na absorção de sua luz pelo tecido. A luz do laser penetra na pele até que ela seja absorvida por um cromóforo adequado ou dissipada por reflexão ou refração. Atualmente, usa-se o *flashlamp pulsed-dye laser* (FPDL), ou laser de luz pulsada, sendo seu feixe luminoso absorvido, seletivamente, pelo pigmento da oxiemoglobina. Não penetra mais do que 1,2mm na derme. O comprimento de onda emitido por esse tipo de laser coincide com a banda de absorção da hemoglobina intravascular, poupando outros componentes teciduais. Emite energia que é preferencialmente absorvida por tecido de diferente cor em relação aos tecidos circunvizinhos, como hemoglobina e melanina, sendo esta o principal competidor desse tipo de luz. Porém, a melanina é menos efetiva nesse comprimento de onda mais longo do FPDL. Todos os lasers usados no tratamento de lesões vasculares proporcionam absorção da luz pelos tecidos vasculares, a conversão da luz em calor (conversão fototérmica) e destruição vascular. O laser gera luz extremamente intensa, produzindo suficiente calor no local de absorção para vaporizar água, romper vasos sangüíneos, coagular sangue e desnaturar proteína irreversivelmente (termólise seletiva). Apresenta uma taxa maior de atrofia da pele e hipopigmentação.

Nos hemangiomas subglóticos tem sido aplicado o laser de dióxido de carbono.

■ Imiquimode: recentemente utilizado no tratamento de hemangiomas. É um imunomodulador tópico, cujo uso foi aprovado pela Food and Drug Administration (FDA) para tratamento de verrugas genitais e carcinoma de células basais. Estimula a imunidade inata e adquirida por meio de uma variedade de mecanismos, como: a ativação do receptor *toll-like* 7, produção de variadas citocinas (incluindo o interferon-alfa e IL-12) e aumento da apoptose.

■ Compressão externa.
- Indicações: hemangiomas de extremidades e parede abdominal.
- Ação: promove esvaziamento dos vasos, estase sangüínea, lesão endotelial e trombose.
- Uso: pressão circunferencial 24h/dia por meio de compressão pneumática contínua ou intermitente. A compressão contínua com bandagens não é tão efetiva, necessitando um período aproximado de 6 a 12 meses.

■ Síndrome de Klippel-Trenaunay não tem tratamento específico, nem cirurgia corretiva. Só ajustes sintomáticos e estéticos, compressão com faixas elásticas, escleroterapia percutânea com agentes esclerosantes, ressecção de algumas veias varicosas. O tratamento deve ser individualizado.

■ Malformações arteriovenosas: expectante, embolização arterial superseletiva, excisão cirúrgica, ou ambas as formas combinadas.

HEMANGIOMAS ORBITÁRIO E PERIORBITÁRIO

Hemangiomas podem ocasionar complicações oculares de diversas formas. A mais comum é pela indução de ambliopia, definida como visão diminuída em um ou ambos os olhos resultante de uma informação visual anormal ao cérebro durante o período crítico de desenvolvimento visual (do nascimento até aproximadamente nove anos de idade).

Estudos demonstram que se o cérebro recebe uma imagem anormal como conseqüência de um erro refrativo maior em um olho que em outro (anisometropia), ou da supressão da imagem secundária a um estrabismo, ou da oclusão do eixo visual, essa imagem chega ao cérebro borrada/embaçada. A área afetada do cérebro não vai desenvolver uma visão normal. É o chamado *olho preguiçoso*.

Anisometropia é a visão não simétrica entre os dois olhos, isto é, os dois olhos têm poder refrativo desigual. No hemangioma, a anisometropia geralmente resulta de astigmatismo ou miopia induzidos pela sua pressão direta sobre o olho, causando uma curvatura irregular da córnea.

A causa mais comum de ambliopia no hemangioma é pela *anisometropia induzida* (erro refrativo desigual entre os dois olhos). O olho com a imagem mais

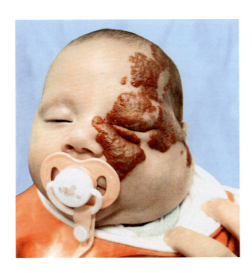

Figura 135.7 – Hemangioma de face ocluindo totalmente a visão do olho esquerdo.

borrada (erro refrativo maior) cai em desuso, porque o cérebro vai dar preferência ao olho com imagem mais clara. Essa anisometropia resulta de astigmatismo ou miopia induzidos por compressão direta pelo hemangioma.

A ambliopia também pode ser induzida por *privação visual* secundária à oclusão do eixo visual. Se a imagem é impedida de ser visualizada devido à ptose ou presença de grande massa, ela não alcança a retina, o nervo óptico e o cérebro (Fig. 135.7). O olho afetado é ignorado e torna-se ambliópico.

A ambliopia também pode ser induzida por *estrabismo*. Isso ocorre por efeito de massa (hemangioma "empurra" o olho que se desalinha) ou por comprometimento direto dos músculos extra-oculares. Se o olho torna-se desalinhado, o cérebro usará o olho alinhado para fixar objetos e suprimirá a imagem do olho desviado com o intuito de prevenir uma visão dupla.

Tratamento

Objetivos.

- Aumentar a estimulação visual do olho com ambliopia.
  A ambliopia é tratada pela oclusão do olho bom para forçar o cérebro a melhorar a visão no olho afetado. Previne-se a ambliopia pela oclusão do olho bom com um opérculo ou óculos de vidro opaco. As opiniões divergem sobre o número de horas de oclusão por dia (variando de poucas horas a todo período em que está acordado). A oclusão de alta porcentagem (correspondente a 70 a 100% do período de vigília) deve ser bem controlada, pois aumenta o risco de ambliopia no olho dominante (olho bom).
  Na criança maior é possível o uso de gotas oftálmicas de atropina (cicloplegia) no olho bom com intuito de borrar a imagem, transferindo a fixação do cérebro para o olho com ambliopia. Dose: 1 gota/dia de sulfato de atropina 1%.
  Se a ambliopia está relacionada à anisometropia, o uso de óculos pode ajudar a focar apropriadamente a imagem. Podem ser usados somente quando o hemangioma estabiliza o seu crescimento, pois os erros de refração mudam freqüentemente e também porque é muito difícil ajustar os óculos sobre o hemangioma. A terapia anti-ambliopia é mais efetiva nos primeiros meses e anos.
- Remover a barreira que promove uma visão anormal no cérebro.
  O tratamento de escolha tem sido o corticosteróide sistêmico. Se não for efetivo para aliviar a obstrução visual, pode ser necessária ressecção parcial ou total, se possível, ou laserterapia.

HEMANGIOMA SUBGLÓTICO

- Corresponde a 1,5 a 3,0% dos problemas respiratórios laríngeos congênitos.
- Predisposição sexual: 2M:1F.
- Aproximadamente 85 a 90% desenvolvem sintomas dentro dos primeiros três meses de vida.
- Presença de hemangiomas cutâneos associados em 50% dos casos.
- Localização: usualmente na parede posterior e mais raramente na parede lateral.
- Algumas características clínicas: sintomas não estão presentes no nascimento, mas desenvolvem-se insidiosamente entre um e três meses; o estridor é inspiratório e com o crescimento pode tornar-se bifásico; o esforço (como choro) e posição prona aumentam a obstrução respiratória pela elevação da pressão venosa e conseqüente aumento de volume; choro rouco, voz normal; na fase proliferativa pode ser potencialmente fatal.
  Quando em contato com a superfície inferior das cordas vocais pode ocasionar dificuldades na alimentação e choro rouco.
- Investigação diagnóstica.
  - Radiografia lateral do pescoço: massa de tecidos moles na região subglótica produzindo estenose glótica.
  - Broncoscopia: massa subglótica abaixo das cordas vocais, vermelha ou azul-violácea, mole, compressível, recoberta por mucosa.

Tratamento

Conservador, pois a maioria regride espontaneamente. Corticosteróide sistêmico pode acelerar a involução e tem sido indicado nos hemangiomas extensos. Manter o tratamento por longo período. O tratamento com laser de CO_2 ou corticosteróide intralesional pode ser necessário nos casos com sintomas progressivos. O laser de dióxido de carbono está indicado

TABELA 135.2 – Protocolo e recomendações sugeridas[1]

HEMANGIOMA SUBGLÓTICO	OPÇÃO DE TRATAMENTO	CONSIDERAÇÕES
Causando menos de 30% de estreitamento subglótico sem nenhuma dificuldade respiratória ou alimentar	Conservador	Requer seguimento de perto e avaliação da necessidade de alguma forma de tratamento, se houver mudanças de sintomas
Causando menos de 50% de estreitamento subglótico	Corticosteróides	2 – 3mg/kg/dia de prednisolona. Se não melhorar em 2 – 3 semanas, considerar outra forma de tratamento. Pode ser considerada a injeção intralesional para prevenir complicações dos corticosteróides sistêmicos. São menos efetivos em lesão circunferencial
Causando menos de 70% de estreitamento subglótico	Laser	Mais efetivo em lesão unilateral ou bilateral seletiva. Uso por médico treinado e técnica adequada para prevenir estenose subglótica
Obstrução de via aérea por lesão grande de glote ou supraglote. Múltiplas lesões de subglote ou traquéia. Contra-indicação para qualquer outro tratamento	Traqueostomia	São necessários cuidados de enfermagem e treinamento dos familiares para evitar complicações. Atenção à comunicação e ao desenvolvimento da fala
Causando mais de 70% de estreitamento subglótico. Complicações, contra-indicações ou não-resposta ao uso de corticosteróides	Excisão aberta e reconstrução laringotraqueal (RLT)	Considerar seu uso em lesão bilateral e circunferencial. Considerar enxerto de cartilagem para evitar estenose subglótica
Hemangioma com risco funcional ou de vida. Complicações, contra-indicações ou não-resposta ao uso de corticosteróides. Falha de outros tratamentos convencionais	Terapêutica farmacológica (interferon, vincristina)	Não é recomendável o uso simultâneo de corticosteróide e interferon. Seguimento com neurologista

nas lesões pequenas e bem circunscritas e pode ser acompanhado por estenose subglótica em 6 a 25% dos casos. O tratamento com corticosteróide intralesional necessita de múltiplas injeções e prolongados períodos de entubação. Interferon e vincristina também podem ser usados nesses casos. Traqueostomia tem sido indicada nos hemangiomas múltiplos e nos resistentes aos tratamentos.

Atualmente, alguns protocolos têm proposto a excisão aberta e reconstrução laringotraqueal nos hemangiomas subglóticos grandes, causando estreitamento subglótico > 70%, nos situados bilateralmente ou circunferenciais e nos persistentes ou em crescimento com o intuito de evitar a traqueostomia (Tabela 135.2).

Técnica:

- Incisão horizontal da pele no nível da cartilagem cricóide.
- Os músculos esternotireóideos e esterno-hióideos são separados na linha média para expor as cartilagens tireóide e cricóide e a traquéia.
- Deve ser realizada uma traqueostomia temporária para ventilar o paciente.
- A cartilagem cricóide é aberta verticalmente na linha média, expondo o hemangioma subglótico.

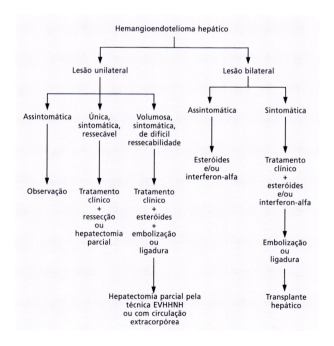

Figura 135.8 – Opções de tratamento de hemangioendotelioma hepático. EVHHNH = hemodiluição normovolêmica com hipotensão anestésica deliberada e hipotermia.

692 ■ *Tecidos Moles e Vasos Sangüíneos*

- Anestésico local com epinefrina é infiltrado ao redor do hemangioma para reduzir o sangramento.
- A mucosa sobre o hemangioma é incisada e o hemangioma dissecado e liberado em um plano submucoso.
- A mucosa subglótica deve ser preservada e aproximada sobre a lâmina cricóide.
- Se a cartilagem cricóide puder ser aproximada sem tensão em torno de um tubo endotraqueal, a incisão será fechada com polipropileno 4-0.
- Se o fechamento ficar sob tensão, deve ser colocado um enxerto de cartilagem alar ou costal na abertura anterior da linha média da cricóide.

Ver Figura 135.8.

REFERÊNCIA BIBLIOGRÁFICA

1. RABAR, R.; NICOLLAS, R.; ROGER, G. et al. The biology and management of subglotic hemangioma: past, present, future. *Laryngoscope*, v. 114, p. 1880-1891, 2004.

BIBLIOGRAFIA RECOMENDADA

ADAMS, D. M.; LUCKY, A. W. Cervicofacial vascular anomalies. I. Hemangiomas and other benign vascular tumors. *Sem. Pediatr. Surg.*, v. 15, p. 124-132, 2006.

CEISLER, E.; BLEI, F. Ophthalmic issues in hemangiomas of infancy. *Lymphatic Res. Biol.*, v. 1, p. 321-330, 2003.

ENJOLRAS, O.; MULLIKEN, J. B. Vascular cutaneous anomalies in children: malformations and hemangiomas. *Pediatr. Surg. Int.*, v. 11, p. 290-295, 1996.

FRIEDEN, I. J.; HAGGSTROM, A. N.; DROLET, B. A. et al. Infantile hemangiomas: current knowledge, future directions. Proceedings of a Research Workshop on Infantile Hemangiomas. *Pediatr. Dermatol.*, v. 22, p. 383-406, 2005.

FRÖHNER, B. B.; CELADA, J. E. S.; MELI, B. G.; URCELAY, P. R. No todas las manchas vasculares son angiomas. *Ann. Pediatr.*, v. 56, n. 2, p. 127-138, 2002.

GARDEN, J. M.; BAKUS, A. D.; PALLER, A. S. Treatment of cutaneous hemangiomas by the flashlamp-pumped pulsed dye laser: prospective analysis. *J. Pediatr.*, v. 120, p. 555-563, 1992.

GONTIJO, B.; SILVA, C. M. R.; PEREIRA, L. B. Hemangioma na infância. *An. Bras. Dermatol.*, v. 78, p. 651-673, 2003.

MOLLY, S.; MULLIKEN, J. B.; KOZAKEWICH, H. et al. Thrombocytopenic coagulopathy (Kasabach-Merritt Phenomenon) is associated with kaposiform hemangioendothelioma and not with common infantile hemangioma. *Plast. Reconstr. Surg.*, v. 100, p. 1377-1386, 1997.

TAN, O. T.; SHWERWOOD, K.; GILCHREST, B. A. Treatment of children with port-wine stains using the flashlamp pumped tunable dye laser. *N. Engl. J. Med.*, v. 320, p. 416-422, 1989.

TREMOLADA, C.; BLANDINI, D.; BERETTA, M.; MASCETTI, M. The "round block" purse string suture: a simple method to close skin defects with minimal scarring. *Plast. Reconstr. Surg.*, v. 100, p. 126-131, 1997.

CAPÍTULO 136

Higroma Cístico

João Carlos Ketzer de Souza

CONCEITO

Malformações congênitas de desenvolvimento do sistema linfático que podem expandir-se ou infiltrar tecidos circunvizinhos. Se linfangiomas são neoplasias ou hamartomas, ainda é controverso. Uma neoplasia forma-se pelo crescimento anormal e aberrante de novas células ou tecidos. Um hamartoma é uma anomalia de desenvolvimento caracterizada pela proliferação focal excessiva de células maturas normalmente presentes naquele tecido, mas com proporção e distribuição imprópria. O mais provável é que linfangiomas sejam hamartomas vasculares e que seu aumento se deva à abertura de novos canais, que estavam adormecidos, e acúmulo de fluido. A linha de demarcação entre hamartoma e neoplasia benigna costuma ser muito débil.

ETIOLOGIA

O sistema linfático origina-se de cinco sacos linfáticos primitivos (dois jugulares, um retroperitoneal, dois ilíacos, posteriores às veias ciáticas). Causas prováveis:

- Seqüestração de um saco ou parte de um saco linfático embrionário primitivo, ou parada de desenvolvimento com falha em estabelecer comunicação com o sistema venoso.
- Brotamento anormal aberrante proveniente de um saco linfático primitivo.
- Obstrução de vasos linfáticos regionais ou defeito de desenvolvimento linfático regional.

LOCALIZAÇÃO

Podem ser encontrados em qualquer região anatômica, mas são mais comuns em áreas ricas em linfáticos e junto aos sacos linfáticos primitivos: pescoço (Fig. 136.1), axilas (Fig. 136.2), mediastino, regiões inguinais, retroperitônio e associados (Fig. 136.3).

CLASSIFICAÇÃO

O tipo de linfangioma, geralmente, depende da natureza do tecido em que se desenvolve. Junto ao tecido areolar frouxo e ao longo de planos fasciais, costuma formar lesão cística. Junto a tecidos mais sólidos e com pouca distensibilidade, como lábios, língua, músculos e pele, costuma formar lesão tipo cavernosa e simples. De acordo com o tamanho dos espaços císticos dentro da lesão, podemos dividi-los em:

- Linfangioma cutâneo superficial: pode ser subdividido em simples e circunscrito.
  - Linfangioma simples ou capilar é aquele formado por pequenos canais linfáticos do tamanho de capilares, com camada simples de endotélio.
  - Linfangioma circunscrito é aquele composto por vesículas translúcidas persistentes, agrupadas ou separadas, dispostas em pele aparentemente de aspecto normal e que, às vezes, apresentam hiperceratose verrucosa. Contém fluido linfático claro e, algumas vezes, apresenta fluido de coloração púrpura por hemorragia intravesicular. Geralmente se comunicam com anomalias linfáticas mais profundas localizadas no subcutâneo. Infecção secundária é freqüente. Exemplos: língua, períneo. Trata-se de um defeito de desenvolvimento linfático circunscrito à pele ou obstrução linfática.
- Linfangioma cavernoso: é aquele composto por canais linfáticos dilatados. Podem estender-se até os músculos.
- Linfangioma cístico (higroma cístico): é aquele composto por espaços císticos de variados tamanhos.
- Linfangioma misto: pode ser subdividido em misto propriamente dito, quando existe combinação de vários tipos de linfangiomas e linfoemangiomas, quando existem capilares sangüíneos dilatados e espaços cavernosos contendo sangue e linfa.

EPIDEMIOLOGIA

- Em aproximadamente 80 a 90% dos casos são detectados até o fim do segundo ano de vida.
- Até 65% estão presentes no nascimento.
- Sem predisposição sexual.
- Prevalência do higroma cístico: 1:12.000 nascidos vivos.
- Nos higromas cervicais, a relação dos lados é a seguinte: lado esquerdo 2:1 lado direito.

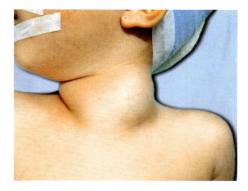

Figura 136.1 – Higroma cístico clássico localizado no triângulo posterior do pescoço.

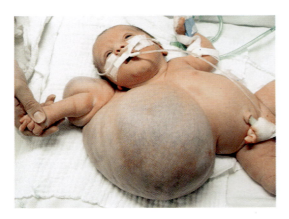

Figura 136.2 – Higroma gigante cístico localizado na região axilar direita.

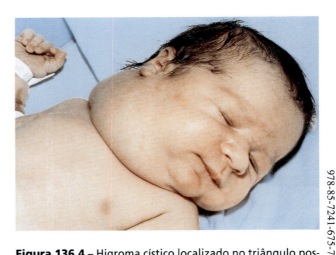

Figura 136.4 – Higroma cístico localizado no triângulo posterior do pescoço.

LOCALIZAÇÃO

- Pescoço 75%; axila 20%; tronco, mediastino, retroperitoneal, regiões inguinais 5%. É mais comum no triângulo posterior do pescoço (Fig. 136.4), mas também pode se situar no anterior, ou ocupar ambos os triângulos. Quando atinge o triângulo anterior, costuma estender-se à região mandibular e face ou mediastino ou axila.
- Até 5% dos cervicais podem estender-se ao mediastino e menos de 1% localizam-se primariamente no mediastino.
- Linfangioma cavernoso pode ocorrer em qualquer local do corpo e higroma cístico nas áreas de sacos linfáticos embrionários (pescoço, axilas, inguinais, retroperitônio).

CRESCIMENTO

Tendência em infiltrar e circundar tecidos adjacentes e estruturas importantes.

Geralmente cresce lentamente, acompanhando o crescimento da criança. Algumas situações estimulam o crescimento mais rápido. Regressão espontânea é muito rara.

Formas de crescimento:

- Os linfangiomas crescem por processo de proliferação endotelial desordenada nas margens da lesão e tendência de penetração nos tecidos circunjacentes.
- Ou podem desenvolver-se pela presença de canais linfáticos anormais colapsados inicialmente, mas que podem dilatar-se e enche de fluido após infecção, trauma, ou cirurgia.

CARACTERÍSTICAS CLÍNICAS DO HIGROMA CÍSTICO

- Massa composta por múltiplos cistos que variam de 1 a 5mm ou mais de diâmetro. Os cistos de maior tamanho costumam estar mais próximos à superfície, ao passo que os menores estão situados mais profundamente, tendendo a se infiltrarem nos tecidos adjacentes (Fig. 136.5).
- Aspecto multilobulado, multiloculado, com lóculos que podem ou não ser comunicantes. Os lóculos têm volume e quantidade de líquido desiguais.
- Consistência mole, flácida. Mesmo durante os esforços a consistência não se modifica. Os linfangiomas cavernosos possuem consistência mais firme por terem estroma de tecido conectivo mais denso e mais tecido linfóide.
- Limites imprecisos, transiluminável.
- Fixo aos tecidos profundos. Geralmente a pele não se adere ao linfangioma, podendo ser separada e pinçada de sua superfície. Os linfangiomas circunscritos formam vesículas cutâneas.
- Nos higromas pouco volumosos, a pele sobrejacente tem aspecto normal. Nos higromas volumosos, a pele sobrejacente distende-se, adelgaça-se, adquirindo coloração pálida ou azulada devido à transparência dos lóculos subjacentes.

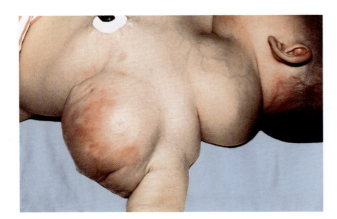

Figura 136.3 – Higroma cístico associado de axila e triângulo posterior do pescoço.

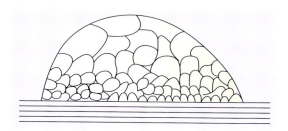

Figura 136.5 – Cistos maiores costumam se localizar mais próximo à superfície e os menores, mais profundamente.

- Os higromas costumam apresentar flutuação (é patognomônica a percepção do deslocamento de uma onda líquida). Deprimindo-se um ponto qualquer da tumefação, produz-se em outro ponto distante uma elevação. Essa depressão e elevação alternadas indicam a presença de líquido deslocável (Fig. 136.6).
- Os higromas são rigorosamente irredutíveis. Ao deprimir-se um de seus lobos por compressão, o lobo adjacente se eleva, fenômeno esse diferente de redutibilidade.
- Apresentam à palpação a sensação de marulhar (agitar-se formando ondas). Como a tensão dentro dos lóculos é baixa, sua palpação pode causar esse tipo de sensação, como no contato com uma massa gelatinosa.

INVESTIGAÇÃO DIAGNÓSTICA

- Exames complementares com radiografias de tórax e de pescoço (lateral), ultra-sonografia (massa cística multilocular hipoecogênica ou anecóica), tomografia computadorizada (TC), ressonância nuclear magnética (RNM) e endoscopia podem ser necessárias em higromas, quando existirem dificuldades diagnósticas e no planejamento da tática cirúrgica, principalmente quando houver extensão mediastinal e/ou axilar e retroperitoneal. TC e RNM mostram massa heterogênea complexa sem evidências de calcificações no mediastino.
- Nos higromas cervicofaciais, sempre realizar laringoscopia para detectar alguma extensão na base da língua, epiglote, faringe e laringe.

TRATAMENTO

- A excisão completa, com preservação de estruturas vitais, continua sendo o tratamento de escolha. Às vezes, são necessárias ressecções estagiadas. Como não são malignos, uma ressecção que sacrifique estruturas vitais é desaconselhada. Usar sempre magnificação óptica, estimulador de nervos; abrir cistos remanescentes e passar *swab* com solução diluída de iodo no interior do endotélio. Sempre manter dreno de Penrose no pós-operatório (por aproximadamente duas a três semanas) e curativo compressivo para evitar reacúmulo de linfa. Algumas vezes, o linfangioma residual pós-ressecção pode diminuir de volume espontaneamente. Isso pode ser explicado pela reconexão espontânea induzida pelo trauma cirúrgico dos vasos linfáticos do linfangioma com os vasos linfáticos sistêmicos.
- Cirurgia tem sido evitada em recém-nascidos e crianças muito pequenas, com o intuito de se impedir dano a tecidos vitais. Linfangioma tipo cavernoso não costuma expandir significativamente com a idade e tem-se indicado sua ressecção a partir dos seis meses de idade.
- Episódios de celulite têm sido tratados com antibióticos. Episódios freqüentes de infecção podem necessitar de profilaxia antibiótica diária.
- Nos higromas do triângulo posterior do pescoço, a ressecção costuma ser completa.
- Os higromas cervicofaciais com extensão para a região submandibular, assoalho da boca, língua, face e estruturas supraglóticas (epiglote, pregas ariepiglóticas e aritenóides) são muito difíceis de tratar. Ressecção completa é virtualmente impossível de ser realizada. Pode ser necessário tratamento cirúrgico com ressecções conservadoras estagiadas combinadas com traqueostomia temporária. Recorrência e extensão em áreas adjacentes necessitam de múltiplas cirurgias.
- O linfangioma grande de língua deve ser tratado com repetidas glossectomias parciais com intervalos de seis meses a um ano. Excisão cirúrgica parcial tem o objetivo de reduzir o tamanho da língua e moldar o seu contorno. Geralmente é

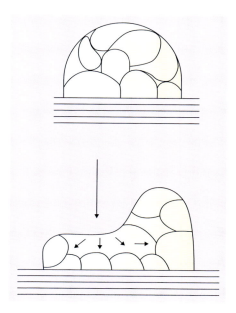

Figura 136.6 – Compressão de um ponto do higroma produz elevação em outro ponto.

Tecidos Moles e Vasos Sangüíneos

ressecada a ponta da língua e margens bilaterais em forma de V invertido. Vesículas residuais podem ser destruídas por eletrocoagulação ou laser. Linfedema da língua pode surgir ou piorar após a ressecção de linfangioma cervical, ao romper drenagem linfática funcionante. Infecções são tratadas com ampicilina. O tamanho exagerado da língua dificulta a fala, causa prognatismo e má-oclusão dentária. A língua aumentada de volume protrui entre os lábios, cerca de 2 a 3cm, dificultando o fechamento da boca e expondo a língua ao ressecamento, edema e proporcionado condições ótimas para a infecção, trauma e sangramentos.

Para diminuir o tamanho do higroma antes do procedimento cirúrgico, podem estar indicados o uso de injeção de agentes esclerosantes, eletrocoagulação e laserterapia.

É a causa mais comum de macroglossia na criança. Raramente são lesões solitárias. Em geral estendem-se para o assoalho da boca e região submandibular bilateral. A superfície da língua costuma apresentar múltiplas pequenas vesículas (1 a 2mm de diâmetro) que drenam linfa e sangue, permanentemente, facilitando o aparecimento de infecção e criando um aspecto verrucoso na língua. Episódios repetidos de inflamação causam infiltração linfocítica extensa e aumento do tecido fibroso. O 1/3 posterior da língua raramente é comprometido pela doença. Sangramento na cavidade oral é freqüente.

■ Linfangioma de laringe é tratado por laserterapia. Às vezes, é necessária traqueostomia temporária.

■ Higroma mediastinal e cervicomediastinal localizam-se no mediastino anterior, podendo estender-se a outros compartimentos do mediastino. Os cervicais, com pequena extensão mediastinal, podem ser operados por incisão cervical única. Os grandes necessitam via de acesso cervicoesternal. Há sempre risco de quilotórax pós-operatório. Para evitar essa complicação, os vasos linfáticos devem ser ligados meticulosamente e deve-se oferecer dieta sem lipídeos no pós-operatório, mantendo dreno torácico por mais tempo.

■ Nos higromas irressecáveis ou residuais (aqueles com cirurgia incompleta) pode-se tentar a terapia intralesional com substâncias esclerosantes (bleomicina e OK-432). Lesões císticas são mais prováveis de regredirem do que as cavernosas (presença de cistos pequenos e grande quantidade de tecido fibroso e conetivo). Essas diferenças devem-se ao tamanho e intercomunicações dos cistos da lesão. Os cistos intercomunicantes e com poucos lóculos são mais prováveis de resolução do que aqueles não-comunicantes ou multiloculados. Ação dessas substâncias: obliteração das cavidades, prevenindo acúmulo adicional de fluido.

A *bleomicina* induz inflamação, esclerose e contração cicatricial. Age melhor quando usada em forma de emulsão com microesferas em óleo. Técnica de uso: aspirar o cisto e injetar a emulsão, preferentemente oleosa, de bleomicina. Principal complicação: fibrose pulmonar quando a dose total ultrapassa 400U ou dose simples > 30mg/m². Também se difunde através da parede do cisto nos tecidos circunjacentes, causando fibrose e aderências teciduais. É mais efetiva quando é injetada sob orientação ultra-sonográfica. As doses são muito variadas na literatura (de 0,5mg/kg a 3mg/kg) e, aparentemente, mostram resultados similares. Indicamos maiores concentrações (3mg/kg) para os higromas mais volumosos. A orientação da ultra-sonografia é sempre aconselhável.

O *OK-432* (Picibanil®) é uma preparação incubada e liofilizada de *Streptococcus pyogenes*, grupo A de baixa virulência, tratado com penicilina G-potássica e que perdeu sua habilidade de produzir estreptolisina S. Ao causar dano no epitélio do cisto, causa aderência de suas paredes, prevenindo o reacúmulo de linfa. Apesar de causar esclerose intracística, não ultrapassa a membrana basal do endotélio, mantendo as estruturas adjacentes praticamente intactas, sem fibrose local. Outra ação, em pesquisa mais recente, sugere o aparecimento de permeabilidade tecidual aumentada pela ação intracística de citocinas, agindo como facilitadoras do fluxo linfático e conseqüente redução do volume da lesão. Fatores que contribuem para sua falha são: presença de significante componente microcístico, comprometimento craniofacial maciço e ressecção cirúrgica prévia. Antes do início do tratamento deve ser excluída a alergia à penicilina.

A técnica indicada é a seguinte: diluir 0,1mg até 0,3mg de OK-432 em 10mL de soro fisiológico. Aspirar o conteúdo da lesão e se o volume for < 20mL, ele será recolocado com igual quantidade de OK-432. Quantidade máxima é de 20mL. Com aspiração difícil, o OK-432 é injetado, em poucos locais da lesão, até ela se tornar tensa (não exceder 20mL). As injeções podem ser repetidas a cada seis semanas. Mínima incidência de complicações: sinais flogísticos locais temporários e febre tratável com antitérmicos.

Nos Estados Unidos, *etanol* 90 a 95% tem sido o agente mais freqüentemente utilizado devido a sua eficácia e disponibilidade. Os cistos linfáticos devem ser aspirados sob orientação ultra-sonográfica e etanol injetado neles, com dose aproximada de 1 a 2mL/kg.

■ As vesículas do linfangioma circunscrito, quando se rompem, drenam linfa e podem ocasionar episódios de celulite. O tratamento é realizado com laser de CO_2, mas é quase sempre paliativo, pois existem, freqüentemente, componentes profundos que não são alcançados pelo laser. Porém, inibe o crescimento de novas vesículas cutâneas pela fibrose, resultando em melhor higiene pessoal. A cura exige a excisão da pele e subcutâneo até junto à fáscia.

COMPLICAÇÕES

- Dependentes de sua localização. Ver texto. Disfunção respiratória, disfagia, problemas emocionais, dificuldade de mastigação e deglutição, desenvolvimento da fala, prognatismo mandibular, má-oclusão dos dentes e outras.
- Recorrência: 10 a 20%. Taxa de recorrência aumenta nas lesões supra-hióideas, comprometendo o assoalho da boca.
- Osteólise é uma rara complicação do linfangioma (osteólise linfangiomatosa). É causada pela infiltração e desintegração do osso, deixando somente uma banda fibrosa, presumivelmente o periósteo. Radiografia óssea: aumento da transparência com perda da densidade óssea. Melhores exames: TC e RNM.

- Higroma cístico posterior de nuca pré-natal é comumente associado a anomalias cromossômicas, principalmente síndrome de Turner e trissomias (13,18,21). O pescoço alado da síndrome de Turner pode representar a regressão fetal de um higroma cístico posterior de nuca.

BIBLIOGRAFIA RECOMENDADA

BANIEGHBAL, B.; DAVIES, M. R. Q. Guidelines for the successful treatment of lymphangioma with OK-432. *Eur. J. Pediatr. Surg.*, p. 103-107, 2003.

BROWN, L. R.; REIMAN, H. M. et al. Intrathoracic lymphangioma. *Mayo Clin. Proc.*, v. 61, p. 882-892, 1986.

DEVEIKIS, J. P. Percutaneous ethanol sclerotherapy for vascular malformations in the head and neck. *Arch. Facial Plast. Surg.*, v. 7, p. 322-325, 2005.

OGITA, S.; TSUTO, T.; DEGUCHI, E. et al. OK-432 therapy for unresectable lymphangiomas in children. *J. Pediatr. Surg.*, v. 26, p. 263-270, 1991.

OGITA, S.; TSUTO, T.; NAKAMURA, K. et al. OK-432 therapy for lymphangioma in children: why and how does it works? *J. Pediatr. Surg.*, v. 31, p. 477-480, 1996.

PEACHEY, R. D. G.; LIM, C. C.; WHIMSTER, I. W. Lymphangioma of skin. *Br. J. Derm.*, v. 83, p. 519-527, 1970.

CAPÍTULO 137

Polidactilia

João Carlos Ketzer de Souza

CONCEITO

Número maior de dedos das mãos e/ou dos pés do que o normal. Excesso de dedos. Podem ser dedos rudimentares ou bem formados com tendões, nervos e artérias próprias.

EPIDEMIOLOGIA

- Prevalência geral: 1:700 a 1.000 nascidos vivos.
- Prevalência de polidactilia ulnar completa: 0,014% de todos os nascidos vivos.
- Prevalência: em negros, 1:300 e em brancos, 1:3.000 nascidos vivos.
- Mais freqüente no sexo masculino.
- Polegar acessório é o tipo mais comum dos não-aberrantes e 5º dedo o dos aberrantes.
- Em negros, a duplicação do 5º dedo é dez vezes mais comum do que a do 1º dedo.
- Um dedo supranumerário é denominado hexadactilia.
- É mais herdada do que a sindactilia.
- Qualquer dedo pode estar duplicado.
- Duplicação pré-axial: ao lado do 1º dedo; duplicação pós-axial: ao lado do 5º dedo.
- Polidactilia com orientação correta em ordem decrescente de freqüência: 1º, 3º, 4º, 2º, 5º.
- Em negros, a duplicação do 5º dedo ocorre como anomalia isolada e freqüentemente é bilateral. Em brancos, a duplicação do 5º dedo costuma ocorrer associada a outras anomalias (principalmente sindactilia e braquidactilia) e síndromes.
- Polidactilia do tipo rara é freqüentemente acompanhada por síndromes (1/3 dos casos).
- Polidactilia em geral é pouco associada a outras anomalias congênitas, exceto em síndromes como a trissomia 13 e síndrome de Down (duplicação radial).

CLASSIFICAÇÃO

O tipo e o desenvolvimento do dígito extranumerário dependerão de como o tecido mesodérmico dígito-formativo se encontrava no broto da extremidade, no momento crítico do desenvolvimento.

Polidactilia Pré-axial (Duplicação do Polegar, Posição Radial)

- Prevalência: 0,08 para cada 1.000 nascimentos.
- Polidactilia pré-axial pode estar associada a anomalias vertebrais, ausência da tíbia, fenda palatina, anomalia anorretal.
- Dedos suplementares geralmente têm orientação correta. Aparecem de diversas formas, desde uma simples falange distal bífida à duplicação de todas as falanges ou dedo inteiro.
- Classificação de Wassel (Fig. 137.1)
  - Tipo I: falange distal bífida (2%).
  - Tipo II: falange distal duplicada (15%) (Fig. 137.2).
  - Tipo III: falange proximal bífida e distal duplicada (6%).
  - Tipo IV: falange proximal e distal duplicadas (43%) (Figs. 137.3 e 137.4).
  - Tipo V: metacarpo bífido e falanges proximal e distal duplicadas (10%).
  - Tipo VI: metacarpo e falanges duplicadas (4%).
  - Tipo VII: polegar trifalângico (20%).
- Geralmente unilateral.
- Geralmente esporádica. Quando associada à sindactilia pode ter traço dominante autossômico. Polegar trifalângico pode ser familiar.

Tratamento

É uma anomalia congênita complexa. O tratamento vai necessitar de detalhado conhecimento de anatomia e fisiopatologia dos componentes envolvidos. O ob-

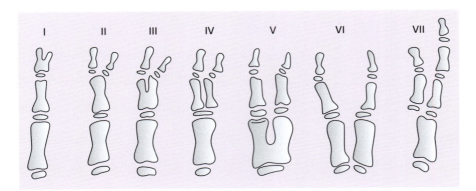

Figura 137.1 – Duplicação do polegar. Classificação de Wassel.

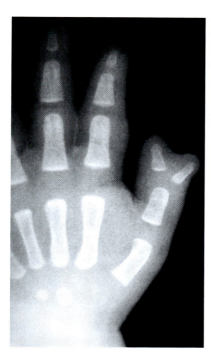

Figura 137.2 – Duplicação de polegar. Radiografia mostra duplicação da falange distal correspondente ao tipo II da classificação de Wassel.

jetivo da cirurgia é a restauração das relações anatômicas, o mais próximo da normalidade. O polegar reconstruído não consegue adquirir normalidade total por causa da hipoplasia associada e defeitos anatômicos graves. As seqüelas são estéticas, como distrofia ungueal, polpa digital hipoplásica e clinodactilia, e funcionais, como rigidez e instabilidade da articulação. Com planejamento cuidadoso e atenção ao detalhe, pode-se conseguir um resultado cosmético e funcional satisfatório.

- Idade da primeira cirurgia: entre 2 e 3 anos.
- Técnicas utilizadas: excisão simples, procedimentos de reconstrução e procedimento de Bilhaut-Cloquet (ressecção central em cunha, pouco utilizada atualmente).
- O polegar com menor função (geralmente o do lado mais radial), deve ser ressecado e os componentes remanescentes reconstruídos. Isso inclui: incisão da pele tipo raquete, secção do tendão do extensor longo do polegar no nível do 1/3 proximal da falange proximal do polegar acessório, secção do tendão flexor longo do polegar acessório próximo à sua inserção, secção dos músculos tênares em suas inserções, abertura da cápsula da articulação metacarpofalângica por incisão transversa, ligadura de vasos e nervos do polegar acessório, ressecção com osteótomo da cabeça alargada do metacarpo para realinhamento, transferência dos tendões do extensor longo e flexor para o polegar remanescente, reinserção dos músculos tênares na base da falange proximal do polegar remanescente, fechamento dos ligamentos colaterais e cápsula, colocação de fio de Kirschner transfixando a articulação metacarpofalângica. Gesso e fio devem ser removidos em quatro semanas.

Polidactilia Central

É rara.

Polidactilia Pós-axial (Posição Ulnar)

- Tipo mais comum. São dedos suplementares aberrantes.
- Variam desde apêndices digitiformes (esboços supranumerários abortivos) sem implantação esquelética, passando por dedos rudimentares (sem tendões, músculos e nervos próprios), aberrantes na direção e lateralmente implantados (sem conexão esquelética ou leve inserção no periósteo)

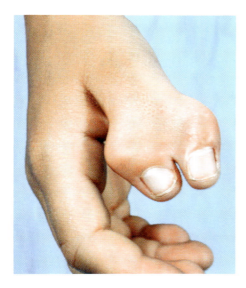

Figura 137.3 – Duplicação de polegar tipo IV da classificação de Wassel.

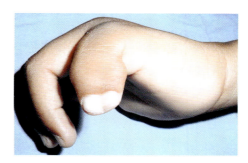

Figura 137.4 – Duplicação de polegar tipo IV da classificação de Wassel. As unhas encontram-se fusionadas.

700 ■ Tecidos Moles e Vasos Sangüíneos

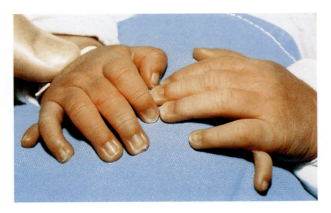

Figura 137.5 – Hexadactilia bilateral do 5º dedo articulada na falange distal do dedo remanescente.

no nível do metacarpo por meio de fino e curto pedículo, até dedo mínimo extra completamente desenvolvido, com falanges e metacarpo.
- Classificação de Stelling e Turek.
  - Tipo I: apêndice digital rudimentar de partes moles sem conexão óssea com o esqueleto da mão, sem ossos, articulações, ou tendões e ligado à mão por pedículo estreito.
  - Tipo II: parte ou todo o dedo duplicado com componentes ósseos cartilaginosos e tendinosos normais, articulando-se com uma falange ou metacarpo alargado ou bífido (Figs. 137.5 e 137.6).

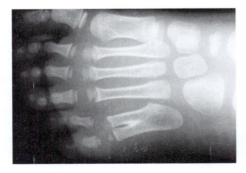

Figura 137.6 – Radiografia do pé, mostrando 5º dedo duplicado implantado em metatarso bífido.

- Tipo III: todo dedo está duplicado com seu próprio metacarpo e todos os componentes e partes moles (raro).

Tratamento

Aspectos Técnicos

- A grande maioria pode ser tratada apenas por exérese simples do dedo rudimentar duplicado (70%).
- Nos casos articulados, a incisão da pele deve ser em forma de raquete. A cirurgia costuma ser indicada entre dois e três anos de idade, exceto se está distorcendo tecidos normais ou restringindo o crescimento de estruturas ósseas adjacentes. Em regra geral, deve ser indicada a ablação do dedo menos útil, menos desenvolvido, ou menos funcional.
- Os músculos hipotênares devem ser desinseridos do dedo extra.
- Identificar os tendões do flexor longo e extensor, que devem ser desinseridos e rebatidos proximalmente.
- Os ligamentos colaterais devem ser dissecados, deixando intactas suas inserções no metacarpo.
- A secção da cápsula deve ser no nível da articulação metacarpofalângica.
- Quando o metacarpo estiver alargado, deve ser ressecada porção da cabeça e diáfise com osteótomo no sentido vertical.
- No caso de dedo angulado, fora do eixo, realizar osteotomia da diáfise do metacarpo para obter-se alinhamento apropriado.
- Os tendões do flexor longo e extensor devem ser transferidos para o dedo remanescente. Os ligamentos colaterais e músculos hipotênares devem ser reinseridos na base da falange proximal, na face ulnar.
- Reparo da cápsula.
- Colocar fio de Kirschner ou agulha longa para fixação interna, por quatro semanas, desde a ponta do dedo até a base do metacarpo.

BIBLIOGRAFIA RECOMENDADA

GANLEY, T. J.; LUBAHN, J. D. Radial polydactily: an outcome study. *Ann. Plast. Surg.*, v. 35, n. 1, p. 86-89, 1995.

RAYAN, G. M.; FREY, B. Ulnar polydactily. *Plast. Reconstr. Surg.*, v. 107, n. 6, p. 1449-1457, 2001.

CAPÍTULO 138

Sindactilia

João Carlos Ketzer de Souza

CONCEITO

Caracteriza-se pela presença de dedos das mãos e/ou pés adjacentes fusionados por falha de separação na vida intra-uterina (Fig. 138.1).

EPIDEMIOLOGIA

- Prevalência: 1:1.000 a 3.000 nascidos vivos.
- Corresponde a 1/3 de todas as malformações das mãos.
- Predisposição sexual: 2M:1F.
- Mais freqüente nas mãos e entre os 3º e 4º dedos. Nos pés é mais freqüente entre os 2º e 3º dedos.
- Freqüência em ordem decrescente (mãos):
  - 3º e 4º dedos (57%).
  - 4º e 5º dedos (26%).
  - 2º e 3º dedos (14%).
  - 1º e 2º dedos (3%).
- É duas vezes mais freqüente na mão esquerda do que na mão direita.
- Bilateralidade: 35%.
- Sindactilia é freqüentemente associada a dedos anormais (braquissindactilia).
- Alta freqüência de anomalias congênitas associadas. Anomalias mais freqüentes, excetuando as de extremidades superiores: sindactilia nos pés (25%) e polidactilia.
- História familiar: 18 a 20%.
- Quando familiar, é transmitida de forma autossômica dominante com penetrância variável.
- Freqüentemente associada a síndromes: Poland, Apert (acrocefalossindactilia) e outras.

EMBRIOLOGIA

O brotamento dos membros superiores surge como pequenas elevações na porção ventro-lateral do corpo perto da quarta semana de vida intra-uterina. Cada brotamento consiste de uma massa de mesênquima derivada do mesoderma somático e coberta por camada de ectoderma.

Os dedos são originários de massas cartilaginosas, que sofrem divisões progressivas destinadas a formar dedos individuais. A mão torna-se distinguível na quarta semana de vida embrionária. A diferenciação da massa mesenquimal em crescimento, em falanges individuais, ocorre entre a quinta e sexta semanas de vida embrionária em um ritmo mais rápido do que o resto da mão. Na sétima semana, os dígitos já estão formados separadamente, apresentando fendas bem demarcadas entre eles. No final do período embrionário (primeiras sete semanas de vida) todos os elementos da mão estarão formados. Somente maturação e crescimento resultarão subseqüentemente.

CLASSIFICAÇÃO

Sindactilia Primária ou Embrionária (Não-divisão)

- Cutânea, simples, ou membranosa: dígitos normais e fusionados somente por tecidos moles (Fig. 138.2). Pode ser de apenas dois, ou múltiplos dígitos sem deformidade postural. Pode ser completa (membrana estende-se até a ponta dos dedos), ou incompleta. Anomalias associadas: fenda palatina, paralisia facial. Freqüência: 50%.
- Complexa ou complicada: dígitos anormais com conexões que podem estender-se a outros tecidos (neurovasculares ou musculoesqueléticos). Freqüência: 35%.
  - Tecidos moles e unhas.
    - Sinoníquia: fusão das unhas.
    - Múltiplos dígitos com deformidades posturais. São casos de sindactilias simples com deformidades congênitas associadas nos dedos sindáctilos, ou em outras partes da mão. As deformidades mais comuns são: clinodactilia

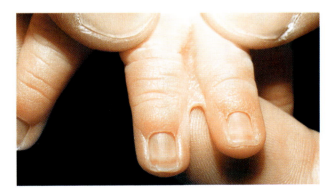

Figura 138.1 – Sindactilia cutânea incompleta.

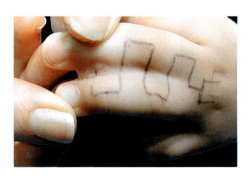

Figura 138.2 – Sindactilia simples cutânea quase completa.

(curvatura lateral de um dígito), braquidactilia (encurtamento anormal de um dígito), ectrodactilia (ausência parcial ou completa de um dígito), sinfalangismo (fusão das articulações interfalângicas sindáctilas), encurtamento volar congênito dos tecidos moles (hipodesenvolvimento da pele volar da palma da mão e dedos).
- Cutâneo-óssea ou esquelética (falanges distais unem-se pela porção óssea).
- Fusão associada a síndromes.

Na *síndrome de Apert* (acrocefalossindactilia) encontra-se sindactilia complicada e desorganizada dos quatro membros com anormalidades craniofaciais e retardo mental. Presença de sinostose das suturas cranianas. Prevalência: 1:200.000 nascidos vivos. Distúrbio genético com herança dominante forte. A cabeça adquire forma de bico, alongada verticalmente no diâmetro ântero-posterior, olhos protuberantes com divergência do eixo transverso, estrabismo, deficiência visual progressiva, alguns são retardados mentais, a mão adquire forma de colher com sindactilia complexa. Existência de íntima fusão óssea ou cartilaginosa dos elementos esqueléticos dos dedos sindáctilos (os três dedos centrais estão fundidos com união óssea interdigital e unha comum). Pode haver hipodesenvolvimento de um dos dedos sindáctilos (ectrodactilia parcial) e anormalidades de tendões, articulações e de suplementação nervosa. A deformidade costuma ser bilateral (Fig. 138.3). Os pés freqüentemente apresentam sindactilia completa de todos os dedos.

Braquissindactilia na *síndrome de Poland*. Essa síndrome é formada pela ausência de mama e/ou mamilo, hipoplasia da porção costoesternal do músculo peitoral maior e das cartilagens costais e/ou costelas (2ª, 3ª e 4ª), comprometimento da mão ipsilateral (braquissindactilia). Alguns desses componentes podem não estar presentes.

Sindactilia Secundária (Refusão)

Freqüência: 15%.

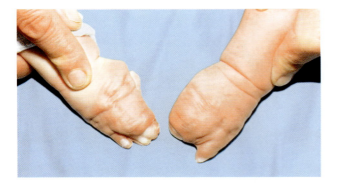

Figura 138.3 – Sindactilia bilateral complexa da síndrome de Apert. Há íntima fusão dos dedos sindáctilos.

- Cutânea.
  - Fusão terminal.
  - Associada a amputação digital.
- Esquelética.
  - Acrossindactilia: sinostose parcial da(s) falange(s) na(s) extremidade(s) do(s) dedo(s). Extremidades dos dedos sindáctilos estão fusionadas, permanecendo *clefts* ou túneis epiteliais proximais à fusão dos dedos sindáctilos. Os dígitos podem ser atróficos distalmente aos anéis de constrição, pode ocorrer ausência da falange distal, muitas vezes com ausência das unhas. Bandas de constrição circunferencial estão, freqüentemente, associadas. Anomalias associadas: fenda palatina, lábio leporino, esterno em forma de funil.
  - Mão em forma de luva: sindactilia de todos os dedos associados a ausência ou deformidade da porção distal dos dedos.
  - Outras.

FISIOPATOLOGIA

Sindactilia Primária

Para uma anomalia estabelecer-se, a força dominante deve agir antes de a diferenciação ocorrer (no caso, antes da sétima semana). Essa interferência poderá ser de natureza genética (controlada por um gene de um ou ambos os pais, ou como mutação que aparece pela primeira vez, mas que subseqüentemente será transmitida como um trato herdado), ou por agente teratogênico estranho (infecção materna, drogas teratogênicas, agentes físicos como raios X, falta de oxigênio).

Portanto, se ocorrer alguma interferência ocasionada por um gene alterado ou agente teratogênico, o processo de divisão será retardado ou até suspenso, resultando em sindactilia simples ou complexa, dependendo do tempo ou intensidade da ação teratogênica ou penetrância do fator genético.

O mesmo fator genético ou teratogênico poderá também afetar outras áreas de desenvolvimento do embrião, resultando em outras anomalias simultâneas com aparecimento de síndromes.

Sindactilia Secundária

A diferenciação do mesênquima em falanges individuais ocorre em torno da quinta e sexta semanas. Portanto, o tempo crítico para a formação de sindactilia óssea é em torno da quinta semana. Complicações vasculares ou causadas por outros mecanismos podem alterar ou destruir partes em desenvolvimento e produzir necrose. Os restos de necrose podem se autoamputar ou fundir-se durante o processo de cicatrização, formando sindactilias secundárias. O acolamento dos dedos em geral é distal (acrossindactilia). Essas sindactilias secundárias são, freqüentemente, causadas por bridas amnióticas congênitas de constrição, ou pela herniação de dígitos através do saco amniótico.

TRATAMENTO

Idade Ideal

Tem sido indicado o tratamento aos três anos de idade pelos seguintes motivos:

Nessa idade a mão já perdeu suas características infantis, tem mais tecido adiposo e está mais funcionalmente matura.

Contra-indicado o reparo antes dos 18 meses de idade. Se for operado precocemente, poderá ocorrer a migração dos *clefts* distalmente acompanhando o crescimento da criança, podendo necessitar de uma ou mais revisões.

Exceção

Quando a sindactilia compromete o crescimento de um dos dedos (levando à sua flexão). Isso ocorre quando há fusão óssea ou união fibrosa das falanges distais, proporcionando comprimento desigual entre os dedos e articulações correspondentes em diferentes níveis. Nesses casos, pode-se realizar a separação até o nível da articulação interfalângica distal, recobrindo o defeito com enxerto, deixando a separação completa dos dedos para cirurgia posterior, ou corrigi-la completamente por volta dos 12 meses de idade.

Objetivos do Tratamento

- Produzir uma comissura elástica entre os dedos envolvidos, cosmeticamente similar aos dedos normais.
- Incisão da pele em ziguezague para diminuir a contratura.
- Cobrir as porções adjacentes dos dedos envolvidos com pele flexível que não limite seus movimentos.
- Utilizar enxertos livres para cobrir áreas desnudas.
- Usar técnica cirúrgica minuciosa.
- Criar unhas de aspecto normal.
- Corrigir deformidades ósseas.

Técnica Preferencial

Combinação de pele local e enxertos de pele total. Retalhos dorsal e volar (forma triangular ou retangular) são usados para confeccionar a comissura. A largura do retalho dorsal é definida pela distância entre a cabeça dos metacarpianos. O retalho dorsal deve ser sempre maior do que o retalho volar. Tem sido considerado ideal a reconstrução da comissura com um simples retalho retangular dorsal. Os dedos são separados por incisões dorsais e ventrais em ziguezague, formando pequenos retalhos triangulares que minimizam a tendência de contratura cicatricial por flexão. Esses retalhos são aproximados e as áreas desnudadas remanescentes são cobertas com pequenos enxertos de pele (Fig. 138.4).

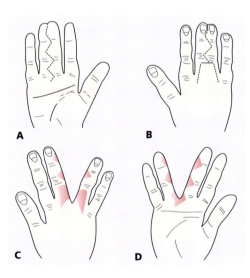

Figura 138.4 – (A – D) Técnica de correção de sindactilia. Os dedos são separados por incisões dorsais e ventrais em ziguezague, formando retalhos que devem ser aproximados e as áreas desnudadas cobertas com enxertos de pele total.

BIBLIOGRAFIA RECOMENDADA

BLACKFIELD, H. M.; HAUSE, D. P. Syndactylism. *Reconst. Plast. Surg.*, v. 16, p. 37-46, 1955.

EATON, C. J.; LISTER, G. D. Syndactyly. *Hand Clin.*, v. 6, p. 555-575, 1990.

ENTIN, M. A. Syndactyly of upper limb. *Clin. Plast. Surg.*, v. 3, p. 129-140, 1976.

EVANS, D. M. Syndactyly. In: SPITZ, L.; NIXON, H. H. (eds.). *Rob & Smith's Operative Surgery*. 4. ed. London: Butterworths, 1988. p. 669-677.

SEÇÃO 12

CAPÍTULO 139

Síndrome da Constrição Anelar Congênita

João Carlos Ketzer de Souza

CONCEITO

Deformidades constritivas mecânicas em forma de anel nos membros superiores e inferiores que ocorrem durante o desenvolvimento fetal. São compostas por um amplo espectro de deformidades congênitas, variando desde constrições anelares simples até defeitos mais complexos, como amputações de membros e defeitos da cabeça e face.

FISIOPATOLOGIA

Teoria principal: presença de bandas amnióticas ao redor de uma extremidade causando isquemia local e necrose. Haveria ruptura prematura do âmnio, redução do volume do líquido amniótico, contração da musculatura uterina e formação subseqüente de bandas fibróticas das membranas residuais que poderiam enredar-se no feto, principalmente extremidades, e até mesmo serem deglutidas por ele. O desenvolvimento do embrião ocorre dentro de duas cavidades: amniótica e coriônica. Com o desenvolvimento, o âmnio pressiona o espaço extracelômico. A incompleta obliteração do espaço extracelômico torna o âmnio mais frágil, sujeito à ruptura espontânea ou traumática. Com a ruptura, ocorre um oligoidrâmnio transitório por causa do extravasamento do líquido amniótico. A diminuição do espaço permite que as bandas flutuantes possam, mais facilmente, enlaçar alguma parte em desenvolvimento do corpo. Essas bandas vão causar fissuras, acrossindactilia e amputações. Se as bandas forem deglutidas, poderão causar fissuras faciais e deficiências no palato.

Teoria alternativa: defeito local intrínseco resultante de falha de desenvolvimento de massas mesodérmicas embrionárias, ou hemorragia local ocasionando necrose dos tecidos superficiais. Área com necrose curaria com formação de cicatriz circunferencial.

EPIDEMIOLOGIA

- Prevalência: 1:5.000 a 15.000 nascidos vivos.
- Herança esporádica.
- Sem predisposição sexual.
- Baixa freqüência de anomalias associadas. A anatomia proximal ao defeito costuma ser normal.
- Defeitos associados: ausência de dedos, pés tortos, presença de anéis constritores em outras partes do corpo, amputações.
- A ocorrência de anormalidades faciais (10% dos casos) pode ser coincidência ou pode estar relacionada à menor quantidade de líquido amniótico ou deglutição das membranas.

CLASSIFICAÇÃO DE PATTERSON[1]

- Constrição anelar simples.
- Constrição anelar com deformidade distal e/ou linfedema.
- Constrição anelar com fusão de tecidos moles distais (desde sindactilia até acrossindactilia).
- Amputação intra-uterina.

ACHADOS CLÍNICOS

- As bandas amnióticas costumam constringir, trançar, enlaçar e amputar dedos que protraem pela ruptura do âmnio. Nas mãos, as amputações digitais comprometem, mais freqüentemente, os 2º, 3º e 4º dedos (dígitos centrais mais longos das mãos), enquanto que nos pés são mais observadas as amputações do 1º dedo. As bandas fibrosas que envolvem os dedos ou membros podem causar desde endentações superficiais da pele e subcutâneo até a formação de sulcos circunferenciais profundos estendendo-se até a fáscia profunda e ossos. Se a constrição for considerável, veias, artérias, linfáticos e nervos poderão estar comprometidos. As estruturas neurovasculares estão, geralmente, comprimidas distalmente à zona constritiva. Pode haver progressão para edema distal, sintomas neurológicos e insuficiência vascular periférica.
- As manifestações clínicas mais comuns incluem as constrições congênitas anelares distais, amputações intra-uterinas e acrossindactilias. A acrossindactilia ou sindactilia fenestrada está freqüentemente associada a amputações distais. Há uma fusão de dígitos adjacentes com a formação de um sínus interdigital proximal (Fig. 139.1).
- Anormalidades adicionais incluem dedos membranosos, linfedema progressivo, pés tortos, discrepância de crescimento dos membros, paralisia de nervos periféricos, unhas distróficas, lábio leporino, fenda palatina e muitas outras. A discrepância de crescimento dos membros inferiores tem sido observada em membros envolvidos por bandas amnióticas com aparecimento de déficits funcionais.

TRATAMENTO

Varia de acordo com gravidade, número de dedos fusionados, número de dedos funcionais, presença ou ausência do polegar.

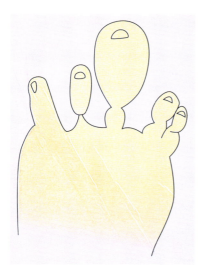

Figura 139.1 – Diagrama da principais conseqüências das bandas anelares, como linfedema distal, sindactilia e seio interdigital proximal.

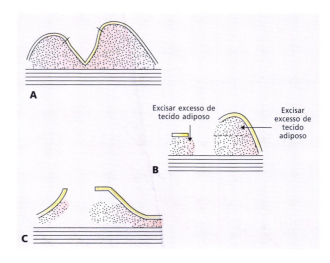

Figura 139.2 – (A – C) Excisão da constrição anelar com remoção do tecido adiposo em excesso, deixando um retalho de gordura que é mobilizado para ocupar o defeito criado pela excisão da constrição.

- Objetivos do tratamento cirúrgico: prevenir ou aliviar linfedema distal, separar fusão distal associada, remover zona de constrição (para melhorar a aparência).
- Técnica cirúrgica.
  - Excisão da constrição anelar. A profundidade do sulco deve ser completamente excisada. Nos casos de constrição rasa, costuma ser suficiente a liberação de apenas 50% da circunferência do dedo. Outras vezes não é necessário o tratamento cirúrgico.
  - Excisão do excesso de tecido adiposo dos bordos dissecados da pele, que deve avançar no defeito para corrigir deficiências no contorno. Tecido adiposo ventral e dorsal é removido, retendo uma "língua" de gordura que é mobilizada para cobrir o defeito criado pela remoção da zona de constrição (Fig. 139.2).
  - Constrições profundas com edema associado distal à banda e circulação diminuída devem ser corrigidas imediatamente para evitar a gangrena.
  - Nessas constrições mais profundas realiza-se zetaplastia circunferencial na altura da linha látero-medial do dígito.
- A dissecção deve ser cuidadosa para evitar lesão de nervos, artérias, veias e tendões.

REFERÊNCIA BIBLIOGRÁFICA

1. PATTERSON, T. J. S. Congenital ring constrictions. *British J. Plast. Surg.*, v. 14, p. 1-31, 1961.

BIBLIOGRAFIA RECOMENDADA

BONET, H. B.; ATAR, M. F.; ECHAZÚ, M. E. Síndrome de bridas amnióticas. *Arch. Argent. Pediatr.*, v. 100, p. 240-244, 2002.
KNOWLES, S. The amniotic band syndrome. *J. Paediatr. Child. Health*, v. 27, p. 72-73, 1991.
LIGHT, T. R.; OGDEN, J. A. Congenital constriction band syndrome. Pathophysiology and treatment. *J. Biol. Med.*, v. 66, p. 143-155, 1993.

CAPÍTULO 140

Principais Cistos e Tumores Benignos dos Tecidos Moles

João Carlos Ketzer de Souza

Razões para se realizar a cirurgia:

- Cosméticas.
- Prevenir infecção ou inflamação tardia.
- Diagnóstico diferencial com lesões malignas.

CISTOS EPIDERMÓIDES

São cistos de inclusão da epiderme sem anexos da pele ou elementos mesodérmicos. Constituídos inteiramente por epitélio escamoso estratificado. Situam-se na derme, raramente no subcutâneo. Têm parede fina e ruptura é comum e, nesse caso, sempre acompanhada por massa inflamatória dolorosa. A grande maioria é de etiologia congênita.

Resultam da proliferação de células epiteliais dentro de um espaço circunscrito da derme.

Lesão da pele pode produzir cistos epidermóides adquiridos por implantação de epitélio na derme.

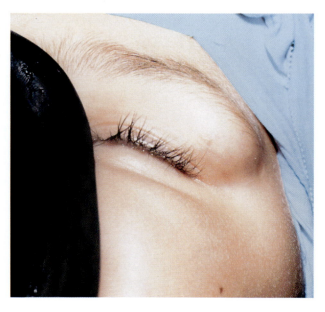

Figura 140.1 – Cisto dermóide de ângulo externo no supercílio esquerdo.

Composição

Constituídos de células epiteliais compactadas. Podem sofrer desintegração em *debris* amorfos em forma de queijo com gordura de colesterol. São constituídos de material gorduroso, pegajoso, esbranquiçado, com forma de cera, porém sem o cheiro rançoso do cisto sebáceo. Podem também tornar-se duros, queratinizados e até calcificados.

- Locais de predileção: face, pescoço e tronco.
- Características clínicas.
  - Ausência de comunicação com a pele, como tem o cisto sebáceo.
  - Aderentes à superfície e não aos planos profundos.
  - Indolores.
  - Medem 0,5 a 5cm de diâmetro

Tratamento

Excisão do cisto. Por meio de mini-incisões ou micro-incisões os cistos são esvaziados de todo seu conteúdo por expressão, a cápsula do cisto é liberada e removida através da pequena incisão de pele. Caso a cápsula não possa ser adequada e totalmente retirada, deve se realizar excisão formal, aumentando a incisão da pele e dissecando o cisto dos tecidos circunvizinhos.

CISTOS DERMÓIDES

São cistos revestidos por epitélio e com variados anexos cutâneos, localizados no subcutâneo, resultantes da seqüestração de pele ao longo das linhas embriológicas de fechamento do corpo humano. É todo o tegumento externo (epiderme, derme e anexos) que está encravado no subcutâneo. Essa invaginação ectodérmica pode passar desapercebida ou estacionária durante muitos anos. O cisto pode crescer pelo desenvolvimento de pêlos, acúmulo de produtos de escamação e secreção sebácea.

Sem predileção sexual.

Locais de predileção: cabeça (principalmente no ângulo externo do supercílio e região nasal) e pescoço (linha média junto ao hióide) correspondendo a 85% do total. Mais freqüente junto ao supercílio esquerdo (Fig. 140.1). Teoricamente, podem existir em qualquer ponto de fusão da linha média do corpo.

Composição

Conteúdo constituído por massa amarelo-clara, gordurosa e pultácea, fraco odor rançoso, formada por mistura opaca de sebo, suor, células epiteliais descamadas e pêlos.

- Características clínicas:
  - Livres, não aderentes à pele.
  - Indolores.
  - Pele inalterada, desliza em sua superfície.

- Há sempre certa fixação profunda.
- Superfície lisa, forma esférica ou ovóide, consistência variando de elástica à mole, irredutíveis, não compressíveis.
- Quando aderentes aos ossos: podem ser movidos minimamente sob a superfície do osso.
- Cistos intradiplóicos: não podem se mover sob a superfície do osso e adquirem forma hemisférica.
- Conexões com as superfícies ósseas.
  - Aderentes à superfície óssea por simples trato fibroso.
  - Fixos à superfície óssea com pequena depressão cônica.
  - Intradiplóicos, com prolongamento subjacente ao osso, ou mesmo inteiramente incluídos debaixo da superfície óssea.

Tratamento

Excisão do cisto por mini-incisão ou dissecção formal.

EPITELIOMA CALCIFICADO DE MALHERBE, PILOMATRICOMA, PILOMATRIXOMA OU TRICOMATRICOMA

São tumores benignos da matriz, córtex e bainhas das raízes internas dos cabelos. Localizam-se na derme e no subcutâneo.

Origem

Derivados das células da matriz do cabelo ou células epiteliais primitivas semelhantes às da matriz do cabelo, que podem mumificar-se ou até calcificar.

- Locais de predileção: cabeça (principalmente face), pescoço, extremidades superiores e tronco.
- Epidemiologia.
  - Sem predileção sexual.
  - Raramente são múltiplos (5%).
  - Pico de freqüência: 7 anos (7 a 13 anos).
  - Cinqüenta por cento em crianças.
  - Aproximadamente 75% dos pilomatricomas humanos apresentam mutações no gene *CTNNB1*.
- Características clínicas.
  - Tumores de consistência dura a pétrea (por calcificação ou ossificação), indolores (alguns raramente podem demonstrar dor à compressão), superfície irregular, aderidos à pele e não aderidos ao subcutâneo. Têm forma ovóide ou arredondada, a pele suprajacente pode ser normal ou ligeiramente corada com um matiz azul-avermelhado. A lesão mede aproximadamente 1 a 3cm de diâmetro.
  - Calcificação ocorre em 90% dos casos e ossificação em 10%.
  - Sinal clínico patognomônico: a distensão da pele local sobre o tumor forma ângulos irregulares, dando um aspecto multifacetado à lesão, da mesma forma que se observa a estrutura básica de uma barraca coberta de lona ou couro animal.

Tratamento

Excisão da lesão com curetagem de fragmentos residuais da massa.

LIPOMAS

Tumores benignos localizados no subcutâneo, formados por crescimento local excessivo de gordura. Nota-se um aglomerado de células adiposas com hiperplasia, distendidas por gordura (Fig. 140.2).

Composição

Compostos por lóbulos formados por agrupamentos de células adiposas separadas por septos de tecido conjuntivo frouxo. As células formam vesículas volumosas cheias com uma grande gota de gordura. Os lóbulos mais volumosos e mais moles, que são mais facilmente perceptíveis, dão a sensação de pseudoflutuação.

- Características clínicas.
  - Moles, sem flutuação, ou com sensação de pseudoflutuação, depressíveis, multilobulados, móveis aos planos profundos e superficiais, indolores, limites imprecisos (confunde-se com o tecido gorduroso vizinho), com pele suprajacente normal, forma hemisférica ou discóide (achatada) porque geralmente estão presos entre dois tecidos mais resistentes, como pele e fáscia muscular, a superfície parece livre, porém com compressão delicada, revela que é lobulada, irredutíveis e com sinal de deslizamento (ao

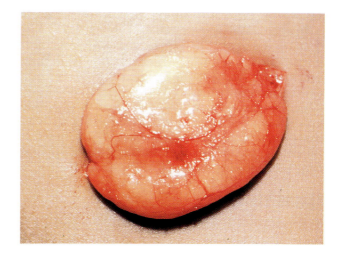

Figura 140.2 – Aspecto cirúrgico de lipoma.

SEÇÃO 12

pressionar-se a extremidade da tumefação, ela desliza debaixo do dedo).
- É freqüente a ocorrência de outros lipomas em outras áreas.
- Não é muito freqüente em crianças. Apenas 6% dos tumores de tecidos moles nas primeiras duas décadas de vida são derivados de tecido adiposo.
- Locais de predileção: pescoço e tronco.
- Tumores gordurosos: lipomas, 70%; lipoblastoma, 30%.

Lipoblastoma é um tumor benigno mesenquimatoso raro de células adiposas que pode apresentar-se sob duas formas: lesão localizada bem circunscrita (lipoblastoma), ou lesão multicêntrica originando-se em tecidos moles profundos e com padrão infiltrativo (lipoblastomatose). Esse tumor de células adiposas imaturas, que continua a proliferar no período pós-natal, geralmente ocorre antes dos três anos de idade (90%), tem predileção pelo sexo masculino (3:1), é mais freqüente nas extremidades inferiores (70%), não dá metástases, porém pode causar recorrência (25%), principalmente quando excisado incompletamente. Os meios de investigação do lipoblastoma difuso baseiam-se na ultra-sonografia (densidade consistente com gordura), ressonância nuclear magnética (lesões lobuladas e sinal compatível com tecido adiposo) e biópsia nos casos duvidosos. Microscopicamente são formados de lóbulos constituídos de células gordurosas imaturas e maturas, células mesenquimais primitivas e lipoblastos típicos. Os lóbulos são separados por trabéculas fibrosas contendo numerosos pequenos vasos sangüíneos, fibroblastos e colágeno. O diagnóstico diferencial microscópico com lipossarcoma mixóide (raro em crianças) pode ser difícil. A análise do cariótipo pode ajudar no diagnóstico diferencial, pois o rearranjo do cromossomo 8 (8q11-13) é característico do lipoblastoma. Lipoblastoma pode, eventualmente, diferenciar-se em lipoma maturo. O tratamento é realizado por ressecção sem comprometimento funcional da área de origem, reexcisão cirúrgica pós-avaliação da extensão da doença por ressonância nuclear magnética ou lipoaspiração.

Outro tipo raro corresponde ao *angiolipoma infiltrante*, que é um tumor benigno do tecido adiposo intensamente vascularizado e que tende a infiltrar tecido ósseo, neural, muscular e fibrocolágeno. É não-encapsulado, ou parcialmente encapsulado, constituído de lipócitos maturos e rica rede de vasos invadindo os tecidos circunvizinhos. Nos elementos adiposos ou vasculares não são vistos achados malignos como figuras mitóticas, pleomorfismo, ou atipia.

CISTOS SEBÁCEOS

São cistos formados pela distensão da glândula sebácea, causada pelo acúmulo de produtos de sua secreção. Localizam-se no subcutâneo. Freqüentemente são múltiplos.

Etiologia

Obliteração do canal excretor de uma glândula sebácea ou do orifício de um folículo piloso devido a atritos repetidos, irritações continuadas ou falta de higiene. A glândula, não podendo eliminar os produtos secretados, começa a distender.

Conteúdo

Células epiteliais degeneradas e resíduos granulogordurosos com aspecto de manteiga.

- Características clínicas.
  - Cisto de superfície lisa, bordos bem definidos, fixos à pele, móveis profundamente, forma arredondada, com pequeno orifício geralmente visível na superfície da pele (canal obstruído), consistência mole a elástica, odor rançoso, medindo aproximadamente 0,5 a 5cm de diâmetro.
- Locais de predileção: face (principalmente couro cabeludo em 90% e lóbulo da orelha) e pescoço.

CISTOS SINOVIAIS

São espaços císticos contendo líquido sinovial, revestidos por membranas oriundas de articulações, bainhas de tendões, ou bolsas sinoviais.

Classificação

- Bolsas sinoviais.
- Cistos tenossinoviais (gânglio sinovial).
- Cistos artrossinoviais (cisto de Baker), quase inexistentes em crianças.

Etiologia

Geralmente causados por trauma maior ou pequenos traumas repetidos, exercícios excessivos (mais freqüentes em meninos, pois costumam ter maior atividade física com contrações musculares mais vigorosas do que as meninas, causando inflamação das bolsas sinoviais).

Bolsas Sinoviais

São cavidades cheias de líquido claro, viscoso semelhante ao sinovial, revestidas por endotélio achatado ou plano semelhante à bainha sinovial e que se desenvolvem entre tendões, ossos e pele para permitir melhor movimentação dessas estruturas. Quando houver trauma e inflamação dessas estruturas, aparecerá distensão sinovial dessa bolsa. Na criança, a bolsa profunda que costuma causar problemas é a do tendão do músculo semimembranoso, situado entre os tendões do músculo semimembranoso e do gêmeo interno (gastrocnêmio) e a face póstero-medial do côndilo femoral.

- Localização.
  - Situação anatômica medial à fossa poplítea, freqüentemente colocado acima do nível da linha articular (Fig. 140.3).
- Características clínicas.
  - Consistência firme, fixo profundamente, não aderido à pele.
  - Freqüentemente transiluminável.
  - Pode causar interferência com os movimentos, particularmente flexão do joelho.
  - À compressão e flexão da articulação do joelho parece desaparecer a bolsa, pois costuma deslocar-se para recessos mais profundos entre os tendões.
  - Geralmente assintomáticos.
  - Algumas vezes apresentam dor, parestesias distais, ou dificuldade de flexão do joelho pelo tamanho do cisto, quando grande.
  - Não apresentam doença articular associada.
  - Desaparecimento espontâneo freqüente (± 70% regridem em 20 meses).
- Prevalência.
  - Predominância no sexo masculino: 2M:1F.
  - Pico de freqüência é na primeira década: entre cinco e sete anos.
- Tratamento cirúrgico.
  - Dúvida diagnóstica.
  - Cisto persistente aumentando de volume.
  - Cisto que não resolve com o tempo.
  - Cisto persistente com sintomas de dor e pressão.
- Recorrência pós-cirurgia: ± 20%.

Gânglios Sinoviais

Degeneração cística mixomatosa do tecido fibroso encontrado junto às articulações e bainhas tendinosas, principalmente dos tendões extensores. A cápsula consiste de tecido fibroso denso contínuo ao tecido conetivo circunvizinho, contendo em seu interior material mucóide, viscoso-claro, gelatinoso, rico em ácido hialurônico.

- Localização: a maioria é encontrada onde existe grande quantidade de tecido fibroso (em geral em torno das articulações). Porém, podem crescer em qualquer local. Em 90% crescem junto à superfície dorsal (entre os tendões extensores) e palmar-radial (em relação ao tendão flexor radial do carpo e artéria radial) das articulações do punho e nas mãos (junto às articulações metacarpofalângicas e interfalângicas).
- Características clínicas.
  - Tamanho médio: 1 a 2cm, no máximo. Esses gânglios sinoviais pequenos tendem a ser tensos, parecendo sólidos.
  - Consistência varia de firmes (pequenos) a moles (maiores e mais raros).

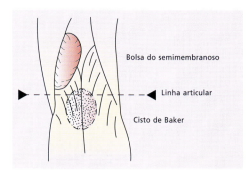

Figura 140.3 – Bolsa sinovial do semimembranoso acima da linha articular.

- Geralmente indolores. Podem raramente causar dor ou desconforto local, às vezes com irradiação para o braço.
- Esféricos, superfície lisa, bordos nítidos. Alguns são multilobulados e parecem uma coleção de cistos.
- Alguns desaparecem entre as estruturas mais profundas à compressão, dando a falsa impressão de que seu conteúdo sofreu redução para o interior da articulação. Geralmente ficam proeminentes ao flexionar o punho e desaparecem parcial ou totalmente ao estendê-lo.
- Fixos profundamente e móveis em relação à pele suprajacente. Logicamente a mobilidade dependerá muito da extensão e natureza de sua fixação profunda (cápsula articular, tendão ou septo intramuscular).
- Prevalência.
  - Mais comuns em meninas: 1,7F:1M.
  - Após os dez anos de idade.
- Tratamento.
  - Indicada cirurgia somente no evento de sintomas importantes e cisto persistindo por mais de um ano.
- Recorrência pós-cirurgia: ± 1/3 dos casos.

Cistos Artrossinoviais ou Cistos de Baker

Raríssimos em crianças e freqüentes em adultos. Divertículos de pulsão da membrana sinovial da articulação do joelho através de um hiato da cápsula articular causados por patologia crônica da articulação. Localizam-se abaixo da linha articular do joelho.

BIBLIOGRAFIA RECOMENDADA

BINGUL, O.; GRAHAM, J. H.; HELWIG, E. B. Pilomatrixoma (calcifying epithelioma) in children. *Pediatrics*, p. 233-240, 1962.

HOWARD, R. Congenital midline lesions: pits and protuberances. *Pediatr. Ann.*, v. 27, p. 150-160, 1998.

NELSON, C. L.; SAWMILLER, S.; PHALEN, G. S. Ganglions of the wrist and hand. *JBJS*, v. 54, p. 1459-1464, 1972.

CAPÍTULO 141

Seio Pilonidal

João Carlos Ketzer de Souza

CONCEITO

Processo infeccioso que forma uma cavidade pseudocística no tecido celular subcutâneo, situado na linha média da região sacrococcígea do adulto jovem e púbere. Podem surgir um ou mais trajetos fistulosos secundários, que vão se abrir na pele, na linha mediana ou paramediana. São revestidos por epitélio escamoso estratificado, podendo estar recobertos por tecido de granulação.

EPIDEMIOLOGIA

- Predominância no sexo masculino (3 a 4M:1F).
- Idade mais prevalente: dos 15 aos 25 anos. Parece que os hormônios sexuais exercem um papel fundamental sobre as glândulas pilossebáceas.
- Mais freqüentes na presença de hipertricose, indivíduos com pobre higiene, obesos, caucasianos, raro em negros, praticamente inexistentes em asiáticos.
- Relação com algumas profissões ou exercícios físicos que causam traumatismo da área sacrococcígea.
- Geralmente curam-se de forma espontânea após os 40 anos de idade.
- Distância aproximada do ânus: 3,5 a 6cm.
- Taxa de recidiva global: 10%.

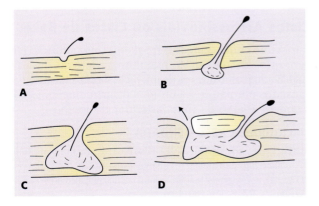

Figura 141.1 – (A) Penetração de pêlo no subcutâneo, reação granulomatosa (B) e formação de uma cavidade (C). Decomposição dos pêlos, formação de trajetos secundários (D). Outros pêlos podem penetrar na cavidade, pelo processo de rolamento. Adaptado de Berger et al.[1]

ETIOPATOGENIA

A etiologia é controversa.

- A teoria de origem congênita baseia-se em um defeito de fusão do embrião no nível da rafe mediana da região sacrococcígea (falha no mesoblasto), resultando em retenção de folículos pilosos. Essa teoria é improvável, pois raramente pode ser encontrado algum *reliquat* embrionário, não há comunicação com a dura-máter e o revestimento do seio é composto somente de tecido de granulação.
- A teoria de origem adquirida (a mais aceita atualmente) baseia-se na penetração de pêlo na área subdérmica e subcutâneo com conseqüente reação granulomatosa. Provavelmente causado por traumas repetidos na região sacrococcígea. A cavidade do cisto é constituída por tecido de granulação, sem nenhum elemento cutâneo elaborado e nenhum folículo piloso. O pêlo encontra-se com sua porção distal orientada para o interior da cavidade do cisto. Os passos da formação do seio seriam: penetração cutânea da extremidade do pêlo, formação de uma cavidade no tecido subcutâneo, aumento da cavidade que passa a conter fragmentos decompostos do pêlo (nesse momento já solto) e formação de fístulas secundárias (Fig. 141.1). Traumas e movimentos repetidos dos músculos glúteos exercem um efeito de sucção, rolamento e pressão sobre outros pêlos livres que podem penetrar na cavidade cística formada. Por essa teoria, não seriam necessárias grandes excisões cirúrgicas.

QUADRO CLÍNICO

Os casos sem infecção são praticamente assintomáticos, podendo encontrar-se leve abaulamento na região sacrococcígea, ou saída crônica de secreção pelo trajeto fistuloso.

Os casos com infecção apresentam dor perianal, dificuldade de deambulação e de sentar, desconforto, febre, drenagem mucóide a purulenta. Podem formar abscessos, com sinais e sintomas clássicos.

TRATAMENTO CIRÚRGICO

Os principais objetivos do tratamento cirúrgico são o de encurtar o período de cicatrização e convalescença e evitar a recorrência da doença.

Os casos com celulite ou formação de abscesso podem necessitar de tratamento com antibióticos ou incisão e drenagem da área. A incisão deve ser longitudinal, o pus drenado e os pêlos encontrados retirados. Se associado a curetagem, diminui a recidiva.

- Medidas gerais no tratamento definitivo: posição prona, região sacrococcígea elevada, nádegas separadas por faixas de esparadrapo. O uso de antibióticos é controverso. Temos utilizado de forma profilática. No pós-operatório, os pêlos devem ser raspados semanalmente por seis meses e mantidos intensivos cuidados de higiene com banhos duas vezes/dia, principalmente quando utilizado o método aberto. As taxas de infecção e recidiva são extremamente variáveis, dependendo dos autores e das técnicas que preconizam. A tendência é para a realização de cirurgias mais econômicas e fechamento primário.

- Métodos abertos: não é feita sutura cirúrgica, aguardando cicatrização por segunda intenção. A incisão deve ser afunilada ou biselada para dificultar o fechamento precoce da pele sobre a área excisada.
  - Cirurgia de Lord-Millar: consiste em excisão limitada da cavidade e das fístulas com extração dos pêlos e *debris*. São importantes os cuidados intensivos de higiene e depilações freqüentes.
  - Excisão ampla: em monobloco com remoção da cavidade e trajetos até a fáscia pré-sacra. Curativos diários. A granulação ocorre de dentro para fora. Tempo de cicatrização: ± 60 dias.
- Método semifechado ou semi-aberto ou técnica de marsupialização: após excisão limitada, o fundo do cisto ou a fáscia pré-sacra são curetados, a borda da pele é suturada com pontos separados ao fundo do cisto ou fáscia pré-sacra. O subcutâneo é recoberto, reduzindo a área a cicatrizar. Tempo de cicatrização: ± 30 dias. Necessita de curativos diários.

- Método fechado.
  - Fechamento simples: com aproximação da aponeurose profunda e pele com pontos de Donatti, ou fechamento em que a ferida é aproximada em dois planos, o primeiro englobando o subcutâneo e a fáscia pré-sacra (elimina o espaço morto) e o segundo englobando a pele com sutura tipo Donatti. A maioria dos autores preconiza o uso de dreno de Penrose. Não o temos utilizado. Nunca retirar pontos antes de dez dias. Tempo de cicatrização: 14 dias. Evitar trauma sobre a cicatrização por três meses.
  - Quando a ferida é grande, podem-se usar procedimentos de plástica como zetaplastia, rotação de retalho triangular, ou rotação de retalho retangular para fechar o defeito.

REFERÊNCIA BIBLIOGRÁFICA

1. BERGER, A.; FRILEUX, P. Sinus pilonidal. *Ann. Chir.,* v. 49, n. 10, p. 889-901, 1995.

BIBLIOGRAFIA RECOMENDADA

SILVA, J. H. Pilonidal cyst. Cause and treatment. *Dis. Colon Rectum,* v. 43, n. 8, p. 1146-1156, 2000.

SONDENAA, K.; ANDERSEN, E.; SOREIDE, J. A. Morbidity and short term results in a randomized trial of open compared with closed treatment of chronic pilonidal sinus. *Eur. J. Surg.,* v. 158, p. 351-355, 1992.

SURRELL, J. A. Pilonidal disease. *Surg. Clin. N. Am.,* v. 74, n. 6, p. 1309-1315, 1994.

Seção 13

Orientações de Enfermagem

142 Criança Estomizada 715
143 Enfermagem Urológica 718

CAPÍTULO 142

Criança Estomizada

Anaelí Brandelli Peruzzo

Cristina Cecconi

As causas mais freqüentes da necessidade de aberturas artificiais através da pele em crianças são: enterocolite necrosante, anomalia anorretal e doença de Hirschsprung. Felizmente, em crianças, os estomas são na maioria das vezes temporários, pois são utilizados no tratamento de doenças benignas.

A ênfase da assistência é a preparação da criança para o procedimento e a orientação a ela e a seus familiares sobre os cuidados dos estomas. Na orientação, ressalta-se a importância do uso de linguagem simples e direta, assim como ilustrações.

ESTOMA DE VIAS AÉREAS

Traqueostomia

- Localização: linha média do pescoço, embaixo da cartilagem cricóide.
- Finalidade: melhorar as condições respiratórias, permitir a aspiração de secreções e evitar trauma pela entubação prolongada.
- Indicações: obstrução das vias aéreas, laringotraqueomalácia grave, fendas laringotraqueoesofágicas, intubação oral/nasotraqueal prolongada, trauma facial grave.
- Cuidados de enfermagem.
  - Manter a permeabilidade da cânula traqueal.
  - Realizar aspirações freqüentes.
  - Umidificar o ar ambiente para evitar a formação de tampões.
  - Higienizar a região periestomal.
  - Evitar o deslocamento ou saída inoportuna da cânula.
  - Proteger a pele ao redor da cânula de traqueostomia com curativos absorventes que existem no mercado, com a finalidade de reterem as secreções e promoverem conforto à criança.

ESTOMAS DIGESTIVOS

Esofagostomia

- Localização: região cervical lateral esquerda, principalmente, junto ao músculo esternocleidomastóideo.
- Finalidade: derivar as secreções salivares. Esses estomas são temporários e sempre associados a gastrostomia ou jejunostomia para alimentação.
- Indicações: grave estenose cáustica de esôfago, atresia de esôfago sem fístula.
- Complicações: infecção, estenose, necrose e retração do estoma.
- Cuidados de enfermagem.
  - Proteger a região periestomal com placas de hidrocolóide finas, juntamente com protetores de pele em pasta, ou uso de creme barreira ou película protetora.
  - Oferecer alimentação por via oral para estimular sucção e deglutição, evitando que as crianças deixem de ter prazer ao se alimentarem, além de favorecer o contato pessoal.

Gastrostomia

- Pode ser realizada por laparotomia, por videolaparoscopia e por via endoscópica percutânea (PEG).
- Localização: hipocôndrio esquerdo.
- Finalidade: descompressão gástrica e alimentação.
- Indicações: estenose esofágica, atresias e fístulas traqueoesofágicas, dificuldade de deglutição por distúrbios neurológicos.
- Complicações: vazamento do conteúdo gástrico ao redor da sonda, irritação da pele, formação de granuloma de corpo estranho, obstrução pilórica pelo balão da sonda e outras.
- Dispositivos: sondas de silicone tipo *button* (botão) são mais adequadas que as sondas de Pezzer, Malecot ou Foley, por serem mais resistentes às incrustações, possuírem válvula anti-refluxo, serem mais estéticas por ficarem no nível da pele, tornando-as imperceptíveis sob a roupa e com isso evitando o deslocamento acidental. O dispositivo tipo botão deve ser colocado após a maturação do estoma com uma das sondas mencionadas anteriormente, oito semanas depois da gastrostomia. Sua durabilidade é de seis a oito meses, adequando-se o tamanho conforme a consistência da dieta e a espessura da parede abdominal.
  As sondas tipo botão consistem em uma âncora interna, uma âncora externa e uma válvula unidirecional anti-refluxo. São divididas em duas categorias:
  - Com tubo obturador (Bard® *button*): ponta interna tem a forma de um guarda-chuva ou cogumelo ou tipo Malecot. Esse tipo deve ser colocado somente por pessoal especializado, pois necessita de um introdutor.
  - Com tubo não-obturador (Mic-Key®): a ponta interna consiste em um balão inflável. Pode ser reintroduzido por pessoal não especializado.
- Cuidados de enfermagem.
  - Manter a sonda aberta em frasco no pós-operatório (nas primeiras 24h, ou até que os movimentos peristálticos sejam audíveis).

716 ■ *Orientações de Enfermagem*

SEÇÃO 13

– Manter curativo oclusivo por 48h com a sonda tracionada. Essa manobra faz com que a parede anterior do estômago fique aderida à parede anterior do abdome, evitando vazamento da sonda. Para evitar a movimentação da sonda, podem-se usar estabilizadores de sonda (bico de mamadeira, dispositivos metálicos, âncora externa).

– Avaliar diariamente a integridade da pele ao redor da gastrostomia, limpando e evitando umidade. Usar barreiras protetoras profilaticamente. Em caso de infecção por *Candida albicans*, usar nistatina em pó periestomal. Em caso de eritema de pele, usar antiácido local ou barreira protetora e, se a lesão for exsudativa, usar pó protetor e aplicar placa de hidrocolóide.

– Fazer curativo compressivo em caso de deslocamento acidental da sonda de gastrostomia, orientando o cuidador a procurar o serviço responsável para recolocação.

■ Cuidados com a gastrostomia tipo botão:

– Limpar a área gentilmente com sabão e água. Mantê-la seca. Uma vez por dia, girar a âncora externa do botão para limpar e evitar lesão por pressão.

– Se o botão está frouxo, movendo-se para cima e para baixo, é porque ele não está bem adaptado. Pode-se colocar uma gaze dobrada com uma fenda entre o botão e a pele até que a sonda fique bem ajustada.

– Se houver irritação da pele por alguma espécie de vazamento, deve-se prevenir o vazamento (ajustando o botão ou o balão) e aplicar antiácidos na pele. Colocar o conteúdo de um antiácido em suspensão em um recipiente por 1h. Retirar o líquido de cima e aplicar o antiácido espesso em pasta do fundo do recipiente sobre a pele. Se a irritação piorar, pode-se usar protetor de barreira, que deve ser trocado a cada três a quatro dias.

– Se surgir granuloma em torno do orifício da gastrostomia, ele deve ser tratado. A formação de tecido de granulação é uma ocorrência comum. É o resultado da presença de um corpo estranho (sonda), que estimula a produção de tecido epitelial de inflamação. O tratamento consiste na sua cauterização com aplicação tópica de um bastão de nitrato de prata.

Ileostomia

■ Conceito: é a exteriorização de um segmento do íleo através da parede abdominal.

■ Localização: quadrante inferior direito do abdome. O local não deve estar próximo a proeminências ósseas, rebordo costal, depressão umbilical, cicatriz e pregas cutâneas.

■ Características: inicialmente, o efluente é de consistência líquida e, após cerca de dois meses, adquire consistência pastosa. A cor é esverdeada, o odor é ácido ou inodoro, porém o pH é alcalino. Crianças com ileostomia sofrem com freqüência de desequilíbrios hidroeletrolíticos, principalmente hiponatremia. O débito normal do efluente deve ser em torno de 1mL/kg/h.

■ Indicações: enterocolite necrosante, doença de Hirschsprung de segmento longo, íleo meconial, polipose adenomatosa familiar.

■ Dispositivos: existem no mercado e em postos de saúde autorizados para distribuição bolsas de tamanho neonatal, pediátrico (borda externa com 40mm), adulto (borda externa com 60mm). O diâmetro interno das três é de 10mm recortável, marcas Coloplast®, Convatec® e Shelter®, peça única ou duas peças, transparentes. São auto-aderentes, constituídas de resina sintética, com propriedade hidrocolóide que permite manter a umidade e a temperatura natural da pele. São drenáveis para esvaziamentos freqüentes e confeccionadas com plástico antiodor, atóxico e flexível. Possuem tela protetora de material hipoalergênico e absorvente na parte interna para evitar o contato do plástico diretamente com a pele da criança.

■ Complicações.

– Metabólicas: diarréia, déficit de sódio (o mais comum), potássio, magnésio, vitamina B12, litíase urinária devido à maior concentração de urina provocada pela perda crônica de líquidos pela ileostomia.

– Mecânicas: edema do estoma, prolapso, obstrução, dermatite periestomal, retração e hérnia paraestomal.

■ Cuidados de enfermagem.

– Logo após a cirurgia é conveniente colocar uma bolsa para proteger a pele das enzimas proteolíticas das fezes líquidas e secreções intestinais e evitar a contaminação da incisão cirúrgica, se próxima.

– Observar atentamente as características do estoma e avisar o médico assistente caso o estoma esteja escurecido, edematoso, sangrante, retraído e quando começar a funcionar; no pós-operatório imediato, o dispositivo de escolha deve ser de plástico transparente para facilitar a observação do estoma. Usar sempre pasta barreira de pele e, se necessário, película protetora de pele.

– Devem-se observar sinais e sintomas relacionados à hidratação do paciente (fontanela deprimida, letargia, olhos encovados, choro fraco, diminuição do débito urinário).

– Reconhecer sinais e sintomas de obstrução intestinal (distensão abdominal, vômitos, náusea) e estimular a ingestão de líquidos quando reiniciar a via oral.

Colostomia

- Conceito: é a exteriorização do cólon através da parede abdominal com o objetivo de criar uma saída artificial para o conteúdo fecal.
- Indicações: doença de Hirschsprung, anomalia anorretal, trauma, enterocolite necrosante, volvo intestinal, extrofia de cloaca. Podem ser em alça, duas bocas, ou terminal.
- Localização.
  - A colostomia transversa é exteriorizada no quadrante superior direito ou esquerdo e o efluente apresenta-se de pastoso a semiformado.
  - A colostomia de descendente ou sigmóide é exteriorizada no quadrante inferior esquerdo e o efluente apresenta-se de pastoso a formado.
- Cuidados de enfermagem: nas crianças lactentes não é necessário o uso de bolsas, pois elas são normalmente incontinentes; somente proteger as colostomias com fraldas. Quando o efluente é líquido ou em grande quantidade e a criança maior, recomenda-se o uso de bolsas de colostomia. Não é necessário o uso de selantes ou protetores de barreira. A bolsa recomendada é a de peça única para o esvaziamento, sendo mais difícil o seu deslocamento na fase em que a criança começa a explorar seu corpo. A partir dos três anos de idade está indicado o uso de duas peças, o que facilita a limpeza. As crianças devem participar de todas as atividades de sua faixa etária, exceto quando existirem contra-indicações clínicas.
  - Bolsa de uma peça: incorpora um protetor de pele.
  - Bolsa de duas peças: possui um protetor de barreira que permanece fixo na pele entre as trocas das bolsas e deve ser trocado a cada três a quatro dias.

Fixação da Bolsa Protetora de Pele

Deve ser colocada em pele limpa e seca e cortada de acordo com o diâmetro do estoma, formando uma barreira hipoalergênica para manter a integridade da pele ao redor dele. Tecido de granulação pode crescer em volta do estoma, podendo irritar a pele circunvizinha, caso haja excessiva umidade.

A proteção periestomal constitui importante aspecto do cuidado e, por isso, as bolsas devem ser bem adaptadas para que seja evitado o extravasamento do conteúdo. O diâmetro de abertura dos dispositivos deve ter no máximo 0,3mm de folga, prevenindo a exposição da pele ao efluente, o que poderá causar intensas dermatites, muitas vezes complicadas com a presença de fungos. Por outro lado, se o diâmetro for muito estreito, poderá causar estrangulamento do estoma, isquemia e necrose.

Não há necessidade de lavar a bolsa com soro fisiológico após seu esvaziamento. Há sempre o risco de entrada do soro por debaixo da bolsa, provocando seu deslocamento e propiciando a entrada de fezes, o que poderá causar dermatite.

Em caso de lesão de pele, deve-se higienizar a área com soro fisiológico, secá-la e só depois fixar a bolsa. As placas barreira de pele ajudam a recuperação da pele.

O uso de benjoim para auxiliar na aderência da placa de hidrocolóide da bolsa não é recomendado pela irritabilidade do álcool, pela sua propriedade citotóxica e por alterar a resina da placa.

Em lactentes com colostomia, pode ser recomendado o uso de pomada de óxido de zinco na pele periostomal em vez da bolsa, se as fezes não forem líquidas.

Entre estomas de duas bocas próximas, em depressões adjacentes e ao redor de estomas planos e retraídos e pele íntegra devem-se utilizar pó e pastas protetores à base de polímeros hidrofílicos e álcool para proteção da pele.

As pastas moldáveis, sem álcool, podem ser utilizadas também na pele lesada, assim como o creme barreira, que é um creme hidrófago que estabiliza o pH da pele.

Outros dispositivos também podem ser úteis, como as placas protetoras de resina sintética ou anéis avulsos, elásticos e flexíveis utilizados com a finalidade de acompanhar os movimentos, as pregas cutâneas, ou saliências do abdome.

O filtro de carvão para a eliminação do odor e saída de gases é útil para não inflar a bolsa coletora, diminuindo sua aderência à pele.

Polímeros acrílicos, que transformam o efluente líquido em gel quando colocados no interior da bolsa, evitam o excesso de umidade na barreira protetora.

Também são úteis os cintos pediátricos para suporte do peso das bolsas, confeccionados em algodão ou náilon resistente, não deformáveis, com comprimento mínimo de 43cm e máximo de 66cm e largura máxima de 1,5cm.

Orientação Familiar e Cuidados Domiciliares

O preparo da família relacionado ao cuidado de um estoma se inicia na ocasião em que o procedimento é instalado. É instruída quanto à colocação do dispositivo, cuidados com a pele e procedimentos em caso do aparecimento de problemas cutâneos. A evidência precoce de lesões de pele ou do aparecimento de complicações do estoma (fezes finas, diarréia excessiva, prolapso, sangramento, não eliminação de fezes ou gases) deve ser avaliada pela equipe cirúrgica.

BIBLIOGRAFIA RECOMENDADA

SOUZA, D. M. Bolsas pediátricas para estomas. *Rev. Estima*, v. 2, p. 41-43, 2004.

WANDINEY, A. F. C. A criança ostomizada. In: SANTOS, V. L. C.; CESARETTI, I. U. R. *Assistência em Estomaterapia*. São Paulo: Atheneu, 2000. p. 133-166.

WONG, D. L. *Enfermagem Pediátrica*. 5. ed. Rio de Janeiro: Guanabara Koogan, 1999. p. 661-662.

CAPÍTULO 143

Enfermagem Urológica

Lily Chin-Peuquert

AJUDANDO SEU FILHO COM DISTÚRBIO MICCIONAL

Introdução

Distúrbios vesicais (perda de urina de dia e/ou noite, infecções de urina de repetição) podem causar embaraços e frustrações para você e seu filho. Seguir uma rotina de cuidados vesicais pode ajudar os hábitos miccionais de seu filho a serem mais regulares. As instruções seguintes foram esboçadas com o intuito de guiar seu filho a um treinamento vesical, evitando a perda de urina e infecções.

Como o Sistema Urinário Funciona

A bexiga armazena urina e os músculos esfincterianos, abaixo da bexiga, trabalham para segurar a urina na bexiga (Fig. 143.1). A criança com treinamento esfincteriano é capaz de reconhecer sinais que indicam que a bexiga está cheia e segurar a urina até que um banheiro seja alcançado. Durante a micção, os músculos esfincterianos abrem a bexiga e contraem-se para liberar a urina retida (Fig. 143.2).

Por que Seu Filho Necessita *Reeducar a Bexiga*?

No momento, seu filho pode não estar urinando com um padrão normal (Fig. 143.3). Algumas crianças:

- Retêm urina ou urinam infreqüentemente.
- Urinam em pequenas quantidades, mas muito freqüentemente.
- Não reconhecem ou aprendem a ignorar sinais de sua bexiga. Essas crianças agacham-se apoiando-se em seus tornozelos, cruzam suas pernas e os meninos apertam o pênis com a mão, para se manterem secos.

Todos esses hábitos podem levar a distúrbios da bexiga, especialmente quando a bexiga não é esvaziada com muita freqüência, ou é esvaziada de forma incompleta. Qualquer quantidade de urina que permaneça na bexiga por um longo período de tempo pode vazar e/ou tornar-se facilmente infectada. Treinamento vesical ensina seu filho a ir ao banheiro em intervalos regulares e a esvaziar a bexiga completamente. Esse treinamento leva tempo, entendimento e paciência. São úteis um ambiente relaxado e objetivos claros.

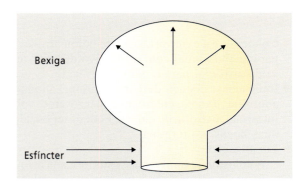

Figura 143.1 – Mecanismo de enchimento da bexiga e controle esfincteriano miccional.

Os seguintes conselhos são oferecidos para ajudar a encorajar e dar suporte aos esforços de seu filho para desenvolver hábitos miccionais saudáveis:

- Beba líquidos em abundância, copos de 200 a 250mL de quatro a seis vezes por dia. Os líquidos ajudam a limpar, naturalmente, rins e bexiga e encorajam seu filho a ter micções mais freqüentes.
  - Líquidos são melhores quando oferecidos em forma de leite ou sucos de frutas diluídos. A maioria dos sucos de frutas é ácida e pode causar sensação de queimação e ardência durante a micção.
  - Beber mais líquidos antes das 18h (para evitar perda de urina durante a noite).
  - Combinar com o professor a permissão para que possa manter uma garrafa de água na sua escrivaninha. Seu filho pode, também, necessitar de privilégios especiais no banheiro.
  - Certos alimentos também contêm água abundantemente, como sopas, iogurte, sorvete, gelatina e pudim.
- Faça um planejamento para seu filho urinar a cada 2 a 3h durante o dia (algumas crianças podem

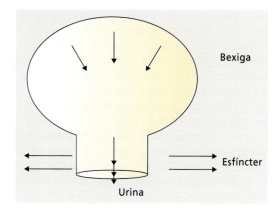

Figura 143.2 – Mecanismo esfincteriano de esvaziamento vesical.

Enfermagem Urológica ■ **719**

1. Quantas vezes por dia você urina? _____ vezes

2. Quando tem urgência para urinar, você pode segurar a urina?
   a) Sim, por longo tempo   b) Sim, por pouco tempo   c) Não

3. Quando tem urgência para urinar, você se urina?
   a) Sim, pequenas gotas   b) Sim, bastante   c) Não

4. Quantas vezes você troca as roupas de baixo estão úmidas? ____ vezes por dia

5. Você tem algum truque que usa para impedir o vazamento? Pode nos mostrar?

6. Você molha a cama à noite?
   a) Sim, ____ noites por semana   b) Não

7. Alguém mais na família urina na cama?   a) Sim   b) Não

8. Você acorda durante a noite para urinar?
   a) Sim, ____ vezes por noite   b) Não

9. Como você tem enfrentado esses problemas até agora?

10. Você urina pouco ou bastante? a) Pouco   b) Bastante

11. Você teve problemas quando começou a urinar?
    a) Sim   b) Não   c) Algumas vezes

12. Você acha que tem um jato forte quando urina?   a) Sim   b) Não

13. Você goteja após a micção?
    a) Sim, poucas gotas   b) Sim, bastante   c) Não

14. Você sente sua bexiga vazia após a micção?
    a) Sim   b) Não   c) A maioria das vezes

15. Ela queima ou dói quando urina?   a) Sim   b) Não

16. Você teve recentemente alguma infecção urinária?   a) Sim   b) Não

17. Sua urina cheira mal?   a) Sim   b) Não

18. Você viu, alguma vez, sangue na urina?   a) Sim   b) Não

19. Você toma alguma medicação? a) Não   b) Sim, nome _____

20. Você é alérgico a alguma coisa? _____

21. Foi submetido a alguma cirurgia?   a) Não   b) Sim, tipo e nome_____

22. Você tem problemas de constipação?
    a) Sim   b) Não   c) Algumas vezes

23. O que a preocupa mais em relação ao problema de seu filho?

24. Existem outras origens de estresse na vida de seu filho agora?

Figura 143.3 – Questionário relacionado à micção.

necessitar ir ao banheiro mais vezes). O planejamento irá ajudar seu filho a treinar a esvaziar a bexiga antes de ela tornar-se cheia e começar a vazar. O freqüente esvaziamento da bexiga a ajuda a manter-se livre das bactérias que podem crescer na urina e causar infecção. O planejamento coloca a bexiga sob controle da criança e não a criança sob controle da bexiga. O eventual objetivo do planejamento miccional é treinar a criança a urinar sem interromper o jato.

– Para a criança pequena faça um calendário e planeje as micções regularmente (por exemplo, a cada 2 a 3h) durante o dia. A criança vai ao banheiro sem depender da vontade de urinar. Um X ou alfinete é colocado no calendário cada vez que a criança usa o banheiro, não interessando a adequação ou não da micção. Dê muitos elogios e não puna seu filho por não eliminar a urina. O sucesso advém de uma atmosfera relaxada. Elogios e alfinetes ajudam a reforçar positivamente seu filho a manter-se seco.

– Para as crianças em idade escolar o planejamento miccional deverá ser compatível com a rotina diária de ir à escola: quando acorda, recreio matinal, hora do almoço, recreio da tarde, antes da janta e antes de ir para a cama.

– Crianças mais jovens (4 a 8 anos) necessitarão de monitoração por adultos.

– Crianças maiores e adolescentes costumam ir bem por si próprias no *sistema de lembranças* (por exemplo, usando um relógio que soa um alarme a cada 2h, calendários e listas).

■ É muito importante para seu filho ficar relaxado durante a micção. O relaxamento permite a abertura dos músculos esfincterianos abaixo da bexiga para a urina fluir mais facilmente. O esvaziamento completo da bexiga previne a perda de urina e ajuda a livrar-se das bactérias que podem crescer e levar à infecção. Para ajudar seu filho a relaxar quando está urinando é importante:

- Providenciar privacidade enquanto seu filho está no banheiro. Não o apresse ou use pressão.
- Tenha certeza de que ele está sentado confortavelmente na privada. Para crianças pequenas uma revista é muitas vezes necessária.
- Para as meninas: calças apertadas e meias-calças devem ser removidas por completo de uma perna. Coloque apoio para as costas e para as pernas na privada, abra as pernas amplamente, recurvando-se um pouco para frente.
- Para os meninos: as calças devem ser abaixadas completamente.
- Devem efetuar de três a quatro respirações profundas, relaxando os músculos da cabeça, braços, corpo e pernas como uma *boneca feita de pano*.
- Imagine a urina escorrendo (pode ser necessário abrir uma torneira de água).
- Permita todo tempo possível para urinar. O processo de relaxamento para esvaziar a bexiga leva tempo. Planeje gastar 3 a 5min no banheiro.
- Para meninas: lembre de limpar-se da frente para trás (em direção ao ânus).
- Lembre-se de elogiar seu filho por seu esforço e por gastar bastante tempo para *esvaziar toda urina de sua bexiga*.

■ Para ter certeza que sua bexiga está vazia, você deve urinar duas vezes a cada vez (dupla micção), isto é, urine uma vez, lave suas mãos e retorne à privada para urinar novamente.

■ Dieta rica em fibras é importante para ajudar seu filho a ter movimentos intestinais regulares. Quando seu filho é constipado, a bexiga retém menos urina e é mais difícil para ela esvaziar-se completamente. Fezes que permanecem por longo tempo no corpo podem, também, ser fonte de infecção da urina. Alimentos ricos em fibras incluem vegetais e frutas, farelo de cereais, cereais integrais, grãos, lentilha, etc. O aumento da quantidade de líquidos ajudará a manter as fezes mais amolecidas.

■ Evite líquidos e alimentos contendo cafeína (colas, café, chá, chocolate). Cafeína pode irritar a bexiga e ser causa de maior necessidade de ir ao banheiro.

■ Beba um copo (250mL) de suco de amoras todo dia para prevenir infecção urinária.

Ficar seco pode ser uma tarefa difícil para algumas crianças. De modo geral, elas ficam secas mais rapidamente durante o dia do que à noite. Seu filho necessita de suporte e encorajamento para conseguir esse importante objetivo.

Treinamento vesical leva tempo e paciência para a criança, pais e pessoal de cuidados de saúde.

INFECÇÃO DO TRATO URINÁRIO, PROBLEMAS DE BEXIGA E CONSTIPAÇÃO

Introdução

Infecções do trato urinário e problemas de bexiga são causados por uma série de condições, inclusive constipação. É esse o motivo pelo qual, muitas vezes, devemos tratar a infecção urinária ao mesmo tempo que a constipação.

O que É Constipação?

Constipação é o acúmulo excessivo de fezes no reto (parte inferior do trato intestinal). Crianças constipadas podem apresentar:

■ Evacuações de fezes volumosas que são eliminadas três vezes por semana.
■ Fezes endurecidas ou difíceis de serem eliminadas.
■ Evacuações freqüentes em forma de *bolinhas*.
■ Presença de fezes/manchas de fezes nas roupas de baixo.
■ Dor abdominal considerável ou freqüente.

Como a Constipação Pode Causar Problemas Vesicais?

Os nervos que se relacionam com o intestino também o fazem com a bexiga. Por esse motivo distúrbios intestinais e vesicais podem ocorrer juntos na mesma criança.

Também, quando o reto está constantemente cheio de fezes (no caso de constipação), o intestino distende e comprime a bexiga. Pressão sobre a bexiga pode interferir com a micção normal e esvaziamento vesical das seguintes maneiras:

■ Diminuindo a quantidade urina que a bexiga pode realmente conter.
■ Diminuindo a urgência para urinar.
■ Tornando mais difícil a passagem da urina.
■ Causando contrações vesicais incontroláveis (espasmos) que forçam a urina a ser eliminada da bexiga, resultando em perda urinária.

Como a Constipação Causa Infecções do Trato Urinário?

Evacuações intestinais contêm, normalmente, milhões de bactérias. Quando uma criança está constipada, o intestino e a bexiga, muitas vezes, não são esvaziados de forma adequada ou o são de maneira incompleta. A urina deixada na bexiga pode estagnar e tornar-se facilmente infectada por fezes que estão presentes de modo contínuo perto da abertura por onde a urina passa.

É muito difícil curar infecções urinárias e problemas de bexiga quando uma criança continua permanentemente constipada.

Como se Trata Constipação?

Recomendamos um programa com três ações.

- Limpeza intestinal.
  Para esvaziar completamente o intestino com o uso, a curto prazo, de laxativos e/ou enemas (dependendo dos graus de constipação).
  Óleo mineral é um produto natural que amolece as fezes, facilitando sua passagem e tornando-as mais regulares. Recomenda-se seu uso uma a duas vezes/dia. É preferível dar o óleo mineral tarde da noite. Pode ser misturado com leite, sucos, ou outros alimentos.
- Dieta rica em fibras.
  Para promover uma consistência fecal normal é importante que seu filho adquira hábitos alimentares adequados, a fim de manter evacuações regulares. Uma dieta rica em fibras contendo 15g ou mais de fibras ajuda a aliviar e/ou prevenir a constipação. Também deve ser aumentada a ingesta de líquidos para seis a oito copos de aproximadamente 200 a 220mL/dia. Metamucil®, uma bebida rica em fibras, com gosto de laranja, também pode ser oferecida.
- Treinamento esfincteriano.
  O período mais natural para uma evacuação é após a alimentação. Encoraje seu filho a sentar-se na privada por 5 a 10min, duas vezes/dia após a refeição. Escolha um período de tempo que seja bom para ele, não interferindo com suas atividades. Para uma criança pequena, providencie uma caixa para apoiar seus pés, o que ajudará no momento do esforço evacuatório. Não pressione seu filho a ter uma evacuação, nem o puna se ela não ocorrer. Seu filho deveria ser encorajado a urinar a cada 2 a 3h.

Como Posso Envolver Meu Filho e Conseguir Cooperação com o Programa Intestinal?

- Criança pequena (abaixo de 8 anos): pode ser usado um calendário para promover a participação de seu filho e o interesse em mudar seus hábitos intestinais. É também uma forma de seguir o progresso dele. Exemplo: cada vez que seu filho evacuar, coloque uma etiqueta no calendário. Se a evacuação não acontecer, elogie seu filho pela tentativa e lembre-o de que ele poderá tentar novamente mais tarde.
  Você pode decidir dar a seu filho uma recompensa especial toda vez que certo número de etiquetas adesivas for obtido. Pode ser um pequeno brinquedo, piquenique especial, ou privilégio. Não puna seu filho por não ter evacuado.
- Criança maior ou adolescente (9 anos ou mais): para uma criança maior que está aspirando à

independência, você pode experimentar o que se segue.
Sempre discuta essa conduta com ele antes de iniciá-la, já que é necessária sua participação:
- Ligar um alarme (rádio ou relógio) para lembrá-lo de que é hora de ir ao banheiro.
- Manter um diário no banheiro para que possa registrar as evacuações e suas características, como quantidade (pequena, média, ou grande) e consistência (mole ou dura).

Supervisão pelos pais é sempre necessária, envolvendo a criança ou o adolescente, sem lembrar ou perguntar acerca dos seus hábitos intestinais. Você deve revisar o diário todos os dias e discutir periodicamente como as coisas vão indo. Esse método pode não funcionar com todos os adolescentes.

Higiene Geral

- Para meninas, lembre-as de que a limpeza deve ser da frente para trás, em direção ao ânus.
- É recomendada após uma evacuação a limpeza do ânus com lenços para bebês ou toalhinhas higiênicas.

Aspectos Emocionais

Distúrbios vesicais e constipação podem ser situações embaraçantes e frustrantes para você e seu filho. O desenvolvimento de um bom hábito alimentar e intestinal leva tempo e paciência.

REFLUXO VESICOURETERAL

Divisão de Urologia do Montreal Children's Hospital

O que É Refluxo?

A urina é produzida pelos rins e viaja inferiormente por tubos denominados ureteres até a bexiga. Normalmente, esse fluxo tem direção única. Refluxo é a condição em que a urina retorna da bexiga até os rins. Refluxo de urina é causado por defeito da válvula onde a bexiga e os ureteres se encontram. Cerca de uma em cada três crianças com infecção do trato urinário tem refluxo. Geralmente, as crianças nascem com refluxo. Há certa predisposição familiar. Refluxo, entretanto, pode desenvolver-se em crianças cuja bexiga não se esvazia de forma adequada ou que têm bexiga anormal de alta pressão.

Refluxo É Prejudicial?

Só o refluxo não é prejudicial aos rins. Entretanto, se a urina estiver infectada, as bactérias presentes na bexiga poderão subir e infectá-los. A infecção dos rins pode causar cicatriz e dano renal, especialmente em crianças abaixo de cinco anos de idade.

Como Sei que Meu Filho Tem Refluxo?

O diagnóstico de refluxo é feito por radiografia de bexiga, denominado cistograma. Durante o exame, um pequeno cateter plástico é colocado na bexiga, um contraste ou isótopo é instilado e é realizada uma série de chapas radiográficas. Após a bexiga estar cheia, a criança urina com o cateter no local e novas chapas radiográficas são feitas.

Seu filho permanecerá acordado durante o procedimento, podendo sentir algum desconforto, mas não será necessária medicação para dor. Se seu filho tem refluxo:

- Será realizada ultra-sonografia para checar o tamanho e a forma dos rins.
- Poderá ser necessária cintilografia com ácido dimercaptosuccínico (DMSA, *dimercaptosuccinic acid*) para checar se os rins estão funcionando bem e observar se há cicatriz.

Adicionalmente, algumas crianças podem necessitar de testes de função e de pressão vesical (urodinâmica).

Como o Refluxo É Tratado?

O tratamento de refluxo varia conforme a idade da criança, o número de infecções urinárias prévias e os achados radiológicos. Refluxo é graduado em escala de I a V: grau I é o mais leve e V o mais grave. Em crianças com refluxo de grau leve a moderado (graus I a III), há boa chance (80%) do refluxo desaparecer com o crescimento da criança e da bexiga sofrer maturação. Crianças com refluxo de alto grau (graus IV e V) têm menor chance do refluxo desaparecer espontaneamente e podem requerer cirurgia para corrigi-lo.

Todas as crianças com refluxo devem receber dose baixa diária de antibióticos. Isso significa tomar uma quantidade muito pequena de antibiótico uma vez por dia (na hora de dormir), enquanto presente o refluxo ou nas crianças em risco de dano renal. Esse medicamento não cura o refluxo, mas previne infecção e protege o rim de qualquer dano.

Quando seu filho for cateterizado para algum exame, a dose de antibiótico deve ser duplicada e dada duas vezes por dia (manhã e noite) no dia que antecede o exame, no dia do exame e no dia seguinte ao exame. Isso vai prevenir possível infecção urinária causada pela inserção do cateter.

Como Saberei se o Refluxo Está Melhorando ou Piorando?

O progresso de seu filho será monitorado regularmente por:

- Ultra-sonografia uma a duas vezes/ano para ver como os rins estão crescendo.
- Radiografia da bexiga (cistograma) a cada 12 a 18 meses para ver se o refluxo está desaparecendo.

- Consultas com o urologista pediátrico/cirurgião pediátrico para exame clínico e checagem do resultado dos exames.

Outros exames podem ser necessários.

Como Saberei se Meu Filho Necessita de uma Operação?

Uma cirurgia pode ser sugerida:

- Se a criança contrai infecção urinária, mesmo tomando antibióticos.
- Se a criança não pode tomar antibióticos.
- Se a criança for maior, aproximando-se da puberdade.
- Se o refluxo fica pior.

A operação envolve a criação de uma nova válvula onde os ureteres entram na bexiga. A operação é segura e efetiva.

O que Devo Fazer se Meu Filho Desenvolver uma Infecção do Trato Urinário?

Contate seu médico pediatra ou cirurgião e obtenha cultura de urina imediatamente se seu filho com refluxo desenvolver sinais e sintomas de infecção do trato urinário, tais como:

- Febre (acima de 38,5°C retal ou oral).
- Irritabilidade.
- Urina com mau-cheiro.
- Dor abdominal ou lombar.
- Perda de urina ou micção dolorosa.

Estudos têm mostrado que diagnóstico e tratamento precoces da infecção do trato urinário em crianças com refluxo podem prevenir cicatrizes nos rins.

Outros Assuntos Importantes para Conhecer

Uma criança maior com refluxo deve desenvolver hábitos regulares, como:

- Beber líquidos abundantemente para ajudar o fluxo de urina nos rins e bexiga.
- Urinar cinco a seis vezes/dia (a cada 2 a 3h) para manter as pressões da bexiga baixas e eliminar as suas bactérias.
- Relaxar e levar o tempo que for necessário para esvaziar a bexiga completamente.
- Tentar esvaziar completamente a bexiga urinando uma vez e, então, tentando urinar novamente (micção dupla). A primeira micção elimina a urina da bexiga e a segunda elimina a urina que pode ter refluído até os rins.
- Evitar constipação: adotar dieta rica em fibras com muitas frutas, vegetais e produtos integrais.

Fezes que permanecem no corpo por longos períodos de tempo interferem com o funcionamento normal da bexiga e podem ser fonte de infecção urinária.

REIMPLANTE URETERAL

Introdução

Reimplante ureteral é uma operação usada para corrigir muitas condições urológicas diferentes (rins e bexiga). A condição mais comum é o refluxo vesicoureteral.

O que É Refluxo Vesicoureteral?

A urina é produzida nos rins e viaja até a bexiga em canais denominados ureteres. Normalmente, o ureter entra na bexiga através de um "túnel" debaixo da camada mais interna da parede vesical. Quando a bexiga se enche, a urina faz pressão contra essa camada interna da bexiga e o túnel se fecha. Esse túnel age como uma válvula de uma só direção, prevenindo o retorno da urina para cima em direção aos rins. O refluxo vesicoureteral (RVU) pode ocorrer quando o túnel for muito curto ou ausente e/ou a abertura do ureter na bexiga for anormal (Figs. 143.4 a 143.6).

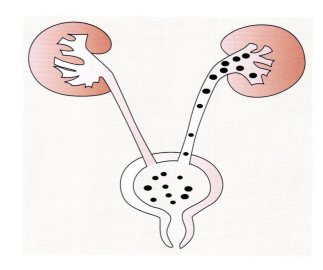

Figura 143.4 – Refluxo vesicoureteral no ureter esquerdo.

Qual o Objetivo da Cirurgia Anti-refluxo?

O objetivo da cirurgia anti-refluxo é construir uma nova válvula pelo alongamento do túnel, onde o ureter se encontra com a bexiga. O tipo de cirurgia anti-refluxo depende do grau de refluxo e se ele ocorre em um ou ambos os lados. Para algumas crianças com refluxo moderado, o túnel é alongado pela injeção de material especial na parede vesical atrás do ureter. Para outras, o cirurgião deve criar um novo túnel mais longo, reinserindo o ureter na bexiga. Essa cirurgia é denominada reimplante ureteral.

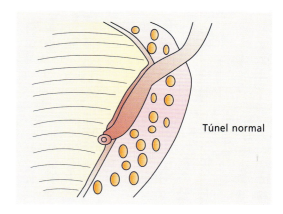

Figura 143.5 – Anatomia da junção ureterovesical. Ureter intravesical com túnel submucoso de extensão apropriada.

O que Acontece no Hospital?

O tempo aproximado de permanência no hospital após o reimplante é de três a cinco dias. Você receberá as informações e orientações na consulta pré-operatória uma semana antes.

Você poderá ficar com seu filho na sala de recuperação após a cirurgia. Ele poderá ter algumas sondas colocadas temporariamente.

- Cateter intravenoso (IV): pequeno cateter plástico na veia utilizada para dar líquidos e medicações, até que a criança esteja apta a beber.
- Sonda vesical: pequeno cateter na bexiga com a finalidade de drenar urina. Pode ser um cateter uretral que entra na bexiga através da uretra (abertura por onde a criança normalmente urina), ou um cateter suprapúbico que entra na bexiga por meio de uma minúscula abertura no abdome. Logo após a cirurgia, seu filho poderá ter a urina vermelho-escura. Isso é normal e ela deverá clarear com o passar dos dias.
- Dreno: pequeno tubo no abdome para drenar líquidos extras que podem ter sido coletados durante a operação.

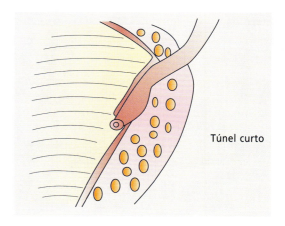

Figura 143.6 – Anatomia da junção ureterovesical. Ureter intravesical com túnel submucoso curto, propenso ao refluxo vesicoureteral.

724 ■ *Orientações de Enfermagem*

■ *Stent*: somente em casos selecionados. Pequeno cateter que ajuda a drenar urina do rim.

Alimentação e Líquidos por Via Oral

Não será permitido que seu filho coma ou beba por muitas horas após a cirurgia. Uma enfermeira orientará o início lento de líquidos que, gradualmente, progredirá até que possa aceitar uma dieta regular. O cateter intravenoso será removido assim que seu filho esteja aceitando dieta líquida e medicações oferecidas via oral.

Dor Pós-operatória

Após a operação, seu filho poderá experimentar diferentes espécies de dor ou desconforto – dor da incisão, espasmos vesicais e constipação. Medicação para a dor está disponível para várias vias, incluindo IV, oral, supositório, ou peridural. Seu médico ou enfermeira lhe recomendará o método que acham o mais confortável para seu filho.

■ Espasmos vesicais: dor em cólica em decorrência da cirurgia ou presença de sondas na bexiga. Os espasmos não fazem mal, mas causam desconforto a seu filho. Durante esses espasmos, seu filho pode tornar-se subitamente irritado, dobrar as pernas, ou queixar-se de coceira ou pressão na região perianal. Seu filho poderá perder pequena quantidade de urina durante os espasmos.

■ Constipação: pode ser desconfortável e agravar os espasmos vesicais. Por favor, comunique a enfermeira se seu filho está tendo dificuldades para evacuar.

■ Cateter peridural: durante a cirurgia, o anestesista pode colocar um pequeno cateter nas costas (peridural) de seu filho para infusão contínua de medicação para a dor. O cateter peridural age como um bloqueador de nervos e é removido após alguns dias. Enfermeiras irão monitorizar atentamente seu filho para efeitos secundários e determinar se o cateter peridural está funcionando.

Deambulação

Seu filho será encorajado a sair do leito no dia seguinte à operação com ajuda de medicamentos para dor ou assim que o cateter peridural for removido (se presente). A enfermeira também encorajará seu filho a fazer respirações profundas e a tossir. Todas essas atividades são importantes passos para a melhora.

Pontos e Curativos

Seu filho terá um curativo cobrindo a incisão por alguns dias. O curativo será trocado em intervalos regulares. Os pontos se dissolverão espontaneamente após duas a três semanas. Seu filho irá para casa com tiras de Micropore® e/ou curativo plástico transparente sobre a incisão. Algumas crianças terão que ir para casa com um cateter ou *stent*. Se isso ocorrer, será ensinado a você como cuidar do cateter ou *stent* antes que a criança deixe o hospital.

Banho

Seu filho poderá tomar banho de banheira assim que todas as sondas forem removidas e o curativo estiver seco (sete a dez dias após a cirurgia).

Retorno à Atividade Normal

Seu filho provavelmente retornará à escola em uma semana após deixar o hospital. Atividade física vigorosa deve ser evitada pelo mínimo por quatro semanas após a cirurgia.

Micção Após a Cirurgia

Após a operação, a urina poderá ficar cor-de-rosa. Seu filho poderá experimentar algum desconforto enquanto urina e/ou pequena quantidade de vazamento de urina. Muitas vezes, isso ocorre por causa da cirurgia e dos efeitos das sondas colocadas na bexiga. Esses problemas vesicais são temporários, mas podem durar duas a três semanas. Para ajudar a aliviar o desconforto, seu filho poderá:

■ Beber muito líquido para diluir a urina.

■ Urinar sentado em banheira de água morna.

■ Soprar gentilmente ar por um canudo para ajudar os músculos abaixo da bexiga a relaxarem durante a micção.

Cuidados Após a Cirurgia

Após a cirurgia, seu filho continuará a receber pequena dose diária de antibióticos. Uma ultra-sonografia dos rins e bexiga será realizada um mês após a cirurgia e irá nos dizer se há algum bloqueio no local da cirurgia. Uretrocistografia miccional costuma ser realizada quatro a seis meses após a operação. Se esse teste mostrar que o refluxo foi corrigido, suspendem-se os antibióticos. Outras ultra-sonografias serão realizadas em intervalos regulares para avaliar o crescimento e o desenvolvimento dos rins.

Quando Procurar o Hospital?

■ Se houver suspeita de infecção: hiperemia, edema, drenagem pela incisão, febre (> 38,5°C), piora da dor na incisão ou urina mal-cheirosa.

■ Se os problemas vesicais estiverem se tornando piores (criança incapaz de urinar por mais de 8h).

■ Dor abdominal persistente, apesar de adequada medicação analgésica prescrita. Dor persistente pode ser sinal de infecção ou obstrução do neotúnel.

Meu Filho Não Terá Mais Infecção Urinária Após a Cirurgia?

Por razões desconhecidas, algumas crianças são inclinadas a ter infecção urinária. Essas crianças continuam a ter infecção urinária mesmo após uma operação com sucesso. A diferença, entretanto, é que a infecção será limitada à bexiga. A urina infectada não mais subirá até os rins e os infectará. Isso prevenirá dano renal adicional.

O QUE SE DEVE SABER A RESPEITO DE HIPOSPÁDIA

O que É Hipospádia?

Aproximadamente um de cada 300 meninos nasce com hipospádia. É uma condição em que o meato (abertura pela qual a urina é eliminada) não está situado na ponta do pênis. Em vez disso, ele pode ser encontrado em qualquer local ao longo do pênis, incluindo a base do escroto. O pênis pode, também, encurvar-se para baixo (denominado *chordee*).

Não é recomendada a circuncisão em recém-nascidos com hipospádia, porque o prepúcio pode ser aproveitado em seu reparo.

O que Causa Hipospádia?

Surge hipospádia pelo desenvolvimento incompleto da uretra (o canal que conduz a urina através do pênis) antes do nascimento. A causa exata não é conhecida. Muitas vezes é herdada.

Por que É Importante o Seu Reparo?

Hipospádia afeta a aparência cosmética do pênis, mas não é uma condição que ameace a vida. Pode causar desvio do jato urinário, levando o menino, muitas vezes, a urinar sentado. Também, quando adulto, a função sexual pode ser prejudicada pela localização do meato, ou encurvamento peniano.

Qual é o Tratamento para Hipospádia?

O tratamento é cirúrgico. A cirurgia, sob anestesia geral, deve ser realizada entre os 12 e 24 meses de vida. Um bom resultado cosmético e funcional deve ser esperado para todos os graus de hipospádia.

É Necessário Permanecer no Hospital?

A maioria dos tipos de hipospádia pode ser corrigida de forma ambulatorial (recebem alta no mesmo dia da cirurgia). Alguns tipos podem necessitar de reparos cirúrgicos mais extensos e podem ter que permanecer no hospital naquela noite ou até mais tempo. Formas mais graves de hipospádia podem necessitar de mais de uma operação. Em tais casos, as operações serão realizadas com um ano de intervalo.

Objetivos da Cirurgia

- Trazer o meato até a ponta do pênis. Circuncisão é feita como parte da operação.
- Restaurar aparência cosmeticamente aceitável do pênis.
- Desencurvar o pênis, se necessário.
- Restaurar micção e ereção normais.

Antes da Cirurgia

Quando o diagnóstico de hipospádia for confirmado, o seu médico poderá sugerir outros exames.

Quando a cirurgia for programada, informações e instruções com respeito a data, local, jejum e outras questões relativas à cirurgia serão respondidas pelos membros do Serviço.

Após a Cirurgia

Curativo plástico será colocado em torno do pênis para minimizar o edema e proteger a ferida cirúrgica. Os pontos dissolvem-se após algumas semanas. Um curativo externo poderá cobrir o curativo plástico. Você será instruído a quando retirá-lo.

Cateter e/ou *Stent*

Algumas crianças vão para casa com uma sonda (cateter ou *stent*) no pênis. A urina drenará pela sonda enquanto a nova uretra estiver em cicatrização. Mantém-se a sonda por um ponto, que será removido posteriormente, em cinco a dez dias. Após a remoção do cateter ou *stent*, seu filho poderá apresentar dor e o jato espraiado de urina tenderá a melhorar.

Cuidados com o Cateter ou *Stent*

- Cuidados devem ser tomados para evitar a tração acidental da sonda, principalmente durante troca de fraldas e banho.
- Muitas vezes, a urina vaza em torno da sonda.
- Excessivo vazamento em torno da sonda, sem a drenagem dela, pode ser um sinal de estar obstruída. Se você foi instruído a como irrigá-la, injete 10mL de soro fisiológico na sonda. Se não obtiver sucesso com a manobra, telefone para seu médico.

Fraldas

- Se seu filho ficou com sonda após a cirurgia, ele necessitará de fraldas duplas. A fralda interna irá coletar fezes e a externa, a urina da sonda. Troque as fraldas como de costume. Limpe qualquer detrito fecal da sonda ou do curativo, prestando atenção para deixar a sonda e o curativo no lugar.
- Antes da alta hospitalar, você receberá treinamento sobre o método da dupla fralda (traga duas

726 ■ *Orientações de Enfermagem*

SEÇÃO 13

fraldas, uma de tamanho maior que o daquela que seu filho normalmente usa para permitir espaço para o curativo e a sonda).

Dor

Muitos métodos são usados para manter seu filho bastante confortável:

- Na sala de cirurgia, ele receberá medicação para a dor (anestesia local ou supositório). Essa medicação aliviará a dor quando a criança acordar e durará 4 a 6h.
- Em casa, usará paracetamol a cada 3 a 4h e codeína, como prescritos. A dor costuma melhorar em 48h, mas poderá durar cinco a sete dias. Você pode continuar com o uso de paracetamol por até sete dias. Se a dor persistir, consulte seu médico.
- Se seu filho tem uma sonda, ele pode sofrer de espasmos vesicais que acabarão quando o cateter for retirado. Durante esses espasmos, seu filho poderá ficar subitamente irritado, dobrar as pernas e a urina poderá extravasar ao redor do cateter. Oxibutinina (medicação antiespasmo) deverá ser prescrita se espasmos forem esperados. Possíveis efeitos secundários da oxibutinina são rubor facial, boca seca e constipação.

Febre

Febre (até 38,5°C) pode ser esperada após a cirurgia. Para reduzir a temperatura de seu filho, podem ser dados paracetamol, banhos com esponja e aumento da ingesta de líquidos. Se a febre persistir por mais de dois dias, consulte seu médico. Febre pode ser um sinal de infecção. Continue com os antibióticos, se prescritos.

Sangramento

No primeiro dia de cirurgia verifique a ocorrência de sangramento (gotas de sangue vermelho-vivas) a cada 2h e uma vez durante a noite. Se ocorrer sangramento, aplique pressão delicada sobre o pênis durante 5min. Se não for efetiva, avise seu médico.

Pode ser esperada a presença de algumas gotas de sangue (cor-de-rosa ou castanhas) nas fraldas.

Dieta

- Nas primeiras 2h após a cirurgia, oferecer apenas água ou suco de maçã. Se tolerado, oferecer leite e outros alimentos. No dia seguinte pode ser oferecida dieta normal.
- Encoraje seu filho a beber muito líquido para produzir débito urinário adequado e, assim, prevenir a obstrução da sonda.
- A constipação deve ser prevenida pela oferta de alimentos ricos em fibras, tais como frutas, vegetais e produtos integrais. Esforço evacuatório pode forçar o local cirúrgico e agravar os espasmos vesicais.

Banho

- Dê banho com esponjas nos primeiros dois dias após a cirurgia. Aplique pomada de antibióticos sobre o pênis após o banho e a cada troca de fraldas.
- No terceiro dia, inicie banhos de imersão, mesmo com a presença de cateter/*stent*, por 10 a 15min sem usar sabonete. Banhos de imersão ajudam a manter o pênis limpo, reduzem o edema e promovem cicatrização. Continue com os banhos de imersão e a pomada de neomicina por cinco dias. O pênis pode parecer edemaciado e machucado. Terá melhor aspecto após duas a três semanas.
- Lave a região anal com sabonete e água após cada evacuação.
- Vista seu filho com roupas frouxas para prevenir pressão sobre o pênis.

Atividade

Quando seu filho acordar de uma cirurgia, ele se sentirá tonto e poderá sentir fraqueza nas pernas. A atividade normal sem esforço poderá ser reassumida no dia seguinte.

Seu filho vai necessitar de supervisão extra por duas semanas para evitar dano acidental no local operado. Devem ser evitados brinquedos que facilitem o trauma na região.

Quando Telefonar ou Consultar Seu Médico?

- Sangramento: vermelho-vivo que não pára após a aplicação de pressão delicada sobre o pênis por 5min.
- Odor fétido na drenagem ou urina.
- Se o cateter está obstruído e a irrigação não obtém sucesso.
- Febre de 38,5°C durando mais do que 48h, com vermelhidão e edema do abdome inferior.
- Dor que persiste após medicação dada como prescrita.

ORIENTAÇÕES SOBRE HIDRONEFROSE

O objetivo dessas recomendações é responder a algumas perguntas em relação à hidronefrose e ao seu tratamento. Não substituem as informações ou instruções dadas por seu médico ou enfermeira. Em razão da variabilidade do problema, é melhor consultar seu médico para discutir detalhes específicos em relação a seu filho.

Hidronefrose

Hidronefrose relaciona-se à retenção de urina no rim. Como resultado, o rim torna-se dilatado. Muitas vezes, essa alteração é detectada pela ultra-sonografia pré-natal. Aproximadamente 1 em cada 100 bebês nasce com hidronefrose. Em cerca da metade dos bebês nascidos com hidronefrose o problema desaparece até os dois anos de vida. Na maioria dos casos, o tratamento da hidronefrose baseia-se na monitoração do rim do bebê e, se necessário, o uso de uma dose preventiva de antibiótico.

Sistema Urinário Normal

O sistema urinário é composto de dois rins, dois ureteres, bexiga e uretra. Os rins filtram os produtos catabólicos do sangue, formando urina. A urina drena através de dois canais finos denominados ureteres e é armazenada na bexiga. A urina deixa a bexiga por meio de outro canal denominado uretra.

Causas de Hidronefrose

Na maioria das crianças, a causa exata da dilatação renal não é conhecida. Entretanto, em uma pequena porcentagem de crianças, hidronefrose é causada por refluxo (fluxo retrógrado da bexiga para o rim) ou obstrução (bloqueio) no sistema urinário. Crianças com hidronefrose em decorrência de refluxo ou obstrução necessitam de monitoração regular e tratamento médico apropriado.

Diagnóstico de Refluxo ou Obstrução

No bebê que ainda não nasceu, uma série de ultra-sonografias costuma ser realizada durante a gravidez para monitorar a hidronefrose. Uma vez nascido, uma ultra-sonografia é feita para detectar se a hidronefrose desapareceu. Hidronefrose moderada pode desaparecer após o nascimento; entretanto, esse desaparecimento torna-se raro com hidronefrose mais grave.

A hidronefrose é classificada em graus em uma escala de I a IV: o grau I a mais leve e o IV a mais grave. Dependendo do grau da hidronefrose e dos achados da ultra-sonografia, o bebê poderá necessitar de uma pequena dose preventiva de antibiótico diariamente. Também poderá ser necessária a realização de testes adicionais. O propósito de tais testes é determinar se a hidronefrose é causada por refluxo ou bloqueio. Esses testes diagnósticos são:

- Uretrocistografia miccional: este teste radiológico procura por refluxo (fluxo retrógrado da urina da bexiga ao rim) e por bloqueio na uretra. Para esse teste, será colocado um pequeno cateter na uretra do seu filho e a bexiga preenchida com contraste especial.

- Cintilografia com mercaptoacetiltriglicina (MAG-3) ou ácido dietilenotriamina pentacético (DTPA, *diethylenetriamine pentaacetic acid*) com Lasix®: esse teste procura por bloqueio e avalia a quantidade de função de cada rim. Para tanto, será injetada uma pequena quantidade de contraste na veia para estudar o tempo que o contraste leva para entrar no rim e deixá-lo. Um pequeno cateter poderá ser colocado na bexiga para ajudar a drenar a urina.

Outros testes poderão ser necessários e serão explicados posteriormente aos pais, se for o caso. A maioria dos testes pode ser realizada ambulatorialmente com a criança acordada.

Tratamento

Refluxo

Se seu filho tem refluxo, será necessário receber uma pequena quantidade diária de antibiótico para prevenir a infecção urinária até que o refluxo desapareça.

Bloqueio

Bloqueio do rim é raro. Se seu filho tem um bloqueio, o tratamento dependerá de quatro fatores:

- Grau de bloqueio.
- Localização do bloqueio no sistema urinário.
- Qualquer perda da função renal.
- Possível infecção urinária.

A área mais comum de bloqueio no rim do lactente ou criança maior é onde a urina drena do rim para o ureter (junção ureteropélvica). Menos comumente, o bloqueio situa-se onde a urina drena do ureter para a bexiga (junção ureterovesical) ou na uretra.

Em alguns casos, um rim com bloqueio pode estar sujeito à infecção urinária, que pode, adicionalmente, lesar os rins, assim como causar dor e sangramento. Conseqüentemente, seu bebê pode necessitar de uma pequena dose diária de antibiótico para prevenir a infecção da urina.

Uma criança com bloqueio leve em um rim que funciona bem vai necessitar de uma observação regular de seus rins por meio da ultra-sonografia e outros testes por muitos anos.

Uma criança com um bloqueio grave em um rim que funciona bem ou bloqueio na uretra vai necessitar de cirurgia. Cirurgia para desbloquear o rim é bastante segura e tem alta taxa de sucesso. O objetivo dela é preservar o tecido e a função renal.

CATETERIZAÇÃO TIPO MITROFANOFF

Pontos a Considerar

- Lubrificar generosamente o cateter para assegurar passagem fácil e prevenir trauma tecidual. Não forçar o cateter na abertura do estoma. Parar o

728 ■ *Orientações de Enfermagem*

SEÇÃO 13

TABELA 143.1 – Possíveis problemas que podem requerer atenção imediata

OBSERVAÇÃO	RAZÃO/AÇÃO
Odor, urina turva	Urina nova não deve ter odor. Infecções do trato urinário podem tornar a urina de odor forte
Vazamento	A bexiga deve estar bastante cheia
Nenhuma urina presente na cateterização	Pode ser decorrente de inserção errada do cateter. Verifique sua posição
Sangramento do estoma	O estoma é facilmente irritável. Isso pode acontecer quando ele é muito friccionado durante a limpeza ou beliscado com a ponta da unha. Em geral, o sangramento pára rapidamente. Se isso não acontecer, aplique pressão delicada e avise a enfermeira

procedimento se uma resistência não usual for encontrada e informar à enfermeira.

■ Assegurar técnica limpa. É essencial uma boa lavagem das mãos com sabão. Mantenha limpa a ponta do cateter. Não toque na ponta do cateter com as mãos ou permita que a ponta entre em contato com alguma superfície suja antes da sua inserção na boca do estoma.

■ Relate qualquer alteração (urina turva, com sangue, odor fétido, muco, vazamento não usual entre as cateterizações) (Tabela 143.1).

Procedimento de Cateterização Tipo Mitrofanoff

Equipamentos.

■ Cateter urinário descartável estéril 10F (ou outro calibre recomendável).
■ Lubrificante hidrossolúvel.
■ Lenços higiênicos.
■ Recipiente para medir a urina.

Procedimentos.

■ Reúna os equipamentos.
■ Lave as mãos.
■ Lave a pele em torno do estoma.
■ Lubrifique a ponta do cateter, aproximadamente 10cm.
■ Insira gentilmente o cateter no estoma, dirigindo-o até a bexiga, aproximadamente 10cm, até que a urina comece a fluir no recipiente.
■ Avance, adicionalmente, o cateter por 2cm e mantenha-o no lugar até que toda urina seja drenada.
■ Rote lentamente o cateter para assegurar-se de que todas as porções da bexiga foram drenadas.
■ Retire o cateter gentilmente, interrompendo brevemente se a urina começar a drenar.

■ Meça e registre o tempo e o volume obtido pela cateterização.

CUIDADOS DA CIRURGIA DO AUMENTO VESICAL E CONTINÊNCIA

Introdução

A bexiga é um saco muscular que armazena urina a baixas pressões. Músculos esfincterianos, abaixo da bexiga (colo vesical), criam resistência para manter a urina dentro dela, prevenindo seu vazamento. Normalmente, quando urinamos, a bexiga contrai-se e os músculos esfincterianos relaxam-se, permitindo a saída da urina armazenada.

Algumas crianças nascem ou desenvolvem bexigas que não funcionam adequadamente. A continência ou habilidade de manterem-se secas depende de uma bexiga de tamanho adequado para armazenar quantidades apropriadas de urina e de músculos esfincterianos suficientemente fortes para criarem resistência à saída de urina. Vazamento de urina poderá ocorrer quando a bexiga for extremamente pequena ou os músculos esfincterianos fracos ou ausentes. Uma cirurgia para reparar o vazamento de urina e/ou diminuir a pressão vesical será sugerida somente quando outros métodos falharem (medicamentoso e programa de cateterização em casa).

O que É Aumento Vesical?

É uma cirurgia para aumentar a bexiga pela adição de um segmento intestinal a ela. Uma bexiga maior guardará mais urina e a armazenará com pressões vesicais mais baixas.

Quem Necessita de Aumento Vesical?

Algumas crianças nascem com bexiga pequena e fibrótica, ou desenvolvem uma bexiga de alta pressão. Uma bexiga normal é elástica, tem paredes finas e lisas que se estiram facilmente com o intuito de manter a urina. Uma bexiga de alta pressão é endurecida, tem parede espessa e forma irregular que não se alonga facilmente. Uma bexiga de alta pressão pode causar pressão retrógrada em direção aos rins, dilatando-os e causando dano renal permanente.

O que É Reparo do Colo Vesical?

É uma operação para fortificar o colo vesical e criar mais resistência à saída de urina. Existem muitas técnicas cirúrgicas para o reparo do colo vesical e seu médico deverá escolher a melhor para as necessidades de seu filho.

Quem Necessita de Reparo do Colo Vesical?

Quando os músculos esfincterianos são fracos ou ausentes, o colo vesical fica, muitas vezes, aberto e

978-85-7241-675-7

há pouca resistência à saída de urina. Conseqüentemente, urina pode vazar da bexiga. Para algumas crianças, esse vazamento é quase contínuo. Para outros, o vazamento ocorre somente durante movimentos (caminhar, correr, rir, esforçar-se), quando a pressão dentro da bexiga é maior do que a resistência produzida pelos músculos esfincterianos.

Crianças nascidas com bexiga pequena e músculos esfincterianos fracos podem necessitar de aumento vesical e reconstrução do colo vesical. Ambas as cirurgias podem ser realizadas ao mesmo tempo.

Quais São os Objetivos do Aumento Vesical e do Reparo do Colo Vesical?

- Aumentar a quantidade de urina que a bexiga pode manter seguramente.
- Diminuir a pressão vesical.
- Prevenir dano renal.
- Obter continência.
- Melhorar a qualidade de vida.

Que Testes São Necessários Antes da Cirurgia?

Com o objetivo de decidir qual cirurgia é melhor para seu filho, seu médico necessitará de ultra-sonografia renal recente, radiografia de bexiga (uretrocistografia miccional), exame urodinâmico completo (teste de pressão vesical) e testes sangüíneos. Uma cintilografia renal também pode ser necessária.

Hospitalização

Antes da Cirurgia

A permanência no hospital é de 10 a 14 dias. Uma enfermeira deverá entrar em contato com você uma a duas semanas antes da operação para agendar uma consulta e orientações sobre o preparo de intestino. Seu bebê deverá ser hospitalizado um dia antes da data da cirurgia para preparo de cólon. Um residente examinará seu bebê e testes sangüíneos serão realizados, se necessários. A enfermeira explicará os cuidados e procedimentos a serem dispensados em seu filho durante a hospitalização. No dia da cirurgia, a enfermeira realizará a preparação final e a acompanhará até a sala de cirurgia.

Após a Cirurgia

A operação leva, aproximadamente, 3 a 6h. Você verá seu filho na sala de recuperação após a cirurgia. Seu filho poderá ter algum ou todos os seguintes moldes, sondas e cateteres colocados, os quais deverão ser temporários.

- Cateter intravenoso (IV): pequeno tubo plástico na veia de seu filho que permitirá a infusão de líquidos e medicações. Esse tubo deverá ser retirado

após três a quatro dias, quando seu bebê for capaz de beber e comer bem.
- Sonda nasogástrica (SNG): pequeno tubo colocado pela narina até o estômago para drenar sucos digestivos, evitando os vômitos. Esse tubo deverá ser retirado em dois a três dias, após os intestinos começarem a mover-se.
- Cateter vesical: pequeno tubo na bexiga para drenar urina. O cateter pode ser colocado na bexiga por uma pequena abertura no abdome (suprapúbico), ou pela uretra (local por onde seu filho normalmente urina). Irrigações vesicais serão realizadas por meio do cateter para retirar o excesso de muco e manter a bexiga drenando adequadamente. Logo após a cirurgia, a urina ficará avermelhada. Isso é normal e tornar-se-á mais clara com o passar dos dias.
- Dreno: pequeno tubo colocado no abdome para drenar líquidos extras (tais como sangue e urina), que podem ficar coletados durante a cirurgia.
- Molde uretral (*stent*): tubo colocado na uretra para ajudar a cicatrização do novo colo vesical. Esse tubo é removido, aproximadamente, em duas a três semanas.
- Molde ureteral (*stent*): pequeno tubo colocado no ureter (tubo que leva urina do rim à bexiga) para drenar urina do rim quando o ureter for reimplantado na bexiga. Esse *stent* drenará menos urina a cada dia e será removido antes que seu filho receba alta hospitalar.

Alimentação e Líquidos por Via Oral

Não será permitido que seu filho coma ou beba por muitos dias após a cirurgia. Uma vez removida a SNG, seu filho poderá começar lentamente com líquidos e gradualmente progredir para uma dieta regular. O cateter intravenoso será removido após boa aceitação oral de líquidos e desde que medicamentos possam ser aceitos pela boca. Você deve encorajar seu filho a beber líquidos, mantendo adequado débito urinário e prevenindo constipação.

Dor

Após a cirurgia, seu filho pode experimentar diferentes tipos de dor ou desconforto – dor da incisão, espasmos vesicais e constipação. Medicação para a dor é receitada e pode ser dada por via intravenosa, oral, supositórios e peridural. Seu médico ou enfermeira lhe recomendarão o método que considerarem o mais confortável.

- Espasmos vesicais (cólicas): decorrentes da cirurgia ou de sondas na bexiga. Não causam dano, mas podem provocar algum desconforto. Durante esses espasmos, seu filho pode subitamente tornar-se irritado, encolher as pernas, ou queixar-se de coceira/pressão na região glútea. Seu filho poderá, também, perder uma pequena quantidade

730 ■ Orientações de Enfermagem

de urina tinta de sangue ou muco durante os espasmos.

■ Constipação: pode ser desconfortável e agravar os espasmos vesicais. Informe à enfermeira se seu filho tiver dificuldades com as evacuações.

■ Cateter peridural: durante a cirurgia, o anestesista pode colocar um pequeno cateter (peridural) nas costas do seu filho para infusão contínua de medicamento contra a dor. O cateter peridural age como um bloqueio de nervo e é removido após alguns dias. Enfermeiras irão monitorar seu filho em relação aos efeitos secundários e saber como está funcionando o cateter. Uma equipe de médicos e enfermeiras visitará seu filho diversas vezes durante o dia para ajustar as medicações.

Deambulação

Em geral, seu filho será encorajado a sair da cama no terceiro dia pós-operatório com a ajuda de medicações para evitar dor ou logo após a remoção do cateter peridural. A enfermeira irá encorajar seu filho a realizar respirações longas e a tossir. Todas essas atividades são passos importantes para sentir-se melhor.

Pontos e Curativos

Seu filho terá um curativo cobrindo a incisão por muitos dias. O curativo será trocado em intervalos regulares nos primeiros dias pós-operatórios. Os pontos se dissolverão sozinhos em duas a três semanas. Seu filho poderá ir para casa com Micropore® (pequenas tiras de papel branco), ou curativo plástico transparente.

Banho

Seu filho poderá tomar banho de chuveiro em aproximadamente uma semana após a cirurgia e banho de banheira somente depois da retirada de todos os tubos e com ferimento seco (três semanas).

Quando Meu Filho Pode Deixar o Hospital?

Seu filho terá alta com um cateter vesical e/ou *stent* urinário. Será ensinado a você como irrigar a bexiga para assegurar sua drenagem adequada. Encoraje seu filho a beber líquidos em abundância para obter débito adequado de urina e prevenção de bloqueio da sonda.

Quando Telefonar para o Hospital?

■ Infecção: vermelhidão, edema, drenagem, febre (38,5°C), ou piora da dor na incisão. Drenagem com mau cheiro, ou urina.

■ Sonda obstruída e irrigação sem sucesso.

■ Dor abdominal que persiste após uso de medicação prescrita. Dor imediata após a cirurgia pode significar infecção ou obstrução do intestino ou do rim.

Cuidados a Longo Prazo
Cuidados de *Follow-up*

Após cicatrização da cirurgia da bexiga e/ou do colo vesical (cerca de três semanas depois da cirurgia), o médico irá remover o *stent* urinário e passar um cateter. Após estar estabelecido o programa de cateterização, o cateter vesical será retirado.

Cateterização

A bexiga, que foi aumentada ou que teve seu colo vesical alterado, não esvazia bem após a cirurgia. Conseqüentemente, um programa de cateterização intermitente limpa é necessário para esvaziar completamente a bexiga, no mínimo quatro vezes por dia. Isso envolve a inserção de um cateter fino na bexiga, permitindo a drenagem de urina através dele. Normalmente, o cateter é inserido na uretra (abertura por onde seu filho urina) até a bexiga, ultrapassando o esfíncter muscular.

Mitrofanoff

Para certas crianças, o especialista pode criar um novo canal para a cateterização da bexiga. O Mitrofanoff é realizado pela ligação de um dos cotos do apêndice cecal à bexiga, trazendo a outra ponta até uma pequena abertura na parede abdominal (estoma). Para drenar urina, um cateter longo é inserido no estoma até a bexiga, mantendo a ponta aberta do cateter abaixo dela.

É uma boa idéia medir a quantidade de urina drenada em cada cateterização antes de cada visita ao seu médico. Se o débito urinário diminuiu significativamente, pode ser que o cateter não esteja sendo inserido totalmente até dentro da bexiga, ou alguma urina está sendo deixada para trás. Seja cuidadosa em mover o cateter e experimente fazer a rotação dele gentilmente, antes de retirá-lo por completo.

Dificuldade de Cateterização

O novo colo vesical ou o canal do Mitrofanoff podem se tornar difíceis de cateterizar. Para resolver esse problema podemos necessitar de cateteres especiais, ou de dilatação do canal.

Irrigação da Bexiga

O intestino normalmente secreta muco. Após a cirurgia de aumento vesical, o muco estará sempre presente na urina, sendo mais abundante nas primeiras semanas. A presença de muco não costuma ser um problema, se a bexiga for irrigada diariamente e esvaziada de forma regular e consistente. Muco deixado na bexiga pode ser causa de infecção urinária e cálculos vesicais. Para ajudar a prevenir a formação de cálculos vesicais, seu filho precisará tomar certa medicação à base de citrato de potássio após a cirurgia.

Como Irrigar a Bexiga

- Ferva a água por 10min. Deixe-a esfriar, colocando-a em um recipiente limpo com tampa no refrigerador por até uma semana.
- Remova 100mL de água do recipiente refrigerado e aqueça-os em temperatura ambiente.
- Insira o cateter e esvazie a bexiga.
- Usando uma seringa de 50mL, instile água na bexiga pelo cateter e deixe drenar. Repetir tantas vezes quanto necessário.

Ruptura da Bexiga Aumentada

Os cuidados que deverão ser tomados com o aumento vesical são para toda a vida. A bexiga necessita ser esvaziada completamente a intervalos regulares (a cada 3 a 4h) durante o dia. Também recomendamos esvaziar completamente a bexiga antes de iniciar qualquer atividade vigorosa (por exemplo, esporte de contato). A bexiga aumentada pode romper espontaneamente em decorrência de lesões físicas ou quando estiver muito cheia, geralmente porque as cateterizações não estão sendo efetuadas de forma regular.

Sinais de ruptura espontânea incluem dor abdominal intensa (com dor irradiando-se aos ombros), náuseas, vômitos e cólicas. *É uma emergência cirúrgica.*

Incontinência

O vazamento de urina poderá persistir após a cirurgia e, em alguns casos, ser temporário. Se o vazamento não parar, ou retornar, testes adicionais e/ou cirurgia poderão ser necessários no futuro para corrigir o problema.

Aderências

Como parte do processo natural de cicatrização, aderências (tecido cicatricial) são formadas dentro do abdome após a cirurgia. Ocasionalmente, essas adesões tornam-se excessivas e podem causar bloqueio dos intestinos anos após a cirurgia.

Tumor

Muito raramente, um tipo de tumor pode desenvolver-se na bexiga aumentada. Para checar isso, recomendamos olhar dentro da bexiga (cistoscopia) anualmente, iniciando esses procedimentos dez anos após a cirurgia.

BIBLIOGRAFIA RECOMENDADA

ERICKSON, D. V.; RAY, L. D. Children with chronic continence problems: the challenges for families. *J. Wound Ostomy Continence Nurs.*, v. 31, p. 215-222, 2004.

MCCALLUM, J. Implementing an ambulatory surgical unit in pediatric urology. *Urol. Nurs.,* v. 18, p. 117-119, 1998.

SENIOR, J. Clean intermittent self-catheterization and children. *Br. J. Community Nurs.*, p. 381-386, 2001.

WELCH, V. W. The management of urologic disorders in the neonate. *J. Perinat. Neonatal Nurs.*, v. 8, p. 48-58, 1994.

Índice Remissivo

A

Abdome agudo, 507, 547
Abscesso, 29*f*
   em botão de camisa, 30*f*
   frio, 30
   granulomatoso, 545
   hepático, 540
   pancreático, 551
   perianal, 513
   pulmonar, tratamento clínico, 248
   tuberculoso, 31*f*
Acalásia, 277
Acesso vascular
   complicações tromboembólicas, algoritmo, 44*f*
   técnicas, 41*q*
Acetilcolina, 353
Ácido
   araquidônico, 387
   clorídrico, 345, 353
   fólico, 11
Acidúria paradoxal, 345, 346*f*
Acrossindactilia, 702
Adenoma hepático, 95
Aganglionose, 425, 436
   colônica total, tratamento, 431
Agentes vasopressores, 306
Air bags, 161
Albumina, 375, 376, 556
Alça sentinela, 550
Alcalose metabólica, 345
Alfa-feto-proteína, 135*t*
Amônia, 353
Ampola de Vater, 365
Analgesia, 22
   controlada pelo paciente, 20
Analgésicos, 19
Anaplasia, 66*f*
Anasarca, 227
Anciloglossia inferior, 174
Anéis vasculares, 210, 211

Anemia, 451
   do mediterrâneo, 546
   falciforme, 546
   ferropriva, 448
   imuno-hemolítica, 546
Ângulo de Treitz, 362
Anomalias
   anorretais, 407
      colostomia, 418
      quadro clínico, 408
      tratamento, 413
   de Neuhauser, 212*f*
   vasculares, classificação, 685*t*
Anorretoplastia sagital posterior, 414
Anorretovaginoplastia, 416
Aparelho de Golgi, 386
Apêndice
   cecal, 496
   torção, 586*f*
Apendicite aguda, 502*f*
   atípica, 501
   bloqueada, 504
   exames, 497, 499
   lactentes, 501
   período neonatal, 501
   quadro clínico, 496
Apoptose, 421
Arco branquial, fístula, 184*f*
Artéria
   inominada direita anômala, 214
   mesentérica superior, 368
   vitelina, 460
Ascaridíase
   hepatobiliar, 543, 544
   pancreática, 545
Áscaris, 484, 540, 549
Ascite
   biliar, 492
   meconial, 492

As letras *f*, *q* e *t* que se seguem aos números de páginas correspondem, respectivamente, a *figuras*, *quadros* e *tabelas*.

734 ■ *Índice Remissivo*

Ascite (*cont.*)
    neonatal, diagnóstico diferencial, 488
    pancreática, 551
    por hemoperitônio, 492
    purulenta, 491, 492
    quilosa, 490, 491
    urinária, 490
Atelectasia lobar inferior, 251*f*
Atresias, 523
    jejunoileais, 371-373
Atropelamento, trauma, 159
Aumento vesical, cirurgia, 728
Avaliação neurológica, 153

B

Baço, 546, 548
Bacteremia, 27
Bandas
    de Ladd, 366, 368, 369
    fibrosas onfalomesentéricas, 464
Bário, 382
Bexiga
    aumentada, ruptura, 731
    enchimento, 718*f*
    esvaziamento, 718*f*
    extrofia, 613, 614*f*, 633
    irrigação, 730
    neurogênica, 632, 643
    tratamento, 644
Bifidobactérias, 386
Biópsia, 421, 423
    hepática, 532
        percutânea, 526
Bleomicina, 121
Bloqueios anestésicos, 20
Bolsa sinovial, 708, 709*f*
Bomba de prótons, inibidores, 285, 357
Braquissindactilia, 702
Bronquiectasia, 250
    tratamento, 251

C

Calorias, taxa diária, 9
Canal arterial, 216, 217
Câncer peniano, 561
Cânulas, 48*t*, 49
Carcinoma
    adrenal, 143*f*
    embrionário, 139
    hepatocelular, 104
Cateter
    complicações, 43
    cuidados, 42, 45, 725
    umbilical, 40*t*

Cateterismo
    cardíaco, 218
    tipos, 40
Cateterização
    intermitente, 616
    tipo Mitrofanoff, 727
Cavidade oral, lesões, 173
Células
    de Cajal, 359
    de Leydig, 610
        tumor, 130
    de Sertoli, tumores, 131
    falciformes, doença, 622
    germinativas
        desenvolvimento, 577
        teratomas, 116
    granulosas, tumor juvenil, 131
    nervosas, heteropia, 442
    tronco periféricas, 80
Celulite, 32
Cerclagem anal, 518
Cicloxigenase, 387
Cimetidina, 356
Cintilografia, 538
    com radiofármacos hepatocelulares, 524
    hepática, 541
    hepatobiliar, 531
Cinto de segurança, lesão, 161*f*
Circuncisão, 561, 563
Cirrose, 553
Cirurgia
    de Ashcraft, 518
    de Lord-Millar, 711
    de Pecquet, 490
    pediátrica, 24
Cisto, 183, 530
    artrossinoviais, 709
    broncogênico, 219
    de Baker, 709*f*
    de cordão, 327
    de mediastino, 220
    de mesentério, 493
    de omento, 493
    de ovário fetal, 601
    dermóide, 169, 706
    dissecção, 187*f*
    epidermóides, 706
    esofágico intramural, 472
    intrapulmonar, 220
    na lactente, 601
    neuroentérico, 473
    parauretral, 596
    pré-auricular, abscesso, 186*f*

978-85-7241-675-7

Cisto (*cont.*)
  quadro clínico, 493
  sebáceos, 708
  sinoviais, 708
  tireoglosso, 180, 181
  tratamento, 495
  vitelino, 464
Cistoduodenostomia, 551
Cistogastrostomia, 551
Cistograma nuclear, 662
Cistojejunostomia, 551
Cistometria, 651
Clitoplastia, técnica, 612*f*
Cloaca, extrofia, 617-619
Cloacograma, 413
Coagulação intravascular disseminada, 101, 687
Colangiografia
  intravenosa, 544
  sob controle laparoscópico, 526
  transoperatória, 532
Colangiopancreatografia retrógrada endoscópica, 526, 532, 544, 550
Colangiopancreatorressonância magnética, 550
Colangiorressonância magnética, 526, 538
Colangite, 539
Colecistite, 538, 539
Colédoco, 530
Coledococele, 533
Colelitíase, 538
Colo vesical, reparo, 728
Cólon
  abaixamento, 429
  atresia, 382
  íleo, abaixamento, sintomas obstrutivos, 435
  residual, 401
  sintomas obstrutivos, 434*f*
Colonoscopia, 449
Colostomia, 418, 429, 717
Constipação, 719, 720
  intestinal, 444
    investigação diagnóstica, 445
    recondicionamento dos hábitos, 447
    tratamento, 445
Constrição anelar
  classificação de Patterson, 704
  congênita, 704, 705
Cordão umbilical, hérnia, 333
Cordas vocais, paralisia, 201
Coriocarcinoma, 139
Coristomas, 275
Corpo estranho, 296, 297
Crescimento, processo, 149
Cricotireoidotomia, 48

Crioprecipitados, transfusão, 6
Criptorquidia, 576, 632

D

Defeito branquial, 184*f*
  variedades anatômicas, 183*f*
Derivações portossistêmicas, 557
Dermatite amoniacal, 513
Descendostomia, 419
Desconexão esofagogástrica, 294*f*
Desidratação, 346
Desimpactação fecal, 445
Desmose hipoplástica, 442
Desnutrição, 346
Detrusor
  contrações espontâneas, 652*f*
  estável, 651*f*
Diafragma
  defeito, 309*f*
  e hérnia, 301
  embriologia, 301
  eventração, 315-317
  fechamento, 311*f*
  membranoso, 276
Diálise
  acessos, 45
  peritoneal, 44*q*, 45
Diapedese, 496
Dieta hipossódica, 556
Dilatação antenatal, 673
Disfagia lusória, 214*f*
Displasia neuronal intestinal, 422
  investigação diagnóstica, 438
  tratamento, 439
Disrafismo
  espinhal oculto, 648
  neuroespinhal, 643
Distúrbio miccional, 718
Diverticulite
  de Kommerell, 212
  de Meckel, 460, 461, 463
Doença
  da arranhadura do gato, 196
  de Berger, 621
  de Caroli, 523, 530, 533
  de Crohn, 362
  de Gaucher, 546
  de Hirschsprung, 423
    aspectos genéticos, 424
    quadro clínico, 425
    tratamento, 429
Dor abdominal, algoritmo, 502*f*
Drenagem peritoneal, 394

736 ■ *Índice Remissivo*

Ducto onfalomesentérico, persistência completa, 464

Duodeno, atresia, 365
   tratamento, 366

Duplicações
   de cólon, 470
   de reto, 471
   duodenais, 469
   gástricas, 468
   jejunoileais, 469
   torácicas e toracoabdominais, 472
   ureteral, 655

Dying spells, 205

E

Ecossistema intestinal, 386

Ejaculação, disfunção, 632

Eletromiografia, 649, 653

Embolização esplênica, 556

Embrião, desenvolvimento, 169f

Empiema pleural, 244, 246f, 247

Encefalocele nasal, 171, 172f

Encoprese, 444

Encurvamento peniano, correção, 570

Endocardite, profilaxia, 25q

Endoesclerose, 555

Endoscopia
   digestiva, 554
   duodenal, 544

Enema terapêutico, 376

Enfermagem urológica, 718

Enfisema lobar
   congênito, 221
   superior esquerdo, 222f

Enterócito, 386, 387

Enterocolite
   associada à doença de Hirschsprung, 432
   base fisiopatológica, 433f
   necrosante, 385
     e doença cardíaca congênita, 396
     em recém-nascidos a termo, 395
     investigação diagnóstica, 389
     quadro clínico, 388
     tratamento, 390

Enteroglucagon, 402

Enteropatia neutropênica, 456

Enterotomia, 377

Enurese noturna, 635
   tratamento, 637

Enxerto arteriovenoso, 47

Epididimite, 588

Epidídimo
   corte transversal, 583f
   necrose, 586f

Epignato, 173

Epíplon, 488

Epispádia, 615

Epitelioma calcificado de Malherbe, 707

Epúlide, 173

Equilíbrio ácido-básico, 5

Escape fecal, 444

Escherichia coli, 250

Escleroterapia, 555

Escore
   de Apgar, 359
   diagnóstico de Alvarado, 498t

Escrofulose, 193

Escroto
   agudo, 583
   aumento, 127f
   bolsa, 587f
   edema idiopático agudo, 588

Esfíncter
   anal interno, acalásia, 435
   esofágico inferior, 284

Esofagite de refluxo, 284

Esôfago
   de Barrett, 285
   lesão
     cáustica, 282f
     térmica, 279

Esofagostomia, 715

Esperma, doador, 631

Espermatogênese, radiação, 629q

Esplenectomia, 546

Esplenopexia, 548

Esplenoportografia, 554

Esplenoptose, 548

Estenose, 365
   congênita de esôfago, 275
   fibromuscular, 276
   intestinal pós-enterocolite necrosante, 396
   subglótica, 204

Esteróides adrenais, biossíntese, 609f

Estoma, 715

Estroma gonadal, tumores, 130

Exclusão vascular hepática total, 109

F

Fascite necrosante, 33

Febre, 726
   persistente, algoritmo, 505f

Fenda laringotraqueoesofágica, 203

Ferimentos, tratamento, 34

Fertilidade, 626, 629, 630

Feto, cistos, 603

Fezes, continência, 647

978-85-7241-675-7

Fibrocondroma, 187*f*
Fibrose, 553
  cística, 375, 634
  muscular, 190
Fígado
  hamartoma mesenquimal, 96
  tumores
    benignos, 94
    estadiamento, 106*f*
    malignos, 102
Fimose, 561
Fio de Kirschner, 700
Fissura anal
  quadro clínico, 510
  tratamento, 511
Fissurectomia, 512
Fístula
  arteriovenosa, 47
  branquial, 183, 185*f*
  perianal, 513
  trajeto, ressecção, 185*f*
Fistulotomia, 513
Fitas vasculares, 210, 213
Flebectasia jugular, 198
Flebotomia, 40
Fluido
  ascítico, paracentese, 489
  duodenal, entubação e aspiração, 526
Fluoroscopia, 479, 545
Foliculite, 31
Forame cego, 169
Função renal, marcadores urinários, 673
Fundoplicatura, 291, 292
Furúnculo, 31
Fusão esplenogonadal, 546

G

Gânglios sinoviais, 709
Gastrina, 353
Gastrite, 353
  necrosante, 359
    tratamento, 360
Gastrografina, 376
Gastrosquise, 333, 334*f*
  cicatriz, 337*f*, 338
  classificação, 335
  fechamento, 339
  prognóstico, 341
  silo, colocação, 338*f*
  testículo eviscerado, 337*f*
  tipos, 336*f*, 338
  tratamento cirúrgico, 337

Gastrostomia, 715
  infecção por *Candida albicans*, 716
Genitália ambígua, 607
Genitografia, 413
Genitoplastia feminina, 611
Glicídeo, taxa diária, 8
Glicose, taxa de infusão, 8
Glioma
  extranasal, 171*f*
  nasal, 170, 171*f*
Glossoptose, 177*f*
Gonadoblastoma, 131, 140
Grande omento, torção, 507
Granuloma hepático ascaridiano, 540

H

Haemophilus influenzae, 245, 546
Hamartoma, 451
  mesenquimal, 97*f*
Hemangioendotelioma, 98
  hepático, tratamento, 691*f*
Hemangioma, 547, 683
  classificação, 684
  de face, 690*f*
  de lábio inferior, 687*f*
    pós-ulceração, 688*f*
  de regiões perianal e glútea, 688*f*
  facial, 687*f*
  misto, 684*f*
  orbital, 689
  periorbital, 689
  subglótico, 690
    protocolo, 691*t*
  tratamento, 687
Hemangiomatose neonatal, 686
Hematêmese, 362
Hematoquezia, 362
Hematúria, 621
  causas, 620*t*
  cistoscopia, 624
Hemitórax
  direito, 302*f*
  esquerdo, 303*f*, 304
  vísceras abdominais, redução, 311*f*
Hemodiálise, 46
Hemorragia varicosa, 553
Hemorróidas externas, 515
Hepatoblastoma, 102*f*, 103
Hepatoma, 104
Hermafroditismo verdadeiro, 609
Hérnia
  abdominal, 46
  de Littré, 460

738 ■ *Índice Remissivo*

Hérnia (*cont.*)
 diafragmática
  achado clínico, 303*f*
  congênita, 301
   tratamento, 305
  de Morgagni, 313
 encarcerada, 326*f*, 331*f*
 epigástrica, 332*f*
 inguinal, 321, 322*f*, 324
  complicações, 325
 inguinoescrotal, 322*f*
 retroesternal, 313*f*
 umbilical, 330
Herniorrafia, 547
Hexadactilia, 700*f*
Hidatidose, 547
Hidradenite, 32
Hidratação parenteral, 3
Hidrocele, 327, 328
Hidrocolpos, 415, 598
Hidrometrocolpos, 598
Hidronefrose, 673, 726
 antenatal, 674*f*
 tratamento, 727
Hidropsia, 538
 fetal, 227
Higroma cístico, 255, 693-695
Hímen imperfurado, 596
Hipernefroma, 71
Hiperplasia
 adrenal congênita, 608
 nodular focal, 95*f*
Hipertensão portal, 553
Hipoganglionose, 441, 442
Hipogonadismo, 627, 628
Hipoplasia, 177*f*
 pulmonar, 227
  classificação, 304
Hipospádia, 567, 633, 725
 complicações, 571
 peniana proximal, 568*f*
 reparo, 569*f*
 subcoronal, 568*f*
 técnica de Snodgrass, 569*f*
Hipóxia pós-operatória, 16
Histamina, 353

I

Icterícia, 346
Íleo meconial, 375
 tratamento, 376
Ileostomia, 440, 716
Imaturidade ganglionar, 442

Impactação fecal, 444
Imperfuração anal, 407
Imunidade comprometida, 28
Incisão de Robertson, 349
Incontinência, cirurgia, 615
Insuficiência cardíaca congestiva, 217
Intersexo, 607, 608
Intestino
 anterior, malformação, 234
 dilatação segmentar, 458
 residual, 400
Intolerância alimentar, 378
Invaginação, 478
 atípica, 481
 intestinal
  investigação diagnóstica, 477
  quadro clínico, 476
  tratamento, 478
 neonatal, 482
 pós-operatória, 482

J

Junção ureterovesical, 723*f*

K

Klebsiella, 245

L

Lactobacilos, 386
Laringe, 201, 202
Laringomalácia, 201
Laringotraqueoplastia, 205
Látex, alergia, 647
Lesão
 cervical, 160
 de vísceras ocas, 166
 esplênica, 165
 hepática, 165
 perineal complexa, 166
 raquimedular, 163
 renal, 165
Leucotrienos, 387
Ligamento de Treitz, 368
Linfadenite
 cervical, 193
 necrose caseosa, 195*f*
 viral, 193
Linfangioma
 cístico, 255
 intra-abdominal, 493
Linfocintilografia, 491
Linfoma abdominal não-Hodgkin, 111
Língua
 linfangioma, 174, 175*f*
 presa, 174

Lipídeo, taxa diária, 8
Lipoblastoma, 708
Líquido
  amniótico, 376
  corporal, composição eletrolítica, 5*t*
Litotomia aberta, 671
Litotripsia, onda de choque, 671
Lobo
  bronquiectásico, 251*f*
  pulmonar, 230*f*
  superior esquerdo, toracotomia, 223*f*
Loja esplênica, 548
Lúpus eritematoso sistêmico, 622

M

Má rotação intestinal, 368
Macroglossia, 175
Malformação
  adenomatóide cística
    congênita, toracotomia, 231*f*
    de pulmão
      classificação, 224
        de Bale, 225*t*
        de Stocker, 225*t*, 226*t*
      conceito, 224
      tratamento, 229
    arteriovenosa, 686
Massas
  congênitas nasais, diagnóstico diferencial, 172*t*
  interlabiais, 595
Meatite, 623
Meato uretral, estenose, 575
Mecônio, 375
Mediastino
  compartimentos cirúrgicos, 253*f*
  linfomas, 254
  massas, 253
Medicamentos ulcerogênicos, 353
Medula óssea, transplante autólogo, 80
Megaduodeno, 367
Megarreto, 447
Megaureter, classificação, 678
Melena, 362
Membrana extracorpórea, oxigenação, 309
Meningocele, conceito, 643
Micção
  atividade eletromiográfica aumentada, 653*f*, 654*f*
  questionário, 720*f*
Micobactérias
  atípicas, 194
  tuberculosas, 193
Micobacteriose atípica, massa confluente, 195*f*
Micrognatia clássica, 178*f*

Mielodisplasia, conceito, 643
Miíase, 37
Miniexame neurológico, 154
Minilaparotomia, 527
Molusco contagioso, 39
Mordedura
  de cachorro, 35
  de gato, 36
  humana, 36
Morte por lesões traumáticas, 149
Muco intestinal, 385
Mucocele, 174
Mucoviscidose, 517
Musculatura
  esfincteriana, 408
  lisa intestinal, hipoperistalse, 439
Músculo
  esternocleidomastóideo, encurtamento, 189*f*
  reto do abdome, 340*f*

N

Nariz, lesão congênita, 170*f*
Necessidades
  eletrolíticas, 8
  hídricas, período neonatal, 7*t*
Nefrectomia radical, 67*t*
Nefroblastoma, 57
  desenvolvimento, 60*f*
  intravascular, 63
  necrótico, 69
  rabdomiomatoso fetal, 69
  superfície de corte, 58*f*
Nefroblastomatose, 66
Nefrolitotomia percutânea, 671
Nefroma mesoblástico
  clássico, 68*f*
  congênito, 67
Neuroblastoma, 73, 80*f*
  diagnóstico
    de acordo com a idade, 75*t*
    diferencial, imunoistoquímica, 77*t*
  grupos de risco, 81*t*
  manifestações clínicas, 254
  ressecção, 79*f*
Neurocristopatia, 423
Neutropenia, 456
Nódulos, 125
Nutrição parenteral total, 7

O

Obstrução
  congênita, antral e pilórica, 351, 352
  extra-hepática, 553

740 ■ *Índice Remissivo*

Obstrução (*cont.*)
   intestinal, 460
     por bolo de áscaris, 484
   supra-hepática, 554
Oligoelementos, 9
   necessidades diárias, 10*t*
Omento, infarto primário segmentar idiopático, 507
Omeprazol, 357
Onfalocele, 333
   classificação, 335
   prognóstico, 341
   técnica de Shuster, 340*f*
   tratamento, 336
Operação de Kasai, 527
Órgãos intra-abdominais, lesões, 160*f*
Orquidopexia, 547
Orquite, 588
Ovário
   cisto, 602-606
   torção, 324*f*
   tumores neoplásicos, classificação, 134
Óxido nítrico, 387
   inalado, 308*f*

P

Paciente pediátrico
   analgesia pós-operatória, 18
   anestesia, 18
   avaliação, 13, 150
   preparo pré-operatório, 13
   reanimação, 150
   recuperação pós-anestésica, índice, 17*q*
Pâncreas, 549
   anular, 365
Pancreatite, 539
   quadro clínico, 549
   tratamento, 550
Papilomatose, 203
Paracentese abdominal, 391
Parafimose, 562, 565
Pele, bolsa protetora, 717
Pêlos, 710*f*
Pênis embutido, 562
Pepsina, 353
Pequenos lábios, sinéquia, 593
Perfuração
   gástrica neonatal, 359
   intestinal espontânea idiopática, 398
Períneo, inspeção, 598
Peristaltismo, 385
Peritonite
   meconial, 380, 381
   primária, 509

Periviscerite, 497
Peroxinitrito, 387
Petéquias, 546
Pieloplastia, 676*f*
   desmembrada, 677*f*
   indicações, 677
Piloro, estenose, 345, 348, 349
Piloromiotomia, 349
   de Fredet-Ramstedt, 350
Piloroplastia de Finney, 352
Placas de Peyer, 476
Plasma, transfusão, 6
Plastrão, 496
Plexo
   de Auerbach, 421
   de Henle, 421
   de Meissner, 421
   mioentérico, 421
   submucoso, hipogênese, 442
Pneumatocele direita, 245*f*
Pneumotórax, 240*f*
   opções diagnósticas e terapêuticas, 241*f*
Polegar, duplicação, 698*f*, 699
Polidactilia, classificação, 698
   de Stelling e Turek, 700
   de Wassel, 699
Poliidrâmnio, 227
Pólipo, 448
   adenomatoso, 452
   juvenil, 448, 449
   umbilical, 463
Polipose
   colônica adenomatosa familiar, 452, 453
   juvenil, 449, 450
   nodular linfóide, 455
Politraumatismo, 162
Politraumatizado
   atendimento inicial, 149
   transporte, 155
Ponto de dor de McBurney, 498
Postoplastia, 566*f*
Pressão venosa central, 34
Priapismo, 572, 573
Procedimento
   cirúrgico de Altemeir, 24
   de Sugiura, 558
   de Yong-Dees-Leadbetter, 615
Prolapso retal, 516
Prostaglandinas, 387
Proteínas, taxa diária, 9
Protooncogene, 424

Pseudocisto
coledociano, 535
meconial, 380
pancreático, 549, 550
Pseudodivertículos, 356
Pseudo-hermafroditismo
feminino, 608
masculino, 610
Pseudomonas, 245
aeruginosa, 250
Pseudopólipos, 455
Pseudo-*prune belly*, 97*f*
Psoas, abscesso, 342
Pulmão
embriologia e hipoplasia, 301
vascularização, 302*f*
vasodilatação, 307
Punção intra-óssea, 42
Púrpura
de Henoch-Schönlein, 363, 622
trombocitopênica imune, 546

Q

Queimaduras, gravidade, 280
Quilotórax, 490, 491
composição, 236
tratamento, 237*f*
cirúrgico, 238
Quimioterapia, 80, 85, 109
agentes, 630*q*

R

Rabdomiossarcoma, 83
classificação, 90
histológica, 84*t*
de bexiga e próstata, 87
de cabeça e pescoço, 88
de extremidades, 88
de vagina, 86, 597
estadiamento, 84, 85*t*
geniturinário, 90
estadiamento, 91
tratamento, 92
paratesticular, 131, 132*f*
radioterapia, 133*t*
uterino, 87
Radiografia, 550
Radioterapia, 80, 86, 109
Raiva, profilaxia, 37*t*
Ranitidina, 357
Rânula, 175

Recém-nascido
algoritmo clínico-terapêutico, 414*f*
cirurgia, preparo, 51
infecção, 52
transporte, cuidados essenciais, 50*q*
Refluxo
duodeno-gástrico, 353
duodenogastroesofágico, 284
gastroesofágico
doença, 284
tratamento, 287
vesicoureteral, 661, 721
cirurgia, 723
Região fronto-nasal, lesões, 169
Regulação hidroeletrolítica, 346*f*
Regurgitação, 284
Reimplante
ureteral, 723
extravesical, 663*f*
vesicoureteral intravesical, 664*f*
Remendo de Graham-Steele, 357
Reprodução assistida, 629, 631
Retinóides, 80
Rim
biópsia, 625
cintilografia, 662
desenvolvimento, 59*f*
mecanismos protetores, 640
multicístico displásico, 666
transplante, 642
ultra-sonografia, 667
Ringer lactato, 4

S

Salmonella, 547
Sangramento
digestivo, 462
distúrbios, 623
gastrointestinal, 362
Sangue
reposição, 5
transfusão, 6
Sarcoma
botrióide de vagina, 596*f*
de células claras, 70
Seda, sinal, 323*f*
Sedação, 22
Seio, 183
pilonidal, 710
tratamento, 711
Separação laringotraqueal, 295*f*
Septicemia, 540
Seqüência Pierre-Robin, 177-179

742 ■ *Índice Remissivo*

Seqüestração
    intralobar, 234*f*, 235
    pulmonar, 232, 233
Sexualidade, 647
Shunt
    esquerda → direita, 216*f*
    portossistêmico transjugular intra-hepático, 556
Sigmoidostomia, 419
Sildenafila, 308*f*
Sinal
    de Cullen, 492, 549
    de Grey Turner, 549
    de Kehr, 547
    de White, 376
    do piparote, 488
Sindactilia
    bilateral, 702*f*
    classificação, 701
    fisiopatologia, 702
    técnica de correção, 703*f*
    tratamento, 703
Síndrome
    Apert, 702
    da constrição anelar congênita, 704
    da megabexiga-microcólon-hipoperistalse intestinal
        investigação diagnóstica, 439
        tratamento, 440
    da pseudo-obstrução intestinal crônica, 439
    da rolha meconial, 426, 436
    das unhas amarelas, 490
    de Alagille, 523
    de Beckwith-Wiedemann, 57
    de Budd-Chiari, 553
    de Down, 365, 407, 423, 592
    de Dubin-Johnson, 523
    de *dumping*, 292
    de Gardner, 453
    de Kaufman-McKusick, 407
    de Klinefelter, 592, 631
    de Mallory-Weiss, 554
    de Peutz-Jeghers, 450, 451
    de Poland, 702
    de Rotor, 523
    de Sandifer, 190, 363
    de Smith-Lemli-Opitz, 423
    de Stickler, 178
    de Turcot, 453
    de von Recklinghausen, 424
    de Waardenburg, 424
    de Zuelzer-Wilson, 423
    do espelho materno, 227
    do intestino curto, 400
    do olho de gato, 407

Síndrome (*cont.*)
    ductos müllerianos, 611
    hemolítica urêmica, 622
    Klippel-Trenaunay, 490, 684*f*
    Parkes-Weber, 686
    prune-belly, 633
    Sturge-Weber, 686
Sinus umbilical, 464
Sistema
    neuroentérico, malformações, 421
    respiratório, 219
    urinário, funcionamento, 718
Staphylococcus aureus, 245
Stent, cuidados, 725
Streptococcus, 245
Substâncias cáusticas, 279
Sutura quadrangular, 419

T

Talassemia maior, 546
Tecidos moles
    cistos, 706
    infecções, 29
    lipomas, 707
    tumores benignos, 706
Técnica de Cohen, 664*f*
Teratoma
    cístico, 137*f*
        testiculares, 590
    complicações pós-operatórias, 122
    de ovário, 134*f*
        imaturo, 138*f*
        necrose, 137*f*
    fetal, tratamento, 122
    gigante, 120*f*
    malignidade, 117
    sacrococcígeo
        ânus, 120*f*
        classificação, 119*f*
        fisiopatologia, 119*f*
Teste de fragilidade osmótica, 546
Testículo
    cistos, 590, 591
    cordão sexual, estroma, 590
    corte transversal, 583*f*
    criptorquídico, torção, 578*f*
    displasia cística, 591
    feminização, 611
    lesões císticas, 590
    linfangioma, 591
    microlitíase, 592
    necrose, 586*f*

Testículo (*cont.*)
   teratoma, 128
     tumor, 130*f*
     torção, 583*f*, 586
      perinatal, 591
     tumores, 127, 632
     tratamento, 128
Tétano, 34
Timomas, 255
Tireóide
   carcinoma, 123-125
   lingual, 174
Tomografia computadorizada, 531, 541
   de abdome, 550
Tórax, drenagem, 242*f*, 243
Torção de hidátide de Morgagni, 588*f*
Torcicolo
   congênito, 189
   efeitos secundários, 190
   tratamento, 190
Toxina botulínica, 511
Transplante hepático, 558
Transversostomia, 419
Traquéia
   estenose congênita, 207
   obstrução, 204
Traqueomalácia, 205
   vista sagital, 206*f*
Traqueoplastia de deslizamento, 207
Traqueostomia, 48, 715
   decanulação, 50
Trato
   digestivo, duplicações, 467
   gastrointestinal
     doença polipóide, 448
     lesões cáusticas, 279
      tratamento, 281
     necrose, 359
   tireoglosso, 180
   urinário
     anomalias, 622
     infecção, 622, 647, 661, 667, 719
     obstrução, 639
Trauma
   abdominal, 165
   cranioencefálico isolado, 163
   mecanismos, 162
   pediátrico, 162
     escore, 155*t*
     mecanismos, 157
   torácico, 164
Tríade de Currarino, 407
Trombose, 553

Tromboxano, 387
Trypanosoma cruzi, 277
Tuberculose ganglionar, 193
Tumor
   adrenocorticais, 142
     tratamento, 144
   classificações histopatológicas, 78*t*
   de células
     germinativas, 135, 136*f*, 254
     juvenis granulosas, 590
   de Wilms, 57, 60*f*
     anaplásico, 64
     bilateral, 64
      tratamento, 65*f*
     extra-renal, 69
     follow-up, 69
     teratóide, 69
   do estroma e cordão sexual, 140
   do seio endodérmico, 139
   epiteliais, 140
   exames de imagem, 76
   germinativos mistos, 139
   linfóides, 131
   neuroectodérmico primitivo do rim, 71
   prognóstico, tipos, 74*t*
   renais primários, 57
   risco histológico, classificação, 58
   tratamento, 62, 67*t*
   urológicos, 623
Tungíase, 37*f*

U

Úlcera
   de Curling, 354
   de Cushing, 353
   de estresse, 354
   péptica, 353
     classificação, 354
     tratamento
      cirúrgico, 357
      clínico, 356
   secundária, fisiopatologia, algoritmo, 354*f*
Ultra-sonografia, 538
   abdominal, 525, 531, 541, 544, 550
   achados preocupantes, 674*q*
Unha encravada, 31
Urease, 353
Ureter
   dilatado, remodelamento e reimplante, 679*f*
   ectópico, 656
   esquerdo, refluxo vesicoureteral, 723*f*
Ureterocele ectópica prolapsada, 595
Ureteroscopia, 671

744 ■ *Índice Remissivo*

Uretra
    alongamento, 646
    posterior, válvula, 639
    prolapsada, 595
Uretrocistografia miccional, 640*f*, 657, 662
Uretrorragia, 623
Urina
    alcalina, 345
    dipstick, 624
Urodinâmica pediátrica, 649
Urofluxometria, 650
Urografia excretória, 657
Urolitíase pediátrica, 669
Urotélio, tratamento, 645

V

Vacina antipneumocócica, 547
Válvula ileocecal, 400
Varicocele, 626
Varizes esofágicas, 553
    conduta terapêutica, 556*f*
    investigação diagnóstica, 554
Vasos umbilicais, cateterização, 40
Veia
    jugular
        ectasia, 198
        interna, punção, 41
    subclávia, punção, 41
Venoma, 198
Ventre de batráquio, 488

Verrugas, 38
Vesicostomia, 440
Vesícula
    biliar, 538
    disfunção, padrões, 641
Vias
    aéreas
        corpo estranho, 208
        manobras, 151
        superior, infecção, 15
    biliares
        abscesso hepático, 540, 541
        atresia, 523
            doenças associadas, 523
            exames por imagem, 524
            investigação laboratorial, 524
            outros meios diagnósticos, 526
            quadro clínico, 524
            tratamento, 526
        colédoco, cisto, 530
            complicações, 532
            investigação diagnóstica, 531
            quadro clínico, 531
            tratamento, 532
        perfuração espontânea, 535
Vitamina K, 11
Volvo, 368
Vômito, 284
    arcadas, 292